HANDBUCH DER ERBBIOLOGIE DES MENSCHEN

IN GEMEINSCHAFT MIT

K. H. BAUER
BRESLAU

E. HANHART
ZÜRICH

J. LANGE†
BRESLAU

HERAUSGEGEBEN VON

GÜNTHER JUST
BERLIN-DAHLEM

FÜNFTER BAND

ERBBIOLOGIE UND ERBPATHOLOGIE NERVÖSER UND PSYCHISCHER ZUSTÄNDE UND FUNKTIONEN

REDIGIERT VON G. JUST UND J. LANGE†

ZWEITER TEIL

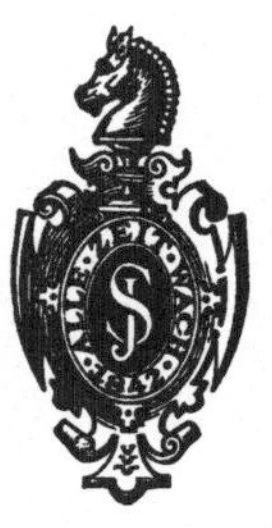

SPRINGER-VERLAG BERLIN HEIDELBERG GMBH
1939

ERBBIOLOGIE UND ERBPATHOLOGIE NERVÖSER UND PSYCHISCHER ZUSTÄNDE UND FUNKTIONEN

BEARBEITET VON

H. BOETERS · C. BRUGGER · K. CONRAD · W. FISCHEL
K. GOTTSCHALDT · A. GREGOR · H. F. HOFFMANN · G. JUST
O. KROH · J. LANGE† · H. LUXENBURGER · F. MEGGEN-DORFER · H. NACHTSHEIM · F. PANSE · B. PATZIG
F. STUMPFL

MIT 275 ABBILDUNGEN

ZWEITER TEIL
ERBPSYCHIATRIE

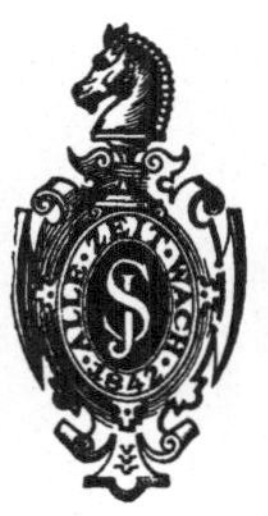

SPRINGER-VERLAG BERLIN HEIDELBERG GMBH
1939

ISBN 978-3-642-89050-5 ISBN 978-3-642-90906-1 (eBook)
DOI 10.1007/978-3-642-90906-1

URSPRÜNGLICH ERSCHIENEN BEI JULIUS SPRINGER IN BERLIN 1939

Inhaltsverzeichnis.

Zweiter Teil (S. 697—1324).

Erbpathologie psychischer Zustände und Funktionen.

Erbpathologie psychischer Zustände und Funktionen.

Die Vererbung des Schwachsinns.

Von C. BRUGGER, Basel.

Mit 9 Abbildungen.

I. Unkomplizierte Schwachsinnsformen.

1. Begriffsbestimmung.

Bei den im ersten Abschnitt zu besprechenden Schwachsinnsformen handelt es sich um Entwicklungshemmungen, die zu einer frühzeitigen Störung der seelischen Entwicklung, namentlich auf dem Gebiet der intellektuellen Fähigkeiten, führen. Körperliche Veränderungen treten, wenigstens bei den endogen entstandenen Formen, im Vergleich zur Schwere der seelischen Störung ganz in den Hintergrund. Der Schwachsinn ist jedoch nicht nur eine reine intellektuelle Minusvariante, sondern eine von Fall zu Fall mehr oder weniger stark ausgeprägte Verkümmerung der Gesamtpersönlichkeit. Entsprechend der intellektuellen Fehlentwicklung kann in vielen Fällen auch die Gefühls- und Willenssphäre sowie das ethische Begriffsvermögen nur mangelhaft ausgebildet sein. Ob allerdings Temperaments- und Charakteranomalien ausnahmslos zum Bild des Schwachsinns gehören, wie LUXENBURGER neuerdings im BLEULERschen Lehrbuch betont, erscheint doch noch nicht erwiesen. Es gibt auch nach DUBITSCHER, W. LANGE und vielen andern zweifellos viele Schwachsinnige, deren übriges Seelenleben nicht beeinträchtigt erscheint und die nur einen reinen Intelligenzdefekt aufweisen.

Das Hauptcharakteristikum des Schwachsinns liegt nach Ansicht der meisten Autoren in dem Intelligenzdefekt. In der zweiten Auflage des Kommentars von GÜTT-RÜDIN-RUTTKE wird geschildert, daß die Rechtsprechung sich nach und nach dahin entwickelt hat, jeden deutlichen Ausfall innerhalb des Rahmens der Gesamtpersönlichkeit als Schwachsinn im Sinne des Gesetzes anzusehen, gleichgültig ob der Ausfall mehr auf intellektuellem oder charakterologischem Gebiet liegt. Es gehört somit auch der „moralische Schwachsinn" unter den Begriff des Schwachsinns. LUXENBURGER hat schon darauf hingewiesen, daß diese Auslegung theoretisch angreifbar ist und gegen die heute geltenden psychiatrischen Anschauungen verstößt. Ein derart erweiterter Schwachsinnsbegriff ist für die Ziele der praktischen Rassenhygiene sicher sehr zweckmäßig und bei der Anwendung von eugenischen Maßnahmen durchaus zu begrüßen. Als Grundlage für die theoretische Erbforschung ist dieser erweiterte Begriff jedoch nicht geeignet.

Der Intelligenzdefekt kann angeboren oder in frühester Jugend erworben sein. Eine nachträgliche Verschlimmerung der Geistesschwäche gehört nicht zum Bilde der reinen Entwicklungshemmung. Es handelt sich vielmehr bei den im ersten Abschnitt zusammengefaßten Schwachsinnsformen um einen stationären Zustand ohne progredienten Verlauf.

Eine Einteilung der Schwachsinnigen ist auf ganz verschiedene Weise denkbar. Am einfachsten ist die Gruppierung nach dem Grade des Schwachsinns durchzuführen. Wesentlich schwieriger gestaltet sich die Einteilung nach psychologischen Gesichtspunkten unter besonderer Berücksichtigung der jeweils am stärksten in der Entwicklung zurückgebliebenen psychologischen Teilfunktionen. Diese beiden Gruppierungsmöglichkeiten sind für die Erbforschung erst in zweiter Linie von Bedeutung. Eine pathologisch-anatomische Abgrenzung bestimmter Schwachsinnsformen ist unter den gewöhnlichen, klinisch unkomplizierten Schwachsinnsfällen bisher noch nicht möglich. Solange es nicht gelingt, pathologisch-anatomisch verschiedene und in sich einheitliche Schwachsinnsgruppen innerhalb der unkomplizierten Oligophrenien aufzustellen, kommt für die Erbforschung zur Hauptsache nur eine Einteilung des Schwachsinns nach klinisch oder anamnestisch nachweisbarer Ätiologie in Frage. Die ausführlichste Einteilung nach ätiologischen Gesichtspunkten stammt von Weygandt.

Die Ursachen der Entwicklungshemmung können sehr mannigfacher Art sein. Neben den Erbanlagen sind es ganz besonders die entzündlichen Erkrankungen des Gehirns und seiner Häute, dann schwere Traumen während und nach der Geburt, die zu Schwachsinn führen. Vielleicht ist außerdem noch mit der keimschädigenden Wirkung bestimmter Gifte als Schwachsinnsursache zu rechnen. Alle diese verschiedenen Entstehungsmöglichkeiten sind natürlich nicht nur beim früherworbenen, sondern in gleicher Weise auch beim angeborenen Schwachsinn eingehend zu berücksichtigen. „Angeboren" kann auf keinen Fall mit erbbedingt gleichgesetzt werden, da sowohl intrauterine Entzündungen als möglicherweise auch intrauterine Fruchtschädigungen zwar zu angeborenem, aber trotzdem nicht erblichem Schwachsinn führen können. Ein angeborener Schwachsinn kann durch äußere Ursachen erworben sein; umgekehrt muß ein erblicher Schwachsinn nicht immer schon bei der Geburt erkennbar sein. Die ätiologische Vielgestaltigkeit des Schwachsinns erklärt zur Genüge, weshalb die genealogische Erforschung des Schwachsinns mit außerordentlich großen Schwierigkeiten verknüpft ist und erst relativ spät überhaupt zu wirklich verwertbaren Ergebnissen geführt hat. Eine der Grundbedingungen für alle Erblichkeitsstudien an Schwachsinnigen ist die mehr oder weniger vollständige Trennung der ätiologisch verschiedenen Schwachsinnsformen, weil nur Vererbungsforschungen, die an biologisch einheitlichem Material durchgeführt werden, überhaupt Aussicht auf Erfolg haben.

2. Die Entwicklung der Erbforschung auf dem Gebiet des Schwachsinns.

Nach Bumke konnte man noch vor 20 Jahren daran zweifeln, ob es einen erbbedingten und vererbbaren Schwachsinn gibt. Heute ist die Existenz des erblichen Schwachsinns durch die Familien- und Zwillingsforschung einwandfrei erwiesen. Darüber hinaus kennt man heute auch schon die Manifestationswahrscheinlichkeit des Erbschwachsinns sowie die Erkrankungsgefahr, die den Kindern, Neffen und Enkeln von Erbschwachsinnigen droht. Man kann sich sogar schon ganz bestimmte und durch Tatsachen belegte Vorstellungen vom Mendelschen Erbgang des Schwachsinns machen.

Die Bedeutung der Erblichkeit für die Entstehung des Schwachsinns mußte von den früheren Autoren ganz verschieden beurteilt werden, solange zur Hauptsache nur mit dem verschwommenen Begriff der neuropsychopathologischen Belastung gearbeitet wurde. Während z. B. Eliassow der erblichen Belastung als Schwachsinnsursache nur eine ganz geringe Bedeutung zumißt, stellt Schott schon 1919 die erbliche Belastung an die erste Stelle der ursächlichen Faktoren. Auch diejenigen früheren Arbeiten, die nicht eine allgemeine Erbbelastung, sondern nur die spezielle Belastung durch schwachsinnige Verwandte berücksichtigten, können für die wahre Bedeutung der Vererbung noch keine richtigen Anhaltspunkte geben, weil die Zahlenangaben nicht auf systematischen Untersuchungen ganz bestimmter Verwandtschaftsgrade beruhen. Es ist ohne weiteres klar, daß die Belastungsziffern steigen müssen, je mehr auch entfernte Verwandtschaftsgrade mitberücksichtigt werden. Je nach der Genauigkeit der anamnestischen Angaben sind denn auch die von früheren Autoren mitgeteilten Ziffern über die Häufigkeit einer gleichartigen Belastung mit schwachsinnigen Verwandten ganz verschieden.

Bei denjenigen früheren Arbeiten, die sich nicht auf ganz unbestimmte anamnestische Angaben über Belastung mit den verschiedensten psychischen Abnormitäten oder mit Schwachsinn beschränken, handelt es sich meist um die mehr oder weniger kasuistische Beschreibung von großen und besonders auffälligen Schwachsinnsgeschlechtern. Im Jahre 1912 hat GODDARD mit der Beschreibung der Familie Kallikak zum ersten Male versucht, die Vererbung des angeborenen Schwachsinns nach mendelistischen Gesichtspunkten zu studieren.

Es stammen von Martin Kallikak aus der Ehe mit einer Normalbegabten 10 Kinder und aus einem früheren illegitimen Verhältnis mit einer Schwachsinnigen ein unehelicher Sohn. Dieser normalbegabte, illegitime Sohn eines schwachsinnigen Mädchens hat eine ebenfalls normalbegabte Frau geheiratet. Trotzdem sind von den 189 genau bekannt gewordenen Nachkommen des illegitimen Sprößlings nicht weniger als 143 schwachsinnig. Durch zahlreiche eugenisch bedenkliche Heiraten mit den Angehörigen anderer Schwachsinnsfamilien ist die große Zahl der Schwachsinnigen in dem illegitimen Familienzweig ohne weiteres verständlich. Unter den 496 Nachkommen der ehelichen Linie ist kein einziger Fall von Schwachsinn aufgetreten.

Über den Erbgang läßt sich auf Grund der Untersuchung der Familie Kallikak noch nichts Bestimmtes aussagen.

Im gleichen Jahre wie GODDARD haben DAVENPORT und DANIELSON ebenfalls ein weitverzweigtes, minderwertiges Geschlecht beschrieben. Sie konnten dabei feststellen, daß die Kinder aus den Ehen zweier Oligophrener ungefähr zu $^3/_4$ selbst wiederum schwachsinnig werden. Aus den Ehen zwischen einem normalen und einem schwachsinnigen Elternteil gehen ungefähr zur Hälfte, aus den Ehen zweier normaler Eltern, die jedoch von schwachsinnigen Personen stammen, etwa $^1/_3$ schwachsinnige Kinder hervor. DAVENPORT hat zusammen mit WEEKS schon früher (1911) die Vermutung geäußert, daß der Schwachsinn auf rezessiven Erbanlagen beruhe. In der gleichen Arbeit sind die beiden Autoren zu der Annahme gekommen, daß Schwachsinn und Epilepsie genotypisch wahrscheinlich identisch seien. Bemerkenswert ist ihre Beobachtung, daß die aus 35 Ehen zweier Oligophrener hervorgegangenen 142 Kinder sämtlich schwachsinnig sind. Auch JÖRGER hat in den beiden Familien Markus und Zero 2 Geschlechter beschrieben, die den Gedanken an eine erbliche Entstehung des Schwachsinns nahelegen müssen.

Einen wesentlichen Fortschritt gegenüber den bisher erwähnten Beschreibungen von Einzelsippschaften bedeutet die Veröffentlichung von REITER und OSTHOFF aus dem Jahre 1921. Die Autoren haben von den 400 Kindern der Rostocker Hilfsschule in 250 Fällen die Familien persönlich aufgesucht und die neuropsychiatrische Beschaffenheit der Eltern und Kinder eingehend studiert. Bei 169 oder 67,6% der untersuchten Hilfsschüler ließ sich Schwachsinn der Eltern nachweisen. 24% der Fälle hatten einen oligophrenen Vater, 32% eine schwachsinnige Mutter. Bei 11,6% waren beide Eltern geistig beschränkt. Von 2 schwachsinnigen Eltern stammten unter Mitberücksichtigung der Probanden 90,7% oligophrene Kinder. Um festzustellen, wie oft die erbliche Veranlagung als Ursache des Schwachsinns in Frage kommt, haben die beiden Verfasser untersucht, in wieviel Familien, außer den Probanden, noch weitere Schwachsinnige vorhanden waren. Sie kommen dabei zu dem Ergebnis, daß 82,4% der Schwachsinnsfälle mit großer Wahrscheinlichkeit erblich entstanden sind.

1929 hat an der Münchner psychiatrischen Forschungsanstalt LOKAY zum erstenmal die Familien von 82 imbezillen Probanden mit den exakten Methoden der statistischen Erbforschung untersucht und dabei, ebenfalls zum erstenmal, eine strenge Trennung der Ausgangsfälle in exogen und endogen bedingte Schwachsinnsformen durchzuführen versucht. Seine Arbeit, die alle allgemeinen und speziellen Probleme der Erbforschung auf dem Gebiet des Schwachsinns in kritischer Weise erörtert, hat mehreren späteren Erblichkeitsuntersuchungen als Vorbild gedient. Im Anschluß an LOKAY bearbeitete BRUGGER 1930 die Familien von 254 schwachsinnigen Probanden der Thüringischen Landesheilanstalten in Stadtroda. In gleicher Weise wie LOKAY hat er eine Unterteilung der Ausgangsfälle in eine Gruppe mit nachweisbaren exogenen Schädigungen und in eine vermutlich endogene Gruppe vorgenommen. Von PLEGER stammt eine methodologisch weitgehend ähnliche Veröffentlichung aus dem Jahre 1931. Als Probanden dienten 72 schwachsinnige Kinder der Wittenauer Heilanstalt. Auch HECKER, die 1934 genealogische Untersuchungen an 87 Kindern der schlesischen Anstalt Freiburg durchführte, und WILDENSKOV, welcher im gleichen Jahre 100 Familien von dänischen Schwachsinnigen bearbeitete, haben sich mehr oder weniger der gleichen psychiatrisch-genealogischen Methoden bedient. Die Ergebnisse dieser verschiedenen Arbeiten sind deshalb weitgehend miteinander vergleichbar. Auch die großangelegte Untersuchung KREYENBERGs über die Familien von 690 Schwachsinnigen der Alsterdorfer Anstalten können, wenigstens teilweise zu Vergleichen mitherangezogen werden.

Die weitere Entwicklung der Erbforschung auf dem Gebiete des Schwachsinns ist während längerer Zeit hauptsächlich durch die Zwillingsforschungen von ROSANOFF und von SMITH entscheidend beeinflußt worden. SMITH hat 1930 unter den 6689 vom dänischen anthropologischen Komitee registrierten Schwachsinnigen 122 Mehrlingsgeburten festgestellt, von denen sich jedoch nur 66 zu genauer Untersuchung geeignet erwiesen. An Hand des SMITHschen Materials hat LUXENBURGER die Frage der Existenz von Letalfaktoren beim Schwachsinn zu lösen versucht und genaue Berechnungen über die Manifestationswahrscheinlichkeit des Erbschwachsinns angestellt. Erst nachdem die Manifestationswahrscheinlichkeit des erblichen Schwachsinns auf Grund der Zwillingsuntersuchungen bekannt geworden ist, war es möglich, die Ergebnisse der früheren erbstatistischen Familienforschung auch in mendelistischem Sinne genauer zu deuten. Die hohe Manifestationswahrscheinlichkeit führte zusammen mit dem Fehlen von Letalfaktoren zu der wohlbegründeten Annahme eines dimer-recessiven Erbganges unter Mitwirkung geschlechtsgebundener Anlagen. LUXENBURGER ist auf Grund der kombinierten Anwendung von Familien- und Zwillingsforschung zu dem gleichen theoretischen Ergebnis gekommen wie ROSANOFF an Hand seiner Zwillingsstudien.

JUDA hat in ihren Untersuchungen über die Familien von schwachsinnigen Schulrepetenten das hauptsächlich von LUXENBURGER bearbeitete Gebiet der rein theoretischen Erbforschung verlassen und sich wieder mehr praktischen Zielen zugewandt. Die erbprognostischen Arbeiten JUDAs sind für die Rassenhygiene von der allergrößten Bedeutung, weil es JUDA zum erstenmal in größerem Ausmaß gelungen ist, wirklich die direkten Nachkommen von Schwachsinnigen sowohl in qualitativer als auch in quantitativer Hinsicht vollständig zu erfassen.

JUDA hat aus den Akten der Münchener Volksschulen unter 6000 Schülern der Jahrgänge 1875/1885 265 Kinder herausgefunden, die während der ersten 5 Schuljahre 2mal eine Klasse wiederholen mußten. Diejenigen Repetenten, welche nur infolge schwerer körperlicher Erkrankung oder infolge nachweisbarer sozialer Schäden in der Schule versagten, wurden nicht weiter berücksichtigt. Bei denjenigen Repetenten, deren Familien erforscht wurden, hat es sich mit Ausnahme von 6 Fällen, die bei der späteren Exploration als nicht oligophren erkannt wurden, um Schwachsinnige der verschiedensten Gradausprägung gehandelt. Aus der Berufszusammensetzung der Probanden ist zu schließen, daß einzelne der als schwachsinnig oder schwachbegabt diagnostizierten Probanden wahrscheinlich schwer zu beurteilende Grenzfälle zur Normalbegabung darstellen. Es finden sich darunter z. B. ein Rentamtssekretär und ein Magistratskanzleiassistent. Eine genaue Beurteilung der Nachkommenschaft war bei 97 Probanden durchführbar.

In einer weiteren Arbeit hat JUDA die Nachkommen der Geschwister von schwachsinnigen Schulrepetenten untersucht. Wie bei den Kindern der Schwachsinnigen wurde hier ebenfalls nicht nur die psychische Beschaffenheit der Nachkommen studiert, sondern auch die durchschnittliche Fruchtbarkeit der Geschwister von Schwachsinnigen ausführlich erörtert.

Neuerdings hat ferner FREDE eine ausgezeichnete Arbeit über Zahl und Beschaffenheit der Nachkommen von Schwachsinnigen veröffentlicht.

Mit der praktisch außerordentlich wichtigen Frage, ob die schwache Begabung biologisch zur Oligophrenie gehört, befaßt sich JUDA in einer besonderen Untersuchung ebenfalls eingehend.

Alle Autoren, die bisher genealogische Untersuchungen an den Familien von Schwachsinnigen durchgeführt haben, diskutieren mehr oder weniger die gleichen methodologischen Probleme, die regelmäßig bei allen Arbeiten immer wieder auftauchen. Die erste Schwierigkeit zeigt sich schon bei der Abgrenzung des Schwachsinns von der „physiologischen“ oder nach LENZ der „landesüblichen“ Dummheit. Auch der Versuch, innerhalb der sicher schwachsinnigen Individuen noch eine Unterteilung nach dem verschiedenen Grad des Schwachsinns vorzunehmen, kann oft nur unvollkommen durchgeführt werden. Eine weitere erhebliche Schwierigkeit liegt in der Trennung von exogen und endogen bedingten Oligophrenieformen. Schließlich ist noch zu berücksichtigen, daß auch nach einer mehr oder weniger vollständig geglückten Abgrenzung der exogenen Fälle die Einheitlichkeit der übrigbleibenden endogenen Gruppe trotzdem noch nicht von vornherein feststeht. Es ist z. B. theoretisch sehr wohl denkbar, daß die einzelnen Schwachsinnsgrade oder die verschiedenen psychologisch-klinischen Schwachsinnsformen auf ganz verschiedenen und selbständigen Erbanlagen beruhen. Es muß auf die einzelnen methodologischen Probleme noch kurz eingegangen werden, bevor die zahlenmäßigen Ergebnisse der erwähnten erbstatistischen Untersuchungen zusammenfassend dargestellt werden können. Die Frage der Einheitlichkeit des endogenen Schwachsinns soll aus Zweckmäßigkeitsgründen erst nach der Besprechung der Untersuchungsergebnisse eingehend behandelt werden.

3. Die Abgrenzung der verschiedenen Schwachsinnsgrade.

Es wird von den meisten Autoren eine Einteilung der Oligophrenen nach dem Grade des Schwachsinns in Idioten, Imbezille, Debile und Schwachbegabte vorgenommen. Zur Abgrenzung der verschiedenen Schwachsinnsstufen eignet sich bei vorsichtiger und nicht schematischer Anwendung trotz aller Bedenken die Bestimmung des ungefähren Intelligenzalters doch immer noch am besten. Nach EWALD erreichen die Debilen ein ungefähres Intelligenzalter von 18 Jahren. Der Imbezillität entspricht ein Intelligenzalter bis zum 12. Jahr. Bei den Idioten handelt es sich um bildungsunfähige Menschen. Zwischen den Debilen und den Normalbegabten stehen die von den meisten Autoren als besondere Gruppe gekennzeichneten Schwachbegabten. Ihr Intelligenzalter entspricht nach WEYGANDT ungefähr der Altersstufe vom 18. bis 21. Lebensjahr. Im übrigen setzt WEYGANDT die Grenze zwischen Debilität und Imbezillität nicht schon bei 12, sondern erst bei 14 Jahren an. Man muß sich natürlich bei der Verwendung des Intelligenzalters immer wieder vor Augen halten, daß der Vergleich mit der Entwicklung eines normalbegabten Kindes nur unvollkommen ist und daß ein erwachsener Schwachsinniger in jeder Beziehung ganz anders reagieren kann als ein normales Kind, dessen Lebensalter dem Intelligenzalter des betreffenden Oligophrenen entspricht.

Im Hinblick auf gewisse Besonderheiten in ätiologischer Hinsicht scheint es zweckmäßig, die Gruppe der Idioten noch weiter zu unterteilen. Man kann eine leichte Gruppe, deren Vertreter schulisch zwar nicht bildungsfähig, aber doch wenigstens bis zu einem gewissen Grade erziehungsfähig sind, von den Idioten schwersten Grades trennen, die weder bildungs- noch erziehungsfähig sind, nicht sprechen lernen und sich in keiner Weise selbst versorgen können. Ob man die leichtere Gruppe, deren Intelligenzalter etwa zwischen 2—6 Jahren liegt, dann als leichte Idioten oder als schwere Formen der Imbezillität auffaßt und benennt, ist praktisch weniger wichtig.

Der exakte Nachweis einer krankhaften Intelligenzschwäche kann nach STEMPLINGER nur auf experimental-psychologischem Wege erbracht werden. Bei den genealogischen Familienforschungen kann jedoch eine psychologische, experimentelle Intelligenzprüfung nicht die Regel bilden. Man muß sich bei den genealogischen Untersuchungen meist darauf beschränken, eine etwaige Minderbegabung bestimmter Familienmitglieder allein auf Grund des Schulerfolges, der Bewährung in Lehre und Beruf, der sozialen Stellung, des Verhaltens in gewohnter und außergewöhnlicher Umgebung sowie namentlich auf Grund des persönlichen Eindruckes, den man bei einer Besprechung von den Betreffenden erhält, zu diagnostizieren oder auszuschließen. Es sind dabei die einzelnen angeführten Punkte stets kritisch gegeneinander abzuwägen. Um nicht nur auf den subjektiven, persönlichen Eindruck angewiesen zu sein und wenigstens einigermaßen objektive, unpersönliche Unterlagen für die Abschätzung des Bildungsgrades zu besitzen, sollte in allen fraglichen Fällen der Schulerfolg zum mindesten durch genaue Zeugnisnoten belegt sein. Bei sorgfältiger Verwendung können alle die genannten Kriterien sicher ein ziemlich vollständiges Bild von der geistigen Entwicklung eines Menschen geben; sie lassen jedoch trotz allem dem subjektiven Urteil des Untersuchers einen ganz beträchtlichen Spielraum. Wenn es sich nun nicht nur darum handelt, zu entscheiden, ob ein Angehöriger eines Probanden schwachsinnig oder normalbegabt ist, sondern wenn es darauf ankommt, den Grad des Schwachsinns für Vergleiche mit andern schwachsinnigen Verwandten genauer festzulegen, dann können diese Kriterien nicht mehr genügen. Für vergleichende Untersuchungen über den quantitativen Ausprägungsgrad des Schwachsinns können genaue Testuntersuchungen nicht entbehrt werden. Wenn man auch nicht unbedingt schematisch auf die Ergebnisse der Testprüfung abstellen kann, so geben die Testprüfungen doch zum mindesten eine einigermaßen objektive Grundlage zur Beurteilung des Intelligenzgrades. Ohne die Anwendung des Tests ist die Gefahr recht groß, daß der Untersucher unter dem allgemeinen, persönlichen und milieumäßigen Eindruck der Gesamtfamilie die einzelnen Familienmitglieder eher gleichmäßiger beurteilt, als sie in Wirklichkeit beschaffen sind. Wird dagegen jedes schwachsinnige Familienmitglied für sich allein, getrennt von dem Eindruck der übrigen Verwandten, einer Testprüfung unterzogen, dann können die Unterschiede im Grade der Entwicklungshemmung bei den einzelnen Angehörigen der gleichen Familie viel eher objektiv erfaßt werden.

Besondere Erwähnung verdient noch die Gruppe der Schwachbegabten. Ihre Abgrenzung ist in der theoretischen Erbforschung noch viel schwieriger als in der praktischen Rassenhygiene. In Zweifelsfällen kann sich die Praxis durch den Nachweis der erblichen Belastung mit Schwachsinnigen helfen. In der wissenschaftlichen Erbforschung darf man sich aber durch die nachgewiesene Belastung in der Diagnosenstellung nicht beeinflussen lassen.

Juda faßt unter den Schwachbegabten „jene kritikschwachen, unklaren, geistig schwerfälligen und unselbständigen, teils wankelmütigen, teils uneinsichtig bornierten Individuen“ zusammen, welche den Übergang zwischen den landläufig Dummen und den Debilen bilden. Brugger rechnet zur schwachen Begabung alle diejenigen Individuen, „welche wohl alle Klassen besuchten, aber sehr große Mühe hatten, mitzukommen, gelegentlich sitzen blieben und immer merklich unter dem Durchschnitt der Klasse standen“.

J. Lange hat große Bedenken dagegen, daß bei der Berechnung von Häufigkeitsziffern für Schwachsinn auch die Schwachbegabten mitverwertet werden. Es gehört jedoch nach den Untersuchungen von Juda zum mindesten ein großer Teil der Schwachbegabten sicher zum Schwachsinn. Während sich unter 181 von Juda untersuchten Kindern von Normalschülern nur 5% Schwachbegabte finden, sind von 215 Kindern von Schwachsinnigen 20,9% schwachbegabt. Von 244 erwachsenen Geschwistern von Normalen sind 4,1% schwachbegabt; für die 361 Geschwister von Schwachsinnigen beträgt die Häufigkeit der schwachen Begabung dagegen 18,5%. Die Schwachbegabten sind unter den Angehörigen der Schwachsinnigen durchgehend beträchtlich häufiger als unter den Verwandten von Normalbegabten. Die Schwachbegabten in den Familien von Normalen sind außerdem von den zum Schwachsinn gehörenden Schwachbegabten vor allem dadurch verschieden, daß sie charakterlich unauffällig sind und daß sie stets als Einzelfälle innerhalb ihrer Geschwisterschaft auftreten.

Schwachsinn kann bei genealogischen Erhebungen nur sicher diagnostiziert oder ausgeschlossen werden, wenn die zu prüfenden Personen ein gewisses Lebensalter schon erreicht haben. Die meisten Autoren haben deshalb stets nur die über 5 oder sogar nur die über 10 Jahre alten Personen zur Berechnung der Schwachsinnshäufigkeit berücksichtigt. Hecker behauptet zwar, daß Schwachsinn schon vom 1. Lebensjahre ab sicher festzustellen sei. Ihre Ergebnisse zeigen jedoch, daß ihr zum mindesten unter den noch nicht 5 Jahre alten Personen sicher verschiedene Schwachsinnige entgangen sein müssen.

Ein altes Untersuchungsmaterial ist aber nicht nur wegen der größeren Sicherheit der Schwachsinnsdiagnosen, sondern auch wegen der von zahlreichen Autoren beobachteten Nach- oder Spätreife vorzuziehen. Es haben neben Weygandt, Wildenskov und Stemplinger noch viele andere auf die Möglichkeit einer intellektuellen Spätreife aufmerksam gemacht. Da es auch eine endogene Veranlagung zu dieser verlangsamten intellektuellen Entwicklung zu geben scheint, besteht bei einem jungen Untersuchungsmaterial die Gefahr, daß derartige Fälle von Spätreife, die nach Wildenskov mit der echten Oligophrenie nichts zu tun haben, fälschlicherweise als Schwachsinn ausgezählt werden. Im übrigen sollte erst noch an großem Material geprüft werden, ob tatsächlich die Fälle von verlangsamter intellektueller Entwicklung keinerlei Beziehungen zur schwachsinnigen Entwicklungshemmung aufweisen.

4. Die Trennung von exogen und endogen bedingten Schwachsinnsformen.

Erfolgversprechende Erblichkeitsuntersuchungen können nur an einheitlichem Untersuchungsmaterial durchgeführt werden. Man ist deshalb gezwungen, aus der Fülle von verschiedenartig entstandenen Schwachsinnsfällen die Gruppen mit einheitlicher Ätiologie herauszusuchen. Besonderes Gewicht wurde natürlich für Erblichkeitsuntersuchungen von jeher auf die endogen entstandene Gruppe gelegt. Eine Trennung in endogenen und exogenen Schwachsinn ist für die Erforschung des Erbganges eine notwendige Voraussetzung. Um die endogene Gruppe möglichst rein zu erhalten, wird man alle Fälle, bei denen sich anamnestisch oder durch eine genaue klinisch-neurologische Untersuchung irgendein Verdacht auf eine exogene Schädigung ergibt, von vornherein auszuschalten. Es ist dabei natürlich nicht gesagt, daß diese abgesonderten Probanden mit exogenen Schädigungen auch wirklich alle nur an einem exogen bedingten Schwachsinn leiden. In letzter Zeit hat namentlich Villinger im Anschluß an Schmitz darauf aufmerksam gemacht, daß auch neurologische Abweichungen sehr oft erblich sind. Es läßt sich eine endogene Ursache auch bei sicher bekannten, von außen kommenden Schädigungen oft nur schwer ausschließen. Umgekehrt können unter den Schwachsinnsfällen, bei denen sich eine exogene Ursache nicht oder nicht mehr nachweisen läßt, trotzdem auch exogen geschädigte Individuen vorhanden sein. Es ist besonders bei einem älteren Untersuchungsmaterial, wie es aus anderen Gründen für die genealogischen Untersuchungen zu verlangen ist, damit zu rechnen, daß sich die Residuen von leichten exogenen Schädigungen im Laufe der Jahre ausgeglichen haben. Je älter das Untersuchungsmaterial ist, desto eher ist also auch unter den vermutlich endogenen Schwachsinnsfällen mit vereinzelten, unerkannten, exogen bedingten Formen zu rechnen. Auf die Möglichkeit der Restitution exogener Schädigungen hat insbesondere Strauss hingewiesen.

Als exogene Ursachen kommen neben Traumen während und nach der Geburt des Kindes hauptsächlich Meningitis und Encephalitis in Frage. Die Rachitis scheint nach neueren Untersuchungen als ätiologischer Faktor keine Rolle zu spielen. Einzelne Ergebnisse sprechen dafür, daß die Rachitis bei Schwachsinnigen, zum mindesten unter Berücksichtigung des ungünstigen sozialen Milieus der Schwachsinnsfamilien, nicht häufiger angetroffen wird als bei normalbegabten Kindern. Eine einwandfreie Feststellung der Rachitishäufigkeit unter der Durchschnittsbevölkerung, die zu Vergleichszwecken herangezogen werden könnte, gibt es jedoch noch nicht.

Der Zusammenhang zwischen Kinderkrämpfen und Schwachsinn ist noch nicht restlos abgeklärt. Im allgemeinen wird den Kinderkrämpfen keine ursächliche Bedeutung zugemessen. Für genealogische Untersuchungen ist noch besonders darauf hinzuweisen, daß von den Eltern stets ganz verschiedene Krankheitszustände als „Kinderkrämpfe“ geschildert werden. Es ist deshalb gerade bei genealogischen Untersuchungen ganz besondere Vorsicht am Platz bei der ursächlichen Bewertung der über die Häufigkeit von Kinderkrämpfen gemachten Angaben.

Eine besondere Bedeutung wird seit den Untersuchungen von Yllpö und Schwartz den geburtstraumatischen Schädigungen zugemessen. Dollinger berechnet den Prozentsatz der schweren Geburten bei Schwachsinnigen auf mehr als 27%. Findlay glaubt, daß bei seinen tiefstehenden Schwachsinnigen das Geburtstrauma in 23,9% eine wichtige Rolle spielt. Nach Brander sind Geburtskomplikationen hauptsächlich bei Geburten in Gesichtslage, Beckenendlage und bei Sturzgeburten zu erwarten. Auch hohe oder mittelhohe Zangen und Extraktionen in Beckenendlage sollen nach Brander in überdurchschnittlichem Ausmaß zu Geburtstraumen führen. Für Geburtstraumen besonders gefährdet sind, wie Yllpö hervorhebt, die Frühgeburten. Yllpö fand von 300 Frühgeburten 7,4% in erheblichem Maße schwachsinnig. Von 146 frühgeborenen, untergewichtigen Schülern, welche Rosanoff und Inman-Kane untersucht haben, wiesen 15 deutliche Zeichen von Schwachsinn auf.

Es wurden von Rosanoff alle diejenigen Fälle unter die Frühgeburten gerechnet, die 3 oder mehr Wochen vor dem normalen Termin zur Welt kamen. Ein Untergewicht wurde angenommen, wenn das Geburtsgewicht weniger als 2494 g betrug.

Brander hat die Beziehungen zwischen Frühgeburt und Schwachsinn in klarer und grundlegender Weise erörtert.

Er hat bei 376 frühgeborenen Kindern den Intelligenzquotienten nach BINET-SIMON-TERMAN bestimmt. Er fand unter den untersuchten Frühgeborenen 1,4% Überbegabte, 46,0% Normalbegabte und 52,7% Unterbegabte. Als schwachsinnig mit einem Intelligenzquotienten unter 0,7 sind 42 Fälle oder 11,2% aller Frühgeborenen zu bezeichnen. Von diesen 42 Fällen können nur 3 trotz der Frühgeburt mit größter Wahrscheinlichkeit als erbbedingt angesehen werden.

Der Intelligenzquotient verhält sich nach BRANDER proportional zu dem Geburtsgewicht. Besonders ungünstig erweist sich die Kombination von erblicher Belastung, Frühgeburt und Geburtstrauma[1]. Es ist auch mit einer besonderen Neigung der Frühgeborenen zu Encephalitis und Meningitis zu rechnen. Im Zusammenhang mit der Annahme, daß Erstgeborene besonders stark durch Geburtstraumen gefährdet erscheinen, haben verschiedene Autoren betont, daß es sich bei den Oligophrenen zu einem großen Teil um Erstgeburten handelt. In letzter Zeit hat namentlich KLEINDIENST darauf hingewiesen, daß das erste Kind einer Geschwisterreihe besonders häufig geistig minderwertig sein soll. LUXENBURGER hat jedoch gezeigt, daß sich KLEINDIENST bei ihrer Untersuchung einer fehlerhaften statistischen Methode bedient hat und daß unter den von ihr untersuchten Minderwertigen bei richtiger Berechnung eher weniger Erstgeborene gefunden werden, als zu erwarten sind.

Tabelle 1. Schwachsinnshäufigkeit unter den Kindern, Enkeln, Neffen und Nichten von chronischen Alkoholikern (BRUGGER).

Verwandtschaftsgrad	Debilität %	Imbezillität %
Kinder	4,5	2,3
Enkel	3,3	1,2
Neffen und Nichten	4,1	1,9

Eine wichtige Rolle als Schwachsinnsursache wird auch heute noch trotz der Untersuchungen von POHLISCH an Kindern von Alkoholdeliranten dem *Alkoholismus der Eltern* zugeschrieben. POHLISCH hat gezeigt, daß ein keimschädigender Einfluß der elterlichen Trunksucht sich zum mindesten in der Kindergeneration noch nicht nachweisen läßt.

Er hat 146 Kinder von 58 anlagegesunden Alkoholdeliranten untersucht. Unter den 118 die ersten Kinderjahre überlebenden Nachkommen wurden nur 7 leicht abnorme Kinder festgestellt, darunter nur 1 Fall von Oligophrenie. Schwere Formen von Hirnschädigungen ließen sich unter den Kindern der Deliranten überhaupt nicht nachweisen.

BOSS hat unter den Kindern von „erbgesunden" Alkoholikern nur 1,4% Debile beobachtet, unter den Kindern von anlagedefekten Alkoholikern dagegen 7,1%. Diese Untersuchung von BOSS zeigt deutlich, daß für das geistige Schicksal der Kinder weniger die Trunksucht als die Erbbeschaffenheit der Eltern maßgebend ist. PANSE hat bei denjenigen Kindern, die während der Zeit der elterlichen Trunksucht gezeugt wurden, nicht mehr psychische Abnormitäten gefunden als bei den Kindern, die schon vor Beginn der Trunksucht zur Welt kamen. BRUGGER hat nicht nur erwachsene Kinder, sondern auch erwachsene Enkel von schweren chronischen Alkoholikern untersucht. Es wurden, wie aus *Tabelle 1* hervorgeht, unter den Kindern und Enkeln der Alkoholiker von BRUGGER nicht mehr Schwachsinnige gefunden als unter den Nachkommen der Trinkergeschwister, die selbst zum größten Teil keine Alkoholiker sind. Dabei ist noch zu beachten, daß die Kinder der Alkoholiker nicht nur von den trinkenden Vätern, sondern auch von mütterlicher Seite her überdurchschnittlich stark mit Schwachsinn belastet sind. Es hat sich gezeigt, daß die Ehefrauen der untersuchten Alkoholiker mindestens zu 6,7% auch schwachsinnig sind. Ebenso sind die Neffen und Nichten, die von den selbst trunksüchtigen Geschwistern der chronischen Alkoholiker stammen, nicht

[1] PEIPER weist besonders darauf hin, daß auch in dem Material von BRANDER die erbliche Belastung bei der Entstehung erheblicher Intelligenzdefekte eine größere Rolle spielt als die Geburtskomplikationen.

häufiger schwachsinnig als diejenigen Neffen, deren Eltern keinen Alkoholmißbrauch getrieben haben. Für eine keimschädigende Wirkung der Trunksucht läßt sich nach den Ergebnissen von BRUGGER auch in der Enkelgeneration keinerlei Beweis erbringen. Bei der allgemeinen Verbreitung der Trunksucht dürfte jedoch schon in der Enkelgeneration mit dem Manifestwerden von neuentstandenen Schwachsinnsanlagen gerechnet werden. Für die Annahme einer keimschädigenden Wirkung des Alkohols fehlen bis heute, wie auch WILDENSKOV hervorhebt, alle Beweise. BRANDER glaubt neuerdings, daß die elterliche Trunksucht in besonderem Maße zu Frühgeburten und dadurch zu einer Vermehrung der geburtstraumatisch bedingten Schwachsinnigen unter den Kindern führen soll. Da jedoch nach BRUGGER die Kinder der Alkoholiker gar nicht häufiger schwachsinnig sind als die Nachkommen der nichttrunksüchtigen Alkoholikergeschwister, ist die von BRANDER geäußerte Vermutung von vornherein recht unwahrscheinlich.

Ob der Alkoholismus durch eine Schädigung der Frucht während der Schwangerschaft in nennenswertem Maße zu Schwachsinn führt, ist ebenfalls noch nicht sicher festgestellt. Die Untersuchungen über die Stellung der schwachsinnigen Individuen innerhalb der Geburtenreihe sprechen eher gegen die Annahme einer derartigen fruchtschädigenden Wirkung des Alkohols. Daß die alkoholische Fruchtschädigung keine große zahlenmäßige Bedeutung haben kann, geht auch daraus hervor, daß chronische Trinker unter den Eltern der Schwachsinnigen im allgemeinen nicht überdurchschnittlich häufig gefunden werden. Die Angaben über die Häufigkeit der Trunksucht unter den Eltern der Oligophrenen sind je nach der sozialen Herkunft der untersuchten Familien und nach dem Maßstab, der bei der Beurteilung der Trunksucht angewendet wurde, ziemlich verschieden. LOKAY fand unter den Eltern der Oligophrenen 15,8% Trinker; er betont selbst, daß die Trunksucht in den sozialen Schichten, aus denen die von ihm untersuchten Schwachsinnigen stammen, allgemein recht verbreitet sein dürfte. PLEGER hat 11,2% trunksüchtige Eltern festgestellt, JUDA 10,3%, BRUGGER 4,4% und HECKER 3,3%. Die Häufigkeit der chronischen Alkoholiker unter den Eltern der Durchschnittsbevölkerung schwankt von 3,5% (DITTEL, LUXENBURGER) bis 8% (BLEULER).

Es läßt sich heute noch nicht sicher entscheiden, ob auch mit der Möglichkeit einer *luischen Keimschädigung* zu rechnen ist. Daß MEGGENDORFER unter den Kindern von Paralytikern keine Beweise für eine keimschädigende Wirkung beobachten konnte, schließt das Auftreten von krankhaften, durch Keimschädigung verursachten Störungen in späteren Generationen natürlich nicht ohne weiteres aus. Mit einer intrauterinen *luischen Fruchtschädigung* als Schwachsinnsursache ist bei allen Oligophrenen zu rechnen, die körperliche Stigmata einer kongenitalen Lues aufweisen. Auch ein positiver Blut- oder Liquorbefund kann mehr oder weniger für die luische Genese des Schwachsinns sprechen. Natürlich muß dabei aber auch, zum mindesten bei der positiven Blutreaktion, ein reiner Zufallsbefund bei erbbedingter Oligophrenie in Betracht gezogen werden. Man muß an diese Möglichkeit ganz besonders bei nachgewiesener erblicher Belastung denken. Eine große zahlenmäßige Bedeutung kann der luischen Fruchtschädigung als Schwachsinnsursache nicht zukommen.

HECKER hat unter 87 genau untersuchten Schwachsinnsfällen überhaupt keine auf Lues verdächtigen Kinder beobachtet. BRUGGER fand unter 254 Schwachsinnsprobanden nur 9, die entweder selbst luische Symptome zeigten oder aber Eltern mit einer spätsyphilitischen Erkrankung aufwiesen.

Lues cerebri und Paralyse sind unter den Eltern der Schwachsinnigen keinesfalls häufiger als in der Durchschnittsbevölkerung.

HECKER fand unter den Eltern der Oligophrenen überhaupt keine Paralyse. JUDA beobachtete unter 194 Eltern von Schwachsinnigen 1 Paralyse und einen Fall von Lues cerebri, unter 170 Eltern von Normalschülern 2 wahrscheinliche Paralysen. Unter den Eltern der von PLEGER untersuchten Schwachsinnigen beträgt die Häufigkeit der Paralyse, trotzdem es sich um ein ausgesprochenes Großstadtmaterial handelt, nur 0,72%. BRUGGER fand unter 477 Eltern von Oligophrenen nur 2 Fälle von Paralyse. Bei den von LOKAY beobachteten Eltern von Schwachsinnigen beträgt die Häufigkeit der Paralyse allerdings 2,5%.

Es ist auch noch die Möglichkeit einer *Keimschädigung durch Röntgen- und Radiumstrahlen* zu berücksichtigen. MAURER hat aus der Literatur 229 Kinder von bestrahlten Müttern zusammengestellt. Von diesen Kindern zeigen 53 einen pathologischen Befund. Ein Zusammenhang der Abnormität mit der Bestrahlung läßt sich nach MAURER in den wenigsten Fällen nachweisen. Die keimschädigende Wirkung der Röntgenstrahlen kann jedoch nicht sicher ausgeschlossen werden, bevor nicht noch mehrere Nachkommengenerationen unter gleichzeitiger Berücksichtigung der von beiden Eltern stammenden Erbanlagen untersucht sind.

Schließlich ist noch an die von STROHMAYER zu den Schwachsinnsursachen gezählte *Produktionserschöpfung der Mutter* zu denken. Da die Oligophrenen aber nicht besonders häufig am Ende der Geburtenreihe stehen, scheint die ätiologische Bedeutung einer mütterlichen Produktionserschöpfung nicht sehr wahrscheinlich.

Wenn die Geburtshäufigkeit der Schwachsinnigen bestimmte jahreszeitliche Schwankungen aufweisen würde, dann müßte man mit der Wirkung irgendwelcher exogener Faktoren rechnen. An einem Material von 1791 Schwachsinnigen und 1485 normalbegabten Schülern hat BRANDER den Zusammenhang zwischen Geburtsmonat und Oligophrenie untersucht. Die meisten Schwachsinnigen werden in den Sommermonaten, von Juni bis August, geboren. Da die Geburtshäufigkeit von Normalbegabten jedoch genau die gleichen jahreszeitlichen Schwankungen aufweist, kann die Bevorzugung bestimmter Geburtsmonate nicht mit einem exogenen, Schwachsinn verursachenden Faktor in Zusammenhang gebracht werden.

Welche exogenen Schädigungen am häufigsten zu Schwachsinn führen, ist noch nicht sicher zu entscheiden. Die größte Bedeutung wird heute von zahlreichen Autoren, insbesondere von YLLPÖ, DOLLINGER und BRANDER unter allen exogenen Schwachsinnsursachen den Geburtstraumen beigemessen.

HECKER fand an exogenen Schädigungen unter ihren 87 Schwachsinnsprobanden: 5mal Geburtstraumen, 2mal asphyktische Geburten, 5mal Frühgeburten, 4mal Lähmungen ohne nachweisbare Geburtsstörungen, 5mal Kinderkrämpfe, 3mal entzündliche Erkrankungen und 1 postnatales Trauma. BRUGGER hat unter 254 Probanden 18 Fälle mit fraglicher Geburtsschädigung, 3 Frühgeburten, 16 Fälle mit Meningitis oder Encephalitis, 9 auf Lues verdächtige Fälle und 3 Fälle mit postnatalen Traumen festgestellt. Unter die 9 möglicherweise durch Lues verursachten Fälle wurden auch 2 Kinder mit negativer Blutreaktion nur wegen einer spätluischen Erkrankung ihrer Eltern miteinbezogen.

Wie viele Schwachsinnige im allgemeinen als exogen entstanden zu betrachten sind, hängt weitgehend von der Art des Oligophreniematerials ab. EYFERTH hat darauf hingewiesen, daß von den Schwachsinnigen, die aus gehobenen sozialen Schichten stammen, wesentlich mehr als die Hälfte sicher durch exogene Schädigungen verursacht sind. Ferner steigt nach der übereinstimmenden Ansicht aller Autoren die Zahl der exogenen Fälle mit zunehmendem Schwachsinnsgrad. Von den schweren, nicht bildungsfähigen Idioten sind nach STRAUSS 50—60% durch Geburtsschädigungen und Encephalitis bedingt. FINDLAY mißt bei 23,9% seiner tiefstehenden Oligophrenen dem Geburtstrauma eine besondere Bedeutung zu. WINKLER hat im Encephalogramm bei Idioten häufiger als bei den leichten Schwachsinnsfällen hochgradige Veränderungen an den Ventrikeln beobachtet. Nach den Angaben von

REHM ist die Debilität zu 20% und die schwere Imbezillität zu 37,5% durch exogene Schädigungen bedingt. BRUGGER hat bei 12% der Debilen, bei 18,5% der Imbezillen und 38,8% der schweren Idioten exogene Schädigungen beobachten können. Die Häufigkeit der Probanden mit nachweisbaren exogenen Schäden schwankt bei einem aus Oligophrenen aller Grade zusammengesetzten Probandenmaterial zwischen 9,5 und 32,9%. FREDE hat in ihrem erst kürzlich veröffentlichten Material sogar nur 3,7% Probanden mit exogener Genese beobachtet. Die von den einzelnen Autoren angegebenen Werte sind in *Tabelle 2* zusammengestellt. Es muß nochmals betont werden, daß sich unter diesen Probanden mit nachgewiesenen exogenen Schädigungen sicher zahlreiche Fälle befinden, deren Schwachsinn trotz der äußeren Schädigung einwandfrei ererbt ist. Die Häufigkeit des Erbschwachsinns ist deshalb ohne Zweifel größer, als aus dieser Zusammenstellung hervorgeht. ROSANOFF, HANDY und JNMAN-KANE nehmen als selbstverständlich an, daß in zahlreichen Fällen exogene und endogene Schädigungen kombiniert sind. Auch JUDA hat darauf hingewiesen, daß exogene Störungen in Oligophreniefamilien vielleicht besonders oft zu Schwachsinn führen. GEYER vermutet sogar, daß exogene Schädigungen wahrscheinlich überhaupt nur bei endogen dazu veranlagten Gehirnen Oligophrenie bewirken können. Auch für den geistigen Defekt bei LITTLEscher Krankheit nimmt er eine präformierte Schwachsinnsanlage an, die nur exogen provoziert wird. Daß für die LITTLEsche Krankheit an und für sich keine Erbanlage vorliegt, geht aus den serienmäßigen Zwillingsbeobachtungen von THUMS eindeutig hervor. Auch FABER und MÜLLER konnten in 31 Familien von Littlepatienten keine Vererbung der Krankheit als solche nachweisen.

Tabelle 2.

Autor	Prozentsatz der Probanden mit exogenen Schädigungen	Gesamtprobandenzahl
LOKAY	30,5	82
BRUGGER	19,3	254
PLEGER	16,0	75
HECKER	29,8	87
JUDA I	11,9	117
JUDA II	32,9	91
KREYENBERG . .	27,5	690
GEYER	9,5	239
FREDE	3,7	212

Tabelle 3. Häufigkeit des Schwachsinns unter den Verwandten von Probanden mit exogenen Schädigungen.

Autor	Geschwister	Eltern	Onkel und Tanten	Vettern und Basen	Neffen und Nichten	Kinder
BRUGGER	13,1	9,9	4,1	—	8,5	—
PLEGER	11,1	4,5	0	0	—	—
HECKER	18,2	21,2	11,6	8,6	—	—
JUDA	19,3 (II)	12,5 (II)	—	—	—	28,6 (I)
KREYENBERG . . .	11,4	7,1	7,2	21,2 (Bezugsziffer 33)	6,4	—

Die Familienuntersuchungen an Oligophrenen mit exogenen Schädigungen bestätigen die Vermutung, daß sich unter diesen Probanden noch zahlreiche Erbschwachsinnige befinden müssen. *Tabelle 3* zeigt, daß in allen Verwandtschaftsgraden die Schwachsinnigen auch in den Familien der „exogenen" Fälle überdurchschnittlich häufig sind und teilweise fast die bei den Verwandten von Erbschwachsinnigen beobachteten Werte erreichen.

Es ist dabei zu beachten, daß eine familiäre Belastung mit Schwachsinn noch nicht unbedingt in jedem Fall die erbliche Entstehung der Oligophrenie beweist. Ein enges mütterliches Becken kann z. B. durch geburtstraumatische

Schädigungen bei mehreren Kindern Schwachsinn verursachen, ohne daß in diesem Fall aus der familiären Schwachsinnshäufung auf eine endogene Entstehung geschlossen werden darf. Da das enge Becken selbst oft erblich entstanden ist und deshalb nicht nur bei der Mutter einer einzelnen Geschwisterschaft vorkommt, kann auch das gehäufte Auftreten der Oligophrenie unter den Seitenverwandten eines Probanden unter Umständen geburtstraumatisch bedingt sein. Allerdings kann man in diesem praktisch sicher recht seltenen Fall infolge der Erblichkeit des engen Beckens auch von einer mittelbar erblichen Entstehung des Schwachsinns sprechen.

Die Familien von Schwachsinnigen mit Geburtstraumen sind durch JACOBI und KONSTANTINU untersucht worden. JACOBI und KONSTANTINU konnten aus einem Material von 848 regelwidrigen Geburten bei 85 Schwachsinnigen die Familien erforschen. Sie fanden unter den Verwandten fast ebensoviele Schwachsinnige wie in den Familien von endogen Schwachsinnigen. 35 regelwidrig geborene Probanden stammten von schwachsinnigen Eltern ab. Von den Geschwistern dieser Fälle waren 39,6% schwachsinnig. Ungefähr bei der Hälfte der schwachsinnigen Geschwister (18,7%) ließen sich wiederum geburtstraumatische Schädigungen nachweisen. 48 Probanden hatten normalbegabte Eltern. Die Häufigkeit des Schwachsinns betrug unter den 138 Geschwistern dieser Fälle 14%. Die schwachsinnigen Geschwister sind auch in diesen Familien etwa zur Hälfte regelwidrig geboren. Die Befunde zeigen deutlich, daß das familiäre Vorkommen des Schwachsinns, wenn geburtstraumatische Schädigungen in Frage kommen können, nicht ohne weiteres auf erbliche Entstehung schließen läßt.

Auf Grund des klinischen Bildes ist die Trennung der exogenen und endogenen Fälle bisher noch nicht möglich. VOWINCKEL glaubt zwar, daß die qualitative Analyse mit Hilfe der BÜHLER-HETZERschen Tests bei erworbenen Schwachsinnszuständen ein ganz bestimmtes Bild gibt, so daß man sogar schon nach einmaliger Testprüfung eine exogene Ursache mit Sicherheit annehmen oder ausschließen kann. STRAUSS findet in der Idiotenmotorik ein angeblich geeignetes Mittel, um exogen und endogen bedingte Formen voneinander zu trennen. SMITH hat jedoch ausführlich dargelegt, daß besondere klinische Bilder, die irgendwie für endogenen Schwachsinn charakteristisch wären, bisher nicht festzustellen sind. Neurologische Symptome, Hemiparesen, Sprachstörungen und Krämpfe können bei Eineiigen konkordant auftreten, ohne daß irgendwelche Anhaltspunkte für eine exogene Entstehung nachweisbar sind. Da bei den Zweieiigen eine Konkordanz dieser Symptome nicht beobachtet wurde, muß man auf Grund der Zwillingsbefunde annehmen, daß auch Schwachsinnige mit neurologischen Symptomen auf erblicher Veranlagung beruhen können. Die Annahme von BRANDER, daß es sich in diesen Fällen um geburtstraumatische Schädigungen handeln muß, kann die auffallende Konkordanzverschiedenheit von Ein- und Zweieiigen nicht erklären. Auch GORDON, NORMAN und BERRY halten die von ihnen bei Geistesschwachen häufig beobachteten neurologischen Störungen in den meisten Fällen nicht für ein Symptom einer besonderen neurologischen Erkrankung. Es soll sich bei diesen neurologischen Symptomen nur um den Ausdruck des gleichen zentralnervösen Entwicklungsrückstandes handeln, der auch die Ursache der Geistesschwäche ist.

Die Familienuntersuchungen bei Probanden mit klinisch oder anamnestisch nachweisbaren exogenen Schädigungen haben gezeigt, daß diese Probandengruppe sicher nicht ausschließlich aus exogen bedingten Schwachsinnigen besteht. Es muß nun anderseits auch noch genau geprüft werden, ob die nach Aussonderung der exogenen Fälle übrigbleibende per exclusionem gebildete Gruppe von vermutlich endogenen Fällen wirklich nur endogene Formen enthält.

Es ist namentlich bei älteren Schwachsinnsprobanden stets damit zu rechnen, daß ursprünglich sicher vorhandene organische Schädigungen weitgehend zurückgebildet sind und deshalb auch der genauesten klinischen Untersuchung entgehen. Auch irgendeine noch unbekannte keimschädigende Wirkung kann nicht von vornherein ausgeschlossen werden. Es muß deshalb nach Möglichkeit jede weitere Untersuchungsmethode, die Aufschluß über erbliche oder exogene Entstehung des Schwachsinns geben kann, bei der Bearbeitung von Schwachsinnigen angewandt werden.

Anhaltspunkte für die erbliche Entstehung eines Merkmals kann auch die *Stellung der Merkmalsträger in der Geburtenreihenfolge* geben. Handelt es sich um ein rein erbliches Merkmal, dann müssen sich bei genügend großem Material die Merkmalsträger auf die einzelnen Geburtsnummern gleichmäßig verteilen. Ein Einfluß der Geburtenfolge läßt dagegen mit Sicherheit auf die Mitwirkung irgendwelcher äußerer Faktoren schließen. Es wurde bereits früher erwähnt, daß die Schwachsinnigen unter den Erstgeborenen nicht häufiger sind, als zu erwarten ist, und daß deshalb geburtstraumatische Schädigungen bei den als endogen angesehenen Schwachsinnsfällen keine nennenswerte Rolle spielen werden. Daß auch die Letztgeborenen unter den Schwachsinnigen nicht überwiegen, wurde bei der Besprechung der Produktionserschöpfung der Mutter ebenfalls schon hervorgehoben. Es muß dabei noch berücksichtigt werden, daß auch rein erbbedingte Fälle durch die absichtliche Verhütung von weiteren Zeugungen nach der Geburt eines schwachsinnigen Kindes oft am Ende der Geburtenreihe stehen können. Es ist aber nicht nur die Häufigkeit der Erst- und Letztgeborenen unter den kranken Merkmalsträgern von Bedeutung; es ist vielmehr die Stellung der Schwachsinnigen zueinander innerhalb der Geburtenfolge ganz besonders zu beachten. Wenn die Schwachsinnigen häufiger unmittelbar aufeinanderfolgen, als zu erwarten ist, dann wird dadurch die Wirkung von äußeren Einflüssen sehr wahrscheinlich. Es müßten z. B. durch periodische Trunksucht oder durch Lues der Eltern stets diejenigen unmittelbar aufeinanderfolgenden Kinder geschädigt sein, die während der Alkoholperiode oder nach der luischen Infektion gezeugt wurden, vorausgesetzt, daß Alkoholismus und Lues der Eltern überhaupt durch Keim- oder Fruchtschädigung bei den Kindern zu Schwachsinn führen könnten. Auch die kretinistische Noxe wird bei allen nicht seßhaften Familien in der Regel stets nur die unmittelbar hintereinander geborenen Kinder schädigen.

Tabelle 4. Verteilung von 819 Schwachsinnigen auf die ververschiedenen Geburtennummern.

Geburtennummer	Schwachsinnige mit nebenstehender Geburtennummer: erwartungsgemäße Zahl	Schwachsinnige mit nebenstehender Geburtennummer: tatsächlich gefundene Zahl
1	200,03	199
2	162,03	153
3	132,03	139
4	99,70	99
5	70,45	81
6	45,05	53
7	32,05	26
8	24,19	21
9	18,31	17
10	13,75	15
11	9,25	6
12	5,80 }	3 }
13	2,97 }	2 }
14	1,51 } 12,12	2 } 10
15	1,01 }	1 }
16	0,54 }	1 }
17	0,29 }	1 }

Es hat nun schon LOKAY gezeigt, daß die Schwachsinnsprobanden sich gleichmäßig auf die erste und zweite Hälfte der Geburtennummern verteilen. Auch PENROSE und JUDA fanden eine gleichmäßige Verteilung der Schwachsinnigen auf alle Geburtennummern. Nach TURNER und PENROSE stehen nur die schweren Idioten und die geburtstraumatischen Fälle oft am Anfang der Geburtsreihe. BRUGGER hat die Verteilung von 819 per exclusionem als endogen diagnostizierten Schwachsinnigen auf die einzelnen Geburtennummern studiert. Das Ergebnis seiner Untersuchung an über 2000 Geburten ist in *Tabelle 4* dargestellt.

Es zeigt sich, daß 200,03 zu erwartenden Erstgeborenen 199 tatsächlich gefundene erstgeborene Schwachsinnige entsprechen. Auch die Häufigkeit der Schwachsinnigen mit hohen Geburtennummern stimmt mit der Erwartung recht gut überein. Dieser Befund spricht entschieden gegen die von GEYER neuerdings aufgestellte Hypothese der dysplasmatischen Idiotie. In die erste Hälfte der Geburtennummern fallen 410,5 Schwachsinnige, in die zweite Hälfte 408,5. Auch hier findet sich also eine gute Übereinstimmung mit der Erwartung von 409,5. Werden nur die über 5 Jahre alten Schwachsinnigen auf ihre Stellung in der Geburtenreihe geprüft, dann sind die Erstgeborenen sogar etwas seltener, als eigentlich zu erwarten wäre.

Eine unentdeckt gebliebene, exogene Schädigung ist natürlich am ehesten bei denjenigen Schwachsinnsfällen zu vermuten, die keinerlei schwachsinnige Belastung zeigen. Es sind aber nach BRUGGER auch diese Singulärfälle vollkommen gleichmäßig über die ganze Geburtenreihenfolge verteilt.

BRUGGER hat dann noch die Stellung der Schwachsinnigen zueinander näher geprüft und gefunden, daß eine häufige Kettenbildung durch die schwachsinnigen Geschwister nicht stattfindet. Er hat für die verschiedenen Familiengrößen berechnet, wie viele Geschwisterpaare „schwachsinnig-gesund“ und „schwachsinnig-schwachsinnig“, je nach der Zahl der vorhandenen Schwach-sinnigen, zu erwarten sind. Dabei ergab sich, daß die schwachsinnigen Geschwister im allgemeinen nicht häufiger aufeinander folgen, als der Erwartung entspricht.

Werden je zwei aufeinander folgende Geschwister zu Paaren zusammengefaßt, dann ergeben sich folgende vier Kombinationsmöglichkeiten: normal-normal, normal-schwachsinnig, schwachsinnig-normal und schwachsinnig-schwachsinnig. Es läßt sich berechnen, daß die Kombination schwachsinnig-schwachsinnig in einer Häufigkeit von 13,56% auftreten muß, falls die kranken Geschwister nicht überdurchschnittlich oft unmittelbar aufeinander folgen. Die an dem Untersuchungsmaterial tatsächlich gefundene Häufigkeit der Kombination schwachsinnig-schwachsinnig beträgt 14,98% und stimmt somit recht gut mit der theoretischen Erwartung überein.

Schließlich ist noch daran zu denken, daß eine keimschädigende Wirkung von zeitlich beschränkter Dauer um so mehr schwachsinnige Kinder verursachen kann, je rascher die Kinder aufeinander folgen. Bei einem großen zeitlichen Abstand zwischen der Geburt zweier Schwachsinniger erscheint eine Keimschädigung als Schwachsinnsursache dagegen weniger wahrscheinlich.

BRUGGER konnte zeigen, daß der durchschnittliche zeitliche Abstand zwischen der Geburt zweier Schwachsinniger sogar etwas größer ist als bei zwei normalen Geschwistern.

Diese verschiedenen Ergebnisse lassen erkennen, daß es durch die Aussonderung derjenigen Schwachsinnsfälle, die bei einer genauen anamnestischen und klinisch-neurologischen Untersuchung den Verdacht auf exogene Entstehung erwecken, doch *in befriedigender Weise per exclusionem gelingt, eine Gruppe von rein endogen entstandenen Schwachsinnsfällen zu erhalten.* Ein derartiges, rein endogenes Schwachsinnigenmaterial, das auch von möglicherweise exogen provozierten endogenen Fällen frei ist, eignet sich vorläufig noch am besten zu erbbiologischen Untersuchungen. Daneben muß natürlich auch immer weiter versucht werden, das spezielle Problem der exogen provozierten endogenen Schwachsinnsfälle durch Familien- und Zwillingsforschung abzuklären.

5. Die Ergebnisse der Familienuntersuchungen an endogen Schwachsinnigen.

a) Häufigkeit des Schwachsinns.

Die *Geschwister* von erbbedingten Schwachsinnigen sind von zahlreichen Autoren untersucht worden. LOKAY konnte im ganzen 163 über 10 Jahre alte Geschwister beobachten, von welchen 17,8% als schwachsinnig taxiert werden mußten. BRUGGER hat unter 613 über 10 Jahre alten Geschwistern eine Schwachsinnshäufigkeit von 31,5% gefunden. PLEGER hat von den Geschwistern der untersuchten Probanden 37,6% als schwachsinnig diagnostiziert. Seine Prozentziffer kann allerdings nicht unmittelbar mit den Angaben der übrigen Autoren verglichen werden, weil er auch die unter 10 Jahre alten Geschwister, ja sogar die Kleinverstorbenen, in die Bezugsziffer miteingerechnet hat. Wenn nur die 70 über 10 Jahre alten Geschwister des Plegerschen Materials verwertet werden, dann ergibt sich eine Schwachsinnshäufigkeit von 61%.- Hecker findet unter den Geschwistern der von ihr untersuchten Probanden eine Schwachsinnsziffer von 29,9%. Sie hat dabei alle Geschwister, welche das Kleinkindesalter überlebt haben, berücksichtigt. Wenn nur die über 10 Jahre alten Geschwister ausgezählt werden, dann ergibt sich eine Schwachsinnsziffer von 37,9%; unter den 74 über 10 Jahre alten Geschwistern ist die Schwachsinnshäufigkeit sogar auf 40,5% erhöht. Der Unterschied zwischen den Ergebnissen dieser verschiedenen Berechnungsarten zeigt, daß bei genealogischen Erhebungen die Erfassung aller Schwachsinnsfälle unter den weniger als 6 Jahre alten Geschwistern sicher noch nicht einwandfrei durchführbar ist. Auch bei den 6—10jährigen Geschwistern scheint die Erkennung des Schwachsinns nicht immer möglich zu sein. Unter den von Juda erfaßten 392 das 5. Altersjahr überlebenden Geschwistern von schwachsinnigen Repetenten sind 91 oder 23,2% oligophren. Von 318 das 5. Altersjahr überlebenden Geschwistern von Hilfsschülern, die Juda ebenfalls erforscht hat, waren 29,9% schwachsinnig. Bei den Geschwistern der aus endogener Ursache schwachsinnigen Hilfsschüler betrug der Prozentsatz der Oligophrenen 36,4%.

Tabelle 5.
Eltern von Erbschwachsinnigen.

Autor	Häufigkeit des Schwachsinns in %	Zahl der Eltern
Lokay	12,7	110
Brugger	27,2	386
Pleger	55,2	116
Hecker	34,2	120
Juda	10,3	194
Kreyenberg	16,0	1000
Frede	34,8	287
Juda II	29,9	157

Die Schwachsinnshäufigkeit unter den Geschwistern von Oligophrenen hängt weitgehend von der geistigen Begabung der Eltern ab. Die einzelnen Autoren haben infolge der großen sozialen Verschiedenheiten ihres Untersuchungsmaterials eine ganz verschiedene Zahl von schwachsinnigen Eltern gefunden. *Tabelle 5* zeigt, daß die Schwachsinnshäufigkeit unter den Probandeneltern zwischen 10,3% bei Juda, 12,7% bei Lokay und 55,2% bei Pleger schwankt. Pleger führt den auffallend hohen Prozentsatz von schwachsinnigen Eltern selbst auf die sozialen Besonderheiten seines großstädtischen Materials zurück.

Tabelle 6.
Eltern von Erbschwachsinnigen.

Autor	Prozentuale Häufigkeit des Schwachsinns	
	Väter	Mütter
Brugger	21,5	32,2
Pleger	48,3	60,3
Hecker	33,9	34,4
Juda I	11,3	9,3
Juda II	18,5	28,2
Kreyenberg	5,6	26,4
Frede	25,2	44,4

Busse hat neuerdings sogar 65,7% schwachsinnige Eltern festgestellt, allerdings bei einem sehr kleinen Material von nur 35 Probanden.

Nach den Beobachtungen der meisten Autoren sind die Mütter der endogenen Schwachsinnigen wesentlich öfter schwachsinnig als die Väter. Der größte Häufigkeitsunterschied findet sich bei Kreyenberg, welcher unter 500 Vätern nur 28 oder 5,6%, unter 500 Müttern dagegen 132 oder 26,4% Schwachsinnige beobachtet hat. Die von den einzelnen Autoren unter den Vätern und Müttern getrennt gefundenen Häufigkeitswerte für Schwachsinnige sind in *Tabelle 6* zusammengestellt.

Um die von den einzelnen Untersuchern mitgeteilten Befunde bei den Geschwistern von Schwachsinnigen richtig miteinander vergleichen zu können, ist es wegen der prozentual verschiedenen Schwachsinnshäufigkeit unter den Eltern nötig, einheitliche Gruppen von Geschwistern mit gleichartiger elterlicher Begabung aufzustellen. Erst die Schwachsinnshäufigkeiten, welche bei den drei möglichen Elternkombinationen von den verschiedenen Untersuchern unter den Geschwistern gefunden werden, können richtig miteinander verglichen werden. In *Tabelle 7* sind die Geschwisterzahlen und die entsprechenden Prozentzahlen für Schwachsinnige angeführt, die sich bei einer nach elterlichen Begabungsunterschieden getrennten Berechnung ergeben. Die Befunde von LOKAY, BRUGGER, WILDENSKOV, FREDE und KREYENBERG stimmen unter Berücksichtigung der elterlichen Begabung recht gut miteinander überein. Sind beide Eltern normalbegabt, dann schwankt der Prozentsatz der schwachsinnigen Geschwister

Tabelle 7. Schwachsinnshäufigkeit unter den Geschwistern von Erbschwachsinnigen bei verschiedenen Elternkombinationen.

Autor	Beide Eltern normalbegabt		1 Elter schwachsinnig		Beide Eltern schwachsinnig	
	Geschwister-zahl	Schwach-sinnige in %	Geschwister-zahl	Schwach-sinnige in %	Geschwister-zahl	Schwach-sinnige in %
LOKAY	123	13	36	33	5	100
BRUGGER . . .	310	17,8	124	41,3	41	93,2
WILDENSKOV .	94	13,8	72	40,3	78	93,6
KREYENBERG .	753	15,9	280	33,9	23	82,5
FREDE	278	17,3	82	48,8	81	90,1
PLEGER	5	40	74	58,1	32	71,9
HECKER	75	20,0	42	33,3	37	45,9

zwischen 13—17,8%. Ist ein Elternteil schwachsinnig, dann schwankt die von allen 4 Autoren gefundene Schwachsinnshäufigkeit unter den Probandengeschwistern zwischen 33—41,3%. Sind schließlich beide Eltern schwachsinnig, dann ergibt sich für die Geschwister ein Prozentsatz von 82,5—100%. Diese letzte Gruppe zeigt deshalb die größten Differenzen, weil sie sich auf das kleinste Untersuchungsmaterial stützt. Es stammen z. B. bei LOKAY von 2 schwachsinnigen Eltern überhaupt nur 5 Geschwister, bei KREYENBERG nur 23. Von dem nur auf 5 Geschwistern beruhenden Ergebnis LOKAYs abgesehen, schwankt die Schwachsinnshäufigkeit auch in dieser kleinen Gruppe nur von 82,5—93,6%. In Anbetracht der kleinen Zahlen und namentlich unter Berücksichtigung der großen technischen Schwierigkeiten, mit denen jede genealogische Untersuchung bei Schwachsinnigen zu kämpfen hat, erscheinen auch in dieser Gruppe die gefundenen Differenzen zwischen den einzelnen Untersuchungsergebnissen recht gering. Die neuerdings von FREDE mitgeteilten Ziffern stimmen sehr gut mit den Ergebnissen der übrigen Autoren, die ein einigermaßen genügend großes Material bearbeitet haben, überein. Die Untersuchungen von LOKAY, BRUGGER, WILDENSKOV, KREYENBERG und FREDE erstrecken sich auf insgesamt 2380 Geschwister, während die Ergebnisse von PLEGER und HECKER sich in allen 3 Gruppen zusammen und unter Einbeziehung der noch nicht einmal 5 Jahre alten Geschwister nur auf 265 Geschwister stützen.

Die von PLEGER und HECKER mitgeteilten Zahlen fallen aus dem Rahmen der übrigen Befunde heraus. Es ist dabei aber zu berücksichtigen, daß die Zahlen dieser beiden Autoren nicht ohne weiteres mit den übrigen Ergebnissen verglichen werden können, weil sowohl PLEGER als HECKER auch die unter 5 Jahre alten Individuen, PLEGER sogar zum Teil auch die Kleinverstorbenen, bei der Berechnung der Prozentziffern mitverwertet haben. Außerdem ist zum mindesten das Material von Pleger im ganzen schon zahlenmäßig sehr gering. Werden nur die über 10 Jahre alten Geschwister berücksichtigt, dann bleiben für alle 3 Gruppen zusammen bei Pleger nur noch 70 Geschwister übrig.

Von den *Stiefgeschwistern* der Schwachsinnigen sind nach Juda 14,6% der über 5 Jahre alten Individuen, nach Hecker 41,6% der über 5 Jahre alten und nach Brugger 27,4% der über 10 Jahre alten Stiefgeschwister ebenfalls oligophren. Die Prozentzahlen sind unter Beifügung der jeweiligen Bezugsziffern in *Tabelle 8* zusammengestellt. Die hohe Schwachsinnshäufigkeit unter den Stiefgeschwistern, die sich kaum von den bei den richtigen Geschwistern gefundenen Werten unterscheidet, ist am ehesten darauf zurückzuführen, daß die Ehepartner auch bei wiederholter Verheiratung meist entweder wiederum selbst schwachsinnig sind oder wenigstens aus Schwachsinnsfamilien stammen. Hecker hat ferner noch darauf hingewiesen, daß diejenigen Geschwisterreihen, die Halbgeschwister besitzen, ebenso wie die Stiefgeschwister selbst wahrscheinlich eine besonders ungünstige Auslese darstellen.

Tabelle 8. Stiefgeschwister von Erbschwachsinnigen.

Autor	Bezugsziffer	Schwachsinnige in %
Brugger . . .	106	27,4
Hecker . . .	36	41,6
Juda	55	14,6

Das Auftreten von Stiefgeschwistern ist namentlich infolge des tiefstehenden sozialen Niveaus der untersuchten Familien meistens auf Ehescheidungen oder auf viele illegitime Geburten von Kindern mit verschiedenen Vätern zurückzuführen. Daß tatsächlich die Stiefgeschwister in dem Heckerschen Material eine besonders ungünstige Auslese darstellen, geht auch aus der auffallend hohen Säuglingssterblichkeit unter diesen Halbgeschwistern hervor. Hecker hat für die Geschwister der endogenen Gruppe eine Säuglingssterblichkeit von 18,1%, für die Stiefgeschwister der endogenen Gruppe dagegen eine Säuglingssterblichkeit von 58,8% gefunden. Außer den Geschwistern, Halbgeschwistern und Eltern der Probanden sind von den meisten Autoren auch noch andere Verwandtschaftsgrade untersucht worden.

Tabelle 9. Onkel und Tanten von Erbschwachsinnigen.

Autor	Häufigkeit des Schwachsinns in %
Lokay	2,9
Brugger	7,8
Pleger	15,5
Hecker	12,8
Juda	2,1
Kreyenberg . .	8,9

Tabelle 9 orientiert über die Schwachsinnshäufigkeit unter den *Onkeln* und *Tanten* der endogenen Schwachsinnigen. Die Ziffern schwanken von 2,1% bei Juda bis zu 15,5% bei Pleger. Die in der Tabelle angeführte Ziffer von Pleger bezieht sich im Gegensatz zu der vom Autor selbst angegebenen Zahl von 12,5% nur auf die 348 über 10 Jahre alten Elterngeschwister.

Tabelle 10. Vettern und Basen von Erbschwachsinnigen.

Autor	Schwachsinnshäufigkeit in %	Bezugsziffer
Pleger	4,4	410
Hecker	13,6	478
Kreyenberg . .	24,4	176

Die *Vettern* und *Basen* der Probanden sind von Hecker, Pleger und Kreyenberg untersucht worden. Aus *Tabelle 10* ist zu entnehmen, daß die angegebenen Häufigkeitswerte für Schwachsinn von 4,4—24,4% schwanken. Das meist recht jugendliche Alter der untersuchten Vettern und Basen mag zusammen mit einer verschieden gründlichen Erforschung dieser entfernteren Verwandtschaftsgrade zur Erklärung der großen Unterschiede herangezogen werden. Bei der von Pleger angegebenen Ziffer sind wiederum alle überhaupt geborenen Vettern und Basen ohne Ausscheidung der für die Schwachsinnsdiagnose noch zu jungen Individuen berücksichtigt. Nur für die 240 über

10 Jahre alten Vettern und Basen errechnet sich bei PLEGER eine Schwachsinnshäufigkeit von 3,7%. Bei HECKER bezieht sich die in der *Tabelle* angeführte Zahl auf alle über 5 Jahre alten Vettern und Basen.

Besonderes Interesse beanspruchen natürlich die erbprognostischen Untersuchungen an *Kindern, Enkeln, Neffen* und *Großneffen* von Schwachsinnigen. Derartige erbprognostische Untersuchungen sind zum erstenmal von JUDA in umfassender Weise durchgeführt worden. Von allen 240 über 5 Jahre alten *Kindern* der Schwachsinnigen sind nach den Befunden von JUDA 28,3% oligophren. Werden nur die Kinder berücksichtigt, bei welchen auch die psychische Beschaffenheit des angeheirateten Elternteils bekannt ist, dann lautet die Schwachsinnshäufigkeit unter den Kindern der oligophrenen Repetenten 30,8%. Ist der angeheiratete Ehepartner normal, stammen die Kinder also nur von einem schwachsinnigen Elternteil ab, dann lautet die Schwachsinnshäufigkeit

Tabelle 11.

Autor	Schwachsinn in % unter den					
	Kindern von				Enkeln von	
	Repetenten			Normal-schülern	Repetenten	Normal-schülern
	1 Elter schwachsinnig	Beide Eltern schwachsinnig	Zusammen			
JUDA	29,1	61,5	30,8	5,7	17,2	5,8
FREDE	—	—	77,9	—	—	—

29,1%. Sind beide Eltern schwachsinnig, dann sind 61,5% der Kinder auch wiederum oligophren.

FREDE hat die Kinder von 196 ehemaligen Kieler Hilfsschülern untersucht. Es wurden nur die Erbschwachsinnigen als Probanden verwertet. Unter den 226 lebend geborenen Kindern konnte wegen des jugendlichen Alters der Nachkommen bisher nur bei 113 Kindern eine sichere Diagnose gestellt werden. Es sind von diesen 113 diagnostizierbaren Nachkommen 88 oder 77,9% als oligophren zu bezeichnen. Diese von FREDE gefundene Schwachsinnshäufigkeit unter den Probandenkindern ist beträchtlich höher als die von JUDA angenommene Zahl. Die Unterschiede dürften am ehesten durch die Eigenart des JUDAschen Repetentenmaterials, das in mehrfacher Beziehung von einem gewöhnlichen Schwachsinnigenmaterial abweicht, zu erklären sein.

JUDA hat ferner noch 128 Enkel von Schwachsinnigen untersuchen können. Die Schwachsinnshäufigkeit unter den Enkeln beträgt 17,2% und ist noch wesentlich größer als bei den Enkeln der zum Vergleich herangezogenen Normalschüler (10,3%). Die Enkel der Schwachsinnigen sind nach diesem Ergebnis fast doppelt so stark gefährdet, selbst wiederum schwachsinnig zu werden, wie die Enkel der Normalbegabten. Die Befunde von JUDA unter den Kindern und Enkeln von schwachsinnigen Repetenten und von Normalbegabten sind in *Tabelle 11* einander gegenübergestellt und mit den Ergebnissen FREDES verglichen.

Die 41 weiblichen Repetenten haben ohne die klein Ausgeschiedenen im ganzen 79 Kinder, von denen 21,5% oligophren sind. Von den Söhnen dieser weiblichen Schwachsinnigen sind 28,9%, von den Töchtern dagegen nur 14,6% schwachsinnig. Die Söhne schwachsinniger Mütter sind nach diesem Ergebnis ganz besonders gefährdet, an Schwachsinn zu erkranken.

JUDA, LOKAY und BRUGGER haben auch noch die Neffen und Nichten von Schwachsinnigen untersucht. Die von den 3 Autoren gefundenen Häufigkeitswerte sind aus *Tabelle 12* zu ersehen. JUDA hat unter den das 5. Altersjahr überlebenden Nachkommen von 193 fruchtbaren Repetentengeschwistern 44 oder 10,23% Schwachsinnige beobachtet. Bei Lokay beträgt der Prozentsatz der schwachsinnigen Neffen und Nichten 7—8,2%, je nachdem bei Bildung der Bezugsziffer nur die das 10. Altersjahr überlebenden Neffen und Nichten oder auch jüngere Individuen berücksichtigt werden. Brugger hat unter 281 über 10 Jahre alten Neffen und Nichten eine Schwachsinnshäufigkeit von 11,4% gefunden.

Tabelle 12. Neffen und Nichten.

Autor	Häufigkeit des Schwachsinns in %	Bezugsziffer
Lokay	7 bzw. 8,2	141 bzw. 170
Brugger . . .	11,4	281
Juda	10,2	430

Wie *Tabelle 13* zeigt, stimmen die Schwachsinnswerte unter den Neffen und Nichten bei Juda und Brugger besonders gut überein, wenn die Neffen und Nichten nach den verschiedenen Elternkombinationen gruppiert werden. Sind beide Eltern der Neffen und Nichten normalbegabt, dann sind nach Juda 4,7%, nach Brugger 4,9% der Neffen und Nichten schwachsinnig. Dieses Ergebnis läßt erkennen, daß auch die äußerlich unauffälligen Geschwister von Schwachsinnigen, selbst wenn sie ebenfalls normalbegabte Partner heiraten,

Tabelle 13. Neffen und Nichten.

Elternkombinationen	Juda		Brugger	
	Zahl der Neffen und Nichten	Prozentsatz der Schwachsinnigen	Zahl der Neffen und Nichten	Prozentsatz der Schwachsinnigen
normal×normal	319	4,7	202	4,9
normal×schwachsinnig	72	13,9	33	(21)
auffällig×schwachsinnig . . .	56	21,4		
schwachsinnig×schwachsinnig .	1	—	2	(100)

doch eine über dem Durchschnitt stehende Zahl von schwachsinnigen Kindern zu erwarten haben.

Juda hat ferner die Neffen und Nichten noch ohne Berücksichtigung des angeheirateten Elternteils, nur nach der psychischen Beschaffenheit der Repetentengeschwister, geordnet. Sie kommt dabei zu folgendem Ergebnis: Von den Kindern der unauffälligen Repetentengeschwister sind 8,2% schwachsinnig. Von den Kindern der schwachsinnigen Repetentengeschwister sind 18,2% schwachsinnig. Von den Kindern der Geschwister von Normalschülern sind 5,1% schwachsinnig.

Tabelle 14. Prozentsatz der Schwachsinnigen nach Juda bei Neffen und Nichten, Großneffen und -nichten.

Proband	Neffen und Nichten	Großneffen und -nichten
Repetenten . . .	10,2	3,5
Normalschüler . .	5,1	4,3

Es ist also auch bei dieser Art der Darstellung zu erkennen, daß die Kinder der äußerlich normalbegabten Geschwister von Schwachsinnigen überdurchschnittlich stark für Schwachsinn gefährdet sind.

Juda hat schließlich noch die *Großneffen* und *Großnichten* von 97 Repetentengeschwistern untersucht. Von allen über 5 Jahre alten Großneffen und Großnichten sind 3,5% oligophren[1]. Bei den Großneffen und Großnichten der Normalschüler, die zu Vergleichszwecken studiert wurden, betrug der Prozentsatz der Schwachsinnigen 4,3%. Die Großneffen und Großnichten der Schwach-

[1] Juda gibt 6,4% schwachsinnige Großneffen und -nichten der Repetenten an, weil sie auch die noch nicht 5 Jahre alten schwachsinnigen Großneffen zu allen über 5 Jahre alten Personen in Beziehung setzt.

sinnigen sind, wie das Ergebnis zeigt, nicht häufiger oligophren als der Bevölkerungsdurchschnitt. Die Ziffern, welche JUDA für Neffen und Nichten, für Großneffen und Großnichten von Schwachsinnigen und von Normalschülern gefunden hat, sind in *Tabelle 14* zusammengestellt.

b) Beziehungen zwischen Schwachsinn und besonderen Talenten.

Die Häufigkeit hochbegabter Personen in der Verwandtschaft von Schwachsinnigen hat gewisses erbtheoretisches Interesse. SCHULZ hat darauf hingewiesen, daß man Hochbegabte ungefähr in der gleichen Häufigkeit in den Familien von Schwachsinnigen und in der Durchschnittsbevölkerung finden müßte, wenn der Schwachsinn ein nur durch ein oder durch wenige Gene bedingtes Merkmal ist. Wenn der Schwachsinn dagegen durch das Zusammentreffen von sehr zahlreichen minderwertigen Anlagen entsteht, dann dürften unter den Verwandten dieser Schwachsinnigen in der Regel keine hochbegabten Personen gefunden werden. SCHULZ betont allerdings auch, daß gerade die Schwachsinnigen kaum jemals in hochbegabte Familien hineinheiraten werden, so daß schon aus diesem äußerlichen Grunde infolge der Gattenwahl in den Familien der Schwachsinnigen nur selten hochbegabte Personen zu erwarten sind.

Es hat bisher nur JUDA Angaben über die Häufigkeit von positiven Begabungs- und Talentanlagen unter den Verwandten von Schwachsinnigen gemacht. Sie konnte unter den Eltern der schwachsinnigen Repetenten einen sicher musikalisch und zeichnerisch begabten Vater feststellen. Von den Repetentenkindern wird eines Schauspielerin; unter den Geschwistern wird nur ein sehr malbegabter Bruder erwähnt. Zwei Neffen scheinen künstlerisch besonders talentiert zu sein. Auffallende Verstandesbegabungen waren in keiner Schwachsinnsfamilie festzustellen. Unter den Verwandten der Normalschüler wurden ausgesprochene Begabungen von JUDA wesentlich häufiger angetroffen.

c) Beziehungen des endogenen Schwachsinns zu Psychosen, Psychopathien und anderen Abnormitäten.

Schwachsinn und Schizophrenie. Die in der Literatur vertretenen Ansichten über die Beziehungen zwischen diesen beiden Erbkrankheiten sind zum Teil noch recht verschieden. NEUSTADT glaubt, daß Schwachsinn und Schizophrenie sich gegenseitig ausschließen. Er hat unter 220 Schwachsinnigen, welche später an einer Psychose litten, kein einziges Mal eine Schizophrenie diagnostiziert. GLAUS hat jedoch erst kürzlich darauf hingewiesen, daß es nicht angeht, noch so sehr schizophrenieähnliche Bilder nur deshalb nicht zur Schizophrenie zu rechnen, weil sie zufälligerweise bei einem Schwachsinnigen aufgetreten sind. VAN DER HORST geht in der Ablehnung der Kombinationsmöglichkeiten von Schizophrenie und Schwachsinn nicht so weit wie NEUSTADT. Er gibt zu, daß auch die Debilen zweifellos an einer echten Schizophrenie erkranken können. Daneben stellt er aber noch eine besondere pseudoschizophrene Form einer „Debilitätspsychose" auf. Bei diesen „Debilitätspsychosen" soll der Schwachsinn selbst den pathogenetischen Faktor für die Psychosen bilden. Im Gegensatz zu NEUSTADT und VAN DER HORST nimmt REHM einen nahen Zusammenhang zwischen Schwachsinn und Schizophrenie an. Er behauptet, daß sehr viele Schizophrene debil sein sollen. Er vermutet sogar, daß mit der Unfruchtbarmachung der Schizophrenen zugleich auch die Entstehung der meisten Debilen verhindert werden kann.

BRUGGER hat über die Beziehungen zwischen Schwachsinn und Schizophrenie systematische Erblichkeitsuntersuchungen durchgeführt. Er konnte zeigen, daß zwischen den beiden Krankheiten weder eine positive noch eine negative korrelative Bindung besteht. Mit Hilfe des syntropischen Index VON PFAUNDLERS hat sich ergeben, daß Schizophrenie und Schwachsinn nicht häufiger beim gleichen Individuum zusammentreffen, als nach dem Zufall zu erwarten ist. Genealogische Untersuchungen an den Familien von 85 Schwachsinnigen, die später an einer Pfropfschizophrenie erkrankt sind, führten zu dem gleichen Ergebnis. Die Schizophrenie wird nach BRUGGER unter den Verwandten der Pfropfschizophrenen gleich häufig angetroffen wie in den Familien von gewöhnlichen Schizophrenen. Der Schwachsinn wiederum ist in diesen Familien ebenso zahlreich vertreten wie unter den Verwandten von gewöhnlichen Schwachsinnigen. Die Sippen der Pfropfschizophrenen sind deshalb als die Sippen Schizophrener und zugleich auch als die Sippen

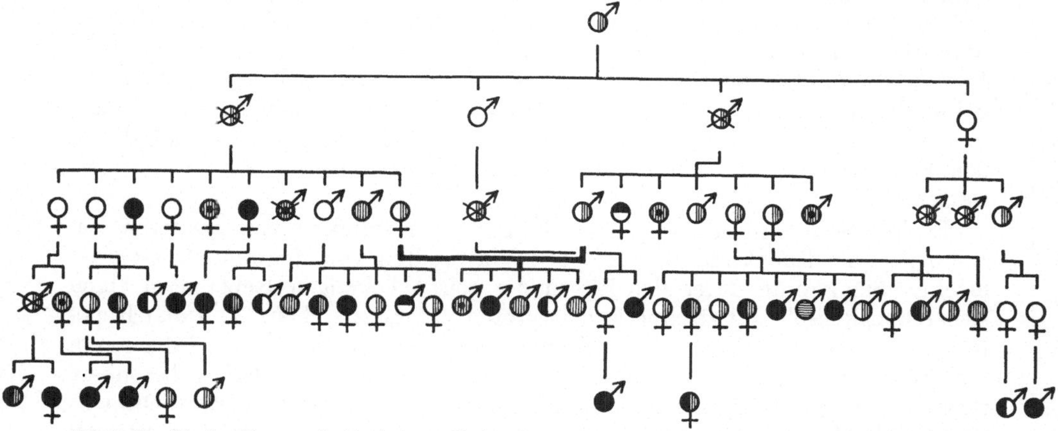

Abb. 1. Familie Sa. (BRUGGER). Es sind nur die kranken und die verbindenden gesunden Familienmitglieder gezeichnet.
○ Unauffällig, ● Schwachsinn, ◍ Schizophrenie, ◉ Pfropfschizophrenie, ◐ Schwache Begabung, ◑ Psychopathie, ◑ Psychopathie und schwache Begabung, ◓ Epilepsie, ◒ Hysterie, ✕ Trunksucht, ▬ Verwandtenehe.

Schwachsinniger zu betrachten. Abb. 1 veranschaulicht die getrennte Vererbung der beiden Krankheiten, die sich bei einzelnen Familienmitgliedern rein zufällig kombinieren können.

Daß zwischen Schizophrenie und Schwachsinn keinerlei korrelative Beziehungen bestehen, geht auch durch die genealogische Untersuchung der Familien von Schwachsinnigen eindeutig hervor. Die Schizophrenie wird unter den Verwandten der Schwachsinnigen nicht häufiger angetroffen als in der Durchschnittsbevölkerung.

Die korrigierte Erkrankungswahrscheinlichkeit für Schizophrenie beträgt unter den Geschwistern der Schwachsinnigen nach BRUGGER 0,84% und nach JUDA 0,86%. LOKAY fand eine etwas höhere Schizophrenieziffer, die aber auch die für die einzelnen Durchschnittsbevölkerungen geltenden Schizophreniehäufigkeiten nicht wesentlich übersteigt. Von den Eltern der Schwachsinnigen erkranken nach LOKAY 0,63% und nach BRUGGER 0,84% an Schizophrenie. Unter den Onkeln und Tanten der Schwachsinnigen finden sich nach LOKAY 0,53% Schizophrene, nach PLEGER 0,19% und nach BRUGGER 0,95%.

Die angeführten Zahlen lassen deutlich erkennen, daß die Verwandten der Erbschwachsinnigen nicht häufiger an Schizophrenie leiden als der Durchschnitt der Bevölkerung.

Schwachsinn und Epilepsie. Schon DAVENPORT und WEEKS haben auf die nahen Beziehungen zwischen Epilepsie und Schwachsinn hingewiesen. Sie haben sogar vermutet, daß beide Krankheiten auf den gleichen Erbanlagen beruhen. Seither wird in der amerikanischen Literatur Schwachsinn und Epilepsie bei genealogischen Untersuchungen häufig nicht mehr genügend auseinander gehalten. Wenn die Annahme einer genotypischen Identität von Schwachsinn und Epilepsie auch sicher nicht richtig ist, so zeigen doch die genealogischen Erhebungen, daß zwischen beiden Krankheiten zweifellos ein gewisser Zusammenhang besteht. Die Epilepsie wird unter den Verwandten der Schwachsinnigen beträchtlich häufiger angetroffen als in einer Durchschnittsbevölkerung. LOKAY hat unter den Geschwistern der Schwachsinnigen eine korrigierte Epilepsieziffer von 1,86% gefunden; die Epilepsie ist also nach LOKAY unter den Geschwistern der Oligophrenen etwa 6mal häufiger als in der Durchschnittsbevölkerung. KREYENBERG fand unter den 719 über 10 Jahre alten Geschwistern von Schwachsinnigen sogar eine Epilepsieziffer von 5,7%. Auch JUDA hat unter den Geschwistern der Schwachsinnigen eine über dem Durchschnitt liegende Epilepsieziffer von 0,51% festgestellt. FREDE hat dagegen sowohl unter den Eltern als auch unter den Geschwistern der von ihr untersuchten Oligophrenen keinerlei Erhöhung der Epilepsieziffer beobachtet. Daß unter den Geschwistern der Schwachsinnigen, die BRUGGER in Thüringen untersucht hat, Epilepsie vollständig fehlte, kann mit der sonst beobachteten allgemeinen Seltenheit der Epilepsie in Thüringen zusammenhängen. Von den Eltern der Schwachsinnigen erkranken an Epilepsie nach PLEGER 1,72%, nach BRUGGER 0,26%. KREYENBERG fand unter den Vätern der Schwachsinnigen 1,8% Epileptiker, unter den Müttern 4%. Auch von den Onkeln und Tanten der Erbschwachsinnigen erkranken überdurchschnittlich viele an Epilepsie. CONRAD fand umgekehrt unter den Geschwistern von Epileptikern $4^1/_2$mal mehr Schwachsinnige, als nach dem Durchschnitt zu erwarten wären. Alle diese Zahlen sprechen eindeutig dafür, daß zwischen Epilepsie und Schwachsinn irgendeine genotypische Korrelation besteht. Eine genotypische Identität beider Krankheiten ist jedoch auch nach den Zwillingsbefunden von CONRAD sicher auszuschließen.

Außer den noch ungeklärten genotypischen Beziehungen können auch soziale Ausleseerscheinungen zu einem häufigen Zusammentreffen von Epilepsie und Schwachsinn in den gleichen Familien führen. CONRAD hat darauf hingewiesen, daß das soziale Niveau der Epileptiker gegenüber der Durchschnittsbevölkerung deutlich nach den untern sozialen Schichten verschoben ist. Epilepsie und Schwachsinn führen gemeinsam zu einem sozialen Absinken der betroffenen Familien. Die Erbanlagen zu diesen Krankheiten werden deshalb in der sozialen Bodenschicht häufig miteinander gefunden, ohne daß jedoch eine eigentliche genotypische Beziehung zwischen den Anlagen besteht. CONRAD hat auch statistisch bewiesen, daß das gehäufte Vorkommen von Epilepsie und Schwachsinn in der gleichen Sippschaft zum großen Teil auf soziale Ausleseerscheinungen zurückzuführen ist. Er hat gezeigt, daß von den Kindern derjenigen Epileptiker, die der beruflichen Unterschicht angehören, 21,6% schwachsinnig sind. Die Häufigkeit der schwachsinnigen Kinder sinkt nun ganz beträchtlich mit steigendem beruflichen Niveau. Die Kinder von Epileptikern der beruflichen Mittelschicht sind nur noch zu 14,1% schwachsinnig. Unter den Kindern von Epileptikern einer gehobeneren Mittelschicht wurden Schwachsinnige überhaupt nicht beobachtet. Diese Ziffern beweisen, daß das familiäre Zusammentreffen von Epilepsie und Schwachsinn weitgehend durch soziologische Faktoren bedingt ist. Daneben ist aber doch noch irgendeine genotypische Korrelation zwischen Epilepsie und Schwachsinn anzunehmen, weil in allen beruflichen Schichten die Kinder der genuinen Epileptiker häufiger schwachsinnig sind als die Kinder der symptomatischen Fälle.

Schwachsinn und übrige Psychosen. Bestimmte Beziehungen des Schwachsinns zu den übrigen Psychosen scheinen, soweit sich wegen der relativen Seltenheit dieser Krankheiten sowohl in der Durchschnittsbevölkerung als auch in den Familien von Schwachsinnigen überhaupt schon etwas Sicheres sagen läßt, nicht vorzuliegen. Manisch-depressives Irresein ist infolge der tiefen sozialen Schichtung der Schwachsinnsfamilien von vornherein unter den Angehörigen der Oligophrenen seltener zu erwarten als im Durchschnitt; JUDA fand denn auch unter den Geschwistern der Repetenten nur halb soviel manisch-depressives Irresein wie unter den Geschwistern der Normalbegabten. LOKAY und BRUGGER haben bei den Geschwistern ihrer sozial noch tiefer stehenden Schwachsinnsprobanden überhaupt keine zirkulären Psychosen beobachtet.

Schwachsinn und Psychopathie. Psychopathen, insbesondere kriminelle Psychopathen, wurden von den einzelnen Untersuchern unter den Verwandten der Oligophrenen in ganz verschiedener Häufigkeit angegeben. Abgesehen davon, daß die von verschiedenen Autoren stammenden Angaben über die Zahl der nicht asylierten Psychopathen infolge der großen Abgrenzungsschwierigkeiten kaum miteinander vergleichbar sind, spielt auch das Alter des untersuchten Probandenmaterials und die Tatsache, daß die Oligophrenen eines Anstaltsmaterials oft nur wegen ihrer Psychopathie asyliert wurden, eine große Rolle. Über die Häufigkeit des Zusammentreffens von Schwachsinn und Psychopathie in ein und derselben Familie und beim gleichen Individuum liegen überhaupt noch keine genauen und auslesefreien Statistiken vor. Nach GLAUS ist eine Kombination von Psychopathie und Schwachsinn nur anzunehmen, wenn die Persönlichkeitsanomalie im Vordergrund steht und wenn es sich nur um eine leichte bis mittelschwere formal-intellektuelle Minderwertigkeit handelt. Liegt ein ausgesprochener Schwachsinn vor, dann sollen nach GLAUS auch schwerste Affekt-, Trieb- und Charakteranomalien einfach zum Symptomenbild der Oligophrenie gehören. Wieweit diese Anschauung zutrifft, läßt sich erst sicher entscheiden, wenn einmal an zahlreichen auslesefrei gewonnenen Schwachsinnsfamilien die Häufigkeit der Psychopathen unter den Verwandten der Schwachsinnigen und unter den Schwachsinnigen selbst einwandfrei festgestellt ist. Anstaltsmaterial ist zur Prüfung dieser Frage nicht geeignet, da die asylierten Schwachsinnsfälle sicher eine Auslese nach psychopathischer Belastung und nach sozialer Minderwertigkeit darstellen. Am ehesten wäre noch das Repetentenmaterial von JUDA dazu geeignet. Wenn man einmal über die genotypisch mehr oder weniger selbständigen Unterformen der Psychopathie besser unterrichtet ist, dann kann auch näher untersucht werden, welche verschiedenen erblichen Psychopathieformen sich besonders häufig mit dem Schwachsinn kombinieren.

RIEDEL hat unter den Nachkommen von schweren Psychopathen nur 2,3% Debile, 1,0% Imbezille und 0,5% Idioten festgestellt. Diese Ziffern sind gegenüber dem Durchschnitt kaum erhöht. Die Befunde RIEDELs sprechen somit eindeutig gegen die Annahme naher erbbiologischer Beziehungen zwischen Intelligenz- und Charakterdefekten. Wenn unter den Verwandten der Schwachsinnigen einzelne Autoren infolge der Ausleseerscheinungen, welchen jedes Schwachsinnigen-Anstaltsmaterial mehr oder weniger unterworfen ist, viele Charakterdefekte, Asoziale oder Kriminelle beobachteten, dann berechtigt dieser Befund keineswegs ohne weiteres dazu, die Grenzen zwischen Intelligenz- und Charakterstörungen einfach zu verwischen. Es ist vielmehr in erster Linie an die gleichen sozialen Ausleseerscheinungen zu denken, die CONRAD zur Erklärung des gemeinsamen Auftretens von Epilepsie und Schwachsinn in den Familien der beruflichen Unterschicht analysiert hat. Zu den defekten Anlagen, die gemeinsam zu sozialem Absinken führen und sich deshalb in der sozialen Bodenschicht sammeln, ohne besondere genotypische Beziehungen zueinander zu haben, gehören außer Schwachsinn und Epilepsie auch viele Charakterabnormitäten.

Schwachsinn und Taubstummheit. Schon LOKAY hat darauf hingewiesen, daß es möglicherweise eine bestimmte erbliche Schwachsinnsform gibt, die mit Schwerhörigkeit oder Taubstummheit einhergeht und die vielleicht auch mit der Epilepsie in besonders nahen Beziehungen steht. LOKAY hat unter seinen 82 Probanden 9 Fälle mit mehr oder weniger stark ausgebildeten Gehörgebrechen gefunden. Von den taubstummen Probanden haben je 2 ein epileptisches Geschwister. Daß auch an das Vorliegen einer erworbenen Taubstummheit bei angeboren Schwachsinnigen gedacht werden muß, geht aus einer Beobachtung FÜNFGELDs hervor. Es dürfte allerdings in diesen Fällen oft schwierig sein, zu entscheiden, ob nicht auch der Schwachsinn exogen entstanden ist. WÜLFINGHOFF hat 10 Familien untersucht, in welchen sowohl Taubstummheit als auch Schwachsinn beobachtet wurde. In 6 Sippen ließen sich exogene Schädigungen nachweisen. In den restlichen 4 Familien wird ein zufälliges Zusammentreffen der Erbanlagen für Taubstummheit und für Schwachsinn angenommen. Beide Anlagen sollen sich unabhängig voneinander vererben. ARNOLD hat die Familien von 12 wahllos herausgegriffenen Kindern der Kreistaubstummenanstalt Würzburg untersucht, um die Frage des Zusammenhangs zwischen Taubstummheit und Schwachsinn abzuklären. Unter den 590 das Kleinkindesalter überlebenden Familienmitgliedern der taubstummen Probanden waren nur 8 Schwachsinnige festzustellen. Dieses Ergebnis spricht ebenso wie die Beobachtungen von WÜLFINGHOFF eher gegen die Existenz erblicher Beziehungen zwischen Taubstummheit und Schwachsinn.

Schwachsinn und kongenitale Wortblindheit. Während verschiedene Autoren in der Alexie nur eine besondere Form eines allgemeinen Intelligenzdefektes sehen und die Leseschwäche dem Schwachsinn zuzählen, hat MAYER darauf hingewiesen, daß es auch zahlreiche normalbegabte Individuen mit einer klinisch vollkommen isolierten Leseschwäche gibt. Diese isolierte Leseschwäche bei normalbegabten Kindern ist allerdings ein außerordentlich seltener Zustand. MACH hat unter 30000 Mannheimer Volksschülern nur 7 Fälle von Dyslexie mit normalem Intelligenzquotienten gefunden.

Der von MAYER selbst mitgeteilte Fall spricht ebenfalls für einen nahen Zusammenhang zwischen Wortblindheit und Schwachsinn, da sich in der beschriebenen Familie mehrere Fälle von Schwachsinn nachweisen ließen. Es handelte sich um einen hemmungslosen, reizbaren, wegen Raub, Körperverletzung und Diebstahl bestraften normalbegabten Psychopathen, dessen eine Schwester die Hilfsschule besuchte. Ferner sind ein Onkel und ein Bruder des Probanden Idioten.

Auch LAUBENTHAL hat in ein und derselben Familie einerseits Fälle von Wortblindheit mit und ohne Schwachsinn, andererseits Schwachsinn mit und ohne Wortblindheit nachweisen können. Er hat einen normalbegabten Probanden beschrieben, der bei erhaltener Fähigkeit, Zahlen zu lesen und zu schreiben und Buchstaben zu kopieren, nicht imstande war, Buchstaben zu lesen oder selbständig zu schreiben. Es konnten 81 Verwandte dieses Probanden näher erforscht werden. Mehrere Vettern und ein Onkel des Ausgangsfalles zeigten eine deutliche isolierte Störung des Lesens und Schreibens bei normal entwickelter Intelligenz. Bei anderen Angehörigen ließ sich ein klinisch sicherer Schwachsinn nachweisen mit besonders stark ausgeprägter Störung der Lese- und Schreibfähigkeit. Außerdem wurden in der Verwandtschaft noch Fälle von allgemeiner, gänzlich uncharakteristischer Beschränktheit und zahlreiche Psychopathen angetroffen. Es zeigte sich ferner unter den Verwandten eine auffallende Häufung von zentralen rechtsseitigen Facialis- und Hypoglossusparesen. Im Hinblick auf die neurologisch nachgewiesenen Veränderungen ist die Alexie als eine lokalisierte organische Hirnanomalie aufzufassen. Es handelt sich nach LAUBENTHAL um eine erbbedingte Erkrankung, die sich einerseits in Form von Schwachsinnsfällen mit und ohne Wortblindheit, andererseits aber auch in Form einer reinen, unkomplizierten Alexie äußern kann. Die nachgewiesene, erbliche Beziehung der Wortblindheit zu familiären Schwachsinnsformen stützt die Annahme, daß die gleiche erbbedingte Schädigung in manchen Fällen nur einen umschriebenen Defekt verursacht, in anderen Fällen wiederum eine allgemeine geistige Rückständigkeit bewirkt.

LAUBENTHAL hat neuerdings 2 leicht schwachsinnige Schwestern mit einer besonders stark ausgeprägten Lese- und Schreibstörung beschrieben.

Eine Nichte der Probandinnen ist ausgesprochen oligophren. Bei dieser Nichte und einer der Schwestern ist encephalographisch die Subarachnoidealfüllung verbreitert. Es wird eine wahrscheinlich angeborene hereditäre Defektbildung im Stirn- und Schläfenbereich angenommen. Zwischen diesen Fällen von Schwachsinn mit besonders ausgeprägten Lese- und Schreibstörungen und der eigentlichen Wortblindheit bestehen vielleicht nur gradmäßige Unterschiede. Es sprechen jedoch die bisherigen encephalographischen Befunde bei eigentlicher Wortblindheit gegen eine aplastische oder hypoplastische, umschriebene Rindenveränderung. Ein weiterer von LAUBENTHAL beschriebener Wortblinder zeigt außerdem noch akromegale Züge und Stoffwechselveränderungen, die auf eine Störung im Bereich des Hypophysen-Zwischenhirns hinweisen, sowie Pyramidenbahnsymptome. Ein Bruder des Probanden ist ebenfalls leicht akromegal. Er hat ferner einen positiven GORDONschen Wadenreflex und außerdem auch leichte Schreib-, Lese- und Rechenstörungen.

Auf Grund dieser Fälle kommt LAUBENTHAL zu der Auffassung, daß die Wortblindheit nur das Symptom eines Hirnschadens ist, der multipel lokalisiert sein kann. Die Wortblindheit wird dadurch von einer selbständigen Krankheit zu einem unspezifischen Symptom einer noch unklaren erblichen Hirnanomalie, die bestimmte Lokalisationen bevorzugt.

BRANDER hat schließlich noch darauf hingewiesen, daß Wortblindheit mit und ohne Schwachsinn unter Umständen auch durch geburtstraumatische Schädigungen verursacht sein kann.

Schwachsinn und Störungen der Motorik. Zahlreiche Autoren haben von klinischen Gesichtspunkten aus betont, daß Schwachsinnige häufig auch irgendwelche motorische Störungen aufweisen. STRAUSS glaubt sogar auf Grund einer besonderen, charakteristischen „Idiotenmotorik“ exogene und endogene Schwachsinnsfälle voneinander trennen zu können, weil die Motorik der wahrscheinlich endogenen Fälle nicht die gleichen Symptome aufweisen soll wie diejenige der exogenen. Nach welchen Gesichtspunkten STRAUSS jedoch die endogenen Fälle bestimmt hat, wird nicht recht klar, da er keinerlei genealogische Erhebungen, nicht einmal bei den Eltern, durchführte.

Systematische Erblichkeitsuntersuchungen über eine Gruppe von Oligophrenen, die durch ganz bestimmte motorische Symptome charakterisiert sind, hat SJÖGREN 1932 angestellt. Er hat in einer nordschwedischen Bauernpopulation eines abgelegenen Kirchspiels eine besondere Oligophrenieform angetroffen, die sich durch eine auffallende und regelmäßig vorhandene steife, pithekoide Körperhaltung mit unbedeutenden oder fehlenden Mitbewegungen, sowie häufig durch eine langsame, schwerfällige Gangart und durch dysarthrische Sprache auszeichnet. Abgesehen von diesen motorischen Störungen unterscheiden sich die beschriebenen Oligophrenen in keiner Weise von den übrigen Schwachsinnigen. Es handelt sich auch bei ihnen um einen angeborenen, stationären Zustand. Das Intelligenzalter der Schwachsinnigen liegt bei den meisten Fällen zwischen dem 3. und 6. Lebensjahr. Die histologische Untersuchung von Hirnpunktat der Stirnlappen, die in 5 Fällen vorgenommen werden konnte, ergab keinerlei cytoarchitektonische Veränderungen. Es konnten 52 derartige Schwachsinnige, die sich auf 34 Familien verteilen, aufgefunden werden. Die Ahnen dieser 34 Familien sind zum großen Teil miteinander verwandt. Sie gehören alle einem einzigen großen Geschlechterkomplex („X-Sjö-Geschlechtskomplex“) an. Genaue erblichkeitsstatistische Untersuchungen an den Familien dieser Probanden haben gezeigt, daß diese Schwachsinnsform sich mit einem sehr hohen Grad von Wahrscheinlichkeit einfach recessiv vererbt. Es sind deutlich mehr männliche als weibliche Individuen von dieser Krankheit befallen. Es ist deshalb vielleicht auch mit der Mitwirkung einer geschlechtsgebundenen Erbanlage zu rechnen. 1935 hat SJÖGREN 2 weitere Gemeinden, die an das zuerst untersuchte Kirchspiel angrenzen, persönlich nach Psychosen und Schwachsinn durchforscht. Es wurden in den beiden isoliert gelegenen Gemeinden auf 1000 Einwohner 14 Schwachsinnige und 7 Psychosen gefunden. Die Mehrzahl aller Auffälligen ließ sich auch hier wiederum in einem einzigen großen Stammbaum vereinigen, welcher im ganzen 105 Oligophrene und 70 Psychosen enthält. Blutsverwandtschaft der Eltern wurde bei den Schwachsinnigen in 42% aller Fälle gefunden. Die in den beiden Gemeinden angetroffenen Schwachsinnigen sind klinisch ebenfalls durch die pithekoide Körperhaltung, durch den Mangel an Mitbewegungen und durch einen schwerfälligen, langsamen Gang charakterisiert. Sie stimmen mit den in dem angrenzenden Kirchspiel früher beobachteten Schwachsinnsfällen vollständig überein. Nur der quantitative Grad des Intelligenzrückstandes ist bei den später beobachteten Fällen etwas geringer. Während es sich bei den Schwachsinnigen des Kirchspiels X-Sjö fast ausschließlich um schwer imbezille Individuen gehandelt hat, sind von den Schwachsinnigen der beiden Nachbargemeinden 84,5% debil. Es überwiegen auch in diesen Gemeinden die männlichen Individuen unter den Schwachsinnigen mit 62%. Die Mitwirkung geschlechtsgebundener Erbanlagen wird dadurch erneut bestätigt.

Schwachsinn und Sehstörungen. FRANCESCHETTI weist darauf hin, daß angeborener Schwachsinn nicht nur bei den Patienten mit Retinitis pigmentosa selbst, sondern auch bei den Geschwistern dieser Kranken relativ häufig beobachtet wird. BARDET hat auf einen eigenartigen Symptomenkomplex aufmerksam gemacht, zu dem außer Schwachsinn, Dystrophia adiposo-genitalis und Polydaktylie auch Netzhautanomalien gehören. LAURENCE und MOON haben schon 1866 vier derartige Krankheitsfälle in einer einzigen Familie beschrieben. BIEDL hat das familiäre Vorkommen dieses Syndroms 1922 erneut feststellen können. Gehäuftes familiäres Vorkommen dieses LAURENCE-BIEDLschen Syndroms haben auch COCKAYNE, KRESTIN und SORSBY beobachtet. In der ersten der beiden von ihnen beschriebenen Familien sind von 10 Mitgliedern 3 befallen. Kein Kranker zeigt dabei das vollständig ausgebildete Syndrom. Die 26jährige Tochter ist adipös und geistig zurückgeblieben. Sie leidet außerdem an Retinitis pigmentosa, zeigt jedoch keine Polydaktylie und keinen Hypogenitalismus. Der 22jährige Sohn ist schwachsinnig und leidet an Retinitis pigmentosa. Ein 16jähriger Sohn ist geistig zurückgeblieben und leidet außerdem an Polydaktylie und Retinitis pigmentosa. In einer weiteren von den gleichen Autoren beobachteten Familie sind von 4 Mitgliedern 3 befallen. Die geistige Entwicklungshemmung findet sich bei allen dreien, ebenso Polydaktylie und Adipositas. Am Augenhintergrund läßt sich bei allen eine Veränderung der Maculagegend nachweisen.

PANSE hat sich in letzter Zeit eingehend mit der Genese des BARDET-BIEDLschen Syndroms befaßt. Er schildert eine Familie, in der 3 Kinder den voll ausgebildeten Symptomenkomplex und ein weiteres Kind das Syndrom in abortiver Form aufweisen. Der Vater dieser Kinder trinkt zeitweise; die Mutter leidet an Fettsucht und ist dysplastisch. In einer 2. von PANSE beschriebenen Familie findet sich ein Fall von BARDET-BIEDL zusammen mit einem Fall von Mongolismus in der gleichen Geschwisterschaft. Diese Familie zeigt außerdem noch eine Belastung mit mehreren Schwachsinnsfällen. PANSE findet in der ausführlichen Literaturkasuistik für die Genese der 4 Kardinalsymptome des BARDET-BIEDLschen Syndroms einen übereinstimmendeu Hinweis auf ein einheitliches

Organisationsfeld, das vermutlich im Zwischenhirn-Hypophysensystem lokalisiert ist. Wenn bereits die frühen Entwicklungsstadien des Zwischenhirns als Organisator angesehen werden, dann lassen sich auch die Beziehungen zwischen Polydaktylie und Akromegalie relativ leicht herstellen.

Jenkins und Pouscher nehmen für die Entstehung des Bardet-Biedlschen Syndroms zwei oder mehrere Gene an, welche einen einheitlichen Charakter tragen und sich vermutlich recessiv vererben. Nach Panse kann das Bardet-Biedlsche Syndrom dagegen durch die Annahme eines Organisationszentrums im Zwischenhirn als einheitliches Erbgeschehen und nicht mehr als Faktorenkoppelung mit pleiotroper Auswirkung gedeutet werden. Da beim Mongolismus eine Störung des Zwischenhirns wahrscheinlich ist und da Mongolismus und Bardet-Biedlsches Syndrom in einer Geschwisterschaft gemeinsam beobachtet wurden, nimmt Panse auf Grund von ausgedehnten entwicklungsbiologischen Erkenntnissen einen genetischen Zusammenhang zwischen dem Bardet-Biedlschen Symptomenkomplex und dem Mongolismus an.

L. v. Bogaert hat in der erst kürzlich veröffentlichten Familie St. unter den Deszendenten einer nicht blutsverwandten Ehe 2 vollentwickelte Fälle von Fettsucht, Retinitis, Brachydaktylie und Oligophrenie beschrieben. Die Mutter der beiden Kranken sowie die Muttersmutter leiden an Retinitis pigmentosa. Bei verschiedenen Geschwistern der Mutter war ferner noch Fettsucht, Oligophrenie, Hypogenitalismus oder Retinitis pigmentosa nachweisbar.

Streiff und Zeltner haben in der Familie eines Patienten mit vollentwickeltem Bardet-Biedlschem Syndrom noch Polydaktylie und Addisonsche Krankheit festgestellt. Die Eltern des Probanden sind blutsverwandt. Der Proband selbst weist ein überzähliges Rippenpaar auf, das zu der beim Probanden ebenfalls vorhandenen Polydaktylie in Parallele gesetzt wird. Die Autoren weisen besonders auf die in der Verwandtschaft der Probanden häufig vorhandenen formes frustes hin. Sie betrachten das Bardet-Biedlsche Syndrom als eine Krankheitseinheit und lehnen das Zusammentreffen verschiedener erblicher Syndrome ab. Sie rechnen mit einem einzigen Anlagenpaar, das sich in verschiedener Form und verschiedener Stärke manifestieren kann. Diese Annahme versuchen sie an Hand einer ausgedehnten Literaturkasuistik auch statistisch zu beweisen. Demgegenüber muß darauf hingewiesen werden, daß Literaturkasuistiken für statistische Beweise nicht geeignet sind.

Waardenburg hebt auf Grund von 5 Fällen eine Korrelation zwischen Oligophrenie und Augenkolobom bzw. Aniridie hervor. Der ektodermalen Störung im Gehirn soll eine ektodermale Störung im Auge entsprechen.

Sjögren hat eine Gruppe von Schwachsinnigen abgegrenzt, die durch bestimmte und feste Beziehungen zu kongenitalem Star charakterisiert sind. Er konnte die Familien von 34 Probanden untersuchen, die schwachsinnig waren und alle an beidseitigem kongenitalem Star litten. Unter den Geschwistern der Probanden sind weitere 10 Fälle von „Staroligophrenie“ gefunden worden, so daß die Gesamtzahl der Staroligophrenen 44 beträgt. In allen Fällen ist der doppelseitige Star schon bei der Geburt oder in den ersten Lebensmonaten entdeckt worden. Es ließen sich bei einigen der Kranken Wachstumsstörungen mit einer Tendenz zu unternormaler Körperlänge nachweisen. Nach dem Schwachsinnsgrad geordnet, handelt es sich bei den 44 Fällen um 36 tiefstehende Idioten und nur um 8 etwas höher entwickelte Schwachsinnige. 7 Fälle zeigen außer Star und Oligophrenie noch Mißbildung (Pyrgocephalie, Syndaktylie und Hüftverrenkung). Von den 107 über 1 Jahr alt gewordenen Geschwistern der Probanden hat keines an Schwachsinn ohne kongenitalen Star oder an Star ohne Schwachsinn gelitten. Da eine getrennte Vererbung der beiden Krankheiten somit nicht nachweisbar ist, muß es sich bei der Staroligophrenie um eine einheitliche, besondere Krankheitsform handeln. Es sind, nach der Probandenmethode berechnet, 16,4% der überlebenden Geschwister an Star-oligophrenie erkrankt. Von den Eltern der Probanden hatte keines einen Star, und nur ein Elternteil war imbezill. Der Prozentsatz der Verwandtenehen beträgt bei den Eltern der Probanden 6,1%. Ein zufälliges Zusammentreffen der beiden Krankheiten ist nach den Ergebnissen von SJÖGREN äußerst unwahrscheinlich. Es muß zum mindesten für die Mehrzahl der Fälle eine einheitliche Krankheit angenommen werden. Ein einfach dominanter Erbgang ist nach den erbstatistischen Berechnungen vollkommen ausgeschlossen. Dadurch unterscheidet sich diese mit Schwachsinn kombinierte Starform vom gewöhnlichen Star, der in der Regel dominant vererbt wird. Die Häufigkeit der Verwandtenehen unter den Eltern der Probanden und der unter den Geschwistern festgestellte Prozentsatz von Sekundärfällen läßt eine Entstehung der Krankheit durch recessive Erbanlagen vermuten. Ein herdförmiges Vorkommen der Krankheit konnte nicht nachgewiesen werden.

HEUYER, BERNARD-PICHON und JOFFROY haben 2 schwachsinnige Brüder im Alter von $12^1/_2$ und $7^1/_2$ Jahren beschrieben, die beide infolge kongenitalen Stars beider Augen blind waren. Psychisch handelt es sich in den 2 Fällen um hochgradige Idioten. Die Brüder haben eine geistig und körperlich normalentwickelte Schwester; die Eltern sind beide ebenfalls unauffällig. 2 Onkel der Mutter sind im späten Alter erblindet. Außerdem leiden noch eine Tante und eine Kusine der Mutter an Sehstörungen. Von den 11 Geschwistern der Mutter ist der Letztgeborene geistig etwas zurückgeblieben. Eine genauere Diagnose ist leider nicht möglich. Vielleicht handelt es sich um einen Fall von Myxödem. Es wäre außerordentlich wichtig, die Schwachsinnsform dieses Verwandten, der keinerlei Sehstörungen aufweist, genau festzustellen, da SJÖGREN bei seinen systematischen Untersuchungen über die Star-Oligophrenie keinerlei schwachsinnige Verwandte beobachten konnte, die nicht zugleich auch an kongenitalem Star gelitten hätten.

Schwachsinn und Stoffwechselstörung. FÖLLING hat eine beim Menschen bisher unbekannte, familiär auftretende Stoffwechselanomalie beschrieben, die sich stets nur bei einem ganz bestimmten Schwachsinnstyp nachweisen ließ. Er hat im Urin von 9 Oligophrenen und von einem erst 1 Jahr alten Kind Phenylbrenztraubensäure ($C_6H_5 . CH_2 . CO . COOH$) mit Ferrichlorid nachgewiesen. Es handelt sich bei den 9 Schwachsinnigen um Idioten und tiefstehende Imbezille, die außerdem noch verschiedene Dermatitiden, eine auffallende Schulterbreite und neben Muskelrigidität und spastischen Erscheinungen auch eine geneigte, pithekoide Körperhaltung zeigen. Unter den 10 Kindern finden sich im ganzen 3 Geschwisterpaare. Da die Fälle auch noch mit Schwachsinn in anderen Verwandtschaftsgraden belastet sind, kann angenommen werden, daß es sich um erblichen Schwachsinn handelt. Ob jedoch auch die Ausscheidung der Phenylbrenztraubensäure, die bisher nur bei Geschwistern beobachtet wurde, erblich ist, läßt sich noch nicht entscheiden. Die normalbegabten Geschwister zeigten, soweit der Urin untersucht werden konnte, immer einen normalen Befund. PENROSE hat bei 2 schwachsinnigen Brüdern ebenfalls das Vorkommen von Phenylbrenztraubensäure im Urin feststellen können. PENROSE schildert ferner einen Stammbaum mit 4 Schwachsinnigen, die 2 Geschwisterschaften angehören und jedesmal einer Verwandtenehe entstammen. Bei der einzigen überlebenden Schwachsinnigen dieser Familie konnte Phenylbrenztraubensäure im Urin nachgewiesen werden. PENROSE nimmt auf Grund dieses Befundes an, daß auch bei den 3 verstorbenen, nicht untersuchten Schwachsinnigen sehr wahrscheinlich die gleiche Stoffwechselanomalie vorgelegen haben dürfte. Er kommt dadurch zur Hypothese eines recessiven Erbganges. Daß diese Stoffwechselanomalie aber nicht unbedingt bei allen Schwachsinnigen der gleichen Sippschaft vorliegen muß und daß deshalb die Annahme von PENROSE über die Vererbung des Leidens noch keineswegs sicher begründet erscheint, konnte BRUGGER zeigen. BRUGGER hat unter mehr als

1500 untersuchten Schwachsinnigen Phenylketonurie nur 2mal im Urin nachweisen können. Es handelte sich auch bei Brugger um 2 schwachsinnige Geschwister, die außerdem noch einen oligophrenen Vetter hatten. Bei diesem schwachsinnigen Vetter konnte trotz mehrfacher Untersuchung kein abnormer Urinbefund erhoben werden. Diese Beobachtung zeigt, daß aus dem Vorhandensein von schwachsinnigen Verwandten ohne entsprechende Urinuntersuchung noch keinerlei Schlüsse über die Erblichkeit der Stoffwechselstörung als solcher gezogen werden können. Bei den Harnuntersuchungen, die Brugger zur Kontrolle bei 1000 Normalbegabten durchführte, ließ sich niemals Phenylbrenztraubensäure im Urin nachweisen.

Jervis hat unter 8043 Schwachsinnigen 42 Oligophrene gefunden, welche Phenylbrenztraubensäure im Urin ausschieden. Unter den schwachsinnigen Verwandten dieser Probanden konnte er noch weitere 8 Fälle nachweisen. Es sind sowohl unter den Fällen mit phenylpyruvischem Schwachsinn als auch unter dem Ausgangsmaterial die allerverschiedensten Schwachsinnsgrade vertreten. Unter den 50 phenylpyruvischen Schwachsinnigen überwiegen allerdings die schweren Formen, deren Binet-Quotient unter 0,5 liegt, mit 45 Fällen außerordentlich stark. Klinisch entsprechen die Fälle sehr genau den früher von Fölling beschriebenen Formen. Die Hälfte der von Jervis untersuchten Probanden weist, wie die meisten Probanden Föllings, ebenfalls verschiedene Hautleiden auf. Auch die von Fölling schon beschriebene Rigidität und die vornübergebeugte Körperhaltung ist bei den neu beobachteten Fällen deutlich ausgesprochen. Die Stoffwechselstörung ist bisher niemals bei Normalbegabten gefunden worden. Auch in den Familien der Probanden ist sie nur bei oligophrenen Verwandten nachweisbar. Während Fölling und Penrose diese Stoffwechselstörung bisher nur bei Angehörigen der gleichen Generation sicher feststellen konnten, ist es Jervis gelungen, auch bei einer imbezillen Probandenmutter Phenylbrenztraubensäure im Urin nachzuweisen. Jervis nimmt eine recessive Vererbung der Stoffwechselstörung an. Exogene Faktoren und die Stellung in der Geburtenreihe scheinen keinerlei Einfluß auf diese Schwachsinnsform zu haben. Auch die Zugehörigkeit zu einer bestimmten Rasse spielt nach Jervis keine Rolle. Es erscheint immerhin auffallend, daß derartige Fälle von phenylpyruvischer Oligophrenie bisher nur in Norwegen, England und Nordamerika beschrieben wurden, während sie sonst doch recht selten zu sein scheinen. In der Schweiz konnte Brugger unter 1500 daraufhin geprüften Schwachsinnigen bisher nur 2 Fälle beobachten. Es sind dies nur 0,13% aller untersuchten Schwachsinnigen; die Häufigkeit der phenylpyruvischen Oligophrenie beträgt dagegen bei Jervis 0,52% seines Schwachsinnigenmaterials.

Eine lokale, konstitutionell bedingte Stoffwechselstörung scheint auch bei den von Fritzsche beschriebenen Schwachsinnigen mit röntgenologisch nachweisbaren symmetrischen Kalkablagerungen im Gehirn vorzuliegen.

Fritzsche hat 3 Geschwister beschrieben, die seit Kindheit in mittlerem Grad schwachsinnig waren. Zwischen dem 20. und 30. Lebensjahre traten parkinsonähnliche Symptome ohne Agitation, dysarthrische Sprachstörungen und Gehstörungen auf, die sich innerhalb eines Jahres stark verschlimmerten. Röntgenologisch ließen sich bei allen 3 Geschwistern dichte Kalkschatten in den Stammganglien in gleicher Ausdehnung nachweisen. Weniger dichte Schatten fanden sich im Marklager beider Hemisphären und im Kleinhirn. Der genaue Zeitpunkt der Verkalkungen konnte nicht festgestellt werden. Es handelt sich jedoch mit Sicherheit nicht um primäre Verkalkungen, sondern um nachträgliche Kalkadsorption in Pseudokalkkonkrementen. Allgemeine Stoffwechselstörungen im Sinne eines Wilson oder einer Tetanie waren nicht vorhanden. Der Kalkgehalt des Blutserums entsprach der Norm.

Fritzsche nimmt für die wahrscheinlich gemachte lokale Stoffwechselstörung einen einfach recessiven Erbgang an. Er zieht auf Grund seines kleinen, nur wenige Personen umfassenden Stammbaumes sehr weitgehende Schlüsse auf den eventuellen Zeitpunkt der Entstehung der Mutation.

Auf eine Oligophrenieform, die mit endokrinen Störungen und Ichthyosis verbunden ist und möglicherweise ein besonderes Erbleiden darstellt, haben CACCHIONE und PISANI hingewiesen. Sie beschreiben 3 Brüder, die an *xerodermischer Idiotie* leiden. Bei allen 3 Brüdern handelte es sich um schwere bis schwerste Schwachsinnsformen mit Sprachhemmung. Die Eltern der Patienten sind Geschwisterkinder. Es scheint sich um eine recessive, vielleicht um eine recessiv geschlechtsgebundene Störung zu handeln.

LAUBENTHAL hat ein weibliches eineiiges Zwillingspaar mit dem vollausgeprägten Syndrom der xerodermischen Idiotie beschrieben. Von den 4 Geschwistern der Zwillinge leiden 3 an einer leichten Form von Ichthyosis. In der übrigen Verwandtschaft wurden zahlreiche Schwachsinnige der verschiedensten Gradausprägung, Hohlfußbildung, Hautveränderungen, Pigmentstörungen, gesteigerte Sehnenreflexe, Krampfanfälle, pithekoide Haltung bei einem Idioten und verschiedene neurologische Störungen beobachtet. Diese ganz verschiedenen Krankheitsbilder, denen einzig und allein nur die Anlagebedingtheit gemeinsam ist, werden vom Autor als Ausdruck einer einheitlichen Störung aufgefaßt. Der Einwand, daß es sich lediglich um ein zufallsbedingtes Zusammentreffen verschiedener erblicher Merkmale handelt, ist durch LAUBENTHAL nicht restlos entkräftet. Auch eine in weitem Umfange erfaßte Einzelfamilie ist immer sehr stark von Zufallseinflüssen abhängig und stellt eine ausgesprochene Auslese dar, die nicht dazu berechtigt, ganz verschiedenartige erbliche Krankheitsbilder zu einer Einheit zusammenzufassen. Zur Aufstellung bestimmter Krankheitseinheiten berechtigen immer nur ausgedehnte statistische Beobachtungen. Die von LAUBENTHAL angeregte Zusammenfassung ganz verschiedener Krankheitsbilder dürfte bei einer derartigen statistischen Überprüfung sich ebenso auflösen wie der frühere „Nebel einer einheitlichen Heredodegeneration (LENZ)“.

Es ist in der letzten Zeit wiederholt darauf hingewiesen worden, daß auch unter den Verwandten von Patienten mit neurologischen Störungen schwachsinnige Personen in überdurchschnittlich großer Zahl angetroffen werden. Wie weit diese Häufung von Schwachsinnigen auf engere Beziehung zwischen der Oligophrenie und bestimmten neurologischen Erkrankungen zurückzuführen ist und wieweit lediglich Ausleseerscheinungen bei diesen größtenteils kasuistischen Beobachtungen eine Rolle spielen, kann erst entschieden werden, wenn weitere exakte und auslesefreie erbstatistische Untersuchungen über den eventuellen Zusammenhang von Schwachsinn und bestimmten Nervenkrankheiten genauen Aufschluß geben.

6. Die Manifestationswahrscheinlichkeit des Schwachsinns auf Grund von Zwillingsuntersuchungen.

a) Die Häufigkeit der Zwillingsschwangerschaft in der Verwandtschaft Schwachsinniger.

SMITH findet unter 6689 erfaßten Schwachsinnigen eine Häufigkeit der Zwillinge von 1,82%. Die Frequenz der Mehrlingsgeburten beträgt unter den Neugeborenen in Dänemark im Durchschnitt 1,56%. Da der Unterschied nicht einmal das Doppelte des mittleren Fehlers ausmacht, hält sich SMITH nicht für berechtigt, aus dem Befund einen sicheren Schluß zu ziehen. LUXENBURGER kommt auf Grund des gleichen SMITHschen Materiales zu dem Ergebnis, daß zwischen Schwachsinn und Zwillingsschwangerschaft kein Zusammenhang besteht. Auch JUDA hat unter ihren 97 schwachsinnigen Repetentenprobanden keine Zwillingsgeburt gefunden. Unter den Geschwistern der Repetenten kommt bei JUDA eine Zwillingsgeburt erst auf 131 Geburten. Die Zahl der Zwillingsgeburten ist demnach in dem von JUDA untersuchten Oligophrenenmaterial sowohl unter den Probanden als auch unter den Geschwistern eher etwas niedriger, als dem Durchschnitt entspricht.

Während Luxenburger und Juda keine Beziehung zwischen Schwachsinn und Zwillingsgeburt nachweisen können, haben die meisten anderen Autoren im familiären Umkreis der Schwachsinnigen eine sehr stark erhöhte Zahl von Zwillingsgeburten beobachtet. Schon Looft hat 1897 angegeben, daß unter den Imbezillen eines bestimmten Bezirks in Norwegen 4,6% Zwillinge vorkommen gegenüber einem Durchschnitt von 1,35%. Brander hat sogar 11,9% Zwillinge unter den Hilfsschülern festgestellt. Pleger hat unter 75 schwachsinnigen Probanden ein Zwillingspaar und einen Zwilling beobachtet. Unter den Geschwistern der Probanden kommt ein Zwilling bereits auf 19,6 Individuen statt erst auf 40. Unter den Eltern kommt ein Mehrling auf 46 Erlebende statt, wie zu erwarten, auf 56. Bei Onkeln und Tanten findet sich eine Mehrlingsgeburt schon unter 58,7 Geburten, bei den Vettern 1 Zwilling unter 34,2 Vettern. Lokay hat unter den Probanden und unter den Geschwistern der Schwachsinnigen die Zahl der Zwillingsgeburten nicht erhöht gefunden, wohl aber unter den Eltern und Eltern-Geschwistern. Bei dem Schwachsinnigenmaterial von Brugger kommt in den Fällen der endogen Schwachsinnigen eine Zwillingsgeburt auf 41,9 Geburten unter den Geschwistern, auf 64 Geburten unter den Eltern, auf 49 unter Onkeln und Tanten und auf 67,6 Geburten unter den Neffen und Nichten. In den Familien der exogen entstandenen Schwachsinnsfälle sind die Zwillingsgeburten von Brugger, verglichen mit der stark erhöhten Zahl bei den Verwandten der endogen Schwachsinnigen, recht selten angetroffen worden. Auch Gudden und Frischeisen-Köhler haben unter den Geschwistern der Schwachsinnigen eine stark erhöhte Zwillingshäufigkeit festgestellt. Frischeisen-Köhler hat die Zwillinge in 494 Familien von Hilfsschülern Groß-Berlins besonders bearbeitet. Unter 2029 Geburten fanden sich 39 Zwillingsgeburten. Es kommt demnach in den Familien der Hilfsschüler eine Zwillingsgeburt schon auf 52 Geburten. Die Zwillinge zeigen auch in dem untersuchten Berliner Hilfsschulmaterial eine erhöhte Sterblichkeit. Es sind aber auch unter den überlebenden Angehörigen der Hilfsschulfamilien die Zwillinge doch noch wesentlich häufiger als in den gewöhnlichen Familien. Es kommt nach Frischeisen-Köhler ein Zwilling auf 49 Überlebende statt erst auf 60.

Nachtrag bei der Korrektur. Soeben hat nun auch Juda eine beträchtliche Erhöhung der Zwillingsgeburten bei Schwachsinnigen festgestellt. Sie fand unter 18183 Hilfsschülern 488 Zwillinge. Es kommt somit ein Zwilling auf 37,3 Hilfsschüler, während im Durchschnitt erst unter 60,6 Erwachsenen ein Zwilling auftritt.

Zur Erklärung des Zusammenhangs zwischen erhöhter Zwillingshäufigkeit und Schwachsinn denkt Brander in erster Linie an die Mitwirkung von Geburtsschädigungen, denen Zwillinge besonders häufig ausgesetzt sein sollen. Abgesehen von den Geburtskomplikationen sollen Zwillinge nach Brander namentlich deshalb mehr zu Schwachsinn neigen, weil sie zum großen Teil vor dem normalen Termin geboren werden. Brander kommt dadurch zum Schluß, daß Zwillinge infolge der häufigen geburtstraumatischen Komplikationen keine geeigneten Untersuchungsobjekte sind, um die Bedeutung der Erblichkeit bei denjenigen Krankheitszuständen zu studieren, die auch die Folge eines Geburtstraumas sein können. Die Anhäufung cerebraler Affektionen in den Familien der Zwillinge soll auf die erbliche Neigung zu Zwillingsgeburten zurückzuführen sein. Brander kritisiert insbesondere auch die Zwillingsuntersuchungen von Smith und betont, daß das Smithsche Material nicht einheitlich genug sei, um bestimmte Schlüsse zu gestatten. Es sollen sich unter den schwachsinnigen Zwillingen von Smith auch Epilepsie, reine Friedreichsche

Krankheit und mehrere Schwachbegabte finden. Nach Ausscheidung der beanstandeten 10 Paare und nach Umgruppierung zweier Paare von der konkordanten zu der diskordanten Seite, kommt BRANDER für das derart veränderte SMITHsche Material nur noch zu einem Erblichkeitsindex von 38,3.

Daß der Schwachsinn bei Zwillingen in den meisten Fällen geburtstraumatisch entstanden sein soll, entspricht sicher nicht den Tatsachen. Es ist vor allem schon von verschiedenen Autoren darauf hingewiesen worden, daß die BRANDERschen Deutungsversuche die große Spannung zwischen dem Konkordanzverhältnis bei Eineiigen und demjenigen bei Zweieiigen nicht erklären können. Wenn der bei Zwillingen angetroffene Schwachsinn in der Regel exogen bedingt sein soll, dann ist auch nicht verständlich, weshalb die Zwillingsgeburten nach BRUGGER hauptsächlich gerade in den Familien der endogen Schwachsinnigen häufiger angetroffen werden. Daß der Schwachsinn auch bei Zwillingen in den meisten Fällen einwandfrei auf vererbte Anlage zurückgeführt werden kann, betont auch FRISCHEISEN-KÖHLER. Sie konnte in 8 von 11 Familien mit schwachsinnigen Zwillingen eine erbliche Belastung durch starke Unterbegabung oder durch Oligophrenie einwandfrei nachweisen.

GUDDEN hat die Erhöhung der Zwillingsschwangerschaften in den Schwachsinnsfamilien auf ein jüngeres Heiratsalter der Hilfsschulmütter und auf die raschere Geburtenfolge zurückgeführt. Demgegenüber weist FRISCHEISEN-KÖHLER nach, daß das Heiratsalter der Hilfsschulmütter nur unwesentlich niedriger ist, als dem Durchschnitt entspricht. Sie konnte einwandfrei zeigen, daß der prozentuale Anteil der Zwillinge an der Geburtenzahl sich erst mit steigendem Alter der Hilfsschulmütter erhöht.

Im Gegensatz zu normalen Familien werden in den Hilfsschulfamilien auch nach dem 2. Ehejahrfünft noch viele Kinder geboren. Die Häufigkeit der Zwillingsgeburten steigt im allgemeinen von 0,5% bei 20jährigen Frauen auf 1,5—2% bei 35—40jährigen Frauen stetig an, um erst von diesem Alter an wieder abzufallen.

Da nun, wie FRISCHEISEN-KÖHLER gezeigt hat, in den Hilfsschulfamilien auch nach dem 2. Ehejahrfünft viele Kinder zur Welt kommen, muß auch der Prozentsatz der Zwillingsgeburten infolge des höheren Lebensalters der Mutter bei der Zeugung dieser später geborenen Kinder im Gegensatz zum Durchschnitt erhöht sein.

Nach LUXENBURGER ist die Zahl der Pärchen, also der sicher Zweieiigen, unter den schwachsinnigen Zwillingen von SMITH bedeutend höher als z. B. unter den schizophrenen Zwillingen. Eine vermehrte Zahl von zweieiigen Zwillingen läßt an eine Anlage zu erhöhter Polyovulation denken. Solange jedoch nicht an einem noch größeren Material statistisch einwandfrei festgestellt ist, ob die Vermehrung der Zwillinge die Eineiigen und Zweieiigen in gleicher Weise betrifft oder ob vielleicht nur die Zahl der Zweieiigen vermehrt ist, kann die Frage einer familiären Anlage zu erhöhter Polyovulation in den Familien der Schwachsinnigen nicht sicher entschieden werden. Es muß aber, namentlich im Hinblick auf die sicher in einer Form bestehende Korrelation zwischen Schwachsinn und Epilepsie, auch die Annahme einer familiären Anlage zu erhöhter Polyovulation, wie sie für Epileptikerfamilien einwandfrei erwiesen ist, ins Auge gefaßt werden.

Von den 66 dänischen schwachsinnigen Zwillingspaaren, deren Eiigkeit bestimmt werden konnte, sind 13 eineiig, 3 wahrscheinlich eineiig und 50 zweieiig. Unter den 13 eineiigen Paaren verhalten sich 11 bezüglich des Schwachsinns konkordant. Bei den 2 diskordanten, eineiigen Paaren handelt es sich um tiefstehende Idioten. Daß gerade die schwer schwachsinnigen Zwillinge sich diskordant verhalten, spricht wiederum für die schon in anderem Zusammenhang geäußerte Vermutung, daß die schwersten Schwachsinnsformen am häufigsten exogen bedingt sind. Von den 3 wahrscheinlich eineiigen Paaren verhalten sich alle 3 bezüglich des Schwachsinns konkordant. Unter den 50 zweieiigen Zwillingspaaren sind von Shmith nur 4 konkordante Paare beobachtet worden.

Nachtrag bei der Korrektur. Juda hat in einer großangelegten Zwillingsuntersuchung neuerdings 60 eineiige schwachsinnige Zwillingspaare festgestellt, welche sich alle konkordant verhielten. Von den 168 zweieiigen Zwillingspaaren waren dagegen nur in 45,23% der Paare beide Partner konkordant schwachsinnig. Von den 60 eineiigen Paaren stimmten 55 auch bezüglich des Schwachsinnsgrades vollkommen miteinander überein. Bei 5 eineiigen Paaren war der Schweregrad des Schwachsinns bei den Zwillingspartnern verschieden.

b) Die Manifestationswahrscheinlichkeit des Schwachsinns.

Luxenburger hat auf Grund des Smithschen Zwillingsmaterials, das sich sowohl aus endogenen als auch exogenen Fällen zusammensetzt, für den Schwachsinn eine Manifestationswahrscheinlichkeit von 0,846 berechnet. Das Konkordanz-Diskordanzverhältnis beträgt nach von Verschuer bei Eineiigen 19:3, bei Zweieiigen 9:47. Weil das Smithsche Zwillingsmaterial aus exogenen und endogenen Fällen gemischt ist, muß die Manifestationswahrscheinlichkeit der rein endogenen Fälle natürlich noch höher sein als 0,84. Wenn beim Smithschen Zwillingsmaterial die Häufigkeit der exogenen Fälle dem Durchschnitt entsprechend mit 20% angenommen wird, dann beträgt nach Luxenburger die Manifestationswahrscheinlichkeit für den erblichen Schwachsinn etwa 98%.

Nachtrag bei der Korrektur. Auch das außerordentlich umfangreiche Zwillingsmaterial von Juda ergibt auf Grund der Konkordanzverhältnisse, die bei den endogenen, eineiigen Paaren gefunden wurden, eine Manifestationswahrscheinlichkeit, die an 100% grenzt.

Luxenburger konnte an Hand der Zwillingsbeobachtungen von Smith ferner zeigen, daß die Anlage zum Schwachsinn sicher keinen pränatalen Letalfaktor darstellt. Auch eine postnatale Letalauslese ist nach den Zwillingsbefunden nicht sehr wahrscheinlich. Ob die Manifestationswahrscheinlichkeit der Schwachsinnsanlagen in allen Familien gleich groß ist, muß noch besonders geprüft werden. Brugger hat zu diesem Zweck bei seinem Oligophrenenmaterial die *Doppelfallmethode* angewendet. Dabei ergab sich in den Familien mit mehreren Schwachsinnigen ein höherer Prozentsatz für Schwachsinn als im Gesamtmaterial. Zunächst ist auf Grund dieses Befundes natürlich am ehesten daran zu denken, daß sich unter den Solitärfällen von Schwachsinn noch unerkannte exogen entstandene Formen befinden. Es wurde aber auch in den Familien mit einem schwachsinnigen Elternteil, also in Familien mit sicher erblich bedingtem Schwachsinn, die gleiche Beobachtung gemacht. Deshalb muß an eine verschiedene Manifestationswahrscheinlichkeit der Schwachsinnsanlage in den Familien mit einem oder mit mehreren Oligophrenen gedacht werden. Durch die bei der Doppelfallmethode notwendig gewordene Unterteilung des Materials ist die Zahl der Individuen in einzelnen der untersuchten Gruppen recht klein geworden. Eine Nachprüfung des Ergebnisses an einem größeren Familienmaterial ist daher dringend notwendig, bevor die Annahme einer verschiedenen Manifestationswahrscheinlichkeit der Schwachsinnsanlage einwandfrei erwiesen ist. Die Zwillingsuntersuchungen zeigen, daß Außeneinflüsse für die Manifestation des endogenen Schwachsinns keine Bedeutung haben. Die Unterschiede in der Manifestationswahrscheinlichkeit müssen demnach, vorausgesetzt, daß sie überhaupt an größerem Material bestätigt werden, durch die genotypische Umwelt bedingt sein. Die Tatsache, daß der Schwachsinn sich unter den Kindern zweier schwachsinniger Eltern seltener manifestiert, als zu erwarten ist, spricht für die Bedeutung des genotypischen Milieus.

7. Erbgang und Einheitlichkeit des endogenen Schwachsinns.

LUXENBURGER hat 1932 die Frage des MENDELschen Erbganges des Schwachsinns an Hand des Materials von LOKAY und BRUGGER eingehend erörtert. Für den recessiven Erbgang eines Merkmals spricht nach LENZ:

1. Ein erhöhter Prozentsatz blutsverwandter Ehen bei den Eltern der Kranken,

2. eine geringere Merkmalshäufigkeit unter den Kindern als unter den Geschwistern der Kranken.

3. muß der Prozentsatz der Kranken unter den Kindern eines Kranken doppelt so hoch sein wie unter den Kindern von 2 Heterozygoten.

Außer diesen 3 Punkten ist auch noch das Verhalten der Stiefgeschwister zu berücksichtigen. Die Eltern der Schwachsinnigen sind nach SCHOTT nicht häufiger miteinander verwandt als im übrigen Bevölkerungsdurchschnitt. Auch REITER und OSTHOFF fanden unter den Eltern der Schwachsinnigen nur 1% Verwandtenehen. Eine erhöhte Zahl von Verwandtenehen unter den Eltern ist jedoch nur bei seltenen Merkmalen zu erwarten. Daß die Eltern der Oligophrenen nicht überdurchschnittlich häufig miteinander verwandt sind, spricht bei der Häufigkeit des Schwachsinns deshalb nicht gegen Rezessivität. Der große Prozentsatz Schwachsinniger unter den Kindern kann durch die ungünstige Qualitätsauslese der Ehegatten der Schwachsinnigen zwanglos erklärt werden. Das 3. Kriterium von LENZ für recessive Vererbung ist dagegen in den Familien der Schwachsinnigen restlos erfüllt. Nach den übereinstimmenden Angaben fast aller Autoren steigt die Zahl der schwachsinnigen Geschwister, wenn ein Elternteil oligophren ist, auf das Doppelte derjenigen Schwachsinnshäufigkeit, die unter den Geschwistern gefunden wird, wenn beide Eltern schwachsinnsfrei sind. Daß die Stiefgeschwister fast ebenso häufig wie die richtigen Geschwister schwachsinnig sind, ist nach HECKER durch äußere Ausleseerscheinungen zu erklären.

Die Prozentzahlen, welche bei verschiedenen Elternkombinationen unter den Geschwistern der Oligophrenen beobachtet werden (Tabelle 7), passen am besten zur Annahme eines recessiven Erganges. Die unter den Probandengeschwistern festgestellten Schwachsinnsziffern bleiben jedoch in den untersuchten Familien ein wenig hinter den Ziffern zurück, die bei einfach recessivem Erbgang zu erwarten sind. Die Ergebnisse der Zwillingsbeobachtungen lehren, daß die für die Annahme eines einfach recessiven Erbganges zu niedrigen Schwachsinnsziffern nicht durch eine niedrige Manifestationswahrscheinlichkeit der Schwachsinnsanlagen zu erklären sind. Nachdem auch die Wirkung von Letalfaktoren ausgeschlossen werden kann, bleibt zur Erklärung des Zurückbleibens der Häufigkeitsziffern nur die Annahme eines komplizierten Erbganges übrig, wenn man die Differenz zwischen Erwartung und Erfahrung nicht einfach auf die besonderen technischen Schwierigkeiten bei der Untersuchung von Schwachsinnsfamilien zurückführen will. Die Auffassung von STUMPFL, daß eine exakte Erfassung aller Kranken beim Schwachsinn ebenso unmöglich sei wie bei den Psychopathien, scheint allerdings nach den übereinstimmenden Ergebnissen der von verschiedenen Autoren durchgeführten Untersuchungen doch allzuweit zu gehen. LUXENBURGER hat nun für die verschiedenen Arten des rezessiven Erbganges getrennt berechnet, welche Schwachsinnshäufigkeiten jeweils unter den Geschwistern zu erwarten sind. Wenn die beiden Geschlechter getrennt betrachtet werden, dann zeigt sich eine viel stärkere Belastung der männlichen Geschwister als der weiblichen. Die Annahme des einfach recessiven Erbganges verliert bei einer Differenzierung nach dem Geschlecht der Eltern und der Kinder erheblich an Wahrscheinlichkeit. LUXENBURGER hat festgestellt, daß die tatsächlich gefundenen Zahlen am ehesten einem dimerrecessiven Erbgang mit einem autosomalen Faktorenpaar und einem im

X-Chromosom gelegenen Paar entsprechen. Luxenburger ist damit zu einer Bestätigung der Rosanoffschen Hypothese über den Erbgang des Schwachsinns gekommen.

Rosanoff hat bei Zwillingsbeobachtungen gefunden, daß bei den verschiedengeschlechtlichen Zwillingen die männlichen Zwillingspartner viel häufiger oligophren sind als die weiblichen. Von 27 verschiedengeschlechtlichen Zwillingspaaren waren in 11 Fällen beide Partner schwachsinnig. In 11 diskordanten Fällen war der männliche und nur in 5 diskordanten Fällen der weibliche Zwillingspartner oligophren. Das Überwiegen des männlichen Zwillingspartners unter den Schwachsinnigen macht die Mitwirkung recessiv-geschlechtsgebundener Schwachsinnsanlagen sehr wahrscheinlich.

Zu gleicher Zeit wie Rosanoff und Luxenburger hat auch Sjögren auf Grund von Familienuntersuchungen eine recessiv-geschlechtsgebundene Vererbung des Schwachsinns vermutet.

Die Annahme eines recessiv-geschlechtsgebundenen Erbganges wurde in den letzten Jahren von zahlreichen Autoren wiederholt bestätigt. Penrose hält auf Grund von exakten statistischen Untersuchungen an 100 Schwachsinnsfamilien einen polymeren Erbgang mit geschlechtsgebundenen Faktorenpaaren für sehr wahrscheinlich. In den von Juda untersuchten Familien ist das männliche Geschlecht bei allen Verwandtschaftsgraden stets häufiger schwachsinnig als das weibliche. Unter den Kindern von weiblichen Schwachsinnigen sind 28,9% der Söhne und nur 14,6% der Töchter oligophren. Der Unterschied in der Erkrankungshäufigkeit der beiden Geschlechter wird nach Juda bei den schweren Schwachsinnsgraden besonders deutlich. Kreyenberg hat die Schwachsinnsziffer für die Söhne und Töchter von schwachsinnigen Müttern und Vätern besonders berechnet. Er hat dabei festgestellt, daß die Söhne kranker Mütter ganz besonders gefährdet sind. Das Verhältnis der schwachsinnigen Söhne zu den schwachsinnigen Töchtern beträgt bei Oligophrenie der Mutter 10:7. Stumpfl glaubt, daß aus der größeren Beteiligung der männlichen Individuen am Schwachsinn nicht auf die Mitwirkung von geschlechtsgebundenen Anlagen geschlossen werden darf. Er möchte die geringeren Schwachsinnsziffern bei den Frauen allein auf soziale Einflüsse und auf die Eigenart der weiblichen Psyche, welche die Diagnose des Schwachsinns ganz erheblich erschweren soll, zurückführen. Insbesondere glaubt er, daß eine schwachsinnige Mutter einen viel größeren Umweltschaden darstellt als ein oligophrener Vater. Bei den Kindern von schwachsinnigen Müttern soll deshalb infolge der mangelhaften Erziehung viel leichter Schwachsinn vorgetäuscht werden. Stumpfl weist darauf hin, daß auch bei den Kriminalitätsziffern aus dem Überwiegen der männlichen Individuen nicht auf geschlechtsgebundene Anlagen geschlossen werden darf. Die Annahme von Stumpfl, daß die Kinder von schwachsinnigen Müttern lediglich aus äußeren Gründen häufiger schwachsinnig sind, erklärt aber nicht, weshalb nun unter diesen Kindern gerade wiederum das männliche Geschlecht weit stärker betroffen ist. An der Tatsache, daß männliche Individuen auch ohne jede soziale oder sonstige Auslese häufiger schwachsinnig sind als weibliche, kann nicht gezweifelt werden.

Das Überwiegen des männlichen Geschlechts unter den Schwachsinnigen könnte, soweit es sich lediglich um Anstalts- oder Hilfsschulmaterial handelt, durch den strengeren Maßstab bedingt sein, der in vielen Fällen beim männlichen Geschlecht zur Anwendung kommt. Es hat sich aber ein deutlicher Überschuß an männlichen Oligophrenen auch bei allen bisher durchgeführten Bevölkerungsuntersuchungen stets einwandfrei nachweisen lassen. Die Ergebnisse der psychiatrischen Bestandesaufnahmen von Schade und von Brugger bilden dadurch eine weitere Stütze für die Annahme des recessiv-geschlechtsgebundenen Erbganges.

Es fragt sich nun, ob bei allen endogenen Schwachsinnsfällen mit einem einheitlichen recessiv-geschlechtsgebundenen Erbgang gerechnet werden kann oder ob genotypisch verschiedene Formen des Erbschwachsinns anzunehmen sind. Es mehren sich in letzter Zeit die Stimmen, welche die biologische Einheitlichkeit des endogenen Schwachsinns ablehnen wollen. Die einen gehen dabei mehr von psychologisch-klinischen Vorstellungen aus, während andere Autoren wiederum mehr aus erbstatistischen Überlegungen heraus die Einheitlichkeit des Schwachsinns ablehnen. J. LANGE hält es für möglich, daß den klinisch-psychologisch verschiedenen Schwachsinnsformen auch besondere erbbiologische Typen entsprechen. Er vermutet ferner, daß die leichten Schwachsinnsfälle vielleicht dominant, die schweren recessiv vererbt werden. Die gleiche Ansicht hat LENZ schon früher geäußert. Sie ist heute schon in vielen Lehrbüchern als mehr oder weniger feststehend dargestellt. JUDA denkt ebenfalls an eine getrennte Vererbung der einzelnen quantitativen Gradabstufungen. Sie hat unter den Verwandten der Imbezillen häufig ebenfalls schwere Schwachsinnsformen gefunden. Umgekehrt sind in den Familien der leicht Schwachsinnigen gerade auch die leicht schwachsinnigen Sekundärfälle recht häufig. KREYENBERG nimmt als sicher an, daß es eine große Zahl genotypisch verschiedener Schwachsinnsformen geben muß. LUXENBURGER hält die Existenz verschiedener Genotypen, die sich auf die verschiedenartigste Weise vererben können, für erwiesen. Auch STUMPFL glaubt, daß der Nachweis einer getrennten Vererbung nicht nur von verschiedenen Schwachsinnsgraden, sondern auch von besonderen Intelligenztypen bereits eindeutig erbracht sei. Verglichen mit dem Schwachsinnigenmaterial verschiedener anderer Autoren, handelt es sich bei der von STUMPFL untersuchten Verwandtschaft schwachsinniger Rechtsbrecher doch um eine recht kleine Zahl von Familien. Die Schlußfolgerungen, die STUMPFL auf Grund dieser wenigen Familien von oligophrenen Kriminellen über die Vererbung des Schwachsinns macht, können deshalb noch nicht als eindeutig bewiesen gelten. STUMPFLs charakterologische Auffassung vom Wesen des Schwachsinns wird übrigens durch die empirischen Untersuchungen RIEDELs ganz deutlich widerlegt. Die Tatsache, daß unter den Nachkommen von schweren Psychopathen Schwachsinnige kaum häufiger beobachtet werden als in der Durchschnittsbevölkerung, macht die theoretische Annahme eines erbbiologischen Zusammenhanges zwischen Intelligenz- und Charakterdefekten ganz unmöglich.

Von psychologisch eingestellten Autoren wird betont, daß die Intelligenz und dementsprechend auch ihr Gegenpol, der Schwachsinn, nichts Einheitliches sein könne. Je nachdem mehr das Konzentrationsvermögen, die Merkfähigkeit oder das Gedächtnis gestört sind, soll es sich um ganz verschiedene psychologische Typen von Schwachsinnigen handeln, denen wiederum ganz verschiedene Erbanlagen entsprechen müssen. SCHULZ hat derartigen psychologischen Auflösungsbestrebungen gegenüber in letzter Zeit mehrfach auseinandergesetzt, daß es biologische und nicht psychologische Einheiten sind, welche die Erbforschung in jedem Falle suchen muß. Es ist keineswegs als sicher zu betrachten, daß den psychologischen Einheiten stets auch solche erbbiologischer Natur entsprechen müssen. Wenn beim Schwachsinn die eine oder andere psychologische Teilfunktion äußerlich besonders betroffen erscheint, so kann der Schwachsinn erbbiologisch dennoch eine Einheit sein. Psychologisch verschiedene Phänotypen können durchaus auf ein und derselben Erbanlage beruhen. Über die erbbiologische Zusammengehörigkeit psychologischer Eigenschaften können, wie auch SCHULZ betont, nur empirische, erbbiologische Untersuchungen entscheiden. Bevor nicht durch derartige empirische Erblichkeitsuntersuchungen an einem unausgelesenen Schwachsinnigenmaterial der Nachweis von tatsächlich vorhandenen, erbbedingten psychologischen Verschiedenheiten erbracht ist, besteht kein Grund, die Einheitlichkeit des endogenen Schwachsinns aus psychologischen Gründen abzulehnen.

LUXENBURGER vergleicht die von den verschiedenen Autoren in verschiedenen Verwandtschaftsgraden gefundenen Schwachsinnshäufigkeiten. Er kommt dabei zu dem Ergebnis, daß das Oligophrenenmaterial der verschiedenen Untersucher erbbiologisch nicht einheitlich sein könne. In *Tabelle 7* sind die für die Geschwister geltenden Schwachsinnshäufigkeiten zusammengestellt. Die Tabelle zeigt, daß die von LOKAY, BRUGGER, WILDENSKOV, KREYENBERG und FREDE gefundenen Schwachsinnswerte trotz der zahlreichen technischen Schwierigkeiten jeder Oligophrenenuntersuchung recht gut miteinander übereinstimmen. Es liegt also zum mindesten für dieses Schwachsinnigenmaterial, das zusammen aus 2380 das Kleinkindesalter überlebenden Geschwistern besteht, kein Grund vor, die genotypische Einheitlichkeit abzulehnen. Ob das Material von PLEGER, welches in allen 3 untersuchten Gruppen zusammen nur aus 70 über 10 Jahre alten Geschwistern besteht, genügt, um die Annahme einer besonderen dominanten Schwachsinnsform zu rechtfertigen, erscheint in Anbetracht der übereinstimmenden Ergebnisse der anderen Untersucher doch sehr fraglich. Es kommt noch dazu, daß PLEGER bei der Berechnung seiner Häufigkeitswerte auch die ganz jugendlichen, zum Teil sogar noch die kleinverstorbenen Geschwister mitberücksichtigt hat. Dadurch müssen seine Ziffern, wie früher am Beispiel der HECKERschen Ziffern gezeigt wurde, notwendigerweise anders ausfallen als bei den übrigen Untersuchern. Die Ergebnisse von HECKER ermöglichen weder unter der Annahme eines dominanten noch unter der Annahme eines recessiven Erbganges eine befriedigende Deutung.

Tabelle 15. Geschwister verschiedener Schwachsinnsgrade.

Autor	Debile Probanden: Schwachsinnshäufigkeit in % aller Geschwister		Imbezille Probanden: Schwachsinnshäufigkeit in % aller Geschwister	
	Debilität	Imbezillität	Debilität	Imbezillität
LOKAY	—	—	10,4	7,3
WILDENSKOV .	28,0	21,5	17,5	7,5
JUDA	16,1	4,4	16,9	10,9
BRUGGER 1936	22,4	11,2	16,1	14,1
FREDE	25,9	5,8	31,2	41,9

Um die Frage zu entscheiden, ob die quantitativ verschiedenen Schwachsinnsgrade erbbiologisch zusammengehören, hat BRUGGER sein früheres Schwachsinnigenmaterial um 100 Familien von erblich schwachsinnigen Hilfsschülern erweitert. In diesen 100 Familien ist der Grad des Schwachsinns bei allen oligophrenen Geschwistern nach BINET-SIMON objektiv genau bestimmt worden. Unter 223 Geschwistern von debilen Probanden wurden im ganzen 22,4% Debile und 11,2% Imbezille festgestellt. Es sind also auch unter den Geschwistern der Debilen die schweren Schwachsinnsformen mit 11% sehr stark vertreten. Von 559 Geschwistern von Imbezillen waren 16,1% debil und 14,1% imbezill. Dabei zeigt sich in denjenigen Familien, in welchen der Schwachsinnsgrad nach BINET-SIMON gemessen wurde, noch ein viel stärkeres Hervortreten der leichten Schwachsinnsformen auch unter den Geschwistern der schweren Formen. *Tabelle 15* zeigt, daß auch die anderen Autoren überein-

Tabelle 16. Eltern verschiedener Schwachsinnsgrade.

Autor	Debile Probanden: Zahl aller Eltern	Davon debil %	Davon imbezill %	Imbezille Probanden: Zahl aller Eltern	Davon debil %	Davon imbezill %
LOKAY	—	—	—	110	10,0	2,7
BRUGGER . . .	(26)	(19%)	(8%)	256	16,4	9,0
JUDA	108	6,5	—	74	13,5	2,7
WILDENSKOV .	86	39,5	25,6	97	11,3	1,0
FREDE	148	23,7	—	139	40,2	6,4

stimmend sowohl unter den Geschwistern der Debilen viele Imbezille als auch unter den Geschwistern der Imbezillen viele Debile und Schwachbegabte beobachten konnten. Es sind in dieser wie auch in den folgenden Tabellen die Schwachbegabten und die Debilen zu einer leichten Schwachsinnsgruppe zusammengefaßt, die groß genug ist, um der Gruppe der schwereren Formen (Imbezille und leichte Idioten) gegenübergestellt zu werden. Aus *Tabelle 16* ist deutlich zu ersehen, daß die Leichtschwachsinnigen unter den Eltern aller Schwachsinnsgrade bei weitem überwiegen. So fand LOKAY unter den Eltern der Imbezillen nur 2,7% Imbezille gegenüber 10% Debilen. Selbst JUDA, die eine teilweise getrennte Vererbung der einzelnen Schwachsinnsgrade für wahrscheinlich hält, findet unter den Eltern der Imbezillen 5mal mehr debile als imbezille Individuen. Auch unter den Kindern und unter den Neffen und Nichten der Schwerschwachsinnigen sind die leichten Schwachsinnsformen im ganzen doch stets häufiger als die schweren. Die einzelnen Zahlen sind aus *Tabelle 17* zu ersehen.

Tabelle 17. Kinder, Neffen und Nichten verschiedener Schwachsinnsgrade.

Proband bzw. Probandengeschwister	Kinder		Neffen und Nichten	
	Häufigkeit der Debilen in %	Häufigkeit der Imbezillen in %	Häufigkeit der Debilen in %	Häufigkeit der Imbezillen in %
Debil	24,1	2,7	14,5	—
Imbezill . . .	18,2	11,7	26% (Bezugsziffer 19)	5% (Bezugsziffer 19)

BRUGGER hat die Ergebnisse der verschiedenen Untersucher zusammengefaßt und für die Erbbelastung der leichten und schweren Schwachsinnsformen folgende Ziffern erhalten:

von 924 Geschwistern	von	Leichtschwachsinnigen	sind	23,8% leichtschwachsinnig, 10,5% schwerschwachsinnig,
„ 1314 „	„	Schwerschwachsinnigen	„	18,5% leichtschwachsinnig, 17,5% schwerschwachsinnig;
„ 342 Eltern	„	Leichtschwachsinnigen	„	22,2% leichtschwachsinnig, 6,4% schwerschwachsinnig;
„ 676 „	„	Schwerschwachsinnigen	„	19,2% leichtschwachsinnig, 5,6% schwerschwachsinnig.

Diese Gegenüberstellung zeigt deutlich, daß die Imbezillen im allgemeinen gleich häufig von leicht- oder schwerschwachsinnigen Eltern abstammen wie die Debilen.

Die übereinstimmenden Befunde bei Geschwistern, Eltern, Kindern, Neffen und Nichten lehren, daß auch in den Familien der Imbezillen die leichten Schwachsinnsfälle stets häufiger angetroffen werden als die schweren Formen. Die intrafamiliäre Variabilität ist nach den Ergebnissen aller Autoren in den Familien der Schwachsinnigen außerordentlich groß.

Eine familienweise getrennte Vererbung von leichten und schweren Schwachsinnsformen bildet, wie aus den Tabellen 15—17 deutlich hervorgeht, nicht die Regel. Es gelingt auch für gewöhnlich nicht, in einzelnen Familien stets wiederkehrende, quantitativ einheitliche Schwachsinnstypen abzugrenzen. JUDA vertritt allerdings eine entgegengesetzte Anschauung. Auch STUMPFL glaubt, daß die verschiedenen Intelligenzgrade sich getrennt vererben. Es soll nach STUMPFL namentlich gegen die einheitliche Vererbung des Schwachsinns sprechen, daß unter den Verwandten von leichtgradig Schwachsinnigen die leichten Schwachsinnsfälle stets häufiger gefunden werden. Demgegenüber hat erst neuerdings wiederum FREDE die auch von allen anderen Autoren beobachtete *Tatsache* hervorgehoben, daß alle Schwachsinnsgrade in der Verwandtschaft aller Oligophrenen vorkommen. STUMPFL glaubt ferner, daß der Schwachsinn, sofern es sich dabei um ein einheitliches Erbmerkmal handelt, in den hochbegabten Familien ebenso häufig sein müßte wie in den schlechtbegabten. Schulz hat indessen schon darauf hingewiesen, daß Schwachsinn und hohe Begabung aus einem rein äußerlichen Grund, infolge der verschiedenen Gattenwahl, nur äußerst selten in der gleichen Familie zusammen vorkommen werden. Daß gerade die Leichtschwachsinnigen sowohl unter den Verwandten von Leichtschwachsinnigen als auch unter den Angehörigen von schweren Schwachsinnsformen stets am häufigsten beobachtet werden, kann auch auf Unterschiede in der Expressivität des Merkmals zurückzuführen sein. Die größere Häufigkeit der Leichtschwachsinnigen in allen Oligophrenenfamilien läßt schließlich auch daran denken, daß die leichten Schwachsinnsformen vielleicht die heterozygoten Anlageträger darstellen. Die Abb. 2 und 3 veranschaulichen die Tatsache, daß in der Mehrzahl der Geschwisterreihen leichte und schwere Schwachsinnsformen in bunter Reihenfolge nebeneinander auftreten können. In der einen Familie (Abb. 2) beträgt der Intelligenzquotient der Schwester nur 0,36, während der Bruder immerhin einen Quotienten von 0,72 aufweist. Auch nacheinander in der Generationsfolge können sich Debilität und Imbezillität gegenseitig vertreten. Abb. 3 gibt dafür ein Beispiel. Der Schwachsinnsgrad ist bei 2 von den 3 Personen auch durch Anstaltsbeobachtungen gesichert.

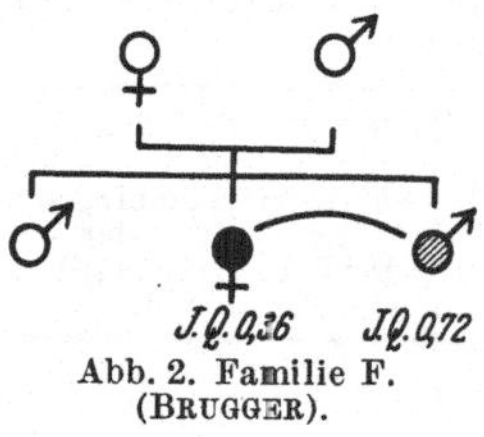

Abb. 2. Familie F. (Brugger).

Zur Annahme eines dominanten Erbganges bei der Debilität steht in Widerspruch, daß die leichten Schwachsinnsformen im Durchschnitt ebenso häufig von normalbegabten Eltern stammen wie die Imbezillen. So sind z. B. von den 148 Eltern der Debilen bei Frede nur 23,7% schwachsinnig im Gegensatz zu 46,6% Oligophrenen unter den 139 Eltern von Imbezillen. Auch wenn beide Eltern sicher normalbegabt sind, findet man unter den Geschwistern trotzdem mehr Debile als Imbezille. Daß infolge von Auslesevorgängen mannigfacher Art eine direkte Übertragung des Schwachsinns durch mehrere Generationen hindurch vorkommen kann, die eine dominante Vererbung vortäuscht, ist ohne weiteres klar.

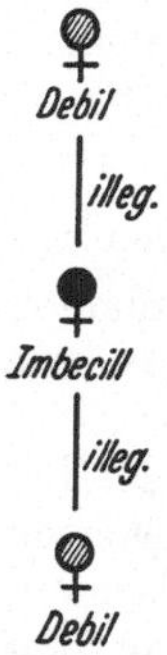

Debil
illeg.
Imbecill
illeg.
Debil

Abb. 3. Stammbaum H. (Brugger).

Von allen Schwachsinnsgraden nehmen nur die schwersten, weder bildungs- noch erziehungsfähigen Idioten eine Ausnahmestellung ein. Diese schwersten Oligophrenieformen werden unter den Geschwistern der Debilen und Imbezillen sehr viel seltener angetroffen als die übrigen Formen. Unter 324 über 5 Jahre alten Geschwistern von imbezillen Probanden beträgt der Prozentsatz der tiefstehenden Idioten nach Brugger nur 0,6%. Ferner konnte Brugger in den wenigen Fällen, in denen Leichtschwachsinnige ein erziehungs- und bildungsunfähiges Geschwister hatten, stets eine schwere exogene Schädigung bei diesen idiotischen Probandengeschwistern einwandfrei nachweisen. Ob die exogene Schädigung in diesen Fällen allein für die Entstehung des hochgradigen Schwachsinns verantwortlich ist, ob sie nur zufällig einen endogen bedingten Schwachsinn graduell verschlimmert oder ob sie überhaupt nur auslösend auf eine präformierte Erbanlage wirken kann, läßt sich gegenwärtig noch nicht sicher entscheiden.

Multiple Allelie kann auf dem Gebiet des Schwachsinns infolge der großen intrafamiliären Variabilität und wegen des Fehlens von bestimmten einheitlichen Familientypen weitgehend ausgeschlossen werden. Die Unterschiede im Ausprägungsgrad der Schwachsinnsanlage lassen sich vielleicht auf Schwankungen in der Expressivität zurückführen. Daß das genotypische Milieu einen Einfluß auf die Schwachsinnsanlagen ausüben kann, geht daraus hervor, daß die Manifestationswahrscheinlichkeit nicht in allen Familien gleich hoch zu sein scheint.

8. Die Fruchtbarkeit in den Familien der Erbschwachsinnigen.

a) Die Nachkommenzahl der schwachsinnigen Probanden.

JUDA hat 1934 zum erstenmal genaue erbprognostische Untersuchungen an Kindern von Schwachsinnigen veröffentlicht und dabei neben der psychiatrischen Qualität der Nachkommen auch die zahlenmäßige Fruchtbarkeit der Schwachsinnigen erörtert. Sie hat bei den von ihr untersuchten fruchtbaren schwachsinnigen Repetenten eine Kinderzahl von 3,91 gefunden, wenn man die legitime und die illegitime Fruchtbarkeit zusammen betrachtet. Für die zum Vergleich herangezogenen Normalschüler ergibt sich eine Kinderzahl von 3,01. Wenn nur die eheliche Fruchtbarkeit in beiden Gruppen berücksichtigt wird, dann sinkt die Nachkommenzahl bei den schwachsinnigen Repetenten auf 3,32, bei den Normalen auf 2,89. Wird die illegitime Fruchtbarkeit der weiblichen Probanden allein ausgezählt, dann ergibt sich eine Nachkommenzahl von 1,29 pro fruchtbare Repetentin und von 0,28 pro fruchtbare Normalschülerin. Die Zeugungsreihen sind in dem Material von JUDA sowohl bei den Repetenten als auch bei den Normalschülern als abgeschlossen zu betrachten.

Von den Kindern der schwachsinnigen Repetenten starben im Alter unter 5 Jahren 34,51%; bei den Nachkommen der Normalen betrug die Kindersterblichkeit nur 23,2%. JUDA versteht unter Bruttofruchtbarkeit die Zahl der Kinder einschließlich Kleinverstorbener, unter Nettofruchtbarkeit die Zahl derjenigen Kinder, welche das 5. Altersjahr überschritten haben. Diese Nettofruchtbarkeit beträgt bei den fruchtbaren schwachsinnigen Repetenten infolge der größeren Kindersterblichkeit nur noch 2,49 gegenüber 2,26 bei den fruchtbaren Normalen. Nach Abzug der Kleinverstorbenen ist der Unterschied in der Kinderzahl bei schwachsinnigen Repetenten und Normalbegabten erheblich kleiner geworden; es ist somit mit einer gewissen natürlichen Letalauslese bei den Kindern von Schwachsinnigen zu rechnen. JUDA hat ferner noch die Fruchtbarkeit der schwachsinnigen Frauen und Männer getrennt berechnet. Trotzdem die illegitime Fruchtbarkeit bei den Repetentinnen recht hoch ist, ist die Gesamtzahl der Nachkommen der weiblichen Schwachsinnigen auffallenderweise beträchtlich geringer als die Nachkommenzahl der männlichen Schwachsinnigen. Es beträgt die Nettofruchtbarkeit von 41 fruchtbaren Repetentinnen 1,93 Kinder, diejenige von 56 männlichen Repetenten dagegen 2,93. Die Nettofruchtbarkeit der Repetentenkinder, die jedoch noch nicht abgeschlossen ist, beträgt nach den Untersuchungen von JUDA 1,58.

FREDE hat im Gegensatz zu JUDA bei den schwachsinnigen Frauen in allen Gruppen eine viel größere Fruchtbarkeit festgestellt als bei den männlichen Oligophrenen. Insgesamt findet sie unter Einbeziehung auch der biologisch noch nicht vollendeten Ehen bei den Schwachsinnigen eine Durchschnittskinderzahl von 2,3. Die Zahl der unfruchtbaren Ehen ist bei den schwachsinnigen Probanden größer als in der Durchschnittsbevölkerung. Der durch diese unfruchtbaren Ehen hervorgerufene Geburtenausfall wird aber nach FREDE wieder ausgeglichen durch eine überdurchschnittliche Kinderzahl in den fruchtbaren Ehen. Die durchschnittliche eheliche Fruchtbarkeit der Schwachsinnsprobanden ist deshalb nach FREDE ungefähr gleich groß wie diejenige der Gesamtbevölkerung.

b) Die Nachkommenzahl der Geschwister von Schwachsinnigen.

Anschließend an ihre Untersuchungen über die Kinderzahl der Schwachsinnsprobanden hat JUDA auch Untersuchungen über die Fruchtbarkeit der Geschwister der Schwachsinnigen angestellt. Die Ergebnisse sind in *Tabelle 18* zusammengestellt und mit den bei Normalschülern gefundenen Werten verglichen. Es haben 193 fruchtbare Repetentengeschwister im ganzen 579 Nachkommen, von denen 433 über 5 Jahre alt sind. Es ergibt sich somit eine Bruttofruchtbarkeit von 3,00 und eine Nettofruchtbarkeit von 2,25. Bei 165 fruchtbaren Geschwistern

Tabelle 18. Fruchtbarkeit in den Familien von Schwachsinnigen und von Normalbegabten (Juda).

Probanden	Zahl der das 5. Altersjahr überlebenden Kinder von			
	Probanden	fruchtbaren Geschwistern	Neffen und Nichten	Probandenkindern
Schwachsinnige Repetenten	2,47	2,25	0,39	0,66
Normalbegabte	2,25	2,49	0,34	0,64

von Normalbegabten wurde eine Nettofruchtbarkeit von 2,49 gefunden. Wenn die fruchtbaren Geschwister von Schwachsinnigen nach ihrer geistigen Beschaffenheit in verschiedene Gruppen eingeteilt werden, dann zeigt sich, daß diejenigen Geschwister, die selbst imbezill oder debil sind, die kleinste Nachkommenzahl haben. Die schwachbegabten und die normalen Geschwister von Schwachsinnigen weisen eine etwas größere Kinderzahl auf, die aber nach den Ergebnissen von Juda auch noch hinter der Nachkommenzahl der Geschwister von Normalprobanden zurückbleibt. Die Gefahr eines rascheren Aussterbens der normalen Familie scheint deshalb nach den Ergebnissen von Juda nicht zu bestehen.

Dieser Befund steht im Gegensatz zu allen bisherigen Untersuchungen, die sich mit der

c) Kinderzahl der Eltern von Schwachsinnigen

befaßt haben und die eine weit über dem Durchschnitt stehende Nachkommenzahl bei den heterozygoten Trägern von Schwachsinnsanlagen vermuten ließen, auch wenn die Kinderzahlen vorschriftsmäßig nach der von Weinberg angegebenen Methode reduziert wurden. Daß die Schwachsinnigen selbst Fruchtbarkeitsziffern aufweisen, die nur wenig über den Zahlen der gleichaltrigen Normalschüler liegen, läßt sich mit den Ergebnissen der bisherigen Untersuchungen über die Kinderzahl der Eltern von Erbschwachsinnigen ohne weiteres vereinbaren. Diese Untersuchungen haben sich ja nicht direkt mit der Kinderzahl von schwachsinnigen Personen befaßt, obschon immerhin etwa $^1/_3$ der untersuchten Eltern selbst auch schwachsinnig sein muß. Zur Hauptsache handelt es sich aber bei den auf ihre Kinderzahl geprüften Eltern um Heterozygote, deren Nachkommenzahl mit der Kinderzahl der ebenfalls wenigstens teilweise heterozygoten Geschwister von Schwachsinnigen mehr oder weniger übereinstimmen sollte. Diese Unterschiede lassen sich vielleicht zum Teil durch die Besonderheit des Judaschen Schwachsinnigenmaterials erklären, das aus mehrmaligen Repetenten der Normalschule besteht und vielleicht doch einige Grenzfälle zur landläufigen Dummheit enthält (Rentamtssekretär, Magistratskanzleiassistent). Zum Teil spielt wohl auch der Fehler der kleinen Zahl eine Rolle. So bezieht sich z. B. die von Juda angegebene Fruchtbarkeitsziffer für selbst wiederum schwachsinnige Geschwister von Schwachsinnigen nur auf 46 Personen mit im ganzen 129 Nachkommen. Die Zahl der imbezillen Repetentengeschwister, deren Fruchtbarkeitsziffer berechnet wurde, beträgt sogar nur 11, diejenige der debilen Repetentengeschwister nur 8. Es können somit aus diesen doch recht kleinen Zahlen keine beweisenden Schlüsse gezogen werden. Daß die soziale und berufliche Verschiedenheit zwischen dem von Juda untersuchten Schwachsinnigenmaterial und dem größtenteils aus erbschwachsinnigen Hilfsschülern bestehenden Material der übrigen Untersucher nicht für die verschiedene Nachkommenzahl verantwortlich sein kann, geht aus den Erhebungen Bruggers hervor. Brugger konnte zeigen, daß auch bei einer gesonderten Betrachtung der einzelnen sozialen Schichten die Eltern der Erbschwachsinnigen in allen sozialen und beruflichen Gruppen stets eine größere Kinderzahl aufweisen als die Eltern von Normalbegabten des gleichen Zeitabschnittes.

Die verschiedenen Untersuchungen, die über die Kinderzahl der Eltern von Schwachsinnigen durchgeführt wurden, erstrecken sich schon auf ein recht trächtliches Zahlenmaterial. 1926 haben FÜRST und LENZ an 809 Familien von Münchner Fortbildungsschülern gezeigt, daß die Eltern der am schlechtesten begabten Schüler eine mehr als doppelt so große Kinderzahl aufweisen als die Eltern der gut begabten Kinder.

In ihrer Arbeit findet sich auch eine ausführliche Beschreibung der WEINBERGschen Reduktionsmethode, die stets angewendet werden muß, wenn aus der Größe der Geschwisterreihe bestimmter Probanden auf die Fruchtbarkeit der Eltern der Probanden geschlossen werden soll.

Im gleichen Jahr hat PROKEIN für die Eltern von 650 Münchner Hilfsschülern eine mit der WEINBERGschen Methode reduzierte Kinderzahl von 3,40 pro fruchtbare Ehe und von 2,89 pro Ehe überhaupt gefunden. Die entsprechende Kinderzahl unter der Gesamtbevölkerung lautet 1,58 pro Ehe. Die Eltern der schwachsinnigen Hilfsschüler haben also eine beträchtlich größere Nachkommenzahl als die Eltern von Normalschülern. MEIXNER hat 1937 die höhere Kinderzahl der Eltern von Münchner Hilfsschülern gegenüber der Münchner Gesamtbevölkerung wiederum bestätigen können. Er hat 685 Familien von Hilfsschülern erfaßt und bei den Eltern der Hilfsschüler eine Kinderzahl von 2,68 pro fruchtbare Ehe oder von 2,36 pro Ehe überhaupt gefunden. Für die gesamte Münchner Bevölkerung beträgt im gleichen Zeitabschnitt die Kinderzahl je Ehe dagegen nur 1,23. Die Kinderzahl der Eltern von Hilfsschülern ist also fast doppelt so hoch wie die durchschnittliche Kinderzahl. Ähnliche Beobachtungen haben LOTZE in Stuttgart und FRISCHEISEN-KÖHLER in Berlin gemacht.

Tabelle 19. Kinderzahl der Eltern von Normalbegabten und von Erbschwachsinnigen.

Geburtsjahr des ersten Kindes der Ehe	Durchschnittliche (reduzierte) Kinderzahl pro Ehe bei Eltern von			
	Gymnasiasten	Volksschülern	normalbegabten Schülern zusammen	erblich schwachsinnigen Hilfsschülern
vor 1911 . . .	3,2	3,4	3,3	5,7
von 1911—1920	2,1	2,2	2,2	3,2
von 1921—1925	1,7	1,7	1,7	2,3

FRISCHEISEN-KÖHLER hat die Kinderzahl in 461 Familien von Berliner Hilfsschülern untersucht. Sie hat für die zwischen 1895 und 1910 geschlossenen Ehen der Eltern von Hilfsschülern noch eine Kinderzahl von 6,64 Kindern pro Ehe gefunden. Bei den zwischen 1911—1918 geschlossenen Ehen ist die Nachkommenzahl auf 3,98 pro Ehe gesunken. Es hat also auch in den Familien der Hilfsschüler eine Geburtenabnahme stattgefunden, die jedoch den Geburtenrückgang in der übrigen Bevölkerung bei weitem nicht erreicht. SCHMIDT-KEHL hat auch für ländliche Gegenden nachgewiesen, daß die Familien mit den am schwächsten begabten Nachkommen gerade die kinderreichsten sind. SCHULTZE-NAUMBURG hat bei den Eltern aller Hilfsschüler der Provinz Pommern ebenfalls eine recht hohe Kinderzahl festgestellt. Die (nicht reduzierten) Nachkommenzahlen lauten 5,6 Kinder pro Familie oder 7,0 Kinder, wenn nur die biologisch vollendeten Ehen gezählt werden. SALLER hat ebenfalls festgestellt, daß die Eltern der Hilfsschulkinder stets eine recht große Kinderzahl besitzen und daß sich auch innerhalb der gleichen sozialen Schicht eine Abhängigkeit von Schulleistung und Kinderzahl nachweisen läßt. Diese Zusammenhänge zwischen schlechter Schulleistung der Kinder und Fortpflanzungsziffer der Eltern haben natürlich nur eine Bedeutung, wenn die Unterschiede in der Schulleistung der Kinder auf erblichen Begabungsunterschieden beruhen und nicht etwa die Folge von verschiedenartigen sozialen Umweltseinflüssen sind. Daß die Geschwisterzahl als solche für die Schulleistung nicht von Einfluß ist und daß die Schulleistung in hohem Maße erbbedingt ist, geht jedoch aus den Untersuchungen von FÜRST und LENZ und von HELL eindeutig hervor.

BRUGGER hat gezeigt, daß die größere Kinderzahl der Eltern von Erbschwachsinnigen auch in Basel nachweisbar ist. Er hat die Familien von 611 Gymnasiasten, 785 Volksschülern und von 429 erblich schwachsinnigen Hilfsschülern genealogisch untersucht. Er konnte zeigen, daß trotz der in den Familien der Erbschwachsinnigen vorhandenen größeren Kindersterblichkeit die Zahl der überlebenden Kinder doch noch wesentlich größer ist als in den normal begabten Familien. Aus Tabelle 19 ist zu entnehmen, daß die Kinderzahl der Eltern von Erbschwachsinnigen in den letzten Jahren zwar auch abgenommen hat, aber doch auch heute noch die Kinderzahl der Eltern von Normalbegabten übertrifft. Daß nicht die Zugehörigkeit zu einer bestimmten sozialen Schicht, sondern die erblichen Begabungsunterschiede für die verschiedene Nachkommenzahl verantwortlich sind, geht aus Tabelle 20 hervor. Die Kinderzahlen der Eltern von Normalbegabten stimmen, wenigstens bei den zuletzt geschlossenen Ehen, in allen verschiedenen Berufsschichten untereinander fast vollständig überein. Sie sind in jeder einzelnen Berufsschicht bedeutend kleiner als die bei den Eltern von Schwachsinnigen in der gleichen Berufsschicht festgestellte Nachkommenzahl.

Auf Grund der übereinstimmenden Ergebnisse der Untersuchungen, die von zahlreichen verschiedenen Autoren an einem außerordentlich großen Familienmaterial bisher schon gewonnen wurden, kann nicht daran gezweifelt werden, daß die Eltern der Erbschwachsinnigen auch heute noch eine größere Fruchtbarkeit besitzen als die Eltern der Normalbegabten. Diese überdurchschnittliche Fortpflanzung der heterozygoten Eltern von Schwachsinnigen ist für die weitere Verbreitung der Schwachsinnsanlagen sicher ebenso wichtig wie die Fruchtbarkeit der Schwachsinnigen selbst, da besonders von den schweren Schwachsinnsfällen viele unverehelicht bleiben und da nach den Befunden von JUDA die Fruchtbarkeit der Oligophrenen selbst die Fruchtbarkeit der Normalbegabten nicht wesentlich übersteigt. Das Ergebnis der Untersuchungen, die sich mit der Kinderzahl der Eltern von Erbschwachsinnigen befassen, hat deshalb eine große praktische, rassenhygienische Bedeutung.

Tabelle 20. Kinderzahl der Eltern von Normalbegabten und von Schwachsinnigen in verschiedenen sozialen Schichten.

	Ehen, deren 1. Kind vor 1911 geboren ist		Ehen, deren 1. Kind zwischen 1911—1920 geboren ist	
	Kinderzahl der Eltern von		Kinderzahl der Eltern von	
	normalbegabten Schülern	erbschwachsinnigen Hilfsschülern	normalbegabten Schülern	erbschwachsinnigen Hilfsschülern
Berufsgruppe 1	2,9	—	2,2	—
„ 2	3,4	4,8	2,2	3,1
„ 3	3,2	4,9	2,2	3,1
„ 4	4,1	6,5	2,3	3,4

9. Rassenhygienisch wichtige Probleme der Erbforschung beim Schwachsinn.

Unter allen Erbkrankheiten hat der Schwachsinn wegen seiner relativ großen Häufigkeit für die praktische Rassenhygiene die größte Bedeutung. Die Häufigkeit des Schwachsinns aller Grade beträgt nach SCHADE unter 2935 beobachteten über 10 Jahre alten Personen einer geschlossenen bäuerlichen Bevölkerung 3,5%. BRUGGER hat in einem oberbayerischen Zählbezirk unter 2887 über 5 Jahre alten Individuen eine Schwachsinnigenziffer von 2,8% gefunden.

Da die praktische Rassenhygiene nicht in den Rahmen dieses Handbuches gehört, werden im folgenden nur einzelne, rassenhygienisch wichtige Fragestellungen aufgezählt, deren Lösung durch die wissenschaftliche Vererbungsforschung besonders dringlich erscheint.

Das wichtigste Problem ist die Erkennung der heterozygoten Schwachsinnsanlageträger. Nach den Befunden von JUDA und BRUGGER ist einwandfrei erwiesen, daß auch vollkommen unauffällige Geschwister von Schwachsinnigen überdurchschnittlich viele oligophrene Kinder bekommen. Es ist nun eine der wichtigsten Aufgaben der Erbforschung, auch beim Schwachsinn eine differenziertere Erbprognose zu versuchen, wie sie z. B. für die Familien der

Schizophrenen in letzter Zeit ermöglicht worden ist. Die Erkennung der heterozygoten Schwachsinnsanlageträger ist namentlich auch im Hinblick auf die von zahlreichen Autoren nachgewiesene größere Kinderzahl der heterozygoten Eltern von Schwachsinnigen von Wichtigkeit.

Es muß deshalb bei späteren genealogischen Erhebungen und namentlich auch bei Zwillingsforschungen das größte Gewicht darauf gelegt werden, wenn immer möglich einen besonderen Typus von „normalbegabten" Verwandten von Schwachsinnigen zu charakterisieren, deren Nachkommen in besonders hohem Maße gefährdet erscheinen.

Auch die für die praktische Rassenhygiene außerordentlich wichtige Frage der erbbiologischen Zugehörigkeit der schwachen Begabung muß noch an weiterem Material geklärt werden. Nach den Befunden von JUDA ist vorläufig anzunehmen, daß die Schwachbegabten in Schwachsinnsfamilien und in normalen Familien teilweise voneinander verschieden sind. Die Schwachbegabten, die in normalen Familien beobachtet werden und die vermutlich keine erblichen Beziehungen zum Schwachsinn haben, lassen sich auch äußerlich durch das Fehlen von charakterologischen Auffälligkeiten wenigstens teilweise von denjenigen Schwachbegabten abgrenzen, die zum erblichen Schwachsinn gehören. Vielleicht besteht auch zwischen dem Problem der Erkennung der Heterozygoten und der Frage nach der genotypischen Bedeutung der Schwachbegabten ein innerer Zusammenhang. Es ist zum mindesten nicht von vornherein ausgeschlossen, daß sich gerade unter den Schwachbegabten wie im schizophrenen Erbkreis unter den Schizoiden viele heterozygote Individuen finden. Es muß auch diese Frage, ob nicht am Ende viele Schwachbegabte die heterozygoten Schwachsinnsanlagenträger darstellen, durch weitere Untersuchungen geprüft werden.

Schließlich ist für die praktische Rassenhygiene auch das ebenfalls noch nicht gelöste Problem der Kombination von exogenen und endogenen Ursachen wichtig. Einzelne Autoren sind bekanntlich der Ansicht, daß auch bei den Schwachsinnigen mit nachweisbaren exogenen Schädigungen in den allermeisten Fällen doch eine endogene Schwachsinnsanlage vorhanden sein muß. Auch diese für die praktische Rassenhygiene sehr bedeutungsvolle Frage der exogen provozierten endogenen Oligophrenie kann erst durch weitere Erblichkeitsuntersuchungen näher geklärt werden.

II. Klinische Sonderformen.

Im Gegensatz zu den im vorhergehenden Abschnitt erwähnten Schwachsinnsfällen, welche außer dem geistigen Defekt nur ganz vereinzelte Krankheitszeichen körperlicher Natur aufgewiesen haben, unterscheiden sich alle nunmehr noch zu besprechenden Schwachsinnsgruppen schon äußerlich durch zahlreiche abnorme Körpersymptome von den gewöhnlichen Schwachsinnsformen. Die tuberöse Sklerose und die familiäre amaurotische Idiotie nehmen, abgesehen von dem charakteristischen klinischen Bild, auch auf Grund des progredienten Verlaufes eine besondere Stellung ein. Die Krampfanfälle, die bei beiden Krankheiten häufig auftreten, passen ebenfalls nicht zum Bild des gewöhnlichen, unkomplizierten Schwachsinns. Diese beiden zu fortschreitender Verblödung führenden Leiden gehören eigentlich gar nicht zum Schwachsinn nach der am Anfang gegebenen Begriffsbestimmung. Beide Krankheiten sind nach dem sonst üblichen Sprachgebrauch viel besser als Demenz denn als Schwachsinn zu bezeichnen; die von LENZ vorgeschlagene Bezeichnung „Dementia amauroticans" hat sich jedoch nicht einbürgern können. Da die tuberöse Sklerose und die amaurotische Idiotie auch weiterhin gewöhnlich zu den Schwachsinnsformen gerechnet werden, muß die Vererbung der beiden Krankheiten in diesem Zusammenhang wenigstens kurz erörtert werden.

1. Tuberöse Sklerose.

Während früher keimschädigende Einflüsse, Epilepsie und Tuberkulose als Ursache beschuldigt wurden, hat Kufs schon 1913 auf Grund einer Beobachtung die Kirpicznik mitgeteilt hatte, die direkte Vererbung der tuberösen Sklerose vermutet. Kufs wies schon damals auf die in lokalisatorischer und gradueller Beziehung verschiedene Manifestierungsmöglichkeit der Erbanlage hin. Seine Vermutung wurde bestätigt, als Berg den Fall von Kirpicznik um eine Generation weiter verfolgen konnte.

Berg berichtet über ein mit 8 Jahren gestorbenes idiotisches Mädchen, das seit dem 4. Monat an Krämpfen litt und außer Adenoma sebaceum die typischen Hirn- und Nierenveränderungen der tuberösen Sklerose aufwies. Der Vater des Mädchens hatte verschiedene für tuberöse Sklerose typische Hautanomalien. Er litt seit der Militärzeit an Krämpfen. Mit 28 Jahren ist er an Urämie gestorben. Die Sektion ergab einen Nierenmischtumor, sklerotische Veränderungen der Großhirnrinde und charakteristische Ventrikeltumoren. Der Großvater des Mädchens ist ebenfalls an Nierentumor gestorben. Die krankhafte Erbanlage ist in der beschriebenen Familie durch 3 Generationen hindurch nachweisbar. Schuster erwähnt einen Mann mit Adenoma sebaceum, dessen 6jährige Tochter idiotisch und epileptisch ist. In andern Fällen konnte er die charakteristischen Hautveränderungen bis in die 3. Generation zurück nachweisen. Außer den Hautanomalien fand er in der Verwandtschaft der Patienten noch viele Epileptiker, die teilweise selbst auch wiederum an typischem Adenoma sebaceum litten. Siemens schildert 1921 ebenfalls einen Patienten mit zahlreichen Hautveränderungen in der Verwandtschaft. Die Schwester hatte mehrere Fibrome am Hals, die Mutter Adenoma sebaceum und Halsfibrome und der Großvater gehäufte Naevi und Halsfibrome. 1922 haben van der Hoeve und Bastiaanse die gleiche Familie beschrieben, die 1933 von Bastiaanse nochmals ausführlich veröffentlicht wurde.

Kufs schildert 4 Fälle von tuberöser Sklerose, von denen 3 die typische Belastung mit Hautanomalien oder mit Krämpfen zeigen.

Der Vater des 1. Falles weist Adenoma sebaceum, Fibrome und Naevi auf. Der Bruder des 2. Falles zeigt Adenoma sebaceum und Naevi; der Vater leidet seit dem 35. Jahr an Krämpfen und ist hemiparetisch. Die Vatersmutter hat Chagrinhaut. Beim Vater des 4. Falles sind einige Naevi nachweisbar; eine entfernte Verwandte dieses Probanden ist schwachsinnig mit epileptischen Anfällen.

In der von Urbach und Wiedemann 1929 beobachteten Familie leiden der Vater und 6 von 11 Kindern an Adenoma sebaceum und verschiedenen anderen nävogenen Hauterscheinungen. 5 von diesen Kindern sind außerdem noch schwachsinnig und epileptisch. Bei einem der Kinder konnte eine sichere Kombination von Morbus Pringle und von Recklinghausenscher Krankheit nachgewiesen werden. 1930 haben Kreyenberg, Delbanco und Haack unter 4 verschiedenen Patienten mit Adenoma sebaceum auch einen 20jährigen Idioten beschrieben, welcher an epileptischen Anfällen litt und dessen Onkel epileptisch war. Koenen konnte 1932 die Vererbung der Hautveränderungen bei tuberöser Sklerose durch 3 Generationen hindurch verfolgen.

Ein mit 79 Jahren gestorbener Bierbrauer zeigte ausgedehntes Adenoma sebaceum, Chagrinhaut und multiple Geschwülste am Nagelsaum der Finger und Zehen. Von seinen 6 Kindern sind 3 jung gestorben ohne irgendwelche Zeichen von tuberöser Sklerose. Von den überlebenden Kindern leiden 2 Töchter an tuberöser Sklerose; ein Sohn stottert, hat gestielte Fibrome, Nagelfalztumoren und Adenoma sebaceum. Von den 2 Kindern dieses Sohnes zeigt der 10jährige normalbegabte Knabe kleine Fibrome am Hals. Das 8jährige, ebenfalls normalbegabte Kind litt bis zum 4. Jahr an Krämpfen und weist Chagrinhaut auf. Ein gesunder Bruder des Großvaters dieser beiden Kinder hat einen Sohn, der mit 16 Jahren an Epilepsie gestorben ist.

Im Jahre 1933 sind mehrere Familien mit tuberöser Sklerose beschrieben worden. DUWÉ und VAN BOGAERT haben einen Probanden beobachtet, dessen Schwester epileptisch ist. Von den 3 Kindern dieser Schwester leiden 2 an Krampfanfällen. Ein Bruder des Probanden hat im ganzen 6 Kinder, von welchen nur 4 gesund sind. Das älteste dieser 6 Kinder ist mit 11 Jahren an Anfällen und Hirntumorsymptomen gestorben, das zweitälteste an einer cystischen Nierenerkrankung. LEY schildert einen 38jährigen Patienten mit Fibromen, Adenoma sebaceum, petit mal und normaler Intelligenz. Eine Schwester dieses Patienten weist ein Gesichtsangiom auf, eine andere Schwester verschiedene disseminierte Hauttumoren. Der Sohn eines Bruders ist idiotisch, der Sohn einer Schwester leidet an Krampfanfällen. Von den 3 Kindern des Patienten ist das älteste Mädchen mit 4 Jahren an Krämpfen gestorben. Es war schwachsinnig und konnte weder gehen noch sprechen. Die 9jährige Tochter und der 6jährige Sohn zeigen das typische Bild der tuberösen Sklerose. DIVRY und EVRARD erwähnen eine 13jährige Patientin mit tuberöser Sklerose, deren Mutter einen braunen Pigmentstreifen am Hals und Pigmentanomalien an beiden Armen aufweist. Die 6 Geschwister der Probandin sind vollkommen unauffällig. In der von BASTIAANSE ausführlich beschriebenen „Familie H" sind der Vater und die Eltern des Vaters Trinker. Die Mutter stammt aus einer mit Alkoholismus, Lues, Tuberkulose und Psychosen belasteten Familie. Das 1., 4., 5., und 10. Kind dieser Ehe zeigen die typischen Veränderungen der tuberösen Sklerose. Das 2. Kind hat einmal einen epileptischen Anfall durchgemacht, ist aber seither unauffällig. Das 3. Kind weist mehrere Naevi und einen Retinatumor auf. Das 7. Kind ist moralisch defekt und leidet an Adenoma sebaceum und Chagrinhaut. Bei der von BORREMANS, DYCKMANS und VAN BOGAERT mitgeteilten „Familie Ja . . ." handelt es sich um ein altes flämisches Geschlecht.

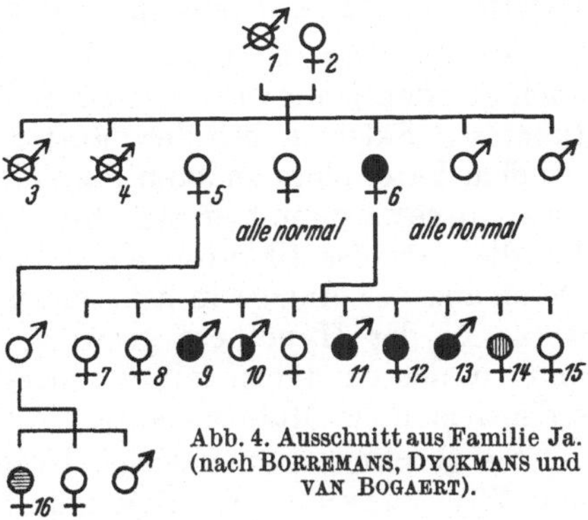

Abb. 4. Ausschnitt aus Familie Ja. (nach BORREMANS, DYCKMANS und VAN BOGAERT).

Der Großvater (Abb. 4, Nr. 1) war Trinker, die Großmutter (Nr. 2) litt an Obesitas. Die 2 ältesten Söhne aus dieser Ehe (Nr. 3 und 4) sind ebenfalls Trinker. Die älteste, 67jährige Tochter (Nr. 5) leidet an seniler Katarakt. Von dieser Tochter stammen 15 gesunde Kinder ab; eine Enkelin (Nr. 16) dieser Tochter ist jedoch mit 10 Jahren an Epilepsie, die durch keinerlei Hautveränderungen kompliziert war, gestorben. Die drittälteste Tochter (Nr. 6) des Ehepaares 1 und 2 leidet an tuberöser Sklerose. Sie hat im ganzen 10 Kinder geboren. Von diesen 10 Kindern leiden vier (Nr. 9, 11, 12, 13) an einer vollentwickelten tuberösen Sklerose. Ein weiteres Kind dieser Tochter (Nr. 14) hat seit dem 12. Monat an Adenoma sebaceum gelitten und ist mit 18 Monaten an Krämpfen gestorben. Ein Sohn (Nr. 10) ist in leichtem Grade schwachsinnig und weist einzelne spärliche Hautveränderungen auf. Zwei der Kinder (Nr. 8 und 15) sind in den allerersten Lebensmonaten gestorben, ein Kind (Nr. 7) war eine Totgeburt; unauffällig ist nur ein einziges Kind der kranken Tochter.

1935 haben SORGER und WENDLBERGER einen 31 Jahre alten Patienten mit tuberöser Sklerose beschrieben, dessen einer Onkel schwachsinnig ist und an „Körperzittern" leidet. Ein Kind eines Großonkels war oligophren und litt an Krampfanfällen. Es ist mit 10 Jahren gestorben.

Die zahlreichen Beispiele von familiärer Häufung lassen die Vererbung der Krankheit recht wahrscheinlich erscheinen, trotzdem systematische Erblichkeitsuntersuchungen an Familien von Probanden mit tuberöser Sklerose bisher noch nicht durchgeführt wurden. KUFS nimmt dominante Vererbung an und will die Unregelmäßigkeiten im Erbgang durch Manifestationsschwankungen erklären. Auch JOSEPHY hält Dominanz für wahrscheinlich. In denjenigen Fällen, in welchen sich keine Heredität nachweisen läßt, ist nach JOSEPHY anzunehmen, daß die Manifestation bei Abortivfällen übersehen wurde, daß die Krankheitsanlagenträger früh an ihrer Krankheit zugrunde gegangen sind oder daß die Krankheitsanlage zu Totgeburt geführt hat. Die erbbiologische Bedeutung der unvollständig entwickelten Krankheitsfälle, der alleinigen Hautveränderungen einerseits, der Fälle von Schwachsinn und Epilepsie ohne Hautveränderungen andererseits, kann nur durch auslesefreie Familien- und Zwillingsforschungen weiter geklärt werden. Sollte sich herausstellen, daß die unter den Seitenverwandten der Probanden oft vorkommenden Epileptiker und Schwachsinnigen ohne die geringsten Hautveränderungen den vollentwickelten Fällen von tuberöser Sklerose erbbiologisch gleichzustellen sind, dann wäre auch mit recessiven Erbanlagen zu rechnen, weil diese erkrankten Seitenverwandten häufig von ganz gesunden Eltern stammen.

Die Schwierigkeiten, die sich bei der Deutung des Erbganges ergeben, gehen auch aus den Untersuchungen von PENROSE hervor. Er hat unter 5 Fällen von tuberöser Sklerose bei der Mutter eines Patienten ein Adenoma sebaceum, bei dem Vater eines anderen Patienten einen Hirntumor festgestellt. Zusammen mit GUNTHER nimmt er auf Grund der Untersuchungsbefunde bei 20 Familien für die tuberöse Sklerose einen dominanten Erbgang an. Da sich aber die Dominanz der Anlage in sehr vielen Fällen tatsächlich nicht nachweisen läßt, ist er zu der Hypothese gezwungen, daß die tuberöse Sklerose sehr häufig mutativ neu entstehen soll. Er errechnete für die tuberöse Sklerose eine außerordentlich hohe Mutationsrate.

Zur RECKLINGHAUSENschen Krankheit bestehen, wie der Fall von URBACH und WIEDEMANN zeigt, sicher nahe Beziehungen. Trotzdem sind beide Krankheiten, wie URBACH und WIEDEMANN, KUFS und JOSEPHY ausdrücklich betonen, doch biologisch nicht identisch.

Rassenhygienisch sind die Abortivfälle von ganz besonderer Bedeutung. Die vollentwickelten Krankheitsfälle können, da es sich bei der tuberösen Sklerose mit allergrößter Wahrscheinlichkeit um ein erbbedingtes Leiden handelt, wegen Schwachsinns oder Epilepsie sterilisiert werden. Die Träger von isolierten Hautveränderungen sollten, sofern sich in ihrer Verwandtschaft Epileptiker, Schwachsinnige oder Patienten mit tuberöser Sklerose nachweisen lassen, auch nach den Ansichten von CURTIUS und von WEYGANDT ebenfalls unfruchtbar gemacht werden. Der Kommentar von GÜTT-RÜDIN-RUTTKE erwähnt die tuberöse Sklerose als typisches Beispiel dafür, daß Gehirnveränderungen, die anatomisch als „exogene“ Ursache des Schwachsinns und der Krampfanfälle imponieren, ihrerseits erst wiederum auf Grund von krankhaften Erbanlagen als eigentlicher endogener Krankheitsursache entstehen können.

2. Amaurotische Idiotie.

Die ursprüngliche, rein klinische Definition trifft nicht mehr für alle Fälle zu, nachdem bei mehreren Kranken mit histologisch gesicherter Diagnose das Kardinalsymptom der Blindheit fehlt. WALTER hat deshalb vorgeschlagen, nur von familiärer Idiotie zu sprechen. Der alte Ausdruck „amaurotische Idiotie“, der immer noch die überwiegende Zahl der Beobachtungen treffend charakterisiert, ist jedoch vorzuziehen. Es gehören zu dieser Krankheitsgruppe alle diejenigen Schwachsinns- oder Demenzfälle, welche bei der mikroskopischen Gehirnuntersuchung den typischen SCHAFFER-SPIELMEYERschen Zellprozeß aufweisen. Nach dem Erkrankungsbeginn und dem klinischen Verlauf wird eine infantile und eine juvenile Form unterschieden. Zwischen beiden Formen gibt es als spät infantile Gruppe klinische Übergangsfälle. Als Ergänzung der juvenilen Gruppe sind in letzter Zeit auch spätjuvenile, virile und senile Fälle beschrieben worden. Die histo-pathologischen Veränderungen sind nach JOSEPHY bei allen Formen derart typisch und einzigartig, daß dadurch die gemeinsame Betrachtung aller Fälle nicht nur ermöglicht, sondern sogar gefordert wird. Die infantile Form wurde früher am häufigsten in jüdischen Familien beobachtet. Es sind aber in den letzten Jahren immer mehr einwandfreie Fälle auch aus nichtjüdischen Familien bekannt geworden. Die nichtjüdischen Fälle zeigen nach FRANCESCHETTI in der Regel einen etwas milderen Verlauf. Es

Tabelle 21. Infantile amaurotische Idiotie.

Jahr der Veröffentlichung	Autor	Zahl der erkrankten Geschwister
1884	WARREN TAY Familie 1	3
	,, 2	2
1887	WADSWORTH	2
1896	KOLLER	2 (durch PETERSON 1898 auf 3 ergänzt)
1897	SACHS Familie 1	2
	,, 2	4
1897	KINGDON und RUSSEL	5
1897	HIGIER	3
1898	HIRSCH	3
1899	JACOBI	2
1901	FALKENHEIM in 3 Geschwisterschaften	8 (durch ROCHLINY später ergänzt)
1901	HIGIER	4
1904	HEVEROCH	2
1920	VON STARCK	3
1925	EPSTEIN	4
1925	SCHMUZIGER	3
1927	GOLDFEDER Familie 1	3
	,, 2	4
	,, 3	3
1931	CAVENGT	2
1934	BERTRAND und VAN BOGAERT	2
1935	CACCHIONE	3
1935	BAGLEY	2

kamen z. B. an der Züricher Kinderklinik innerhalb von 4 Jahren nicht weniger als 3 sichere infantile Fälle zur Beobachtung, die aus christlichen Bauernfamilien stammen. Für die juvenile Form ließ sich von vornherein niemals eine Rassendisposition nachweisen. Das gehäufte Auftreten der infantilen Form in jüdischen Familien wurde deshalb früher als ein wichtiges Unterscheidungsmerkmal gegenüber der juvenilen Form angesehen. Nachdem nun die infantile Form immer häufiger auch in nichtjüdischen Familien gefunden wird, kann die Rassendisposition nicht mehr ohne weiteres als Beweis für die Selbständigkeit der beiden Formen betrachtet werden. Bei beiden Formen ist wiederholt familiäres Auftreten beschrieben worden. Blutsverwandtschaft der Eltern ist bei beiden Formen überdurchschnittlich häufig.

Infantile Form. Schon WARREN TAY hat 1884 2 Familien mit 3 und 2 erkrankten Geschwistern beschrieben. Weitere Angaben über Geschwisterschaften mit mehreren kranken Mitgliedern sind aus der Zusammenstellung in Tabelle 21 zu entnehmen. 1901 hat FALKENHEIM zum erstenmal über das Auftreten der Krankheit in mehreren verschiedenen Generationen berichtet.

Er hat 2 Fälle der infantilen Form beobachtet. Eine Tante der Mutter dieser Fälle und 5 Kinder eines Onkels der Mutter sind an dem gleichen Leiden erkrankt.

Der Stammbaum der gleichen Familie wurde später durch R. und L. ROCHLINY bis zum Jahre 1916 weitergeführt und ergänzt (Abb. 5). Es finden sich in diesem erweiterten Stammbaum auf 3 Generationen verteilt 13 kranke Familienmitglieder. 1925 hat SCHMUZIGER 2 Fälle, deren Großväter Geschwister waren, geschildert. Beide Fälle stammen aus einer christlichen schweizerischen Bauernfamilie. Auch bei einem 3. christlichen Probanden konnte sie unter den Kusinen der Mutter 2 weitere Fälle wahrscheinlich machen. 1927 hat GOLDFEDER eine jüdische Familie mit 11 Kranken, die sich in 4 Geschwisterschaften ebenfalls auf 3 Generationen verteilen, eingehend beschrieben. In einer 1929 von STEWART beobachteten Familie sind von 12 Geschwistern 6 an infantiler amaurotischer Idiotie erkrankt. Von den gesunden Schwestern hat eine ein

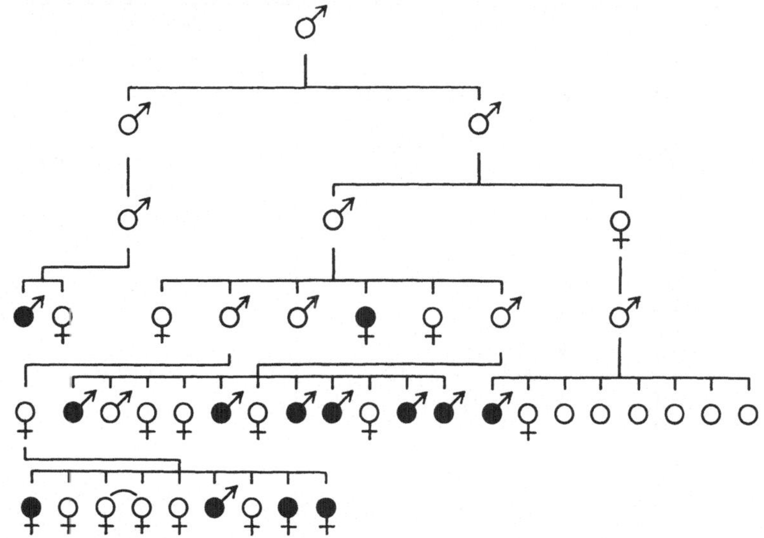

Abb. 5. Infantile amaurotische Idiotie. Ausschnitt aus Stammbaum FALKENHEIM-ROCHLINY (nach GOLDFEDER).

Kind mit typischem Tay-Sachs. Eine weitere Familie mit 3 infantilen Fällen, die in 2 Generationen auf 3 Geschwisterschaften verteilt sind, haben VAN BOGAERT, SWEERTS und BAUWENS als Familie M... beschrieben. Sie wird, da sie außerdem noch einen juvenilen Krankheitsfall enthält, weiter unten ausführlich dargestellt.

Systematische Erblichkeitsuntersuchungen, bei denen es sich nicht nur um kasuistische Schilderungen von Einzelfamilien handelt, gibt es für die infantile Form bis heute noch nicht. APERT hat aus den Literaturangaben über die Geschwisterzahlen der Kranken ein Verhältnis von 81 kranken zu 88 gesunden Geschwistern berechnet. FRANCESCHETTI hält wegen dieser Zusammenstellung eine dominante Vererbung der infantilen Form für wahrscheinlich. SLOME kommt auf Grund von Literaturangaben umgekehrt zu der Annahme eines recessiven Erbgangs. Es ist jedoch überhaupt nicht angängig, auf Grund von kasuistischen Literaturangaben irgendwelche MENDEL-Zahlen zu errechnen. Die überdurchschnittliche Häufigkeit der Verwandtenehen bei den Eltern der Kranken und die aus allen Stammbäumen ersichtliche indirekte Übertragungsweise des Leidens spricht am ehesten für recessive Vererbung.

Juvenile Form. Die in der Literatur veröffentlichten Fälle mit familiärer Häufung sind, soweit es sich nur um Geschwisterbeobachtungen handelt, in Tabelle 22 zusammengestellt. Besondere Beachtung verdient die von HALBERTSMA und LEENDERTZ beschriebene Familie wegen der darin vorkommenden unvollständig entwickelten Krankheitsbilder.

Es handelt sich um eine nichtjüdische Familie mit 15 Kindern. Die Eltern sind Geschwisterkinder. Sieben Kinder sind klein gestorben. Von den 8 überlebenden Nachkommen bieten 3 das ausgeprägte Krankheitsbild der amaurotischen Idiotie dar.

Ein vierter, 10 Jahre alter Knabe ist blind, aber psychisch normal. Die 4 gesunden Kinder zeigen ebenso wie der Vater mehrere retinale Pigmentherdchen und blasse Papillen. Es könnte sich bei diesen Familienmitgliedern möglicherweise um eine unvollständige Manifestation des Leidens handeln. Umfangreiche systematische Erblichkeitsuntersuchungen hat SJÖGREN über die juvenile Form angestellt. Er hat etwa 4500 Personen erforscht, die 59 Familien angehören und zusammen 115 Fälle von juveniler amaurotischer Idiotie enthalten. Die Ehen zwischen Geschwisterkindern sind bei den Eltern der Kranken mit 14,3% und 15,7% gegenüber dem Bevölkerungsdurchschnitt (0,6%) sehr stark erhöht. SJÖGREN konnte zeigen, daß die juvenile Form in Schweden im Vergleich zu anderen Ländern relativ häufig auftritt. Nach der Probandenmethode berechnet, ergibt sich unter den Geschwistern der Probanden eine korrigierte Erkrankungsziffer für juvenile amaurotische Idiotie von 29%. Diese Ziffer paßt am besten zu der Annahme eines einfach recessiven Erbganges (Abb. 6). Die als Heterozygoten wahrscheinlich gemachten Ahnen der Probanden zeigen eine deutliche Tendenz zur Anhäufung in einzelnen, geographisch scharf begrenzten Herden, die in verschiedenen Teilen Schwedens gelegen sind. Die 59 beschriebenen Familien können auf 23 relativ isolierte Landkirchspiele zurückgeführt werden. Schizophrenie, Oligophrenie und Epilepsie wurden unter den Verwandten der Probanden etwas häufiger als im Durchschnitt angetroffen; die Unterschiede gegenüber der Durchschnittbevölkerung sind jedoch sehr gering. Fälle der infantilen Form ließen sich in den Familien der juvenilen Probanden nicht nachweisen. SJÖGREN hält deshalb die beiden Krankheitsbilder für erbbiologisch ganz verschieden. SCHAFFER nimmt bei der juvenilen Form ein Zusammentreffen zweier getrennter Heredodegenerationen an. Die Augenhintergrundsveränderungen sollen bei der juvenilen Form ein „eigenes Erbübel“ darstellen. Diese konstruktive Annahme ist jedoch schon 1932 von KUFS überzeugend zurückgewiesen worden.

Tabelle 22. Juvenile amaurotische Idiotie.

Jahr der Veröffentlichung	Autor	Zahl der erkrankten Geschwister
1906	H. VOGT Familie 1	2
	„ 3	3
1906	SPIELMEYER	4
1911	OATMAN	2
1913	BERGER	2
1913	FRENKEL und DIDE	3
1916	FRIEDENREICH	2
1922	NIKULA 2 Geschwisterreihen	6
1923	GLOBUS	2
1927	RUSSETZKI	4
1929	HERSEY	2
1930	SCHÖNFELD	4
1931	E. MÜLLER	2
1932	RITTER	2
1933	HALBERTSMA und LEENDERTZ	4
1936	JOSEPHY	4

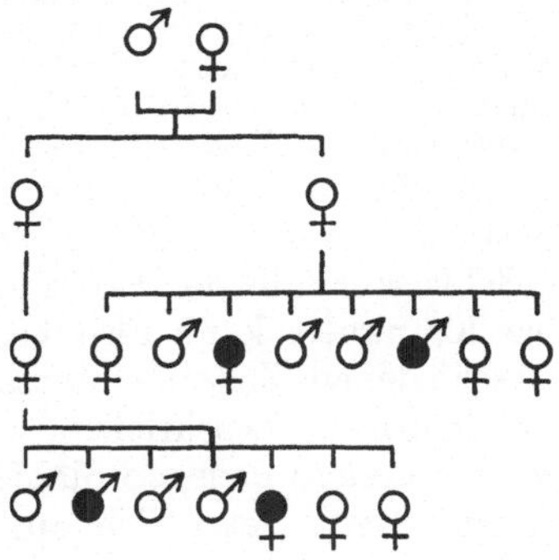

Abb. 6. Juvenile amaurotische Idiotie (nach SJÖGREN).

Für einen nahen Zusammenhang zwischen der infantilen und der juvenilen Form sprechen die zahlreichen, als spätinfantile Fälle beschriebenen Übergangsformen. Auch bei diesen spätinfantilen Formen ist von H. VOGT (1906), JANSKY (1910), BATTEN (1914), BRODMANN (1914) und BIELSCHOWSKY (1921) gehäuftes

Auftreten in einzelnen Geschwisterschaften beobachtet worden. Vom klinischen Standpunkt aus ist man, wie FRANCESCHETTI auf Grund der Übergangsformen am Auge näher ausführt, berechtigt, beide Formen als einheitlich anzusehen.

Es gibt, abgesehen von den klinischen Erwägungen, auch einige Familienbefunde, die für den Zusammenhang der beiden Formen sprechen. HIGIER hat 1906 4 Kinder beschrieben, die von einem jüdischen blutsverwandten Elternpaar abstammen. Die beiden ältesten Kinder litten an idiopathischer Opticusatrophie ohne irgendwelche neurologische oder psychische Auffälligkeiten. Eine 9 Jahre alte Schwester ist mit 4 Jahren erkrankt. Ihre Sprache wurde mühsamer und das Gehen unsicherer. Es entwickelte sich bei ihr deutliche Sehnervenatrophie. Die Intelligenz ist auf der Stufe eines 6—7jährigen Kindes stehen geblieben. Der 13 Monate alte Bruder leidet in typischer Form an der infantilen Form der amaurotischen Idiotie. HIGIER selbst hat die Erkrankung der 9jährigen Schwester als vermutliche cerebellare Ataxie betrachtet. Er hat die infantile und die juvenile Form der amaurotischen Idiotie zwar als sehr nahe verwandt, aber nicht als Varietäten einer einheitlichen Krankheit aufgefaßt. Nach FRANCESCHETTI, KUFS u. a. handelt es sich dagegen bei dem 9jährigen Kinde (der Schwester eines Tay-Sachs) um die juvenile Form der amaurotischen Idiotie.

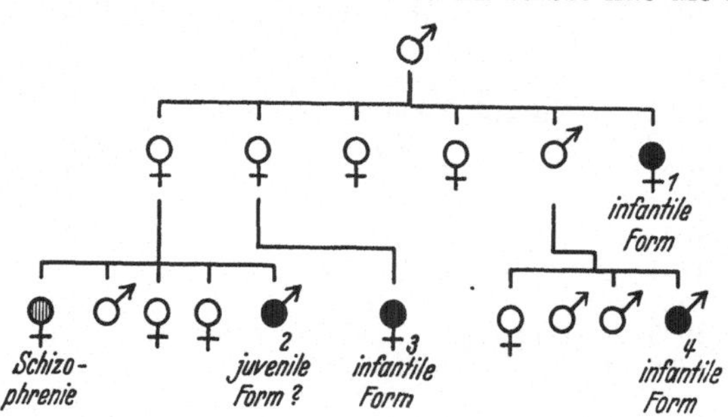

Abb. 7. Infantile und juvenile Form der amaurotischen Idiotie (nach BERTRAND und VAN BOGAERT).

WALTER hat eine Familie beschrieben, in der die klinischen und anatomischen Zeichen der infantilen und der juvenilen Form zusammen vorkommen.

Die Eltern der Kranken stammen aus einer alten Pfarrersfamilie; sie sind als Oheim und Nichte II. Grades miteinander blutsverwandt. Von den 5 Kindern sind 3 in atypischer Weise an amaurotischer Idiotie erkrankt; es fehlte nämlich bei allen 3 Geschwistern die Amaurose. Trotzdem ist die Zugehörigkeit der Fälle zur amaurotischen Idiotie durch den histologischen Befund bei einem der Kranken eindeutig nachgewiesen.

Die Erkrankung ist bei dem ältesten Bruder schon im 1. Lebensjahr bemerkbar geworden. Die 2. Schwester ist erst mit 6 Jahren erkrankt. Bei der 3. Schwester fällt der Erkrankungsbeginn wiederum schon in das 2. Lebensjahr. Die Krankheit kann also bei den Angehörigen der gleichen Familie zu ganz verschiedenen Zeiten einsetzen. Auch LYON hat 2 Geschwister mit amaurotischer Idiotie beschrieben, von welchen das eine ein $7^1/_2$ Monate altes Kind ist, das andere dagegen 6jährig. Die Geschwister stammen von nichtjüdischen Eltern. LYON setzt sich auf Grund dieser Beobachtung und auf Grund der zahlreichen klinischen Übergangsformen für die einheitliche Auffassung der infantilen und der juvenilen Formen ein. BERTRAND und VAN BOGAERT haben die Familie M..., in der ebenfalls beide Formen der amaurotischen Idiotie mit großer Wahrscheinlichkeit nebeneinander auftreten, 1934 nochmals ausführlich beschrieben. Es handelt sich um eine polnisch-jüdische Familie, deren Eltern nicht blutsverwandt sind. Die in Abb. 7 mit 1, 3 und 4 bezeichneten Kinder litten an typischem *Tay-Sachs* und sind mit 13, 23 und 29 Monaten beobachtet worden. Der mit 2 bezeichnete Knabe ist jetzt 18 Jahre alt; mit 3 Jahren ist er apathisch geworden; mit 4 Jahren traten häufige epileptiforme Anfälle mit Urinabgang und Schaum vor dem Munde auf, die mit dem 6. Lebensjahr wiederum aufhörten. Es handelte sich zur Zeit der Beobachtung um einen teilnahmslosen Idioten, dessen arme Motorik und vornübergebeugte Körperhaltung mit dem von SJÖGREN beschriebenen charakteristischen klinischen

Bilde der juvenilen Form sehr gut übereinstimmt. Das Fehlen von Augenhintergrundsveränderungen spricht nicht gegen die Diagnose, da in letzter Zeit mehrere anatomisch sichergestellte Fälle ohne Sehstörungen bekannt geworden sind. Immerhin wird von den Verfassern auch die Annahme einer mit endokrinen Störungen verbundenen Schizophrenie erwogen. Sollte sich die Zugehörigkeit dieses Falles zur juvenilen Form der amaurotischen Idiotie später einmal erhärten lassen, dann hätte die einheitliche Auffassung der beiden Formen in dieser Familie eine weitere beweiskräftige Stütze erhalten. Ein zufälliges Zusammentreffen der infantilen und juvenilen Form in der gleichen Familie ist, wenn es tatsächlich einwandfrei beobachtet wird, bei der großen Seltenheit des Leidens von vornherein nicht sehr wahrscheinlich. Nach LUXENBURGER ist auch daran zu denken, daß die beiden Formen nur rassisch bedingte Varianten einer einheitlichen Krankheit darstellen.

Zur Vererbung der Spätformen der amaurotischen Idiotie hat KUFS folgende Beobachtung mitgeteilt. Von 4 Kindern einer Familie sind 2 an Spätformen der amaurotischen Idiotie erkrankt. Der Vater der Kinder leidet an Retinitis pigmentosa. Weil sich keine Blutsverwandtschaft der Eltern nachweisen läßt, glaubt KUFS auf Grund dieser Einzelbeobachtung an eine dominante Vererbung. Er betont aber selbst an anderem Ort, daß dieser dominante Fall etwas Außergewöhnliches sei, und nimmt bei der Beschreibung eines spätesten Falles, dessen Eltern blutsverwandt waren, wiederum recessive Vererbung an. Auf Grund einer ausgedehnten Literaturkasuistik kommt KUFS zu dem Ergebnis, daß mehrere Augenhintergrundskrankheiten, die verschiedenen Varianten der Retinitis pigmentosa, die progressive Heredodegeneration der Macula, gewisse Formen von erblicher Sehnervenatrophie zusammen mit der recessiven Taubstummheit, der nervösen Schwerhörigkeit und den verschiedenen Formen der amaurotischen Idiotie eine große nosologische Einheit bilden sollen. KUFS glaubt, daß das Erbleiden, welches allen erwähnten Organaffektionen zugrunde liegt, die Neigung hat, sich in verschiedenen Phänotypen zu manifestieren. Schon SJÖGREN hat entgegen dieser Behauptung darauf hingewiesen, daß jedes aus Literaturkasuistik bestehende Material stets eine hochgradig einseitige Auswahl von schwer belasteten Familien mit gehäuftem Auftreten der verschiedensten familiären Erkrankungen darstellt und daß deshalb an einem derartigen Material irgendeine exakte Erblichkeitsanalyse vollkommen ausgeschlossen ist. Der heterophäne Erbgang ist bis auf weiteres keineswegs bewiesen. Nach den Ergebnissen der systematischen erblichkeitsstatistischen Forschungen von SJÖGREN ist Heterophänie im Gegenteil sogar sehr unwahrscheinlich.

Eine Sippe mit gleichartigem, familiärem Auftreten von mehreren Krankheitsfällen der adulten Form haben neuerdings BOGAERT und BORREMANS beschrieben. Ausgehend von einem mit 62 Jahren gestorbenen Patienten mit histologisch gesicherter amaurotischer Idiotie haben sie 2 Schwestern dieses Probanden beobachtet, die beide mit 49 Jahren nach einer Krankheitsdauer von 11 bzw. 8 Jahren gestorben sind. Sie wiesen beide die gleichen klinischen Symptome wie der Proband auf.

Zwischen der amaurotischen Idiotie und der lipoidzellhaltigen Splenohepatomegalie bestehen sicher nahe verwandtschaftliche Beziehungen. Nach BAUMANN haben alle 27 bisher bekannten Fälle von NIEMANN-PICK irgendein Zeichen einer Hirnschädigung dargeboten. 11 von den 27 Fällen waren gleichzeitig mit Idiotie und Sehstörungen kombiniert. Die endgültige Entscheidung über die Wesensgleichheit beider Krankheiten hängt davon ab, ob sich der Erbkreis der beiden Krankheiten deckt. Nach JOSEPHY scheint dies zum mindesten nicht unwahrscheinlich zu sein. Auch KUFS hat den nahen Zusammenhang der amaurotischen Idiotie mit der NIEMANN-PICKschen Krankheit immer wieder betont.

Nach den Beobachtungen von ZIERL und von MÜLLER bestehen gewisse Beziehungen der amaurotischen Idiotie zur Taubstummheit. KUFS hat schon früher auf die familiären Zusammenhänge von Retinitis pigmentosa, Epilepsie, Schwachsinn und Taubstummheit hingewiesen. RITTER befaßt sich mit der Abgrenzung der amaurotischen Idiotie von dem LAURENCE-BIEDLschen Syndrom und mit der Frage des Zusammenhangs des pathologischen Fettansatzes, des Fettschwundes im Endstadium der amaurotischen Idiotie und der Fettinfiltration der Organe.

Für die Rassenhygiene hat die amaurotische Idiotie keine große Bedeutung, weil die meisten Kranken das fortpflanzungsfähige Alter gar nicht erreichen. In den Familien der Kranken ist ganz besonders auf Abortivformen zu achten. Das Eingehen von Verwandtenehen ist allen Angehörigen der Kranken auf das Strengste zu verbieten.

3. Mikrocephalie.

Die Mikrocephalie kann verschiedene Ursachen haben. ZIEHEN unterscheidet eine echte oder primäre Form von den durch Entzündung entstandenen Formen. GIACOMINI rechnet auch mit der Möglichkeit einer Kombination der beiden Formen und kommt zu folgender Gruppierung:

1. Mikrocephalia vera: reine Entwicklungshemmung ohne pathologische Gehirnbefunde.
2. Mikrocephalia spuria: neben einer allgemeinen Verkleinerung lassen sich auch pathologische Prozesse oder wenigstens Residuen derartiger Prozesse am Gehirn nachweisen.
3. Mikrocephalia combinata: bei dieser Form sind zu einer echten Mikrocephalie später noch pathologische Prozesse hinzugekommen.

Über die Häufigkeit der Mikrocephalie unter den Schwachsinnigen und unter der Gesamtbevölkerung besteht noch keine Einigung. Nach SCHOTT sind etwa 2,2% der Schwachsinnigen mikrocephal. ZIEHEN hält die Mikrocephalie für eine große Untergruppe des Schwachsinns, die jedoch bis jetzt stets nur in ihren allerschwersten Formen erfaßt worden sei. Es soll viele leichte Fälle von Schädelverkleinerung und Debilität geben, welche bei der Sektion eine einfache Entwicklungshemmung leichtesten Grades zeigen.

Die Erblichkeitsuntersuchungen sind dadurch sehr erschwert, daß die ursächlich verschiedenen Formen der Mikrocephalie äußerlich nicht voneinander zu unterscheiden sind. STRINGARIS hat die bis zum Jahre 1929 in der Literatur bekannt gewordenen Familien mit mehreren Mikrocephalen zusammengestellt. Die Geschwisterfälle stimmen klinisch mit den Solitärfällen vollkommen überein. In 20 Familien sind lediglich Geschwister betroffen. Nur in der von C. VOGT beschriebenen Familie Moegle finden sich mikrocephale Vettern und Basen. Die Beobachtung von BERNSTEIN ist bei STRINGARIS nicht erwähnt. BERNSTEIN beschreibt eine Familie, in welcher von 10 Geschwistern 5 ausgesprochen mikrocephal waren. In der ganzen Verwandtschaft ließ sich kein weiterer Fall von Mikrocephalie oder von Schwachsinn nachweisen. Der Vater hatte eine stark fliehende Stirne und unbeherrschten Charakter. Ein Bruder der Mutter hatte einen „Schafskopf", war aber nicht schwachsinnig. Obschon Vererbung nicht nachweisbar ist, glaubt BERNSTEIN doch an eine erbliche Grundlage und nimmt recessive Erbanlagen an. Auch MONTESANO hat bei einer Mikrocephalen in der Verwandtschaft mehrere Personen gefunden, die vielleicht im Sinne ZIEHENS als leichteste Vertreter der Mikrocephalie angesprochen werden dürfen. Die Vatersmutter der Probandin fiel durch einen kleinen Kopf auf; jede ihrer Töchter soll das gleiche Merkmal geerbt haben. Eine Schwester der Probandin hatte einen abnorm kleinen Schädel; sie war körperlich und geistig gehemmt. Auch WEYGANDT schildert einen Mikrocephalen, dessen Vater einen kleinen Kopf hatte.

Aus der Tatsache des Vorkommens von Geschwisterfällen kann infolge der ganz verschiedenartigen Entstehungsmöglichkeiten nicht viel geschlossen werden, solange die Entstehung der Mikrocephalie nicht in jedem einzelnen Fall durch anatomische Untersuchungen klargestellt ist. Besondere Beobachtung verdient deshalb die bekannte, von DANNENBERGER geschilderte Mikrocephalenfamilie *Becker,* weil bei 3 von den 5 mikrocephalen Geschwistern das Gehirn genauestens untersucht werden konnte.

Der Vater der Familie war 3mal verheiratet. Mit der ersten Frau zeugte er drei gesunde Kinder, die dritte Ehe war kinderlos. Von der zweiten Frau stammen 9 Kinder. Die älteste Tochter Helene hatte mit $7^2/_3$ Jahren einen Kopfumfang von 28,5 cm und ein Hirngewicht von 219 g. Das vierte Kind war ebenfalls mikrocephal (Kopfumfang mit 35 Jahren 40,1 cm). Das fünfte, ebenfalls mikrocephale Kind ist mit 9 Jahren gestorben. Das sechste Kind wurde nur 3 Tage alt und hatte ein Hirngewicht von 107 g. Das achte Kind wies im Alter von 3 Monaten ein Hirngewicht von 152,2 g auf.

Es sind somit von 9 Kindern 5 sicher mikrocephal. Dazu kommt noch, daß das 2. Kind der Familie zum mindesten sehr nahe an der Grenze der Mikrocephalie steht. Die untersuchten Gehirne gleichen sich trotz des unterschiedlichen Gehirngewichts durch das Fehlen der 3. Frontalwindung und durch die abweichende Gestaltung des Windungsreliefs von Frontal- und Scheitellappen. DANNENBERGER kommt zum Schluß, daß die Mikrocephalie in den untersuchten Fällen durch entzündliche Prozesse des Stützgewebes oder der nervösen Gewebe hervorgerufen wurde, die sich um die Mitte des intrauterinen Lebens abspielten.

Mikrocephalie und Hydrocephalie in der gleichen Geschwisterreihe hat PILCZ beobachtet. Er schildert eine Geschwisterreihe mit 4 Mikrocephalen und 6 Hydrocephalen. Eine Schwester hatte 4 imbezille Kinder ohne Schädelanomalie.

In neuester Zeit hat JAKOB eine Familie mit mehreren mikrocephalen Geschwistern beschrieben.

Vater und Mutter sind gesund. Die Mutter hat im ganzen 3mal geboren. Aus der ersten Geburt stammt ein gesunder Knabe; aus der zweiten 2 mikrocephale weibliche Zwillinge. Die dritte Geburt war ebenfalls eine Zwillingsgeburt. Es gingen aus ihr ein normales und ein mikrocephales Kind hervor.

Bei allen 3 mikrocephalen Geschwistern handelte es sich um hochgradig schwachsinnige und asexuelle Individuen, welche außerdem an epileptischen Krämpfen litten. Das Gehirn konnte in 2 Fällen untersucht werden. Beide Gehirne zeigen an der gleichen Stelle aller vier Hemisphären eine in den Grundzügen ganz gleiche und auch sogar bis in Einzelheiten ähnliche Entwicklungsstörung. Entzündungserscheinungen waren nicht nachweisbar. Da in auffallend symmetrischer Weise nur das Inselgebiet betroffen ist, vermutet JAKOB eine familiäre konstitutionelle Anlageschwäche des Inselgebietes.

Für die Rassenhygiene hat die Mikrocephalie keine große praktische Bedeutung, weil sie an und für sich nicht häufig ist und in der Mehrzahl der Fälle nicht auf Grund einer erblichen Veranlagung entstehen dürfte. Immerhin sollte die erbbiologische Bedeutung der leichten und leichtesten Fälle, die in der Literatur bei den Verwandten von ausgesprochenen Mikrocephalen einige Male erwähnt sind, durch systematische Erblichkeitsuntersuchungen noch näher geklärt werden.

4. Mongoloide Idiotie.

Es handelt sich um eine Mißbildung oder Entwicklungshemmung, die nach den neuesten Literaturangaben bei allen Rassen und in allen Bevölkerungskreisen vorkommt. OREL hat zwar das auffallende Fehlen der mongoloiden Idiotie in alten Aristokratenfamilien erwähnt. SCHULZ hat jedoch einen Kranken beobachtet, dessen Vater aus gräflichen Geschlechtern stammt und dessen Mutter dem Uradel angehört. Bei einem weiteren Fall von Schulz ist nur der Probandenvater aus freiherrlichem Geschlecht, die Mutter dagegen bürgerlich. Über die Häufigkeit der mongoloiden Idiotie unter den Schwachsinnigen und unter der Gesamtbevölkerung besteht noch keine Sicherheit. Lenz, Stoeltzner und Geyer glauben, daß der Mongolismus in letzter Zeit zugenommen habe. Die neuesten Ergebnisse von Doxiades und Portius bieten jedoch keinerlei Anhaltspunkte für diese hypothetische Anschauung. Gewisse Befunde scheinen dafür zu sprechen, daß die Krankheit in einzelnen Gegenden häufiger vorkommt als anderswo. Die von verschiedenen Anstalten mitgeteilten Zahlen sind nur schwer miteinander vergleichbar, da der Prozentsatz der Mongoloiden sowohl von dem durchschnittlichen Schwachsinnsgrad der Anstaltspfleglinge als auch von dem Lebensalter der Pfleglinge abhängig ist. Vereinzelte mongoloide Zeichen können sich sicher bei schwachsinnigen und auch bei nichtschwachsinnigen Personen finden. Es ist jedoch noch nicht gesagt, daß diese „formes frustes", auf welche namentlich Shuttleworth hingewiesen hat, in jedem Fall erbbiologisch zur mongoloiden Idiotie in naher Beziehung stehen.

Familiäres Vorkommen des Mongolismus ist ziemlich selten. Orel hat bis 1931 aus der Literatur nur 21 Familien mit mehreren Mongoloiden zusammenstellen können. Johnson beschreibt 1936 2 weitere Familien mit je 2 mongoloiden Geschwistern. Die eine dieser beiden Familien ist deshalb bemerkenswert, weil sie zugleich einen Beitrag für das Vorkommen des Mongolismus bei farbigen Rassen bildet.

In der Mehrzahl der in der Literatur erwähnten Fälle mit familiärem Auftreten handelt es sich um erkrankte Geschwister. Herrmann hat jedoch 2 Mongoloide mit gemeinsamen Urgroßeltern beschrieben. Pogorschelsky und Chotzen haben jeder je 2 mongoloide Kinder mit gemeinsamen Großeltern, also mongoloide Vettern und Basen beobachtet. Auch Borovsky berichtet von 2 mongoloiden Kusinen. Herrmann erwähnt schließlich noch ein mongoloides Mädchen, dessen Onkel und 2 Tanten ebenfalls mongoloid sind. Eine direkte Übertragung des Mongolismus von Eltern auf Kinder ist bisher nicht sicher beobachtet worden. Strohmayer beschreibt ein mongoloides Kind, dessen Mutter noch als erwachsene Frau einen „mongoloiden Typ" aufweist und angeblich erst mit 6 Jahren sprechen gelernt hat und als Kind genau so ausgesehen haben soll wie die kranke Tochter. Die Diagnose des Mongolismus scheint jedoch bei der Mutter nicht ganz einwandfrei. Die beiden einzigen von Rosenberg beschriebenen Kinder einer sicheren mongoloiden Mutter sind vollkommen unauffällig.

Shuttleworth hat unter 350 Fällen niemals familiäres Vorkommen feststellen können. Van der Scheer fand unter 338 Geschwisterreihen nur 7 Fälle mit mongoloiden Sekundärfällen.

Inzwischen ist die Zahl der familiären Fälle von Mongolismus durch verschiedene neuere Arbeiten noch etwas erhöht worden. Doxiades und Portius haben in einer Familie 3 Fälle von mongoloider Idiotie in 3 verschiedenen Generationen nachgewiesen. Sie beobachteten ferner 2 mongoloide Geschwister, 2 mongoloide Vettern und 2 weiter entfernte, blutsverwandte Mongoloide. Penrose hat bei 63 mongoloiden Probanden im ganzen 9 mongoloide Verwandte beobachtet; davon gehören allerdings 4 zu einer einzigen Familie. Es haben in dieser Sippe 3 Schwestern je ein mongoloides Kind. Ferner ist noch eine Kusine dieser 3 Schwestern mongoloid. Auch Brugger hat neuerdings Mongolismus bei 2 Schwestern (Abb. 8) festgestellt. Die meisten familiären Fälle betreffen auch jetzt noch Geschwisterbeobachtungen. Sie können deshalb für eine erbliche Entstehung des Leidens nur ganz bedingt verwertet werden, da ja auch eine mütterliche Uterus- oder Eierstockanomalie zu einem mehrfachen

Auftreten der Krankheit bei Geschwistern führen kann. Die Familien, in denen mehrere Mongoloide in verschiedenen Generationen vorkommen, sind auch heute noch im Vergleich zu der allgemeinen Häufigkeit des Mongolismus außerordentlich selten.

Während die Seltenheit des familiären Auftretens von vornherein gegen eine Vererbung der Krankheit spricht, scheinen bei oberflächlicher Betrachtung die Zwillingsbefunde die erbliche Entstehung des Leidens nahe zu legen. MACKLIN zählt die mongoloide Idiotie auf Grund der Zwillingsbeobachtungen zu den erblichen Mißbildungen. Sie nimmt eine komplizierte Form des polymeren Erbganges an. Es soll sich entweder um 5 recessive oder um 2 dominante und 4 recessive Faktoren handeln. MACKLIN hat aus der Literatur 25 gleichgeschlechtliche und 17 verschiedengeschlechtliche Zwillingspaare zusammengestellt. Konkordanz bezüglich des Mongolismus ergab sich nur bei 5 Gleichgeschlechtlichen, während sich von den Verschiedengeschlechtlichen alle diskordant verhielten. LUXENBURGER hat jedoch mehrfach gezeigt, daß Konkordanz bei eineiigen Zwillingen nicht ohne weiteres als Erblichkeitsbeweis angesehen werden kann. Eineiige Zwillinge sollen in der Regel auch eine gemeinsame Implantationsstelle haben und deshalb im Gegensatz zu Zweieiigen auch in gleicher Weise geschädigte Amnien hervorbringen. Selbst wenn die Schädigung der Frucht nicht mit der Implantation des Eies, sondern mit irgendeiner anderen exogenen Störung zusammenhängt, können sich Eineiige doch vorzugsweise konkordant verhalten unter der Voraussetzung, daß die Schädigung frühzeitig, spätestens unmittelbar vor der ersten Äquatorialteilung der Zygote, einsetzt. Es liegt somit nach LUXENBURGER kein Grund vor, die intrauterine exogene Entstehung des Mongolismus wegen der auffälligen Konkordanz der eineiigen Zwillinge abzulehnen.

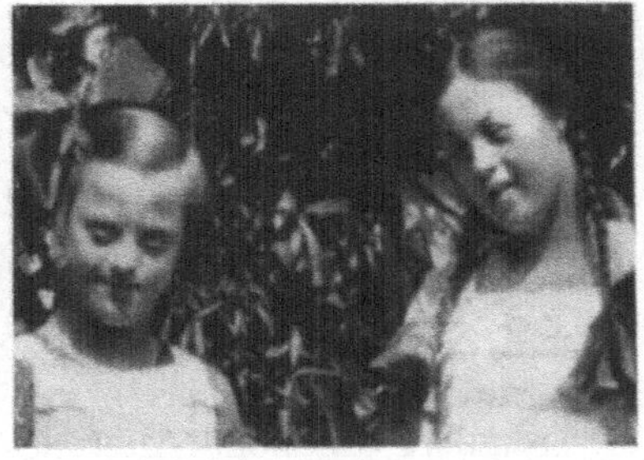

Abb. 8. Mongoloide Schwestern (BRUGGER).

Gegen eine erbliche Entstehung der mongoloiden Idiotie spricht vor allem die Stellung der Mongoloiden in der Geburtenreihe. VAN DER SCHEER hat gefunden, daß von den männlichen Mongoloiden 79,5%, von den weiblichen 86,4% in der zweiten Hälfte der Geschwisterreihe geboren sind. Nach OREL stehen etwa 69% der Mongoloiden in der zweiten Hälfte der Geburtenreihe. MACKLIN versucht, nachzuweisen, daß die Mongoloiden keineswegs besonders oft erst am Ende der Geschwisterreihe auftreten. SCHULZ hat aber ausführlich dargelegt, daß sich MACKLIN bei diesem Nachweis einer nicht einwandfreien statistischen Methode bedient hat und daß die Angaben VAN DER SCHEERS über die Stellung der Mongoloiden in der Geburtenreihe und über das Alter der Mutter durch MACKLIN in keiner Weise widerlegt worden sind. SCHULZ konnte an seinem Material von 80 Probanden im Gegenteil die Annahme VAN DER SCHEERS weitgehend bestätigen. Es finden sich die Mongoloiden tatsächlich überdurchschnittlich häufig am Ende der Geschwisterreihe. SCHULZ weist darauf hin, daß diese Tatsache jedoch nicht beweist, daß eine Produktionserschöpfung der Mutter die Ursache des Mongolismus darstellt. Es muß auch an eine absichtliche Vermeidung weiterer Nachkommen nach der Geburt eines Mongoloiden gedacht werden. Die Möglichkeit wäre vor allem dann sehr wahrscheinlich, wenn sich herausstellen sollte, daß die Mütter bei der Geburt eines Mongoloiden im allgemeinen noch besonders jung sind. Da jedoch nach den übereinstimmenden Angaben aller Untersucher die Mütter der Mongoloiden gerade überdurchschnittlich alt sind, so verliert diese Annahme an Wahrscheinlichkeit.

van der Scheer hat gezeigt, daß hauptsächlich die Mütter und nicht die Väter bei der Geburt eines Mongoloiden in besonders hohem Alter stehen. Es sind von den Müttern der Mongoloiden nach van der Scheer etwa 5mal mehr bei der Geburt der Probanden schon über 40 Jahre alt als von den Müttern der Gesamtbevölkerung. Von den Müttern der Schulzschen Probanden standen 43,7% im Alter von 40 und mehr Jahren. Auch Kreyenberg hat gefunden, daß die Mütter der Mongoloiden bei der Geburt der kranken Kinder zu 36% schon 40—44 Jahre alt waren. Penrose ist auf Grund genauester statistischer Berechnungen ebenfalls zu dem Ergebnis gekommen, daß das Alter des Vaters für die Entstehung mongoloider Kinder keine Rolle spielt. Er versucht die Bedeutung des hohen Alters der Mutter von der Bedeutung der späten Stellung in der Geburtenreihenfolge zu trennen. Er kommt dabei zu dem Schluß, daß der Platz in der Geburtenreihe kein wichtiger ätiologischer Faktor ist. Auch Findlay betont das überdurchschnittlich hohe Alter der Mutter bei der Geburt der Mongoloiden. Von den Müttern der 74 Mongoloiden Findlays waren 50% bei der Geburt des Probanden über 35 und 5,6% sogar über 45 Jahre alt. Die gefundenen Zahlen sprechen weitgehend dafür, daß das Auftreten der Mongoloiden nur vom hohen Alter der Mütter abhängt. Bleyer hat diese Annahme in neuester Zeit durch die statistische Auswertung von 2822 Fällen wiederum bestätigt. Er findet bei den Mongoloiden ein Durchschnittsalter der Mutter von 41 Jahren, während das Durchschnittsalter der Mutter von normalen Kindern 24 Jahre beträgt. Bleyer hält das hohe Alter der Mutter für die Hauptursache des Mongolismus.

Trotzdem das hohe Alter der Mutter sicher eine ätiologische Rolle spielt, könnte dennoch eine erbliche Anlage in Frage kommen, die sich jedoch nur unter den besonderen Voraussetzungen einer Schleimhautanomalie des Uterus oder einer anderen, möglicherweise innersekretorischen Störung der Mutter manifestieren kann.

Die Mitwirkung erblicher Anlagen würde besonders wahrscheinlich, wenn die Mongoloiden überdurchschnittlich oft aus Verwandtenehen stammen. van der Scheer hat gefunden, daß von seinen 338 Fällen 4 aus einer Vetternehe ersten Grades stammen. Die Verwandtenehen sind bei den Eltern seiner Probanden somit beinahe doppelt so häufig als beim holländischen Bevölkerungsdurchschnitt. Unter den Eltern der 80 Probanden von Schulz findet sich eine Vetternehe ersten Grades; bei Orel kommen 2 Fälle von Vetternehen auf mehr als 160 Ehen. Die bisherigen Literaturangaben lassen noch keinen bestimmten Schluß zu auf eine Erhöhung der Verwandtenehen bei den Eltern der Mongoloiden.

Um die Frage der erblichen Veranlagung weiter zu klären, hat Schulz innerhalb der Verwandtschaft seiner 80 Probanden systematische genealogische Untersuchungen durchgeführt. Er hat in den verschiedensten Verwandtschaftsgraden 5 Mongoloide gefunden und 16 Schwachsinnige, welche zwar keinesfalls als Mongoloide bezeichnet werden können, aber doch einzelne Symptome des Mongolismus wie Syndaktylie, Überstreckbarkeit, gerunzelte, dicke Zunge, Klumpfuß oder angedeuteten Epicanthus aufweisen. Alle diese vielleicht mit dem Mongolismus irgendwie in Beziehung stehenden Anomalien wurden unter den Verwandten des Vaters und der Mutter gleich häufig angetroffen. Im ganzen wurden in allen untersuchten Verwandtschaftsgraden 140 schwachsinnige oder schwachbegabte Personen festgestellt. Von den Eltern sind 1,8% imbezill. Die Zahl der schwachsinnigen Eltern erhöht sich auf 5,6%, wenn auch die Debilen mitgerechnet werden, und auf 9% unter Berücksichtigung der Schwachbegabten. Unter den Onkeln und Tanten der Mongoloiden finden sich 1,7% Idioten und Imbezille. Die Ziffern für den Schwachsinn sind zwar etwas größer als in der

Durchschnittsbevölkerung, aber wesentlich geringer als unter den Verwandten von gewöhnlichen Schwachsinnsfällen. Für die mongoloide Idiotie ergibt sich unter 2848 über 1 Jahr alten Personen der näheren Verwandtschaft eine Häufigkeitsziffer von 0,04%. Es ist schwer zu entscheiden, ob diese Häufigkeitsziffer von 0,04% gegenüber dem Bevölkerungsdurchschnitt tatsächlich in nennenswertem Maße erhöht ist. Werden auch die entferntesten Verwandtschaftsgrade berücksichtigt, dann findet SCHULZ unter den *schwachsinnigen* Verwandten der Probanden doch wohl etwas mehr Mongoloide, als sonst in unseren Gegenden im allgemeinen unter den Schwachsinnigen zu erwarten sind.

SCHRÖDER hat unter den Verwandten der von ihm untersuchten 50 Mongoloiden keine Sekundärfälle von Mongolismus festgestellt. Er hat dagegen, namentlich unter den Probandengeschwistern, Schwachsinnsziffern gefunden, die etwas über dem Durchschnitt liegen. Die Häufigkeit der Mißbildungen ist unter den Verwandten der Probanden zum Teil höher, zum Teil aber auch niedriger als in dem Vergleichsmaterial von SCHULZ. Verschiedene von SCHRÖDER mitgeteilte Befunde lassen an die Möglichkeit einer erblichen Korrelation zwischen Mongolismus und vegetativen Erkrankungen als Folge von Zwischenhirnstörungen denken. Es ist deshalb die zukünftige Forschung ganz besonders auf eine durch Erbfaktoren bedingte minderwertige Anlage der Zwischenhirnzentren einzustellen. Es ist in diesem Zusammenhang daran zu erinnern, daß PANSE im Zwischenhirn-Hypophysensystem ein übergeordnetes Organisationszentrum vermutet, das einen genetischen Zusammenhang zwischen Mongolismus und BARDET-BIEDLschem Syndrom erklären könnte. In einer weiteren Untersuchung, die von 49 Mongoloiden ausgeht und sich auf 425 Sippschaftsmitglieder erstreckt, hat SCHRÖDER trophische Störungen und Erkrankungen der vegetativen Organe allerdings nur selten beobachtet. Er kommt deshalb zu dem Schluß, daß die Hypothese von der Hypoplasie des Zwischenhirns bei den Mongoloiden nicht zu recht besteht. Die Zahl der schwachsinnigen Verwandten ist auch in diesen neu untersuchten Sippschaften gegenüber der Durchschnittsbevölkerung ganz beträchtlich erhöht. DOXIADES und PORTIUS haben unter 290 persönlich untersuchten Angehörigen von Mongoloiden 5,5% Abortivfälle festgestellt. Im ganzen haben sie unter 1682 Verwandten ihrer Probanden 5 weitere Fälle von vollentwickeltem Mongolismus beobachtet. Die Mütter der Mongoloiden zeigten sehr häufig Menstruationsstörungen und eine späte Menarche. TURPIN fand unter den Verwandten der Mongoloiden eine stark erhöhte, aber ganz unspezifische Belastung mit körperlichen und seelischen Abnormitäten.

Seit langem werden bestimmte Mißbildungen in nahe Beziehungen zur mongoloiden Idiotie gebracht. Schon HERRMANN hat auf die Häufung von Polydaktylie und kongenitalen Vitien in den Familien der Mongoloiden hingewiesen. STETTNER glaubt, daß in den Familien mit Kleinfingerverkrümmung ein latenter Mongoloidfaktor anzunehmen sei. Auch OREL beschreibt eine Familie mit Verkrümmung des kleinen Fingers bei zahlreichen Verwandten der Mutter eines Mongoloiden. Der Proband selbst und seine Zwillingsschwester zeigen, ebenso wie die Mutter die gleiche Fingerabnormität.

Auf Abnormitäten der Hand- und Fingerfurchen haben in letzter Zeit insbesondere DOXIADES und PORTIUS hingewiesen. Während die Vierfingerfurche in der Durchschnittsbevölkerung nur ungefähr zu 1,6% vertreten ist, wurde sie von DOXIADES und PORTIUS unter 55 Mongoloiden in 60% der Fälle gefunden. PORTIUS hat allerdings auch unter gewöhnlichen Schwachsinnigen eine überdurchschnittliche Häufigkeit der Vierfingerfurche festgestellt. Auch BRUGGER konnte sowohl bei klinisch nicht komplizierten Schwachsinnigen als auch bei

Mongoloiden eine überdurchschnittliche Zahl von Vierfingerfurchen (Abb. 9a und c) nachweisen. SCHRÖDER dagegen hat in den Familien der Mongoloiden

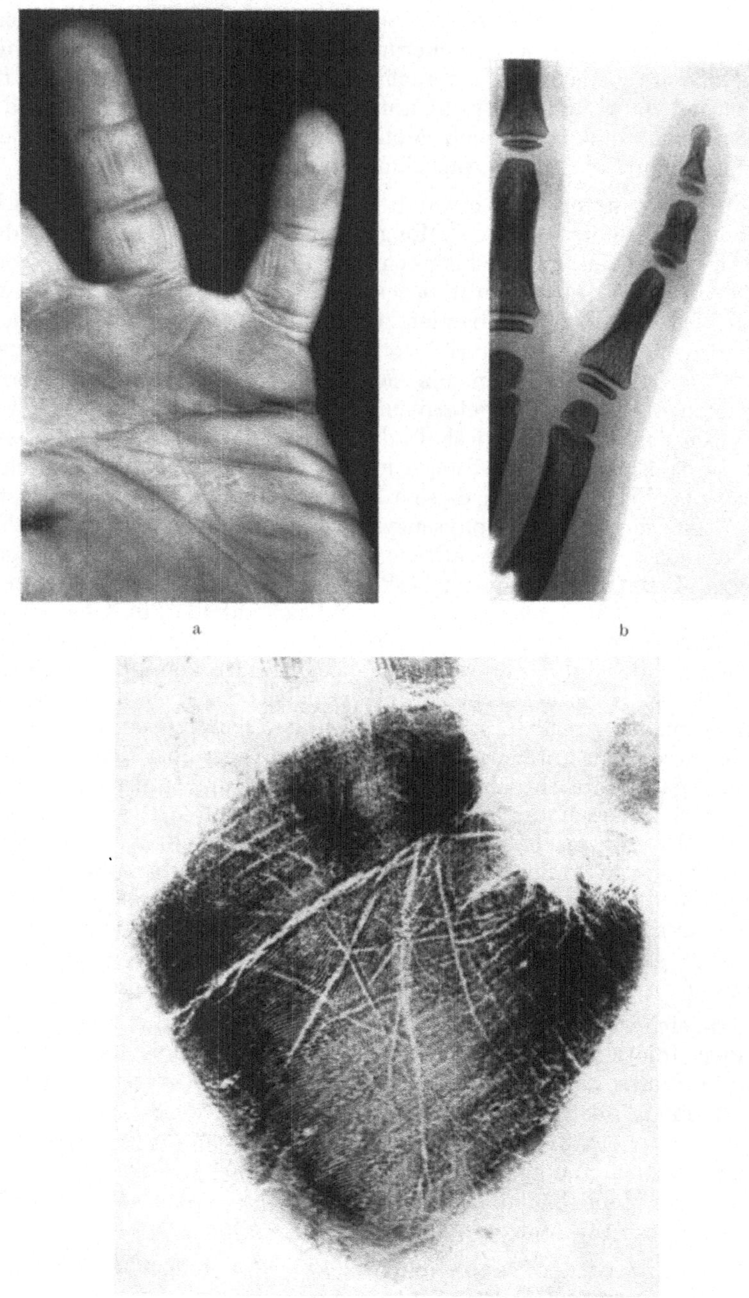

Abb. 9a—c. Finger- und Handfurchenanomalie bei einem mongoloiden Knaben (BRUGGER).

keinerlei Häufung der Vierfingerfurche beobachtet. Das Fehlen einer der beiden Kleinfingerbeugefurchen hat PENROSE schon 1931 bei Mongoloiden als außerordentlich häufig beschrieben. PORTIUS hat diese Anomalie, bei der das Skelet des Kleinfingers dreigliedrig bleibt, ebenfalls sehr häufig bei Mongoloiden festgestellt. Die Anomalie ist zusammen mit dem entsprechenden Röntgenbild nach einer Beobachtung BRUGGERS in der Abb. 9 (a und b) dargestellt.

SCHULZ hat über die Häufigkeit zahlreicher Mißbildungen in den Familien der Mongoloiden genaue statistische Untersuchungen angestellt und die gefundenen Zahlen mit den Häufigkeitswerten, die für eine auf gleiche Weise erforschte Durchschnittsbevölkerung gelten, verglichen. Gewisse Mißbildungen, die in Beziehung zur mongoloiden Idiotie stehen sollen, wurden in der Verwandtschaft der Probanden nur in ganz geringfügigem Maße häufiger gefunden als in der Durchschnittsbevölkerung. Wolfsrachen und Hasenscharten sowie Hydrocephalus waren unter den Verwandten der Mongoloiden sogar seltener als im Bevölkerungsdurchschnitt. Die Mißbildungen wurden ebenso wie die Schwachsinnsfälle unter den Verwandten väterlicher- und mütterlicherseits gleich oft beobachtet. Es spricht nach SCHULZ somit auch nichts dafür, daß die Entstehung des Mongolismus mittelbar erblich ist und von einer erblichen Schleimhautanomalie des Uterus oder von einem anderen erblichen Leiden der Mutter abhängt. Nach den neuesten Untersuchungen von SCHRÖDER sind in den Sippen der Mongoloiden von den verschiedenen Mißbildungen nur Strabismus, Ptosis, hoher enger Gaumen, primitive Ohrmuschel und Polydactylie eindeutig erhöht. Für die Vierfingerfurche, für Syn- und Klinodactylie, Klump- und Spitzfuß konnte SCHRÖDER in den Familien der Mongoloiden keine stärkere Verbreitung als in der Durchschnittsbevölkerung feststellen.

KREYENBERG betont die große Zahl von psychischen Abnormitäten unter den Verwandten der Mongoloiden. Bei 50 von 75 in der letzten Zeit beobachteten Fällen konnte er in der Verwandtschaft der Probanden zahlreiche verschiedenartige psychische Abwegigkeiten nachweisen. SCHULZ hat bei seinen systematischen Erblichkeitsuntersuchungen dagegen keine nennenswerte Erhöhung der psychiatrischen und neurologischen Erkrankungen feststellen können. Nur die Zahl der Depressionen ist gegenüber dem Durchschnitt vielleicht etwas erhöht.

Nach SCHULZ ist die Entstehung des Mongolismus entweder allein auf ein nicht erbliches Leiden der Mutter zurückzuführen oder vielleicht auf eine erbliche Anlage, die nur unter bestimmten exogenen Bedingungen zur Manifestation gelangen kann. Dieses Ergebnis der ersten exakten Erblichkeitsuntersuchung, zu dem auch die Befunde der seither erschienenen Arbeiten von SCHRÖDER, DOXIADES und PORTIUS nicht in Widerspruch stehen, läßt sich mit den Anschauungen von JENKINS relativ gut vereinbaren. JENKINS hat die Hypothese aufgestellt, daß mit steigendem Alter der Mutter die Fähigkeit der Eier, sich normal zu entwickeln, abnimmt. Aus den nicht mehr normal entwicklungsfähigen Eiern entstehen dann die Mongoloiden. Diese Annahme erklärt auch ohne weiteres das konkordante Befallensein der eineiigen Zwillinge. Das mehrfache Auftreten des Mongolismus in einigen Sippen ist auf eine familiäre, gleichartige Funktion der Eierstöcke bei den Frauen der gleichen Sippe zurückzuführen. Nach der Ansicht von ROSANOFF und HANDY ist eine erbliche Entstehung des Mongolismus vollkommen ausgeschlossen. Es muß eine frühe Keimschädigung, welche die Ursache im Alter der Mutter hat, angenommen werden. ROSANOFF und HANDY vermuten, daß die Eier durch bestimmte, im Alter auftretende Gewebsveränderungen im Eierstock geschädigt werden. Da der Mongolismus bei Knaben häufiger und ausgeprägter auftritt als bei Mädchen, glauben die beiden Verfasser, daß das weibliche X-Chromosom auf die Entwicklung der mongoloiden Idiotie hemmend einwirken kann.

Auch OREL, der früher hauptsächlich auf Grund der Zwillingsbefunde eine erbliche Entstehung des Mongolismus für wahrscheinlich hielt, nimmt jetzt eine bisher unbekannte Schädigung der Keimzellen an. Ob diese Schädigung allerdings auf den Gebrauch von chemischen antikonzeptionellen Mitteln zurückzuführen ist, wie LENZ und STOELTZNER glauben, erscheint noch durchaus fraglich. GEYER hat gezeigt, daß in der Mehrzahl der Fälle von Mongolismus chemische Präventivmittel nicht als Ursache in Frage kommen. Nach seinen Beobachtungen kommt einer Insuffizienz der Ovarien, die entweder nicht mehr oder noch nicht vollwertige Eizellen liefern, eine große ätiologische Bedeutung zu. Auch die Feststellungen SCHRÖDERs, daß die Mongoloidenmütter allgemein zu Frühgeburten und Senkungsbeschwerden neigen und während der Mongoloidengravidität oft an Schwangerschaftsblutungen leiden, machen die Annahme einer Genitalhypoplasie bei den Müttern der Mongoloiden sehr wahrscheinlich. TURPIN hat in den Familien der Mongoloiden zahlreiche Früh-, Fehl- und Totgeburten beobachtet, was ebenfalls auf eine ovarielle Hypo- oder Dysfunktion schließen läßt. SCHRÖDER rechnet außerdem noch mit polymeren recessiven Erbfaktoren. Da die Erbanlagen infolge der starken Polymerie jedoch nach SCHRÖDER nur selten zur Manifestation gelangen, so bildet sich um die Mongoloiden kein besonderer Nuptialkreis. Die Mongoloiden können deshalb als einzige Schwachsinnsformen auch in höheren sozialen Schichten auftreten. HOFMEIER hält eine Plasmaschädigung bei der Mutter der Mongoloiden für die wahrscheinlichste Ursache des Mongolismus. Dabei muß noch untersucht werden, ob nur bestimmte Frauen auf exogene Schädigungen mit Plasmaveränderungen reagieren. Gegen eine ätiologische Rolle der chemischen Präventivmittel sprechen alle Beobachtungen von VAILLANT, SCHRÖDER, DOXIADES und PORTIUS.

Die rassenhygienische Bedeutung des Mongolismus ist äußerst gering, weil die Mongoloiden praktisch kaum jemals zur Fortpflanzung gelangen und weil die Erbanlagen für die Entstehung der Krankheit im Vergleich mit den exogenen Schädigungen höchstens eine ganz geringfügige Rolle spielen. SCHULZ hält sich nicht für berechtigt, allgemein von einer Einheirat in die Verwandtschaft der Mongoloiden abzuraten. Man könnte höchstens in einzelnen Familien, die durch eine Häufung bestimmter Mißbildungen oder durch das Auftreten von Abortivformen des Mongolismus besonders gefährdet scheinen, den Frauen den Rat geben, nach dem 35. Altersjahr weitere Schwangerschaften zu vermeiden. SCHRÖDER rät, die Geschwister der Mongoloiden mit vorsichtiger Zurückhaltung und nur nach genauer Kenntnis der übrigen Sippschaftsmitglieder rassenhygienisch zu beurteilen.

5. Kretinismus.

Das erste sichere Ergebnis der systematischen Erforschung des Kretinismus war die Feststellung, daß die Erkrankung streng ortsgebunden auftritt und stets auf schwere endemische Kropfgebiete beschränkt bleibt. Die Annahme FINKBEINERs, daß gewisse Rassenanlagen für die Entstehung des Kretinismus eine unerläßliche Voraussetzung bilden und daß Kretinen nur in Familien mit entsprechender Rassenmischung vorkommen, ist durch zahlreiche Tatsachen widerlegt. Der Kretinismus kommt bei den allerverschiedensten Rassen vor. Nach DE QUERVAIN und WEGELIN ist nicht einmal eine ganz besonders starke Neigung der alpinen Rasse zu kretinistischer Entartung anzunehmen. Auch die Behauptung FINKBEINERs, daß zwischen Kropf und Kretinismus keine direkten Beziehungen bestehen sollen, kann nicht aufrecht erhalten werden. PFAUNDLER hat einwandfrei nachgewiesen, daß Kropf und Kretinismus 41mal häufiger beim gleichen Individuum zusammentreffen, als ohne die Annahme enger gegenseitiger Beziehungen zu erwarten wäre.

Die Entstehung des Kretinismus durch eine streng ortsgebundene Schädigung ist insbesondere durch die Untersuchungen von LANG und von DIETERLE und EUGSTER eindeutig erwiesen. DIETERLE, HIRSCHFELD und KLINGER haben

1913 die Gesamtbevölkerung von 14 schweizerischen Ortschaften genauestens untersucht. Nach 20 Jahren wurde diese Untersuchung wiederholt, um eventuelle Veränderungen an den Endemiezentren zu studieren. Trotz starker Bewohnerfluktuation hat sich eine ganz auffallende Konstanz der örtlichen Endemieintensität gezeigt. Die Grenze der endemiefreien Orte hat sich nirgends verschoben. Mütter, welche aus kropffreien Dörfern in Kropfdörfer zugewandert sind, haben am neuen Wohnort stets kropfige Kinder bekommen. Wenn Mütter dagegen aus Kropfdörfern in kropffreie Ortschaften abwandern, dann sind nur noch die ersten der nach der Abwanderung geborenen Kinder kropfig, die späteren dagegen kropffrei. Nach der Abwanderung aus Kropfdörfern verliert somit die bei den Nachkommen zu Kropf führende Noxe immer mehr an Wirksamkeit, so daß die nicht unmittelbar nach der Abwanderung geborenen Kinder schließlich ganz kropffrei sind. Der Halsbefund der Nachkommen hängt bei Zu- und Abwanderungen weit mehr vom Ortskoeffizienten als vom Kropf der Eltern ab. Die kropferzeugende Noxe muß nach den Untersuchungen von Dieterle und Eugster geographisch streng lokalisiert sein. Sie äußert sich besonders stark bei den Bewohnern von nicht unterkellerten Wohnungen oder von Wohnungen im Erdgeschoß. Die Noxe wirkt nach Dieterle und Eugster sicher nicht durch das Trinkwasser oder die Nahrung. Die Gesetzmäßigkeit in der Ab- oder Zunahme der Kropfgröße bei Ab- und Zuwanderungen aus oder in ein Endemiegebiet spricht für eine chemisch-physikalische Natur der Noxe. Die besonders häufige Kropfentstehung in den untern Stockwerken bestimmter Häuser läßt an eine Wirkung der Bodenatmung denken. Eugster vermutet, daß insbesondere der CO_2-Faktor der Pflanzen- und Bodenatmung, welcher von der Topographie der jeweiligen Umgebung stark abhängig ist, als Kropfnoxe in Frage kommt.

Alle diese Beobachtungen über die Wirkungsweise der Kropfnoxe passen sehr gut zu den von Lang im Rahmen der bayerischen Kropf- und Kretinenuntersuchung nachgewiesenen Beziehungen zwischen Kropf, Kretinismus und Radioaktivität der Bodenluft. Lang hat gezeigt, daß auch bei gleichbleibender geologischer Formation die Endemiestärke ganz verschieden sein kann und daß nicht nur bestimmte Gesteinsformationen, sondern auch Gemenge von Gesteinen kropferzeugend wirken. Es spielen insbesondere die beim Transport des diluvialen Gemenges stattfindenden Gesteinsveränderungen eine große Rolle. Die kropferzeugende Wirkung des Gesteins nimmt mit der Länge des Transportweges ab. Eine bestimmte Aufbereitung des Bodens begünstigt nach Lang das Auftreten der Kropfnoxe, die dann bei der weiteren sehr starken Bodenaufbereitung wiederum abnimmt und schließlich verschwindet. Durch diese von Lang aufgestellte Bodenaufschlußtheorie wurde die Aufmerksamkeit ganz allgemein wieder mehr auf die Rolle der physikalischen Faktoren bei der Entstehung des Bodens hingelenkt. Nachdem schon früher Pfaundler und Répin Beziehungen zwischen endemischem Kretinismus und radioaktiven Strahlen im Endemiegebiet vermutet haben, hat Lang diese Fragen nun durch zahlreiche genaue Messungen des Emanationsgehaltes der Luft in Gebieten mit wechselnder Endemiestärke studiert. Es ergab sich in 6 Messungsserien und 9 Messungsgebieten, die bezüglich der geologischen Formation und der Endemiestärke ganz verschieden geartet waren, eine immer wiederkehrende Parallelität zwischen der Stärke der Radioaktivität der Luft und der Stärke der Kropfendemie. Lang hat ferner den Zusammenhang zwischen Radioaktivität und Kropf durch experimentelle Tierversuche bekräftigt. Es ist noch nicht gelungen, Ratten an Kropforten dadurch kropffrei zu erhalten, daß die Tiere nur mit entemanierter Luft versorgt wurden. Dagegen wurden Ratten an Kropforten kropfig, trotzdem alle spezifisch ortsgebundenen Faktoren mit Ausnahme der emanationshaltigen Luft von ihnen ferngehalten wurden.

Daß der Emanationsgehalt der Luft und des Bodens die bedeutendste Rolle für die Kropfentstehung spielt, geht auch aus der weiteren 7. Messungsserie von LANG hervor. Da die Radioaktivität der Luft eine sehr wechselnde Größe darstellt, waren zahlreiche Messungen unter verschiedenen Witterungsverhältnissen nötig. Die letzte 7. Messungsserie ergibt wiederum, wie alle früheren Messungsserien, die stärkste Luftradioaktivität im Gebiete der stärksten Kropfendemie, die schwächste Radioaktivität dagegen in endemiefreien Gegenden. Bei der starken Endemie entspricht die Abfallskurve der des reinen Radons; bei fast fehlender Endemie im norddeutschen Diluvium und Alluvium überwiegt deutlich das Thoron. Daß es bisher nicht gelungen ist, Tiere an Kropforten mit entemanierter Luft kropffrei zu erhalten, liegt an der technischen Schwierigkeit des Experiments. Die Tiere erlagen trotz aller Vorsichtsmaßnahmen vorzeitig den Wetterstürzen; die Anzahl der Versuchstage ist deshalb zu gering, um überhaupt eindeutige Befunde zu ermöglichen. Daß umgekehrt Ratten an Kropforten kropfig wurden, trotzdem alle ortsgebundenen Faktoren mit Ausnahme der Luft von ihnen ferngehalten wurden, widerlegt bis zu einem gewissen Grade auch die Jodmangel- und die Avitaminosentheorie. Trotzdem die Tiere eine jod- und vitaminreiche Kost (mit Ausnahme von Kohlgemüsen) erhielten, wurden sie infolge des Emanationsgehaltes der Luft doch kropfig. In allerletzter Zeit hat LANG noch versucht, bei Ratten durch ein Radiumpräparat bestimmter Dosis direkt Kropf zu erzeugen. Es ließ sich bei einer Anzahl Tiere eine einwandfreie Vergrößerung der Schilddrüsen feststellen. Diese Versuche sind jedoch noch nicht vollständig abgeschlossen.

Die exakten Untersuchungen von LANG machen die Annahme höchst wahrscheinlich, daß die auch von DIETERLE und EUGSTER nachgewiesene, streng ortsgebundene Noxe in der Radioaktivität der Luft zu sehen ist. Trotz der sicheren exogenen Schädigung könnte natürlich bei der Entstehung des Kretinismus eine erbliche Veranlagung doch noch eine Rolle spielen. Es ist insbesondere PFAUNDLER noch 1924 für die idiotypische Bedingtheit des Kretinismus eingetreten. Er nahm an, daß die vermuteten Erbanlagen für Kropf und Kretinismus vielleicht identisch seien. Auch GAMPER glaubt an die Wirkung von Erbfaktoren und führt 2 Fälle von Kretinismus an, die mit kretinen Vätern belastet sind. Die Fälle können jedoch nach DE QUERVAIN und WEGELIN die Wirkung von Erbanlagen nicht beweisen, da im ersten Fall auch die Mutter kropfig war und weil im zweiten Fall die Mutter in einem Kropf- und Kretinismusgebiet gelebt hat.

Systematische Erblichkeitsuntersuchungen haben keinerlei Anhaltspunkte für eine erbliche Entstehung von endemischem Kropf und Kretinismus ergeben. EUGSTER hat 24 Zwillingspaare auf Kretinismus untersucht. Von den 9 eineiigen Paaren verhielten sich 6 konkordant und 3 diskordant. Bei den 15 Zweieiigen war das Verhältnis von Konkordanz und Diskordanz 10:5. Seine Untersuchungen sprechen gegen eine besondere Erbanlage für Kretinismus. Anlagemäßig bedingte Empfindlichkeitsunterschiede gegen die exogene Schädigung können höchstens innerhalb der einzelnen Organsysteme von Bedeutung sein.

Kinder aus Verwandtenehen erkranken nach den Untersuchungen von EUGSTER nicht häufiger an Kropf als Kinder, deren Eltern nicht blutsverwandt sind. SCHWALBER hat unter 99 Kretinenprobanden aus dem bayerischen Allgäu nur einen Fall gefunden, dessen Eltern angeblich sehr weitläufig miteinander verwandt sein sollen. Er konnte in der Großeltern- und der Urgroßelterngeneration der Kretinenprobanden noch keinerlei Ahnenverlust feststellen. Auch STIDL hat unter den Ehen der Eltern, Großeltern und Urgroßeltern von kretinoiden Probanden nur 0,68% Verwandtenehen gefunden.

Die Familienuntersuchungen von LANG an 189 Allgäuer Kretinenprobanden haben gezeigt, daß die Kropfnoxe auf die Häufigkeit der eigentlichen Geisteskrankheiten keinerlei Einfluß ausübt. Die Psychosen finden sich unter den Verwandten der Kretinen ungefähr im gleichen Verhältnis wie in der Durchschnittsbevölkerung. Es besteht dagegen ein deutlich sichtbarer Zusammenhang zwischen Kropf, Kretinismus und Schwachsinn ohne jegliche körperlichen kretinistischen Zeichen. Es hat sich gezeigt, daß in den Familien der Kretinen auch die Zahl der Schwachsinnigen ohne körperliche Merkmale stark erhöht ist. Die reinen Schwachsinnsprobanden eines Kropf- und Kretinismusendemiegebietes sind umgekehrt fast gleich stark mit Kropf befallen wie die Kretinen. Die Eltern der Schwachsinnigen haben nach den Untersuchungen von LANG sogar häufiger an Kropf gelitten als die Eltern der Kretinen. Auch Gehörgebrechen mit und ohne Schwachsinn sind in den Kretinensippen nicht häufiger als in den Familien der Schwachsinnigen eines Endemiegebietes. Es finden sich in mehreren Familien fließende Übergänge von Vollkretinismus über Kretinoide zu körperlich unauffälligen Schwachsinnigen. Dieser von LANG festgestellte Zusammenhang zwischen Kretinismus und körperlich nicht kretinistischem Schwachsinn konnte von STIDL weitgehend bestätigt werden. STIDL hat Kretinoide, welche unter den Schwachsinnigen eines psychiatrisch früher schon vollständig durchforschten Allgäuer Untersuchungsbezirkes gefunden wurden, als Probanden zu genealogischen Untersuchungen genommen. Seine 32 Probanden gehören 25 Familien an. Es finden sich nach dem Schwachsinnsgrad geordnet unter den Kretinoiden 10 Debile, 17 Imbezille und 5 Fälle von leichter Idiotie. Unter den Eltern und Großeltern der Probanden wurde kein kretinoides Individuum gefunden; es sind jedoch 15,9% der Eltern der Kretinoiden schwachsinnig. Von den über 20 Jahre alten Onkeln und Tanten der Kretinoiden müssen 0,7% selbst wiederum als kretinoid und 2,7% als oligophren bezeichnet werden. Von den Geschwistern der Kretinoiden sind 1,8% Vollkretinen, 7% Kretinoide und 17,6% Schwachsinnige ohne körperliche Zeichen von Kretinismus. Von den 15 Kindern der Probanden sind 8 oligophren, aber keines kretinoid. Abgesehen von den Geschwistern kommen Kretinoide unter allen untersuchten Verwandtschaftsgraden nur äußerst selten vor. Dieser Befund spricht gegen die Erblichkeit der körperlichen kretinistischen Stigmata. Daß sowohl die Eltern als auch die Onkel und Tanten der Kretinoiden etwas seltener schwachsinnig sind als die Eltern, Onkel und Tanten von erbschwachsinnigen Probanden läßt vermuten, daß auch der kretinistische Schwachsinn, wenigstens teilweise, nicht auf erblicher Grundlage entstanden ist. Gegen eine Vererbung des Kretinismus sprechen auch die Untersuchungen von EUGSTER in den Familien von 204 Kretinen. EUGSTER konnte zeigen, daß innerhalb der einzelnen Sippe die Häufigkeit der Kretinen außerordentlich stark wechselt und daß Solitärfälle bei wiederholtem Wohnortswechsel besonders oft beobachtet werden. Die Eltern der Kretinen sind nicht öfter miteinander blutsverwandt als die Gesamtbevölkerung des untersuchten Endemiegebietes. In den 18 Familien, deren Eltern frisch in das Endemiegebiet zuwanderten, wurden Kretinen erst in der zweiten Kindergeneration beobachtet. Nach EUGSTERS Untersuchungen wurde kein einziger Fall von Kretinismus in endemiefreien Gebieten geboren.

Die Frage, ob die Kropfnoxe unter Umständen die Entwicklung bestimmter erblicher Mißbildungen, z. B. der Chondrodystrophie oder der Hasenscharte, begünstigen kann, läßt sich nach DE QUERVAIN und WEGELIN noch nicht sicher entscheiden. Zahlenmäßige Beweise für eine größere Häufigkeit dieser Zustände in Kropf- und Kretinismusendemiegebieten sind bis jetzt nicht vorhanden.

Schrifttum.

I. Zusammenfassende Darstellungen.

Brugger: Übersicht über auslesefreie Untersuchungen in der Verwandtschaft Schwachsinniger. Z. psych. Hyg. **11** (1938). — Bumke: Lehrbuch der Geisteskrankheiten. München 1936.

Curtius: Die organischen und funktionellen Erbkrankheiten des Nervensystems. Stuttgart 1935.

Dubitscher: Der Schwachsinn. Gütts Handbuch der Erbkrankheiten, Bd. 1. Leipzig 1937.

Entres: Vererbung, Keimschädigung. Bumkes Handbuch der Geisteskrankheiten, Bd. 1. 1928.

Franceschetti: Die Vererbung von Augenleiden. Schieck u. Brückners Handbuch der Ophthalmologie, Bd. 1. 1930.

Gütt-Rüdin-Ruttke: Zur Verhütung erbkranken Nachwuchses, 2. Aufl. München 1936.

Hofmeier: Die Bedeutung der Erbanlagen für die Kinderheilkunde. Beih. Arch. Kinderheilk. **1938**, H. 14.

Kranz: Drei Jahre Erbforschung über den angeborenen Schwachsinn. Fortschr. Erbpathol. **1** (1938).

Lange, J.: Die eugenische Bedeutung des Schwachsinns. Berlin u. Bonn 1933. — Kurzgefaßtes Lehrbuch der Psychiatrie. Leipzig 1935. — Lenz: Baur-Fischer-Lenz' Menschliche Erblehre, 1936. — Luxenburger: Erblichkeit, Keimschädigung, Konstitution, Rasse. Fortschr. Neur. **2** (1930); **4** (1932); **5** (1933); **7** (1935). — Psychiatrische Erblehre. Bleulers Lehrbuch der Psychiatrie. Berlin 1937. — Psychiatrische Erblehre. München 1938.

Panse: Erbfragen bei Geisteskrankheiten. Leipzig 1936.

Siemens: Konstitutions- und Vererbungspathologie, 1921. — Strohmayer: Angeborene und im frühen Kindesalter erworbene Schwachsinnszustände. Bumkes Handbuch der Geisteskrankheiten, Bd. 10. 1928. — Stumpfl: Erbanlage und Verbrechen. Monographien Neur. **1935**, H. 61.

Verschuer, von: Erbpathologie. Dresden u. Leipzig 1937.

Weygandt: Der jugendliche Schwachsinn. Stuttgart 1936.

Ziehen: Die Geisteskrankheiten im Kindesalter. Berlin 1926.

II. Einzelarbeiten.

Unkomplizierte Schwachsinnsformen.

Apert: L'idiotie amaurotique familiale (maladie des Tay-Sachs). Semaine méd. **1908**, No 3. Ref. nach Franceschetti. — Arnold: Über gemeinsames Vorkommen von Taubstummheit und Schwachsinn in Sippen mit vererbter (nichtkretinistischer) Taubstummheit. Diss. Würzburg 1933.

Bardet: Syndrome d'obésité infantile avec polydactylie et rétinite pigmentaire. Thèse de Paris **1920**. — Biedl: Geschwisterpaar mit adiposogenitaler Dystrophie. Ver. dtsch. Ärzte Prag 1922 (zit. nach Franceschetti). — Bogaert, L. v.: Ein Stammbaum einer Familie mit Laurence-Moon-Bardetscher Krankheit. Z. menschl. Vererb. u. Konstit.lehre **21** (1937). — Brander: Über die Bedeutung der Exogenese für die Entstehung des Schwachsinns, beleuchtet durch Untersuchungen an Zwillingen. Mschr. Kinderheilk. **63** (1935). — Besteht ein Zusammenhang zwischen dem Geburtsgewicht und dem Intelligenzquotienten bei Frühgeborenen? Mschr. Kinderheilk. **63** (1935). — Studien über die Entwicklung der Intelligenz bei frühgeborenen Kindern. Helsingfors 1936. — Über die Bedeutung der Partus praematurus für die Entstehung gewisser cerebraler Affektionen, mit besonderer Berücksichtigung schwerer und leichterer Grade exogen bedingter Unterbegabung. Acta psychiatr. (Kobenh.) **12** (1937). — Über die Bedeutung des unternormalen Geburtsgewichts für die weitere körperliche und geistige Entwicklung der Zwillinge. Z. menschl. Vererb. u. Konstit.lehre **21** (1937). — Ein Gesichtspunkt zur Frage „Alkohol und Nachkommenschaft". Z. Konstit.lehre **22** (1938). — Zeigt die Oligophreniefrequenz jahreszeitliche Schwankungen? Acta paediatr. **23** (1938). — Brugger: Die erbbiologische Stellung der Pfropfschizophrenie. Z. Neur. **113** (1928). — Genealogische Untersuchungen an Schwachsinnigen. Z. Neur. **130** (1930). — Die Stellung der Schwachsinnigen in der Geburtenreihenfolge. Z. Neur. **135** (1931). — Untersuchungen an Kindern, Neffen, Nichten und Enkeln von chronischen Trinkern. Z. Neur. **154** (1935). — Die Fruchtbarkeit der Eltern von erblich Schwachsinnigen und von Normalbegabten. Z. Neur. **156** (1936). — Der erbbiologische Zusammenhang von quantitativ verschiedenen Schwachsinnsgraden. Erbarzt **3** (1936). — Psychiatrische Bestandesaufnahme im Gebiet eines medizinisch-anthropologischen Zensus in der Nähe von Rosenheim. Z. Neur. **160** (1937). — Die Vererbung des Schwachsinns. Fortschr. Neur. **1937**, **1938**, **1939**. — Busse: Die Eltern der Hilfsschulkinder. Allg. Z. Psychiatr. **108** (1938).

CACCHIONE e PISANI: Frenastesia e dermatosi. Riv. sper. Freniatr. **58** (1935). Ref. Zbl. Neur. **78**. — COCKAYNE, KRESTIN and SORSBY: Obesity, hypogenitalism, mental retardation, polydactyly, and retinal pigmentation: the LAURENCE-MOON-BIEDL syndrome. Quart. J. Med., N. s. **4** (1935). — CONRAD: Erbanlage und Epilepsie. Untersuchungen an einer Serie von 253 Zwillingspaaren. Z. Neur. **153** (1935). — Psychiatrisch-soziologische Probleme im Erbkreis der Epilepsie. Arch. Rassenbiol. **31** (1937).

DANIELSON and DAVENPORT: The Hill Folk. Eugenic. Rec. Office, Memoir **1** (1912). Zit. nach LENZ. — DAVENPORT and WEEKS: A first study of inheritance in epilepsy. Eugenic. Rec. Office **4** (1911). — DOLLINGER: Beiträge zur Ätiologie und Klinik der schweren Formen angeborener und früherworbener Schwachsinnszustände. Monographien Neur. **23** (1921). — DUBITSCHER: Die Bewährung Schwachsinniger im täglichen Leben. Erbarzt **1935**, H. 6. — Der moralische Schwachsinn unter besonderer Berücksichtigung des Gesetzes zur Verhütung erbkranken Nachwuchses. Z. Neur. **154** (1936).

EWALD: Über den Schwachsinn. Münch. med. Wschr. **1935 II**. — EYFERTH: Bemerkungen über die Herkunft Schwachsinniger. Z. Kinderforsch. **43** (1934).

FABER: Sippschaftsuntersuchungen bei Little-Kindern. Z. Orthop. **66** (1937). — FINDLAY: Mental deficiency. Analysis of a group of cases. Lancet **1935 I**. — FÖLLING: Über die Ausscheidung von Phenylbrenztraubensäure in den Harn als Stoffwechselanomalie in Verbindung mit Imbezillität. Z. physiol. Chem. **227** (1934). — FREDE: Über den sozialen Wert, die erbbiologischen Verhältnisse, Heiratshäufigkeit und Fruchtbarkeit von Schwachsinnigen. Eine Untersuchung an ehemaligen Kieler Hilfsschülern. Erbarzt **4**, H. 6 (1937). — FRISCHEISEN-KÖHLER: Eugenische Untersuchungen in Familien mit Hilfsschülern. Z. Abstammgslehre **67** (1934). — Zwillinge in den Familien von Hilfsschülern. Z. Konstit.lehre **20** (1936). — FRITZSCHE: Eine familiär auftretende Form von Oligophrenie mit röntgenologisch nachweisbaren symmetrischen Kalkablagerungen im Gehirn, besonders in den Stammganglien. Schweiz. Arch. Neur. **35** (1935). — FÜNFGELD: Taubstummheit und angeborener Schwachsinn. Allg. Z. Psychiatr. **103** (1935). — FÜRST u. LENZ: Ein Beitrag zur Frage der Fortpflanzung verschieden begabter Familien. Arch. Rassenbiol. **17** (1926).

GEYER: Die Beurteilung des angeborenen Schwachsinns zum Zwecke der Sterilisierung. Münch. med. Wschr. **1934 II**. — Rassenhygiene und LITTLEsche Krankheit. Erbarzt **6** (1935). — GLAUS: Intellekt und Psychopathie. Schweiz. med. Wschr. **1937**, 67. — GODDARD: Kallikak family. New York 1912. — GORDON, NORMAN and BERRY: Neurological abnormalities. Their occurence and significance as illustrated by an examination of 500 mental defectives. J. of Neur. **14** (1933). — GUDDEN: Statistisches über die Hilfsschulen Münchens. Arch. Rassenbiol. **28** (1934).

HECKER: Genealogische Untersuchungen an Schwachsinnigen. Z. Neur. **149** (1934). — HELL: Zur Frage der Zusammenhänge zwischen Schulleistungen, Begabung, Kinderzahl und Umwelt. Arch. Rassenbiol. **28** (1934). — HEUYER, BERNARD-PICHON et JOFFROY: Idiotie avec amaurose par cataracte congénitale chez deux frères. Bull. Soc. Pédiatr. Paris **1938**, No 36. — HORST, VAN DER: Psychosen bei Debilitas mentis. Nervenarzt **5** (1932).

JACOBI u. KONSTANTINU: Dystokie — Geburtstrauma und Schwachsinn. Arch. f. Psychiatr. **91** (1930). — JENKINS and POUCHER: Pathogenesis of the LAURENCE-BIEDL syndrome. Amer. J. Dis. Childr. **50** (1935). (Zit. Zbl. Kinderheilk. **31**.) — JERVIS: Phenylpyruvic oligophrenia. Arch. of Neur. **38** (1937). — JÖRGER: Die Familie Zero. Arch. Rassenbiol. **2** (1905). — Die Familie Markus. Z. Neur. **43** (1918). — JUDA: Über Anzahl und psychische Beschaffenheit der Nachkommen von Schwachsinnigen und normalen Schülern. Z. Neur. **151** (1934). — Psychiatrisch-genealogische Untersuchungen an 147 Hilfsschülern. Beitrag zur Frage: Sind alle Hilfsschüler schwachsinnig? Z. psych. Hyg. 8 (1935). — Über Fruchtbarkeit und Belastung bei den Seiten-Verwandten von schwachsinnigen und normalen Schülern und deren Nachkommen. Z. Neur. **154** (1935). — Über die Häufigkeit des Vorkommens der sog. „physiologischen Dummheit" in Familien von schwachsinnigen und normalen Schülern. Ist es möglich, derartige Fälle nach ihrer Zugehörigkeit zur einen oder anderen Gruppe erbbiologisch zu werten? Allg. Z. Psychiatr. **104** (1936). — JUDA: Neue psychiatrisch-genealogische Untersuchungen an Hilfsschulzwillingen und ihren Familien. I. Die Zwillingsprobanden und ihre Partner. Z. Neur. **166** (1939).

KLEINDIENST: Bedeutung des Alters der Eltern sowie der Reihenfolge der Geburtenzahl der Kinder für ihre geistige und körperliche Minderwertigkeit. Mschr. Kinderheilk. **64** (1935). — KREYENBERG: Die Erblichkeitsverhältnisse bei endogenem und exogenem Schwachsinn unter besonderer Berücksichtigung ihrer Bedeutung für die Rassenhygiene. Z. Konstit.lehre **19** (1935).

LANGE, W.: Sind grobe Intelligenzdefekte allein bei nicht geschädigter Charakteranlage als angeborener Schwachsinn zu werten? Öff. Gesdh.dienst **2**. — LAUBENTHAL: Sippe mit kongenitaler Wortblindheit. Z. Neur. **158** (1937). — Über „kongenitale Wortblindheit", zugleich ein Beitrag zur Klinik sog. partieller Schwachsinnsformen und ihrer erblichen Grundlagen. Z. Neur. **156** (1936). — Über einige Sonderformen des „angeborenen Schwachsinns." Z. Neur. **163** (1938). — LOKAY: Über die hereditären Beziehungen der

Imbezillität. Z. Neur. **122** (1929). — LOOFT: Die geistige Entwicklung rachitischer Frühgeburten. Mschr. Kinderheilk. **25** (1923). — LOTZE: Untersuchungen über die gegenseitigen Beziehungen von Schulwahl, Schulleistungen, sozialer Zugehörigkeit und Kinderzahl. Arch. Rassenbiol. **23** (1931). — LUXENBURGER: Zur Frage der Manifestationswahrscheinlichkeit des erblichen Schwachsinns und der Letalfaktoren. Z. Neur. **135** (1931). — Endogener Schwachsinn und geschlechtsgebundener Erbgang. Z. Neur. **140** (1932). — Zur Frage der geistigen Minderwertigkeit der Erstgeborenen. Mschr. Kinderheilk. **65** (1936). — Der heutige Stand der empirischen Erbprognose in der Psychiatrie als Grundlage für Maßnahmen der praktischen Erbgesundheitspflege. Zbl. Neur. **84** (1937).

MACH: Lese- und Schreibschwäche bei normalbegabten Kindern. Z. Kinderforsch. **46** (1937). — MAURER: Untersuchungen an Kindern strahlenbehandelter Mütter. Radiol. Rdsch. **1** (1932). — MAYER, K.: Über kongenitale Wortblindheit. Mschr. Psychiatr. **70** (1928). — MEGGENDORFER: Über die Rolle der Erblichkeit bei der Paralyse. Z. Neur. **65** (1921). — Zur Abgrenzung des krankhaften Schwachsinns von der physiologischen Beschränktheit. Z. Neur. **154** (1936). — MEIXNER: Kinderzahl und soziale Stellung der Eltern Münchner Hilfsschüler. Arch. Rassenbiol. **30** (1937). — MÜLLER: Stammbäume von Kindern mit LITTLEscher Krankheit. Erbarzt **4** (1937).

NEUSTADT: Die Psychosen der Schwachsinnigen. Abh. Neur. **1928**, H. 48.

PANSE: Über erbliche Zwischenhirnsyndrome und ihre entwicklungsphysiologischen Grundlagen. Z. Neur. **160** (1937). — PEIPER: Sinnesphysiologie und Hirntätigkeit. Mschr. Kinderheilk. **69** (1937). — PENROSE: A study in the inheritance of intelligence. The analysis of 100 families containing subcultural mental defectives. Brit. J. Psychol. **24** (1933). — Two cases of phenylpyruvic amentia. Lancet **1935 I**. — Inheritance of phenylpyruvic amentia (Phenylketonuria). Lancet **1935 II**, 192. — A clinical and genetic study of 1280 cases of mental defect. Med. res. council. **1938**. — PENROSE and TURNER: An investigation into the position in family of mental defectives. J. ment. Sci. **77** (1931). — PLEGER: Erblichkeitsuntersuchungen an schwachsinnigen Kindern. Z. Neur. **135** (1931). — POHLISCH: Die Nachkommenschaft Delirium-tremens-Kranker. Ein Beitrag: Alkohol und Keimschädigung. Mschr. Psychiatr. **64** (1927). — PROKEIN: Über die Eltern der schwachsinnigen Hilfsschulkinder Münchens und ihre Fortpflanzung. Arch. Rassenbiol. **17** (1926).

REHM: Zur Frage der Unfruchtbarmachung der erbkranken Träger angeborenen Schwachsinns. Arch. Rassenbiol. **29** (1935). — REITER u. OSTHOFF: Die Bedeutung endogener und exogener Faktoren bei Kindern der Hilfsschulen. Z. Hyg. **94** (1921). — REUBNER: Mental deficiency. Arch. of Pediatr. **29** (1912). Ref. Zbl. Neur. **6**. — RIEDEL: Zur empirischen Erbprognose der Psychopathie. Z. Neur. **159** (1937). — ROSANOFF: Sex-linked inheritance in mental deficiency. Amer. J. Psychiatry **11** (1931). Ref. Zbl. Neur. **63**. — A study of mental disorders in twins. Eugenic. News **17** (1932). — ROSANOFF, HANDY and INMAN-KANE: Sex factors in intelligence. J. nerv. Dis. **80** (1934). Ref. Zbl. Neur. **74**. — ROSANOFF and INMAN-KANE: Relation of premature birth and underweight condition at birth to mental deficiency. Amer. J. Psychiatry **13** (1934).

SALLER: Über die Zusammenhänge von Schulleistungen, sozialer Schichtung und unterschiedlicher Volksvermehrung in einer vorwiegend katholischen und einer vorwiegend protestantischen Stadt (Regensburg und Göttingen). Z. Kinderforsch. **42** (1933). — Über die Stellung der Hilfsschulkinder von Regensburg und Göttingen im sozialen Aufbau der übrigen Bevölkerung. Z. Kinderforsch. **42** (1934). — Eugenische Erhebungen bei Hilfsschulkindern. Z. Kinderforsch. **43** (1934). — SCHADE: Die Häufigkeit des Schwachsinns in einer geschlossenen bäuerlichen Bevölkerung, erhoben bei einer erbbiologischen Bestandsaufnahme. Z. Abstammgslehre **73** (1937). — SCHMIDT-KEHL: Über die Fortpflanzung der Minderwertigen. Verhältnisse auf dem Land in Franken. Münch. med. Wschr. **1933 II**. — SCHULTZE-NAUMBURG: Statistische Untersuchungen an den Hilfsschülern Pommerns. Arch. Rassenbiol. **29**, 73 (1935). — SCHULZ: Methodik der medizinischen Erbforschung. Leipzig 1936. — SCHWARTZ: Die Ansaugungsblutungen im Gehirn Neugeborener. Z. Kinderheilk. **29** (1921). — SJÖGREN: Klinische und vererbungsmedizinische Untersuchungen über Oligophrenie in einer nordschwedischen Bauernpopulation. Acta psychiatr. (Københ.) **2** (1932). — Investigations of the heredity of psychoses and mental deficiency in thwo North Swedish parishes. Ann. of Eugen. **6** (1935). — Klinische und vererbungsmedizinische Untersuchungen über Oligophrenie mit kongenitaler Katarakt. Z. Neur. **152** (1935). — SMITH: Das Ursachenverhältnis des Schwachsinns, beleuchtet durch Untersuchungen von Zwillingen. Z. Neur. **125** (1930). — STEMPLINGER: Beitrag zur Abgrenzung der physiologischen Dummheit vom angeborenen Schwachsinn leichten Grades. Veröff. Volksgesdh.dienst **47** (1936). — STRAUSS: Beiträge zur Einteilung, Entstehung und Klinik der schwersten Schwachsinnsformen. Arch. f. Psychiatr. **99** (1933). — STREIFF et ZELTNER: Le syndrome de LAURENCE-MOON-BARDET-BIEDL. Arch. d'Ophtalm. **2**, 4 (1938).

THUMS: Zwillingsuntersuchungen bei cerebraler Kinderlähmung (LITTLEsche Krankheit, angeborene spastische Hemi-, Di- und Tetraplegie). Z. Neur. **158** (1937).

VILLINGER: Angeborener Schwachsinn und das Erbkrankheitenverhütungsgesetz. Z. Kinderforsch. **47** (1938). — VOWINCKEL: Erbgesundheitsgesetz und Ermittlung kindlicher Schwachsinnszustände. Beih. Arch. Kinderheilk. **9** (1936).

WAARDENBURG: Kurze Beiträge zur Vererbungslehre. Arch. Klaus-Stift. **10** (1935). — WEINBERG: Die Kinder der Tuberkulösen. Leipzig 1913. — WEYGANDT: Das Problem der Erblichkeit bei jugendlichem Schwachsinn und bei Epilepsie. Z. Neur. **152** (1935). — Seelische Spätreifung und ihre gesetzliche Auswirkung. Münch. med. Wschr. **1937 I**. — WILDENSKOV: Investigations into the causes of Mental deficiency. Kopenhagen 1934. Diagnosis and grading of oligophrenia in Denmark. Arch. Klaus-Stiftg **10** (1935). — WINKLER: Encephalographische Befunde bei angeborenem und früherworbenem Schwachsinn. Arch. f. Psychiatr. **91** (1930). — WÜLFINGHOFF: Taubstummheit und Schwachsinn. Diss. Würzburg 1935.

YLLPÖ: Pathologisch-anatomische Studien bei Neugeborenen. Z. Kinderheilk. **20** (1919). — Pathologie der Frühgeborenen, einschließlich der „debilen“ und „lebensschwachen“ Kinder. Pfaundler-Schloßmanns Handbuch der Kinderheilkunde, Bd. 1. 1931.

Tuberöse Sklerose.

BERG: Vererbung der tuberösen Sklerose durch 2 bzw. 3 Generationen. Z. Neur. **19** (1913). — BORREMANS, DYCKMANS et VAN BOGAERT: Etudes cliniques, généalogiques et histopathologiques sur les formes hérédofamiliales de la sclérose tubéreuse. J. belge Neur. **33** (1933). — BOUWDIJK, BASTIAANSE: Recherches cliniques et histopathologiques sur une forme familiale de sclérose tubéreuse. J. belge Neur. **33** (1933). — BOUWDIYK, BASTIAANSE u. LANDSTEINER: Eine familiäre Form tuberöser Sklerose. Nederl. Tijdschr. Geneesk. **66** (1922).

DIVRY et EVRARD: Un cas de sclérose tubéreuse. J. belge Neur. **33** (1933). — DUWE et VAN BOGAERT: Adénomes sébacés du type Pringle avec fibromatose cutanée dans une famille atteinte de sclérose tubéreuse. J. belge Neur. **33** (1933).

GUNTHER and PENROSE: The genetics of Epiloia. J. Genet. **31** (1935).

HOEVE, VAN DER: Augengeschwülste bei der tuberösen Hirnsklerose (BOURNEVILLE) und verwandten Krankheiten. Graefes Arch. **111** (1923).

JOSEPHY: Tuberöse Sklerose. Bumke u. Foersters Handbuch der Neurologie, Bd. 16. 1936.

KIRPICZNIK: Ein Fall von tuberöser Sklerose mit gleichzeitigen multiplen Nierengeschwülsten. Virchows Arch. **202** (1910). — KOENEN: Eine familiäre hereditäre Form von tuberöser Sklerose. Acta psychiatr. (Københ.) 7 (1932). — KREYENBERG, DELBANCO u. HAACK: Beiträge zur Klinik und Variationsbreite der tuberösen Sklerose unter besonderer Berücksichtigung des Adenoma sebaceum. Z. Neur. **128** (1930). — KUFS: Beiträge zur Diagnostik und pathologischen Anatomie der tuberösen Sklerose. Z. Neur. 18 (1913). — Beitrag zur Klinik, Histopathologie und Vererbungspathologie der v. HIPPEL-LINDAUschen Krankheit auf Grund der Untersuchung eines neuen Falles. Z. Neur. **138** (1932). — Über den Erbgang der tuberösen Sklerose, zugleich ein Beitrag zur klinischen Diagnostik und Histopathologie dieser Krankheit. Z. Neur. **144** (1933).

LEY: Sclérose tubéreuse de BOURNEVILLE sans troubles mentaux avec hérédité similaire dans la descendance. J. belge Neur. **33** (1933).

PENROSE: A clinical and genetic study of 1280 cases of mental defect. Med. res. council **1938**.

SCHUSTER: Beitrag zur Klinik der tuberösen Sklerose. Ref. Z. Neur. 8 (1914). — Beiträge zur Klinik der tuberösen Sklerose. Dtsch. Z. Nervenheilk. **50** (1914). — SIEMENS: Konstitutions- und Vererbungspathologie, 1921. — SORGER u. WENDLBERGER: Beitrag zur Klinik der tuberösen Sklerose. Z. Neur. **153** (1935).

URBACH u. WIEDEMANN: Morbus Pringle und Morbus Recklinghausen. Ihre Beziehungen zueinander. Arch. f. Dermat. **158** (1929).

Amaurotische Idiotie.

APERT: L'idiotie amaurotique familiale (Maladie des TAY-SACHS). Semaine méd. **1908** No 3. Ref. Jber. Ophthalm. **1908**, 465. — APERT et DUBUSE: L'idiotie amaurotique familiale. Semaine méd. **1907**. — Bull. Soc. Pédiatr. Paris, 19. Nov. **1907**. Ref. Jber. Ophthalm. **1907**, 452.

BAGLEY: Cerebral lesions, postmortem, in mentally defective children. Amer. J. Surg., N. s. **28** (1935). Ref. Zbl. Neur. **77**. — BATTEN: Family cerebral degeneration with macular change (20-called juvenile form of family amaurotic idiocy). Quart. J. Medic. **7** (1914). — BAUMANN, TH., E. KLENK u. S. SCHEIDEGGER: Die NIEMANN-PICKsche Krankheit. Erg. Path. **30**, 183 (1936). — BERGER: Über zwei Fälle der juvenilen Form der familiären amaurotischen Idiotie. Z. Neur. **15** (1913). — BERTRAND, J. et L. VAN BOGAERT: Etudes généalogiques, cliniques et histopathologiques sur la forme infantile de l'idiotie amaurotique familiale. Encéphale **29** (1934). — BIELSCHOWSKY: Zur Histopathologie und Pathogenese der amaurotischen Idiotie mit besonderer Berücksichtigung der cerebellaren Veränderungen. J. Psychol. u. Neur. **26** (1921). — BOGAERT, L. v., J. SWEERTS et L. BAUWENS: Surl'idiotie amaurotique familiale du type WARREN TAY-SACHS. Encéphale **27** (1932). — BOGAERT, L. v. u. P. BORREMANS: Über eine adulte, sich bis ins Präsenium hinziehende Form der familiären, amaurotischen Idiotie. Z. Neur. **159** (1937). — BRODMANN: Fall familiärer amaurotischer Idiotie mit neuartigem anatomischem Befund. Ref. Z. Neur. **10** (1914).

CACCHIONE, A.: Su tre casi atipici d'idiozia amaurotica familiare con particolare reperto degenerativo della cornea. Note Psichiatr. **64** (1935). — CAVENGT: Zwei Fälle familiärer amaurotischer Idiotie. Pediatr. españ. **20** (1931). Zit. nach LUXENBURGER: Fortschr. Neur. **5** (1933).

EPSTEIN: Amaurotische Idiotie. Vier amaurotische Kinder in einer Familie. Arch. of Pediatr. **42** (1925).

FALKENHEIM: Über familiäre amaurotische Idiotie. Jb. Kinderheilk. **57** (1901). — FRENKEL et DIDE: Rétinite pigmentaire avec atrophie papillaire et ataxie cérébelleuse familiale. Revue neur. **25** (1913). — FRIEDENREICH: Et Tilfaelde af juvenil familiaer amaurotisk Idioti. Lt. Haus Hospitals Jubilaeumsskrift, S. 267 (1916). Zit. nach SJÖGREN.

GLOBUS: Ein Beitrag zur Histopathologie der amaurotischen Idiotie. Z. Neur. **85** (1923). — GOLDFEDER: Materialien zur Kasuistik und zur Frage über die Erblichkeit der TAY-SACHSschen Krankheit. Klin. Mbl. Augenheilk. **79** (1927).

HALBERTSMA, K. T. A. en LEENDERTZ: Über familiäre amaurotische Idiotie. Neederl. Tijdschr. Geneesk. **1933**. — HERSEY: Two cases of amaurotic family idiocy, juvenile type, in a brother and sister. Arch. of Neur. **22** (1929). — HEVEROCH: Zwei Fälle von familiärer amaurotischer Idiotie (SACHS) mit einem Sektionsbefund. Ref. Neur. Zbl. **1904**. — HIGIER: Zur Klinik der familiären Opticusaffektionen. Dtsch. Z. Nervenheilk. **10** (1897). —Weiteres zur Klinik der TAY-SACHSschen familiären paralytischen amaurotischen Idiotie. Neur. Zbl. **1901**. — Familiäre amaurotische Idiotie und familiäre Kleinhirnataxie des Kindesalters. Dtsch. Z. Nervenheilk. **31** (1906). — Über progressive cerebrale Diplegie und verwandte Formen, speziell über die juvenile und infantile Varietät der TAY-SACHSschen Krankheit oder der familiären amaurotischen Idiotie. Dtsch. Z. Nervenheilk. **38** (1910). — HIRSCH, W.: The pathological anatomy of a fatal disease of infancy with symmetrical changes in the jellow spot. J. nerv. Dis. **25** (1898).

JACOBI: Fall von amaurotischer Idiotie. N. Y. med. Mschr. **1899**, Nr 5. Zit. nach FALKENHEIM. — JANSKY: Über einen noch nicht beschriebenen Fall der familiären amaurotischen Idiotie, mit Hypoplasie des Kleinhirns. Z. jugendl. Schwachsinn **3** (1910). — JOSEPHY: Familiäre amaurotische Idiotie. Bumke u. Foersters Handbuch der Neurologie, Bd. 16. 1936.

KINGDON and RUSSEL: Infantile cerebral degeneration with symmetrical changes at the macula. Med.-chir. Trans. **80** (1897). — KOLLER: Two cases of a rare fatal disease of infancy, with symmetrical changes in the macula lutea. N. Y. med. Rec. **50** (1896). — KUFS, H.: Über eine Spätform der amaurotischen Idiotie und ihre heredofamiliären Grundlagen. Z. Neur. **95** (1925). — Über die Bedeutung der optischen Komponente der amaurotischen Idiotie in diagnostischer und erbbiologischer Beziehung und über die Existenz spätester Fälle bei dieser Krankheit. Z. Neur. **109** (1927). — Über die konstitutions- und vererbungspathologischen Grundlagen der Kombination der lipoidzelligen Splenohepatomegalie (NIEMANN-PICK) mit der infantilen Form der amaurotischen Idiotie. Z. Neur. **117** (1928). — Über einen Fall von spätester Form der amaurotischen Idiotie mit dem Beginn im 42. und Tod im 59. Lebensjahre in klinischer, histologischer und vererbungspathologischer Beziehung. Z. Neur. **137** (1931). — Sind die lipoidzellige Splenohepatomegalie (Typus NIEMANN-PICK) und die amaurotische Idiotie einander koordiniert und sind beide nur Teilerscheinungen einer konstitutionellen Lipoidstoffwechselstörung des ganzen Organismus Z. Neur. **145** (1933).

LYON, ERNST: Über einen Fall von TAY-SACHSscher amaurotischer Idiotie ohne Maculabefund. Z. Augenheilk. **82** (1934).

MÜLLER, ELSA: Über amaurotische Idiotie, insbesondere ihre Paarung mit Taubstummheit. Diss. Leipzig 1931.

NIKULA: Beiträge zur Kenntnis der juvenilen Form der familiären amaurotischenIdiotie. Acta Soc. Medic. fenn. Duodecim. **4** (1922). Zit. nach SJÖGREN.

OATMAN: Maculacerebral degeneration (familial). Amer. J. med. Sci. **221** (1911). Ref. nach SJÖGREN.

RITTER: Klinischer Beitrag zum Formenkreis der familiären amaurotischen Idiotie. Abgrenzung gegen das LAURENCE-BIEDL-Syndrom. Z. Neur. **141** (1932). — ROCHLINY, R. u. L.: Zur Kasuistik und Ätiologie der TAY-SACHSschen Krankheit. Zit. nach GOLDFEDER. — RUSSETZKI: Sur une forme atypique de l'idiotie amaurotique, type VOGT-SPIELMEYER. Encéphale **22** (1927).

SACHS: Lehrbuch der Nervenkrankheiten des Kindesalters. Leipzig u. Wien 1897. Zit. nach FALKENHEIM. — SCHAFFER: Grundsätzliche Bemerkungen zur Pathogenese der amaurotischen Idiotie. Mschr. Psychiatr. 84 (1932). — Über die 3 Formen der „amaurotischen Idiotie", richtiger der „gangliocellulären heredodegenerativen Demenz". Z. Neur. **139** (1932). — SCHMUZIGER, ELISAB.: Zur Kenntnis der familiären amaurotischen Idiotie. Diss. Zürich 1925. — SCHÖNFELD: Zur Kasuistik der familiären amaurotischen Idiotie (Typus SPIELMEYER-VOGT). Allg. Z. Psychiatr. **93** (1930). — SJÖRGEN: Die juvenile amaurotische Idiotie. Klinische und erblichkeitsmedizinische Untersuchungen. Hereditas (Lund) **14** (1931). — SLOME: The genetic basis of amaurotic family idiocy. J. Genet. **27** (1933). — SPIELMEYER: Weitere Mitteilung über eine besondere Form von familiärer amaurotischer Idiotie. 36. Verslg südwestdtsch. Irrenärzte Karlsruhe. Allg. Z. Psychiatr. **63** (1906). — STARCK, VON: Zur Kasuistik der familiären amaurotischen Idiotie. Mschr. Kinderheilk. **18** (1920). — STEWART: Notes on a pedigree of amaurotic family idioticy (TAY-SACHS disease). Brit. med. J. **1929**, Nr 3550.

TAY, WARREN: A third case of the same family of the symmetrical changes in the region of the jellow-spot in each eye of an infant. Trans. ophthalm. Soc. U. Kingd. **4** (1884).

VOGT: Über familiäre amaurotische Idiotie und verwandte Krankheitsbilder. Mschr. Psychiatr. **18** (1906).

WADSWORTH: A case of congenital, zonular grayish-white opacity around the fovea. Trans. amer. ophthalmol. Soc. **4** (1887). Zit. nach FALKENHEIM. — WALTER: Über familiäre Idiotie. Z. Neur. **40** (1918).

ZIERL: Über Skelettveränderungen bei der juvenilen amaurotischen Idiotie. Z. Neur. **131** (1930).

Mikrocephalie.

BERNSTEIN: Microcephalic people sometimes called „pinheads". J. Hered. **13** (1922).

DANNENBERGER: Die Mikrocephalenfamilie Becker in Bürgel. Sommers Klinik für psychiatrische und nervöse Krankheiten, Bd. 7. 1912.

JACOB: Eine Gruppe familiärer Mikro- und Mikrencephalie. Z. Neur. **156** (1936).

MONTESANO: Über einen Fall von Mikrocephalie. Z. jugendl. Schwachsinn **1** (1906).

PILCZ: Ein weiterer Beitrag zur Lehre von der Mikrocephalie nebst zusammenfassendem Bericht über die Erfolge der Kraniektomie bei der Mikrocephalie. Jb. Psychiatr. **18** (1899).

STRINGARIS: Mikrenkephalie. Ein Beitrag zur Lehre und Kasuistik der Mißbildungen. Frankf. Z. Path. **37** (1929).

VOGT, C.: Über die Mikrokephalen oder Affenmenschen. Arch. f. Anthrop. **2** (1867).

Mongoloide Idiotie.

BLEYER, A.: Role of advanced maternal age in causing mongolism. A study of 2822 cases Amer. J. Dis. Childr. **55** (1938). — BOROVSKY: Familiar mongolian idiocy. J. of Childr Dis. **21** (1924).

CHOTZEN: Familiäres Vorkommen von Mongolismus (ein weiterer Fall von M. bei Geschwisterkindern). Mschr. Kinderheilk. **30** (1925).

DOXIADES u. PORTIUS: Zur Ätiologie des Mongolismus unter besonderer Berücksichtigung der Sippenbefunde. Z. menschl. Verb. u. Konstit.lehre **21** (1938).

FINDLAY: Mental deficiency. Analysis of a group of cases. Lancet **1935 I.**

GEYER: Die rassenhygienische Bedeutung der Keimschädigung mit besonderer Berücksichtigung der mongoloiden Idiotie. Erbarzt **1937**, Nr 9. — Zur Ätiologie der mongoloiden Idiotie. Leipzig 1939.

HERRMANN: Mongolian imbecility as an anthropologic problem. Arch. of Pediatr. **34** (1917). Zit. nach OREL.

JENKINS: Etiology of Mongolism. Amer. J. Dis. Child. **45** (1933). — JOHNSON: Multiple incidence of mongolism in the same family. Amer. J. Psychiatry **93** (1936).

KREYENBERG: Der Mongolismus. Bumke u. Foersters Handbuch der Neurologie, Bd. 16. 1936.

LENZ: Über die Bedeutung der Erbmasse für Krankheit und Sterblichkeit im Kindesalter. Mschr. Kinderheilk. **24** (1923).

LUXENBURGER: Psychiatrisch-neurologische Zwillingspathologie. Zbl. Neur. **56** (1930). — Theoretische und praktische Bedeutung der Zwillingsforschung. Nervenarzt **1930.**

MACKLIN: Mongolian idiocy. Amer. J. med. Sci. **178** (1929).

OREL: Zur Ätiologie des Mongolismus. Z. Kinderheilk. **42** (1926). — Zur Klinik der mongoloiden Idiotie. Z. Kinderheilk. **44** (1927). — Mongolismus bei Zwillingskindern. Z. Kinderheilk. **51** (1931).

PENROSE: A method of separating the relative aetiological effects of birth order and maternal age, with special reference to mongolian imbecility. Ann. of Eugen. **6** (1934). — The creases on the minimal digit in Mongolism. Lancet **1931 I.** — Some genetical problems in mental deficiency. J. ment. Sci. **1938.** — POGORSCHELSKY: Mongolismus bei Geschwisterkindern. Mschr. Kinderheilk. **28** (1924). — PORTIUS: Beitrag zur Frage der Erblichkeit der Vierfingerfurche. Z. Morph. u. Anthrop. **36** (1937). — Über Anomalien der Beugefurchen an den Händen von Geisteskranken. Erbarzt **4** (1937).

Rosanoff and Handy: Etiology of mongolism, with special reference to its occurence in twins. Amer. J. Dis. Childr. **48** (1934). — Rosenberg: Die späteren Schicksale der mongoloiden Kinder. Wien. med. Wschr. **1924 II**.

Scheer, van der: Beitrag zur Kenntnis der mongoloiden Mißbildung. Abh. Neur. **41** (1927). — Schröder: Die Sippschaft der mongoloiden Idiotie. Z. Neur. **160** (1937). — Haben gynäkologische Erkrankungen eine Bedeutung für die Genese des Mongolismus? Z. Neur. **163** (1938). — Die Sippschaft der mongoloiden Idiotie II. Z. Neur. **164** (1939). — Schulz: Zur Genealogie des Mongolismus. Z. Neur. **134** (1931). — Shuttleworth: Mongolian imbecility. Brit. med. J. **2** (1909). — Stettner: Diskussionsbemerkung. Verh. dtsch. Ges. Kinderheilk. **1922**. Zit. nach Orel. — Stoeltzner: Der Mongolismus vor und nach dem Weltkriege. Med. Klin. **1935 I**.

Turpin: Mongolisme. Rev. franç. puéricult. **5** (1938).

Vaillant: Beitrag zum Krankheitsbild der mongoloiden Idiotie. Diss. Berlin 1934.

Kretinismus.

Dieterle u. Eugster: Über den Verlauf der Kropfendemie in einigen Schweizer Dörfern nach 20 Jahren (Ergebnisse einer neuen Kropfexpedition). Arch. f. Hyg. **111** (1932). — Dieterle, Hirschfeld u. Klinger: Epidemiologische Untersuchungen über den endemischen Kropf. Arch. f. Hyg. **81** (1913).

Eugster: Zur Erblichkeitsfrage der endemischen Struma. Arch. Klaus-Stiftg **9** (1934); **10** (1935); **11** (1936). — Der endemische Kropf, genetische Untersuchungen auf Grund von mehr als 15000 klinischen Beobachtungen. Klin. Fortbildg **1936**. — Beobachtungen von Kretinismus an 24 Zwillingspaaren. Erbarzt **3** (1937). — Zur Erblichkeitsfrage des endemischen Kretinismus. Untersuchungen an 204 Kretinen und deren Blutsverwandten. Arch. Klaus-Stift. **13** (1938). — Kropfproblem und Bodenatmung. Arch. Klaus-Stift. **12** (1937).

Finkbeiner: Die kretinische Entartung. Berlin 1923.

Gamper: Der endemische Kretinismus. Bumkes Handbuch der Geisteskrankheiten, Bd. 10. 1928.

Lang: Sippschaftsuntersuchungen über Allgäuer Kretinen und Schwachsinnige. Z. Neur. **119** (1929). — Beitrag zur Bodentheorie des endemischen Kropfes, Kretinismus und Schwachsinns. Z. Neur. **135** (1931). — Ergebnisse einer 1., 2., 3., 4., 5. und 6. Messungsserie zur Frage des Zusammenhangs zwischen Radioaktivität und Kropf. Z. Neur. **141** (1932); **144** (1933); **149** (1934); **152** (1935); **154** (1936). — Kropf- und Kretinenforschung und Prophylaxe der Endemie. Rüdins Erblehre und Rassenhygiene im völkischen Staat. Die bayerische Kropf- und Kretinenuntersuchung. Radiol. Rdsch. **4** (1935). — Entwicklung und Ergebnisse der bayerischen Kropf- und Kretinenuntersuchung. Umsch. **17** (1937). Ergebnisse einer siebten Messungsserie zur Frage des Zusammenhangs zwischen Radioaktivität und Kropf. Z. Neur. **162** (1938). — Bisherige Ergebnisse der bayerischen Kropf- und Kretinenuntersuchung. Wien. klin. Wschr. **1938 I**.

Pfaundler u. Sekt: Über Syntropie von Krankheitszuständen. Z. Kinderheilk. **30** (1921). — Über die Entstehungsbedingungen von endemischem Kropf und Kretinismus. Jber. Kinderheilk. **105** (1924).

Répin: Radioactivité de certaines sources goitrigènes. C. r. Soc. Biol. Paris **147** (1908). — Les eaux goitrigènes. Rev. Hyg. et Police san. **33** (1911).

Schwalber: Untersuchungen über Herkunft der Vorfahren und Häufigkeit von Verwandtenehen in den Familien von Allgäuer Kretinen. Z. Neur. **132** (1931). — Stidl: Sippschaftsuntersuchungen an schwachsinnigen Kretinoiden eines Allgäuer Untersuchungsbezirkes. Z. Neur. **154** (1936).

Wegelin u. de Quervain: Der endemische Kretinismus. Berlin 1936.

Die Schizophrenie und ihr Erbkreis.

Von **Hans Luxenburger**, München.

Einleitung.

Die Darstellung der *Schizophrenie* in einem Handbuch der Vererbungslehre stößt auf drei große Schwierigkeiten:

1. Es ist nachzuweisen, ob es sich bei dem, was man „Schizophrenie" nennt, wirklich um eine Erbkrankheit handelt bzw. was denn überhaupt hier vererbt wird.

2. Damit zusammenhängend muß dem Nichtarzt und dem Nichtpsychiater eine hinreichende Schilderung der Krankheit „Schizophrenie" und dessen, was mit ihr zusammenhängt, gegeben werden.

3. Die Überfülle des Schrifttums, das auf diesem Gebiete vorliegt, muß bewußt und rücksichtslos hinter die wenigen feststehenden Tatsachen zurückgedrängt werden; das *rein* Problematische ist nur insoweit heranzuziehen, als es Wege zu weiteren Fortschritten weist.

Zum *ersten* Punkt ist folgendes zu sagen: Ich sehe es als meine Aufgabe an, aus der Fülle der Probleme, die unmöglich alle berücksichtigt werden können, gerade die Frage der Schizophrenie als Erbkrankheit, das Problem ihrer erbbiologischen Einheitlichkeit oder Vielgestaltigkeit, die Beziehungen zwischen Erscheinungsbild und Erbbild besonders eingehend zu behandeln. Mit dieser Gruppe von Fragen steht und fällt letzten Endes unser ganzes Wissen auf dem Gebiete der Erbpathologie des Leidens. Alles, was erarbeitet wurde, erhält ein anderes Gesicht, je nachdem wie ihre Beantwortung ausfällt. Die Fülle der Untersuchungen, die sich gerade mit diesen Problemen beschäftigt haben, ist außerordentlich. Hier erschöpfend zu sein, hieße dort Verwirrung stiften, wo Klarheit nottut. Die Auslese wird also ganz besonders streng sein müssen. Das, was ich zum dritten Punkt sagen werde, gilt ganz vorzugsweise für diese Fragestellungen.

Zum *zweiten* Punkt: Dieser Schwierigkeit kann in etwas dadurch begegnet werden, daß ich den Ergebnissen der Erbforschung eine kurze klinisch-krankheitskundliche Darstellung vorausgehen lasse. Sie soll den Nichtpsychiater in die ganze Kompliziertheit der erbbiologischen Problematik im Erbkreise der Schizophrenie einführen, indem sie ihm zeigt, daß Schizophrenie nichts ist, was etwa mit dem grauen Star, der Taubstummheit, der Kurzfingerigkeit oder gar der Blütenfarbe von Mirabilis jalapa verglichen werden kann. Der Erbbiologe mag daraus erkennen, daß die Schizophrenie kein erbliches Merkmal genannt werden darf, dessen Erbgang sich relativ leicht feststellen läßt und auf das die Ergebnisse der experimentellen Genetik ohne große Bedenken angewandt werden dürfen. Die Unklarheit, die rein krankheitskundlich auch heute noch das Gebiet der Schizophrenie beherrscht, wird es verständlich machen, daß die Erbforschung hier vorerst noch ihre eigenen Wege gehen muß, daß sie genötigt ist, bescheiden zu sein und mit einfachen Methoden grob abgezeichnete und nahe gesteckte Ziele zu erreichen. Eine solche klinisch-krankheitskundliche

Darstellung ist, da sie sich auch an Nichtärzte wendet, nicht einfach. Sie ist umso schwieriger, je weniger Raum ihr zur Verfügung steht und je mehr Einzelfragen sie aus Gründen der Verständlichkeit des Erbbiologischen zum mindesten anschneiden muß.

Zum *dritten* Punkt: Die folgerichtige Durchführung des Grundsatzes, nur den heutigen Stand unseres Wissens herauszuarbeiten ohne Rücksicht auf Vollständigkeit in der Heranziehung des Schrifttums wird die Darstellung weitgehend von derjenigen abweichen lassen, die im allgemeinen in Handbüchern üblich ist. Vollständigkeit ist nur im Verzeichnis des Schrifttums angestrebt und vielleicht auch zur Not erreicht. Die Darstellung selbst wird alles peinlichst vermeiden, was irgendwie an ein Sammelreferat erinnert. Wohl soll sie eine Zusammenschau alles dessen bieten, was auf dem Gebiete der Erbbiologie des schizophrenen Kreises erarbeitet wurde. In dieser Zusammenschau werden aber die einzelnen Arbeiten so aufgegangen sein, daß sie in der Regel als solche nicht mehr zu erkennen sind. So ist denn meine Behandlung des Gebietes alles andere als ein Namensverzeichnis von Autoren mit verbindendem Text. Alles, was auf dem Gebiete des schizophrenen Kreises erforscht wurde, sehe ich als eine Gemeinschaftsarbeit an. Als solche wird sie in die Darstellung eingehen. Wenn diese dadurch eine sehr starke persönliche Note erhält, so ist das eine Folge davon, daß ich mich bemühe, meine eigenen Ansichten mit dem Ergebnis jener Zusammenschau in Einklang zu bringen.

Ich bin der Meinung, daß eine Handbuchdarstellung keineswegs objektiv, d. h. in diesem Falle farblos und nur berichtend sein soll. Wenn der Leser sich über ein Gebiet unterrichten will, so stehen ihm zwei Wege offen.

1. Er durchackert das Schrifttum und macht sich so selbst ein Bild von dem, was auf dem betreffenden Gebiete gearbeitet wurde. Es gibt Handbücher, die nichts darstellen als ein Hilfsmittel, diese Durchackerung auf dem Wege eines abgekürzten Verfahrens vorzunehmen. Sie sind gewissermaßen Auszüge aus dem Schrifttum in eine mehr oder weniger gefällige Form gebracht. Solche Darstellungen befriedigen weder den Verfasser noch den Leser, wenn dieser etwas anderes sucht als eine bloße Eselsbrücke höherer Ordnung.

2. Er läßt sich von sachverständiger Seite eine Darstellung des Gebietes geben und entschließt sich, das, was ihm als Ergebnis der Forschung vorgelegt wird, insoweit gläubig hinzunehmen, als er nicht für jede Behauptung einen Beleg durch Zitate verlangt. Der Verfasser ist für ihn ein Führer, dem er soviel Vertrauen schenkt, daß er ihm auch dann folgt, wenn ihm nicht immer im einzelnen gesagt wird, warum dieser und gerade dieser Weg einzuschlagen ist.

Eine solche führende und nicht berichtende Darstellung bemühe ich mich zu geben. Nur mit ihrer Hilfe wird es möglich sein, das große und so außerordentlich schwierige Gebiet zu meistern. Ich möchte meinen, daß jeder anspruchsvolle Leser mir für die Art der Behandlung des Stoffes dankbar sein wird. Sie ermöglicht ihm, die großen Linien zu sehen und erspart ihm die Belastung mit Einzelheiten, die er ja doch in den Originalarbeiten nachlesen muß, wenn er sich wirklich mit ihnen auseinandersetzen will. Die Arbeiten findet er im Schrifttumsverzeichnis. Ebenso die Namen der Verfasser. Diese werden nur relativ selten im Text auftreten. Eine Tatsache gewinnt nicht immer dadurch an Bedeutung, daß sie von dem einen oder dem anderen Verfasser festgestellt wurde. Solche Ausnahmen müssen freilich berücksichtigt werden. Meine Darstellung soll kein Nachschlagewerk sein für Autoren, die sich gerne zitiert sehen. Sie möchte der Sache dienen und möglichst weiten Kreisen der Erbforscher und sonstiger am Stande unseres Wissens im schizophrenen Erbkreis interessierter Menschen ein klares und einprägendes Bild vermitteln.

I. Krankheitskundlich-klinischer Abriß.

1. Die Schizophrenie im Sinne der Erbforschung.

Schon um 1874 hatte der Psychiater KAHLBAUM erkannt, daß man in der Irrenheilkunde zwischen Zustandsbildern und Krankheitsformen unterscheiden müsse. Erstere können sich bei den verschiedenen Krankheiten, also typischen Änderungen im Ablauf der Lebensvorgänge, finden, letztere sind durch die innere Verschiedenartigkeit der zeitweise die gleichen Zeichen darbietenden Geistesstörungen (KRAEPELIN) sowie durch Verlauf und Ausgang gekennzeichnet. Somit läßt sich eine Erkrankung abgrenzen und in ein System bringen, indem man die Erscheinungsformen der Zustandsbilder mit dem Verlauf zusammenhält und so ein durch Anfang und Ende begrenztes Gesamtbild von der typischen Änderung im Ablauf der Lebensvorgänge erhält.

Ähnliche Überlegungen müssen KAHLBAUM geleitet haben, als er die Krankheiten Hebephrenie und Katatonie abgrenzte; ganz bestimmt und bewußt folgte ihnen KRAEPELIN 1896 bei der Beschreibung der Krankheit „Dementia praecox", als welche er im wesentlichen die Hebephrenie im Sinne von KAHLBAUM und HECKER begriff, erweitert um eine mit diesen Fällen vor allem in Hinblick auf den ungünstigen, wie es schien, zu einer frühzeitigen Demenz führenden Ausgang übereinstimmende Gruppe. Daher der Name „vorzeitige" (praecox) Demenz. Es sollte damit gekennzeichnet sein, daß das, was bei vielen Menschen im hohen Alter sich geltend macht, nämlich schwere und so gut wie nicht rückbildungsfähige Veränderungen der Hirnrinde, schon in vergleichsweise jungen Jahren eintritt. In diesem Umstand wäre jene typische Änderung im Ablauf der Lebensvorgänge zu erblicken, welche die Bezeichnung „Krankheit" rechtfertigt.

Später faßte dann KRAEPELIN seine Dementia praecox mit der Katatonie und der von ihm beschriebenen, aber ursprünglich von der Dementia praecox getrennten, Dementia paranoides unter dem Oberbegriff Dementia praecox zusammen, da er bei den Vertretern aller dieser Gruppen „überall gewisse Grundstörungen in mehr oder weniger ausgeprägter Form" wiederfand, außerdem Übergänge, die es ihm nicht möglich machten „in dieser Fülle verschiedenartiger Krankheitsbilder irgendwelche scharfe Grenzen zu ziehen". In Hinblick auf die spätere Entwicklung ist bemerkenswert, daß KRAEPELIN schon 1899 schrieb: „Ob die Dementia praecox in dem hier beschriebenen Umfange eine einheitliche Krankheit darstellt, muß vorderhand zweifelhaft bleiben. — Es ist sehr möglich, daß wir es hier mit einer Reihe von ähnlichen Krankheitsvorgängen zu tun haben, deren gemeinsame Wirkung in der Schädigung oder Zerstörung bestimmter Rindengebiete liegt." Trotzdem hielt er an der Einheit der Dementia praecox fest und erkannte den genannten Bildern lediglich die Eigenschaft von Unterformen zu. Er spricht fürderhin von einer *hebephrenischen*, einer *katatonischen* und einer *paranoiden* Form der Dementia praecox.

KRAEPELINs Schöpfung stieß, so rasch und überzeugend sie sich auch fast überall in der Psychiatrie durchzusetzen vermochte, sehr bald auf grundsätzliche Einwände, deren Auswirkungen auch heute noch in den Kämpfen um eine psychiatrische Systematik eine wichtige Rolle spielen. Es handelt sich dabei um vier Hauptpunkte: 1. Der Name Dementia praecox sei unglücklich gewählt, da die Krankheit weder zu einer Demenz führen noch diese Demenz vorzeitig eintreten müsse. 2. Der Name Dementia praecox nehme etwas vorweg, was noch gar nicht bewiesen sei, nämlich die — zunächst einmal klinisch-nosologische Einheitlichkeit des Krankheitsvorganges. 3. Der Begriff der Dementia praecox schien einigen zu eng, anderen zu weit gefaßt. 4. Die Kennzeichnung einer Krankheit nach dem Verlauf und vor allem dem Ausgang halten manche

Psychiater grundsätzlich für verfehlt; an deren Stelle habe eine solche aus dem Symptomenbilde zu treten.

KRAEPELIN selbst hat sehr frühzeitig, mit aller Klarheit 1904, zu verstehen gegeben, daß ihn der Ausdruck „Dementia praecox" selbst nicht befriedigte; er überlegte, ob man nicht der „Demenza primitiva" der Italiener oder der „Dementia simplex" RIEGERs den Vorzug geben soll. Doch blieb er aus grundsätzlichen Erwägungen bei seiner ursprünglichen Bezeichnung. Sehr bald aber wurde im deutschen Sprachgebiet und weiterhin auch anderwärts der Name „Dementia praecox" durch das Wort „*Schizophrenie*" ersetzt. Der Ausdruck stammt von BLEULER, der ihn auf ungefähr die gleichen Krankheitsformen anwandte, die KRAEPELIN unter dem Namen „Dementia praecox" zusammengefaßt hatte. Schizophrenie heißt zu Deutsch „Spaltsinnigkeit" (σχίζειν = spalten, φρήν = Seele) und soll auf die für alle unter dem Namen begriffenen Krankheitsformen bezeichnende Spaltung des gesamten intellektuellen und affektiven Verhaltens hinweisen. Es werden Vorstellungsgruppen nebeneinander beobachtet, die sich teilweise widersprechen und von einem Affekt begleitet sind, der nicht immer mit dem Inhalt der Vorstellungen übereinzustimmen braucht. So richtig es ist, daß der Name „Schizophrenie" das Wesen der Krankheit schärfer trifft als die Bezeichnung „Dementia praecox", so läßt sich doch nicht leugnen, daß ein Hauptgrund, warum er sich gerade in den deutschsprachigen Ländern so rasch durchgesetzt hat, auf einem anderen Gebiete liegt. Man kann nämlich mit ihm ein Adjektiv bilden, während das bei der „Dementia praecox" seine Schwierigkeiten hat. Von einer „schizophrenen Demenz" spricht die Psychiatrie heute nicht mehr; man weiß, daß es sich dabei nur um eine Scheindemenz handelt, die wieder völlig verschwinden kann. Zu dieser Erkenntnis stimmen auch, wie wir sehen werden, die hirnanatomischen Befunde. An und für sich würde der Einwand, daß der Name „Dementia praecox" die nicht bewiesene Einheitlichkeit der Krankheit vorweg nimmt, auch für die Bezeichnung „Schizophrenie" zutreffen. BLEULER, der in dieser Hinsicht von Anfang an lebhaftere Bedenken hatte als KRAEPELIN und seine Schule, sprach daher stets von einer *Gruppe* der Schizophrenien und stellte sich auf den Standpunkt, daß es sich um klinisch-nosologisch verschiedene Formen handelt. Daß damit noch keine erbbiologische Vorentscheidung getroffen ist, braucht nicht eigens betont zu werden. Auch BUMKE kennt keine Schizophrenie in der Einzahl, sondern schizophrene Erkrankungen, „ziemlich vielgestaltete Krankheitsbilder und Krankheitsverläufe, deren gemeinsame Eigentümlichkeit ein zumeist in jungen Jahren einsetzender, eigenartiger Zerfall der Persönlichkeit ist". In diesem Punkte haben sich im Laufe der Jahrzehnte die mannigfaltigsten Anschauungen herausgebildet. Es gibt Kliniker, die starrer als KRAEPELIN selbst an der nosologischen Einheit der Schizophrenie festhalten und solche, die, wie etwa HOCHE, es überhaupt ablehnen, von schizophrenen *Erkrankungen* zu sprechen, da sie keine Möglichkeit sehen, in der Psychiatrie Krankheitssysteme aufzustellen. Einen besonderen Standpunkt nimmt die Schule von KLEIST ein, die wohl das klassische Gebilde der Schizophrenie in einer Reihe besonders benannter Krankheiten auflöst, für eine Kerngruppe jedoch den alten Namen in der Einzahl beibehält. Im allgemeinen kann man sagen, daß die deutsche klinische Psychiatrie mehr zur Annahme einer Vielheit von Schizophrenien neigt, während die nichtdeutsche, besonders die der romanischen Völker, dem Einheitsgedanken zustimmender gegenübersteht.

Festzuhalten ist hier ausdrücklich, daß es für die Erbforschung zunächst einmal von untergeordneter Bedeutung erscheint, ob man von einer Schizophrenie oder einer Gruppe von Schizophrenien spricht. Die klinische Anschauung bedeutet keine irgendwie geartete Vorentscheidung im erbbiologischen Sinne.

Verschiedene Schizophrenien können *ein* erbliches Merkmal darstellen, *eine* Schizophrenie kann in verschiedene Biotypen sich auflösen. Schließlich können die einzelnen klinischen Typen mit Erbtypen zusammenfallen, sie können sich überschneiden oder nebeneinander bestehen ohne irgendwelche Beziehungen. Aufgabe der Erbforschung konnte nur sein, sich auf irgendeinen klinischen Standpunkt zu stellen, zu prüfen, ob von diesem Standpunkt aus erbbiologische Erkenntnisse zu gewinnen sind, und aus diesen Erkenntnissen dann die notwendigen Rückschlüsse für Klinik, Nosologie und Systematik zu ziehen.

Aus der Ansicht, daß KRAEPELIN den Kreis der Dementia praecox zu eng gefaßt habe, zog BLEULER die für ihn notwendigen Folgerungen, indem er gewisse Zustände, die KRAEPELIN und andere als schizophrenieähnliche Psychopathien auffaßten, von BERZE zu den Schizoidpsychosen gerechnet und von BONHOEFFER unter die exogenen Reaktionstypen eingeordnet wurden, sowie gewisse nicht gerade typische Fälle von manisch-depressivem Irresein mit zu den Schizophrenien zählte. Vor allem hat der von ihm geprägte Begriff der „latenten Schizophrenie“ die Reichweite der Schizophrenie außerordentlich erweitert — nicht gerade zum Vorteil der psychiatrischen Systematik, da er den Meinungen derer Vorschub leistete, die alle Versuche, Ordnung in die Seelenstörungen zu bringen, mit der ironischen Bemerkung zu lähmen suchten, aus der früheren „Verrücktheit“ sei jetzt einfach die „Schizophrenie“ geworden. Man habe einen alten Topf geleert, um einen neuen zu füllen. Der Inhalt sei jedoch der gleiche geblieben. Es bedarf nicht der Versicherung, daß gerade dem so klar und sauber denkenden BLEULER derartige Tendenzen fern lagen; ebenso zweifellos ist jedoch, daß seine Bemühungen, der psychiatrischen Krankheitskunde zu nützen, von manchen Gegnern der Systematik mißbraucht wurden. — In den letzten Jahren haben die klinisch-erbbiologischen Forschungen KOLLEs die Schizophrenie insofern erweitert, als das, was KRAEPELIN Paraphrenie und Paranoia genannt hatte, nun ebenfalls als Schizophrenie aufgefaßt werden muß. Das gleiche gilt für die chronischen Formen des Alkoholwahnsinns und für bestimmte Fälle von sensitivem Beziehungswahn im Sinne von KRETSCHMER.

Den Bestrebungen, die Schizophrenie zu erweitern, stehen jene entgegen, sie einzuengen. Als kritisches Jahr in diesem Bezug möchte ich das Jahr 1908 bezeichnen. Nicht als ob damals KLEIST begonnen hätte, die Schizophrenie bewußt aufzulösen. Seine Untersuchungen zur Kenntnis der psychomotorischen Bewegungsstörungen an Geisteskranken brachten jedoch zweifellos den Stein ins Rollen. Inzwischen hat sich vor allem durch die hirnpathologischen Möglichkeiten, die durch die Schädelverletzungen des Weltkrieges erschlossen wurden, die ursprünglich rein kritisch eingestellte Lehre KLEISTs zu einem hirnlokalisatorisch begründeten System der Psychiatrie entwickelt. Wesentlich ist für unser Problem, daß KLEIST und seine Schule etwa seit 1911 den Begriff der Schizophrenie immer mehr eingeengt hat, so daß das, was KLEIST, FÜNFGELD, LEONHARD u. a. heute „Schizophrenie“ nennen, nur eine eng umschriebene Kerngruppe der Schizophrenie im Sinne der Mehrzahl der deutschen und ausländischen Kliniker darstellt. Auch O. BINSWANGER und SCHRÖDER haben durch die Abtrennung der sog. „Degenerationspsychosen“ den Bereich der Schizophrenie ganz erheblich eingeengt.

Eine Betrachtungsweise, wie sie KURT SCHNEIDER wählt, führt meines Erachtens notwendigerweise zu einer Erweiterung des Begriffs der Schizophrenie. Von dem Gedanken ausgehend, daß die Erfassung der Schizophrenie aus dem Verlauf auch eine aus den Symptomen sei, nur rückschauend, da man auf den schizophrenen Prozeß nur durch die Betrachtung der Art der neu aufgetretenen abnormen Erscheinungen kommt, schließt er, daß eine Diagnose der Schizophrenie grundsätzlich nur aus dem Symptomenbild möglich ist und daß die sorgfältige Betrachtung und richtige Beurteilung eines Zustandsbildes allein schon zur richtigen Diagnose führen kann, ja muß. „Aus der Fülle der psychopathologischen Erscheinungen", so sagt er, „heben wir das für die Schizophrenie positiv einigermaßen Verwertbare heraus". Vor allem sind es bestimmte Arten von Gehörstäuschungen, das Gedankenlautwerden, die Stimmen in der Form von Rede und Gegenrede und die Begleitung aller eigenen Handlungen mit halluzinierten Bemerkungen; dazu kommen noch die körperlichen Beeinflussungen. Weiterhin das Abbrechen der Gedanken, insbesondere in der Form des Gedankenentzugs durch andere, die Gedankeneingebungen und -beeinflussungen. Dann der Wahn im Sinne einer nicht aus anderen Erlebnissen verständlich ableitbaren Beziehungsetzung ohne Anlaß. Schließlich die Gefühlsstörungen in Form einer Kühle und Ferne, eines Unbeteiligtseins, eines abrupten Wechsels der Gefühlslage und solche des Strebens, die den Eindruck des „Gemachten" erwecken wie die gemachten Impulse, die gemachten bösen Lüste und dergleichen. Wo sich diese als eine Störung des Aktivitätsbewußtseins, als eine Ichstörung aufzufassenden Erscheinungen finden, ist nach Schneider schizophrene Symptomatik und, wenn eine bestimmte Ursache dafür nicht nachgewiesen werden kann, Schizophrenie. Wohl stützt diese Art der Diagnostik ihr Urteil auch auf den Verlauf, wohl spielt für sie auch jenes Unwägbare eine Rolle, was man die Erfassung aus der Beziehung nennt, dem Kontakt oder Rapport zwischen Kranken und Untersucher, der ja bei den schizophrenen Erkrankungen in bezeichnender Weise gestört zu sein pflegt; das Hauptgewicht der psychopathologischen Diagnostik liegt jedoch auf dem Nachweis der Störung des Aktivitätsbewußtseins, der, wenn greifbare Ursachen fehlen, die Diagnose Schizophrenie rechtfertigen soll. Deshalb mußte auf diese Symptomatologie schon hier eingegangen werden, obwohl sie eigentlich erst in die Klinik der Schizophrenie gehört.

Daß auf diese Weise eine Geisteskrankheit „Schizophrenie" festgestellt werden kann, soll nicht bestritten werden. *Die Erbforschung muß sich jedoch fragen, ob dadurch auch Gewähr geleistet ist für die genügend scharfe Erfassung des Phänotyphus, in welchem sich der als solcher ja nicht erkennbare Genotypus ausprägt, also für die Erkennung des erblichen Merkmals.*

Wenn für die Feststellung der Schizophrenie Symptome nur unter der Voraussetzung tauglich sind, daß keine greifbaren Ursachen für sie nachgewiesen zu werden vermögen (unter deren Einwirkung sie sich also grundsätzlich ebenfalls ausbilden können), so ist diese „Schizophrenie" ein dehnbares und unbestimmtes Gebilde. Denn: Was heute als Ursache anerkannt wird, braucht morgen keine zu sein und neue, zur Zeit als solche nicht feststellbare Ursachen können jederzeit gefunden werden. Als Phänotypus eines Genotypus ist ein derartiges Gebilde daher undenkbar. Das gilt jedoch nicht nur für die rein psychopathologisch festgestellte Schizophrenie. Wir haben gesehen, daß Bleuler auch aus dem Verlauf heraus die Schizophrenie sehr weit faßt, Kleist sie aufs Äußerste einengt. Zwischen diesen Polen gibt es zahllose Möglichkeiten, eine weitere oder engere Fassung anzuerkennen. Und in der Tat liegen die Dinge so, daß jeder Psychiater, der sich aus persönlichen Erfahrungen eine eigene Meinung gebildet hat, den Begriff der Schizophrenie mehr oder weniger weit faßt. *Wo liegt nun da das erbliche Merkmal? Was entspricht dem nicht zu leugnenden schizophrenen Genotypus?* Sollte es jene engste Kerngruppe sein, über die sich jeder, mag er sonst den Kreis seiner Diagnose wie immer abstecken, diagnostisch einig ist? *Gewiß* werden diese Fälle wahrscheinlich von niemandem als Schizophrenien angezweifelt werden, *vielleicht* stellen sie sogar die „Erbschizophrenie" dar — keinesfalls aber dürfte das erbliche Merkmal auf sie beschränkt sein. Und sind an ihrer Eigenschaft als Schizophrenie wirklich keine Zweifel möglich? Die neuesten Arbeiten Kleists haben gerade gegen jene Symptome Bedenken geäußert, die bisher die

Diagnose „Schizophrenie“ am besten zu sichern schienen. Und schließlich bleibt immer die alte Frage ungelöst: Bedeutet Klarheit der klinischen Diagnose auch Klarheit in bezug auf den erbbiologischen Phänotypus? Man wird sagen: Ja, diese Frage soll ja gerade die Erbforschung beantworten. Dann erhebt sich jedoch immer wieder die Gegenfrage: Von welchen Fällen soll die Forschung ausgehen? Kann sie überhaupt das erbliche Merkmal „Schizophrenie“ zur Grundlage ihrer Untersuchungen machen?

Nein — das ist nicht möglich. Das Erbmerkmal „Schizophrenie“ kennen wir nicht, mögen wir uns auf einen wie immer gearteten klinischen Standpunkt stellen. Wir werden irgendeine klinische Abgrenzung als Arbeitshypothese nehmen und versuchen müssen, den Nachweis zu führen, ob und inwieweit sie sich mit dem Erbmerkmal „Schizophrenie“ deckt. Gelingt nun dieser Nachweis nicht, so werden wir geduldig die weitere krankheitskundliche Entwicklung abwarten und uns in der Erbforschung vorerst auf jene Fragestellungen beschränken müssen, welche sich auch mit einer unscharfen Abgrenzung des erblichen Merkmals begnügen können. Es sind dies, um das jetzt schon vorwegzunehmen, vor allem die Untersuchungen zur empirischen Erbprognose als Grundlage für Maßnahmen der Erbgesundheitspflege, weiter die Zwillingsforschungen und schließlich die Versuche, Licht in das erbkonstitutionelle Dunkel des schizophrenen Erbkreises zu bringen. Wenig werden wir uns von allen Forschungen erwarten dürfen, die unter Gesichtspunkten des Mendelismus und seiner genetischen Weiterführungen angestellt werden. Sie verlangen grundsätzlich die Kenntnis des erblichen Merkmals.

Diese Kenntnis wird uns meiner Ansicht nach niemals die psychiatrische Klinik vermitteln, mag sie nun ihr Hauptaugenmerk auf den Verlauf oder auf die Psychopathologie des Zustandsbildes richten, mag sie Längs- oder Querschnittsdiagnostik treiben. Sie wird uns — vielleicht — aus der Hirnanatomie oder, was weit wahrscheinlicher ist, aus der Pathophysiologie kommen. Denn sicherlich erschöpft sich der Phänotypus der Schizophrenie nicht mit der Psychose, der Geisteskrankheit, der Gehirnkrankheit. Sehr wahrscheinlich hat sich die Krankheit schon lange in anderen Organen des Körpers abgespielt, bevor sie als Geisteskrankheit zu unserer Kenntnis kam. Damit verschiebt sich das ganze Problem aus dem Gebiete der Irrenheilkunde auf das der inneren Medizin. Solange wir nicht in der Lage sein werden, mit Hilfe einer rein körperlichen Feststellung zu entscheiden, ob es sich um eine Schizophrenie handelt oder nicht, werden wir uns darauf beschränken müssen, irgendeine psychopathologisch-klinische Abgrenzung willkürlich zur Grundlage unserer Erbstudien machen zu müssen. Ob wir das erbliche Merkmal damit erfassen, bleibt völlig dahingestellt und ist zunächst noch ganz unwahrscheinlich. Darüber muß sich jeder klar sein, der die Ergebnisse der Erbforschungen auf dem Gebiete der Schizophrenie richtig verstehen und würdigen will. Es wäre ungerecht, an sie die Maßstäbe zu legen, die — der Genetik entnommen — auf manche Gebiete der Erbbiologie des Menschen mit Vorsicht übertragen werden dürfen.

Es erhebt sich nunmehr die Frage: Für welche Abgrenzung der Schizophrenie hat sich die Erbforschung zunächst einmal entschieden? *Was ist „Schizophrenie“ im Sinne der meisten und wichtigsten erbbiologischen Untersuchungen?* Was muß man über ihre Klinik, Pathologie und Nosologie wissen, wenn man die Ergebnisse der Erbforschung richtig verstehen will?

Vor allem wird hier das Gewicht auf das Wort „die meisten und wichtigsten“ zu legen sein. Es ist klar, daß ein Psychiater, der Erbforschung treibt, sich an jene klinische Schule halten wird, der er entstammt. Schizophrenie im Sinne der einen Untersuchung wird somit nicht Schizophrenie im Sinne aller anderen sein. Würden nun sehr zahlreiche Auffassungen nebeneinander bestehen, die —

jede für sich — einen etwa gleich großen Anhängerkreis hätte, so hätten wir keine Erbbiologie der Schizophrenie, sondern familiengeschichtliche Studien über verschiedene klinische Gebilde, die in irgendwelchen Punkten sich berühren würden, biologisch jedoch wenig miteinander gemein hätten. Glücklicherweise liegen die Dinge nun nicht gar so ungünstig. Weitaus die Mehrzahl der Psychiater meint mit Schizophrenie wenigstens annähernd das gleiche. Nimmt man etwa die Diagnostik KRAEPELINS in der letzten Auflage seines Lehrbuches im Zusammenhalt mit derjenigen von BUMKE als Mittelpunkt, so variiert der Schizophreniebegriff nur so wenig um diese Mitte herum, daß man die erste Forderung, die v. VERSCHUER für die erbbiologische Erforschung eines Merkmals erhebt und die auf die Feststellung der Variabilität des Merkmals hinausläuft, als befriedigend erfüllt ansehen kann. Wohl wissen wir auch hier nicht, ob wir mit dem variierenden klinischen Gebilde das variierende Erbmerkmal getroffen haben, die Fehler, die Abweichungen, die Überschneidungen sind jedoch wahrscheinlich so ähnlich beschaffen und so ähnlich groß, daß die Ergebnisse der verschiedenen Untersuchungen wenigstens miteinander verglichen werden können, da man klinisch mit dem Worte „Schizophrenie" ungefähr das gleiche meint, man also der Erbschizophrenie ähnlich nahe kommt oder sich in ähnlicher Entfernung von ihr hält.

Es ist kein Wunder, daß die Erbforschung gerade dieser Fassung des Schizophreniebegriffs den Vorzug gegeben hat. Ging sie doch durch RÜDINS bahnbrechende Arbeit aus der KRAEPELINschen Psychiatrie hervor. Sie hätte sich wahrscheinlich auch dann an diese Abgrenzung gehalten, wenn sie sich nicht eine so weitgehende klinische Anerkennung erworben hätte. Daß diese Anerkennung eine Tatsache wurde, kann ein Glück für die Erbforschung sein, wenn — um das immer wieder zu betonen — die Grenzen der (bekannten) klinischen Krankheit mit dem (unbekannten) biologischen Merkmal einigermaßen gleichlaufen. *Ob* das der Fall ist, wissen wir heute noch nicht. Wir werden im Laufe der erbbiologischen Darstellung sehen, daß manches dafür zu sprechen scheint. Wir werden aber auch den gewichtigen Bedenken unser Auge nicht verschließen dürfen und scharf herausstellen müssen, wo Unstimmigkeiten im Familienbild — das wir deswegen auch nicht ohne weiteres als Erbbild bezeichnen dürfen — auf jene Unvollkommenheiten in den Beziehungen zwischen klinischem Gebilde und erblichem Merkmal hinweisen, da sie auf andere Weise nicht einfach und befriedigend erklärt werden können.

Zusammenfassend werden wir also festhalten: *Schizophrenie ist nicht Schizophrenie. Es gibt die mannigfaltigsten Auffassungen und damit zahlreiche Abgrenzungen. Sehr enge und außerordentlich weite Fassungen. Eine, die sich in der Mitte zwischen den Extremen hält, hat sich weitgehend durchgesetzt. Auch sie variiert. Ihre Variationsbreite hält sich jedoch in solchen Grenzen, daß sie mit der Variabilität eines erblichen Merkmals verglichen werden kann. Ob diese Schizophrenie tatsächlich als das erbliche Merkmal aufgefaßt werden kann, wissen wir nicht. Daß die Erbforschung sie in erster Linie zum Ausgangspunkt ihrer Studien gemacht hat, hat zum großen Teil rein äußerliche Gründe. Die Schizophrenie im Sinne der Erbforschung ist in der Hauptsache noch eine Arbeitshypothese. Sie ist keinesfalls mit den als solchen weit schärfer faßbaren Merkmalen der menschlichen Morphologie oder gar denen der experimentellen Genetik zu vergleichen.* Man wird daher auch an die Ergebnisse der Erbforschung auf dem Gebiete der Schizophrenie bei weitem nicht jene Anforderungen stellen, wie sie in anderen Bezirken wohl angebracht sind. Vor allem muß man sich vor leichtfertigen Deutungen im Sinne der für die allgemeine Biologie gültigen Erbtheorien hüten. Diese Möglichkeiten liegen für uns als Wunschbilder noch in weiter Ferne. Denn solange wir noch nicht wissen, ob wir bei unseren Studien wirklich von einem

Erbmerkmal ausgehen, dürfen wir nicht erwarten, daß die Natur das unbekannte Bild und seine Wege durch die Geschlechterfolgen entschleiert.

2. Klinisches und Krankheitskundliches.

Die Schizophrenie im Sinne dieser Ausführungen ist eine sehr häufige Krankheit. Man kann nach den Untersuchungen in der Durchschnittsbevölkerung sagen, daß von 1000 Menschen 8—9 Gefahr laufen, an Schizophrenie zu erkranken, wenn sie den Zeitraum, in dem die Krankheit erstmals auftritt, überleben. Ihre Häufigkeit in der jenseits des 40. Lebensjahres stehenden Bevölkerung ist somit auf rund 1% zu veranschlagen. Durchschnittlich finden sich in den psychiatrischen Kliniken und Anstalten etwa 60—80% Schizophrene; 20 bis 50% aller Aufnahmen gehören diesem Formenkreise an.

Sehr wahrscheinlich sind die Schwankungen in der Häufigkeit in erster Linie durch die verschiedene Diagnostik — die auch bei gleicher klinischer Grundeinstellung erheblich variiert — und nicht durch reale Häufigkeitsunterschiede zu erklären. Die Rasse ist jedoch insofern von Bedeutung, als die Schizophrenie bei den pigmentarmen Rassen häufiger zu sein scheint, als bei den pigmentreichen. Demgemäß finden wir sie vor allem unter den Bewohnern der von Europäern besiedelten Gebiete und hier wieder dort, wo das nordische Element die Zusammensetzung der Bevölkerung besonders stark bestimmt. Die Schizophrenie tritt nicht in allen Schichten der Bevölkerung gleich häufig auf. Sie ist in den sozial gehobenen Schichten ganz zweifellos häufiger als in den unteren Schichten. Dies hängt wohl einerseits mit der mehr zum Aufstieg drängenden differenzierten Psyche der Angehörigen des schizophrenen Erbkreises zusammen, hat jedoch andererseits seine Ursache in genischen Beziehungen zwischen Schizophrenie und intellektueller Begabung, die vielleicht ebenfalls über die Rasse gehen. Diese Verhältnisse spiegeln sich in folgender Tabelle:

Tabelle 1. Schizophrener Erbkreis und soziale Schichtung (Prozentziffern).

	Oberschicht	Obere Mittelschicht	Untere Mittelschicht	Unterschicht	Akademische Berufe
Gesunde berufstätige Blutsverwandte von Schizophrenen	14,0	27,1	37,1	15,7	8,6
Entsprechende Gesamtbevölkerung	8,7	28,9	38,1	20,1	4,1
Dementsprechende Häufigkeit der Schizophrenie (Durchschnitt 0,85%)	1,3	0,8	0,8	0,6	1,7

Man erkennt deutlich, daß die Familien Schizophrener eine Auslese nach höheren sozialen Schichten und vor allem nach akademischen Berufen darstellen.

Die *Fruchtbarkeit* der Schizophrenen ist nach den Untersuchungen von ESSEN-MÖLLER und KALLMANN niedriger als die der Gesamtbevölkerung. Sie beträgt nur etwa $^1/_4$—$^2/_3$ der Durchschnittsfruchtbarkeit. Dabei ist sie heute verhältnismäßig höher als früher, zeigt daher eine zunehmende Annäherung an den Durchschnitt. Die Schizophrenen haben den starken Geburtenrückgang der letzten Jahrzehnte nicht in dem gleichen Tempo wie die Gesamtbevölkerung mitgemacht. Die eheliche Fruchtbarkeit der Männer ist niedriger, die außereheliche anscheinend etwas höher als die der Frauen. Paranoide Schizophrene sind fruchtbarer als katatone. Die Heirats- und Fruchtbarkeitsziffer der psychopathischen und schwachsinnigen Schwestern und Töchter von Schizophrenen ist gegenüber der Gesamtbevölkerung und den unauffälligen Geschwistern und Töchtern herabgesetzt. Die Heiratshäufigkeit der schizophrenen Sippe macht im ganzen nur etwa $^2/_3$ der Heiratshäufigkeit der Gesamtbevölkerung aus. Was die *Sterblichkeit* der Schizophrenen anlangt, so ist sie nach der Erkrankung auf das Dreifache der Durchschnittssterblichkeit erhöht. Eine Erhöhung vor der Erkrankung scheint nicht vorzuliegen. Die Sterblichkeit der Kinder von Schizophrenen entspricht dem Durchschnitt.

Daß Frauen häufiger wegen Schizophrenie in psychiatrische Kliniken und Anstalten kommen, ist bekannt. Nach BUMKE treffen auf 100 Aufnahmen schizophrener Männer 121—123 Aufnahmen schizophrener Frauen. Das darf jedoch nicht so ausgelegt werden, daß Frauen häufiger *erkranken* als Männer, man somit etwa mit dem Hereinspielen dominant-geschlechtsgebundener Faktoren zu rechnen hätte. Da die Zählung der freilebenden Schizophrenen und vor allem die nach Elternkreuzungen getrennte Untersuchung der Geschwisterschaften Schizophrener keine entsprechenden Unterschiede erkennen ließ, darf man diese Beobachtungen wohl nur im Sinne der größeren Anstaltsbedürftigkeit schizophrener Frauen deuten.

Die Geisteskrankheit Schizophrenie wird in der Regel zwischen dem 20. und 35. Lebensjahr als solche erstmals erkennbar. Vor dem 16. und nach dem 45. Lebensjahr kommen Ersterkrankungen in nennenswerter Zahl nicht vor. Nur bei Frauen scheint sich die Manifestation nicht selten hinauszuschieben und dann unter der Einwirkung der körperlichen Rückbildung nachgeholt zu werden.

Wenn auch bei weitem nicht alle Schizophrenen *vor der Erkrankung* auffällige oder gar psychopathische Persönlichkeiten darstellen, viele im Gegenteil seelisch durchaus der menschlichen Norm entsprechen, so findet man doch in zahlreichen Fällen gewisse Besonderheiten. Diese Züge der seelischen Persönlichkeit decken sich aber durchaus mit dem, was wir auch bei zahlreichen Blutsverwandten Schizophrener zu sehen gewohnt sind, die ihr ganzes Leben hindurch gesund blieben. Es ist nicht so, daß die Schizophrenen in der Zeit vor ihrer Erkrankung anders wären als ihre Verwandten. Sie zeigen vielmehr das psychische Bild der schizophrenen Sippe. Demgemäß finden wir unter ihnen völlig unauffällige Personen, weiterhin solche mit gewissen Eigenheiten des Temperaments und der aus ihnen herauswachsenden Charakterzüge, die KRETSCHMER bekanntlich als „schizothym" bezeichnet und beschrieben hat, schließlich ausgesprochene Psychopathen, in denen wir jene Verhaltungsweisen der Persönlichkeit ins Abnorme hinein gesteigert und zugespitzt sehen (*schizoide* Psychopathen). Ich habe anderen Orts dieses Bild der für den schizophrenen Erbkreis bezeichnenden Persönlichkeit folgendermaßen geschildert: „Das für den schizophrenen Kreis charakteristische, das *schizothyme Temperament* liegt zwischen den Polen ‚reizbar' und ‚stumpf' und zeigt ein merkwürdiges Mischungsverhältnis aus den beiden an sich gegensätzlichen Verhaltungsweisen. Die Schizothymen sind meist sowohl überempfindlich als auch kühl. Aus diesem Quiproquo des Temperaments entspringt der schizothyme Charakter. Aristokratische Kühle und Vornehmheit finden wir in diesen Kreisen ebenso wie brutales und rücksichtsloses Draufgängertum. Wir sehen Menschen, die in sich abgeschlossen ein wissenschaftlich und künstlerisch oft recht fruchtbares Eigenleben führen und dann wieder fanatische Naturen, die mit starrer Verbissenheit kämpferisch für alles durchs Feuer gehen, was sie für gut und richtig halten. Bezeichnend ist die Bereitschaft aller dieser Menschen zu Konflikten und ihre mangelnde Fähigkeit, aus diesen Konflikten wieder herauszufinden. Sie sind ständig damit beschäftigt, ihre seelischen Spannungen zu verbergen, um nicht dauernd ihre Anpassung an die Notwendigkeiten des Lebens zu gefährden. Im allgemeinen sind sie ungesellig, neigen jedoch gelegentlich dazu, sich in kleinen ästhetischen, künstlerischen, philosophischen und weltanschaulichen Zirkeln zusammenzufinden und hier kühl und empfindsam zugleich so zu leben, wie die Mehrzahl der Menschen nicht zu leben pflegt. Haß, Rachsucht auf der einen, äußerste Hingabe und Aufopferungsfähigkeit auf der anderen Seite stehen sich in seltsam antithetischer Haltung gegenüber. Skepsis, Ironie und ein bis zur zynischen Verneinung aller Werte gehender Sarkasmus sind in diesem Kreise ebenso zu finden, wie Begeisterung für hohe Ziele, Religiosität, Vaterlandsliebe und schwungvoller Idealismus. Witz, Scherz und Laune sind häufig, warmer Humor fehlt so gut wie völlig. Es ist eine Welt von Widersprüchen, die sich hier auftut, eine bunte Fülle teils anziehender und bezaubernder, teils unangenehm kapriziöser und bizarrer Charaktere. Schizothymie ist die menschliche Problematik an sich."

Es ist möglich, daß die Schizophrenen, bevor man sie als solche erkennt, diese schizothyme Eigenart häufiger zeigen als ihre Verwandten, daß einzelne Züge, vor allem die Gemütskälte und die Bereitschaft zum seelischen Abstandhalten, ausgeprägter sind; die Überspitzungen ins Psychopathische hinein dürften auch öfters vorkommen und den Charakter größerer Schärfe tragen. Sicheres wissen wir jedoch darüber noch nicht. Man könnte geltend machen, daß es allzu schwer ist, sich zurückschauend über all die Dinge klar zu werden. Aber auch bei Menschen, von denen man weiß, daß sie die volle Veranlagung zur Schizophrenie besitzen, ohne schon erkrankt zu sein, also bei den erbgleichen Partnern schizophrener Zwillinge, liegen die Verhältnisse ganz ähnlich.

Treten solche auffällige Züge erst im Laufe des Lebens auf oder erfahren sie erst gegen den Ausbruch der Psychose hin eine Steigerung ins Psychopathische hinein, muß man also von einer Veränderung der Persönlichkeit sprechen, so sind sie wohl bereits als Ausdruck der sich schleichend entwickelnden Schizophrenie aufzufassen. Ist die Schizophrenie, was zum mindesten im Bereiche der Möglichkeit liegt, primär keine Psychose, sondern eine körperliche Erkrankung, die — bisher nicht bekannt und nicht erkennbar — sich lange vor ihrem In-die-Erscheinung-Treten als Geisteskrankheit in anderen Organen des Körpers abspielte und erst letztlich das Gehirn ergreifen kann (nicht muß), so ist es auch gar nicht einzusehen, warum ihr Auftreten einen von vorneherein *psychisch* abartigen Menschen voraussetzen sollte. Möglich wäre es, aber keineswegs wahrscheinlich. Viel näher läge die Annahme, daß irgendwelche bezeichnenden körperlichen Erscheinungen den späteren Schizophrenen als solchen kennzeichnen würden. Aber auch darüber wissen wir wenig. Wohl findet man oft Tuberkulose in der Vorgeschichte — wir wissen jedoch, daß die Widerstandsschwäche gegen die tuberkulöse Infektion als Ausdruck allgemeiner Bindegewebsschwäche den ganzen schizophrenen Erbkreis kennzeichnet und besonders auch bei den nichtschizophrenen Blutsverwandten der Kranken beobachtet wird. Das gleiche gilt für die Neigung zur reizbaren Schwäche des Nervensystems, zu Kopfschmerzen, Störungen des Kreislaufs, des Verdauungsapparates, zur Schlaflosigkeit, Schwankungen in der Körpertemperatur, zu nervösen Hauterkrankungen u. dgl. Wohl wird über diese Dinge immer wieder berichtet — sieht man sich jedoch die Familie an, so findet man sie dort kaum seltener als in der Vorgeschichte der Kranken. Auch Störungen der inneren Drüsen, an die ja angesichts der während der Krankheit erhobenen somatopathologischen Befunde zu denken wäre, sind in den Jahren, da die Kranken noch nicht erkennbar schizophren sind, bisher kaum wesentlich häufiger gefunden worden als in ihrer Sippe. Allerdings lassen die Fruchtbarkeitsuntersuchungen, die eine natürliche Unterfruchtbarkeit der Schizophrenen feststellen konnten, daran denken, daß solche Störungen schon vor Ausbruch der Psychose bestehen; ein Beweis ist dies jedoch nicht. Außerdem spricht die Tatsache, daß die Heiratshäufigkeit der Geschwister nur $^2/_3$ des Durchschnitts beträgt, wieder dafür, daß es sich dabei mehr weniger um eine Eigentümlichkeit der gesamten schizophrenen Sippe und nicht der künftigen Schizophrenen allein handelt. Und was schließlich den blutbildenden Apparat anlangt, der in der Pathophysiologie der Krankheit, wie wir hören werden, eine große Rolle spielt, so wissen wir über Erscheinungen, die in der „Präpsychose" auf Störungen im Auf- und Abbau des Blutes hinweisen würden, so gut wie überhaupt nicht Bescheid. Das liegt zweifellos daran, daß pathophysiologische Untersuchungen bisher lediglich an manifest Schizophrenen vorgenommen wurden, nicht aber an Personen, bei denen man den schizophrenen Genotypus voraussetzen darf, ohne daß sie erkrankt sind, d. h. ohne daß die Schizophrenie als Geisteskrankheit bei ihnen erkennbar oder schon erkennbar ist. Also an den erbgleichen Partnern schizophrener Zwillinge. Sie stellen ja gewissermaßen das Modell dar für die Schizophrenen in der Zeit vor Ausbruch der Psychose. An ihnen müßten sich also jene Besonderheiten erkennen und bezeichnen lassen, die den späteren Schizophrenen aus seiner Sippe herausheben. Wir müssen jedoch ganz allgemein feststellen, daß hier in keinem Bezug etwas wirklich Charakteristisches gefunden werden konnte. Der Zwillingsforschung war es bisher nicht möglich, den zur Schizophrenie Veranlagten als solchen zu kennzeichnen. Was das Psychische anlangt, so halte ich solche Versuche auch nicht mehr für aussichtsreich, nachdem sowohl die somatopathologische Forschung als auch die Hirnanatomie allzu gewichtige Einwände gegen die Auffassung erhoben, daß die Schizophrenie primär eine Geisteskrankheit ist. — Das somatopathologisch eingestellte Studium der erbgleichen Zwillingspartner von Schizophrenen ist dagegen eine der dringlichsten Aufgaben für die Zukunft. In den Versuch ihrer Lösung werden sich Pathophysiologie und Morphologie zu teilen haben. Intellektuell sind die Schizophrenen sicherlich zum mindesten gut durchschnittlich begabt. Besonders hohe Intelligenz ist nicht wesentlich häufiger als in der Gesamtbevölkerung, jedoch häufiger als Unterbegabung und Schwachsinn. Man hat früher geglaubt, daß Schwachsinnige „leichter" schizophren werden als Vollsinnige und dann von einer „Pfropfschizophrenie" gesprochen. Die Erbforschung hat jedoch gelehrt, daß diese eine rein zufallsmäßige Kombination darstellt.

Die Psychose bricht meist nicht plötzlich aus, sondern entsteht schleichend. Häufig gehen den eigentlichen schizophrenen Symptomen Zwangsideen, Zustände von Sperrung oder Bannung sowie hypochondrische Vorstellungen voraus. Letztere knüpfen nicht selten an das Krankheitsgefühl an, das mehr oder weniger ausgeprägt ist und sich sowohl auf die Veränderungen im Denken als auch im Gefühlsleben bezieht. Diese hypochondrischen Ideen haben oft psychogene Depressionen zur Folge, die sich dann schwer von den endogen-depressiven Zuständen der eigentlichen Psychose unterscheiden lassen. Überhaupt geht zu Anfang Psychogenes und Endogenes bunt durcheinander. Das Psychogene ist dabei als Reaktion der Persönlichkeit auf die sich entwickelnde Psychose aufzufassen. Sehr häufig leitet eine bestimmte, sich langsamer oder schneller ausbildende Wahnidee die Geisteskrankheit ein; diese Wahnidee verbindet sich meist mit anderen wahnhaften Vorstellungen und pflegt sehr frühzeitig von Sinnestäuschungen begleitet zu sein. Plötzlicher Krankheitsausbruch ist seltener. Es kommt jedoch vor, daß die Psychose stürmisch unter plötzlichen massenhaft auftretenden Sinnestäuschungen, vor allem des Gehörs oder des Körpergefühls ausbricht. Diese Formen zeigen dann eine besonders starke Reaktion der noch so gut wie völlig erhaltenen Persönlichkeit auf die Psychose. Die Reaktion stellt sich in der Regel als heftige Erregung dar. Aber auch endogene Erregungszustände meist vom Charakter der Ängstlichkeit oder Ratlosigkeit können den plötzlichen Ausbruch der Psychose kennzeichnen. Diese Kranken werden sehr rasch der Asylierung bedürftig, da sie sich selbst oder ihre Umgebung gefährden. Manchmal hat man geradezu den Eindruck einer schweren Vergiftung, einer Überschwemmung des Gehirns mit Giftstoffen, die aus dem gestörten Stoffwechsel stammen. In solchen Fällen sieht man das besonders ausgeprägt, was man im Verlauf aller Schizophrenien die „katatonen" Störungen nennt, „motorische Erscheinungen, die unabhängig von Überlegung, Gefühl und Wille, also *selbständig* auftreten" (BUMKE). Diese zeigen in der Regel die Form der Erregung, des Stupors, der Sperrung und der Katalepsie. Auch die Stereotypien, die Echoerscheinungen, den Negativismus, der Verbigeration pflegt man unter den Begriff des Katatonen zu fassen. Manche Fälle von Schizophrenie, die stürmisch mit solchen katatonen Erscheinungen einsetzen, führen innerhalb weniger Tage zum Tode. Gerade diese Schizophrenien machen vor allem den Eindruck einer schweren *körperlichen* Erkrankung.

Die gesamte Symptomatologie der Schizophrenie, alle die unendlich vielen Erscheinungen zu schildern, unter denen die Krankheit zu unserer Beobachtung gelangt, ist unmöglich. Eine solche Darstellung würde den verfügbaren Raum weit überschreiten. Sie ist hier auch gar nicht am Platze, da es sich nicht um eine klinische, sondern um eine erbbiologische Bearbeitung des Gebietes handelt. *Das Klinische und Psychopathologische soll nur insoweit herangezogen werden, als seine Kenntnis eine notwendige Voraussetzung zum Verständnis und zur richtigen Beurteilung der erbbiologischen Befunde darstellt.* Manches und zwar das Wichtigste aus der Psychopathologie der Schizophrenie wurde im vorhergehenden Abschnitt schon gestreift, als darzulegen versucht wurde, was KURT SCHNEIDER unter Schizophrenie versteht. BUMKE faßt unter dem Namen Schizophrenie „ziemlich vielgestaltige Krankheitsbilder und Krankheitsverläufe zusammen, deren gemeinsame Eigentümlichkeit *ein zumeist in jungen Jahren einsetzender, eigenartiger Zerfall der Persönlichkeit ist*". Die Grundsymptome der Schizophrenie sieht er in der eigentümlichen Zerrissenheit des Denkens, von der her BLEULER der Krankheit ihren Namen gab, in bestimmten mit der Denkstörung zusammenhängenden Sinnestäuschungen, vor allem des Gehörs, Geruchs und Geschmacks, sowie der Körperempfindungen, weiter in jenen gemütlichen Störungen, die sich teils in auffallender scheinbarer Stumpfheit, teils in einer vom Kranken selbst als solche empfundenen Kühle, Ferne und Kontaktunfähigkeit äußern, die oft von rätselhaften und starken Affektstürmen unterbrochen wird, und schließlich in den oben schon gestreiften katatonen Störungen des Wollens und Handelns. BLEULER weist außerdem noch besonders auf die Störung in den Gedankenverbindungen *(Assoziationen)* hin, die etwas Traumhaftes an sich hat, ja zu der Lockerung des durch Erfahrung erworbenen Gefüges der Assoziationen im Traume *wesentliche* Beziehungen besitzt. Diese traumhafte Assoziationsstörung, die weitgehend der „Zerfahrenheit" KRAEPELINS entspricht, ist nach BLEULER das wichtigste Grundsymptom der schizophrenen Denkstörung und, da die Störung des Denkens für ihn das Wesentliche ist, der Schizophrenie überhaupt.

Aus diesen hier kurz angedeuteten Grundstörungen, zu denen ich mit K. SCHNEIDER auch den echten Wahn rechne, erwachsen die zusammengesetzten Krankheitserscheinungen wie der Autismus, die komplizierten nicht-katatonen Willensstörungen, die Eigentümlichkeiten des Handelns.

Man hat von jeher versucht, in die Fülle der schizophrenen Zustandsbilder und Verläufe dadurch eine gewisse Ordnung zu bringen, daß man die Schizophrenie in *Untergruppen* einteilte. Diese Einteilungen haben zunächst nur rein klinische Bedeutung; ob ihnen irgendwelche biologischen Einheiten entsprechen, wird später zu untersuchen sein. Auf die neueren komplizierten Gliederungen vor allem der Schule von KLEIST gehe ich hier nicht ein. Es gibt dagegen eine Unterteilung, die schon auf KRAEPELIN und in ihren Wurzeln sogar auf KAHLBAUM zurückgeht und die — von BLEULER und BUMKE übernommen und im wesentlichen ähnlich gesehen — überall in der Psychiatrie, wenn auch nicht anerkannt, so doch verstanden wird.

Die Untergruppen werden durch die bei ihnen vorherrschenden Symptome und Symptomengruppen gekennzeichnet, die im übrigen der Schizophrenie als solcher zugehören und bei allen Untergruppen vorkommen können. Daneben bestehen jedoch auch Unterschiede in Beginn, Verlauf und Ausgang. Stehen Wahnideen und Sinnestäuschungen im Vordergrund, so spricht man von einer *paranoiden Form* oder von *Dementia paranoides*; ihr sind nach den neueren Forschungen auch die *Paraphrenie* und die *Paranoia* KRAEPELINs zuzuordnen. Wird das Bild hauptsächlich durch eine albern anmutende Überheblichkeit, durch seichten Größenwahn und eine läppisch-heitere Verstimmung gekennzeichnet, so nennt man die Schizophrenie eine *Hebephrenie*. Ursprünglich verstanden KAHLBAUM und HECKER darunter einen in der Pubertät einsetzenden, zu einem raschen Zerfall der Persönlichkeit führenden Verblödungsprozeß, der die Unarten der Pubertätszeit gewissermaßen vergröbert und verzerrt wiedergab. Heute bezeichnet man als Hebephrenie alle Fälle von Schizophrenie, die eine äußere Ähnlichkeit mit diesen ebenfalls der Schizophrenie zugehörigen Pubertätspsychosen besitzen, auch wenn sie später ausbrechen.

Die *katatonen* Formen sind, wie der Name sagt, dadurch gekennzeichnet, daß die oben angedeuteten katatonen Erscheinungen im Vordergrunde stehen. Sie stellen wohl die größte Gruppe dar. Auch klinisch ist die Katatonie keineswegs etwas Einheitliches. Man kann in ihrem Bereiche wieder zahlreiche Unterformen abtrennen; es würde jedoch zu weit führen, auf sie hier einzugehen. Nur eine Verlaufsform will ich aus ihnen herausheben, da sie somatopathologisch besonders wichtig ist und ich der Somatopathologie für die Zukunft eine besondere erbbiologische Bedeutung zuerkennen möchte. Es ist dies die von STAUDER beschriebene *tödliche Katatonie*. Diese Form ist selten, bevorzugt anscheinend gesunde Menschen von athletisch-dysplastischem Körperbau mit einer gewissen Labilität des Gefäßsystems, die sich vor allem in einer auffallenden Cyanose (Blaufärbung und Kühle der Hände und Füße) zu äußern pflegt, gegen Ende des Lebens dann in einer Neigung zu Hämatomen und anderen Blutungen und schließlich in einem Gefäßkollaps. Psychisch unterscheiden sie sich vor der Erkrankung kaum von dem Durchschnitt der Menschen. Die Krankheit beginnt nach einem kurzen neurasthenischen Vorstadium meist zwischen dem 18. und 26. Lebensjahre ganz plötzlich mit einer elementaren Erregung und einem wilden Drang zur Selbstvernichtung. Rasch verarmt das Symptomenbild. Die eigentlichen schizophrenen Störungen bleiben entweder aus oder bilden sich sehr schnell zurück. Es bleibt das Bild einer ungeheuren psychomotorischen Erregung, die nach 4—8 Tagen einer äußersten Hinfälligkeit Platz macht. In diesem Stadium sterben die Kranken an Entkräftung oder aber an einer Infektionskrankheit, der der geschwächte Körper nicht mehr gewachsen ist. Pathophysiologisch finden sich bei den akuten tödlichen Katatonien die gleichen Erscheinungen wie sonst auch bei der Schizophrenie, nur im Ausmaß stark gesteigert. Sie ist also wohl nur eine Sonderform der Schizophrenie, eine besonders schwere und eindeutige Ausprägung der Krankheit. *Pathophysiologisch ist sie ihr bestes und zuverlässigstes Modell. Daß sie auch in bezug auf das Familienbild nicht von den anderen Formen abweicht, erscheint mir vor allem bedeutsam. Diese Tatsache sei daher an dieser Stelle schon hervorgehoben.*

Schließlich gibt es noch Fälle, die schleichend beginnen, chronisch verlaufen und ohne ausgesprochene schizophrene Symptome in einer intellektuellen und gemütlichen Verödung enden. Sie versanden, vertrotteln, verelenden ganz unmerklich. Solche Fälle hat man früher unter den Begriff der primären Demenz eingereiht. KRAEPELIN spricht von *Dementia simplex*, BLEULER von *Schizophrenia simplex* und auch von *latenter Schizophrenie*. Er sieht sie dadurch gekennzeichnet, daß man bei ihnen nur das findet, was er die Grundsymptome der Schizophrenie nennt, also vor allem die traumhafte Assoziationsstörung, die affektive Verblödung, die Ambivalenz (Neigung zum Gegensätzlichen), die Störung der Orientierung in der eigenen Lage usw. Von BUMKE wird der Verlauf hervorgehoben; er betont dabei mit Recht, daß diese Form klinisch der Hebephrenie besonders nahe steht.

Ganz allgemein wird man, abgesehen von der akuten tödlichen Katatonie, eine strenge Trennung nicht durchführen können. Alles geht fließend ineinander über. Zwischenformen beherrschen das Bild. Immerhin muß man darauf hinweisen, daß in bezug auf Beginn und Verlauf bei den ausgeprägten Sonderformen gewisse Eigenheiten unverkennbar sind. Eindeutige Fälle von Katatonie und Hebephrenie sowie von Dementia simplex beginnen meist frühzeitig, während paranoide Formen aller Art vergleichsweise spät zu beginnen pflegen. Für die Hebephrenie und Dementia simplex kann man ein Durchschnittserkrankungsalter von 21—25 Jahren, für die paranoiden Formen ein solches von 35 Jahren annehmen. Was den Verlauf anlangt, so zeichnen sich die einfachen Katatonien und gewisse Hebephrenien im allgemeinen durch schubartigen Verlauf aus, während die übrigen Formen mehr chronisch verlaufen.

Betrachtet man die Schizophrenie als Ganzes, so hat man den bestimmten Eindruck, daß der *Verlauf in Schüben* vorherrscht. Dieser ist selbst wieder völlig regellos. Die einzelnen Schübe können kurz oder lang sein, rasch aufeinanderfolgen oder sich in größeren zeitlichen Abständen einstellen. Dabei zeigen die einzelnen Schübe häufig ganz verschiedene Bilder. Manche Erkrankungsfälle beginnen als Hebephrenie, zeigen dazwischen kataton gefärbte Schübe, um dann später in eine paranoide Demenz überzugehen. Hier kommen alle denkbaren Variationen vor. Wenn man will, kann man lediglich folgende Regeln sehen: Die Schizophrenie ist ein fortschreitender *Krankheitsprozeß*. Späterkrankungen verlaufen in den meisten Fällen als paranoide Formen und mehr chronisch, früh auftretende einfache Katatonien sehr häufig in katatonen Schüben. Klingt ein Schub ab, so bleibt meist eine, wenn auch manchmal nur schwer erkennbare Veränderung der Persönlichkeit bestehen. Die ersten Schübe pflegen bunter, farbiger zu sein, mit zunehmendem Alter wird die Symptomatik einförmiger. Verläuft eine frühzeitig ausbrechende Schizophrenie chronisch, so hat sie meist einen rasch fortschreitenden Zerfall der Persönlichkeit zur Folge.

Diese Feststellung führt in die Betrachtung des *Ausgangs* der Psychose hinein. Früher war man der Meinung, daß jede schizophrene Erkrankung in einer Demenz enden müsse, wenn der Kranke so alt werde, daß er diese Demenz erlebe. KRAEPELIN gab ja deshalb der Krankheit den Namen *Dementia* praecox. Man hielt die Schizophrenie grundsätzlich für ein unheilbares Leiden. Diese Meinung wurde dadurch bestärkt, daß man die Schizophrenie als erblich erkannte und schon deshalb glaubte, eine Heilungsmöglichkeit ablehnen zu müssen. Heute wissen wir, daß Erbkrankheiten sehr wohl heilbar sein können und daß eine schizophrene *Demenz* zum mindesten sehr zweifelhaft ist. Ich darf hier die besonders treffenden Ausführungen BUMKEs wörtlich zitieren, denen nichts hinzuzufügen ist:

„Man kann darüber streiten, ob man bei dem schizophrenen Zerfall von einer eigentlichen Demenz sprechen darf. Daß die geistige Leistungsfähigkeit, und zwar gewöhnlich schon früh geschädigt wird, wird freilich niemand bezweifeln. Aber richtig ist, daß das zerfahrene Denken und das schrullige Wesen nicht immer und bei allen Gelegenheiten zutage treten. Schizophrene, und zwar auch solche, die schon lange in der Anstalt herumstehen, wissen nicht nur viel, sondern leisten bei diesen Prüfungen häufig auch Gutes — mehr z. B. als manche Manisch-Depressive, obwohl diese doch selten als dement erscheinen. Nur sind ihre Leistungen ebenso launisch wie ihr Verhalten sonst; heute rechnen sie 3×3 falsch und morgen — ja vielleicht schon nach 2 Minuten — stellen sie schwierige Berechnungen auf. Heute stehen sie stumpf in einer Ecke und morgen unterhalten sie sich vorzüglich mit einem Besucher oder führen einen wochenlang vorbereiteten Fluchtversuch aus. Jeder Psychiater hat gelegentlich die Entlassung eines Kranken dringend widerraten, der sich dann zu Hause durch Monate beinahe unauffällig benommen hat. Auch sonst stoßen wir überall auf Widersprüche. Bleuler berichtet von einem schizophrenen Gelehrten, der seinen Weltruf durch wissenschaftliche Arbeiten aufrecht erhält, und wir alle kennen Kranke, die wenigstens in bescheideneren Grenzen Erträgliches leisten. Am anderen Ende der Reihe stehen die ganz zerfallenen Schizophrenen, die jede Anstalt beherbergt und bei denen wir Anlaß zu der Vermutung haben, daß ihr Denken längst leerläuft, bloße sprachliche Formen grammatikalisch verwendend. In solchen Fällen kann sogar das Ichbewußtsein verschwommen und unsicher werden. Ein männlicher Kranker identifiziert sich mit seiner Mutter oder er spricht dauernd von seinem Bruder, der neben ihm lebt und alle seine Lebensschicksale teilt und der in Wirklichkeit er selbst ist. Solche Kranke leben dann meistens stumpf und interesselos, ohne jede Lebenslust, jede Tatkraft und jeden Ehrgeiz dahin. Höchstens fristen sie noch ihr Leben mit einer maschinenmäßig ausgeführten Arbeit, die andere in der Erinnerung an ihre ursprünglich höhere Lebensstellung weit von sich weisen würden. Aber auch hervorragende Leistungen können — freilich sehr selten — dadurch möglich werden, daß der Kranke einen guten Gedanken ohne jede Rücksicht auf alle Widersprüche und Schwierigkeiten eigensinnig durchsetzt.

Mit dem Eigensinn und der gemütlichen Stumpfheit hängt eine Eigenschaft zusammen, die Schizophrene namentlich von Imbezillen, aber auch von Paralytikern unterscheidet; sie lassen sich gewöhnlich nichts einreden, also auch nicht zu ihrem oder anderer Leute Schaden mißbrauchen. Ausnahmen kommen freilich vor, wie sich bei dieser widerspruchvollsten aller Krankheiten allgemeingültige Regeln überhaupt nicht aufstellen lassen.“

Bei dem Begriff der *Heilung* muß man zwischen sozialer und biologischer Heilung unterscheiden. Erstere ist bei den schubartig verlaufenden Fällen sehr häufig, da die Remissionen, wie man die Zwischenzeiten zwischen den Schüben nennt, so ausgedehnt sein können, daß viele Kranke vor dem Ausbruch eines neuen Schubes sterben und in zahlreichen Fällen die Veränderung der Persönlichkeit nicht so tiefgreifend ist, daß sie die soziale Brauchbarkeit des Kranken erheblich herabsetzt. Eine biologische Heilung kommt anscheinend vor, dürfte jedoch nicht häufig sein. Wieweit man aus der Tatsache, daß etwa 10% von 660 Schizophrenen (B. Schulz) 10 Jahre nach dem letzten beobachteten Schub als völlig gesund, d. h. psychisch unauffällig befunden werden, auf eine biologische Heilung schließen darf, muß dahingestellt bleiben. Nach einer von Bumke mitgeteilten Statistik kann man mit 30% sozialen Heilungen rechnen. Nach seinen eigenen Erfahrungen sieht er die Dinge jedoch wesentlich ungünstiger an. Der Anteil der günstig verlaufenden Fälle hält sich nach den Katamnesen seiner Klinik zwischen 8 und 25%, wobei er das Hauptgewicht auf den unteren Grenzwert legt. Eine günstige Bedeutung für die Prognose kommt dem pyknischen Körperbautypus zu. Mauz stellt fest: „Die pyknische Körperbauform schließt einen katastrophalen und endgültigen Zerfall in den ersten 2—3 Jahren nach Ausbruch der Krankheit aus und schwächt die Zerfallsmöglichkeit überhaupt. Die asthenische, athletische und dysplastische Körperform dagegen verstärkt die Zerfallsmöglichkeit. Im einzelnen ist zu sagen, daß die paraphrenen und allgemein die paranoiden Formen sowie die in der Jugend schleichend beginnenden Katatonien und die einfach „dementen“ Fälle eine besonders schlechte Prognose besitzen. Inwieweit die moderne aktive Behandlung der Schizophrenie (Beschäftigungsbehandlung, Insulin- und Kardiazoltherapie) die Zahl der sozialen Besserungen und Heilungen erhöhen oder gar die biologische Heilung herbeiführen wird, bleibt abzuwarten. Die früheren Behandlungsmethoden haben, oft nach scheinbar guten Anfangsaussichten, mit der Zeit fast alle versagt. Das gilt vor allem auch für die Psychotherapie, die im wesentlichen nur den psychogenen Überbau der Krankheit, also die Reaktion der Persönlichkeit auf jene, beeinflussen kann. Die Erbforschung wird den Versuch machen können, einer ursächlichen Behandlungsweise (kausalen Therapie) dadurch die Bahn zu ebnen, daß sie sich bestrebt, die Außeneinflüsse aufzuzeigen, die für den Ausbruch und den Verlauf der Schizophrenie von Bedeutung sind. Aufgabe der Pathophysiologie ist es, den Krankheitsprozeß soweit zurück zu verfolgen, bis ein Punkt erreicht ist, an dem eine aus der Kenntnis des Wesens dieses Prozesses heraus gestaltete Behandlung erfahrungsgerecht in das Krankheitsgeschehen einzugreifen vermag. Die bisherigen therapeutischen Versuche sind rein empirischer Natur. Sie wurden teils auf zufällige Beobachtungen aufgebaut, teils wuchsen sie aus spekulativen Wurzeln heraus und suchten die Hypothese, von der sie ausgingen, durch die Erfahrung zu stützen. Auf die Kenntnis des Krankheitsprozesses konnten sie sich nicht stützen, da wir uns von diesem bis in die allerletzte Zeit hinein überhaupt noch keine, wie immer geartete Vorstellung machen konnten. Wenn auch schon KRAEPELIN an eine Störung im System der inneren Drüsen gedacht hatte und verschiedene ältere Beobachtungen in diese Richtung wiesen, so mußten doch alle auf diese Hypothese gegründeten Heilversuche aussichtlos bleiben, da man über die *Art* dieser Störung und ganz allgemein über die *somatopathologischen Grundlagen der Schizophrenie* so gut wie nichts wußte.

3. Die somatopathologischen Grundlagen der Schizophrenie.

BUMKE sagt einmal: „Ich bin überzeugt, alle psychologischen Deutungsversuche der Schizophrenie werden in dem Augenblick abgetan sein, in dem wir die körperlichen Grundlagen dieser Krankheit gefunden haben.“ Dem ist hinzuzufügen, daß in dem gleichen Augenblicke alle theoretischen Auseinandersetzungen über die *Erbpathologie* sich erübrigen werden, da wir dann wissen werden, von welchen Phänotypen die Forschung auszugehen hat, wenn sie die Regeln aufzeigen will, nach denen sich der Genotypus Schizophrenie vererbt. Deshalb ist es notwendig, an dieser Stelle besonders ausführlich auf das einzugehen, was wir über die Somatologie und vor allem die Somatopathologie der Schizophrenie wissen. — „An diesen (den körperlichen) Grundlagen“, fährt BUMKE fort, „zweifelt niemand; nicht bloß die körperlichen, sondern auch die seelischen Symptome machen einen organischen oder toxischen Ursprung wahrscheinlich. Freilich kennen wir bis heute weder den Chemismus noch die Anatomie; es liegen aber so brauchbare Ansätze zu einer Erforschung dieser körperlichen Grundlagen vor, daß wir mit baldigen Fortschritten rechnen dürfen“.

Worüber wir relativ am besten unterrichtet sind, sind die Beziehungen zwischen *Körperbau* und Schizophrenie, weiter gesehen zwischen Körperbau und jenen Phänotypen, die dem schizophrenen Erbkreis das Gepräge geben. 1921 hat KRETSCHMER sein heute in zwölfter Auflage vorliegendes Buch über Körperbau und Charakter veröffentlicht. Was er brachte und bringen wollte, wurde so häufig mißverstanden und fehlgedeutet, daß ich hier den tatsächlichen Befunden das Grundsätzliche ausdrücklich mit kurzen Worten voraussetzen möchte. KRETSCHMER will seine Befunde und Deutungen, die sich bekanntlich nicht auf den schizophrenen Erbkreis beschränken, durchaus nicht in dem Sinne verstanden wissen, daß Körperbau und Psychose etwa in einem unmittelbaren klinischen Verhältnis zueinander stehen. Keineswegs denkt er sich den Körperbau als ein Symptom der Psychose. Körperbau und Geisteskrankheit, Körperfunktion und innere Krankheit, gesunde Persönlichkeit und Erblichkeit sind „jedes für sich Teilsymptome des zugrunde liegenden Konstitutionsaufbaus, zwar unter sich durch affine Beziehungen verknüpft, aber nur im großen Zusammenhang als Faktoren richtig zu beurteilen“.

Unter diesen Voraussetzungen wird man folgendes festhalten: Im Erbkreis der Schizophrenie, und zwar bei den Kranken selbst, den Psychopathen des Kreises, den kreiseigenen Persönlichkeiten und auch den Unauffälligen kommen zwei Körperbautypen mit Vorliebe zur Beobachtung. Der asthenische (leptosome) und der athletische (muskuläre) Typus. Ich habe die von KRETSCHMER gebrauchten Bezeichnungen vorangesetzt, bevorzuge jedoch die anderen.

„Asthenisch“ hat einen zu ausgesprochen krankhaften Beigeschmack und athletisch betont zu sehr die Verhaltungsweise, die aus dem Körperbau ihre Möglichkeiten holt. Die beiden Typen finden sich unter den Schizophrenen (5233 Fälle) in einem Verhältnis, das heute wohl als feststehend angesehen werden darf, wenn man die Bezeichnung „Schizophrenie“ so gebraucht, wie wir sie hier zu umschreiben versuchten. 50% Leptosomen stehen 17% Muskuläre gegenüber. Außerdem lassen sich noch 11% Dysplastische und 14% Pykniker abtrennen. Der kleine Rest sind uncharakteristische Typen. Eine andere Einteilung, die von Plattner stammt, aber nur 100 Fälle umfaßt, berücksichtigt auch die Mischformen aus zwei Typen, also jene Fälle, die man sowohl dem einen wie dem anderen Körperbautypus zuordnen kann. Hier finden wir 30% Leptosome, 16% Muskuläre, 10% Dysplastiker, 11% Pykniker, 26% leptosom-muskuläre und 7% pyknische Mischformen. Teilt man die leptosom-muskulären Mischformen im Verhältnis der an dem großen Material festgestellten reinen Typen auf, so erhält man 49% Leptosome und 23% Muskuläre. In bezug auf den leptosomen Typus also die gleiche Ziffer. Dieser Typus ist zweifellos derjenige, der bei den Schizophrenen am häufigsten vorkommt.

Man kann daher mit Kretschmer sagen, daß zwischen der seelischen Anlage der Schizophrenen einerseits, dem Körperbautypus der Leptosomen, Muskulären und gewisser Dysplastiker andererseits ein deutlicher Zusammenhang besteht, der sein Gegenstück in dem Zurücktreten der pyknischen Formen findet. Auffallend und bedeutsam ist, daß Schizophrene mit pyknischem Körperbau oder stark hervortretenden pyknischen Teilmerkmalen eine bessere Prognose besitzen als die Vertreter der übrigen Typen. Umgekehrt finden sich bei der tödlichen Katatonie kaum Pykniker, dagegen auffallend viel Menschen mit muskulären und dysplastischen Merkmalen. *Diese Beobachtungen weisen am deutlichsten darauf hin, daß dem Körperbautypus nicht nur eine rein morphologische, sondern auch eine somatopathologische Bedeutung zukommt.*

Nun finden sich die für den schizophrenen Kreis bezeichnenden Körperbautypen aber nicht nur bei den Schizophrenen in besonders großer Zahl, sondern auch bei ihren psychopathischen und unauffälligen Blutsverwandten. Und zwar anscheinend hier nicht seltener als bei den Schizophrenen selbst. Diese Beobachtung spricht zunächst für die Anschauung Bumkes und Gruhles, daß der leptosome und muskuläre Körperbau bei den Schizophrenen nur deshalb überwiegt, weil die Schizophrenen denselben Körperbau haben wie die Gesunden. Es kann aber auch anders sein. Kretschmer sagt in seiner unübertrefflich klaren und anschaulichen Art:

„Wir werden hier an der Grenze des psychiatrischen Forschungsgebietes nicht stehenbleiben. Erst wenn wir die gewonnenen Gesichtspunkte ins Normalpsychologische hinein unermüdlich weiterverfolgen, wird das Konstitutionsproblem in der ganzen Weite seines Horizonts sich uns aufrollen. Wir machen mit dem Hinüberschreiten ins Normalpsychologische keinen Sprung, sondern, indem wir die Beziehungsfäden zwischen Körperbau und seelischer Anlage aus dem Psychotischen heraus Schritt für Schritt in alle Varianten psychopathischer Persönlichkeit hinein weiterspinnen und dadurch den massiven Geistesstörungen als dem ersten Ausgangspunkt unserer Untersuchung immer ferner rücken — stehen wir unversehens mitten unter gesunden Menschen, unter lauter bekannten Gesichtern. Wir erkennen dabei als wohlvertraute normale Prägung dieselben Züge wieder, die wir dort in Verzerrung kennengelernt hatten. Wir finden dieselben Typen des Gesichtsbaues, dieselben Stigmen der körperlichen Verfassung und wir finden, daß hinter derselben äußeren Architektur auch dieselben psychischen Triebkräfte wohnen. Hier als feine sinnvolle Regulative gesunder seelischer Einstellung dieselben Anlagen. die dort das Gleichgewicht heftig durchbrechend, sich vernichten und stören.“

Weiterhin betont Kretschmer ausdrücklich, daß die Bezeichnungen zyklothym und schizothym mit der Frage „krank oder gesund“ gar nichts zu tun haben, sondern daß sie umfassende Kennworte für allgemeine Biotypen sind, die in sich die große Masse gesunder Menschen mit den ganz vereinzelt dazwischen gestreuten zugehörigen Psychosen umfassen.

„Die Worte besagen aber nicht, daß die Mehrzahl aller Schizothymen psychische Spannungen und die Mehrzahl aller Zyklothymen periodische Gemütsschwankungen haben müßten, sondern wir gleichen nur zweckmäßigkeitshalber die Bezeichnung für das gesunde an die schon bestehenden Worte für das entsprechend Krankhafte an.“

Es ist angesichts dieser Betrachtungsweise ohne weiteres verständlich, daß die bei Schizophrenen besonders häufigen Körperbautypen auch bei Psychopathen und Unauffälligen in gleicher Häufigkeit gefunden werden können. Aber — das ist meine Meinung — nur dann, wenn sie dem schizophrenen Erbkreis angehören, also Blutsverwandte eines Schizophrenen sind. Nun ist aber die Schizophrenie so häufig, daß wir jeden fünften Menschen als Träger von Teilanlagen ansehen müssen. Somit wird so gut wie jede Familie, auch wenn in ihr keine Schizophrenien nachweisbar sind, als zum schizophrenen Erbkreis zugehörig und fast jeder Mensch als Glied dieses Erbkreises betrachtet werden können. Dazu kommen noch die anderen Erbkreise, die sich häufig gegenseitig familiär überschneiden. Das sagt letzten Endes nichts anderes, als daß die seelischen wie die körperlichen Typen Kretschmers, die primär wohl an die zugehörigen Erbkreise gebunden sind, sekundär allgemein menschliche Verhaltungsweisen und Körperbauformen darstellen. Kretschmer hat also mit seiner psychologisch-somatologischen Deutung recht, weil die Natur ihm im Wurf ihrer Würfel recht gibt. Aber auch Bumkes Ansicht läßt sich rechtfertigen: Da die Schizophrenie und damit die schizophrene Anlage, die schizoide Psychopathie, die schizothyme Persönlichkeit vergleichsweise so überwiegend häufig ist, wird der Körperbau der Gesamtbevölkerung durch die körperbaulichen Verhältnisse im schizophrenen Kreis sein Gesicht erhalten. Somit ist verständlich, daß die Schizophrenen tatsächlich „denselben Körperbau haben wie die Gesunden“. Aber nicht weil Körperbau und Psychose nichts miteinander zu tun haben, sondern weil die schizophrene Anlage häufig genug ist, um das Bild der Gesamtbevölkerung auch körperlich zu bestimmen.

Die *Leptosomen* haben einen fettarmen, schmalen Körper. Der Brustkorb ist flach. Knochen- und Muskelbau zierlich und fein gegliedert. Der Gesichtstypus ist durch Winkelprofil, Langnasenprofil und verkürzte Eiform gekennzeichnet. Die *Muskulären* zeichnen sich durch steile Eiform des Gesichts und durch das Vorherrschen eines derben Hochkopfes aus. Im ganzen herrscht ein derber, oft das scheinbar Abnorme streifender Knochen- und Muskelbau vor. Als Regel ist ein kraftvoller, stark entwickelter, breiter Schultergürtel anzusehen, dem ein eher schmales, wohl kräftiges, aber wenig ausladendes Becken entspricht. Beine und Arme sind lang, schlank, aber muskulös. Diese Verhältnisse haben wohl die Bezeichnung „athletischer Typus“ veranlaßt. Es gibt aber auch eine Spielart, die als plump, allzu massig und robust imponiert. Beine und Arme sind — wie im übrigen auch der Rumpf — hier stämmig, untersetzt, vergleichsweise kurz. Ausmaß und Sitz der reichlichen Fettablagerung weisen auf eine Verwandtschaft mit dem dysplastischen Typus hin.

Der *leptosome* Typus hat nach Kretschmer folgende Durchschnittsmaße:

	Männer	Frauen		Männer	Frauen
Körpergröße	168,4	153,8	Beinlänge	89,4	79,2
Gewicht (kg)	50,5	44,4	Schädelumfang	55,3	53,6
Schulterbreite	35,5	32,8	Durchmesser sagittal	18,0	17,0
Brustumfang	84,1	77,7	Durchmesser frontal	15,6	15,0
Bauchumfang	74,1	67,7	Durchmesser vertikal	19,9	19,3
Hüftumfang	84,7	82,2	Gesichtshöhe	7,8 : 4,5	7,1 : 4,1
Vorderarmumfang	23,5	20,4	Gesichtsbreite	13,9 : 10,5	13,0 : 9,7
Handumfang	19,7	18,0	Nasenlänge	5,8	5,2
Wadenumfang	30,0	27,7			

Für die *muskulären* Typen gelten folgende Maße:

	Männer	Frauen		Männer	Frauen
Körpergröße	170,0	163,1	Beinlänge	90,9	85,0
Gewicht (kg)	62,9	61,7	Schädelumfang . . .	56,0	54,8
Schulterbreite . . .	39,1	37,4	Durchmesser sagittal	18,7	17,6
Brustumfang	91,7	86,0	Durchmesser frontal	15,3	15,4
Bauchumfang . . .	79,6	75,1	Durchmesser vertikal	20,6	19,6
Hüftumfang	91,5	95,8	Gesichtshöhe	8,3 : 5,2	7,6 : 4,6
Vorderarmumfang. .	26,2	24,2	Gesichtsbreite . . .	14,2 : 11,0	13,7 : 10,5
Handumfang	21,7	20,0	Nasenlänge	5,8	5,7
Wadenumfang . . .	33,1	31,7			

Der *dysplastische* Typus läßt sich anthropometrisch nicht so scharf fassen wie die beiden genannten Typen. Kretschmer spricht daher auch von „den dysplastischen Spezialtypen", den dysplastischen Körperbauformen der Schizophrenen.

„Natürlich wären wir durchaus berechtigt, hohe Grade von Winkelprofil, von asthenischer Abmagerung, von athletischer Derbheit als dysplastisch zu bezeichnen, sofern wir unter dysplastisch solche Körperwachstumsformen verstehen, die von dem durchschnittlichen und häufig gesehenen Arttypus sich stark entfernen. Bei den Gruppen, die wir jetzt zu besprechen haben, fallen dagegen nicht nur die extrem ausgeprägten, sondern die Mehrzahl der Fälle stark aus dem Arttypus heraus; sie imponieren auch dem Laien als selten, auffallend, unschön."

Die Gesichtspunkte, unter denen Kretschmer die zahlreichen dysplastischen Körperbauformen der Schizophrenen zusammenfaßt, liefert ihm die *Gestaltlehre der Blutdrüsenstörungen*. Hier bereitet sich schon der Anschluß seiner Lehre an die Pathophysiologie vor. Vor allem sind es die Körperbauformen der durch unrichtiges Arbeiten der Geschlechtsdrüsen gekennzeichneten Gruppe, zu denen viele der *schizophrenen* Dysplasien unverkennbare körperbauliche Ähnlichkeitsbeziehungen besitzen. Vorsichtigerweise betonte Kretschmer, daß es zunächst dahingestellt bleibt, ob dieser äußeren Formähnlichkeit auch dieselbe auf die inneren Drüsen hindeutende ursächliche Beziehung entspricht. Sie erscheint ihm nicht als unwahrscheinlich, aber „für sich allein noch nicht strikte beweisbar".

Für uns bleibt hier festzuhalten: *Zur Körperbaulehre* Kretschmers (die mir die allein zukunftssichere zu sein scheint und auf die ich hier deshalb auch allein eingehe) führen deutliche und breite Wege aus der Erbpathologie; *von ihr weg* geht die Straße in die Pathophysiologie. *Erbbiologie und Pathophysiologie sind daher nicht nur spekulativ (denkgesetzlich), sondern auch empirisch (erfahrungsgemäß) miteinander verkettet.* Man wird beide Forschungsrichtungen nicht mehr voneinander trennen können.

Bevor wir jedoch die Brücke zwischen Körperbaulehre und Pathophysiologie zu schlagen uns bemühen, sei wenigstens kurz angedeutet, was unter den *dysplastischen Spezialtypen* zu verstehen ist. Sie sind im schizophrenen Erbkreis häufig genug und kennzeichnen gerade die ausgesprochenen Fälle der Geisteskrankheit Schizophrenie hinreichend klar, um hier wenigstens genannt zu werden.

Die Gruppe des *eunuchoiden Hochwuchses,* die durch Überlänge der Beine und Arme im Verhältnis zur Körpergröße, durch die Verwischung des Geschlechtstypus in den Rumpfverhältnissen und endlich durch die Kümmerlichkeit der Körperbehaarung bei kräftigem Kopfhaar gekennzeichnet wird, besitzt eine Spielart mit Turmschädel und auffallenden Anomalien der Behaarung (Borstenbart, Dschungelhaar). Bei Frauen findet man ausgesprochene Vermännlichungen, wie sie sonst nur nach Erkrankungen oder Entfernung der Eierstöcke beobachtet werden.

Dem eunuchoiden Hochwuchs steht die Gruppe des *eunuchoiden und polyglandulären Fettwuchses* gegenüber. Sie ist durch Ausmaß und Sitz der auffallenden Fettablagerung gekennzeichnet und berührt sich dadurch zum mindesten rein äußerlich mit gewissen übertriebenen Gestaltungen des muskulären Körperbautypus. Bei vorwiegend katatonen Schizophrenen scheinen solche Fettwuchstypen vergleichsweise besonders häufig beobachtet zu werden. Mit dem Fettwuchs der Pykniker haben derartige entstellende Verfettungen nichts zu tun. Der pyknische Fettbauch wirkt — zumal bei Männern — weniger als eine Unförmigkeit. Er ist vielmehr das Ergebnis eines folgerichtigen Zusammenspiels von Anlage und Umwelt.

Berührt sich der polyglanduläre Fettwuchs phänomenologisch mit dem muskulären — hier wäre man wirklich versucht zu sagen: athletischen — Körperbautypus, so kann die Gruppe der *Infantilen und Hypoplastischen* ihre jedenfalls äußere Verwandtschaft mit dem leptosomen (auch hier wieder besser: asthenischen) Typus nicht verleugnen. KRETSCHMER trennt (mit Recht) nicht scharf zwischen Infantilismus und Hypoplasie.

„Was nennen wir nun Infantilismus?“ sagt er. „Das ist ein ziemlich subjektives Werturteil. Einen Sinn hat die Bezeichnung vor allem im Pubertätsalter für verzögerte Körperentwicklung, deren morphologischer Zusammenhang mit den vorausgegangenen kindlichen Bildungen noch unmittelbar evident ist. Dagegen ist es im vorgerückten Lebensalter gegenüber Körperbaubildern, deren stufenweise Genese wir meist nicht verfolgt haben, gewöhnlich das Richtige, ohne spezielles Urteil einfach von Hypoplasien zu reden, sofern wir nicht wissen können, ob die kinderähnliche Kleinheit dieser Hand, dieses Beckens usw. durch ein einfach passives Stehenbleiben des Wachstums in der Pubertätszeit, d. h. also als Infantilismus, oder durch aktiv auf spezielle Körperteile gerichtete wachstumswidrige Impulse, durch Lokalerkrankungen oder durch Rückbildung einer bereits entwickelt gewesenen Form entstanden ist. Als infantil werden wir dann höchstens noch solche Fälle bezeichnen können, wo nicht nur Formkleinheit vorhanden ist, sondern wo die einzelnen Proportionen größerer Körperkomplexe zueinander, z. B. die morphologischen Einzelheiten der Unterbauch- und Beckenmodellierung, kindliche Verhältnisse getreu nachahmen, wo also nicht nur die Größe, sondern auch die typische Formgebung kindlich ist. Und dies um so mehr, wenn zugleich dysgenitale Stigmen die Ursache dieser infantilen Formgebung in einer mangelhaften Pubertätsreifung der betreffenden Körperteile vermuten lassen.“

Wesentlich ist vor allem der *hypoplastische Gesichtstypus*, dessen Eigenart in der kümmerlichen, ungenügenden Modellierung der prominenten Teile, also von Nase, Lippen und Kinn besteht. Manchmal macht sich dabei die Nase gewissermaßen selbständig im Sinne der asthenischen Langnase. Gerade das Mißverhältnis zwischen der langen, herabgezogenen Nase — deren Unterteil nicht mit der hängenden Nasenspitze des dinarischen Rassetypus verwechselt werden darf — und dem kleinen Mittelgesicht ist für diese Art von Dysplastischen oft sehr bezeichnend. — Neben diesen Hypoplasien des Gesichts fallen die entsprechenden Erscheinungen an Armen und Beinen (Akromikrie) und am Rumpf (Becken!) kaum ins Gewicht. Diese werden zudem in der Regel von Hypoplasien des Gesichts begleitet.

Ich habe früher schon darauf hingewiesen, daß bei den durch das Vorwiegen katatoner Symptome ausgezeichneten Fällen von Schizophrenie — vor allem bei der akuten tödlichen Katatonie — deutliche Anomalien des Gefäßsystems nachzuweisen sind. Auch hier strahlt das der Psychose Eigentümliche weit in das Gebiet der normalen Typen des Erbkreises hinein aus. Wenn OTFRIED MÜLLER von dem Gefäßbild des asthenischen Schizothymen sagt, daß es sich hier um Menschen handle mit den nervös gespannten Arterienrohren, der spastischen Scheinanämie des Gesichts, den blauen, kühlfeuchten Händen und den erweiterten, tiefen Venengeflechten der Haut, so erinnern diese Befunde ganz an das, was wir bei den Schizophrenen (und zwar nicht nur bei den Vertretern der katatonen Form) zu sehen gewohnt sind. Daß und inwiefern das alles mit der für den schizophrenen Erbkreis bezeichnenden Bindegewebsschwäche zusammenhängt, darüber wird später noch zu sprechen sein. Diese Dinge können hier nur insofern gestreift werden, als sie zu den somatopathologischen Grundlagen der Schizophrenie gehören. Ihrer erbbiologischen Bedeutung wird die erbbiologische Betrachtung des schizophrenen Erbkreises gerecht werden müssen. *Wichtig ist die Feststellung, daß zu den somatopathologischen Grundlagen der Schizophrenie auch die Anomalien des Gefäßsystems, besonders die Schwäche der Hautcapillaren zu rechnen sind.* Wir werden später bei der Besprechung der Pathophysiologie noch darauf zurückkommen müssen.

Diese capilläre Schwäche darf jedoch nicht mit den *capillarmikroskopischen Befunden* verwechselt werden. Die Untersuchungen der Nagelfalzcapillaren, also der Haargefäße des den unteren Teil des Nagels überragenden dünnen Häutchens, die mit einer bestimmten mikroskopischen Apparatur am lebenden Menschen vorgenommen werden, haben sich einige Jahre sehr eingehend um einen auch diagnostisch verwertbaren Sonderbefund im schizophrenen Kreis bemüht. Diese Versuche müssen jedoch als gescheitert angesehen werden. Es gibt keinen für die Schizophrenie oder ihren Erbkreis bezeichnenden capillarmikroskopischen Befund.

Das gleiche gilt für die *Blutgruppe*. Man hat auch hier geglaubt, Beziehungen finden zu können. Die zahllosen Untersuchungen jedoch, die in den verschiedensten Ländern an Schizophrenen und Vergleichsgruppen vorgenommen wurden, hatten, wenn man sie kritisch betrachtet, kein anderes Ergebnis als den Nachweis, daß die Blutgruppenverteilung bei den Schizophrenen derjenigen in der Bevölkerung entspricht, der sie entstammen. Bekanntlich ist die Verteilung der Blutgruppen bei verschiedenen Völkern und Rassen verschieden. Diese Unterschiede spiegeln sich auch in dem Bevölkerungsteil, den die Schizophrenen darstellen. Keine der in manchen Untersuchungen scheinbar zutage tretenden Abweichungen von dieser Regel wirkt überzeugend. Sei es, daß das Material zu klein, die Schizophrenie diagnostisch nicht genügend gesichert oder das Vergleichsmaterial unzulänglich ist. Von technischen Unzulänglichkeiten ganz abgesehen.

Mit der Betrachtung des *Verhaltens des Blutes* geraten wir mitten in das große und überragend wichtige Gebiet der *Pathophysiologie* der Schizophrenie. Es ist vielleicht ganz zweckmäßig, von dieser Seite her die pathophysiologische Problematik und ihre Forschungsergebnisse aufzurollen. Man hatte früher geglaubt, daß die bei den Schizophrenen beobachtete Zunahme der roten Blutkörperchen auf eine Stauung dieser Blutbestandteile in den Haargefäßen zurückzuführen sei. Sie wäre ja an und für sich mit der schon erwähnten Schwäche der Hautcapillaren gut vereinbar. Nun haben jedoch die für die Pathophysiologie der Schizophrenie grundlegenden Forschungen von JAHN und GREVING es glaubhaft machen können, daß diese einfache Erklärung nicht befriedigt. Denn, wenn man Blut einmal mehr aus den Außenbezirken des Gefäßsystems entnimmt, also aus den Fingerkuppen oder Ohrläppchen, das andere Mal aus Bezirken, die näher den großen Blutadern liegen, also etwa aus den Armvenen, so ist zwar die Vermehrung der roten Blutkörperchen in den Außenbezirken deutlicher, in dem aus den großen Venen stammenden Blut jedoch ebenfalls so einwandfrei nachzuweisen, daß es sich nicht nur um eine Stauung in den Haargefäßen handeln kann, man vielmehr annehmen muß, daß das Blut eine *echte Eindickung* erfährt. Aber auch dieses Dickerwerden des Blutes kann nicht die einzige Ursache dafür sein, daß die Zahl der roten Blutkörperchen zunimmt. Wenn bei Verdoppelung der Zahl der Blutkörperchen ihr Gesamtvolumen nur um etwa $^1/_4$ zunimmt, so kann das nicht auf Eindickung des Blutes zurückgeführt werden. Dazu kommt noch der niedrige Färbeindex des Blutes, der auf niedrige Hämoglobinwerte hinweist. Nachdem nun bei den neueren Untersuchungen eine Vermehrung der jugendlichen, also neugebildeten roten Blutkörperchen festgestellt wurde, lassen sich die hauptsächlichsten Unstimmigkeiten (relativ geringes Gesamtvolumen und niedriger Färbeindex) durch eine vermehrte Blutneubildung erklären (JAHN und GREVING). Dieser bei verschiedenen Formen der Katatonie im pathophysiologischen Laboratorium erhobene Befund zusammen mit der klinischen Feststellung der Schwäche des Gefäßsystems konnte auch auf dem Sektionstisch bestätigt werden. Man wird — zum mindesten bei den daraufhin untersuchten Formen der Schizophrenie — tatsächlich schon von dem Vorliegen einer Schädigung sprechen können, die zu einer vermehrten Blutbildung bei vermindertem Abbau der roten Blutkörperchen und einer durch die Kreislaufschwäche bedingten Eindickung des Blutes führt. Die gleichen Erscheinungen wie bei den tödlichen Katatonien und katatonen Stuporen ließen sich experimentell bei Schweinen durch Histaminvergiftung hervorrufen. Damit wären, wie BUMKE hervorhebt, an dessen Klinik die grundlegenden Untersuchungen durchgeführt wurden, alle bis jetzt bekannten sicheren krankhaften Störungen bei der Schizophrenie mit der Histaminwirkung zu vergleichen. JAHN spricht dabei ganz allgemein von einer „asthenischen Stoffwechselstörung“ und stellt die Befunde bei den Schizophrenen in diesen weiter gespannten Rahmen. Er führt die asthenische Stoffwechselstörung, die also nicht nur bei Schizophrenen, sondern auch bei asthenischen Psychopathen und nervösen Personen asthenischer Prägung festgestellt wurde, auf ein im Stoffwechsel entstandenes Gift zurück.

Wenn auch die Schwäche des Gefäßsystems rein äußerlich bei Asthenikern und Schizophrenen ganz ähnliche Erscheinungen macht, so erscheint es mir doch nicht völlig überzeugend, daß die Störung selbst, die zunächst als eine Überkompensation im Säurebasenhaushalt und im Zuckerstoffwechsel angesehen wird, *wesentlich* die gleiche sein soll. Es handelt sich bei diesen Asthenikern um nervöse, haltlose, willensschwache Psychopathen mit bestimmten körperlichen Symptomen wie Atemnot nach körperlicher Tätigkeit, Übelkeit, Flimmern vor den Augen, Halbseitenkopfschmerz, Schwindel (BUMKE), nicht aber um Astheniker im Sinne der Körperbautypologie; sie zeigen diesen Typus kaum wesentlich häufiger als die Gesamtbevölkerung. Da man jedoch — vorerst wenigstens — einen grundsätzlichen Trennungsstrich zwischen den als äußerste Varianten der Persönlichkeit aufzufassenden Psychopathen und den durch das Vorliegen einer typischen Änderung im Ablauf der Lebensvorgänge gekennzeichneten Schizophrenen machen muß, scheint mir eine wesentliche Übereinstimmung der pathophysiologischen Befunde a priori nicht als wahrscheinlich. Es ist wohl nicht ausgeschlossen, daß das, was bei den Schizophrenen die typische Änderung im Ablauf der Lebensvorgänge darstellt, auch das Wesen der psychopathischen Variante bedeutet. Sehen wir doch kürzere oder längere Zeit vor dem Erkennbarwerden der Schizophrenie Erscheinungen auftreten, die mit dem eine große Ähnlichkeit besitzen, was den asthenischen Psychopathen kennzeichnet. Eine solche Auffassung würde jedoch voraussetzen, daß die asthenische Stoffwechselstörung auch im Bereich der Norm in leichter Ausprägung vorhanden sein und so den normalen Ausgangspunkt der Varianz abgeben könnte. Das ist jedoch nicht nachgewiesen. Die — nicht nur äußerlichen — Beziehungen zum anaphylaktischen Shock genügen als solche nicht. Eine derartige Betrachtungsweise würde an Wahrscheinlichkeit gewinnen, wenn der bei Normalen *vorhandene*, bei Schizophrenen *vorherrschende* asthenische Körperbau auch den asthenischen Psychopathen *eindeutig* kennzeichnen würde. Man würde dann über den Körperbautypus sowohl die Störung bei der psychopathischen Variante als auch die bei schizophrenen Geisteskranken verstehen und als *wesentlich* gleich anerkennen können. Die Beziehungen zwischen Körperbau, Pathophysiologie, Psychopathie und Psychose sind jedoch noch zu wenig geklärt, als daß der a priori zu erhebende Einwand dahin fiele. — Zunächst wird man also die Übereinstimmung der Befunde bei Asthenikern im Sinne von

JAHN und bei Schizophrenen als Tatsache hinnehmen müssen, ohne davon überzeugt sein zu müssen, daß die körperliche Störung, die der Schizophrenie zugrunde liegt, *wesentlich* mit der „asthenischen Stoffwechselstörung" zusammenfällt.

Dieser grundsätzliche Einwand setzt die große Bedeutung der genannten Stoffwechseluntersuchungen und ihrer bisherigen Ergebnisse in keiner Weise herab. Was nun wirklich die Ursache der körperlichen Störungen ist, ob man mit mehreren Ursachengruppen zu rechnen hat, wie die Beziehungen zur asthenischen Stoffwechselstörung zu denken sind, das sind alles Fragen zweiter Ordnung. *Das Ausschlaggebende bleibt, daß jene Befunde es erlauben, die Geisteskrankheit Schizophrenie als eine Erkrankung aufzufassen, die nicht auf das Gehirn beschränkt ist und dort nicht zuerst entsteht.*

Zu dieser Anschauung stimmen auch die pathophysiologischen Befunde von GJESSING und K. F. SCHEID.

Die Ergebnisse GJESSINGS finden nach beiden Seiten hin leicht und zwanglos Anschluß. Wie JAHN und GREVING Körper, die aus dem Eiweißstoffwechsel stammen, für das Entstehen der somatischen Störungen bei der Schizophrenie mitverantwortlich machen, so hat auch GJESSING bei seinen Untersuchungen über die Pathophysiologie der Schizophrenie des Katatonen neben den Störungen im Wasserhaushalt eine Stickstoffretention als wesentliche Ursache gefunden. Er konnte in allen Krankheitsschüben eine negative Stickstoffbilanz aufstellen. Dem der vermehrten Stickstoffausscheidung, die sich klar und eindeutig feststellen ließ, entsprechenden Stickstoffdepot erkennt er eine zentrale pathogenetische Bedeutung zu.

K. F. SCHEID versuchte, seine bei fieberhaften schizophrenen, cyanotischen und stuporösen Schüben bzw. Episoden erhobenen Befunde mit den Ergebnissen von JAHN und GREVING einerseits, GJESSING andererseits in Einklang zu bringen und die gesamten pathophysiologischen Beobachtungen von einem einzigen Gesichtspunkt, nämlich dem des *hämolytischen Syndroms*, also vom Blutkörperchenzerfall aus, zu erklären. Eine solche Zusammenschau spricht, wenn sie sich zwanglos ermöglichen läßt, natürlich ganz besonders für die Richtigkeit der Einzelbefunde. Nach SCHEID ist der Blutzerfall, der am Beginn der fieberhaften Schübe steht, durch den Nachweis von vermehrten Hämoglobinabbauprodukten im Blutplasma und im Urin wahrscheinlich gemacht. Das Fieber, die Schwankungen im Gesamtstickstoffgehalt des Blutes, die Pulsbeschleunigung, das Blutkörperchensenkungsbild und die leichten Veränderungen in der Zusammensetzung der weißen Blutkörperchen sind nach ihm als allgemeine Reaktionen des Körpers auf einen plötzlich erfolgenden Untergang von roten Blutkörperchen aufzufassen. Die Befunde GJESSINGS deutet er so, daß an der vermehrten Stickstoffausscheidung in erster Linie stickstoffhaltige Abbauprodukte des Hämoglobins beteiligt sind. „Das von GJESSING gefundene Retentionssyndrom während der interepisodären Zeiten würde nach unserer Theorie einem vermehrten Ansatz von Hämoglobin bzw. einer erhöhten Bildung von hämoglobinreichen Blutkörperchen entsprechen. Demnach wäre das von GJESSING angenommene Stickstoffdepot in Wirklichkeit ein Hämoglobindepot in Form von stärker farbstoffhaltigen Erythrocyten." Das will sagen, daß die Zurückhaltung von Stickstoff Ausdruck einer vermehrten Bildung von blutfarbstoffreichen roten Blutkörperchen in der Zeit zwischen den schizophrenen Schüben ist. Das gilt in gleicher Weise für Stuporen und andere katatone Zustandsbilder. Dem entspricht die Beobachtung JAHNS von einer verstärkten Blutneubildung bei den tödlichen Katatonien, die man als fieberhafte cyanotische Episoden auffassen kann. SCHEID hält dafür, daß auch bei diesen Einlagen ein hämolytisches Syndrom besteht, „das für JAHN nicht mehr faßbar war, da er erst bei ausgebildeter psychopathologischer Symptomatologie, d. h. kurze Zeit vor dem Tode, untersucht hat, nicht aber in der Zeit der Prodrome".

SCHEID betont ausdrücklich, daß man keineswegs berechtigt ist, aus diesen zusammenstimmenden Befunden zu schließen, den schizophrenen Psychosen läge eine Blutzerfallskrankheit zugrunde. Das hämolytische Syndrom wurde nur bei den schizophrenen Schüben unmittelbar gefunden; für andere fieberhafte Einlagen ließ es sich nur erschließen. Wie die psychischen Erscheinungen in der Zeit zwischen den Episoden und bei den schleichend verlaufenden Fällen zu erklären sind, kann heute von der Pathophysiologie noch nicht entschieden werden. *Für die Erbforschung erscheint besonders wichtig, daß die fieberhaften Episoden keine nosologischen Einheiten darstellen.* SCHEID *faßt sie vielmehr als zeitlich begrenzte Zustände auf, in denen die der Schizophrenie zugrunde liegende Krankheit deutlicher und leichter greifbare körperliche Erscheinungen macht. Für die psychotischen Prozesse, in denen die Episoden stehen, konnte bisher noch keine erbbiologische Sonderstellung nachgewiesen werden. Sie unterscheiden sich, soweit man aus dem kleinen Material einen Schluß ziehen kann, erbbiologisch nicht von anderen Schizophrenien.* Ich sehe darin einen Hinweis darauf, daß die Bedeutung der Untersuchungsergebnisse von JAHN und GREVING, GJESSING und SCHEID über die untersuchten Formen hinaus für die in ihrer Abgrenzung noch unklare Schizophrenie überhaupt Geltung besitzen können. *Darin liegt ihre grundsätzliche Bedeutung für die Erbbiologie.*

Bei den fieberhaften cyanotischen Episoden konnte SCHEID feststellen, daß der Liquor cerebrospinalis, die *Gehirn-Rückenmarksflüssigkeit,* wenn man mit den gewöhnlichen Methoden untersucht, eine normale Zusammensetzung zeigt. Der Eiweißgehalt ist niemals erhöht, eher erniedrigt. Dieser Befund steht in Gegensatz zu dem Verhalten des Gesamteiweißes und der Kolloidreaktionen, wie es sonst bei Schizophrenen gefunden wurde. Man hat sich daran gewöhnt, der Schizophrenie eine — angesichts der Verschiedenheit bei der diagnostischen Abgrenzung der Psychose verständlicherweise verschieden starke — Erhöhung des Eiweißgehaltes zuzuerkennen. Im übrigen sind diese Befunde jedoch noch sehr unklar und vieldeutig. Für die Erbforschung besagen sie nur wenig.

Dagegen besitzen die Befunde von LEHMANN-FACIUS, die geradezu auf die Ermöglichung einer Liquordiagnose der Schizophrenie hinauslaufen, theoretisch für uns eine große Bedeutung. Allerdings nur theoretisch. Denn LEHMANN-FACIUS hält sich an die allzu enge Abgrenzung des Schizophreniebegriffs von KLEIST, den die Erbforschung nicht als maßgebend anerkennen kann. Wenn daher die von ihm angegebene Hirnabbaureaktion zu Recht besteht, so kann sie nur eine Schizophrenie im Sinne von KLEIST feststellen. Daß damit ein erbliches Merkmal oder auch nur ein Phänotypus von zulässiger Varianz getroffen wird, steht noch völlig dahin. Es ist der KLEISTschen Schule, wie wir später hören werden, noch nicht gelungen, ihre klinischen Abgrenzungen erbbiologisch auch nur einigermaßen zu stützen. Die Reaktion von LEHMANN-FACIUS war bisher positiv: in 92% bei paranoiden, in 88% bei katatonen Schizophrenien (im Sinne von KLEIST), in 41% bei multipler Sklerose, in 26% bei Hirngeschwülsten, in 10,5% bei atypischen Degenerationspsychosen, in 9% bei symptomatischen Psychosen (beide im Sinne von KLEIST), in 4,5% bei Epilepsie, in 3% bei Paralyse und manisch-depressivem Irresein (KLEIST). Bei Psychopathen fand sich — wie nicht anders zu erwarten — kein Abbau von Hirnlipoiden. Möglicherweise handelt es sich also um eine Methode, die irgendeinen Hirnprozeß zu erkennen erlaubt. Damit ist aber noch nicht gesagt, daß sie die *Erbkrankheit* Schizophrenie (im weiteren und vermutlich richtigen Sinn) festzustellen vermag.

Würde mit der Möglichkeit einer Liquordiagnose der Schizophrenie zu rechnen sein, so hätte man doch wieder ernstlich zu prüfen, ob nicht die Annahme zu Recht besteht, daß die Schizophrenie eine organische Hirnkrankheit darstellt. Es wäre auch dann nicht notwendig, die Erkrankung primär in das Gehirn zu verlegen, immerhin hätte aber eine derartige Betrachtungsweise vieles für sich. K. F. SCHEID hat versucht, seine pathophysiologischen Befunde im Sinne einer primären Erkrankung des Gehirns zu deuten, und zwar einer primären Gehirnkrankheit mit „symptomatischen" und unmittelbar zentral bedingten Veränderungen im roten Blutbild. Er kam schon rein pathophysiologisch zu einem schweren Bedenken gegen diese Auffassung. Die genaue Beobachtung der zeitlichen Verhältnisse ergab nämlich, daß das von ihm herausgearbeitete Hauptsymptom, nämlich die Hämolyse, bei manchen Fällen bereits vor Auftreten der ersten psychopathologischen Erscheinungen zu beobachten ist. Dieser Befund legt, wie SCHEID richtig sagt, eine ursächliche Beziehung zwischen dem Untergang der Blutkörperchen und der Psychose sehr nahe. Bei Annahme einer primären Hirnkrankheit müßte man die sehr wenig einleuchtende Hilfshypothese heranziehen, daß die Gehirnveränderungen in der Zeit zwischen den Episoden vor Beginn der ersten psychischen Erscheinungen ausgeprägter sind als während des Schubes und zu zentralen Regulationsstörungen im roten Blutbild führen.

Weiterhin muß man sich aber fragen, ob denn überhaupt *Gehirnveränderungen bei der Schizophrenie* nachgewiesen sind und ob diese Veränderungen als typisch betrachtet werden dürfen, d. h. sonst nirgends vorkommen. Hier scheinen die Meinungen der Hirnanatomen noch recht weit auseinanderzugehen. Bei den tödlich verlaufenden Fällen SCHEIDs konnten — um das zunächst vorwegzunehmen — auch nicht die geringsten Abweichungen vom normalen Bilde des Gehirns festgestellt werden. SCHEID weist darauf hin, daß gerade bei körperlichen Leiden mit symptomatischen Psychosen, die also zu einer sekundären Gehirnbeteiligung führen (Urämie, diabetisches Koma), die pathologisch-anatomischen Befunde außerordentlich dürftig oder negativ sind.

Ich darf hier auszugsweise eine sehr kritische Darstellung der Verhältnisse wiedergeben, wie sie augenblicklich liegen, nämlich die von SPATZ in BUMKEs Lehrbuch der Geisteskrankheiten.

„1. Als Ausdruck einer akuten Schädigung ist eine mit bloßem Auge feststellbare Umwandlung der Hirnmaterie zu nennen: Die REICHARDTsche Hirnschwellung. Die mit physikalischen Methoden exakt meßbare Vergrößerung des Hirnvolumens ist meist auch schon mit dem bloßen Auge zu erkennen: die Furchen sind verstrichen, die Windungen sind „abgeplattet", d. h. statt eines deutlichen Reliefs bietet die Großhirnrinde den Anblick einer nahezu glatten Fläche dar. Auf dem Schnitt kann ein solches Gehirn eine eigenartig zähe Konsistenz haben. Dieser Zustand der Hirnschwellung ist an sich sehr auffällig und man kann auch öfters einen Zusammenhang mit einem vor dem Tode erfolgten akuten Schub von katatoner Art feststellen. Aber die Hirnschwellung findet sich auch als Ausdruck einer akuten Schädigung bei anderen organischen Gehirnprozessen, ja sie ist nicht einmal bei akuten Katatonien besonders häufig, so wie man eine Zeitlang gemeint hat. Höhere Grade von Hirnschwellung bedeuten zweifellos eine tiefgehende Umwandlung der Hirnmaterie. Hierfür sprechen die mikroskopischen Befunde: wir begegnen da nicht nur schweren regressiven Veränderungen an den Nervenzellen, sondern sogar einer schweren Schädigung der sonst widerstandsfähigeren Neuroglia. Die regressive „amöboide" Umwandlung der Neuroglia (ALZHEIMER und EISATH) gestaltet sich so: Der Kern der Gliazelle wird klein und dunkel (Pyknose), der Zelleib dagegen ist relativ groß, homogen gefärbt, oft wie geschwollen, und durch stummelartige Fortsätze gekennzeichnet, welche zu dem Vergleich mit einer Amöbe geführt haben. An dem regressiven Charakter dieser Umwandlung kann heute nicht mehr gezweifelt werden, wenn vielleicht auch, wie NISSL vermutet hat, eine progressive Veränderung vorhergegangen ist. Mit Hilfe der Elektivmethode von RAMON Y CAJAL können wir feststellen, daß speziell die Astrocyten die „amöboide" Umwandlung erleiden. Hierbei sehen wir, daß die Schwellung des Zelleibes von lokalen Anschwellungen der Fortsätze begleitet wird, wobei die Fortsätze schließlich in einzelne Brocken zerfallen. Im übrigen gibt es aber bei der amöboiden Umwandlung die verschiedensten Gradstufen, und es ist auch keineswegs so, daß dieses mikroskopische Bild an das makroskopische Bild der Hirnschwellung gebunden wäre. — Bei leichteren Graden der Hirnschwellung sind die zugrunde liegenden Vorgänge reversibel.

Von anderen akuten Veränderungen bei der Schizophrenie sei die sog. „akute“ Nervenzellenveränderung NISSLs erwähnt, die man mit der „trüben Schwellung“ der Parenchymzellen anderer Organe verglichen hat. Die „akute“ Nervenzellenveränderung NISSLs ist zwar sehr wohl gekennzeichnet, aber sie kommt auch wieder bei den verschiedenartigsten Krankheitsprozessen, meist als Ausdruck einer akuten Phase irgendeiner Schädigung, zur Beobachtung. — Den akuten Veränderungen sind endlich auch verschiedenartige Anzeichen eines Abbauprozesses zuzurechnen. Scharlachfärbbare Lipoide können sowohl in den Nervenzellen als auch in Glia- und Gefäßwandzellen in pathologischer Menge nachweisbar sein. Einige Autoren haben sogar eine fettige Degeneration der Ganglienzellen als Charakteristikum des schizophrenen Prozesses ansehen wollen, was aber sicher nicht zutrifft. — Oft weiß man nicht einmal, inwieweit alle diese Veränderungen überhaupt mit dem Grundleiden in Zusammenhang zu bringen sind und inwieweit sie nicht mit einer den Tod herbeiführenden Verwicklung, so z. B. mit einer allgemeinen Tuberkulose, in Beziehung stehen. Auch eine länger dauernde Agonie scheint imstande zu sein, akute Veränderungen an den Nervenzellen hervorzurufen. Der Wert der genannten Befunde ist daher nur sehr bedingt.

2. Die chronischen Veränderungen bei der Schizophrenie sind im letzten Jahrzehnt mit Recht besonders eingehend studiert worden. Das Wesentliche ist hier ein auf den ersten Blick nicht sehr auffälliger, bald mehr gleichmäßig verteilter, bald mehr in herdförmigen „Lichtungen“ auftretender, öfters wieder die dritte Schicht etwas bevorzugender Ausfall von Nervenzellen in der Rinde. Meist zeigen solche Ausfälle keine Abhängigkeit von Gefäßen, eine dem Ausfall entsprechende Reaktion der Neuroglia wird oft vermißt.

Manche Forscher legen auf das Vorkommen von faserbildenden Gliazellen in kleinen Gruppen an der Rindenmarkgrenze besonderen Wert.

Man hoffte durch genauestes Studium der Verteilung der Ausfälle auch Anhaltspunkte zur Erklärung bestimmter Symptome der Schizophrenie gewinnen zu können. Wir wissen heute, daß in der Großhirnrinde eine sehr große Anzahl von Organen vereinigt ist (im Gegensatz zu der überall ganz gleichartigen Kleinhirnrinde). Es lassen sich heute schon auf der Oberfläche der Großhirnrinde sowohl „zyto-architektonisch“, d. h. auf Grund von Anordnung, Zahl und Größe der Nervenzellen der einzelnen Schichten als auch myeloarchitektonisch, d. h. auf Grund der Anordnung der markhaltigen Nervenfasern innerhalb des Rindengraus, mehrere hundert „Felder“ voneinander abgrenzen (C. und O. VOGT, BRODMANN, v. ECONOMO). Wahrscheinlich kommt diesen Feldern auch jeweils eine besondere Leistung zu; zum kleineren Teil ist dies bereits nachgewiesen. Die strukturellen Unterschiede der Rindenfelder sind zum Teil freilich sehr feiner Art. Ihr Studium und das Studium ihrer pathologischen Veränderungen ist ein spezielles Forschungsgebiet, welches vielleicht auch für die Psychiatrie einst noch eine große Bedeutung erlangen wird. Die Schwierigkeiten, welche solchen Untersuchungen heute noch entgegenstehen, sind aber außerordentlich groß; ist es doch notwendig, jedes Feld der Großhirnrinde von einem Krankheitsfall mit eben demselben Feld eines „Normalfalles“ genauestens zu vergleichen. Bezüglich der Schizophrenie sind neue Arbeiten ungarischer Forscher (HECHST und MISKOLCZY) zu nennen. Nach diesen finden sich die obengenannten „Lichtungen“ am wenigsten in solchen Feldern, welche den entwicklungsgeschichtlich alten Rindenteilen angehören; am stärksten von ihnen betroffen sollen solche Felder sein, die zu den erst beim Menschen zur Entwicklung gelangenden Gebieten gehören. Sehr viel kann man aus diesem Ergebnis für die Symptomatologie der Schizophrenie noch nicht entnehmen, auch sind diese Untersuchungen nicht ohne Widerspruch geblieben. — Die Stammganglien haben fast alle Untersucher — entgegen den Vermutungen von klinischer Seite — unverändert befunden.

3. Veränderungen, die als Ausdruck einer Entwicklungsstörung angesehen werden können, sind bei der Schizophrenie ebenso beschrieben worden wie bei der Epilepsie.

Endlich hat es auch an Versuchen nicht gefehlt, außerhalb des Gehirns in den verschiedensten Organen pathologische Veränderungen bei der Schizophrenie aufzudecken. Insbesondere sind die innersekretorischen Drüsen das Objekt eingehender Untersuchungen gewesen, von denen diejenigen MOTTs an den Keimdrüsen erwähnt seien. Zu allgemein anerkannten, überzeugenden Resultaten ist man bisher nicht gelangt.“

Hier hörten wir den kritischen, persönlich abseits des Kampfes um den hirnanatomischen Nachweis der Schizophrenie stehenden Forscher. Wenn man nun die Meinungen der Untersucher im einzelnen auf sich wirken läßt, so hat man den Eindruck, als ob es überhaupt unmöglich ist, hier auch nur einigermaßen klar zu sehen. Wie können MISKOLCZY und FÜNFGELD auf der einen Seite zu nach Lokalisation und Art der Veränderungen so ganz bestimmten Angaben kommen, wie kann PETERS auf der anderen eine pathologische Anatomie der Schizophrenie überhaupt leugnen? Die Lösung des Rätsels ist jedoch nicht so schwierig als man meinen möchte. Schon aus der Zusammenschau von Spatz ging hervor, daß so gut wie nichts wirklich Bezeichnendes und *nur* für die Schizophrenie Gültiges gefunden werden konnte. Und wenn Peters an den Gehirnen Normaler, die auf Schizophrenie völlig unverdächtig waren und eines gewaltsamen Todes starben, die gleichen Befunde nachweisen konnte, wie sie Fünfgeld, Miskolczy und andere bei Schizophrenen fanden, so sagt das eben nur, daß alle Recht haben, da es sich um Veränderungen handelt, die bei jedem Menschen vorkommen können, vielleicht sogar mit der Zeit vorkommen müssen. Das Gehirn ist ein Organ, das im Laufe des Lebens ganz besonders stark in Anspruch genommen wird; warum soll es völlig unberührt aus dem Übermaß von Einwirkungen hervorgehen, die es Jahrzehnte hindurch treffen? Was fehlt, ist eine vergleichende Untersuchung nach einzelnen Altersstufen. Erst wenn eine solche klar und immer in der gleichen Art wiederkehrend Veränderungen *allein* bei Schizophrenen aufzeigt, wird man von einer organischen Hirnerkrankung sprechen können. Wie die Dinge heute liegen, muß man mit Peters sich auf den Standpunkt stellen, daß *das anatomische Substrat der Schizophrenie noch absolut ungesichert ist.*

Es ist also sehr unwahrscheinlich, daß die Schizophrenie primär eine Geisteskrankheit darstellt. Die Ergebnisse der pathophysiologischen Forschung haben zudem gezeigt, wie weit ab vom Zentralnervensystem der Weg der Pathogenese führt, wenn man ihn nicht spekulativ, sondern auf der Bahn empirischer Forschungen geht. Er führte bis in die Organe, die das Blut bilden und das nicht mehr benötigte Blut abbauen. Säurebasenhaushalt und Eiweißstoffwechsel spielen ebenso eine Rolle wie der Wasserhaushalt und das Stabilisierungssystem des Körperzuckers. Das sind jedoch aller Wahrscheinlichkeit nach nur Etappen auf dem Wege, der zum Genotypus zurückführt und seine Manifestation Schritt für Schritt kennzeichnet.

Wie früher schon erwähnt wurde, hat Kraepelin die letzte körperliche Ursache für die Schizophrenie, also, um in der Sprache der Erblehre zu reden, die früheste Manifestation des Genotypus im *System der inneren Drüsen* vermutet. Es ist ja auch sehr auffallend, daß die Krankheit am häufigsten kurz nach der Geschlechtsreife erkennbar wird, so daß man die körperlichen Vorgänge, die dem Ausbruch der Geisteskrankheit vorausgehen, wohl in die Zeit der Geschlechtsreifung, also der lebhaftesten Tätigkeit des innersekretorischen Systems verlegen muß. Auch die Beziehungen zum Klimakterium weisen auf eine Beteiligung der inneren Drüsen hin, die Störungen der Menstruation besonders zu Beginn der Erkrankung, die zum mindesten zeitlichen Beziehungen zur Schwangerschaft, zur Geburt, zum Wochenbett, zur Lactation. Schließlich wäre hier noch die sexuelle Triebschwäche, die sich häufig mit starker Reizbarkeit paart, und die geringere Triebsicherheit der späteren Schizophrenen zu erwähnen, das harte, stoßweise und unebenmäßige Funktionieren der Triebregulationen (Kretschmer).

„Wenn wir beides zusammennehmen", führt er aus, „die Variabilität und geringe Festigkeit des Sexualtriebs selbst und das unebenmäßige Funktionieren seiner Regulationen, so werden uns gewisse eigentümliche Fortbildungen des Sexuallebens bei Schizophrenen wohl verständlich. Beim normalen Menschen entwickelt sich der Sexualtrieb in der frühen Pubertätszeit vielfach zunächst getrennt aus einer psychischen und einer somatischen Anlage. Es bildet sich auf der einen Seite eine fast rein psychische, ideale Schwärmerei für Personen des anderen Geschlechts, andererseits melden sich die ersten lokalen Erregungen der somatischen Genitalzone. Beides geht eine Zeitlang nebeneinander her, ohne eine rechte Verbindung zu haben, ein Kontakt beider Vorstellungskreise kann geradezu perhorresziert und verdrängt werden. Erst mit dem Fortschreiten der Pubertätsentwicklung fällt allmählich diese Schranke: die somatische Sexualerregung und die psychische Gesamteinstellung auf geliebte Personen fließen in einen unzertrennlichen und sehr gefühlsstarken

Gesamtkomplex zusammen, der die Basis für das normale psychophysische Liebesleben gesunder Menschen abgibt.

Bei schizophren veranlagten Personen nun sehen wir manchmal dieses Verwachsen der psychischen mit der somatischen Anlage des Sexualtriebs lange und selbst dauernd ausbleiben. Es kann dann die somatische Sexualerregung, soweit sie vorhanden ist, ihren getrennten Weg weitergehen und z. B. durch Masturbation befriedigt werden.

Das psychische Liebesbedürfnis dagegen behält dann eine der frühen Pubertätszeit ähnliche Form bei; es wirkt sich rein auf dem Phantasieweg in inneren Träumereien, Gedanken- oder Wahngebäuden, sehr häufig z. B. als Fernliebe zu kaum gesehenen Personen aus. Man findet solche Phantasiegebilde dann psychologisch entwickelt bei schizoiden Psychopathen oder auch als Bestandteil schizophrener Prozeßpsychosen.“

Es ist auch sicherlich kein Zufall, daß das Geschlechtsleben in der Vorstellungswelt des Schizophrenen eine so große Rolle spielt, daß seine Sinnestäuschungen und Wahnideen überwiegend häufig sexuelle Inhalte haben, daß Mißempfindungen geschlechtlicher Art kaum in einem Falle von Schizophrenie fehlen.

Körperbauvarianten im Sinne des eunuchoiden Hochwuchses und des Infantilismus sind, wie wir gesehen haben, bei Schizophrenen sicher überdurchschnittlich häufig. Es findet sich die Neigung zu schwacher Körperbehaarung allein oder zusammen mit Anomalien an den inneren und äußeren Genitalien, die sich in abnormer Kleinheit, abnormer Größe und Lage äußern. Die Keimdrüsen sind teils zu weich, teils zu hart, rechts und links ungleich. Besonders bei schizophrenen Frauen ist eine Hypoplasie der Genitalien fast die Regel; man hat kleine Eierstöcke gefunden mit wenigen Follikeln, die einen „toten“ Eindruck machen, kleine Uteri von kindlichen Proportionen, kleinen Schleimhautzellen, engen Drüsen und fehlender cyclischer Proliferationstätigkeit (Geller). Von Kretschmer werden die Zusammenhänge mit dem dysplastischen und leptosomen, aber auch mit dem muskulären Körperbautypus scharf herausgearbeitet. Beziehungen sind also zweifellos da. Wie allerdings diese Drüsenanomalien mit der Pathophysiologie in Zusammenhang gebracht werden können, darüber läßt sich noch nichts aussagen. Man wird annehmen müssen, daß noch weite, unerforschte Bezirke zwischen beiden Etappen der Pathogenese liegen, wenn überhaupt eine unmittelbare Verbindung besteht und nicht etwa beide Erscheinungen nebeneinander herlaufen. Aber auch in diesem Falle dürfte die endokrine Störung zeitlich früher auftreten.

Auffallend ist, daß sich zu anderen endokrinen Drüsen nur sehr undeutliche Beziehungen feststellen ließen. Auch Kretschmer steht diesen Befunden sehr zurückhaltend gegenüber. Er registriert lediglich die Tatsache, daß im Körperbau nur bei den hypoplastischen Gruppen sich Analogien zur Morphologie der *Schilddrüsenstörungen* finden, vor allem manche hypoplastische Gesichtsformen mit niederem Mittelgesicht und scharf eingezogenem Nasensattel zu gewissen kretinen Gesichtsformen in Parallele gebracht werden können. Auch was die *Hypophyse* anlangt, stellt er nur die einfache Tatsache fest, daß zwischen dem Körperbau gewisser schizophrener Athletiker und dem Habitus der muskelhyperplastischen Gruppe der Akromegalen zahlreiche äußere Analogien bestehen, derart, daß der Habitus der entsprechenden Schizophrenen wie eine leichte Andeutung der massiven Symptome der muskulären Akromegalen wirkt. Man findet, wie er schreibt, gelegentlich, nur quantitativ verschieden, die Neigung zu massiver Ausbildung des Gesichtsskelets und der Schädelprotuberanzen, zum vorzugsweisen Höhenwachstum des Gesichtsschädels und dadurch des Schädels überhaupt, zu einer allgemeinen groben Knochen-Muskelentwicklung und speziell zur trophischen Akzentuierung der Extremitätenenden und des Schultergürtels. Es ist sehr leicht möglich, daß es sich hier nur um rein äußerliche Analogien handelt, die für die Pathogenese der Schizophrenie keine Bedeutung besitzen.

Nach allem werden wir aus der Klinik und Nosologie der Schizophrenie als für die Erbforschung wesentlich festhalten müssen:

1. Die Schizophrenie als klinisch-nosologisches Gebilde kann als solche noch nicht als erbliches Merkmal im Sinne der Erbbiologie aufgefaßt werden.

2. Dagegen gibt es eine Art der Abgrenzung, die es erlaubt, von einer Schizophrenie als Phänotypus eines noch unbekannten Genotypus zu sprechen. Diese Abgrenzung entspricht der klinischen Fassung Kraepelins, Bleulers und Bumkes. Sie besitzt daher eine nicht unerhebliche Spielbreite. Diese Spielbreite dürfte jedoch den Bereich jener Variabilität nicht allzusehr überschreiten, die man in der menschlichen Erbbiologie einem Phänotypus zuerkennen muß. Es ist also möglich, die so gefaßte Schizophrenie zunächst einmal als Grundlage für Erblichkeitsforschungen zu wählen.

3. Dabei ist die Frage der klinisch-nosologischen Einheitlichkeit der Schizophrenie noch unentschieden.

4. Sehr wahrscheinlich ist die schizophrene Psychose primär keine Hirnkrankheit. Sie muß vielmehr als letzte Erscheinungsform eines Prozesses angesehen werden, der sich schon lange vor ihrer Erkennbarkeit als Geisteskrankheit im Körperlichen abspielte. Es handelt sich vermutlich um eine Stoffwechselstörung, bei der vor allem die Pathophysiologie der blutbildenden Organe eine bestimmende Rolle spielt.

5. Ob die letzten Wurzeln der Krankheit in die Bereiche der inneren Drüsen führen, ist noch nicht nachgewiesen. Die klaren Beziehungen zum Körperbau machen dies jedoch wahrscheinlich.

6. Sowohl die Liquorbefunde als vor allem die Ergebnisse der hirnanatomischen Forschung sprechen gegen die Auffassung, daß die Schizophrenie eine primäre Erkrankung des Gehirns darstellt. Aus den histopathologischen Befunden darf man sogar entnehmen, daß die Psychose als solche rein funktionellen Charakter trägt, die Produkte der in Wahrheit als „Schizophrenie" zu bezeichnenden Stoffwechselerkrankung also nicht geeignet sind, bleibende Veränderung im Gehirn hervorzurufen. Die Schizophrenie ist wohl ein Organleiden, nicht aber eine organische Erkrankung des Zentralnervensystems. Das Gehirn ist lediglich das Instrument, auf dem die Krankheit ihre letzten Melodien spielt.

7. Die Erbforschung hat aus diesen Erkenntnissen die Folgerung zu ziehen, daß für sie *grundsätzlich* nicht die *Psychose* „Schizophrenie" Ausgangspunkt sein darf, sondern die *körperliche Grundstörung*. Bisher konnte sie sich nur an die Psychose halten. Das wird auch weiterhin noch so sein müssen. Ziel ist jedoch die Ermöglichung einer frühzeitigen und eindeutigen Diagnostik aus dem Körperlichen her. Ob es sich dann um *ein* erbliches Merkmal Schizophrenie oder um mehrere handeln wird, bleibt dahingestellt. Vielleicht geht *biologisch* die Geisteskrankheit Schizophrenie sogar in anderen körperlichen Leiden auf. Wir würden in diesem Falle zu fragen haben, warum der Künstler Natur nur dann und wann auf dem Instrument des Gehirns oder — vorsichtiger ausgedrückt — der menschlichen Seele spielt.

8. Die Zukunft der Erbbiologie der Schizophrenie liegt daher völlig im Dunkeln. Damit auch der theoretische Wert der bisherigen Ergebnisse. Ihre praktische Bedeutung wird durch diese Feststellung nicht beeinträchtigt.

II. Die Ergebnisse der Erbforschung.

1. Erblichkeit der Schizophrenie und Entstehung der krankhaften Erbanlage.

Schon in den frühesten Zeiten der wissenschaftlichen Psychiatrie, als das, was wir heute als Schizophrenie zu fassen uns bemühen, noch unter den verschiedensten Namen ging, war den Irrenärzten aufgefallen, daß sich gewisse Krankheitszustände, gewisse Erscheinungsformen des Irreseins immer wieder in den gleichen Familien häufen. Man sprach auch schon sehr früh von erblicher Belastung und Vererbung, ohne sich jedoch richtige Vorstellungen darüber machen zu können. Das lag in der Natur der Sache, da man einerseits in der Biologie damals noch wenig von den Vorgängen der Vererbung wußte, die Psychiatrie andererseits noch weit davon entfernt war, für ihr Gebiet mit Gesetzmäßigkeiten zu rechnen, welche in der gesamten belebten Welt gelten. Die seelischen Erkrankungen als Krankheiten des Körpers aufzufassen und damit ganz von selbst den Anschluß an die Biologie zu finden, blieb erst späteren Zeiten vorbehalten. Zweifellos aber war damals die Erblichkeit der Schizophrenie schon bekannt, ohne daß man vom Wesen der Vererbung etwas Bestimmtes wußte, und ohne daß man die Schizophrenie als Krankheit kannte. Die ersten Schilderungen „schizophrener" Familien fallen noch in diese Zeit, ebenso die ersten Beschreibungen gleichgeschlechtlicher und als „ähnlich" bezeichneter Zwillingspaare.

Von ersteren nenne ich die historischen familiären Pathographien Birds (1850 und früher), welche in sehr anschaulicher Weise zahlreiche Fürstengeschlechter als Sippen von Geisteskranken schildern, die wir heute unschwer als Schizophrene erkennen, von letzteren das sehr ähnliche männliche Zwillingspaar mit Verfolgungswahn und Gehörstäuschungen, das Moreau de Tours 1862 in seiner „Psychologie morbide" beschrieb.

Um die Wende vom 19. zum 20. Jahrhundert änderte sich sowohl auf dem Gebiete der Erblehre als auch auf dem der Psychiatrie Wesentliches. Dort wurden jene Regeln entdeckt, nach denen sich in der gesamten belebten Welt alles Erbgeschehen letzten Endes fügt, hier gelang es den großen Psychiatern dieser Zeit (Kahlbaum, Kraepelin, Bleuler) in das Wirrwar des rein Bildhaften insofern Ordnung zu bringen, als einige Bilder nach Symptomen und weiterem Verlauf als zusammengehörig nachgewiesen und somit als typische Änderung im Ablauf der Lebensvorgänge erkannt werden konnten. Damit waren aus reinen Zustandsbildern von Seelenstörungen Krankheiten geworden. Eine dieser Krankheiten ist die Dementia praecox, oder wie wir sie heute nennen, die Schizophrenie.

Die Grenzen waren damals noch weniger scharf und eindeutig als heute. Trotzdem erkannten die Irrenärzte, daß die Häufung ähnlicher Krankheiten in den Familien der Kranken jetzt noch deutlicher war als früher das Wideraufireten reiner Zustandsbilder von Seelenstörungen. Die Schöpfer der Krankheitsbegriffe hatten also etwas zusammengeordnet und abgegrenzt, was irgendwie auch erblich zusammengehörte. Und das, obwohl sie rein klinisch-beschreibend vorgegangen waren und ihr Augenmerk nur auf den einzelnen Kranken gerichtet hatten, ohne sich um seine Familie zu kümmern.

Es ist klar, daß die Erkenntnisse sich nun mehr und mehr in familiären Studien und auch in der Veröffentlichung von Zwillingspaaren niederschlugen. Soweit sie sich lediglich bestätigend mit der Tatsache der erblichen Bedingtheit der Krankheit beschäftigen, blieben sie für die Weiterentwicklung unseres Wissens ohne Bedeutung. Denn die ganz allgemeine Tatsache der irgendwie erblichen Bedingtheit dessen, was man damals Dementia praecox oder auch schon Schizophrenie nannte, zu leugnen, hätte eine Verleugnung dessen bedeutet, was jeder Irrenarzt mit einiger Erfahrung täglich zu beobachten in der Lage war. Daß es trotzdem an Stimmen nicht fehlte, die eine Vererbung der Schizophrenie ablehnten, hatte — wenn man nur die sachlichen Beweggründe berücksichtigt — seine Ursache hauptsächlich darin, daß man sich nicht recht vorstellen konnte, *was* sich bei diesem schwierigen und, wenn man es scharf ins Auge faßt, immer wieder zerfließenden klinischen Gebilde nun eigentlich vererben solle und *wie* man sich diese Vererbung zu denken habe. Die erstere Schwierigkeit ist ja auch heute noch nicht überwunden, die zweite war theoretisch erst mit der Erkenntnis behoben, daß die erblichen Geistesstörungen den gleichen Gesetzen folgen wie die übrigen erblichen Merkmale. Davon später.

Bevor die Vererbungsstudien auf dem Gebiete der Schizophrenie in die geordneten Bahnen allgemein biologischer Betrachtungsweise gelenkt waren, mußte das wohl in bezug auf die nicht seltene Häufung schizophrener Psychosen eindeutige, sonst aber widerspruchsvolle und vor allem auch psychopathologisch bunte Familienbild Erklärungsversuche zur Folge haben, die sich abseits des später als richtig erkannten Weges hielten und daher zunächst einmal nur die Bedeutung von Episoden besitzen, soweit sie nicht später noch in den großen Strom der Entwicklung einmündeten. Ich rechne dazu die Einbeziehung der zahlreichen präsenilen und senilen Erkrankungen und des chronischen Alkoholismus in den Erbkreis der Schizophrenie durch BERZE, die Anschauung BLEULERs, daß es sich bei der Zwangsneurose um eine besondere Form der Schizophrenie handle, die wesentliche Gleichstellung der Epilepsie mit der Schizophrenie, wie sie WIERSMA versuchte — wenn er auch nicht an eine biologische, sondern an eine psychologische Verwandtschaft dachte — und (auf der anderen Seite) die ersten Versuche, die Schizophrenie überhaupt nicht als eine Erbkrankheit aufzufassen, sondern als eine organische Intoxikationspsychose (JELGERSMA, VOGT); die schizophrenen Syndrome seien zudem, wie andere, z. B. BLEULER, meinte, nichts biologisch Einheitliches, sondern eine bestimmte Form exogener Reaktionen (BUMKE), für die in manchen Gehirnen eine besondere Bereitschaft bestehe. KRAEPELINs bekanntes Wort von den verschiedenen Registern einer Orgel, die von den mannigfaltigsten Ursachen mit dem gleichen Ergebnis gespielt werden können, fällt zwar in eine spätere Zeit; es klingt jedoch sehr vernehmlich im Schrifttum der vormendelistischen Epoche der Erbstudien bereits mit. BUMKE hat übrigens von jeher mit einem erblichen Kern der Dementia praecox gerechnet. Es erschien ihm jedoch aussichtslos, diese erbliche Kerngruppe klinisch aus dem großen Gebilde loszulösen. So nämlich, daß der Einzelfall zuverlässig als Erbschizophrenie zu erkennen ist. Mit dieser Schwierigkeit haben wir ja auch heute noch zu kämpfen. Schließlich ist aus jener Zeit noch festzuhalten, daß schon sehr früh (BERZE, ELMIGER, ja KRAEPELIN selbst) in den Familien Schizophrener eine bestimmte Form von Psychopathen auffiel, die man wegen ihrer rein äußerlichen Ähnlichkeit mit dem Persönlichkeitsbilde mancher Schizophrener teils als leichte Ausprägungen dieser Krankheit auffaßte oder als Zustände nach überstandener Schizophrenie, teils einfach als eine Tatsache hinnahm, die erbbiologisch nicht weiter deutbar war.

Von diesen sehr frühen Feststellungen führt ein gerader Weg zu dem konstitutionsbiologischen System KRETSCHMERs und zu gewissen Ergebnissen der empirischen Erbprognoseforschung, über die ja später noch zu sprechen sein wird. Insofern sind sie durchaus nichts rein Episodisches. Auch die somatologischen Beobachtungen an Schizophrenen und ihren Blutsverwandten, die schon auf KRAEPELIN zurückgehen — er hat sehr früh die Störungen im Haushalt der inneren Drüsen hervorgehoben —, ja bereits neben den psychopathologischen Schilderungen des 19. Jahrhundert herlaufen, lassen sich seit der Abgrenzung der Dementia praecox durch KRAEPELIN im Schrifttum immer wieder nachweisen. Sie mündeten teils ebenfalls in das System KRETSCHMERs ein, teils scheinen sie heute in jener Forschungsrichtung Gestalt und Gesicht zu gewinnen, die man Pathophysiologie oder besser, weil umfassender, Somatopathologie der Schizophrenie nennt; ihre Bedeutung für die Erbforschung ist, wie wir sahen, noch nicht annähernd abzuschätzen. Schließlich haben die Bestrebungen, die Schizophrenie in einzelne, sei es erbliche, sei es nicht erbliche Krankheitsformen aufzulösen, heute wieder neues Leben gewonnen, und zwar ein so beachtliches

Leben, daß es notwendig sein wird, uns in einem eigenen Abschnitt mit ihnen zu beschäftigen.

Festzuhalten bleibt zunächst einmal: *Schon bevor die moderne Zwillingsforschung die Theorie zu einer unbestrittenen Tatsache werden ließ, daß dem klinischen Gebilde „Schizophrenie" ein Merkmal im erbbiologischen Sinne zugrunde liegt (es können an sich auch mehrere Merkmale sein), sprach die wissenschaftlich nur teilweise niedergelegte Erfahrung der Irrenärzte in diesem Sinne.* Aus den familiären Beobachtungen jener Zeit erwuchsen Probleme, die auch für die neuzeitliche Vererbungsforschung von größter Bedeutung werden sollten.

Mit dem Augenblick jedoch, in welchem man, fußend auf die programmatische Schrift RÜDINS von 1911, ernstlich damit zu rechnen hatte, daß auch die erblichen Geisteskrankheiten und damit die häufigste unter ihnen, die Schizophrenie, Erbmerkmale im Sinne der allgemeinen Erbbiologie darstellen, traten alle anderen Probleme hinter das natürlichste und nächstliegende zurück: *für dieses Erbmerkmal den Erbgang zu finden.* Die Entwicklung dieser rein erbtheoretischen, mendelistischen Forschung, ihre scheinbaren Erfolge und ihre vorläufige Selbstbescheidung zu schildern, wird Aufgabe des folgenden Abschnittes sein.

Bevor ich jedoch die Vererbung des Genotypus „Schizophrenie" behandle, muß ich versuchen, Rechenschaft darüber abzulegen, ob wir etwas über die *Entstehung* dieses Genotypus wissen.

Es sind zwei Möglichkeiten denkbar: *Entweder* haben wir mit diesem Genotypus als mit etwas zu rechnen, was in den Bereich des allgemein menschlichen Anlagenschatzes fällt, somit eine „Rasse" im allgemein biologischen Sinn darstellt. Der schizophrene Genotypus wäre also seit Beginn der Menschwerdung da gewesen, gewissermaßen als notwendige Folge der phylogenetischen Entwicklung. Er wäre artgerecht in dem Sinne, daß ihn nicht jeder Mensch besitzen müßte, er aber doch zu den natürlichen Spielarten des menschlichen Erbgutes gehörte. *Oder* aber der schizophrene Genotypus, d. h. die Anlagen die ihn bilden, habe sich im Laufe der Existenz des Menschengeschlechts aus ursprünglich nicht schizophrenen Anlagen entwickelt. Sie sind aus artgerechten Anlagen entartet, Folgen von Mutation.

Im ersteren Falle müßte die Schizophrenie im Tierreich nicht zu beobachten, aber schon sehr früh in der Geschichte der Menschheit zu erkennen sein. Daß es bei den Tieren Geisteskrankheiten gibt, scheint mir nicht nachgewiesen. Wenn auch die apriorische Möglichkeit zugegeben werden muß, so sind die bisherigen Beobachtungen noch völlig unzureichend. SOMMERS Anschauung von einer gemeinsamen Psychopathologie der Menschen und Tiere ist daher lediglich eine Hypothese, keine Theorie, wenn letztere eine Hypothese darstellt, die durch einwandfreie Methoden geprüft, auf gesicherte Erfahrung gegründet und durch zwingende Schlüsse notwendig geworden ist. Insbesondere können die bei Tieren in der Breite der Norm vorhandenen gleichförmig wiederholten Zwangsbewegungen und Zwangshaltungen die zweckgerichtete und zweckgebundene Starre und Reflexbereitschaft nicht mit gewissen schizophrenen Erscheinungen verglichen werden. Es handelt sich hier um wesentlich verschiedene Dinge. Andererseits kennen wir wohl aus der Frühgeschichte des Menschen Fälle von Geistesstörung, die rückschauend unschwer als Schizophrenie zu deuten ist. Diese Fälle gehören aber alle der geschichtlichen Zeit an, einer Spanne also, die nur einen winzigen Bruchteil der Menschheitsgeschichte überhaupt darstellt. Wir wissen also nicht, wieweit zurück wir die ersten Fälle von Schizophrenie verlegen dürfen. In der geschichtlichen Zeit allerdings können wir die Krankheit überall erkennen, wo wir näher hinsehen; bei allen Völkern, in allen Erdteilen, auf den ersten Blick unabhängig von Rasse und Kultur. Es ist daher *möglich,* daß der schizophrene Genotypus tatsächlich eine ursprüngliche Variante des menschlichen Erbschatzes darstellt, also keine Entartung im biologischen Sinne bedeuten muß. Jeglicher Nachweis fehlt jedoch. Wir müssen also damit *rechnen*, daß die Anlagen zur Schizophrenie durch Mutation aus artgerechten Anlagen entstanden sind und — das ist nur eine logische Weiterführung dieses Gedankens — auch weiterhin entstehen. Welcher Art diese Anlagen sind, in welchem Chromosom sie liegen, wie der Phänotypus aussieht, der ihrem Normalzustand entspricht, davon können wir uns noch keine Vorstellung machen. Wenn wir uns das komplizierte und vielgestaltige Bild der Schizophrenie vorstellen, so ist es für uns an sich schon schwer möglich zu denken, daß dieser „Phänotypus" ein Gegenstück im Normalen haben soll, wie etwa der Phänotypus der Vielfingerigkeit in dem der Fünffingerigkeit. Man könnte wohl geltend machen, das Gegenstück des Schizophrenen sei eben das „Nicht-Schizophrene". Aber welcher Psychiater kann sagen, was das „Nicht-Schizophrene" als Gruppe von Symptomen ist? Niemand. Etwa das „Normale"? Aber auch das ist nicht zu kennzeichnen, da es eine weit gespannte Variationsreihe darstellt, deren Mittelpunkt wohl denknotwendig, nicht aber beschreibbar ist.

Wenn die Anlage zur Schizophrenie aus artgerechten Anlagen entstanden ist und weiter entsteht, so erhebt sich die Frage nach der *Ursache* dieser Erbänderungen. Hier wissen wir so gut wie nichts. Über die Rolle jener Einflüsse, deren Bedeutung auf anderen Gebieten heute feststeht (Röntgenstrahlen, Radium), können wir noch nichts aussagen, weil der Erfolg etwaiger Erbänderungen erst in späteren Geschlechtern erkennbar sein wird. Man hat früher (NONNE, KREICHGAUER, PILCZ, WITTERMANN u. a.) die Syphilis als keimschädigenden Faktor verantwortlich gemacht. Ich glaube, daß heute vor allem nach den Untersuchungen MEGGENDORFERs und der Kritik von KEHRER diese Annahme fallen gelassen werden muß. MEGGENDORFER konnte zeigen, daß in allen Fällen, in denen Verdacht auf Neuentstehung der schizophrenen Anlage durch Lues nahelag, die Erbkrankheit bereits in der Familie nachzuweisen war, und KEHRER wies sehr richtig auf den Umstand hin, daß in solchen Familien, in denen Schizophrenie *und* Paralyse (also Lues) angetroffen werden, die Schizophrenie bei der übrigen Verwandtschaft viel häufiger als in der direkten Linie auftrat. Entsprechendes geht aus den Untersuchungen von KALB in der Verwandtschaft von Paralytikern hervor, die mit Schizophrenie belastet waren. Das gleiche gilt für die Tuberkulose, deren keimschädigende Wirkung bezüglich der Abänderung artgerechter Anlagen zum schizophrenen Genotypus nie so recht ernst genommen wurde. Andere Faktoren, wie Nicotinmißbrauch, Alkohol, Beischlaf während der Regel, empfängnisverhütende Mittel, ungünstiges Alter der Erzeuger, Rassenmischung müssen vorerst ins Reich der Fabel verwiesen werden. Insbesondere entbehrt die Behauptung HILDEBRANDs, daß erbliche Geisteskrankheiten und somit auch Schizophrenie noch nie bei rassereinen Menschen beobachtet worden seien, jeder tatsächlichen Grundlage. Man findet Schizophrenie sowohl bei rein nordischen Schweden als auch bei mediterranen Sizilianern als auch bei Negern und Mongolen.

Würde man mit einer Vererbung der Schizophrenie durch das Cytoplasma rechnen können, so wären auch die Möglichkeiten einer *solchen* „Keimschädigung" zu untersuchen. Vorerst haben wir auch nicht die geringste Veranlassung, eine plasmatische Vererbung auf dem Gebiete der Schizophrenie anzunehmen. Wir müssen uns den schizophrenen Genotypus im Chromosomenbestand des Kernes denken. Erbänderungen setzen somit eine Schädigung dieser Chromosomen voraus, mag sie nun die Chromosomen unmittelbar treffen oder sich des Umwegs über das Cytoplasma bedienen. Daß letzteres unwahrscheinlich ist, können wir aus genetischen Experimenten erschließen.

Zusammenfassend bleibt festzustellen: *Man weiß weder, daß der schizophrene Genotypus zum Erbgut der Gattung Mensch gehört, noch daß er durch Abänderung ursprünglich artgerechter Anlagen entstanden ist und immer wieder neu entsteht. Die ganze Frage muß vorerst noch offen bleiben.*

2. Der Erbgang der Schizophrenie.

Sieht man in der Schizophrenie eine *Erbkrankheit*, so wird man sich mit der Tatsache des Nachweises der Erblichkeit nicht zufrieden geben. Man möchte vielmehr wissen, *wie* die kranke Anlage durch die Geschlechterfolgen weitergegeben wird, *was* an den Erscheinungen der Welt, der wir angehören, aus dem Vorrat an Leben erwächst, dem der Schöpfer ihr geschenkt hat, und was dem Raume entstammt, dem er diesen Lebensvorrat zur Entfaltung und Entwicklung anvertraute. Alles Leben ist ein Kampf zwischen Anlage und Umwelt, wenn beide Gruppen von Kräften sich entgegenwirken, und eine Gemeinschaftsarbeit, wenn sie sich in ihrer Wirkung fördern. Dieses freundliche und feindliche Spiel der Kräfte muß, apriorisch gesehen, nach bestimmten Regeln ablaufen, aus denen man auf die hinter ihnen stehenden Gesetze schließen kann. Wenn wir das im Spiel der Kräfte sinnenfällig Gewordene oder aus sinnenfälligen Anzeichen Erschließbare deuten, verstehen und erleben wollen, so werden zwei Fragen zu beantworten sein:

1. Die Frage nach dem *Erbgang.*
2. Die Frage nach der Bedeutung von *Anlage* und *Umwelt.*

Diese beiden Fragen erheben sich zunächst einmal auch der Schizophrenie gegenüber.

Wenn man bedenkt, was ich im ersten Teil über die Möglichkeit ausgeführt habe, den Phänotypus der Erbkrankheit Schizophrenie zu erkennen, so wird man sich fragen müssen, ob es denn überhaupt Sinn und Zweck hat, heute schon den *Erbgang* dieser Krankheit erforschen zu wollen. Ein solches Unternehmen würde ja vor allem voraussetzen, daß man den Phänotypus scharf genug erfassen kann, um aus seiner Gruppierung im Bilde der Sippe auf das erbbiologische Verhalten des Genotypus schließen zu können. Selbst wenn man heute bei statistischen Untersuchungen, die unter mendelistischen Zielsetzungen, also differenziert nach Elternkreuzungen vorgenommen wurden, Proportionen in den Geschwisterschaften erhielte, die den bei Dominanz oder Recessivität zu erwartenden weitgehend entsprächen, wäre man nicht berechtigt, sich mit Bestimmtheit für den einen oder den anderen Erbgang auszusprechen. Wir kennen wohl eine Geisteskrankheit Schizophrenie, von der wir erwarten dürfen, daß ihr ein körperliches Erbleiden zugrunde liegt, das erbliche Merkmal selbst ist jedoch für uns noch nicht faßbar. Auch anscheinend sinnvolle Proportionen wären daher sehr wahrscheinlich nur Zufallsprodukte. Es ließe sich nur mit aller Vorsicht und Zurückhaltung aus ihnen schließen, daß, wenn tatsächlich die Psychose einigermaßen dem erblichen Merkmal gleichgesetzt werden könnte, der Erbgang dieses Merkmals vermutlich mit größerer Wahrscheinlichkeit dem einen als dem anderen Erbgang folgen würde. Von dem Erbgang der schizophrenen *Psychose* zu sprechen wäre von vorneherein verfehlt. Tun wir es der Einfachheit halber trotzdem, so müssen wir uns bewußt bleiben, daß wir so handeln, als ob die schizophrene Psychose das erbliche Merkmal, nach unserer Ausdrucksweise der sekundäre Phänotypus wäre. Wir arbeiten demnach mit einer Fiktion, und zwar mit einer echten Fiktion im Sinne der Philosophie des „Als ob", da sie von dem Bewußtsein ihrer Unrichtigkeit begleitet ist. Haben wir doch, wie ich im ersten Teil ausführlich darlegte, alle Veranlassung anzunehmen, daß die schizophrene *Psychose* wohl den Endzustand der Krankheit nicht aber die Krankheit selbst und daher schon gar nicht das erbliche Merkmal darstellt.

Dabei ist nun mit aller Entschiedenheit daran festzuhalten, daß keine der Untersuchungen, die sich mit der Ergründung des Erbgangs der Schizophrenie beschäftigt haben, mögen sie auch noch so exakt angelegt und durchgeführt sein, auch nur annähernd zu Ergebnissen führte, die es gestatten würden, sich zwanglos für irgendeinen Erbgang auszusprechen.

Daß man in früheren Zeiten mit sehr viel geringeren Hemmungen an die mendelistischen Fragestellungen heranging als heute, ist durchaus verständlich. Auf der einen Seite bestach die große und jeden Biologen überwältigende Entdeckung der Vererbungsregeln den nach Erkenntnis der Wahrheit strebenden Forscher so restlos, daß er die Schwierigkeiten und Unzulänglichkeiten nicht sah oder nicht sehen wollte, die sich seinem Unterfangen entgegenstellten; auf der anderen schien die junge und scheinbar so einfache und einleuchtende Systematik der eben zur klinischen Disziplin gewordenen Psychiatrie geradezu ideale Grundlagen für Vererbungsstudien zu bieten. Schizophrenie oder Augenfarbe oder Haarkleid der Mäuse — man machte da keinen Unterschied. Heute erscheint uns das unverständlich und zum mindesten höchst kurzschlüssig. Man braucht sich aber nur einmal in die wissenschaftliche Situation jener Zeit hineinzuversetzen, um zu verstehen, daß damals auch so kritische und bedachtsame Forscher wie RÜDIN der als selbstverständlich erscheinenden Meinung, Krankheitseinheiten seien auch biologische Einheiten, klinische Gebilde seien notwendigerweise erbbiologische Phänotypen, zum Opfer fielen. Uns allen wäre es unter dem Eindruck des unvergleichlichen erb- *und* krankheitskundlichen Fortschrittes, der das erste Jahrzehnt unseres Jahrhunderts kennzeichnete, nicht anders ergangen.

So haben denn die zahlreichen Versuche jener Zeit, den Erbgang der Schizophrenie zu bestimmen, ihre große Bedeutung, da sie eine notwendige Folge der wissenschaftlichen Sachlage darstellten. Man konnte sich mit gutem Gewissen der Meinung hingeben, in der Psychose, wie man sie klinisch faßte, den Phänotypus eines anzunehmenden Genotypus hinreichend scharf getroffen zu haben. Man sah in den Geisteskrankheiten Erkrankungen des Gehirns, und zwar Erkrankungen, die sich nicht nur klinisch, sondern auch anatomisch fassen ließen oder zum mindesten einmal fassen lassen würden. Man folgerte ganz richtig, daß Krankheiten des Gehirns, falls sie familiär auftreten, Erbkrankheiten sind, nicht anders als die familiären Erkrankungen der übrigen Organe des Körpers. Der menschliche Körper war als vorläufig letztes Glied der animalischen Phylogenese erkannt und die ihr zugehörige Reihe von Lebewesen unterlag nachweisbar den gleichen Gesetzen, die für die übrige belebte Welt gelten. Somit erschien es zwingend, von den als familiär auftretenden Geisteskrankheiten und damit auch von der Schizophrenie zu erwarten, daß sie, sofern man nur methodisch exakt vorging, sich als nach den gleichen Gesetzen vererbt herausstellen würde, wie die Haarform der Mehrschweinchen oder die Blütenfarbe der Wunderblume.

Die Versuche, den Erbgang der Schizophrenie zu erforschen, müssen historisch unter diesem Gesichtspunkt betrachtet und gewürdigt werden. Tut man das, so wird man ihnen gerecht, ohne ihren Erkenntniswert zu überschätzen. Man wird vor allem auch ihre *grundsätzliche, über die enge Problemstellung weit hinausgreifende Bedeutung für die Entwicklung der psychiatrischen Erbforschung erkennen und festhalten müssen.* Ihre Fragestellung wies auf die Notwendigkeit und als solche erkannte Möglichkeit hin, die psychopathologische und damit, wie man glaubte annehmen zu dürfen, auch die psychologische Erbforschung in die allgemeine Erbbiologie einzubauen; die Durchführung der Untersuchungen und die Auswertung ihrer Ergebnisse bereicherte durch die — zum mindesten was die berühmt gewordene Arbeit RÜDINS anlangt — vorbildliche Methodik die Methodik der gesamten Erbforschung des Menschen ganz außerordentlich; die Notwendigkeit exaktester Diagnostik gab der psychiatrischen Klinik Antriebe, deren Auswirkungen noch heute zu spüren sind. Außerdem ist als positives Ergebnis festzuhalten, daß die unklaren, nur schwer deutbaren und widerspruchsvollen Ergebnisse eindringlich auf die Notwendigkeit hinweisen, sich vorerst einmal anderen Fragestellungen zuzuwenden.

Ungefähr gleichzeitig hatten sich LUNDBORG und WITTERMANN, der eine in Schweden, der andere in Deutschland, in wissenschaftlich ernst zu nehmenden Untersuchungen mit dem Erbgang der Schizophrenie befaßt. Es war dies im Jahre 1913. Die früheren Versuche können als methodisch allzu unzulänglich übergangen werden. LUNDBORG arbeitete rein genealogisch, d. h. er untersuchte ein großes schwedisches Bauerngeschlecht von 2232 Mitgliedern, WITTERMANN bediente sich erbstatistischer Methoden, indem er die Geschwisterschaften von 69 Schizophrenen getrennt nach Elternkreuzungen auf das Auftreten von Schizophrenie durchforschte. Das Ergebnis beider Untersuchungen sprach für den recessiven Grundcharakter der Vererbung. Insbesondere fand LUNDBORG ein Zahlenverhältnis, das der Erwartung bei Recessivität recht nahe kam. Der Wert der Arbeit WITTERMANNS wird dadurch sehr stark beeinträchtigt, daß er die Probandenmethode WEINBERGS falsch anwandte, indem er nämlich die Ausgangsfälle bei der Proportionsberechnung mit heranzog. Nur auf diese Weise erhielt er Proportionen, die sich im Sinne einfacher Recessivität deuten ließen. Zieht man die Probanden ab, so werden die Ergebnisse völlig uncharakteristisch. Es bleibt nur der allgemeine Eindruck der Recessivität.

Beide Untersuchungen, so groß ihre historische Bedeutung auch sein mag, treten weit zurück hinter RÜDINS Arbeit, die — viel früher abgeschlossen — erst 1916 erscheinen konnte. Wenn sie auch in ihren sachlichen Ergebnissen, ihren Schlußfolgerungen und vor allem in den mendelistischen Deutungen der Befunde heute als überholt angesehen werden muß, so bleibt ihre Stellung in der psychiatrischen und weiterhin der menschlichen Erbforschung unerschüttert. Wir verfügen neben den heute 25 Jahre alten Untersuchungen EUGEN FISCHERS, die Hottentottenbastarde betreffend, über keine Arbeit, die unsere Wissenschaft so stark bewegt hat wie RÜDINS Studie über Vererbung und Neuentstehung der Dementia praecox. Diese Arbeit ist ein Beispiel dafür, daß es in der Wissenschaft oft nicht so sehr auf die objektive Richtigkeit der Ergebnisse ankommt als vielmehr auf den kühnen Wurf der Fragestellung, die Gläubigkeit der Idee gegenüber und die Sorgfalt, mit welcher der wägende, wachende und wirkende Verstand dieser Gläubigkeit die Wege zu bereiten und zu überwachen versucht. Wissen wir denn jemals, ob wir der Natur wirklich hinter den Schleier gesehen haben, mit dem sie uns ihre Geheimnisse verhüllt? Ganz bestimmt nicht. Wenn wir aber mit gutem Gewissen behaupten können, daß wir alles getan haben, um diesen Blick in das Neuland wagen zu dürfen, so haben wir unserer Wissenschaft etwas Unvergängliches geschenkt, mag auch das Bild, das sich unserem Auge darbot, trügerisch gewesen sein. Dieses Unvergängliche liegt in der Eröffnung eines Weges, der vielleicht erst sehr spät zum Ziele führen wird. In seiner Richtung aber zuverlässig ist und nicht in eine Sackgasse mündet.

So hat denn auch RÜDINS Arbeit trotz des großen Aufwands an Material, methodischer Exaktheit und problematischer Klarheit, der sie aus allen anderen Arbeiten heraushebt, den Erbgang der Schizophrenie keineswegs geklärt, ihr eigentliches Ziel somit nicht erreicht. Daß sie es nicht konnte, ergibt sich ja schon aus dem, was bisher gesagt wurde. Sie verlieh jedoch der Erbpathologie jenen ganz unvergleichlichen Anstoß, gab ihr jene Schwungkraft, deren Auswirkungen wir heute in der eugenischen Bevölkerungspolitik des neuen

Deutschland bewundern und deren Energie auch jener anerkennen muß, dessen mehr bedächtiges Temperament eine langsamere Entwicklung begrüßt hätte.

Die Bedeutung der Arbeit Rüdins liegt neben der ideologischen Gläubigkeit in der unvergleichlichen und für die damalige Zeit völlig neuen methodischen Exaktheit. Es war ein Glück für die Erbforschung, daß sich der Ideenreichtum und die Zielsicherheit Rüdins mit der methodischen Klarheit und Instinktsicherheit Weinbergs zusammenfinden konnte. Die Mitarbeit dieses großen Statistikers gibt der Monographie Rüdins methodisch weitgehend das Gesicht. Alles, was wir heute in der menschlichen Erbpathologie zu erarbeiten versuchen, baut letzten Endes auf dieser einmaligen Synthese zweier in ihrer geistigen Grundhaltung gewiß verschiedener, sich jedoch auf das Glücklichste ergänzender Geister auf. Es ist meine Pflicht — und damit möchte ich einmal aus der Zurückhaltung des sachlichen Berichterstatters ganz bewußt heraustreten — heute, da der Meister des Methodischen vor kurzem die Augen schloß und der Künder der Idee sich berechtigterweise seiner Erfolge erfreuen darf, auf diese Zusammenarbeit hinzuweisen und ihre Bedeutung klar herauszustellen. Rüdin sowohl wie Weinberg haben, was den *Erbgang* der Schizophrenie anlangt, sicherlich geirrt; beiden verdankt jedoch die Vererbungsforschung mehr, als die Lektüre des Rüdinschen Buches dem Leser auch nur annähernd vermitteln kann. Und was ist schließlich der Erbgang einer Geisteskrankheit, von der wir nicht einmal wissen, ob sie in Wirklichkeit nicht ein Leberleiden ist oder eine Erkrankung einer oder mehrerer innerer Drüsen, gemessen an den großen Zielsetzungen der menschlichen Erbpathologie!

Die Bedeutung der Arbeit Rüdins rechtfertigt es, auf ihre Ergebnisse im einzelnen genauer einzugehen. Die Untersuchung stützt sich auf 735 Geschwisterschaften von Schizophrenen, also auf ein Material, wie es vorher noch niemals in dieser Größe und Einheitlichkeit zur Bearbeitung kam. Und zwar nicht nur in der Psychiatrie, sondern auf dem Gesamtgebiete der menschlichen Erbpathologie. 701 dieser Geschwisterserien stammten von nichtschizophrenen Eltern ab, 34 hatten einen schizophrenen Elternteil. Die Untersuchungen wurden nach der Probandenmethode Weinbergs durchgeführt, Sterbens- und Erkrankungswahrscheinlichkeiten wurden mit Hilfe von Mortalitäts- und Morbiditätstafeln errechnet. Waren beide Eltern frei von Schizophrenie, so erkrankten die Geschwister der Probanden zu 4,48% an Schizophrenie, zu 4,12% an anderen Psychosen. Rüdin betont sehr richtig, daß diese Befunde es nicht erlauben, die Schizophrenie als ein einfach mendelndes Merkmal anzusehen. Dagegen hält er es angesichts des Umstandes, daß der Schizophrenieprozentsatz in den Geschwisterschaften von Schizophrenen, die von nichtschizophrenen Eltern abstammen, nahe bei $^1/_{16}$ liegt, für möglich, daß die Krankheit „einem dihybriden Kreuzungsmodus folgt, in dem zwei konkurrierende Merkmalspaare in Aktion treten“. Der recessive Grundcharakter scheint ihm dabei durchaus wahrscheinlich zu sein, wahrscheinlicher jedenfalls als die Annahme einer Dominanz.

Auch den Befund, daß unter den Geschwistern von Schizophrenen mit einem schizophrenen Elternteil eine Schizophreniehäufigkeit von 6,18% auftrat, deutet er mit aller gebotenen Vorsicht im Sinne der Recessivität, wenn er auch ausdrücklich darauf hinweist, daß die Kleinheit des Materials (34 Geschwisterserien) es vorläufig noch verbiete, die Frage der mendelistischen Bedeutung des hier gefundenen Prozentsatzes zu entscheiden. Wir werden sehen, daß auch späterhin gerade dieser Befund es war, der immer wieder der Klärung des „Erbgangs“ die größten Schwierigkeiten bereitete.

Eine besondere Stütze für die Annahme eines „allgemein gesprochen, recessiven Erbgangs“ sah Rüdin weiterhin in der Schizophreniequote, die er unter den Halbgeschwistern der Schizophrenen feststellen konnte. In 134 Serien von

Halbgeschwistern mit 498 Gliedern trat Schizophrenie nur zu 0,56% auf, in einer Häufigkeit also, die, wie wir heute wissen, annähernd der Ziffer für die Durchschnittsbevölkerung entspricht. Andere Psychosen fanden sich zu 1,7%. „Daraus ist zu schließen", sagt RÜDIN, „daß zum Zustandekommen der Dementia praecox sowohl, als auch anderer Psychosen überhaupt das Zusammenwirken beidseitiger krankhafter Erbanlagen erforderlich ist, wiederum ganz im Sinne eines, allgemein gesprochen, *recessiven* Erbganges". Weiterhin betont er, daß die Verhältnisse bei den Halbgeschwistern nicht etwa dadurch zu erklären sind, daß auf seiten derjenigen Eltern seiner Schizophrenen, welche auch Halbgeschwister erzeugen, eine Belastung fehlt. Wenn auch eine Belastung irgendwelcher Art auf Seiten des nicht gemeinsamen Elternteils 70mal, auf Seiten des gemeinsamen Elternteils nur 51mal vorkommt, so ergeben sich doch für die Schizophreniebelastung allein gerade umgekehrte Verhältnisse. Die Seltenheit der Schizophrenie und anderer Psychosen bei den Halbgeschwistern der Schizophrenen erklärt sich nach RÜDIN am einfachsten mit der Annahme, daß die zweiten und auch die dritten Partner der doppelt und dreifach verheirateten Eltern keine Anlage zur Schizophrenie mitbrachten und auch keine Anlage zu anderen Psychosen oder jedenfalls in einem ganz bedeutend geringeren Maße diese Anlage enthielten, als dies bei den ersten Partnern der Fall ist.

Schließlich macht RÜDIN in dem Abschnitt seines Buches, der eigens der Erörterung des Erbgangs der Schizophrenie gewidmet ist, noch folgende Momente für die Annahme der Recessivität geltend:

„1. Die Nachkommen Dementia praecox-kranker Eltern (Kinder von 20 alten Dementia praecox-Fällen aus der oberbayerischen Kreis-Irrenanstalt Eglfing) sind zum kleinsten Teil wieder Dementia praecox-krank, nämlich nur 2, höchstens 3 von 81, wogegen bei Dominanz der Krankheit 100% bzw. 50% kranke Kinder zu erwarten wären.

2. Eine für dominante Anomalien gewöhnliche kontinuierliche Vererbung der Dementia praecox über zwei Generationen hinaus muß ganz außerordentlich selten sein, da sie weder in meinem Material vorkommt und, soweit ich weiß, auch in der Literatur nicht mit Sicherheit vorkommt.

3. Andererseits hält die für dominante Anomalien ebenfalls gewöhnliche Regel für eine Familie „Einmal frei von der Anomalie, immer frei" in einer außerordentlich großen Zahl von Dementia praecox-Fällen nicht Stich, weil hier die kollaterale Vererbung ganz offenbar vorherrscht.

4. Daß Dementia praecox bei Kindern Dementia praecox-freier Eltern zu finden ist, ist der häufigste Fall. Dieser Fall fehlt aber bei dominant gehenden Abnormitäten oder kann nur durch Zuhilfenahme komplizierter Hilfshypothesen erklärt werden.

Das bei Dementia praecox zu findende überwiegend häufige Vorkommen des „Abreißens" der Anomalie in der direkten Linie einerseits und das plötzliche Auftauchen derselben in der Deszendenz aus einem anscheinend Dementia praecox-freien Zustand der unmittelbaren Aszendenz andererseits ist dem dominanten Erbgang fremd, für den recessiven charakteristisch.

Ist zwar, wie wir gehört, die Annahme des Vorliegens des einfachsten recessiven Erbgangs (*ein* mendelndes Merkmalspaar) für die Dementia praecox nach den bisherigen Untersuchungen abzulehnen, so ist doch ihre Recessivität in irgendeiner Form durch die bereits früher erwähnten Argumente insofern höchst wahrscheinlich gemacht, als sie als ein Produkt von sich offenbar ergänzenden pathologischen Faktoren aus den *beiden* Ursprungsfamilien, der väterlichen sowohl als auch der mütterlichen, betrachtet werden muß."

Damit ist in aller Kürze der Standpunkt, den RÜDIN nach Lage der Dinge vor über 20 Jahren einnehmen mußte, kurz umrissen. Man sieht, daß er sich, entgegen immer wieder auftauchenden Behauptungen, sehr vorsichtig und kritisch ausgedrückt und die Bahn für eine Weiterentwicklung der Forschung durchaus offen und frei gehalten hat. Es geht nicht an, RÜDIN in bezug auf die Feststellung des Erbgangs der Schizophrenie „Dogmatik" vorzuwerfen, wie das gelegentlich geschehen ist. Seine Kritiker waren in ihren Gegenbehauptungen meist weit dogmatischer als er selbst, ohne sich dabei auf eigene Untersuchungen an einem großen und für die damalige Zeit mustergültig gesammelten, aufbereiteten und durchuntersuchten Material stützen zu können. Man darf vermuten, daß gar mancher der Versuchung, aus der Bearbeitung eines solchen Materials das Recht auf eine dogmatische Haltung abzuleiten, in weit höherem Grade erlegen wäre.

Eine Reihe von Untersuchungen versuchte, die Ergebnisse der Arbeit RÜDINs nachzuprüfen, zu ergänzen, zu erklären und zu vertiefen. Allerdings nicht durchweg mit einwandfreier Methodik. So läßt sich z. B. aus ELMIGERs Forschungen in den Geschwisterschaften von 372 Schizophrenen (1917/18) nichts schließen, was über den allgemeinen Eindruck der Recessivität hinausginge, da er es versäumte, sich einer Methode zu bedienen, die geeignet gewesen wäre, statistische Auslesewirkungen zu beseitigen. Also etwa der Probandenmethode WEINBERGs oder des APERT-BERNSTEINschen apriorischen Verfahrens. Die Hauptbedeutung der Arbeit ELMIGERs liegt einmal darin, daß sie einen gewichtigen Beleg bringt für die Tatsache der Erblichkeit dessen, was man zu seiner Zeit psychiatrisch als Schizophrenie diagnostizierte, zum andern in dem Nachweis der belastenden Rolle, die Charakteranomalien in der Blutsverwandtschaft von Schizophrenen spielen. Wir werden später sehen, daß dieses Problem vor allem für die empirische Erbprognostik außerordentlich wichtig ist. Seinen 372 Geschwisterschaften Schizophrener konnte er 176 Geschwisterreihen anderer Geisteskranker gegenüberstellen. Bei ersteren fand er in rund 73% der Fälle familiäre Belastung mit Schizophrenie, bei letzteren nur in 4%. Dieser Befund spricht sehr deutlich für die schon von RÜDIN betonte Gleichartigkeit der Vererbung bei der Schizophrenie und gegen Polyphänie. Für die Frage Recessivität oder Dominanz ist der Umstand von Bedeutung, daß 58% seiner Schizophrenen indirekt und nur 15% direkt belastet waren. Heute erscheinen uns solche Befunde allzuleicht als etwas primitiv; sie waren jedoch für die Zeit, in der sie erhoben wurden, sehr wesentlich.

Daher bedeutete auch die Tatsache, daß ZOLLER 1920 unter seinen 356 Geschwisterschaften von Schizophrenen keine einzige gefunden hatte, die von einem kranken Elternteil abstammte, im Zusammenhalt mit dem völligen Fehlen von Schizophrenie unter den Halbgeschwistern eine eindrucksvolle Bestätigung der Annahme recessiven Erbgangs. Dazu kommt, daß sich unter den Geschwistern seiner Probanden bei Anwendung der Methode WEINBERGs und einer vereinfachten Morbiditätsberechnung eine Erkrankungswahrscheinlichkeit von etwa 6% feststellen läßt, eine Ziffer also, die mit der Proportion RÜDINs weitgehend übereinstimmt und, wenn überhaupt mendelistisch, nur im Sinne der Recessivität gedeutet werden kann.

Kurz darauf (1921) kam WIMMER in Kopenhagen ebenfalls zu einer Erkrankungswahrscheinlichkeit von 6%, wenn Geschwister Schizophrener von gesunden Eltern abstammen. Er konnte sich auf 202 Geschwisterschaften stützen. WIMMER sprach sich noch weit bestimmter als RÜDIN dafür aus, daß es sich bei der Schizophrenie um ein Erbmerkmal handle, das dem recessiven Erbgang folge und das Zusammentreffen von zwei Anlagepaaren zur Voraussetzung habe.

Man sieht: Allen Autoren, die sich unter mendelistischen Gesichtspunkten mit der Durchforschung dieser 1666 Geschwisterschaften befaßt hatten, erschien es am ungezwungensten, mit dem recessiven Erbgang der Schizophrenie zu rechnen. Lediglich HANSEN, der 1922 die Geisteskrankenzählung in Dänemark als Grundlage für seine Vererbungsstudien wählte, faßte die Möglichkeit ins Auge, daß neben recessiven Anlagen auch ein dominanter Faktor eine Rolle spielen könne. Aber auch er dachte in erster Linie an recessive Dimerie.

Gemessen an diesen sehr einfachen und vorsichtigen Deutungen erscheinen die Erbtheorien, die HOFFMANN und KAHN in den Jahren 1921—1923 aufgestellt haben, allzu spekulativ. Sie sind heute ganz zweifellos überholt und nur aus der grundsätzlichen und, wie ich meinen möchte, verfehlten Einstellung jener Zeit den Möglichkeiten mendelistischer Ausdeutung klinisch-familiärer Befunde im Erbkreis der Schizophrenie gegenüber zu verstehen. Ich verzichte daher darauf, im einzelnen auf sie einzugehen. Es sei nur kurz erwähnt, daß auch diese beiden Forscher an dem recessiven Grundcharakter der Vererbung festhalten, wenn auch KAHN nur die Anlage zum schizophrenen *Prozeß* als recessiv ansieht, während er für die psychische Wesensart, auf der seiner Ansicht nach dieser schizophrene Prozeß entsteht — die schizoide Psychopathie — dominanten Erbgang vermutet. Nach KAHN hätte man es also mit einer Dimerie zu tun, und zwar mit einem dominanten — der Anlage zum Schizoid — und einem recessiven Faktorenpaar, nämlich der Anlage zum schizophrenen Prozeß. Erstere könnte im heterozygoten und im homozygoten, letztere müßte im homozygoten Zustand vorhanden sein, wenn Schizophrenie entstehen soll. Sehr viel weiter ins Hypothetische hinein verliert sich HOFFMANN, wenn er nach anfänglich einfacherer, dem vorsichtigen Standpunkt RÜDINs näher stehender Deutung seiner Befunde 1922 mit zwei genotypischen Komplexen rechnet, die bei ihrem Zusammentreffen Schizophrenie erzeugen und in verschieden starker Potenz (im Sinne von GOLDSCHMIDT) auftreten können. Ist der eine Komplex hochpotenziert, so kann der andere niederpotenziert sein und trotzdem die Krankheit hervorrufen; sind beide hochpotenziert, so bricht die Schizophrenie frühzeitig aus und nimmt einen schweren Verlauf; sind beide niederpotenziert, so wird nur eine rudimentäre Krankheit die Folge sein können. Mit dieser Hypothese wäre der Befund zu vereinbaren, daß die Eltern der Schizophrenen nicht immer Schizoide oder Schizothyme sind, während nach der Hypothese KAHNs mindestens ein Elternteil ein Schizoider sein müßte.

Beide Deutungen erledigen sich von selbst, wenn man sich der Unmöglichkeit bewußt bleibt, ohne weiteres die schizophrene *Psychose* mit dem erblichen *Merkmal* gleichzusetzen und „Schizoidie“ wie „Schizothymie“ in so einfacher Weise erbbiologisch abzustempeln. Um so erstaunlicher ist es, daß sie in der neuesten Zeit wiederum aufgegriffen wurden oder, richtiger ausgedrückt, daß neuere Forschungen zu Deutungen der Befunde im schizophrenen Kreis gelangten, die letzten Endes nichts *wesentlich* anderes darstellen als die alten Hypothesen HOFFMANNs und vor allem KAHNs. Allen diesen Versuchen der letzten Zeit, den Erbgang der Schizophrenie zu klären, ist, so verschieden sie auch in ihren Ergebnissen sind, das eine gemeinsam, daß sie sich mit der Deutung im Sinne monomerer oder polymerer Recessivität nicht zufrieden geben können.

Nun hat ja LENZ bereits frühzeitig Bedenken gegen die Annahme eines recessiven Erbgangs geltend gemacht. Und zwar 1921 anschließend an die Untersuchungen von HOFFMANN. Schon damals stützten sich seine Einwände vor allem auf den Umstand, daß unter den Kindern Schizophrener wesentlich mehr Schizophrene gefunden wurden als unter den Geschwistern. Bei recessivem Erbgang seien die entgegengesetzten Verhältnisse zu erwarten. Weiterhin spreche der nicht ausreichende Nachweis gehäufter Verwandtenehen unter den Eltern der Schizophrenen — die 2% HOFFMANNs gegenüber den 1% der Gesamtbevölkerung läßt er als an einem zu kleinen Material errechnet sehr richtigerweise nicht gelten — gegen Recessivität. Und schließlich führt er schon damals die große Zahl der schizoiden Psychopathen unter den Eltern der Schizophrenen als Beleg — zunächst nicht für Dominanz, sondern für einfache aber unvollständige Recessivität der Anlage ins Feld. In der zweiten Auflage seines bekannten Lehrbuchs (mit E. BAUR und E. FISCHER) sprach er bereits klar von dominanten Anlagen zur Schizoidie und nach dem Erscheinen der Arbeit KAHNs formulierte er seinen Standpunkt im wesentlichen so, wie er ihn auch heute noch vertritt. LENZ hat immer zugegeben, daß, wenn man nur die schizophrenen Psychosen im Auge hat, sich das familiäre Bild der Recessivität darbietet; es erscheint ihm jedoch — und hier folgt er Gedankengängen BLEULERs, zu denen dieser heute nicht mehr so unbedingt steht — nicht angängig, Schizophrenie und Schizoidie klinisch und damit erbbiologisch voneinander zu trennen. Wenn man jedoch beides zusammen betrachtet, so ergibt sich ohne weiteres das Bild der Dominanz. Die Hypothese KAHNs von den beiden Anlagepaaren lehnt LENZ im einzelnen mit guten Gründen ab.

1937 kam LENZ erneut auf das Problem des Erbgangs der Schizophrenie zurück. Er präzisiert seinen Standpunkt dahin, daß die Erbanlage zur Schizophrenie „sich in der Regel dominant oder, korrekter gesagt, heterozygot äußert, und zwar bei rund einem Fünftel ihrer Träger als Schizophrenie, bei den übrigen vier Fünftel als schizoide Psychopathie". Wieder betont er ausdrücklich, daß Dominanz wahrscheinlicher sei als Recessivität und rechnet mit unregelmäßiger Dominanz. Daß der schizophrene Genotypus etwas Einheitliches sei, bezweifelt er. Weit plausibler erscheint ihm die Annahme, daß es sich um verschiedene Biotypen handelt, die möglicherweise verschiedenen Erbgängen folgen.

Über die Frage der erbbiologischen Einheit dessen was wir Schizophrenie nennen, wird noch zu sprechen sein. Im klinisch-nosologischen Teil haben wir bereits gezeigt, daß diese Einheit von klinischer Seite schon sehr frühzeitig angezweifelt wurde, ja daß besonders gute Kenner der Schizophrenie von vorneherein mit einer Gruppe von Schizophrenien rechneten. Wir werden später zu untersuchen haben, ob die erbbiologischen Forschungen, die ja in erster Linie zur Entscheidung jener Frage berufen sind, heute schon eine bestimmte Antwort, sei es im bejahenden, sei es im verneinenden Sinne geben können.

Aber zurück zum Erbgang. Nur etwa 5—6% der Eltern von Schizophrenen sind ebenfalls schizophren, 95—96% bleiben, auch nach Überleben der Gefährdungsperiode, frei von Schizophrenie. Schon dieser Umstand spricht gegen Dominanz. Man müßte denn mit ganz außerordentlich großen Manifestationsschwankungen rechnen. Gegen solche sprechen jedoch die Befunde an eineiigen Zwillingen, die, wie noch zu zeigen sein wird, nur eine Schwankung von etwa 20—30% anzunehmen erlauben. Ich bin der Ansicht, daß die Seltenheit der Schizophrenie unter den Eltern Schizophrener, auf die schon RÜDIN hingewiesen hat, wirklich zwanglos nur durch Recessivität erklärt werden kann.

Die Tatsache, daß Schizophrene nur selten von schizophrenen Eltern abstammen, erschwerte ja bisher auch die Sammlung eines ausreichenden Materials von Geschwisterschaften Schizophrener mit einem kranken Elternteil, also — Recessivität angenommen — von Nachkommen aus RR $\times$ DR-Kreuzungen. Angesichts des noch kleinen Materials wird man die wider Erwarten niedrige Schizophreniequote in dieser Gruppe und vor allem ihre vergleichsweise geringe Erhöhung gegenüber der Gruppe, die den Kreuzungen von Heterozygoten entstammt, nicht gegen die Annahme der Recessivität ins Feld führen dürfen. Keinesfalls sprechen diese Befunde für Dominanz. Eine Erhöhung ist übrigens zweifellos nachweisbar, sie bewegt sich in der bei Recessivität zu erwartenden Richtung und nahm mit Anwachsen des Materials, mit dem Fortschritt der Diagnostik und der genealogischen Technik immer mehr zu. 1915 lautete das

Verhältnis der Schizophreniehäufigkeit in beiden Gruppen 115:100, 1932 144:100, 1935 146:100 und heute (nach dem relativ großen Material KALLMANNS) 163:100. Es ist also nicht mehr allzuweit von der Erwartung bei Recessivität und Monomerie (200:100) entfernt.

Nimmt man Recessivität an, so hat man bei einer allgemeinen Häufigkeit der Schizophrenie von 0,8—1,0% mit 18—20% Heterozygoten in der Bevölkerung zu rechnen. Und das schon bei Monomerie. Würde Polymerie vorliegen, so käme eine noch höhere Ziffer in Frage. Es ist also, da nicht weniger als 4% aller in der Bevölkerung geschlossenen Ehen Verbindungen zwischen schizophrenen Heterozygoten sein müssen, sehr wohl möglich, daß schon bei Panmixie die Heterozygoten sich rein zufallsmäßig häufig genug finden, daß das Merkmal herausgezüchtet werden kann. Man wird daher keine wesentliche Erhöhung der Blutsverwandtenehen bei den Eltern der Schizophrenen erwarten müssen und der Mangel einer Erhöhung des Inzuchtgrades würde nicht gegen Recessivität sprechen.

Richtig ist, daß bei Recessivität mehr Kranke unter den Geschwistern als unter den Kindern gefunden werden müssen, da erstere unter allen Umständen von Anlageträgern, nämlich von Eltern eines Schizophrenen, abstammen, während bei den Kindern nur *ein* Elternteil mit Sicherheit Träger der Anlage ist, der andere um so häufiger als keimgesund erwartet werden darf, je seltener das Erbleiden in der Bevölkerung und um so seltener als keimgesund je häufiger es ist. Mit der Häufigkeit des Leidens vermindert sich der Unterschied zwischen der Schizophrenieziffer beider Gruppen; ist das Leiden sehr häufig, so kann sich das Verhältnis umkehren. Richtig ist auch, wenn man die Gesamtkinderschaften der Schizophrenen mit den Gesamtgeschwisterschaften vergleicht, daß im schizophrenen Erbkreis die Kinder der Schizophrenen weit häufiger an Schizophrenie erkranken als die Geschwister. Dieser Befund läßt sich, worauf LENZ an sich mit Recht hinweist, nicht im Sinne der Recessivität deuten. Nun ist aber folgendes zu bedenken: Die Gefährdungsperiode für die Schizophrenie ist sehr weit ausgedehnt. Man kann mit 18 Jahren schizophren werden und zu Beginn des 5. Lebensjahrzehnts. Somit gibt es Früherkrankte und Späterkrankte. Die Früherkrankten sind im Zeitpunkt der Erkrankung meist noch nicht verheiratet. Wenn sie zur Heirat kommen, haben sie in der Regel schon mindestens einen Krankheitsschub hinter sich und sind psychisch irgendwie verändert. Die Aussicht, psychisch völlig unauffällige Ehegatten zu erhalten, ist somit für sie vergleichsweise geringer als für die Durchschnittsbevölkerung. Da jedoch die Keimgesunden im schizophrenen Erbkreis meist unauffällig sind, ist auch die Aussicht verringert, sich mit einem keimgesunden Partner zu paaren. Sie werden vielmehr in erster Linie an auffällige und damit keimkranke, zum großen Teile mit schizophrenen Teilanlagen behaftete Personen geraten. Damit laufen *diese* Schizophrenen — die Früherkrankten — größere Gefahr, kranke Kinder zu bekommen als die Späterkrankten. Die Schizophreniequote unter ihren Kindern wird demnach höher sein. Im Gegensatz dazu heiraten die Späterkrankten in der Regel schon vor Ausbruch der Krankheit, zu einer Zeit also, in der sie noch psychisch wenig auffällig sind. Sie werden daher viel leichter Ehepartner von durchschnittlicher Qualität, jedenfalls aber kaum eine Auslese nach Belastung erhalten. Da nun die Eltern der Schizophrenen (und damit ihrer Geschwister) zu 66% geistig vollkommen unauffällig sind, sich also weitgehend nach den Gesetzen der Wahrscheinlichkeit zusammenfinden dürften, wie sie für die betreffende Durchschnittsbevölkerung gelten, wird man nicht die Gesamtzahl der Kinder von Schizophrenen, sondern nur die Kinder der zur Zeit der Eheschließung ebenfalls weitgehend als Durchschnittsbevölkerung zu betrachtenden Späterkrankten mit den Geschwistern vergleichen dürfen. Diese Kinder erkranken zu

9—10% an Schizophrenie, die Geschwister der Schizophrenen zu 11—12%. Die Ziffer für die Geschwister hält sich also tatsächlich über der Kinderziffer wie bei recessivem Erbgang zu erwarten. Die Kinder der Früherkrankten werden dagegen zu 21—22% schizophren! Ein Beweis für die Richtigkeit unserer obigen Überlegung. Man wird sich also auf den Standpunkt stellen dürfen, daß das Verhältnis zwischen Geschwister- und Kinderschizophrenieziffer in dem Augenblick nicht mehr gegen Recessivität spricht, in dem man die Verhältnisse kritisch betrachtet und die störende Gattenwahlauslese beseitigt.

Schwerer als die rein erbbiologischen Einwände gegen die Theorie von Lenz wiegen Bedenken klinischer Natur; sie machen es unmöglich, die schizophrene Psychose und die schizoide Psychopathie als Phänotypen des gleichen Genotypus anzusehen. Es handelt sich bei diesen beiden Erscheinungen um völlig wesensverschiedene Dinge.

Hier ist es am Platze, einige Worte über die *schizoide Psychopathie* zu sagen. Seitdem man die Schizophrenie kennt, haben die Kliniker und später die Erbforscher immer wieder auf das Vorkommen besonderer Psychopathentypen in den Familien der Schizophrenen hingewiesen. Es genügt, die Namen Berze, Binswanger, Bleuler, Bostroem, Elmiger, Hoffmann, Hutter, Kahn, Kraepelin, Medow, Rüdin, A. Schneider, Schultte, Schulz und vor allem Kretschmer zu nennen. Bezeichnend ist, daß auch ein großer Teil der Schizophrenen selbst schon in jungen Jahren diese Form psychopathischer Wesensart zeigt und daß ihre Psychopathologie stark an die Persönlichkeitsveränderungen erinnert, die man bei Schizophrenen in der Remission oder nach Defektheilung antrifft. Auf Einzelheiten kann ich hier nicht eingehen. Es genügt, an das zu erinnern, was ich im ersten Teil über die Lehre Kretschmers gesagt habe. Über das Schizoidproblem liegt ein ungeheuer reichhaltiges Schrifttum vor. Man hat die Schizoiden als „verkappte Schizophrene" aufgefaßt (Berze, Bleuler, Bumke); man hat sie mit dem gotischen Menschen im Sinne von Scheffler gleichgesetzt. Zwischen diesen beiden Deutungen liegen zahlreiche Versuche, das Problem klinisch-krankheitskundlich und erbbiologisch zu lösen. Die Entwicklung ist über alle hinweggegangen. Was wir heute wirklich wissen und was deshalb auch hier festgehalten werden soll, ist die Tatsache, daß es schizothyme Persönlichkeiten gibt — ich verweise auf meine Ausführungen im klinischen Teil —, die nicht mehr als normale Varianten der menschlichen Persönlichkeit angesprochen werden können, auch nicht als bloße im Bereich der inneren Norm liegend zu deutende Auffällige, sondern als Abnorme, den Erfordernissen des Lebens unzureichend Angepaßte, als Menschen eben, die wir Psychopathen nennen. Dabei verstehe ich unter der seelischen Persönlichkeit des Menschen die Summe aller in der Anlage gegebenen Verhaltungsweisen, durch die der Einzelne sich von den Verhaltungsweisen seiner Artgenossen unterscheidet, zugleich aber mit ihren Verhaltungsweisen ganz oder teilweise übereinstimmt und die den wesentlichen, unabhängigen Mittelpunkt der Person ausmachen, soweit diese ein der moralischen Zurechnung fähiges Wesen darstellt. Vom Subjekt her gesehen ist die Persönlichkeit die Person als bewußtes Erlebnis.

Was die schizothyme Persönlichkeit kennzeichnet, haben wir gesehen. Ihre abnormen Varianten nennen wir „schizoide Psychopathen" oder „Schizoide". Ich lasse zwischen beiden Bezeichnungen keinen Unterschied gelten. Und zwar geben wir ihnen diesen Titel nur dann, wenn wir sie unter den Blutsverwandten Schizophrener finden. Denn die Untersuchungen zur empirischen Erbprognose haben, wie zu zeigen sein wird, gelehrt, daß im Verwandtschaftskreis der Schizophrenen dieser Art von Psychopathen erbbiologisch eine Sonderstellung zukommt. Würden wir Menschen, die wir nicht als Blutsverwandte Schizophrener kennen, als „schizoide" Psychopathen bezeichnen, so würden wir etwas über sie aussagen, was wir nicht beweisen können, nämlich ihre erbbiologische Verwandtschaft mit den Schizophrenen. Man wird also gut daran tun, solche Menschen, mögen sie auch noch so deutlich die „schizoide“ Wesensart zeigen, nicht mit diesem erbbiologisch präjudizierenden Namen zu belegen, sondern sie rein beschreibend typologisch einordnen, etwa nach den Abgrenzungen KURT SCHNEIDERs. Umgekehrt wird man aber berechtigt sein, asthenische oder gefühlskalte Psychopathen im Sinne SCHNEIDERs (und das gleiche gilt für zahlreiche andere Typen) dann als schizoide Psychopathen zu bezeichnen, wenn ihre Blutsverwandtschaft mit einem Schizophrenen feststeht. In diesem Augenblick präjudizieren wir nichts mehr, leiten die Kennzeichnung vielmehr aus den Ergebnissen möglicher Erfahrung her (KANT), indem wir die gesicherten Befunde der empirischen Erbprognoseforschung der Förderung neuer Erkenntnisse dienstbar machen. Nach beiden Seiten hin werden Fehler gemacht werden. Einmal werden wir manche echte schizoide Psychopathie in der Bevölkerung verkennen, da wir über ihre Blutsverwandtschaft mit einem Schizophrenen nicht unterrichtet sind, zum anderen laufen wir Gefahr, daß wir Blutsverwandte von Schizophrenen als Schizoide bezeichnen, die es biologisch nicht sind; denn auch in Familien Schizophrener können sich psychopathische Persönlichkeiten finden, die, genau wie die Glieder nichtschizophrener Sippen, rein äußerlich das Bild der schizoiden Psychopathie bieten, ohne die erbbiologischen Voraussetzungen zu erfüllen. Solche Fälle sind jedoch zweifellos Ausnahmen und bestätigen die Regel. Diese aber lautet: *Der „schizoide“ Psychopath wird dann zum schizoiden, wenn seine Blutsverwandtschaft mit einem Schizophrenen feststeht.* Nicht die Psychopathologie, die Sippe ist es, die seine biopathologische Stellung bestimmt.

Nun aber zurück zur Frage, ob es erlaubt ist, Schizophrenie und schizoide Psychopathie als Phänotypen des gleichen Genotypus aufzufassen. Fest steht — ich halte mich hier im wesentlichen an das, was ich kürzlich in einer Sammelbesprechung des neueren Schrifttums ausgeführt habe — folgende Tatsache:

„Schizoide Psychopathie ist die Bezeichnung für eine von Anfang an gegebene Abartigkeit der seelischen Persönlichkeit, die sich nur insofern weiterentwickelt, als sie die Entwicklung der Persönlichkeit mitmacht. In der Schizophrenie jedoch sehen wir einen krankhaften Prozeß, der nach unseren heutigen Anschauungen irgendwann und irgendwo einmal im Körper seinen Anfang nimmt; relativ spät erfaßt er das Gehirn und wird dann als Geisteskrankheit erkennbar. Erst dann erhält die Krankheit „Schizophrenie“ eine gewisse Ähnlichkeit mit dem, was wir schizoide Psychopathie nennen. Könnten wir die Krankheit schon in ihren früheren Stadien diagnostizieren, etwa dann, wenn sie sich in den inneren Drüsen, in den Organen des Stoffwechsels abspielt, so würde man überhaupt nicht auf den Gedanken kommen, daß diese Krankheit mit der schizoiden Psychopathie etwas zu tun haben könnte. Und trotzdem handelt es sich auch in diesem Stadium um die Krankheit Schizophrenie. Eine große Zahl von Klinikern warnt vor dem Namen „Schizoid“, da er durch den Gleichklang den falschen Eindruck erwecke, daß nicht nur eine äußere Ähnlichkeit, sondern eine über genische Beziehungen noch hinausgehende wesentliche und schließlich genotypische Gleichheit vorliege. Man sieht, daß diese Warnung nicht ganz überflüssig ist. Eine schizoide Psychopathie ist keineswegs etwa eine „leicht“ ausgeprägte oder frühzeitig zum Stillstand gekommene Schizophrenie, und diese keine „schwere“ oder sich irgendwie weiterentwickelnde schizoide Psychopathie.

In der schizoiden Psychopathie können wir, soweit sie in Familien Schizophrener beobachtet wird, sehr wohl die Manifestation des heterozygoten Zustands erblicken. Soweit stimme ich mit LENZ durchaus überein und betone diese Zusammenhänge seit Jahren. Sind aber Schizoide Heterozygoten, so müssen wir für die Schizophrenie bei Monomerie die Annahme des homozygoten

Zustandes fordern und im Zusammenhalt mit der Gesamterblage in der Familie letzten Endes eben die Recessivität des Erbgangs. Daß es sich dabei um unvollständige Recessivität handelt, ist uns ja seit unserem Wissen um die Beziehungen zwischen schizoider Psychopathie und Heterozygotie klar."

Ein bezeichnendes Schlaglicht auf die Unbekümmertheit, mit der selbst von psychiatrischer Seite die Psychopathologie der Geistesstörungen nicht nur mit psychopathischen, sondern auch mit normalpsychologischen Erscheinungen durcheinandergeworfen wird, wirft eine an sich sehr kluge und kritische Untersuchung von BURKHARDT über die Beziehungen zwischen Rasse und Schizophrenie. Auch über sie habe ich mich an anderer Stelle ausführlich geäußert. BURKHARDT interessieren weniger die Häufigkeitsunterschiede der Schizophrenie bei den einzelnen Rassen, wonach meistens geforscht wird. Seine Fragestellung ist ebenso eng wie scharf begrenzt. So zwar, daß er auf die besondere klinische Gestaltung der Krankheit bei Vertretern nordischer Rasse achtet. Sein Material ist absichtlich ausgelesen nach Eingesessenheit in Schleswig-Holstein. Es dürfte sich somit in der Hauptsache um Menschen nordischer und nordisch-fälischer Rasse handeln. BURKHARDT fand bei seinen 59 Schizophrenen einen ausgeprägten Autismus, der durch hebephrene Züge sein besonderes Gepräge erhielt. Periodische Verläufe fehlten ebenso wie klare katatone, paranoide, hyperkinetische, oneiroide und reaktive Zustandsbilder. Etwa der fünfte Teil seiner Schizophrenen zeigte in der Zeit vor der Erkrankung syntone Züge. BURKHARDT nimmt einen Zusammenhang zwischen nordischem Rassenseelenstil und Gestaltung der Psychose an. Er denkt dabei an die Ähnlichkeit zwischen dem Abstandhalten der Nordischen und dem Autismus der Schizophrenen. Ich möchte aber meinen, daß es sich hier um eine rein *äußerliche* Ähnlichkeit handelt, wenn ich auch der Ansicht bin, daß die Gesamtheit der Rassenanlagen als innere Umwelt auf die Gestaltung der Psychose einen Einfluß nehmen kann. Keinesfalls darf jedoch der schizophrene Autismus als eine Steigerung und Verzerrung der nordischen Zurückhaltung aufgefaßt werden. Es handelt sich hier um völlig wesensverschiedene Dinge. Diese ist eine Verhaltungsweise, deren Wurzeln im Selbstbewußtsein, in der Bereitschaft zur Kritik, zur abwartenden Haltung und schließlich in einer gewissen Kühle der Empfindung liegen und die rein normalpsychologisch verstanden werden muß, jener ist ein psychotisches Syndrom, das vielleicht auf frei auftauchende Wahnideen, halluzinatorische Erlebnisse, sehr viel wahrscheinlicher jedoch auf noch unbekannte seelisch-körperliche Gegebenheiten pathologischer Natur aufbaut. Es geht ja nicht einmal an, die Eigenbrötelei des „schizoiden" Psychopathen pathophysiologisch mit dem Autismus des Schizophrenen in Verbindung zu bringen, also erst recht nicht das Abstandhalten der Normalpersönlichkeit. Jedes Brückenschlagen zum gesunden Seelenleben würde ein müßiges Beginnen darstellen. Immer wieder muß man darauf hinweisen, daß es gefährlich ist, aus Syndromen der Psychose auf Verhaltungsweisen der Normalpersönlichkeit zu schließen. Die Persönlichkeit schimmert wohl durch das Syndromenbild da und dort noch hindurch; dieses ist jedoch an sich etwas von ihr völlig Wesensverschiedenes. Jedenfalls soweit es sich um endogene, also der Krankheit unmittelbar eigene Syndrome handelt und nicht um den psychogenen Überbau, dessen Bild selbstverständlich weitestgehend durch die Persönlichkeit des Kranken bestimmt wird. Der schizophrene Autismus gehört jedoch nicht diesem psychogenen Überbau an; er ist vielmehr ein wesentliches Syndrom der Psychose selbst. Die Persönlichkeit ist das bewußte Erlebnis der Person. In der Psychose ist die Person durch eine Erkrankung des Substrats, das sie trägt, verändert — was erlebt wird und weiterhin für den Beobachter als „abnorme Persönlichkeit" in die Erscheinung tritt, ist also ein pathologisches Syndromenbild, das mit der ursprünglichen Persönlichkeit, dem Erlebnis der Person, vielleicht gewisse Reste gemeinsam hat, aber keine Wesenszüge, die, unberührt vom krankhaften Geschehen, in das Syndromenbild der pathologischen „Persönlichkeit" eingehen. Somit ist es unmöglich, den schizophrenen Autismus aus der Zurückhaltung der nordischen Persönlichkeit herzuleiten.

Damit entfällt auch der Deutungsversuch von LENZ, soweit es sich um die genotypische Gleichsetzung von Schizophrenie und Schizoid handelt.

Mit der alten Hypothese KAHNs berühren sich die neueren Deutungen von PATZIG. Er sucht, gestützt auf die Fortschritte der experimentellen Genetik und der klinischen Forschung, die früheren Befunde anders zu deuten und von anderen genetischen Gesichtspunkten aus zu bewerten, landet aber letzten Endes doch an alten Ufern. Seine Deutung unterscheidet sich von derjenigen KAHNs wesentlich nur dadurch, daß er die Verhältnisse unter dem Gesichtswinkel der neueren Lehre von der Manifestation der Gene (TIMOFÉEFF-RESSOVSKY) betrachtet. Nach PATZIG, der sich nicht auf statistische Forschungen, sondern auf Untersuchungen an Einzelfamilien stützt, handelt es sich bei den schizophrenen Erkrankungen um ein dominantes Hauptgen, das „identisch ist mit dem Schizoid bzw. der schizoiden Psychopathie". Dieses Hauptgen manifestiert sich heterozygot. Seine Penetranz ist relativ stark, aber nicht absolut. So kommt der Eindruck unregelmäßiger Dominanz zustande. „Die Expressivität ist höchst variabel; sie wird durch verschiedene Nebengene, Modifikatoren und exogene Faktoren bedingt. Erst die Verbindung des Hauptgens mit den Nebengenen führt zum schizophrenen Prozeß. Als Nebengene bzw. Modifikatoren wirken: bestimmte Stoffwechselanomalien, striäre Mutanten und Anomalien des Gefäßsystems." Zu den Außenfaktoren rechnet PATZIG in erster Linie Infektionen und Intoxikationen, die hier, zum Teil über das hormonale System, wirksam werden. Die Nebengene können ganz verschieden, z. B. pleiotrop wirken, sie können auch von sich aus einen Zustand schaffen, der wiederum als neuer Variationsfaktor wirkt.

Stellt man die Hypothesen KAHNs und PATZIGs einander gegenüber, so ergibt sich:

KAHN: Dimerie, 1 dominanter Faktor (Anlage zum Schizoid), 1 recessiver (Anlage zur Prozeßpsychose).

PATZIG: Monomerie, Hauptfaktor (Anlage zum Schizoid) dominant. Nebenfaktoren und Modifikatoren bedingen mit dem Hauptgen zusammen die Prozeßpsychose.

Beide Hypothesen sind nicht einmal soweit bewiesen, daß man schon von Theorien sprechen könnte.

Wohl am weitesten in der genetischen Deutung der bisher im Erbkreis der Schizophrenie erhobenen Befunde geht V. ZIEHEN. Nach ihm ist der Erbgang der Schizophrenie weder durch die Annahme von Monomerie noch von recessiver Dimerie zu erklären. Er kommt auf Grund sorgfältiger Berechnungen zu der Ansicht, daß die Schizophrenie auf einem Faktor B beruht, der sich dominant vererbt und in homozygoter wie in heterozygoter Form Schizophrenie erzeugt. Er wirkt sich jedoch nur dann im Phänotypus aus, wenn ein gleichfalls dominanter, in homozygoter und heterozygoter Form wirksamer Faktor A in recessivem Zustand (a) vorhanden ist. A ist über B epistatisch. Schizophreniefaktor und epistatischer Hemmungsfaktor stehen zueinander im Verhältnis von Koppelung, und zwar beträgt der Koppelungs- oder Austauschwert 20%. Die Koppelung beruht auf „Vereinigung" und nicht auf „Abstoßung"; es wird also angenommen, daß bei den Eltern und Großeltern der eine Chromosomenpartner beide Faktoren in dominantem, der andere in recessivem Zustand enthält, während bei „Abstoßung" der dominante Zustand des einen Faktors mit dem recessiven des anderen in dem gleichen Chromosom nebeneinander bestünde. Die Normalbevölkerung besitzt in bezug auf die beiden Allelen-Paare im wesentlichen die genotypische Konstitution A b a b, die Schizophrenen weisen die Formel a b a B und a B a B auf. Diese ganzen Deutungen sind auf Grund des vorliegenden, von Ziehen herangezogenen Materials verschiedener Forscher nur dann möglich, wenn man annimmt, daß, wie er selbst ausführt, die heterozygoten Schizophrenen (a b a B) ihre Gameten a B und a b in einem Häufigkeitsverhältnis von 4:1 bilden, daß also auf eine „schizophrene“ Gamete 4 „gesunde“ Gameten kommen. Somit beruht das ganze komplizierte hypothetische Gebäude Ziehens auf einer Voraussetzung, die zunächst einmal bewiesen werden müßte. Wurde sie zu Unrecht gemacht, so stürzt der ganze Bau zusammen.

Ziehen geht aber in seinen Deutungen noch weiter, d. h. er will „die Erbformel der Schizophrenie mit einem biologischen Sinn erfüllen“. Wörtlich sagt er: „Als annähernd gesichert kann gelten:

1. Die Schizophrenie ist zum überwiegenden Teil eine Erbkrankheit; Gene, Faktoren liegen ihr zugrunde.

2. Die Schizophrenie ist eine organische, körperliche Krankheit; ob der ihrer psychischen Erscheinungsform zugrunde liegende organische Hirnprozeß ein primärer ist — etwa im Sinne einer cerebralen Heredodegeneration (Kleist) — oder die sekundäre (vielleicht toxische) Folge der Erkrankung eines anderen Organs (der Leber, des Magen-Darms, endokriner Drüsen), wissen wir nicht. Ebensowenig kennen wir die ätiologischen Zwischenglieder, die von der chromosomalen Schizophrenieveranlagung zur Psychose führen.

3. Der schizophrene Prozeß besteht im wesentlichen in einem Abbau der ontogenetisch und phylogenetisch jüngsten, höchstdifferenzierten Schichten, in einer Enthemmung und einem Zutagetreten tieferer Schichten (Hoffmann).“

Wenn Ziehen die Schizophrenie grundsätzlich als eine körperliche Erkrankung auffaßt, so wird man ihm beistimmen müssen. Diese Anschauung wird ja auch hier vertreten. Er sagt aber selbst, daß wir über die Art dieser Grundstörung noch nichts wissen. Vielleicht ist er in diesem Punkte doch allzu zurückhaltend. Es ist ja wohl erlaubt, heute schon die Annahme einer primären Hirnkrankheit abzulehnen und die Krankheit in einer irgendwie gearteten Störung des Stoffwechsels und damit der Funktion jener Organe zu sehen, die den Stoffwechsel bestimmen und in Gang halten. *Wenn* wir aber wirklich noch *nichts* wissen sollten, so geht es um so weniger an, heute schon mit der *Psychose* Schizophrenie so zu operieren, als ob es sich um ein leicht, eindeutig und zuverlässig faßbares Merkmal im Sinne der Genetik handelt. Das tut aber Ziehen. Es gibt wenig Erbmerkmale in der experimentellen Genetik, deren Erbgang und erbbiologische Stellung man so klar und bestimmt festzulegen wagt, wie Ziehen dies für die schizophrene Psychose glaubt tun zu dürfen, von deren Wesen als Phänotypus eines Genotypus man doch nur höchst unklare Vorstellungen sich machen kann. Solange wir die Krankheit Schizophrenie nicht sicher fassen können, solange wissen wir über das erbliche Merkmal nicht Bescheid. Bis dahin müssen wir uns aber im Interesse einer ruhigen, stetigen und zielsicheren Entwicklung der Erbforschung davor hüten, Deutungen zu wagen, die nur dann mit den Ergebnissen der Forschung (vielleicht zufällig) vereinbar sind, wenn man eine ganz willkürliche, selbst wieder an der hypothetischen Deutung orientierte Hilfshypothese heranzieht. Ein solches Vorgehen kommt doch einem Zirkelschluß zum mindesten sehr nahe. Im ganzen ist zu sagen, daß alle Hypothesen über den Erbgang der Schizophrenie, so folgerichtig aufgebaut und so klug sie auch gefaßt sein mögen, Versuche am untauglichen Objekt bleiben, solange die klinisch-nosologische Situation noch so wenig geklärt ist. — Dies gilt für die älteren Deutungsversuche von HOFFMANN und KAHN in gleicher Weise wie für die neueren von PATZIG und ZIEHEN.

Was bleibt, ist folgendes:

Wenn wir die Versuche überblicken, die darauf hinzielten, zu einem Urteil über den Erbgang dessen zu gelangen, was wir Schizophrenie nennen, und wenn wir das bisher angelaufene Material einer kritischen Sichtung unterziehen, so werden wir zugeben müssen, daß von allen Deutungen der Annahme eines recessiven Grundcharakters der Vererbung die größte Wahrscheinlichkeit zukommt. Tritt man auf dieser einigermaßen tragfähigen Plattform der Frage näher, ob unter der Voraussetzung, daß diese Deutung richtig ist, Monomerie oder Polymerie als glaubhafter erscheint, so wird man sich heute auf den Standpunkt stellen dürfen, daß der Annahme der Monomerie die größere Wahrscheinlichkeit zukommt.

Ursprünglich schienen, wenn man die Befunde RÜDINs, vor allem seine niedrige Schizophrenieproportion in den Geschwisterschaften Schizophrener, die von gesunden Eltern abstammen, mit den Ergebnissen der Zwillingsforschung zusammenhielt, nach denen die Anlage zur Schizophrenie nicht als Subletalfaktor angesehen werden darf, die Verhältnisse umgekehrt zu liegen. Die Erfahrung bei Heterozygotenkreuzung (rund 5%) blieb so weit hinter der Erwartung zurück (25%), daß sie mit der Annahme recessiver Monomerie nicht vereinbar war. Inzwischen haben wir jedoch gesehen, daß die neueren Untersuchungen an diagnostisch besser gesichtetem Material zu wesentlich höheren Proportionen führten. So kam SCHULZ zu einer Ziffer von 8,1%, KALLMANN zu 9,1%, LUXENBURGER zu 11,4%. Der Durchschnitt liegt bei 9,5%. Damit hat sich die ursprüngliche RÜDINsche Ziffer fast verdoppelt. Weiterhin haben wir gelernt, daß wir bei der Schizophrenie mit Manifestationsschwankungen zu rechnen haben, sich also nicht alle Genotypen im Laufe des Lebens als schizophrene Psychose manifestieren. Davon wird an anderer Stelle noch ausführlicher zu sprechen sein. Die höchste bisher errechnete Schwankung liegt bei 33,6%, die niedrigste bei 19%. Setzen wir die höchste Schwankung in Rechnung und arbeiten wir mit einem technischen Fehler von 5%, der geeignet ist, die Proportion herabzusetzen, so wird aus der durchschnittlichen Erkrankungswahrscheinlichkeit bei Heterozygotenkreuzung von 9,5% eine doppelt korrigierte von 21,8%. Sie kommt der Erwartung bei Monomerie (25%) schon sehr erheblich nahe, erlaubt es jedenfalls nicht mehr, Dimerie anzunehmen.

Man darf diese Überlegungen und Berechnungen nur als einen sehr vorsichtigen Deutungsversuch auffassen. Keineswegs soll damit gesagt sein, daß die Schizophrenie sich monomer-recessiv vererbt. Vor allem muß ja immer wieder die Einschränkung gemacht werden, daß das alles nur unter der Voraussetzung gilt, daß die schizophrene Psychose wirklich den Phänotypus darstellt, nach dem wir fahnden. Aber selbst wenn diese Voraussetzung richtig wäre, müßte man den Berechnungen und der auf sie gegründeten Deutung mit großer Zurückhaltung gegenübertreten. Wir arbeiten dabei mit der höchsten Manifestationsschwankung und mit einem willkürlich angenommenen technischen Fehler. Somit käme auf jeden Fall unserer Ansicht nur ein Wahrscheinlichkeitswert zu.

Grundsätzlich wird die Erbforschung im schizophrenen Kreis den Charakter der erbstatistischen Reihenuntersuchungen tragen müssen. Das Studium einzelner Familien besitzt nur bedingten Wert, vor allem für die Klärung des Erbganges. Das schließt jedoch nicht aus, daß große und gut durchuntersuchte Einzelstämme sehr wohl geeignet sein können, die Ergebnisse der erbstatistischen Forschung zu veranschaulichen und zu verlebendigen. Im Schrifttum finden sich zahllose Darstellungen „schizophrener Familien". Die meisten besitzen für unser Problem keinerlei Erkenntniswert, da das Bild des Erbganges, das sich in ihnen spiegelt, zufallsbedingt und daher trügerisch sein kann. Wer ein großes Material von Familien Schizophrener überblickt, kann aus ihm zahlreiche „Beweise" für jede denkbare Form des Erbganges heraussuchen. Es gibt aber große Sippen, die umfangreich genug sind, um die in ihnen sich darbietenden Verhältnisse erbbiologisch zu deuten. Schon 1913 hatte, wie bereits erwähnt, H. LUNDBORG eine schwedische Bauernfamilie beschrieben, unter deren 2232 Mitgliedern sich schizophrene Psychosen so gruppieren, wie man es bei Recessivität zu erwarten hat. Auch erhält man bei Anwendung der Geschwistermethode WEINBERGs Proportionen, die sich am zwanglosesten im Sinne der Recessivität deuten lassen. Später veröffentlichte J. LANGE ein oberbayrisches Bauerngeschlecht aus der Gegend des Starnberger Sees. Unter 1000 Gliedern dieser Sippe fanden sich 30 Schizophrene. Auch das Bild dieser großen Familie hat ein recessives Gesicht. Die Kranken stammen meist von gesunden Eltern ab, doppelseitige Belastung ist fast durchweg nachweisbar. Schließlich zeigt auch die letzte der großen Sippen, die europäische Fürstenfamilie, die vor allem von STROHMAYER und von LUXENBURGER als „schizophrene Familie" beschrieben wurde, durchaus ein recessives Bild. Vor allem tritt hier sehr deutlich zutage, wie die Krankheit immer durch Verwandtenheirat herausgezüchtet wird. Auf diese Weise entstehen „Knotenpunkte" in der Sippe, in denen sich die Krankheit geradezu häuft und von denen aus das schizophrene Erbgut in die verschiedensten Stämme hineinfließt, um sich dann bei erneuter Verwandtenehe wieder als Schizophrenie zu manifestieren.

So bieten denn diese 3 großen Sippen wenn auch keinen Beweis, so doch eine Illustration für die Annahme, daß die Krankheit, die der schizophrenen Psychose zugrunde liegt, mit vergleichsweise hoher Wahrscheinlichkeit dem recessiven Erbgang folgt.

Ich fasse den Abschnitt über den *Erbgang der Schizophrenie* in einem Satz zusammen: *Den Erbgang der Schizophrenie kennen wir nicht, werden ihn auch wohl nicht feststellen können, solange die nosologische Stellung der Psychose noch ungeklärt ist; mit Vorsicht dürfen wir aber irgendeine Form der Recessivität vermuten.*

3. Die Ergebnisse der Untersuchungen zur empirischen Erbprognose.

Weitaus die größte Bedeutung besitzen im Erbkreis der Schizophrenie die *Untersuchungen zur empirischen Erbprognose.* Nicht nur, weil sie die einzige zuverlässige Grundlage für die praktische Erbgesundheitspflege darstellen. Auch erbwissenschaftlich sind sie von größter Wichtigkeit. In ihren Ergebnissen spiegeln sich die erbpathologischen Verhältnisse des schizophrenen Kreises vergleichsweise noch am deutlichsten. Ohne daß es notwendig wäre, einen „Erbgang" der Schizophrenie zu kennen und einen Vorentscheid über die Frage der genetischen Einheit dessen getroffen zu haben, was wir Schizophrenie nennen. Auch die Kenntnis der körperlichen Grundstörung ist für die Beurteilung des Wertes dieser Untersuchungen zunächst nicht von Belang. Wir dürfen mit der Theorie der genetischen Einheit, der Hypothese des recessiven Erbganges und der Fiktion der primären Seelenstörung arbeiten, und zwar deshalb, weil diese Voraussetzungen weder die Materialsammlung noch die Durchführung der Forschungen noch die Deutung der Ergebnisse entscheidend beeinflussen. In dieser fast restlosen methodischen und erkenntnismäßigen Unabhängigkeit von nicht gesicherten Voraussetzungen liegt ihr vorzüglichster Wert. Er rechtfertigt eine verhältnismäßig breite Darstellung dieses Gebietes. Diese lehnt sich weitgehend an meine Ausführungen im Zentralblatt für die gesamte Neurologie und Psychiatrie 1936/37 an. Dabei gehe ich so vor, daß ich die für die Praxis wichtigsten Verwandtschaftsgrade gesondert bespreche. Innerhalb jedes Verwandtschaftsgrades werden die einzelnen Arbeiten in chronologischer Reihenfolge behandelt. Am Schluß der Darstellung eines jeden Erbkreises fasse ich die wichtigsten erbprognostischen Ziffern, soweit ich sie aus dem gesamten bisher angelaufenen Material errechnet habe, kurz in einer Übersichtstabelle[1] zusammen.

a) Kinder (1595 Erwachsene).

HOFFMANNS bekanntes Buch („Die Nachkommen der endogenen Psychosen") stellt die erste Untersuchung über die Kinder von Schizophrenen dar und besitzt darüber hinaus als erste erbprognostische Arbeit der RÜDINschen Schule historische Bedeutung. Er untersuchte die Kinder von 51 klinisch sehr sorgfältig ausgewählten Schizophrenen der Münchner Psychiatrischen Klinik bzw. der alten Münchner Irrenanstalt. Die Arbeit erschien 1921.

Ich behandle hier nur Gruppe I mit IV seines Materials; Gruppe V lasse ich unberücksichtigt, da bei ihr die Nachrichten nur durch oberflächliche Recherchen gewonnen werden konnten, die Ergebnisse also mit denen der vorhergehenden Gruppen und der übrigen Arbeiten nicht zu vergleichen sind.

Nachdem die Darstellungsweise HOFFMANNS, dessen Untersuchungen noch weitgehend erbtheoretischen Fragestellungen dienten, von derjenigen der späteren erbprognostischen Arbeiten erheblich abweicht, habe ich sein Material neu ausgezählt und in einer den Tabellen anderer Arbeiten entsprechenden Form niedergelegt. Tabelle 2 gibt eine Übersicht über das HOFFMANNsche Material.

Tabelle 2. Kinder der Schizophrenen.
(Nach HOFFMANNS Gruppe I mit IV aufgestellt. 51 Familien.)

Lebensalter	Im ganzen			Unauffällig	Schizophrenie	Wahrscheinlich Schizophrenie	Schizoide Psychopathen	Andere Psychopathen	M.-dpr. Irresein?	Epilepsie	Schwachsinn	Paralyse
	lebend	tot	zusammen									
1—15	—	24	24	24	—	—	—	—	—	—	—	—
16—20	—	—	—	—	—	—	—	—	—	—	—	—
21—30	4	4	8	4	—	—	3	1[1]	—	—	—	—
31—40	19	6	25	9	2	1	10	2[2]	—	1[3]	1	—
41—50	18	8	26	8	1	1	15	—	1	—	—	1[3]
51—60	23	4	27	9	3	—	14	1[4]	—	—	—	—
61—70	11	2	13	7	—	—	5	1	—	—	—	—
über 70	3	—	3	1	—	—	2	—	—	—	—	—
Zus.:	78	48	126	62	6	2	49	5	1	(1)	1	(1)

[1] Selbstmord [2] Einer „nervenleidend", einer zyklothymer Psychopath. [3] Schon unter „Schizoid" gezählt. [4] Zyklothymer Psychopath.

Von den Diagnosen der Originalarbeit wich ich nur unwesentlich ab. Immerhin waren einige wenige Fälle heute etwas anders zu beurteilen. So konnte ich eine tabellarisch registrierte Schizophrenie HOFFMANNS (Familie 38) nicht als solche anerkennen. Ich faßte sie als Schwachsinn auf und wies darauf hin, daß auch HOFFMANN in seinen kasuistischen Schilderungen Zweifel an der Diagnose Schizophrenie äußerte. Außerdem zählte ich 2 Personen als Psychopathen aus, die HOFFMANN nicht als solche in seine Tabellen eingehen ließ.

Bezieht man die psychisch Auffälligen des HOFFMANNschen Materials auf alle über 20 Jahre alten Kinder, so erhält man folgende wichtigste Häufigkeitsziffern:

	Unauffällige	Sicher und wahrscheinlich Schizophrene	Schizoide Psychopathen	Andere Psychopathen
Unter den über 20 Jahre alten Kindern finden sich (%). . . .	37,3	7,8	48,0	4,9

[1] Die Tabellen sind durchweg der genannten Arbeit entnommen.

Die Erkrankungswahrscheinlichkeit an Schizophrenie berechnete ich nach dem abgekürzten Verfahren von WEINBERG. Dieses Verfahren liefert eine Bruttoziffer (sichere Schizophrenie + wahrscheinliche Schizophrenie) von 0,094 und eine Nettoziffer (nur sichere Schizophrenie) von 0,070. Die wahrscheinlich richtige Ziffer dürfte somit bei 0,082 liegen.

Nach den Untersuchungen HOFFMANNs ist also mit einer Erkrankungswahrscheinlichkeit an Schizophrenie von 0,082 (8,2%) zu rechnen. D. h.: Von allen Kindern der Schizophrenen erkranken, wenn man den anderen Elternteil unberücksichtigt läßt, 8,2% an Schizophrenie, falls sie die Gefährdungsperiode, die wir mit dem 16. Lebensjahr beginnen und mit dem 40. schließen lassen, überleben. Diese mit der Methodik der neueren erbprognostischen Untersuchungen errechnete Ziffer unterscheidet sich von der auf andere Weise gewonnenen Proportion HOFFMANNs (8,6% bzw. 9%) praktisch überhaupt nicht.

Lange Jahre mußte sich die Erbprognostik mit dieser Ziffer, die sich auf ein relativ sehr kleines, örtlich begrenztes Material stützte, begnügen. Es ist begreiflich, daß mehr und mehr der Wunsch laut wurde, die in München erhobenen Befunde HOFFMANNs möchten an einem andersartigen und größeren Material nachgeprüft werden.

Die nächste Untersuchung an Kindern Schizophrener stammt von OPPLER. Er untersuchte die Kinder, Enkel und Urenkel von 100 schlesischen Schizophrenen. Hier soll zunächst einmal über die Kinder berichtet werden. Da OPPLER sich bei der Anlage seiner Tabellen nicht genau an die in der erbprognostischen Forschung üblichen Formen hielt, mußte ich, ähnlich wie bei HOFFMANN, das Material tabellarisch neu ordnen. Tabelle 3, die nach dem gleichen Grundsätzen aufgestellt wurde wie Tabelle 2, gibt einen Überblick über das Material.

Tabelle 3. Kinder der Schizophrenen. (Nach OPPLERs Material aufgestellt.)

Lebensalter	Im ganzen			Unauffällig	Schizophrenie	Wahrscheinlich Schizophrenie	Schizoide Psychopathen	Andere Psychopathen	Hysterische Veranlagung	Epilepsie	Schwachsinn	Trinker	Unklare Psychosen
	lebend	tot	zusammen										
1—15	2	131	133	124	—	—	2	—	—	2	4	—	1
16—20	2	9	11	8	1	—	1	1	—	—	—	—	—
21—30	9	41	50	35	2	—	2	7	—	1	3	—	—
31—40	54	16	70	31	3	—	14	16	—	1	4	—	1
41—50	70	18	88	44	11	1[1]	8	14	2	2	5	2	—
51—60	75	15	90	29	7	1[1]	15	26	—	1	7	3	—
61—70	36	7	43	20	4	—	5	7	—	1	4	2	—
über 70	2	1	3	1	—	—	1	—	—	—	1	—	—
Zusammen:	250	238	488	292	28	2	48	71[2]	2	8	28	7	2

[1] Bei OPPLER als „unklare Psychosen" geführt. [2] Darunter 7 zyklothyme Psychopathen.

OPPLER konnte 488 Kinder von Schizophrenen erfassen; 355 waren zur Zeit des Abschlusses der Arbeit in die Gefährdungsperiode für Schizophrenie zum mindesten eingetreten, 244 standen jenseits des 40. Lebensjahres. Es handelt sich also um ein stattliches, genügend gealtertes Material.

Eine Aufstellung über die psychopathologischen Verhältnisse in diesen Kinderschaften liefert, wenn man sich auf die Personen beschränkt, die über 20 Jahre alt wurden, folgendes Bild:

	Unauffällige	Sicher und wahrscheinlich Schizophrene	Schizoide Psychopathen	Andere Psychopathen
Unter den über 20 Jahre alten Kindern finden sich (%). . . .	46,6	8,4	13,1	20,3

Aus der Tabelle errechnet sich eine mittlere Erkrankungswahrscheinlichkeit an Schizophrenie von 0,101 (10,1%).

Vergleicht man diese Aufstellungen mit denen, die aus dem Material HOFFMANNs gewonnen werden konnten, so sieht man, *daß wohl die Erkrankungswahrscheinlichkeit für Schizophrenie übereinstimmt, die übrigen Ziffern aber stark voneinander abweichen.* Diese Erfahrung läßt sich in der gesamten erbprognostischen Forschung des schizophrenen Kreises machen. Für die Praxis haben wir daraus die Folgerung zu ziehen, daß der Hauptmaßstab für die Beurteilung eines Verwandtschaftsgrades vorerst noch in der Schizophrenieziffer zu sehen ist.

Im Material OPPLERs ist die Kindergeneration ganz erheblich mit psychischen Anomalien behaftet; mehr als die Hälfte der Kinder ist irgendwie abnorm. Zu bemerken ist noch, daß OPPLER unter den Kindern der Schizophrenen eine Tuberkulosesterblichkeit fand, die erheblich größer ist als die der Durchschnittsbevölkerung, aber niedriger als diejenige, die ich seinerzeit für die Geschwister Schizophrener ermittelte. Im ganzen läßt sich sagen, daß die Belastung der Kinder Schizophrener in Schlesien keineswegs geringer ist als in anderen Gegenden Deutschlands.

1933 erschien eine Arbeit von GENGNAGEL, die sich wie HOFFMANNs Untersuchungen auf Münchner Material stützte. Es handelt sich um ein relativ kleines Material (44 Schizophrene). Im ganzen kamen 197 Kinder zur Untersuchung, von denen aber nur 128 über 20 Jahre alt waren. GENGNAGEL errechnet aus seinem Material eine Erkrankungswahrscheinlichkeit an Schizophrenie von 0,083, also eine Ziffer, die mit den bisher bekannten Ziffern gut übereinstimmt.

Die Wichtigkeit gerade der Erbprognose der *Kinder* von Schizophrenen für die eugenische Praxis läßt es angezeigt erscheinen, das Material der 3 soeben besprochenen Untersuchungen in einer Übersichtstabelle zusammenzustellen. Tabelle 4 bringt die Übersicht. 811 Personen gingen in die Untersuchung ein. Von diesen waren 595 über 16 Jahre alt, also in das Gefährdungsalter für Schizophrenie eingetreten. Die Erkrankungswahrscheinlichkeit an Schizophrenie errechnet sich zu 9,1%, die Zahl der psychisch unauffälligen Personen unter den 595 Erwachsenen beträgt 333, also 56%.

Tabelle 4. Kinder der Schizophrenen. (Gesamtmaterial von HOFFMANN, OPPLER und GENGNAGEL.)

Lebensalter	Im ganzen	Unauffällig	Schizophrenie	Wahrscheinlich Schizophrenie	Schizoide Psychopathen	Andere Psychopathen	Hysterische Veranlagung	Nichtschizophrene Psychosen (und Schwachsinn)
1—15	216	207	—	—	2	—	—	7 (4)[1]
16—20	21	15	1	—	2	3	—	—
21—30	95	68	2	—	9	10	—	6 (3)
31—40	132	67	8	1	26	23	—	8[2] (5)
41—50	139	75	13	2	23	14	2	11[2] (5)
51—60	146	79	14	1	32	29	—	11 (7)
61—70	56	27	4	—	10	8	—	7 (4)
über 70	6	2	—	—	3	—	—	1 (1)
Zusammen:	811	540	42	4	107	87[3]	2	51 (29)

[1] In ( ) stehen die Schwachsinnigen. [2] 1 schon unter den „schizoiden Psychopathen" gezählt. [3] Darunter 12 zyklothyme Psychopathen (außer den HOFFMANNschen Fällen „Anders Abnorme" Nr. 2, 5, 6 bei GENGNAGEL und „Psychopathen" Nr. 27, 36, 42, 43, 45, 51, 61 bei OPPLER).

Inzwischen wurde von KALLMANN an einem sehr großen Material, das sich aus rund 1000 Schizophrenen zusammensetzt, Nachkommenuntersuchungen abgeschlossen, die zu ganz erheblich höheren Belastungsziffern für die Kinder Schizophrener wie überhaupt für den schizophrenen Kreis als Ganzes geführt haben.

Die erbprognostisch bedeutsamsten Ziffern lassen sich kurz und übersichtlich in folgender Tabelle zusammenstellen.

Tabelle 5. Schizophrenie und schizoide Psychopathen in den Kinderschaften Schizophrener. (Nach den Ziffern KALLMANNS.) Prozentziffern.

	Zahl der erwachsenen Kinder	Bei allen erwachsenen Kindern	Hebephrenen	Bei den Kindern von		
				Katatonen	Paranoiden	Hebephrenen und Katatonen
Erkrankungswahrscheinlichkeit an Schizophrenie	1000	16,4	20,7	21,6	10,4	20,9
Häufigkeit schizoider Psychopathen		32,6	31,9	30,2	35,6	31,4

Aus dieser Tabelle geht hervor, daß die Erkrankungswahrscheinlichkeit für Schizophrenie bei den Kindern aller Schizophrenen ganz wesentlich höher ist als die aus den bisherigen Arbeiten errechneten Ziffern (16,4% gegen 9,1%). Das gleiche gilt für die Häufigkeit der schizoiden Psychopathen (32,6% gegen 17,6%). Die Ziffern stehen übereinstimmend in einem Verhältnis von rund 1,8:1; sie haben sich also nahezu verdoppelt.

Dieser auf den ersten Blick befremdende Befund erklärt sich sehr einfach, wenn man die Erbprognose der Kinder in KALLMANNS Material getrennt nach den klinischen Sonderformen der Ausgangsfälle betrachtet. Man findet dann (vgl. Tabelle 5), daß alle Ziffern für Schizophrenie *über* der in früheren Untersuchungen gefundenen liegen. Eine Ausnahme macht lediglich die Ziffer für die Kinder der Paranoiden (10,4%). Sie stimmt mit der bisherigen Ziffer (9,1%) praktisch überein.

Man wird sich nun fragen müssen:

1. Sind Anhaltspunkte dafür gegeben, daß das früher auf die Qualität der Kinder untersuchte Schizophreniematerial eine Auslese nach paranoiden Formen darstellt, während dieses Auslesemoment bei den Untersuchungen KALLMANNS keine Rolle spielt?

2. Wie kommt es, daß die Kinder der Paranoiden weniger in bezug auf Schizophrenie gefährdet sind, als die Kinder der übrigen Schizophrenen?

ad 1. Die Zwillingsuntersuchungen bestätigten die klinische Erfahrung, daß die paranoiden Schizophrenien meist Späterkrankungen sind. Das durchschnittliche Erkrankungsalter für die paranoiden liegt bei 35 Jahren, für die nichtparanoiden Formen bei 24 Jahren. Da man nun bei den früheren erbprognostischen Untersuchungen aus äußeren Gründen von Schizophrenen ausgehen mußte, die verheiratet waren, und womöglich Kinder hatten, also alle zur Zeit des Anstaltsaufenthaltes Ledigen ausschieden, wurden vor allem Späterkrankte erfaßt, da bei den Früherkrankten die genannten Voraussetzungen weit seltener zutreffen. Somit ergab sich zwangsläufig eine Auslese nach paranoiden Formen. Diese Auslese ist bei KALLMANN nicht wahrscheinlich, da er von *allen* Schizophrenen ausging, ohne Rücksicht darauf, ob sie Kinder hatten oder verheiratet waren. Er erfaßte alle Kranken, die früher oder später einmal Kinder bekamen, während in die übrigen Untersuchungen lediglich solche eingingen, bei denen zur Zeit des Anstaltsaufenthaltes bereits die Tatsache der Verheiratung bekannt war.

ad 2. Die Kinder der Paranoiden sind Kinder von Späterkrankten. Es ist somit wahrscheinlich, daß ein großer Teil dieser Kranken zu einer Zeit geheiratet hatte, als sie noch keine auffallenden psychischen Erscheinungen boten. Man darf daher annehmen, daß auch ihre Ehegatten in der Regel psychisch unauffällige Menschen waren, häufiger jedenfalls als die Ehegatten jener Kranken, die erst nach einem schizophrenen Schub oder gar nach mehreren Schüben zur Heirat kamen. Da aber nach dem heutigen Stande unseres Wissens psychisch Unauffällige mit hoher Wahrscheinlichkeit als erbgesund anzusehen sind, dürften weitaus die meisten Ehegatten der Paranoiden erbgesund sein. Die Erkrankung an Schizophrenie setzt voraus, daß die Anlage von beiden Eltern kommt. Somit werden die Kinder der Paranoiden seltener an Schizophrenie erkranken als die Kinder der Hebephrenen und Katatonen, obwohl es sich bei allen diesen klinischen Unterformen um phänotypische Varianten handelt.

Das ist natürlich eine Hypothese. Aber zweifellos eine, der ein hoher Erklärungswert zukommt. Ich habe mich ihrer schon bei den Erörterungen über den „Erbgang" der Schizophrenie bedient. Die Probe auf ihre Richtigkeit könnte dadurch gemacht werden, daß man die Erkrankungswahrscheinlichkeit der Kinder von Hebephrenen und Katatonen einerseits, von Paranoiden andererseits untersucht, die — in beiden Gruppen — diese Kinder mit einem psychisch vollkommen unauffälligen Gatten gezeugt haben. Ist die hier gelieferte Erklärung richtig, so müssen die Kinder der beiden Gruppen die gleiche Erkrankungswahrscheinlichkeit, und zwar eine praktisch an 0 heranreichende zeigen. Bei dieser Anordnung fällt ja das Auslesemoment weg; in beiden Gruppen sind die unauffälligen Ehepartner zu 100%, die keimgesunden daher zu annähernd 100% vertreten.

Eine Stütze für jene Hypothese sehe ich in der Tatsache, daß die schizoiden Psychopathen unter den Kindern der verschiedenen Gruppen im Gegensatz zu den Schizophrenen annähernd gleich häufig, ja unter denen der Paranoiden sogar etwas häufiger vorkommen. Ein Schema mag dies veranschaulichen. Wir gehen von je 5 Ehen aus und nehmen dem oben Gesagten entsprechend an, daß die Paranoiden 2mal einen keimkranken und 3mal einen keimgesunden Ehepartner finden, während die Hebephrenen und Katatonen sich 4mal mit einem keimkranken und nur 1mal mit einem keimgesunden Gatten kreuzen. Monomerie vorausgesetzt, liegen dann die Verhältnisse so, wie sie Tabelle 6 zeigt.

Tabelle 6.

	Gedachtes Beispiel		Gefundene Verhältnisse	
	Kinder der Paranoiden	Kinder der Hebephrenen und Katatonen	Kinder der Paranoiden	Kinder der Hebephrenen und Katatonen
Schizophrenie (RR)	$2 \times 2 = 4$	$4 \times 2 = 8$	10,4	20,9
Schizoide Psychopathen (DR) .	$2 \times 2 + 3 \times 4 = 16$	$4 \times 2 + 4 = 12$	35,6	31,4

Einer Verdoppelung der Schizophreniehäufigkeit zugunsten der Hebephrenen und Katatonen könnte also sehr wohl eine leichte Erhöhung der Schizoiden zugunsten der Paranoiden entsprechen.

Daß bei den früheren Untersuchungen die Zahl der Schizoiden nur etwas über halb so groß war als unter den Kindern der Hebephrenen und Katatonen KALLMANNs, während man nach dem eben Gesagten eigentlich erwarten könnte, daß sie etwas höher sein würde, wenn die früheren Schizophrenen als Paranoide anzusehen sind, braucht uns nicht zu beirren. Wir wissen aus dem Vergleich der

Schizoidenziffern bei Hoffmann, Oppler und Gengnagel — und wir werden das später immer wieder bestätigt finden —, daß verschiedene Untersucher zu ganz verschiedenen Häufigkeitswerten für die Schizoiden gelangen, da hier der persönliche Beurteilungsfehler eine große Rolle spielt. Im Gegensatz zur Diagnose der Schizophrenie, die auch bei verschiedenen Untersuchern, wenn nur das Material ähnlich zusammengesetzt ist, ziemlich konstante Werte ergibt. Dies zeigt Tabelle 7.

Tabelle 7.

	Hoffmann	Oppler	Gengnagel
Schizophrenieziffer	8,2	10,1	8,3
Schizoidenziffer	48,0	13,1	7,2

Man wird also gut daran tun, bis auf weiteres die Qualität von Nachkommenschaften im schizophrenen Kreis in erster Linie an der Schizophrenieziffer zu prüfen und die Schizoiden nur mit großer Vorsicht beim Vergleich von Befunden heranzuziehen, die von verschiedenen Untersuchern erhoben wurden.

Als feststehend möchte ich ansehen:

1. Die nicht differenzierte Erkrankungswahrscheinlichkeit für die Kinder Schizophrener ist heute auf 0,164 zu veranschlagen und nicht wie bisher auf 0,091.

2. Die Kinder der Hebephrenen und Katatonen haben die weitaus schlechteste Erbprognose. Diese Mehrgefährdung ist wohl in erster Linie auf Voraussetzungen soziologischer und pathopsychologischer Natur (Gattenwahl) zurückzuführen. Auf jeden Fall aber stellt die Ausschaltung gerade dieser Kranken die vordringlichste Aufgabe der Erbgesundheitspflege dar. Denn wenn sie auch genotypisch mit den übrigen Schizophrenen übereinstimmen, so laufen sie doch ganz besondere Gefahr, sich mit belasteten Gatten zu verbinden und aus diesem Grunde eine Nachkommenschaft mit überdurchschnittlich hoher Schizophrenieziffer zu zeugen.

Die Untersuchungen Kolles an Kindern von Paranoikern gehören nur sehr bedingt hierher. Die Ergebnisse sind ein Neben- oder besser Teilbefund aus seiner großen Arbeit. Da man aber heute die Paranoia im Sinne von Kolle unter die Schizophrenien zu rechnen hat, seien die Ergebnisse der Vollständigkeit halber mitgeteilt. Aus 142 Kindern errechnet sich eine Bezugsziffer für die gefundenen 2 sicheren und 3 fraglichen Schizophrenien von 37. Wir erhalten daher eine mittlere Erkrankungswahrscheinlichkeit für Schizophrenie von 0,095, eine Ziffer, die mit der Schizophrenieziffer der früheren Untersuchungen (an paranoiden Schizophrenen!) gut übereinstimmt, hinter der Kallmannschen Proportion aber erheblich zurückbleibt. Auch hier dürfen wir wieder annehmen, daß das höhere Erkrankungsalter die Erbprognose verbessert. Fälle von Paranoia traten bei den Kindern nicht auf.

Zu einer *differenzierten Erbprognose* der Kinder von Schizophrenen liegen erst Ansätze vor.

Vor allem läßt sich wenigstens etwas über die Erkrankungsaussichten der Kinder schizophrener Ehepaare aussagen.

Von den Einzelfamilien Elmigers und Lundborgs, die 100% sicher oder wahrscheinlich erkrankte Kinder aufweisen, müssen wir hier absehen. Es handelt sich um Einzelkasuistik, deren Ergebnissen kein erbprognostischer Wert zukommt. Zudem erscheint die väterliche Schizophrenie in Lundborgs Fall sehr zweifelhaft. Dagegen hat Kahn 8 schizophrene Ehepaare mit ihren Kindern untersucht, die als nicht ausgelesene Serie angesehen werden dürfen. Aus den Beschreibungen der Familien kann man entnehmen, daß es sich um 15 erwachsene Kinder handelt, unter denen sich 7 sichere Schizophrene und 5 Psychopathen fanden, die zum mindesten auf Schizophrenie verdächtig sind. Aus diesem kleinen, diagnostisch vielleicht nicht völlig einwandfreien, aber gut durchforschten und ausführlich mitgeteiltem Material errechnet sich eine mittlere Schizophrenieziffer von 63,4%. Es ist nun sehr interessant, wenn auch wohl ein Zufall, daß KALLMANN bei seinen Forschungen über die Erkrankungsaussichten der Nachkommen Schizophrener mit Hilfe der üblichen Morbiditätsberechnung zu einer Erkrankungswahrscheinlichkeit von genau der gleichen Höhe kommt.

Wir müssen also, solange große Untersuchungsreihen nicht etwas anderes lehren, für die Kinder schizophrener Elternpaare eine Erkrankungswahrscheinlichkeit von 0,634 annehmen. Da bei recessivem Erbgang theoretisch alle Kinder erkranken müßten, haben wir mit einer Gesamtmanifestationsschwankung von 0,366 zu rechnen gegenüber einer mittels der Zwillingsforschung festgestellten, rein durch die äußere Umwelt bedingten Schwankung von 0,20—0,30.

Was sonstige Differenzierungen anlangt, so liegt alles noch völlig im Dunkeln. HOFFMANN hat zwar aus seinem Material 3 Gruppen gebildet, in denen er die Beschaffenheit der Kinder getrennt untersuchte, je nachdem der andere Elternteil „schizoid“, „nichtschizoid“ oder „hypomanisch und ähnlich“ war. Ich fasse hier die beiden letzten Gruppen als „nichtschizoid und nichtschizophren“ zusammen. Man erhält dann die Tabelle 8.

Tabelle 8.

Proband	Ehegatte	Erwachsene Kinder			
		Zahl	Schizophrenie	Schizoide	Nichtschizophrene und Nichtschizoide
Schizophren	Schizoid	9	—	9	—
Schizophren	Nichtschizoid und Nichtschizophren	41	1	22	18

Die erste Gruppe umfaßt 5, die zweite 20 Familien. Das Ergebnis ist, wie ein Blick auf die Tabelle lehrt, so uncharakteristisch und das Material so klein, daß ich von Berechnungen und von einer Deutung der Befunde absehen kann.

b) Enkel (1293 Erwachsene).

Die ersten systematischen Untersuchungen über die Erbprognose der Enkel Schizophrener stammen von JUDA. Zwar hatte schon HOFFMANN sich mit der Erkrankungsaussicht der Enkel seiner Schizophrenen beschäftigt, doch handelte es sich dabei um einen unter erbtheoretischen Gesichtspunkten erhobenen Nebenbefund an kleinem Material.

JUDA untersuchte die Enkel von 42 Basler und 30 Münchner Schizophrenen. Die Erhebungen umfassen im ganzen 537 Personen; unter diesen befanden sich 296 Erwachsene. Für die Enkel der Basler Schizophrenen errechnet sich eine mittlere Erkrankungswahrscheinlichkeit an Schizophrenie von 0,074, für die Enkel der Münchner eine solche von 0,018. Aus beiden Gruppen zusammen erhält man 0,038. Daß die Basler Enkel so sehr viel mehr gefährdet sind als die Münchner, erklärt sich aus der größeren Häufigkeit der Schizophrenie in der dortigen Gesamtbevölkerung, wie sie von BRUGGER festgestellt wurde und sich bei allen bisherigen, an Basler Material durchgeführten erbprognostischen Untersuchungen immer wieder bestätigt hatte. Die größere Häufigkeit recessiver Homozygoten in einer Bevölkerung bedingt aber eine Zunahme der Heterozygoten.

Monomerie vorausgesetzt, regelt sich die Verteilung der 3 möglichen Typen (Recessive, d. h. kranke Homozygoten, Heterozygoten und dominante, d. h. gesunde Homozygoten), wenn r die Häufigkeit der recessiven und d diejenige der dazugehörigen dominanten Anlage darstellt, nach dem binomischen Ansatz $(r + d)^2 = r^2 + 2\,rd + d^2$. Da $r + d = 1$, wird $d = 1 - r$. $2\,rd$ ist der Ausdruck für die Häufigkeit der Heterozygoten, r^2 der für die recessiven Homozygoten. r^2 ist als Häufigkeit der Kranken bekannt, statt $2\,rd$ kann man schreiben $2\,r\,(1 - r)$. Nachdem r als $\sqrt{r^2}$ leicht zu errechnen ist, kennt man auch die Häufigkeit der zu r gehörigen Heterozygoten $2\,rd$.

Da in Basel die Schizophrenie etwa doppelt so häufig ist als in München (1,8% gegenüber 0,85%), wird man mit einer erheblich größeren Zahl von Heterozygoten zu rechnen haben. Nimmt man an, die Schizophrenie gehe monomer-recessiv, so würden den 1,8% Basler Schizophrenen 23,2% Heterozygoten, den 0,85% Münchner aber nur 16,7% Heterozygoten entsprechen. Die Aussicht, daß das heterozygote Kind eines Schizophrenen sich mit einem Heterozygoten der Bevölkerung kreuzt und eine Schizophrenie herausgezüchtet wird, ist also schon bei Panmixie in Basel erheblich größer als in München. Dazu kommt noch die ganz zweifellos größere Inzuchtziffer für Basel und die Tatsache, daß die dortigen Konnuptialkreise sehr viel enger sind als in der Großstadt München mit ihrem starken Zustrom auswärtiger Zuzügler.

OPPLER fand für 813 Enkel schlesischer Schizophrener, unter denen sich 681 Erwachsene befanden, eine Erkrankungswahrscheinlichkeit von 0,027. Legen wir in Tabelle 9 die Materialien der beiden Autoren zusammen, so erhalten wir folgende Übersicht über die Enkelschaften Münchner, Basler und schlesischer Schizophrener.

Tabelle 9. Übersicht über die Enkel der Münchner, Basler und schlesischen Schizophrenen.

	Im ganzen	Unauffällig	Schizophrenie	Wahrscheinlich Schizophrenie	Schizoide Psychopathen	Andere Psychopathen [2]	Nichtschizophrene Psychosen [3]	Schwachsinn
1—15	600	531	—	1 [1]	12	27	1	28
16—20	172	116	1	—	4	25	1	25
21—30	324	227	4	—	16	48	—	29
31—40	161	93	5	—	10	38	1	14
41—50	73	51	2	—	5	13	1	1
51—60	17	16	—	—	—	—	—	1
61—70	1	1	—	—	—	—	—	—
Alter unbekannt	2	2	—	—	—	—	—	—
Zusammen:	1350	1037	12	1	47	151	4	98

[1] Bei den Basler Enkeln. [2] Einschließlich Hysterie und Trinker. [3] Epilepsien und eine unklare Psychose.

Aus der Tabelle errechnet sich eine Erkrankungswahrscheinlichkeit für Schizophrenie von 0,03 und eine Häufigkeitsziffer der schizoiden Psychopathen von 4,7%.

Wie zu erwarten, konnten die Untersuchungen KALLMANNs an 543 erwachsenen Berliner Enkeln die hier errechnete Schizophrenieziffer bestätigen. Auf die Enkel wirkt sich ja das oben besprochene Auslesemoment der Gattenwahl nicht mehr aus. Die Übereinstimmung der beiden Ziffern ist ein weiterer Beleg dafür, daß unsere Deutung der Unstimmigkeiten bei den Kinderziffern richtig ist und daß die einzelnen Unterformen der Schizophrenie keine selbständigen Genotypen, sondern nur Varianten des gleichen Phänotypus darstellen. KALLMANN errechnete für seine 543 erwachsenen Enkel eine Erkrankungswahrscheinlichkeit von 2,9%. Die Übereinstimmung mit den früheren 3,0% könnte nicht vollkommener sein.

Tabelle 10. Differenzierte Erbprognose in den Enkelschaften Schizophrener.

Elternkreuzung	Absolute Ziffern				Prozentziffern		
	Zusammen	Unauffällige	Schizophrenie	Schizoide Psychopathen	Unauffällige	Schizophrenie	Schizoide Psychopathen
Beide Eltern unauffällig .	270	230	2	7	85,2	0,7	2,6
Beide Eltern abnorm, aber nicht schizoid (anders abnorm)	93	36	—	7	38,7	—	7,5
Ein Elter unauffällig, einer anders abnorm	184	107	2	10	58,2	1,1	5,4
Ein Elter schizoid, einer anders abnorm	22	6	2	3	27,3	9,1	13,6
Ein Elter psychotisch, einer unauffällig	14	8	1	2	57,1	7,1	14,2
Ein Elter psychotisch, einer anders abnorm	17	6	3	1	35,3	17,6	5,9
Ein Elter psychotisch, einer schizoid	3	1	—	1	33,3	—	33,3
Ein Elter unauffällig, einer schizoid	73	51	1	3	69,9	1,4	4,1

Tabelle 10 wurde so aufgestellt, daß sowohl aus dem Material von Juda als auch aus dem von Oppler die Beschaffenheit der Enkel getrennt nach den verschiedenen Arten der Elternkreuzungen dargestellt wurde. Sie baut sich auf die entsprechenden Tabellen jener Arbeiten auf. Die Schizophrenieziffer ist hier keine Erkrankungswahrscheinlichkeit, sondern eine Häufigkeitsziffer, da sich bei manchen Gruppen Morbiditätsberechnungen wegen der Kleinheit des Materials nicht durchführen ließen. Es sind lediglich die über 15 Jahre alten Enkel berücksichtigt.

Gruppieren wir das Material danach, ob beide Eltern unauffällig sind, einer abnorm ist oder beide abnorm sind, so erhalten wir Tabelle 11.

Tabelle 11. Differenzierte Erbprognose in den Enkelschaften Schizophrener. Zusammenfassung in größere Gruppen.

	Zusammen	Unauffällige	Schizophrenie	Schizoide Psychopathen	Schizophrene und schizoide Psychopathen
Beide Eltern unauffällig . .	270	230	2	7	9
Ein Elter abnorm	271	166	4	15	19
Beide Eltern abnorm . . .	135	49	5	12	17

Eine Übersicht über die Prozentziffern gibt Tabelle 12. Auch hier stellt die Schizophrenieziffer keine Erkrankungswahrscheinlichkeit, sondern nur eine Häufigkeitsziffer für alle über 15 Jahre alten Enkel dar. Die Erkrankungswahrscheinlichkeit, die der Häufigkeitsziffer entspricht, dürfte nicht unerheblich

Tabelle 12. Differenzierte Erbprognose in den Enkelschaften Schizophrener. Zusammenfassung in größere Gruppen. Prozentziffern.

	Unauffällige	Schizophrenie	Die dieser Häufigkeitsziffer entsprechende Erkrankungswahrscheinlichkeit	Schizoide Psychopathen	Schizophrene und schizoide Psychopathen
Beide Eltern unauffällig .	85,2	0,7	1,3	2,6	3,3
Ein Elter abnorm . . .	61,3	1,5	2,7	5,5	7,0
Beide Eltern abnorm . .	36,3	3,7	6,7	8,9	12,6

höher sein als diese. Man kann sie überschlagsweise errechnen, indem man das Verhältnis zwischen der Erkrankungswahrscheinlichkeit für das Gesamtmaterial (3,0%) und der dazu gehörigen, mit Hilfe von Tabelle 9 leicht feststellbaren Häufigkeitsziffer (1,65%) zugrunde legt. Die auf diese Weise geschätzten Erkrankungswahrscheinlichkeiten wurden in Tabelle 12 eingesetzt.

Die Qualität der Enkel Schizophrener ist also um so schlechter, je auffälliger ihre Eltern sind. Ist ein Elter abnorm, so ist die Erkrankungswahrscheinlichkeit an Schizophrenie größer, als wenn beide Eltern unauffällig sind, und geringer, als wenn beide Eltern abnorm sind. Das gleiche gilt auch für die schizoide Psychopathie.

So bescheiden diese Befunde an sich anmuten, so geben sie doch wertvolle Richtlinien für unser Verhalten bei der Erbberatung.

Geht man weiter in der Differenzierung, so interessiert natürlich vor allem die Frage, ob zwischen dem Auftreten der Schizophrenie und einer schizoiden Psychopathie der Eltern positive Beziehungen bestehen. Darüber gibt Tabelle 13 Auskunft.

Tabelle 13. Differenzierte Erbprognose in den Enkelschaften Schizophrener. Die Abhängigkeit der Qualität der Enkel von einer schizoiden Psychopathie der Eltern.

	Absolute Zahlen				Prozentziffern			
	Zusammen	Unauffällig	Schizophrenie	Schizoide Psychopathen	Unauffällig	Schizophrenie	Die dieser Häufigkeitsziffer entsprechende Erkrankungswahrscheinlichkeit	Schizoide Psychopathen
Kein Elter schizoider Psychopath	578	387	8	27	67,0	1,4	2,5	4,7
Ein Elter schizoider Psychopath	98	58	3	7	59,2	3,1	5,6	7,1
Ein Elter Heterozygoter, einer schizoider Psychopath (HOFFMANN) . . .	21	15	1	5	71,4	4,8	8,7	23,8

Die Gruppe „beide Eltern schizoide Psychopathen" kann aus dem Material JUDAs und OPPLERs nicht besetzt werden. Wir greifen deshalb auf die Gruppe von Enkeln zurück, die HOFFMANN seinerzeitne ben seinen Kindern mit erforscht und zu seinen Versuchen, eine mendelistische Deutung der Befunde im schizophrenen Kreis zu liefern, herangezogen hatte. Aus dieser kleinen Gruppe von Enkeln werden jene Fälle herausgezogen, bei denen der angeheiratete Elter ein schizoider Psychopath war. Die Untergruppe erhält dann den Namen „Ein Elter Heterozygoter (nämlich das Kind des Schizophrenen), einer schizoider Psychopath". Sie entspricht unseren Anschauungen vom Genotypus dessen gemäß, was wir „schizoid" nennen, weitgehend der hier fehlenden Gruppe „Beide Eltern schizoid".

Aus der letzten Gruppe (HOFFMANNs Fälle) wollen wir, obwohl sie sich sinnvoll in das System einfügt, wegen ihrer Kleinheit noch keine Schlüsse ziehen. Dagegen wird sehr deutlich, daß die Enkel dann besonders stark durch Schizophrenie gefährdet sind, wenn ein Elter ein schizoider Psychopath ist. Nach diesem Ergebnis werden wir uns in der Eheberatung zu richten haben.

Im ganzen sieht man, daß die Enkel der Schizophrenen erheblich weniger gefährdet sind als die Kinder der Kranken und daß die Gefährdung sehr deutlich von der psychischen Beschaffenheit ihrer Eltern abhängt. Ist ein Elter das, was wir bei Blutsverwandtschaft mit einem Schizophrenen einen schizoiden Psychopathen nennen, so ist die Erbprognose der Enkel besonders ungünstig.

Daraus dürfen wir schließen, daß sie noch ungünstiger sein wird, wenn beide Eltern an dieser Form der Psychopathie leiden. Bei den bisher vorliegenden erbprognostischen Untersuchungen in den Enkelschaften kamen allerdings solche Fälle noch nicht zur Beobachtung.

c) Urenkel (71 Erwachsene).

Weder OPPLER noch KALLMANN fanden unter ihren Urenkeln Fälle von Schizophrenie. OPPLER untersuchte wohl die an und für sich erstaunlich hohe Zahl von 211 Urenkeln diagnostisch einwandfreier Schizophrener, doch hatten von diesen zur Zeit des Abschlusses der Untersuchung nur 42 den Beginn der Gefährdungsperiode für Schizophrenie erreicht oder befanden sich innerhalb dieses Zeitraumes. Unter den 211 Urenkeln fand OPPLER 8 schizoide Psychopathen, 11 sonstige Psychopathen und 26 Schwachsinnige. Berechnet man diese Abnormen auf das Alter, innerhalb dessen sie beobachtet wurden, so erhält man für die Schizoiden 4,3%. Diese Ziffer stimmt mit den 3,4% KALLMANNs gut überein.

Man wird heute praktisch den Standpunkt vertreten dürfen, daß die Urenkel der Schizophrenen sich von der Gesamtbevölkerung in bezug auf die Belastung mit schizophrenem Erbgut kaum unterscheiden.

d) Neffen und Nichten (2985 Erwachsene).

Dieser für die Erbberatung sehr wichtige Verwandtschaftsgrad wurde erstmalig von SCHULZ beforscht. Die 1926 erschienene Arbeit stellt die erste systematische erbprognostische Untersuchung dar, die unter Verzicht auf jede erbtheoretische Deutung die Befunde so wiedergibt, wie sie erhoben wurden, und sich einzig und allein an praktische Fragestellungen hält. In ihr wird auch bereits der Versuch einer Differenzierung nach der psychischen Beschaffenheit der Eltern unternommen, und zwar getrennt danach, ob der in einem bestimmten Sinne auffällige Elter das Geschwister des Schizophrenen ist oder nicht. Selbstverständlich konnten hier bei der geringen Größe des Materials, das einer Aufteilung in kleine Gruppen noch nicht gewachsen war, keine stabilen Ergebnisse erzielt werden. Immerhin ging aber schon aus der Arbeit von SCHULZ hervor, wie groß die Bedeutung der schizoiden Psychopathie eines Elternteils für die Beschaffenheit der Nachkommen ist — ein Befund, der sich im gleichen Sinne immer wieder bestätigt hat. Die differenzierte Erbprognose in die richtige Bahn gelenkt zu haben, ist das große Verdienst dieser Arbeit.

Tabelle 14. Übersicht über die Neffen und Nichten der Münchner, Basler und Thüringer Schizophrenen.

	Im ganzen	Unauffällig	Schizophrenie	Schizoide Psychopathen	Andere Psychopathen	Nichtschizophrene Psychosen[1]	Schwachsinn	Unbekannt
1—10	401	399	—	—	1	—	1	—
11—20	229	209	—	7	12	1	—	—
21—30	393	329	1	13	43	—	4	3
31—40	302	269	3	6	19	—	2	3
41—50	319	271	7	11	23	3	4	—
51—60	170	145	2	8	11	2	2	—
61—70	71	57	4	4	5	1	—	—
über 70	18	12	—	2	2	2	—	—
Alter unbekannt	6	6	—	—	—	—	—	—
Zusammen:	1909	1697	17	51	116	9	13	6

[1] 2 Epilepsien, 1 Tabespsychose, 1 ALZHEIMERsche Krankheit, 2 Manisch-Depressive, 1 arteriosklerotische Demenz, 2 unklare Psychosen.

Die beiden anderen, hier einschlägigen Veröffentlichungen von WALKER und KONSTANTINU, die 1929 und 1930 erschienen, kommen — von belanglosen Einzelheiten abgesehen — zu den gleichen Ergebnissen. Ich fasse das Material in Tabelle 14 zusammen.

Im ganzen handelt es sich um 1909 Neffen und Nichten, von denen 1279 das 20. Lebensjahr überschritten haben. Eine Grenzziehung beim 16. Lebensjahr ist hier nicht möglich, da WALKER das Alter seines Materials nach Jahrzehnten aufgebaut hat. Man erhält 17 Schizophrene, somit eine Erkrankungswahrscheinlichkeit von 0,018 und 51 schizoide Psychopathen.

Tabelle 15. Differenzierte Erbprognose in den Neffen-Nichtenschaften Schizophrener.

Elternkreuzung	Absolute Ziffern				Prozentziffern		
	Zusammen	Unauffällige	Schizophrenie	Schizoide Psychopathen	Unauffällige	Schizophrenie	Schizoide Psychopathen
Beide Eltern unauffällig .	1006	923	5	20	91,7	0,5	2,0
Beide Eltern abnorm, aber nicht schizoid	29	11	3	5	37,9	10,3	17,2
Ein Elter unauffällig, einer „anders abnorm" . . .	253	192	3	10	75,9	1,2	4,0
Ein Elter schizoid, einer „anders abnorm"	23	8	1	1	34,8	4,3	4,3
Ein Elter unauffällig, einer schizoid	77	59	1	10	76,6	1,3	12,9
Beide Elter schizoid . . .	9	7	1	1	77,8	11,0	11,0

Differenziert man ähnlich wie bei den Enkeln, so ergibt sich als Grundlage zunächst einmal Tabelle 15. Aus ihr wird dann durch Zusammenziehen einzelner Gruppen Tabelle 16, welche die Abhängigkeit der Erbprognose von dem Umstand zeigt, ob ein Elter oder beide Eltern irgendwie psychisch auffällig sind oder nicht. Auch hier erkennt man wie bei den Enkeln ein deutliches Ansteigen sowohl der Erkrankungswahrscheinlichkeit für Schizophrenie als auch der Häufigkeit schizoider Psychopathen parallel mit der Zunahme der Auffälligkeit der Eltern.

Tabelle 16. Differenzierte Erbprognose in den Neffenschaften Schizophrener. Zusammenfassung in größere Gruppen. Absolute Zahlen und Prozentziffern.

	Zusammen	Unauffällige	Schizophrenie	Erkrankungswahrscheinlichkeit	Schizoide Psychopathen	Schizophrenie und schizoide Psychopathen
			a) Absolute Zahlen.			
Beide Eltern unauffällig .	1006	923	5	—	20	25
Ein Elter abnorm	330	251	4	—	20	24
Beide Eltern abnorm . .	61	26	5	—	7	12
			b) Prozentziffern.			
Beide Eltern unauffällig .	—	91,7	0,5	0,9	2,0	2,5
Ein Elter abnorm	—	76,1	1,2	2,2	6,1	7,3
Beide Eltern abnorm . .	—	42,6	8,2	14,8	11,5	19,7

Tabelle 17, die nach der schizoiden Psychopathie der Eltern differenziert, zeigt dieses Ansteigen ebenfalls und darüber hinaus höhere Erkrankungswahrscheinlichkeiten für Schizophrenie als bei den entsprechenden, nur ganz allgemein nach „Abnormität" der Eltern gebildeten Gruppen.

Tabelle 17. Differenzierte Erbprognose in den Neffen-Nichtenschaften Schizophrener. — Die Abhängigkeit der Qualität der Neffen und Nichten von einer schizoiden Psychopathie ihrer Eltern. Absolute Zahlen und Prozentziffern.

	Zusammen	Unauffällige	Schizophrenie	Erkrankungswahrscheinlichkeit	Schizoide Psychopathen	Schizophrenie und schizoide Psychopathen
a) Absolute Zahlen.						
Kein Elter schizoider Psychopath .	1288	1126	11	—	35	46
Ein Elter schizoider Psychopath .	100	67	2	—	11	13
Beide Eltern schizoide Psychopathen	9	7	1	—	1	2
b) Prozentziffern.						
Kein Elter schizoider Psychopath .	—	87,4	0,9	1,6	2,7	3,6
Ein Elter schizoider Psychopath .	—	67,0	2,0	3,6	11,0	13,0
Beide Eltern schizoide Psychopathen	—	77,8	11,0	19,9	11,0	22,0

Würde es sich erweisen, daß die Gefährdung durch Schizophrenie besonders groß ist, wenn der Elternteil, der Geschwister des Schizophrenen ist, als schizoider Psychopath erscheint, so könnte ein solcher Befund eine Stütze für unsere Ansicht darstellen, daß man die Diagnose „schizoide Psychopathie" nur dann stellen und den schizoiden Psychopathen als Träger von Teilanlagen zur Schizophrenie ansehen sollte, wenn es sich um den Blutsverwandten eines Schizophrenen handelt. Einen gewissen Hinweis darauf, daß unsere Anschauung richtig ist, liefert die Tatsache, daß die nach Schizoidie der Eltern differenzierten Enkel durchweg höhere Ziffern für Schizophrenie aufweisen, als die in gleicher Weise differenzierten Neffen und Nichten. Wissen wir doch, daß bei recessivem Erbgang die Eltern der Enkel, die Kinder eines Schizophrenen sind, stets als Heterozygoten anzusehen sind, während dies nur für einen Teil der Geschwister der Schizophrenen gilt.

Bleuler kommt an seinem kleinen Material von 52 erwachsenen Neffen und Nichten ebenso wie Kallmann an seinem großen von 1654 erwachsenen Personen zu einer Schizophrenieziffer von 1,9%. Sie stimmt mit unseren 1,8% vollkommen überein.

Zusammenfassend ist festzustellen: Die Neffen und Nichten von Schizophrenen sind weniger mit Schizophrenie gefährdet als die Enkel oder gar die Kinder. Ihre Erkrankungswahrscheinlichkeit liegt aber noch erheblich über derjenigen der Durchschnittsbevölkerung. Wie bei den Enkeln, ist auch bei ihnen die Erkrankungswahrscheinlichkeit für Schizophrenie abhängig von der psychischen Auffälligkeit und vor allem von der schizoiden Psychopathie der Eltern. Das gleiche gilt für die Häufigkeit des Auftretens schizoider Psychopathen.

e) Großneffen und Großnichten (567 Erwachsene).

Bei den Großneffen und Großnichten Schizophrener liegen die Befunde ganz ähnlich wie bei den Neffen und Nichten. Nur sind, absolut genommen, die Erkrankungsziffern erheblich niedriger. Aus dem Material von Walker und Konstantinu läßt sich Tabelle 18 aufstellen. Es handelt sich im ganzen um 1351 Großneffen und Großnichten, von denen 567 über 20 Jahre alt sind. Das Material ist also noch sehr jung. Die Erkrankungswahrscheinlichkeit für Schizophrenie errechnet sich zu 0,016. Diese Ziffer ist jedoch zweifellos zu hoch, da nur 46 Personen bei der Bildung der Bezugsziffer voll in Rechnung gesetzt werden konnten. Nachdem sich auch Basler Material darunter befindet und in Basel die Schizophrenie und damit auch das Auftreten von Heterozygoten besonders häufig ist, möchte ich die Gefährdungsziffer nicht für höher ansehen als die,

Tabelle 18. Übersicht über die Großneffen und Großnichten der Basler und Thüringer Schizophrenen.

	Zusammen	Unauffällige	Schizophrenie	Schizoide Psychopathen	Andere Psychopathen	Nichtschizophrene Psychosen	Schwachsinn
0—10	434	427	—	—	4	1	2
11—20	356	341	—	3	5	1	6
21—30	351	328	1	5	11	3	3
31—40	164	152	4	2	6	—	—
41—50	41	40	—	1	—	—	—
51—60	5	4	—	—	1	—	—
über 60	—	—	—	—	—	—	—
Zusammen:	1351	1292	5	11	27	5[1]	11

[1] Epilepsien.

Tabelle 19. Differenzierte Erbprognose in den Großneffen-Großnichtenschaften Schizophrener

Elternkreuzung	Zusammen	Unauffällige	Schizophrenie	Schizoide Psychopathen
Beide Eltern unauffällig	885	854	—	6
Beide Eltern abnorm, aber nicht schizoid . .	12	7	—	1
Ein Elter unauffällig, einer „anders abnorm“ .	78	64	2	3
Ein Elter psychotisch, einer unauffällig . . .	16	9	3	—
Ein Elter unauffällig, einer schizoid	19	18	—	1

Tabelle 20. Differenzierte Erbprognose in den Großneffen-Großnichtenschaften Schizophrener. — Zusammenfassung in größere Gruppen. Absolute Zahlen.

	Zusammen	Unauffällige	Schizophrenie	Schizoide Psychopathen	Schizophrene und schizoide Psychopathen
Beide Eltern unauffällig . .	885	854	—	6	6
Ein Elter abnorm	113	91	5	4	9
Beide Eltern abnorm . . .	12	7	—	1	1

Tabelle 21. Differenzierte Erbprognose in den Großneffen-Großnichtenschaften Schizophrener. — Die Abhängigkeit der Qualität der Großneffen und Großnichten von einer schizoiden Psychopathie ihrer Eltern. — Absolute Zahlen.

	Zusammen	Unauffällige	Schizophrenie	Schizoide Psychopathen	Schizophrene und schizoide Psychopathen
Kein Elter schizoid	975	925	2	10	12
Ein Elter schizoid	19	18	—	1	1
Beide Eltern schizoid. . . .	—	—	—	—	—

welche für die Durchschnittsbevölkerung gilt. Auch die Zahl der Schizoiden ist nicht hoch.

Die Differenzierung nach der Beschaffenheit der Eltern, welche auf Tabelle 19 aufbaut, liefert zu kleine Gruppen, als daß ich aus Tabelle 20 und 21 schon Schlüsse ziehen möchte. Ich habe deshalb hier lediglich der Vollständigkeit wegen die absoluten Ziffern mitgeteilt.

Dagegen ist es angezeigt, in Tabelle 22 einmal die Enkelschaften, Neffenschaften und Großneffenschaften zusammenzufassen und nach Beschaffenheit der Eltern zu differenzieren. Hier wird wieder sehr deutlich, daß sowohl *die*

Tabelle 22. Differenzierte Erbprognose im schizophrenen Kreis. — Abhängigkeit der Prognose von der „Auffälligkeit“ und der „schizoiden Psychopathie“ der Eltern (Enkel, Neffen-Nichten, Großneffen-Großnichten zusammengefaßt). — Absolute Zahlen und Prozentziffern.

	Absolute Zahlen				Prozentziffern			
	Zusammen	Unauffällige	Schizophrenie	Schizoide Psychopathen	Unauffällige	Schizophrenie	Erkrankungswahrscheinlichkeit	Schizoide Psychopathen
Beide Eltern unauffällig .	2161	2007	7	33	92,9	0,3	0,5	1,5
Ein Elter abnorm . . .	714	508	13	39	71,1	1,8	3,2	5,5
Beide Eltern abnorm . .	208	82	10	20	39,4	4,8	8,6	9,6
Kein Elter schizoid . . .	2841	2438	21	72	85,8	0,7	1,3	2,5
Ein Elter schizoid. . . .	217	143	5	19	65,9	2,3	4,1	8,8
Beide Eltern schizoid . .	30	22	2	6	73,3	6,7	12,0	20,0

Erkrankungswahrscheinlichkeit für Schizophrenie als auch die Ziffer für schizoide Psychopathie wächst mit der Auffälligkeit der Eltern und weiterhin absolut wie relativ zunimmt mit der Häufigkeit der schizoiden Psychopathie unter ihnen. Diesen Befund möchte ich heute schon als gesichert ansehen.

Was die Großneffen-Großnichten betrifft, so ist im ganzen folgendes zu sagen:

In bezug auf die Erkrankungswahrscheinlichkeit an Schizophrenie und die Gefährdung mit schizoiden Psychopathen unterscheiden sich die Großneffen-Großnichten der Schizophrenen nicht merklich von der Durchschnittsbevölkerung.

Aus der Abhängigkeit des Auftretens der Schizophrenie von der schizoiden Psychopathie der Eltern nun schließen zu wollen, daß diese Art der Psychopathie als der Phänotypus der Heterozygoten schlechtweg anzusehen sei, wäre nicht richtig. Man dürfte ja sonst unter den Kindern der Kranken außer Schizophrenen nur schizoide Psychopathen finden, da alle Kinder eines Schizophrenen zum mindesten Heterozygoten sind. Es finden sich aber nur 32,6% Schizoide, eine Zahl, die auch bei Annahme hochgradiger Manifestationsschwankungen nicht mit den zu erwartenden rund 84% in Einklang gebracht werden kann. Erkennen wir der schizoiden Psychopathie die gleiche Manifestationswahrscheinlichkeit zu wie der Schizophrenie (im Mittel 0,737), d. h. also dem einzelnen Gen die gleiche Penetranz wie dem gesamten schizophrenen Genotypus, so hätten wir mit 44,2% Heterozygoten zu rechnen, während man, da den 16,4% gefundenen Schizophrenen 22,2% schizophrene Genotypen entsprechen, 77,8% Heterozygoten erwarten müßte. Außerdem dürften aus den Kreuzungen „kein Elter schizoid“ keine Schizophrenen hervorgehen. Es treten aber in dieser Gruppe 1,3% Schizophrene auf, also eine Zahl, welche die der Durchschnittsbevölkerung (0,85%) sogar übersteigt. Auch in der Gruppe „beide Eltern unauffällig“ beträgt die Erkrankungswahrscheinlichkeit immer noch 0,5%. Immerhin ist sie so erheblich niedriger, daß wir zu der Annahme berechtigt sind, die Mehrzahl der nicht als schizoide Psychopathen manifestierten Heterozygoten sei unter jenen Abnormen, die nicht Schizoide sind, zu suchen, während die psychisch völlig Unauffälligen nur zu einem sehr geringen Hundertsatz Heterozygoten sein dürften. Schließlich wissen wir aus anderen Untersuchungen, daß durchaus nicht alle nichtschizophrenen Eltern von Schizophrenen schizoide Psychopathen sind. Auch dieser Befund spricht gegen die unbedingte Gleichsetzung von Schizoiden und Heterozygoten.

Die Dinge liegen vielmehr wohl so, daß die schizoiden Psychopathen wohl als Heterozygoten anzusehen sind, aber nicht nur sie, sondern auch andere abnorme Typen — welche, wissen wir noch nicht — und wohl auch noch ein kleiner Teil der psychisch Unauffälligen.

In der erbärztlichen Praxis werden wir gut daran tun, die schizoiden Psychopathen in schizophrenen Familien als sichere Heterozygoten, die unauffälligen Personen, wenn sie nicht Kinder oder Eltern von Schizophrenen sind, als sehr wahrscheinlich Erbgesunde aufzufassen und zu beraten.

f) Vettern und Basen (665 Erwachsene).

Die einzige Untersuchung über die Vettern und Basen der Schizophrenen, nämlich die von Irma Weinberg weicht nicht unerheblich von den übrigen erbprognostischen Untersuchungen ab und, zwar sowohl was die äußere Form, als auch was die Fassung des Begriffs der schizoiden Psychopathie anlangt. Es ist daher auch schwer, sie mit den anderen Arbeiten zu vergleichen. Immerhin habe ich versucht, das Material Weinbergs in Tabelle 23 so zu ordnen, daß ein gewisser Anschluß an die übrigen Arbeiten als vollzogen angesehen werden kann.

Tabelle 23. Vettern und Basen der Schizophrenen. (Nach dem Material von Irma Weinberg.)

	Zusammen	Unauffällig	Schizophrenie	Wahrscheinlich Schizophrenie	Schizoide Psychopathen	Andere Psychopathen	Nichtschizophrene Psychosen	Schwachsinn	Unbekannt
1—16	317	301	—	—	4	1	—	2	9
17—20	42	33	1	—	2	5	—	—	1
21—30	179	138	3	1	9	20	1	2	5
31—40	220	151	—	—	25	27	4	2	11
41—50	130	78	1	1	16	21	4	3	6
51—60	82	50	1	—	11	11	1	3	5
61—70	12	5	—	—	2	3	—	—	2
Alter unbekannt	4	1	—	—	—	—	—	—	3
Zusammen:	986	757	6	2	69	88	10[1]	12	42

[1] 1 Puerperalpsychose, 2 Epilepsien, 1 Depression, 1 Paralyse, 5 unklare Psychosen.

Aus dieser Tabelle errechnet sich für die Vettern und Basen Schizophrener eine Erkrankungswahrscheinlichkeit von 0,018 und eine Häufigkeit schizoider Psychopathen von 10,2%. Die Ziffern entsprechen also ungefähr denen, die für die Neffen und Nichten erhoben wurden, nur daß die Zahl der schizoiden Psychopathen höher ist.

Schon dieser Befund deutet darauf hin, daß Irma Weinberg den Begriff der schizoiden Psychopathie zu weit faßt; ganz zweifellos geht dies aber aus ihren Untersuchungsergebnissen zur differenzierten Erbprognose hervor. Die Tabellen 24 und 25 formen ihre sehr wenig übersichtlichen Tabellen so um, daß sie mit den entsprechenden Tabellen der anderen Untersuchungen vergleichbar

Tabelle 24. Differenzierte Erbprognose in den Vettern- und Basenschaften Schizophrener. — Abhängigkeit der Prognose von der „Auffälligkeit" der Eltern. — Absolute Zahlen und Prozentziffern.

	Absolute Zahlen				Prozentziffern			
	Zusammen	Unauffällige	Schizophrenie	Schizoide Psychopathen	Unauffällige	Schizophrenie	Erkrankungswahrscheinlichkeit	Schizoide Psychopathen
Beide Eltern unauffällig .	399	310	3	31	77,6	0,8	1,4	7,8
Ein Elter abnorm . . .	288	189	4	26	65,6	1,4	2,5	9,0
Beide Eltern abnorm . .	50	13	1	15	26,0	2,0	3,6	30,0

Tabelle 25. Differenzierte Erbprognose in den Vettern- und Basenschaften Schizophrener. — Abhängigkeit der Prognose von der „schizoiden Psychopathie" der Eltern. — Absolute Zahlen und Prozentziffern.

	Absolute Zahlen				Prozentziffern			
	Zusammen	Unauffällige	Schizophrenie	Schizoide Psychopathen	Unauffällige	Schizophrenie	Erkrankungswahrscheinlichkeit	Schizoide Psychopathen
Kein Elter schizoid . . .	622	445	6	48	71,5	0,96	1,7	7,7
Ein Elter schizoid. . . .	95	62	2	14	65,3	2,1	3,8	14,7
Beide Eltern schizoid . .	19	5	—	10	26,3	—	—	52,6

sind. Hier tritt die bei allen anderen Verwandtschaftsgraden deutlich feststellbare Abhängigkeit der Qualität der Nachkommen von der psychischen Auffälligkeit und der schizoiden Psychopathie der Eltern zurück, wenn sie auch noch deutlich genug erkennbar bleibt. Da ein biologischer Grund nach dem augenblicklichen Stand der Forschung nicht ausfindig zu machen ist, liegt es nahe, die zu weite Fassung des Schizoids zur Erklärung dieser unverständlichen und einzig dastehenden Abweichung heranzuziehen. Zumal WEINBERG, wie oben erwähnt, so unwahrscheinlich viele Schizoide unter ihren Vettern und Basen findet. Wenn man ihr Material überblickt, so wird ganz klar, daß sie manche Personen, die andere Forscher übereinstimmend als unauffällig oder zum mindesten als abnorm, aber nicht schizoid bezeichnet hätten, als schizoide Psychopathen diagnostiziert.

So ist es denn begreiflich, wenn WEINBERG zu folgenden differentialprognostischen Ergebnissen kommt:

„Tabelle 21 [1] ... soll einen etwaigen Einfluß des Schizoids bei Eltern unter der Nachkommenschaft dartun. Ein solcher Einfluß ist aus unserem Material nicht eindeutig zu ersehen. Dementia praecox finden wir allerdings prozentual am häufigsten, wenn ein Elter schizoid, der andere „sonst Auffälliger" ist, dagegen fehlt sie in unserem Material, wenn beide Eltern Schizoide und wenn ein Elter Schizoider, der andere unauffällig ist, während sie wieder auftritt, wenn beide Eltern unauffällig bzw. das eine „sonst auffällig", das andere unauffällig ist. Schizoid finden wir häufiger, wenn ein Elter schizoid ist, als wenn ein Elter sonst irgendwie auffällig ist, und wieder häufiger, wenn beide Eltern Schizoide sind, als wenn beide Eltern sonst auffällig sind. Sehen wir von Dementia praecox und Schizoid unter der Nachkommenschaft ab und betrachten dieselbe nur bezüglich der irgendwie Auffälligen überhaupt und der Psychotischen, so können wir in unserem Material keinen ungünstigeren Einfluß des schizoiden als etwa anderer auffälliger Charaktere bei den Eltern auf die Nachkommenschaft erkennen. Wir ersehen sogar ..., daß die Nachkommenschaft aus der Elternkombination zweier „sonst Auffälliger" schlechter abschneidet, als diejenige aus der Ehe zweier Auffälliger mit schizoidem Einschlag und daß die Nachkommenschaft aus den Elternkombinationen „andere Auffällige × Unauffällige" wieder schlechter abschneidet als diejenige aus einer Ehe Schizoider mit Unauffälligen, ja die letztere Elternkombination kommt in bezug auf ihre Kinder derjenigen zweier unauffälliger Eltern ziemlich nahe. Sieht man von „schizoid oder Dementia praecox" ab, so haben wir sogar mehr Psychosen bei den Vettern und Basen, deren Eltern unauffällig sind, als bei denjenigen, deren einer Elter ein Schizoider ist".

Alles, was sonst auf dem Gebiete der empirischen Erbprognostik erarbeitet wurde, spricht gegen diese Befunde und ihre Deutung.

g) Überblick über die erbprognostischen Befunde im schizophrenen Erbkreis (rund 12000 Erwachsene).

Mit einem kurzen Wort wären noch die Geschwister der Schizophrenen zu streifen, obwohl sie streng genommen nicht zu *den* Blutsverwandten der Kranken gehören, denen die erbprognostischen Untersuchungen in erster Linie gelten.

[1] ihrer Arbeit.

Denn nur selten werden Geschwister eines Schizophrenen so jung sein, daß für sie eine Prognose zu stellen von praktischer Bedeutung ist. Zudem wissen wir, daß ihre Eltern, Vater sowohl wie Mutter, zumindest und allermeist Heterozygoten sind, für sie also ungefähr die Prognose der Kreuzung „Beide Eltern schizoide Psychopathen" gelten dürfte, wenn auch, wie schon angeführt, schizoide Psychopathie und heterozygoter Zustand sich keineswegs völlig decken. Tatsächlich finden wir, wenn wir aus den zahlreichen Untersuchungen über die Erkrankungswahrscheinlichkeit der rund 5000 erwachsenen Geschwister Schizophrener (RÜDIN, SCHULZ, LUXENBURGER, KALLMANN, JUDA usw.) eine Durchschnittsziffer zu gewinnen suchen, daß diese der Erbprognose für die Nachkommen schizoider Elternpaare nahekommt.

	Schizophrenie
Geschwister Schizophrener	10,8%
Nachkommen schizoider Elternpaare .	12,0%

Stellt man die Ergebnisse der summarischen Erbprognose im schizophrenen Kreis zusammen, so erhält man Tabelle 26. Dabei wurde unterschieden zwischen

Tabelle 26. Empirische Erbprognose im schizophrenen Kreis. Pauschalziffern ohne Differenzierung. Prozentziffern.

	Schizophrenie		Schizoide Psychopathen		Gesamtzahl der erforschten erwachsenen Personen
	Phänotypus	Genotypus	Phänotypus	Genotypus	
Kinder	16,4	22,2	32,6	44,2	1595
Enkel	3,0	4,1	13,8	18,7	1293
Neffen und Nichten	1,8	2,4	5,1	6,9	2985
Urenkel	—	—	3,9	5,3	71
Großneffen und Großnichten .	1,6	2,2	1,9	2,6	567
Vettern und Basen	1,8	2,4	10,2	13,4	665
Durchschnittsbevölkerung . .	0,85	1,2	2,9	3,9	—

dem Prozentsatz der zu erwartenden Phänotypen und Genotypen. Die Genotypen wurden aus den Phänotypen errechnet unter Annahme einer mittleren Manifestationsschwankung von 0,263. Diese Manifestationsschwankung wurde auch für die schizoiden Psychopathen in Rechnung gesetzt.

Als *Hauptergebnisse der differenzierten Erbprognose*, die hier zahlenmäßig nicht noch einmal wiedergegeben werden sollen, sei herausgestellt:

1. Als schizophrene Genotypen, also als Menschen, welche den gesamten Anlagensatz tragen, der Voraussetzung zum Auftreten der Schizophrenie ist, haben zu gelten

a) die Kinder schizophrener Elternpaare,

b) die erbgleichen Zwillingspartner von Schizophrenen,

c) die Kinder aus Verbindungen, bei denen der eine Teil ein Schizophrener, der andere erbgleicher Zwillingspartner eines Schizophrenen ist,

d) die Kinder aus Verbindungen, bei denen beide Teile erbgleiche Zwillingspartner eines Schizophrenen sind.

2. Die Erbprognose im schizophrenen Kreis hängt, gleichgültig um welchen Verwandtschaftsgrad zum schizophrenen Ausgangsfall es sich handelt, davon ab, ob einer der beiden nichtschizophrenen Eltern des zu beurteilenden Kindes psychisch abnorm, einer oder beide Eltern schizoide Psychopathen sind. In dieser Reihenfolge steigt die Gefährdung der Kinder durch Schizophrenie und schizoide Psychopathie.

Der Vollständigkeit halber wurde in Tabelle 27 die in Tabelle 22 gegebene Zusammenstellung durch Einbeziehung der Vettern und Basen ergänzt. Wenn

Tabelle 27. Differenzierte empirische Erbprognose im schizophrenen Kreis. Erweiterung von Tabelle 22 durch die Ergebnisse in den Vettern- und Basenschaften.

	Absolute Zahlen				Prozentziffern			
	Zusammen	Unauffällige	Schizophrenie	Schizoide Psychopathen	Unauffällige	Schizophrenie	Erkrankungswahrscheinlichkeit	Schizoide Psychopathen
Beide Eltern unauffällig	2560	2317	10	64	90,5	0,4	0,7	2,5
Ein Elter abnorm	1002	697	17	65	69,6	1,7	3,1	6,5
Beide Eltern abnorm	258	95	11	35	36,8	4,3	7,7	13,6
Kein Elter schizoid	3463	2883	27	120	83,3	0,8	1,4	3,5
Ein Elter schizoid	312	205	7	33	65,7	2,2	4,0	10,6
Beide Eltern schizoid	49	27	2	16	55,1	4,1	7,4	32,7

auch die Eigenart der Befunde bei den Vettern und Basen die Abhängigkeit der Erbprognose von der schizoiden Psychopathie gegenüber der Tabelle 22 etwas zurücktreten läßt, so bleibt der Befund doch noch klar und eindeutig genug, um die unter Ziffer 2 aufgestellte Regel aufrecht zu erhalten.

Die ideale Erbprognose ist natürlich nicht die empirische, sondern die *theoretische, rechnerische*, wie sie vor allem von S. Koller und seinen Mitarbeitern ausgestaltet wurde. Sie versucht, aus der Kenntnis des Erbgangs, der Manifestationsschwankungen, des Inzuchtsgrades usw. heraus unmittelbar das Erkrankungsrisiko für die verschiedenen Verwandtschaftsgrade zu errechnen, ohne den mühsamen, zeitraubenden und kostspieligen Umweg über empirische Untersuchungen machen zu müssen. Diese Methode hat ganz zweifellos ihre großen Vorzüge und wird der empirischen grundsätzlich überlegen sein. Sie setzt aber voraus, daß man die erbbiologische Stellung der betreffenden Krankheit genauestens kennt. Für den Erbkreis der Schizophrenie kommt sie daher — vorerst jedenfalls — nicht in Frage.

Was aus den Ergebnissen der *empirisch*-erbprognostischen Forschung für die *erbtheoretische* Problematik hervorgeht, ist neben der Tatsache, daß *die Annahme des recessiven Grundcharakters der Vererbung eine starke Stütze erfährt*, vor allem der deutliche Hinweis auf die Rolle, welche neben der *Anlage* auch die *Umwelt* spielen muß. Ein rein oder fast ausschließlich anlagebedingtes Leiden müßte bei einem so großen statistischen Material weit eindeutigere Erbverhältnisse zeigen. Es tritt somit für die weitere Darstellung das *Anlage-Umweltproblem* in den Vordergrund. Die Erörterung des *Erbgangs* kann mit der Behandlung der empirischen Erbprognoseforschung im wesentlichen als abgeschlossen betrachtet werden, wenn wir auch im folgenden gelegentlich noch auf dieses Problem zurückkommen werden.

Indem wir uns nunmehr dem Anlage-Umwelt-Problem zuwenden, werden wir die in Abschnitt B 2 aufgeworfene zweite Grundfrage, die mit der Frage nach dem Erbgang eng zusammenhängt, zu beantworten versuchen.

4. Das Anlage-Umwelt-Problem und die Manifestationsschwankungen.

Die Schizophrenie ist eine Erbkrankheit, die Gruppe der Schizophrenien eine Gruppe von Erbkrankheiten. Mag man sich so oder so ausdrücken, mag man an der biologischen Einheit des erblichen Merkmals festhalten und daher von „der“ Schizophrenie sprechen oder aber aus klinischen und nosologischen Gründen die Bezeichnung „die Schizophrenien“ vorziehen — *um die Tatsache, daß wir im Einzelfall ein erbliches Leiden vor uns haben, werden wir nicht herumkommen.*

Unter einem *Erbleiden* verstehe ich eine Krankheit, bei deren Entstehung die *Anlage*, unter einem *Nicht-Erbleiden* eine solche, bei deren Entstehen die *Umwelt* die *Hauptrolle* spielt. Es gibt keine Krankheiten, die *nur* anlagebedingt, und keine, die *nur* umweltbedingt sind. Immer handelt es sich um ein *Zusammenspiel* beider Kräftegruppen, die, im gleichen oder entgegengesetzten Sinne wirkend, das erbliche Merkmal formen. *Die Anlage wird manifest unter der Wirkung der Umwelt.*

Diese darf nicht mit der *Außenwelt* gleich gesetzt werden. Letztere ist nur ein Teil der Umwelt, der, vom Erscheinungsbild aus gesehen, die äußere, vom Erbbild aus gesehen, mit dem Cytoplasma zusammen die paratypische Umwelt darstellt. Folgendes Schema gibt uns einen Überblick über die Gliederung der gesamten Umwelt:

Vom Erscheinungsbild aus gesehen:	Innere Umwelt		Äußere Umwelt
Substrat:	Gesamte Erbmasse	Cytoplasma	Außenwelt
Vom Erbbild aus gesehen:	Genotypische Umwelt	Paratypische Umwelt	

Wichtig ist, daran festzuhalten, daß auch die gesamte Erbmasse und das Cytoplasma zur Umwelt gehören und an der Manifestation der Anlage beteiligt sind. Jede Art von Umwelt, innere und äußere, genotypische und paratypische, Erbmasse, Cytoplasma und Außenwelt — je nach dem Standpunkt benannt, von dem aus man die Umweltfaktoren betrachtet — ist ebenso wie die spezifische Anlage zu dem betreffenden Merkmal eine echte Ursache der Erbkrankheiten, wenn die Umwelt auch quantitativ an Bedeutung hinter die Anlage zurücktritt.

So wird man sich auch im Erbkreis der Schizophrenie nach der Rolle zu fragen haben, welche die *Umwelt* bei der Entstehung des Leidens spielt. Die überragende Bedeutung der Anlage steht ja fest, wenn wir auch ihren Erbgang noch nicht mit Sicherheit kennen.

Zunächst handelt es sich darum, zu entscheiden, ob die Manifestation der Anlage als Geisteskrankheit Schizophrenie, als schizophrene Psychose *überhaupt* von Umweltwirkungen abhängig ist oder ob die Anlage sich in jedem Falle durchsetzt.

Von einer *rein* schicksalsmäßigen Entstehung der Psychose kann nicht gesprochen werden. Mag sein, daß für die Ausbildung der *körperlichen* Grundkrankheit die Umwelt nicht von Belang ist; da wir diese Grundkrankheit nicht kennen, ist es nicht möglich, hier eine Entscheidung zu treffen. *Zweifellos aber entwickelt sich der körperliche Prozeß ohne Mitwirkung der Umwelt nicht zur Psychose.* Die funktionelle Störung der Gehirntätigkeit — von einer organischen zu sprechen verbieten vorläufig noch die negativen hirnanatomischen Befunde — ist sicherlich mit eine Folge von Umwelteinflüssen.

In diesem Sinne kann man von *Manifestationsschwankungen* sprechen. Nicht immer gelangt die schizophrene Anlage bis zur Manifestation als Geisteskrankheit und nicht jeder Anlage wohnt diese Durchschlagskraft inne. Es ist möglich, daß Anlagen von starker Durchschlagskraft durch lebhafte, der Manifestation entgegenwirkende Umweltreize und das Fehlen fördernder Einflüsse gehemmt, schwach penetrante durch das Auftreten manifestationsfördernder Reize und das Fehlen hemmender in ihrer Entwicklung unterstützt werden. Die Durchschlagskraft schizophrener Gene kann familiär weitgehend gleich sein. Sie kann sich im homozygoten wie im heterozygoten Zustand geltend machen.

Fest steht jedenfalls, daß nicht jeder Mensch, bei dem wir den schizophrenen Genotypus voraussetzen dürfen, auch wirklich eine schizophrene Psychose bekommt. Um das noch einmal zu betonen: *Vielleicht* erkrankt jeder an dem noch unbekannten körperlichen Grundleiden. Wir können darüber kein Urteil abgeben. Daß aber nicht jeder genotypisch Schizophrene auch ein schizophrener Geisteskranker wird, selbst wenn er das Lebensalter, innerhalb dessen man erstmals an Schizophrenie erkranken kann, überlebt, geht aus den Ergebnissen der serienmäßigen Untersuchung erbgleicher Partner von schizophrenen Zwillingen und der Kinder schizophrener Elternpaare eindeutig hervor. Die Umwelt ist also mit irgendeiner ihrer Faktorengruppen an der Entstehung der schizophrenen Psychose beteiligt.

Im einzelnen wissen wir noch recht wenig über diese Dinge. Wenn ich hier einige meines Erachtens einigermaßen gesicherte Ergebnisse mitteilen soll, auf die sich da und dort schon so etwas wie eine Theorie aufbauen läßt, so muß ich mich auf die Wiedergabe meiner eigenen Forschungsergebnisse beschränken. Der Erkenntniswert der Befunde PATZIGS, so interessant sie sind, leidet unter der verfehlten Methodik; man wird aus seiner bereits im Abschnitt über den Erbgang der Schizophrenie erwähnten Familienkasuistik lediglich gewisse Arbeitshypothesen ableiten können. Was sich sonst im Schrifttum über diesen Gegenstand findet, halte ich nicht für geeignet, das Problem zu fördern. Ich sehe daher den in der Einleitung näher dargelegten Grundsätzen entsprechend ganz bewußt davon ab, die zahlreichen einschlägigen Arbeiten, Befunde und Meinungen nebst den dazugehörigen Namen hier Revue passieren zu lassen. Man findet sie im Schrifttumsverzeichnis.

Zunächst einige Zahlen. *Die Gesamtmanifestationsschwankung* und damit die Wirkung der *gesamten* Umwelt ist mit aller Vorsicht auf 0,366 (36,6%) zu veranschlagen. Das will sagen: 36—37% aller schizophrenen Genotypen entwickeln sich nicht zur schizophrenen Psychose, sondern machen vorher, zu irgendeinem noch nicht zu bestimmenden Zeitpunkt und an irgendeiner noch nicht erkennbaren pathophysiologischen Station halt. Rein hypothetisch: Die Entwicklung kommt etwa mit einer beginnenden Störung in der Tätigkeit der blutbildenden Organe oder in anderen Fällen mit einer Verschiebung der Glykogen-Stickstoffbilanz zum Stillstand. Das wäre dann schon „Schizophrenie", nicht aber „schizophrene Psychose", bereits Phänotypus, für uns jedoch als solcher nicht erkennbar.

Die durch die *innere* Umwelt bedingte Manifestationsschwankung errechnet sich zu etwa 48% der Gesamtschwankung, während die *äußere* Umwelt ungefähr zu 52% an der Gesamtschwankung beteiligt sein dürfte. Die innere Umwelt reguliert möglicherweise den Zeitpunkt der Manifestation als Psychose, so zwar, daß sie hemmend auf das Bestreben der Anlage wirkt, sich als Psychose im Erscheinungsbild durchzusetzen. Die innere Umwelt kann aber lediglich eine Verzögerung der Manifestation erreichen. Damit die Manifestation völlig unterbleibt, die Anlage also sich überhaupt nicht durchsetzt, müssen neben der inneren Umwelt auch noch äußere Einflüsse in Tätigkeit treten. Andernfalls wären die Diskordanzen bei erbgleichen Zwillingen, die in bezug auf die innere Umwelt ja identisch sind, nicht möglich. Die manifestationsfördernde Rolle der Umwelt wird durch diese Hypothese nicht berührt. Man muß vielmehr eine Wirkung der Umwelt nach beiden Richtungen annehmen.

Wenn die innere Umwelt den Zeitpunkt der Manifestation als Psychose reguliert, so bedingt sie damit auch die großen Linien von Zustandsbildern und Verläufen. Wissen wir doch, daß die Früherkrankten vor allem in die hebephrenen und katatonen Formen einzureihen sind, während es sich bei den Späterkrankten so gut wie immer um vorwiegend paranoide Schizophrenien handelt. Es ist somit nicht ausgeschlossen, daß der inneren Umwelt eine besonders große Bedeutung bei der Fortentwicklung der „Somatose" zur „Psychose" zukommt. Sie scheint in der Phänogenetik der Schizophrenie eine nicht unerhebliche Rolle zu spielen.

Die innere Umwelt wird gebildet durch die *gesamte Erbmasse* und das *Cytoplasma*. Der Gesamterbmasse entspricht, vom Genotypus her gekennzeichnet, die genotypische Umwelt. Daß diese auf die Manifestation der schizophrenen Anlage oder besser auf ihre Entwicklung zur schizophrenen Psychose einwirkt, ist sehr wahrscheinlich. Vor allem scheint hier die Anlage zur Tuberkulose, d. h. zu jener erblichen Schwäche des bindegewebigen Apparates von Bedeutung zu sein, die den ungünstigen Verlauf einer tuberkulösen Erkrankung bedingt, d. h. also die normale Vernarbung tuberkulöser Herde verhindert. Aber auch bestimmte Stoffwechselstörungen, striäre Erscheinungen, Anomalien des Gefäßsystems mögen in ihren anlagemäßigen Voraussetzungen, wie PATZIG dies sich denkt, mitspielen.

Wenn sich auch über den Grad der Wirkung des *Cytoplasmas* als Umweltfaktor noch nichts aussagen läßt, so konnte doch die Tatsache, daß mit einer solchen Umweltwirkung bei der Schizophrenie zu rechnen ist, durch eine entsprechende Analyse der Kinderschaften Schizophrener wahrscheinlich gemacht werden (LUXENBURGER).

Wenn nämlich — ich zitiere im wesentlichen meine früheren Ergebnisse aus einschlägigen Untersuchungen — mit einer manifestationsfördernden Wirkung des der Anlage entsprechenden (homonomen), einer hemmenden des heteronomen Cytoplasmas zu rechnen ist, so muß man unter den Kindern aus Verbindungen schizophrener Frauen mit keimgesunden Männern mehr schizoide Psychopathen finden als in den Kinderschaften aus Verbindungen schizophrener Männer mit keimgesunden Frauen. Weiterhin muß unter den Enkeln der kranken Frauen die Schizophreniequote höher sein als unter den Enkeln der kranken Männer. Finden sich keine Unterschiede, so darf angenommen werden, daß das Cytoplasma für die Manifestierung der Anlage als schizophrene Psychose bedeutungslos ist, treten Unterschiede im entgegengesetzten Sinne auf, so darf man vermuten, daß gerade das heteronome Cytoplasma die Manifestation fördert, während das homonome sie hemmt. Bei den Kindern der Schizophrenen sind nun tatsächlich die Schizoiden häufiger, wenn die Mutter schizophren ist. Der Unterschied ist nicht eben groß (34% gegen 31%). Zu bedenken bleibt bei seiner Beurteilung jedoch die Tatsache, daß es sich bei diesen Kindern nicht durchweg um Kinder aus Verbindungen schizophrener Eltern mit *keimgesunden* Partnern handelt, wie es meine Hypothese voraussetzt. Die große Zahl der Schizophrenien unter den Kindern (16% bei den Kindern der Frauen, 19% bei den Kindern der Männer) zeigt vielmehr, daß sehr häufig der andere Elternteil keimkrank sein muß. Dieser Umstand hat aber für die Kinder der kranken Männer zur Folge, daß in vielen Fällen von der weiblichen Seite her homonomes Cytoplasma hereinkommt, das nach meiner Hypothese die Manifestation befördert. Bei den Kindern kranker Frauen dagegen braucht ein solches Hereinströmen homonomen Cytoplasmas von der anderen Seite nicht befürchtet zu werden, da die männlichen Geschlechtszellen ja praktisch plasmafrei sind. Die Verhältnisse werden also nur bei der Gruppe „kranker Vater" in der genannten Weise gestört. Diese Störung muß sich in einer erhöhten Schizoidenziffer auswirken. Daraus ist zu schließen, daß bei einem reinen Material, in welchem das Störungsmoment wegfällt, die Differenz sehr wahrscheinlich größer ausfallen würde. Wenn man will, kann man in dem gleichen Sinne auch die Tatsache verwerten, daß die Schizophrenieziffer unter den Kindern kranker Väter größer ist als unter denen kranker Mütter.

Die Lehre von der Bedeutung des Cytoplasmas als Umweltfaktor ist nicht ohne Belang für die Erbgesundheitspflege. Es lassen sich Erbleiden denken, bei denen die paratypische Umweltwirkung *ausschließlich* auf Konto des Cytoplasmas geht, gleichgültig ob daneben noch ein Einfluß der Gesamterbmasse vorliegt oder nicht. Für solche Fälle wäre dann trotz starker paratypischer

Umweltbedingtheit eine rein schicksalsmäßige Entstehung und ein rein schicksalsmäßiger Verlauf der Erbkrankheit anzunehmen, da kein individualprophylaktisches und kein individualtherapeutisches Eingreifen etwas an der Art und Wirkungsweise der paratypischen Umwelt würde ändern können, alles vielmehr der eugenischen Ausmerze überlassen bleiben müßte. Umgekehrt wird eine scharfe Trennung der Wirkung der Außenwelt von der des Cytoplasmas und der Erbmasse, also der inneren Umwelt, jene Erbkrankheiten aufzeigen, bei denen eine kausale Individualtherapie und -prophylaxe mit besonderen Erfolgen rechnen kann. Die eugenische und ärztliche Praxis wird mit anderen Worten an diejenigen Objekte herangeführt werden, an denen sie die stärksten Wirkungen entfalten kann.

Die Abschätzung der verschiedenen Umwelteinflüsse ist mit den Methoden der Familienforschung und Mehrlingsforschung durchaus möglich.

1. Die *innere* Umwelt kann von der *äußeren* abgegrenzt werden durch die kombinierte Untersuchung von Zwillingen und von Kindern kranker Elternpaare. Damit wird die Wirkung der *Außenwelt* festgestellt.

2. Die Wirkung des *Cytoplasmas* als Umwelt wird von der Gesamtumweltwirkung abgegrenzt durch eine spezielle Methode der Familien- und Zwillingsforschung.

3. Damit kann auch die Wirkung der *genotypischen* Umwelt festgestellt werden, indem man von der Gesamtumweltwirkung die Wirkung der Außenwelt und des Cytoplasmas abzieht.

4. Die Wirkung der *paratypischen* Umwelt ergibt sich durch Summierung von 1. und 2., die der *inneren* Umwelt durch Summierung von 2. und 3.

Von überragender praktischer Bedeutung ist die Frage, inwieweit die *äußere* Umwelt bei der Entwicklung der schizophrenen Veranlagung zur schizophrenen Psychose beteiligt ist. Wenn es auch falsch ist, in ihr die Umwelt an sich zu sehen, so handelt es sich bei ihr doch um Außenfaktoren, die *grundsätzlich* der Beeinflussung zugänglich sind. Hemmende Einflüsse können gefördert oder bewußt hervorgerufen, fördernde verhütet oder zum mindesten abgestoppt werden. Erbgesundheitspflege und ärztliche Kunst verwachsen hier zur organischen Einheit.

Die Zwillingsforschung hat gelehrt, daß die durch äußere Umwelt bedingte Manifestationsschwankung etwa 19% beträgt. Das sind 52% der Gesamtschwankung. Fragen wir uns jedoch, welcher *Art* die Außeneinflüsse sind, auf deren Konto diese Schwankung gesetzt werden muß, so ergibt sich, daß wir noch allzu wenig wissen. Vor allem liegen jene hemmenden Faktoren im Dunkeln, die einer aktiven Beeinflussung zugänglich sind. Weder der pyknische Körperbau noch die dunkle Komplexion können willkürlich hervorgerufen werden; sie gehören streng genommen ja auch nicht zur äußeren Umwelt. Vielleicht spielt ein geregeltes, schon um den Beginn des dritten Lebensjahrzehnts seelisch und körperlich gut ausbalanciertes *Geschlechtsleben* eine Rolle. Man wird jedenfalls gut daran tun, bei Menschen, die auf Veranlagung zur Schizophrenie verdächtig sind (Kinder, Geschwister von Schizophrenen) und vor allem bei solchen, die den schizophrenen Genotyp sicher besitzen (Kinder schizophrener Elternpaare, erbgleiche Partner schizophrener Zwillinge), auf das Geschlechtsleben sorgfältig zu achten, jene im klinisch-nosologischen Teil näher geschilderte persistierende Pubertätssexualität vorsichtig aber bestimmt in normale Bahnen zu steuern, Sublimierungstendenzen aus Gründen der Erbgesundheitspflege dabei aber nicht zu stören. Es mag schwer sein, die individualprophylaktischen Notwendigkeiten mit den eugenischen hier immer in Einklang zu bringen und in Einklang zu halten. Wir haben Veranlassung zu der Annahme, daß die schizoide Verdrängung der körperlichen Sexualität in die Sphäre rein seelischen Erlebens die Entwicklung einer schizophrenen Erkrankung zur Psychose begünstigen, eine frühzeitige und maßvolle Lösung der geschlechtlichen Spannung im Körperlichen sie aufzuhalten oder gar zu verhindern vermag. Da die Unfruchtbarmachung nur genotypisch Schizophrener nach geltendem Recht nicht möglich ist, sieht sich der Arzt hier vor ein schwieriges Problem gestellt, das nur mit viel Takt und unter dem Einsatz einer großen Verantwortungsfreudigkeit zu lösen ist. Keinesfalls darf die Verhinderung einer schizophrenen Psychose mit der Begünstigung erbkranken Nachwuchses erkauft werden. Inwieweit von dieser Regel Ausnahmen zulässig sind, muß der ärztlichen Ethik überlassen bleiben.

Daß Unregelmäßigkeiten im Geschlechtsleben vor allem bei Frauen die Entwicklung der schizophrenen Veranlagung zur schizophrenen Psychose begünstigen, beschleunigen und den Verlauf der Geistesstörung schwerer gestalten können, ist sehr wahrscheinlich. Dies gilt sowohl für ein Übermaß als auch für ein Untermaß im Geschlechtsleben. Bei diskordanten erbgleichen Zwillingen erkranken einmal die Partnerinnen, die frühzeitig und rasch hintereinander schwere Geburten überstanden haben, während der sexuell ausbalancierte Paarling gesund bleibt, in einer anderen Gruppe kommt es bei der naturgerecht lebenden Frau und Mutter nicht zur Psychose, die sexuell abstinente alte Jungfer dagegen wird schizophren. Inwieweit diese Unterschiede nicht nur die schizophrene Psychose sondern bereits die körperliche Grundkrankheit betreffen, können wir heute noch nicht entscheiden, da alle Beobachtungen, wie nicht anders möglich, von schizophrenen Geisteskranken, von der Psychose und nicht von der Somatose ausgingen. Nach J. Lange ist eine Differenz im klinischen Bilde bei erbgleichen Zwillingen häufig nachweisbar im Verein mit Störungen in der Genitalsphäre, wie ja auch ganz allgemein zahlreiche paranoid-halluzinatorische Prozesse im Klimakterium beginnen. Bekannt ist weiterhin die Tatsache, daß sich die erste Manifestation der Psychose häufig an die Pubertät anschließt und daß die Menstruation fast regelmäßig zu Beginn der Geistesstörung oder einige Zeit vorher für kürzere oder längere Zeit ausbleibt. Dysmenorrhoische Beschwerden bleiben häufig bestehen oder treten beim Ausbruch neuer Schübe immer wieder von neuem auf. An die Beziehungen von schizophrener Psychose, schizophrener Symptomatik und den Verlaufseigentümlichkeiten nach Art und Grad zum sog. „Generationsgeschäft“ (Schwangerschaft, Geburt, Lactation) brauche ich nur noch einmal zu erinnern. Desgleichen an die Bedeutung der Libidostörungen, der Triebanomalien, der Masturbation, der Perversionen. Überall sehen wir Beziehungen und es liegt nahe, diesen Beziehungen das Gewicht ursächlicher Verknüpfung zu verleihen. Wenn man auch im einzelnen nur wenig Sicheres aussagen kann, so dürfte doch außer Zweifel stehen, daß der Sexualität in ihren mannigfaltigen Erscheinungsformen wie überall im Leben des Menschen auch bei der Entwicklung der schizophrenen Anlage zur Psychose eine entscheidende Bedeutung zukommt. Sie ist ein Umweltfaktor allerersten Ranges.

Ob neben der Sexualität auch die Biopathologie der sonstigen inneren Drüsen von Bedeutung ist, läßt sich heute trotz der zweifellos bestehenden Beziehungen zwischen der Schizophrenie und der Funktion der inneren Drüsen nicht entscheiden. Insbesondere erscheint mir der viel zitierte Befund, daß bei Hunden nach Entfernung der Schilddrüse Erscheinungen auftreten, die gewissen schizophrenen Symptomen ähnlich sind, nicht als beweiskräftig.

Weiterhin spielen *erschöpfende Krankheiten*, vor allem Infektionen und unter diesen wieder die Tuberkulose sehr wahrscheinlich eine erhebliche Rolle. Man beobachtet nicht nur, daß bei diskordanten erbgleichen Zwillingen gerade *der* Partner erkrankt, der diese Infektionen durchgemacht hat, auch die gradmäßigen Verschiedenheiten konkordanter Paarlinge zeigen die gleichen Beziehungen. Ein

Paarling, der seit früher Jugend schwere Infektionen überstanden hat, erkrankt in der Regel ernstlicher an Schizophrenie als der vom Schicksal mehr begünstigte Partner. Wir werden im letzten Abschnitt sehen, daß gerade die Tuberkulose aus der Pathologie des schizophrenen Erbkreises nicht wegzudenken ist. Schon aus diesem Grunde ist es einleuchtend, daß der Tuberkelbacillus als manifestationsfördernder Faktor der äußeren Umwelt sehr ernst genommen werden muß.

PATZIG hat vor kurzem auf die Bedeutung von Infektionen und Intoxikationen hingewiesen, die zum Teil über das labile hormonale System wirksam werden können. Vor allem denkt er an die schweren Infektionskrankheiten wie Syphilis und Typhus.

Die Schwere der schizophrenen Erkrankungen ist weiterhin nicht unabhängig von *hysterischen* und sonstigen *neurotischen* Zuständen in der Vorgeschichte der Kranken. Rein klinisch fällt ja schon auf, daß gewisse Neurosen des Kindesalters eine ähnliche Symptomatik besitzen wie die Schizophrenien der Erwachsenen. Dies gilt in erster Linie für die Trotzneurosen, deren enge Beziehungen zur Sexualpathologie wiederum allgemein bekannt sind. Auch hier wieder die durchklingende Dominante jenes alles biologische Geschehen beherrschenden übermächtigen Umweltfaktors, von dem schon die Rede war.

Von J. LANGE haben wir gelernt, daß auch die *Intelligenz*, die, wenn auch im wesentlichen erblich, doch in gewissem Grade paravariabel ist, eine Rolle spielt. Bei erbgleichen Zwillingen scheint der klügere Partner eher und schwerer als der weniger begabte zu erkranken. Diese Beobachtung ist allerdings schon rein psychologisch erklärbar. Wenn der weniger Begabte sich auf einer tieferen Stufe einreguliert hat, so kann die beginnende schizophrene Erkrankung bei ihm weniger von der endgültigen Differenzierung wegnehmen. Vielleicht wird man aber auch hier wieder den Umweg über die Sexualität vorziehen. Je begabter ein Mensch ist, um so reicher pflegt sein Innenleben zu sein. Um so intensiver erlebt er auch die Fülle der geschlechtlichen Offenbarungen, die besonders in der für den Ausbruch der schizophrenen Psychose kritischen Zeit, aber auch weiterhin immer wieder erneut sich dem Menschen eröffnen. Seelisches Erleben bleibt jedoch nie ohne Rückwirkung auf die Körperlichkeit. Somit werden den geistig differenzierten Menschen alle jene Einflüsse stärker und tiefer bewegen, die, aus der Sphäre des Geschlechtlichen kommend, die schizophrene Anlage als Umweltreize treffen. Nicht weil er triebstärker ist als der schwächer Begabte, sondern weil er leichter und lebhafter auch auf diese Reize der Umwelt anspricht.

Schließlich wären noch die Ergebnisse der Untersuchungen von SCHULTE über Persönlichkeitsunterschiede bei schizophrenen Zwillingen zu erwähnen, aus denen hervorgeht, daß die Unterschiede bei Erbgleichen nicht nur auf abweichende Umwelteinflüsse zurückzuführen sind, sondern aus dem kontinuierlich während der Entwicklung gleichbleibenden Lebensmilieu erwachsen können.

Überblickt man das *Anlage-Umwelt-Problem* in seiner Gesamtheit, so ist zusammenfassend zu sagen:

Hauptursache der schizophrenen Psychose wie der schizophrenen Somatose, ohne deren Annahme jene nicht denkbar ist, bleibt die *Erbanlage.*

Daneben spielt aber die *Umwelt* in ihren verschiedenen Formen (innere Umwelt — äußere Umwelt, genotypische Umwelt — paratypische Umwelt) eine bestimmende Rolle. *Sie kann die Manifestation der Anlage fördern und hemmen.*

Die Dominante sehe ich in der *Sexualität*, die sich im einen wie im andern Sinne auswirken kann. Ihrem Wesen und ihrer Genese nach tritt sie sowohl als äußere wie als innere Umwelt in die Erscheinung. Neben ihr scheint vor allem die *Tuberkulose* eine Rolle zu spielen.

5. Zur Frage der genetischen Einheit der Schizophrenie.

Bei der Behandlung des Anlage-Umwelt-Problems konnte ich nur von der schizophrenen *Psychose* sprechen, da mit der Feststellung, daß für diese die Umwelt einen Einfluß auf die Manifestation ausübt, noch nicht gesagt war, daß dieser Einfluß auch für die eigentliche „Schizophrenie", die *Somatose*, von Bedeutung ist.

Anders liegen die Dinge für das Problem der *genetischen Einheit*. Hier wird die nachgewiesene Einheit der Psychose zugleich auch die Einheit der ihr zugrunde liegenden Somatose beweisen, da erstere aus der letzteren herauswächst, beide also Auswirkungen des gleichen Genotypus darstellen. Gibt es nur *einen* Genotypus „Schizophrenie", so gibt es auch nur *eine Somatose* und *eine Psychose*. Die für *eine* Entwicklungsstufe getroffene Entscheidung gilt auch für die beiden anderen, mögen sie nun als solche erkennbar sein oder nicht. Ich werde also von Schizophrenie sprechen und damit sowohl die Psychose als auch die Somatose als auch den Genotypus meinen dürfen.

Denn nicht die *klinische* Einheit der Psychose steht hier zur Diskussion. Klinisch kann diese eine Einheit darstellen und genetisch auf zahllose verschiedene Genotypen zurückgehen; auf der anderen Seite ist nicht gesagt, daß verschiedenen klinischen Typen gleich viele Genotypen entsprechen müssen. Die dazwischen geschaltete Somatose kompliziert noch die Verhältnisse. Was hier beantwortet werden soll, ist die einfache Frage: Gibt uns das klinische Studium der schizophrenen Psychose Veranlassung, für alle vorkommenden klinischen Typen einen einheitlichen Erbtypus anzunehmen oder haben wir Anhaltspunkte dafür, daß man grundsätzlich auch erbbiologisch und nicht nur klinisch von einer Gruppe der Schizophrenien sprechen muß? Oder aber: Ist die Schizophrenie wohl klinisch etwas Einheitliches, das jedoch aus verschiedenen Genotypen sich herausentwickeln kann?

Letztere Frage beantwortet sich von selbst. Klinisch ist die Schizophrenie sicherlich nichts Einheitliches. Wir haben im klinischen Teil ja die verschiedenen Formen, Zustandsbilder und Verläufe kennen gelernt. *Es kann sich also* — zunächst ohne Rücksicht auf die Beweiskraft dieser Fragestellung — *nur darum handeln, zu entscheiden, ob diesen klinischen Verschiedenheiten verschiedene Genotypen entsprechen und ob diese im Erbgang voneinander abweichen.*

Dabei sind wieder zwei Möglichkeiten denkbar. Entweder man geht von den alten rein deskriptiven klinischen Bildern aus oder man versucht, aus Verläufen und Endzuständen zu einer neuen klinischen oder besser nosologischen Variationslehre zu gelangen, deren genotypische Variation zu untersuchen ist.

Seitdem die psychiatrische Klinik, wie wir gesehen haben, schon sehr frühzeitig die Einheit der Schizophrenie in Zweifel zog, haben zahlreiche Untersuchungen sich bemüht, diese klinischen Auflösungsbestrebungen erbbiologisch zu stützen. Auf diese meist schon in der Fragestellung, im Material und in der Methodik verfehlten Versuche hier im einzelnen einzugehen, würde dem Ziel unserer Darstellung, eine für das Problem fruchtbare Zusammenschau des heutigen Standes der Forschung zu liefern, nicht dienlich sein. Ich möchte gerade an dieser Stelle noch einmal betonen, daß es mir auf eine synoptische und nicht auf eine referierende Behandlung der Probleme und Forschungsergebnisse ankommt. Letztere ist Aufgabe der Sammelbesprechungen; ein Handbuch aber soll den Leser zu den Problemen hin, in sie hinein und aus ihrer verwirrenden Fülle wieder heraus führen, ihm einen Standpunkt ermöglichen, von dem aus er die Ergebnisse der Forschung in ihren Zusammenhängen überblicken kann.

Ich werde mich daher auf folgendes beschränken: Zunächst bringe ich einige Untersuchungen aus der neuesten Zeit, die zeigen sollen, wie reich die Problematik ist, mit der sich die Forschung auseinanderzusetzen hat. Aus ihnen werden wir manches an Einzelheiten entnehmen können, was der schließlichen Synopsis zugute kommt. Weiterhin werde ich eine besonders ernst zu nehmende Untersuchung besprechen, die darauf ausgeht, durch eine *neue* klinische Differenzierung zu erbbiologischen Erkenntnissen zu gelangen (LEONHARD), und schließlich werde ich mich mit dem repräsentativsten Versuch beschäftigen, die Frage der biologischen Selbständigkeit der *alten* klinischen Unterformen der Schizophrenie zu beantworten (B. SCHULZ). Beides vor dem Hintergrund der Zwillingsforschung, die hier ja ein besonders gewichtiges Wort mitzusprechen hat. Dann werden wir soweit sein, in einer kurzen Zusammenschau den heutigen Stand des Problems zu umreißen.

Mehr zu unternehmen, wäre unnütz. Es wird genügen, wenn wir mit Wahrscheinlichkeit behaupten können, daß das, was wir schizophrene Psychose nennen und psychopathologisch-klinisch als solche diagnostizieren, eine genetische Einheit darstellt, oder aber aus verschiedenen Erbtypen herauswächst. Ob nun gerade Hebephrenie oder Katatonie oder ob eine Untergruppe X und Y voneinander erbbiologisch verschieden zu sein scheinen, ist unwichtig. Solange wir nicht die Somatose zu differenzieren vermögen, hängen alle Untergruppen der Psychose in der Luft. *Die synoptische Darstellung darf nicht aus dem Auge verlieren, daß es letzten Endes nicht darauf ankommt, die Selbständigkeit der psychotischen Unterformen nachzuweisen oder zu widerlegen, sondern die genetische Einheit der Psychose.* Letztere ist zwar nicht der Phänotypus des gesuchten Genotypus an sich, aber ganz zweifellos der uns heute bekannte Endzustand seiner phänogenetischen Entwicklung. Können wir seine genetische Einheitlichkeit behaupten, so ist der Rückschluß auf *einen* Genotypus eine Selbstverständlichkeit. Die Unterformen der schizophrenen Psychose sind — erbbiologisch gesehen — höchstens Zufallstreffer. Ob ihnen irgendwelche Besonderheiten der Somatose oder gar des primären Phänotypus entsprechen, wird auch dann dahingestellt bleiben müssen, wenn sie eine gewisse familiäre Sonderstellung einzunehmen scheinen. Die Feststellung der schizophrenen Psychose macht den Rückschluß auf die Somatose, auf den primären Phänotypus, auf das Erbbild zwingend. Denn wenn auch nicht jeder schizophrene Genotypus in seiner Entwicklung bis zur Psychose gelangen muß, so ist die Psychose doch ein Indicator dafür, daß ein solcher Genotypus vorliegt. Die Unterformen jedoch besitzen eine Selbständigkeit nur im Bereiche des Psychotischen. Selbst wenn sie sich familiär häufen, ist damit noch nicht gesagt, daß ihnen somatologische oder gar erbbiologische Einheiten zugrunde liegen. Die Übereinstimmung kann — um nur eine Möglichkeit zu nennen — durch familiär gleiche Expressivität oder Spezifität bedingt sein, die wiederum eine Folge ähnlicher innerer, ja äußerer Umweltverhältnisse darstellen mögen. *Beweisend ist nur die nachgewiesene Einheit der schizophrenen Psychose und die nachgewiesene familiäre Unselbständigkeit der Untergruppen; nicht aber das Gegenteil.*

Es folgt nun zunächst die angekündigte Besprechung einzelner für die Problematik des Themas besonders bezeichnender Arbeiten. Wenn wir bei ROSANOFF und seinen Mitarbeitern lesen, daß die früh beginnenden Schizophrenien weniger erblich seien als die spät beginnenden, so spricht dieser Befund durchaus nicht notwendigerweise für die Annahme verschiedener Erbtypen. Es ist sehr leicht möglich, daß die scheinbar geringere Rolle der Erblichkeit bei den Früherkrankungen durch die hier greifbareren und einleuchtenderen Umwelteinflüsse vorgetäuscht wird. Bei den Späterkrankungen treten die Umwelteinflüsse weit mehr zurück, so daß man eher geneigt sein mag, an Erblichkeit zu denken.

KALLMANN findet gerade umgekehrt, daß die Kinder von katatonen und hebephrenen Schizophrenen häufiger an Schizophrenie erkranken als die Kinder der Paranoiden. Katatone und hebephrene Formen treten aber, wie wir wissen, vor allem in der Jugend auf, während die Paranoiden meist erst im 4. Lebensjahrzehnt erkranken. Keinesfalls darf man nun die von KALLMANN gefundenen Unterschiede als Beweis für die erbbiologische Verschiedenheit der beiden Gruppen (Früherkrankte und Späterkrankte) heranziehen. Wir haben an anderer Stelle schon darauf hingewiesen, daß es sich um eine Folge der verschiedenen Gattenwahl handelt.

Auch die Tatsache, daß STROEMGREN eine Abhängigkeit des Erkrankungsalters schizophrener Geschwister voneinander fand, ist nicht im Sinne einer genetischen Uneinheitlichkeit der Schizophrenie zu deuten. Viel näher liegt die Erklärung, daß die frühere oder spätere Erkrankung bis zu einem gewissen Grad familiär gebunden, also in irgendeiner Weise erblich bedingt ist. Konnte ich doch bei vergleichender Betrachtung des Erkrankungsalters konkordanter EZ, ZZ, PZ, Geschwister und nichtverwandter Schizophrener zeigen, daß die EZ ganz außerordentlich häufiger im Erkrankungsalter übereinstimmen als die anderen Gruppen, die nur unwesentlich voneinander abweichen. Aus diesem Befund zu schließen, daß es eine spezifische „Erblichkeit des Erkrankungsalters" gäbe, wäre verfehlt; denn dann müßten sich die Geschwister von den nichtverwandten Personen unterscheiden. Nachdem jedoch lediglich die erbgleichen also auch in bezug auf die innere Umwelt identischen Zwillinge eine Sonderstellung einnehmen, liegt nahe, die innere Umwelt für das Erkrankungsalter verantwortlich zu machen. Davon war ja schon die Rede.

Als Musterbeispiel für eine rein *pathopsychologische* Differenzierung schizophrenen Materials möchte ich die Untersuchung von SOOKHAREVA anführen. Ihr Ausgangsmaterial ist sehr jung, also diagnostisch wohl nicht genügend gesichert, da fast durchweg nur Zustandsbilder, kaum aber Verläufe zur Beobachtung kamen; es handelt sich um Jugendliche, hebephrene Bilder herrschen daher vor. Die Schizophrenien werden in zwei Gruppen eingeteilt. Die eine ist dadurch gekennzeichnet, daß in ihr Denk- und Charakterstörungen auftreten, die andere bietet ein polymorphes psychotisches Bild mit starkem toxischem Einschlag. In beiden Gruppen schienen die schleichend verlaufenden Schizophrenien stärker belastet zu sein als die schubförmigen. Dies erinnert an die Feststellung M. BLEULERs, daß die unbelasteten Fälle eine schlechtere Prognose besitzen als die belasteten, ein Befund übrigens, den wir an dem uns zugänglichen Material nicht bestätigen können. Im ganzen gesehen, zeigen die beiden Gruppen SOOKHAREVAs weitgehend ähnliche Familienbilder. Das war angesichts des absolut unbiologischen Einteilungsprinzips von vorneherein nicht anders zu erwarten.

Suchte SOOKHAREVA mit Hilfe einer etwas gekünstelten Differenzierung die genetische Einheit der Schizophrenie zu überprüfen, so hielt sich SMITH an die von KRAEPELIN getroffene Unterteilung. Auf dieser Plattform stehend bemühte er sich um den Nachweis einer erbbiologisch selbständigen Untergruppe. Er kam zum Schluß, daß jene Form der Schizophrenie, die KRAEPELIN „Dementia simplex" genannt hatte, eine ganz bestimmte, familiär gebundene Gesamtkonstitution voraussetzt, wenn man sie auch nicht als erbliche Sondergruppe ansehen darf. Bemerkenswert ist, daß nach seinen Untersuchungen die erbliche Belastung bei den Fällen, die eine bestimmte Reaktion der Rückenmarksflüssigkeit zeigen, geringer ist als bei den Schizophrenien mit normalem Liquorbefund. Um die Befunde SMITHs richtig beurteilen zu können, muß man sich vor Augen halten, daß er in allen untersuchten Verwandtschaftsgraden auffallend niedrige Schizophrenieziffern fand. Sie machen nicht einmal die Hälfte der bei den verschiedenen sonstigen Untersuchungen mit ziemlicher Gleichmäßigkeit festgestellten Ziffern aus. Daraus darf man wohl entnehmen, daß seine Diagnostik nicht unerheblich von der anderwärts üblichen abweicht, so zwar, daß er manche

Fälle als Schizophrenien ansah, die wohl kaum Erbschizophrenien darstellen. Damit werden auch seine Differenzierungen und die Ergebnisse des Versuchs zweifelhaft, eine erbbiologisch besonders bestimmte Untergruppe der Schizophrenie herauszuarbeiten. Er sieht übrigens selbst diesen Versuch als im wesentlichen gescheitert an. Bezeichnet er doch ausdrücklich die Schizophrenie als eine erbliche Einheit. Wenn er die Unterschiede im Phänotypus der Untergruppen durch familiäre Unterschiede in der Gesamtkonstitution bedingt sein läßt, so ist das, vom Standpunkt der Auflösungsbestrebungen aus gesehen, ein durchaus negatives Ergebnis.

Streifen möchte ich auch noch das Problem der *Pfropfschizophrenie* oder, wie sie gänzlich verfehlt genannt wurde, der „Pfropfhebephrenie". Die Kliniker haben von jeher an einen Zusammenhang zwischen Schizophrenie und Schwachsinn gedacht. Schwachsinnige sollten leichter und daher häufiger an Schizophrenie erkranken als Vollsinnige und die Psychose sollte eine besondere klinische Ausprägung zeigen. Ein solches Verhalten ließe sich mit Hilfe der modernen phänogenetischen Theorien leicht und zwanglos erklären. Die Anlagen zum erblichen Schwachsinn könnten sehr wohl die Manifestation der schizophrenen Anlage nach Grad und Art beeinflussen, als genetische Regulatoren, als innere Umwelt auftreten. In neuester Zeit hat noch TRONCONI den Versuch gemacht, die Schizophrenie der Schwachsinnigen als eine biologische Sonderform anzusehen. Vor Jahren wurde jedoch bereits von BRUGGER unwiderleglich nachgewiesen, daß die sog. „Pfropfschizophrenie" nichts weiter ist als das rein zufallsmäßige Ergebnis der Kombination beider Anomalien. Schwachsinnige werden nicht häufiger schizophren als Vollsinnige und die Psychose äußert sich so, wie es dem Grad des Schwachsinns entspricht. Sie „propft" sich nicht auf einen Schwachsinn auf, sondern tritt einfach zu ihm hinzu wie etwa zu einer Epilepsie, einer juvenilen Paralyse, einem Morphinismus, einer Alkoholpsychose oder einem „normalen" Seelenzustand. Mit der gleichen Berechtigung könnte man jede Schizophrenie eine „Propfschizophrenie" nennen, wenn man unter „Pfropfen" einfach die zufallsmäßige Addition versteht.

Wenn man diese Untersuchungen, von denen hier nur einige besonders bezeichnende Vertreter herausgestellt wurden, überblickt, so erkennt man sofort, daß es sich einmal um Versuche handelt, den alten klinischen Unterteilungen erbbiologisch nachzugehen, zum anderen darum, Differenzierungen, die nach neuen Gesichtspunkten angestellt wurden, durch Untersuchung der Familie zu überprüfen. Sie ließen sich leicht aus der Fülle der vorliegenden Arbeiten auswählen und zusammenstellen. Zugleich wird klar, daß durch solche unzulängliche Forschungen das Problem keinesfalls gefördert werden kann. Sie widersprechen sich in ihren Ergebnissen allzu deutlich. Wenn das Problem der genetischen Einheit der Schizophrenie untersucht werden soll, so muß das in einer klinisch wie erbbiologisch möglichst vollkommenen Weise geschehen.

Die Forderung nach klinischer Exaktheit wurde durch die Arbeiten von LEONHARD ganz zweifellos erfüllt. Man wird das zugeben müssen, auch wenn man dem von ihm gewählten Einteilungsprinzip von vorneherein mit starken Bedenken entgegentritt. In seiner Forschung erfahren jene Bestrebungen ihren stärksten Niederschlag, die unter bewußter und an sich auch berechtigter Ignorierung der üblichen klinischen Unterteilungen grundsätzlich völlig neue Wege zu gehen versuchen.

Zunächst muß jedoch eine Vorfrage beantwortet werden. LEONHARD spricht davon, daß es exogene Schizophrenien gibt ohne entsprechende Veranlagung. Das ist ebensowenig richtig als wenn man annähme, es gebe endogene, an denen die Umwelt nicht beteiligt ist. Wohl muß man mit „schizophrenen" Psychosen rechnen, bei deren Entstehung die Anlage weit hinter die Umwelt zurücktritt, die im Sinne unserer Namengebung somit als nicht erbliche, nach der gewöhnlichen Namenklatur als symptomatische Schizophrenien aufzufassen wären. LEONHARD bezeichnet die von ihm beschriebenen Fälle als Intoxikationsschizophrenien und stellt sie in scharfen Gegensatz zu den „heredodegenerativen", also den erblichen Schizophrenien. Einen grundsätzlichen Unterschied kann man aber nicht gelten lassen, sondern nur einen nach dem Grad der Wirkung von Anlage und Umwelt.

Das aber nur nebenbei. Von größerer Bedeutung ist, daß LEONHARD den groß angelegten Versuch gemacht hat, zu einer klinisch wie nosologisch befriedigenden Einteilung jener Schizophrenien zu gelangen, die in einem „Defekt" enden. Er ging von diesen Endzuständen aus und zwar von solchen, bei denen „jedes prozeßhafte Fortschreiten zum Stillstand gekommen ist". Rückschauend betrachtete er dann die ganze Krankheitsgeschichte und gelangte auf diese Weise zu einem System von 14 Krankheitsbildern. Diese teilte er in drei Gruppen ein: Die paranoiden Defektschizophrenien, die Defekthebephrenien und die Defektkatatonien. Da er annimmt, daß hier, ähnlich wie bei HUNTINGTONS Chorea, antagonistische Systeme erkrankt sind, bezeichnet er diese Schizophrenien als Systemkrankheiten. Ihnen stellt er die atypischen Defektschizophrenien nicht systematischer Art gegenüber und läßt für sie eine eigene Symptomatologie, besondere, meist periodische Verläufe und, was hier das Entscheidende ist, auch eine besondere erbpathologische Stellung gelten. Die im Sinne von LEONHARD typischen Formen wären also als Heredodegeneration, die atypischen als Folgen von Schädigungen anzusehen, die vom Körper ausgehen und periodisch sich geltend machen.

Es fragt sich nun, inwieweit man berechtigt ist, in diesen klinischen Sonderformen auch erbbiologische Einheiten zu sehen. LEONHARD hat den Versuch unternommen, seine verschiedenen Defektschizophrenien familienbiologisch zu erforschen. Er fand, daß bei etwa 55% aller Fälle, in denen überhaupt mindestens *eine* Schizophrenie unter den Blutsverwandten nachweisbar war, atypische Schizophrenien vorlagen, während der Prozentsatz der atypischen Fälle im Gesamtmaterial nur etwa 17% ausmacht. Man darf aber aus diesem Befund keineswegs schließen, daß die atypischen Fälle eine erbbiologisch andersartige Gruppe darstellen als die typischen Defektschizophrenien. Da das ganze Problem nicht nur eine außerordentlich große theoretische, sondern auch eine erhebliche praktische Bedeutung vor allem für die Erbgesundheitspflege besitzt, könnte eine solche Unterscheidung sich nur auf Proportionsberechnungen bei einem bestimmten Verwandtschaftsgrad, vor allem natürlich bei den Geschwistern stützen. Fragt man, wie ich in einer früheren Kritik der Arbeit LEONHARDS näher ausgeführt habe, lediglich danach, ob überhaupt ein weiterer Fall in der Familie vorliegt, und stellt man solche Fälle als „belastet" den „unbelasteten" Fällen gegenüber, so sagt die Fragestellung erbbiologisch so wenig, daß aus irgendwelchen, im einzelnen näher nicht feststellbaren Gründen sehr wohl bei einer beliebigen Gruppe von Schizophrenien positive Befunde in größerer Zahl auftreten können als bei einer anderen Gruppe, ohne daß man daraus auf eine biologische Verschiedenheit beider Gruppen schließen darf. Solange hier nicht mit exakter erbstatistischer Methodik vorgegangen wird, sind solche Befunde ohne erbbiologischen Wert. Sie bestätigen höchstens den alten Satz, daß man mit (unzulänglicher) Statistik alles und nichts beweisen kann.

Somit konnte es LEONHARD auch nicht gelingen, eine biologische Selbständigkeit seiner als solche sehr einleuchtenden klinischen Abgrenzungen auch nur wahrscheinlich zu machen. Typische und atypische Defektschizophrenien mögen klinisch etwas Verschiedenes sein. Das soll keineswegs in Abrede gestellt werden. Daß ihnen aber irgendwie der Charakter verschiedener Biotypen zuerkannt werden könnte, dafür fehlen heute noch alle erbbiologischen Grundlagen. Es erübrigt sich daher auch, die erbtheoretischen Folgerungen LEONHARDS zu besprechen.

Ging LEONHARD von einer aus eigenen klinischen Erwägungen heraus getroffenen Einteilung der Schizophrenie aus, so überprüfte B. SCHULZ die alten KRAEPELINschen Unterformen auf ihre biologische Selbständigkeit. Er unterschied zwischen einfachen Hebephrenien mit schizophrener Grundstimmung, Zerfahrenheit, meist läppischem Verhalten, aber keinen oder nur geringen Wahnideen und Sinnestäuschungen, reinen Katatonien mit ausgesprochen psychomotorischen Erscheinungen und paranoiden Formen mit ausgesprochenen, zum Teil abstrusen und systematisierten Wahnideen. Außerdem arbeitet er mit 3 Mischgruppen aus den reinen Formen und einer Restgruppe, in der, wie er sagt, Fälle zusammengefaßt wurden, die er keiner der übrigen Gruppen zuzuordnen wagte, entweder weil sie ihm keines der von ihm für die bisher genannten Gruppen als spezifisch angesehenen Symptome in genügender Deutlichkeit zu bieten oder weil sie ihm Symptome aller 3 reinen Gruppen zu umfassen schien.

Aus den sehr genauen und mit aller Vorsicht durchgeführten Untersuchungen von SCHULZ ist auch nicht der leiseste Anhaltspunkt dafür zu gewinnen, daß den klinischen Unterformen KRAEPELINS irgendeine biologische Selbständigkeit zukommt. Alles in allem genommen vertreten sich die einzelnen Unterformen in allen Verwandtschaftsgraden, wenn auch eine geringe Korrelation innerhalb der 3 reinen Gruppen zu bestehen scheint. Diese Korrelation verschwindet aber bei Einbeziehung der gemischten Probandengruppen und der gemischten Sekundärfälle. Dies spricht gegen eine Realität der Korrelation. Es scheint vielmehr, daß unter den Geschwistern eines Schizophrenen jeder beliebigen klinischen Unterform sich wiederum mehr Schizophrene jeder beliebigen klinischen Unterform finden als unter den Geschwistern eines Normalen, also beispielsweise unter den Geschwistern eines Hebephrenen mehr Katatone als unter denen eines Normalen und umgekehrt. Die Schizophreniehäufigkeit und die Sterblichkeit an Tuberkulose (vgl. folgendes Kapitel) ist unter den Geschwistern der einzelnen Untergruppen annähernd gleich groß. Auch dieser Befund spricht gegen die biologische Selbständigkeit der Untergruppen.

Nach allem erscheint es mir doch allzu vorsichtig ausgedrückt, wenn SCHULZ weder die Einheitlichkeit noch die Uneinheitlichkeit der Schizophrenie als bewiesen ansieht. Man wird sich vielmehr auf den Standpunkt stellen müssen, daß eine Zusammenschau der bisher vorliegenden Untersuchungen es erlaubt, die Schizophrenie, wie wir sie heute sehen, mit großer Wahrscheinlichkeit als ein einheitliches Erbleiden anzusehen. Dafür sprechen vor allem auch die Ergebnisse der Zwillingsforschung. Wenn man auch bisher noch kein Zwillingspaar gefunden hat, bei dem der eine Partner nur katatone, der andere nur hebephrene Züge geboten hätte, so vertreten sich doch im allgemeinen die einzelnen Formen bei den erbgleichen Zwillingen so regelmäßig und weitgehend, daß angesichts der Tatsache, daß die erbgleichen Zwillinge ja in der inneren Umwelt identisch sind, geringe Übereinstimmungen im klinischen Bilde nicht gegen die Einheitlichkeit der Schizophrenie zu sprechen brauchen. Haben wir doch Veranlassung, anzunehmen, daß durch die innere Umwelt weitgehend das Erkrankungsalter und damit auch die jeweilige klinische Unterform bestimmt wird.

Ich fasse den Abschnitt dahin zusammen, daß wir vorerst keine zuverlässigen Anhaltspunkte dafür besitzen, an der erbbiologischen Einheitlichkeit der Schizophrenie zu zweifeln. Entschieden wird die Frage erst werden können, wenn wir einmal neben der Psychose auch die schizophrene Somatose festzustellen vermögen.

6. Der Erbkreis und seine Beziehungen.

Unter einem *Erbkreis* verstehe ich familientopographisch die statistisch aufgenommene Blutsverwandtschaft eines Erbkranken, familienpathologisch alle jene Phänotypen, in denen sich erfahrungsgemäß die Anlagen, aus denen der Genotypus der betreffenden Erbkrankheit besteht, manifestieren können. Somit erschöpft sich die Erbpathologie eines Erbkreises nicht mit dem Wissen um die Vererbung der Krankheit, die dem Kreis seinen Namen gibt; sie umfaßt vielmehr auch alle anderen Phänotypen des Erbkreises.

In den vorhergehenden Abschnitten war bereits ausführlich von den erbpathologischen Befunden in der Blutsverwandtschaft der Schizophrenen die Rede. Es wurde der Versuch unternommen, das herauszustellen, was wir über die erbbiologische Stellung der schizophrenen Psychosen heute schon wissen; die Manifestation von Teilanlagen und damit der Phänotypus der Heterozygoten wurde behandelt; es wurde gezeigt, daß die Schizophrenie nicht isoliert in einem Familienbild von farblosem Durchschnittsgepräge steht, wir sahen vielmehr, daß dieses Familienbild eine ganz bestimmte Färbung erhält durch einen vorherrschenden Körperbautypus einerseits, ein spezifisches Temperament andererseits; wir streiften schließlich bereits die Beziehungen des schizophrenen Erbkreises zur Rasse.

Somit bleibt eigentlich wenig Neues zu sagen übrig. Der Abschnitt wird vielmehr nur ergänzenden und zusammenfassenden Charakter tragen können. Er wird eine sehr wesentliche und theoretisch wie praktisch bedeutsame Beziehung des schizophrenen Kreises, von der bisher nur gelegentlich ganz am Rande die Rede war, herauszustellen suchen und im Übrigen das Wichtigste aus der Erbpathologie des Kreises noch einmal unterstreichen.

Die Beziehung ist folgende: Es kann als ausgeschlossen gelten, daß die *tuberkulöse Infektion die Ursache* der Schizophrenie ist. Entsprechende Hypothesen, wie sie früher als Grundlage für die Theorie aufgestellt wurden, daß die Schizophrenie als eine Meta- oder Paratuberkulose aufgefaßt werden könne, haben heute in der Ursachenlehre der Schizophrenie keinen Platz mehr. Daß allerdings unter den als Nebenursachen wirkenden Außenfaktoren auch die Tuberkulose eine Rolle spielen kann, ist sehr wahrscheinlich. *Nie aber wird der Tuberkelbacillus die Hauptursache der Schizophrenie sein.* Keine schizophrene Psychose ist eine Meta- oder Paratuberkulose wie etwa die Progressive Paralyse als eine Meta- oder Paralues des Gehirns bezeichnet werden kann.

Daß Beziehungen zwischen Schizophrenie und Tuberkulose bestehen, liegt auf der Hand. Es sind dies jedoch Beziehungen *genotypischer* Natur. Nicht der Tuberkelbacillus, also die Außenursache der Tuberkulose, besitzt ein ursächliches Verhältnis zur Schizophrenie, sondern die Veranlagung zu jener Krankheit steht mit der Anlage zur Schizophrenie in engen genischen Wechselbeziehungen.

Schon einige Jahre bevor durch die grundlegenden Forschungen von DIEHL und v. VERSCHUER die Erblichkeit der Veranlagung zur Tuberkulose festgestellt wurde (1933), habe ich (1927, 1929) mich auf Grund meiner Untersuchungen über die Tuberkulosesterblichkeit bei den nichtschizophrenen Blutsverwandten Schizophrener folgendermaßen über die erbbiologische Stellung jener Veranlagung ausgesprochen: „Es handelt sich bei dem sehr komplexen Begriff der mangelnden Widerstandsfähigkeit des Organismus gegen die tuberkulöse Infektion in einem noch nicht faßbaren Kern möglicherweise um ein Merkmal, das einer — evtl. komplizierten — Form des recessiven Erbgangs folgt und, wie zu manchen anderen Merkmalen, auch zur schizophrenen Erbanlage in enger genotypischer Korrelation steht. Ob diese Recessivität nicht etwa nur eine scheinbare, durch die Korrelation zur Dementia praecox-Anlage vorgetäuschte ist, müßten Untersuchungen zeigen, die außerhalb des schizophrenen Erbkreises von Tuberkuloseforschern vorgenommen werden.“

Diese Forderung wurde durch die Zwillingsuntersuchungen der genannten Autoren in vorbildlicher Weise erfüllt. Wir lesen bei DIEHL und v. VERSCHUER: „Der Erbgang der Anlagen für Tuberkulosedisposition ist noch nicht sichergestellt. Nach den vorliegenden Erfahrungen vor allem von DOYER, ALONS, aber auch von MÜNTER u. a. möchten wir dominanten Erbgang für wenig wahrscheinlich halten; manches spricht für recessiven Erbgang.“ Und an anderer Stelle: „Eine oder mehrere Erbanlagen bewirken, daß ihr Träger mit überdurchschnittlicher Wahrscheinlichkeit an Tuberkulose erkrankt und eine größere Hinfälligkeit gegenüber der tuberkulösen Infektion zeigt; Fehlen des betreffenden Genotyps verleiht eine erhöhte „natürliche“ Resistenz gegen tuberkulöse Infektion.“ Meine Vermutung konnte somit weitgehend bestätigt werden.

Ich fand seinerzeit, daß die gesunden Geschwister von Schizophrenen etwa viermal so häufig an Tuberkulose sterben als die der Infektion ähnlich ausgesetzten gesunden Geschwister von Probanden einer entsprechenden Durchschnittsbevölkerung. Weiterhin ließ sich feststellen, daß die Sterblichkeit an Tuberkulose in den Sippen der Schizophrenen durchaus parallel geht mit der Erkrankungswahrscheinlichkeit an Schizophrenie. Setzt man die Schizophrenieziffer und Tuberkuloseziffer unter den Geschwistern gleich 1, so erhält man:

	Geschwister	Kinder	Neffen-Nichten	Enkel
Schizophrenieziffer	1,00	1,22	0,20	0,25
Sterblichkeit an Tuberkulose . .	1,00	1,38	0,19	0,17

Das Zurückbleiben der Tuberkuloseziffer bei den Enkeln erklärt sich dadurch, daß das zur Verfügung stehende Enkelmaterial jünger war und einer hygienisch günstiger gestellten Bevölkerung angehörte als die übrigen Gruppen. Kommt doch bei der Tuberkulose dem Komplex der Umweltfaktoren ein ganz anderes Gewicht zu als bei der Schizophrenie.

Diese Ergebnisse wurden durch eine große Zahl von Forschungen im wesentlichen bestätigt. Vor allem handelt es sich hier um die Untersuchungen zur empirischen Erbprognose, die fast durchweg eine Erhöhung der Tuberkulosesterblichkeit in den untersuchten Verwandtschaftsgraden feststellen konnten. Aber auch systematische Studien über den Zusammenhang zwischen der Anlage zur Tuberkulose und zur Schizophrenie kamen zu ähnlichen Ergebnissen. So die Arbeiten von B. SCHULZ, WARSTADT und COLLIER u. a. Die letztgenannten Autoren sehen als Bindeglied den leptosomen Körperbautypus an. Tuberkulöse Schizophrene zeigten fast viermal so häufig den leptosomen Habitus als nichttuberkulöse. Ich bin nicht der Ansicht, daß diese Deutung richtig ist. Die Asthenie des Tuberkulösen, die sich häufig genug erst mit der Zeit ausbildet, ist etwas wesentlich anderes als der leptosome Körperbau im Sinne KRETSCHMERs. Beides darf nicht miteinander verwechselt werden. Erstere gehört zum Krankheitsbild der Tuberkulose, letztere ist eine Variante der normalen menschlichen Körperform.

Die Ergebnisse der Untersuchungen von M. BLEULER und RAPOPORT scheinen auf den ersten Blick *gegen* einen Zusammenhang zwischen der Anlage zur Schizophrenie und zur Tuberkulose zu sprechen. Es fand sich bei 100 Kranken einer Zürcher Tuberkuloseheilstätte keine überdurchschnittliche familiäre Belastung mit Schizophrenie und schizoider Psychopathie. Dabei ist jedoch zu bedenken, daß die Bedingungen für die Aufnahme in die Züricher Heilstätte ganz zweifellos eine Auslese nach psychischer Gesundheit und damit nach besonders günstiger familiärer Erblage zur Folge haben müssen. Die tuberkulösen Familien mit Schizophrenie werden aus den tuberkulösen Familien überhaupt weitgehend eliminiert. Die Zusammenhänge zwischen beiden Erbanlagen lassen sich grundsätzlich nur von schizophrenen Probanden aus prüfen, da die Asylierungsbedürftigkeit der Schizophrenen, wenn einmal gegeben, so unbedingt ist, daß sie nicht durch das Vorliegen oder Nicht-Vorliegen von Tuberkulose beeinflußt werden kann.

Das Wesentliche bei der Beziehung zwischen schizophrener und tuberkulöser Anlage sehe ich darin, daß der ungünstige, zum Tode führende Verlauf der Tuberkulose durch eine mangelnde Fähigkeit des Organismus bedingt wird, ausreichend Bindegewebe zu bilden und dadurch die tuberkulösen Herde zur Vernarbung zu bringen. Diese Fehlanlage ist ihrerseits wieder Mittelpunkt eines Erbkreises, des *Kreises der bindegewebigen Schwäche*, wie ich ihn nenne. Er schneidet den Erbkreis der Schizophrenie. So kommt es, daß wir in den Sippen der Schizophrenen so außerordentlich häufig normale und abnorme Erscheinungen finden, die auf eine Schwäche des Bindegewebes hinweisen und weiterhin auf eine vergleichsweise niedrige Potenz der Entwicklung des mittleren Keimblatts. Die noch im Bereiche des Normalen liegenden Hauptknotenpunkte des Erbkreises sehe ich im *leptosomen Körperbau* einerseits, in der *Pigmentarmut* andererseits. Um sie herum gruppieren sich hier die pathologischen Pigmentstörungen wie Albinismus, Pigmentmangel der Haut, dort die Asthenien und Fehlbildungen bindegewebiger Organe und Organbestandteile. Ich nenne an klinischen Erscheinungen nur Plattfüße, Hohlfüße, X-Beine, Hernien, Verkrümmungen der Wirbelsäule. Vom Pol der Pigmentbildungsschwäche führt vielleicht die Beziehung zur Rasse. Tritt doch die Schizophrenie mit Vorliebe bei pigmentarmen (blonden, blauäugigen) Rassen auf.

Es ist möglich, daß die Zusammenhänge mit dem *Status dysraphicus*, die für den schizophrenen Erbkreis behauptet werden (OLAF), über den Kreis der bindegewebigen Schwäche gehen. Trichterbrust, Kyphoskoliose, Kleinfingerkrümmung scheinen bei Schizophrenen überdurchschnittlich häufig vorzukommen, während andere für den Status dysraphicus besonders bezeichnende Merkmale, wie Mammadifferenzen, Überwertigkeit der Spannweite über die Körpergröße, bläulich-kalte Hände, zirkulär begrenzte Störungen in der Hautempfindlichkeit, Bettnässen, weiterhin Spina bifida, Syringomyelie bei Schizophrenen nicht öfter beobachtet werden als anderweitig. Eine gewisse Beziehung zur Bindegewebsschwäche ist somit nicht ausgeschlossen.

Was sonst noch in den schizophrenen Kreis gehört, sind vor allem jene Psychosen organischer und funktioneller Natur, die in ihren Zustandsbildern und Verläufen an die Schizophrenie erinnern. Ich möchte die irreführende, weil von BONHOEFFER für ganz bestimmte Geistesstörungen mit körperlicher Grundlage vorbehaltene Bezeichnung „symptomatische Psychosen", speziell „symptomatische Schizophrenien" vermeiden und bezeichne sie lieber in Anlehnung an BLEULER als *Schizopathien*. Wir wissen, daß so gut wie alle Geistesstörungen schizophrenes Gepräge tragen können. Alkoholpsychosen sowohl als die Erkrankungen des Rückbildungsalters, Encephalitiden, syphilitische und metasyphilitische Psychosen, Geistesstörungen bei Verletzungen des Gehirns und schließlich auch epileptische und zyklothyme Psychosen. Die schizophrene Anlage ist im heterozygoten Zustand so häufig, daß sie zwangsläufig bei zahllosen Menschen vorhanden sein muß, die an einer der genannten oder an irgendeiner anderen Geistesstörung leiden. Sie wird bei diesen Erkrankungen dann das Symptomenbild beeinflussen können. Ebenso wie die schizophrene Anlage aus einem Normalen einen Schizothymen, aus einem Psychopathen einen schizoiden Psychopathen machen kann, ist sie in der Lage, jede beliebige Psychose zur Schizopathie zu färben. Ob man das nun — bei organischen Erkrankungen — „Pathoplastik" nennen oder — bei endogenen funktionellen

Leiden — als „Mischzustand" bezeichnen will, ist lediglich eine Angelegenheit der Namengebung. *Unter Schizopathie verstehe ich die Manifestierung schizophrener Teilanlagen im Bereiche des Pathologischen.* Unter diesem Gesichtswinkel betrachtet gehören alle schizophren gefärbten Psychosen, Neurosen und Psychopathien, um welche Grundkrankheit auch immer es sich handeln mag, in den Erbkreis der Schizophrenie. Ob bestimmte Krankheiten die schizophrene Färbung leichter annehmen als andere, darüber können wir noch nichts aussagen. Ebensowenig wissen wir darüber sicher Bescheid, welche Schizopathien im schizophrenen Kreis nun besonders häufig auftreten, also schon in ihrer Grundkrankheit besonders enge Beziehungen zu ihm besitzen.

Eine Ausnahme macht hier die *Zwangsneurose* oder die *anankastische Psychopathie.* Sie kommt im schizophrenen Kreis ganz zweifellos überdurchschnittlich häufig vor. Wenn auch nicht in Abrede gestellt werden soll, daß Zwangssymptome bei Zyklothymen und schließlich sogar bei Normalen im Seelensturm der Pubertät und kurz nachher beobachtet werden, wenn sich die seelische Persönlichkeit des Menschen endgültig zu formen beginnt, so gehört die Mehrzahl der Anankasten doch als Schizopathien in den Erbkreis der Schizophrenie. Sie werden zum großen Teil später schizophren oder zeigen mehr und mehr deutlich das Bild jener abnormen Spielart der menschlichen Persönlichkeit, die man als schizoide Psychopathie bezeichnet.

Einiges muß hier über die *Beziehungen zu anderen psychischen Erbkreisen* gesagt werden. Diese Beziehungen spiegeln sich am klarsten in den Beziehungen der einzelnen Erbpsychosen zueinander. Von ihnen werden die Beziehungen der Erbkreise bestimmt.

Vor allem wichtig ist die Frage, inwieweit sich der schizophrene Erbkreis mit dem *zyklothymen* berührt. Sie fällt mit dem Problem der genetischen Stellung beider Psychosen zueinander zusammen. Es gibt hier zwei Extreme: Die Annahme einer *Einheitspsychose* auf der einen Seite, und die Meinung, daß beide Krankheiten sich beim Einzelmenschen *ausschließen*, auf der anderen. Zwischen diesen Extremen steht die Lehre von den *Mischpsychosen.*

Die Annahme einer *Einheitspsychose* würde voraussetzen, daß Schizophrenie und manisch-depressives Irresein genetisch das gleiche ist und nur im Phänotypus variiert. Das gesamte Schrifttum bringt nichts, was geeignet wäre, die Annahme einer solchen Einheitspsychose zu stützen. In den Familien der Schizophrenen häufen sich die Schizophrenen, in denen der Manisch-Depressiven die zyklothymen Psychosen. Das gleiche gilt für die entsprechenden Psychopathen und Normalpersönlichkeiten. Und zwar gestalten sich die Verhältnisse um so eindeutiger, je zuverlässiger und sauberer die Diagnosen der Ausgangsfälle sind. Mit den Untersuchungen SLATERs, der auffallend viele Schizophrene unter den Nachkommen Manisch-Depressiver fand, setzt sich der Beitrag von J. LANGE auseinander. Ich brauche also an dieser Stelle nur darauf hinzuweisen, daß seine Diagnostik ganz erheblich von derjenigen der meisten anderen Untersucher abweicht und er mit einem unverkennbaren Resentiment den Forschungen der Schule RÜDINs, an dessen Institut er seine Arbeit durchführte, gegenübertritt; vor allem kann er seine Abneigung gegen die bekannte Arbeit HOFFMANNs nur schlecht verbergen. J. LANGE hat diese Einstellung sehr richtig erkannt und gekennzeichnet. Ich kann daher die Feststellungen SLATERs nicht als beweisend ansehen.

Gegen die Lehre von der Einheitspsychose sprechen vor allem die Ergebnisse der Zwillingsforschung. Durchweg sind die erbgleichen Partner der Schizophrenen, wenn sie erkranken, wieder Schizophrene, die Partner der Manisch-Depressiven Manisch-Depressive. Hier gibt es nicht einmal jene Ausnahmen, die sonst so häufig die Regel bestätigen.

Daß sich die beiden Erbpsychosen gegenseitig ausschließen, ist schon aus theoretischen Erwägungen heraus mehr als unwahrscheinlich. Eine solche Annahme wäre nur dann möglich, wenn man voraussetzen dürfte, daß die zur schizophrenen Anlage führende Mutation das gleiche Gen betroffen hätte wie die Erbänderung, deren Ergebnis die Anlage zum manisch-depressiven Irresein zur Folge hat. Gegen eine solche Voraussetzung spricht nicht nur die Psychopathologie, sondern auch — was mir noch wesentlich beweiskräftiger erscheint — die Pathophysiologie der beiden Erkrankungen. Es handelt sich hier um Erscheinungen, die so *wesentlich* verschieden sind, daß die Annahme, es könnte ihnen Mutanten eines und desselben „normalen“ Gens zugrunde liegen, als völlig absurd bezeichnet werden muß. Mit dem gleichen Rechte könnte man behaupten, die Zuckerkrankheit und die Hämophilie seien aus dem gleichen Gen durch Mutation entstanden.

Daß sich Schizophrenie und manisch-depressives Irresein gegenseitig ausschließen, ist auch deshalb unmöglich, weil wir zahlreiche Fälle kennen, bei denen sich die Erscheinungen beider Krankheiten unverkennbar zeigen. Man hat hier von „Mischpsychosen“ gesprochen und für sie eine „Legierung“ aus beiden Anlagen verantwortlich gemacht (Urstein, Smith, Tuczek u. a.). Erbbiologisch kann man sich darunter nichts vorstellen. Wie bei den „Formenkreisen“ und „Erbkreisen“ werden hier klinische und erbbiologische Bezeichnungen durcheinander geworfen. In der Klinik und Psychopathologie hat das Wort „Legierung“ eine symbolische Bedeutung. Den scharfen und klaren Fragestellungen der Erbforschung gegenüber müssen solche Symbolisierungen versagen. Erbanlagen, Gene, körperlich faßbare Gebilde können sich nicht „legieren“. Man darf sich hier nicht mit Worten zufrieden geben, die aus ganz anderen Bereichen stammen, wo sie tatsächlich etwas bedeuten und nichts umdeuten.

Die ganze Frage der „Mischpsychosen“ erledigt sich in dem Augenblick, in dem man erkennt, daß Schizophrenie und manisch-depressives Irresein zwei verschiedene Krankheiten sind, die weder psychopathologisch noch pathophysiologisch noch genetisch etwas miteinander zu tun haben. Man wird dann daraus folgern, daß ein und derselbe Mensch schizophren *und* manisch-depressiv werden kann. Je nachdem, ob die Manifestation beider Krankheiten gleichzeitig oder nacheinander eintritt, ob einzelne Schübe und Phasen sich überschneiden oder scharf voneinander abgesetzt sind, wird sich das klinische Bild der Krankheit gestalten. Die Gegensätze in den Verläufen wie die „Legierungen“ in den einzelnen Zustandsbildern erfahren auf diese Weise ihre einfache und zwanglose Erklärung. Dazu kommt, daß auch ein schizoider Psychopath an einer zyklothymen Psychose erkranken, ein zykloider schizophren werden kann. Hält man daran fest, daß die schizophrene und die manisch-depressive Anlage verschiedene Gene betreffen, so ergeben sich zahlreiche Möglichkeiten für die Mischungen und Atypien im Bilde der Psychose.

Ähnliches gilt für die Beziehungen zwischen dem schizophrenen Erbkreis und dem Kreis des *epileptischen Syndroms*. Wir wissen, daß viele Schizophrene im Verlauf der Krankheit an epileptischen Anfällen leiden. Es ist jedoch nicht bekannt, daß diese Anfälle nach der Erkrankung wesentlich häufiger sind als vorher und häufiger als bei Nicht-Schizophrenen. Man muß sich stets vor Augen halten, daß die Häufigkeit der „genuinen“ Epilepsie 0,3—0,4% beträgt. Rechnet man die symptomatischen Formen dazu, so kommt man auf etwa 1%. Wenn wir also bei jedem hundertsten Schizophrenen epileptische Anfälle und oft auch Erscheinungen einer epileptischen Psychose finden, so ist das keineswegs verwunderlich. Auffällig wäre eher das Gegenteil. Damit soll jedoch die Möglichkeit nicht bestritten werden, daß der die schizophrene Somatose kennzeichnende Prozeß die Vorbedingungen zum Auftreten epileptischer Krämpfe begünstigt.

Schließlich muß noch ein Wort über die erbbiologische Stellung der *Wahnkrankheiten* gesagt werden. Sie *alle* dem Erbkreis der Schizophrenie zuzuordnen, wozu man aus klinischen Erwägungen heraus versucht sein könnte, wäre verfehlt. Sie nehmen nosologisch eine ganz verschiedene Stellung ein. Erbbiologisch lassen sich manche als Schizophrenien, andere als Schizopathien auffassen aber bei weitem nicht alle und zudem nur wenige generell. Bei vielen wird jeder einzelne Fall gesondert beurteilt werden müssen.

Zu den *Schizophrenien* gehören:

I. Generell:

1. Die paranoiden Schizophrenien (Paranoide Demenzen).
2. Die Paranoia KRAEPELINS.
3. Die Paraphrenie KRAEPELINS.
4. Die Abortivparanoia GAUPPS.

II. Von Fall zu Fall:

1. Die Halluzinose der Trinker.
2. Fälle von sensitivem Beziehungswahn (KRETSCHMER).
3. „Induzierte Wahnkrankheiten."

Als *Schizopathien* können von Fall zu Fall aufgefaßt werden:

1. Paranoide Zustände bei Schwachsinnigen.
2. Der Eifersuchtswahn der Trinker.
3. Die Halluzinose der Trinker.
4. Induzierte Wahnkrankheiten.
5. Paranoide Haftpsychosen.
6. Die „milde Paranoia" FRIEDMANNS.
7. Fälle von sensitivem Beziehungswahn.
8. Involutionsparanoia.
9. Der präsenile Beeinträchtigungswahn.
10. Die paranoide Cocainpsychose.
11. Die paranoide Psychopathie.

Zu den *zyklothymen* Psychosen gehören:

I. Generell:

1. Die querulatorische Manie.
2. Die paranoiden zyklothymen Psychosen.
3. Die „atypischen Paraphrenien".

II. Von Fall zu Fall:

Einzelne Fälle des sensitiven Beziehungswahns.

Keinem der beiden Erbkreise sind zuzuordnen:

1. Die paranoiden Reaktionen bei Tauben (Schwerhörigen), Blinden (Schwachsichtigen) und Krüppelhaften.
2. Der Querulantenwahn.
3. Die ganz seltenen echten induzierten Wahnkrankheiten.

Zusammenfassend ist über den schizophrenen Erbkreis zu sagen:

Im Mittelpunkt des Kreises stehen die schizophrenen Psychosen in ihren mannigfaltigsten Erscheinungsformen. Das Temperament, das dem Kreis sein Gepräge gibt, ist das schizothyme Temperament. Aus ihm wachsen bestimmte Charaktereigenschaften heraus, die mit dem spezifischen Temperament und dem unspezifischen Intellekt zusammen die schizothyme Persönlichkeit bilden. Ihre psychopathische Variante ist das Schizoid. In ihm dürfen wir die wesentlichste Manifestation des heterozygoten Zustands erblicken. Bei verschiedenen organischen und funktionellen Grundkrankheiten äußert sich dieser als Schizopathie. Unter die Schizopathien ist auch das Schizoid zu fassen, da dieses im Gegensatz zur Schizothymie, wenn auch nicht eine Krankheit, so doch eine *pathologische* Variante der menschlichen Persönlichkeit darstellt. Zahlreiche Wahnkrankheiten gehören als Schizophrenien oder Schizopathien in den schizophrenen

Kreis. Dieser wird geschnitten vom Kreis der erblichen Bindegewebsschwäche. Die Beziehungen zwischen beiden Erbkreisen zeigen sich vor allem in der Häufigkeit der Tuberkulose und verschiedener Anomalien von Abkömmlingen des mittleren Keimblatts in den Familien Schizophrener. Möglicherweise bestehen Zusammenhänge zwischen dem schizophrenen Kreis und den pigmentarmen Rassen. Auch diese Zusammenhänge dürften ihren Angelpunkt im Schnitt des schizophrenen Erbkreises mit dem der bindegewebigen Schwäche besitzen.

III. Neueste Ergebnisse auf dem Gebiete der Erbpathologie des schizophrenen Kreises.

Seit dem Abschluß des Manuskripts wurden einige Untersuchungen veröffentlicht, die zu wichtig sind, als daß sie in einem auf der Höhe der Zeit stehenden Handbuch fehlen dürften, zu umfangreich, als daß sie bei der Korrektur in die Darstellung hätten hineingearbeitet werden können Es wäre notwendig gewesen, an zu vielen Stellen auf sie hinzuweisen. So ziehe ich es denn vor, in einem eigenen Kapitel geschlossen über sie zu berichten.

Es handelt sich zunächst um die große Monographie von Kallmann über die Erbpathologie der Schizophrenie. Ich habe in meiner Darstellung mehrfach Gelegenheit genommen, vorläufige Teilergebnisse aus diesen Forschungen mitzuteilen. Nunmehr aber, da sie im Zusammenhang und in endgültiger Form vorliegen, erhalten sie in mancher Beziehung ein anderes Gesicht. Es ist daher notwendig, das Wichtigste aus ihren Befunden hier nachzutragen. Sollten sich Widersprüche zu früher Gesagtem ergeben, so ist die vorliegende Darstellung maßgebend.

Die Arbeit wurde in U.S.A. in englischer Sprache veröffentlicht. Sie berrichtet über Untersuchungen, die in Verbindung mit der Deutschen Forschungsanstalt für Psychiatrie seit 1929 in Berlin durchgeführt wurden. 1087 Schizophrene wurden aus dem Archiv der Heil- und Pflegeanstalt Herzberge erfaßt und in bezug auf ihre Sippe erforscht. Wie sich die lückenlos erfaßten 10122 Familienmitglieder, unter denen sich 6475 Erwachsene befinden, auf die einzelnen Verwandtschaftsgrade verteilen, zeigt Tabelle 28.

Tabelle 28.
Übersicht über das Material Kallmanns.

	Insgesamt	Über 20 Jahre alt
Kinder	2120	1038
Enkel	1094	489
Ur- und Ururenkel	170	20
Geschwister . . .	3784	2583
Halbgeschwister .	136	103
Neffen-Nichten . .	2194	1618
Ehegatten	624	624
Zusammen	10122	6475

Dazu kommen noch die Eltern, Großeltern und weitere Verwandte, die jedoch nicht lückenlos erfaßt werden konnten. Sie wurden daher nicht in die Tabelle aufgenommen. Im Ganzen handelt es sich um ein Material, von rund 12000 (8000 erwachsenen) Personen; somit um ein bisher einzig dastehendes geschlossenes statistisches Bild der schizophrenen Sippe.

Die Probanden wurden in 4 klinische Gruppen eingeteilt: etwa 500 Hebephrenien, etwa 250 Katatonien, etwa 150 paranoide Demenzen und 150 Fälle, die bei der Untersuchung nach über 30 Jahren frei von ausgesprochenen Symptomen eines aktiven Prozesses angetroffen wurden (simple Schizophrenia oder „Schubförmige"). In den beiden ersten Formen sieht Kallmann zunächst einmal die Kerngruppe, in den beiden letzten die Randgruppe der Schizophrenie. Die Ausgangsfälle sind sozial sehr tief geschichtet. 41,4% sind Arbeiter und Dienstleute, nur 2,2% gehören den oberen Gesellschaftsschichten an. Nur etwa 10% der Probanden hatten einen Elter mit sicherer oder zweifelhafter Schizophrenie. Es waren also nur etwa 5% der Probandeneltern sicher oder wahrscheinlich schizophren. Die Zahl der Verwandtenehen unter ihnen war nicht erhöht.

53,3% der Kranken waren dauernd kinderlos. Auf einen Probanden trafen im Durchschnitt 1,9 Kinder, auf einen fruchtbaren Probanden 4,1. Die Männer waren weniger fruchtbar als die Frauen. Die Probanden der Kerngruppe kamen halb so oft zur Eheschließung als die Gesamtbevölkerung. Bei ihnen traf auf einen Probanden etwa 1 Kind. Dagegen entsprach die Fruchtbarkeit der Paranoiden ungefähr derjenigen der Gesamtbevölkerung. Da die Paranoiden fast durchweg spät erkrankten, ist die Unfruchtbarkeit der Randgruppe wohl als eine Folge der Früherkrankung anzusehen. Die außereheliche und voreheliche Fruchtbarkeit war gering. Die Fruchtbarkeit der psychisch Auffälligen unter den Schwestern und Töchtern der Probanden blieb weit hinter derjenigen der Unauffälligen zurück.

Bei der Kerngruppe betrug die Schizophreniehäufigkeit unter den *Kindern* 21%, bei der Randgruppe nur 11%. Läßt man nur die diagnostisch absolut gesicherten Fälle in die Rechnung eingehen, so lauten die Ziffern 18% und 9,5%. Schizoide Psychopathen fanden sich in allen Gruppen ungefähr gleich häufig (30%—35%). Es bestanden keine Unterschiede zwischen den Kindern männlicher und weiblicher Probanden. Die Kinder, die vor der Erkrankung der Probanden geboren wurden, erkrankten ebenso häufig als diejenigen, deren Geburt nach dem Beginn der Erkrankung fiel.

Die *Enkel* der Schizophrenen erkrankten, wenn ihre Eltern frei von Schizophrenie waren, zu 1,3%. Nimmt man auf die Beschaffenheit der Eltern keine Rücksicht, so beträgt die Erkrankungswahrscheinlichkeit 4,3%. Schizoide Psychopathen fanden sich unter allen Enkeln (489 Erwachsene) 23 auf Hundert.

Was die *Geschwister* anlangt, so blieb die Schizophreniequote hinter derjenigen der Kinder zurück (Kerngruppe 13%, Randgruppe 9%; absolut sichere Schizophrenie 9% und 6%). Wie bei den Enkeln war die Erkrankungswahrscheinlichkeit der nicht von Schizophrenen selbst abstammenden Personen dann am höchsten, wenn beide Eltern schizoide Psychopathen waren, am niedrigsten, wenn beide Eltern psychisch unauffällig erschienen. Auch unter den Geschwistern zeigte die Häufigkeit der schizoiden Psychopathen einen konstanten Wert; sie betrug bei allen klinischen Unterformen etwa 10%. Dagegen schwankte sie nach Elternkombination zwischen 3% und 4%. Die *Halbgeschwister* erkrankten zu 1,7% an Schizophrenie, wenn sie nicht von einem schizophrenen Elternteil abstammten. Hatten sie dagegen mit dem Probanden ein gemeinsames schizophrenes Elter, so fand sich eine Schizophreniehäufigkeit von etwa 24%.

Die Schizophreniehäufigkeit unter den *Neffen-Nichten,* soweit sie von nichtschizophrenen Eltern stammten, war 1,9%, in der gesamten Neffen-Nichtenschaft dagegen 3,9%. Schizoide Psychopathen fanden sich in diesem Verwandtschaftsgrad auffallend selten (6,2%).

Von Bedeutung ist vor allem der große und immer wieder zu beobachtende Unterschied in der Schizophreniehäufigkeit zwischen den Familien der Kerngruppe und der Randgruppe. Man könnte zunächst daran denken, daß sich in der Randgruppe ,also unter den Paranoiden und „Schubförmigen“ (simple Schizophrenia) Fälle befinden, die wohl schizophrene Bilder boten, in Wirklichkeit aber keine Schizophrenien waren. Es würde sich also um ein biologisch nicht einheitliches Material handeln. KALLMANN hat, um diese Frage zu klären, auf die Geschwister der Probanden die Doppelfallmethode (besser: Mehrfallmethode) angewandt, mit der man bekanntlich ein Material auf seine biologische Einheitlichkeit prüfen kann[1]. Das Ergebnis der Berechnung spricht eindeutig gegen die Annahme, daß es sich um ein biologisch nicht einheitliches Material handeln könne.

Was die Paranoiden einerseits, die Kerngruppe andererseits anlangt, so habe ich die Ansicht vertreten, daß die Belastungsunterschiede bei den Kindern

[1] Vgl. SCHULZ, Methodik der medizinischen Erbforschung. Leipzig 1936.

sich restlos durch eine für die früherkrankten Katatonen und Hebephrenen wirksame, für die späterkrankten Paranoiden nicht wirksame Auslese bei der Gattenwahl zu erklären sein. KALLMANN hält diese Erklärung nicht für wahrscheinlich, weil er ähnliche Unterschiede auch bei den Geschwistern der Probanden fand und zwar jener Probanden, deren Eltern nicht schizophren waren, bei denen also das Auslesemoment wegfällt. Ich muß diesen Einwand gelten lassen, möchte allerdings meinen, daß die Gattenwahlauslese für die Unterschiede in der Schizophreniehäufigkeit bei den Kindern dennoch eine Rolle spielt, wenn auch nicht die einzige. Sind ja doch die Unterschiede zwischen beiden Gruppen in den Kinderschaften weit größer als in den Geschwisterschaften (1:1,9 gegen 1:1,4). Mit verschiedenen Erbanlagen rechnet KALLMANN nicht; schon deshalb, weil über ein Drittel aller in den gleichen Familien auftretenden Schizophrenien verschiedene Verlaufsformen zeigen. Die Unterschiede haben seiner Ansicht nach ihre Ursache darin, daß bestimmte, konstitutionelle Faktoren ganz erhebliche Schwankungen der Manifestationsbereitschaft bei den Nachkommen der Schizophrenen veranlassen können. Er sieht in der verschiedenen Konstitution überhaupt die vornehmliche Ursache für die Mannigfaltigkeit der einzelnen Verlaufsformen. Sie würden also die Manifestation nicht nur nach Grad sondern auch nach Art beeinflussen.

Auffallend ist die Bestimmtheit, mit der sich KALLMANN für die Annahme eines einfach-recessiven *Erbgangs* einsetzt. Er spricht zwar nur von einer hohen Wahrscheinlichkeit, geht jedoch bei allen weiteren Deutungen der Befunde von der monomeren Recessivität aus. Eine besondere Stütze für seine Annahme sieht er in dem Umstand, daß die Schizophreniehäufigkeit unter seinen Probandenkindern nicht ansteigt, wenn der andere Elternteil nur allgemeine psychopathische Konstitution zeigt, dagegen sich stark erhöht, wenn er Merkmale aufweist, die zum schizophrenen Formenkreis gehören. Ist auch der andere Elter manifest schizophren, so beträgt die Erkrankungswahrscheinlichkeit der Kinder 63% bis 64%.

Daß die Schizophrenieziffer der Geschwister niedriger ist als die der Kinder — bei recessivem Erbgang wäre bekanntlich das umgekehrte Verhältnis zu erwarten — führt KALLMANN darauf zurück, daß die Geschwister einer früheren Generation angehören als die Kinder und daher weniger zuverlässig zu erforschen sind. Ich halte diese Begründung nach den Erfahrungen der Familienforschung nicht für einleuchtend. Sie ist auch nicht nötig, da, wie ich gezeigt habe, die Mehrbelastung der Kinder gegenüber den Geschwistern zurücktritt, wenn man den Vergleich auf Befunde beschränkt, die wirklich miteinander vergleichbar sind.

Die ganzen Ausführungen über den Erbgang, die in der Arbeit KALLMANNS einen allzu breiten Raum einnehmen, erscheinen mir ja von vornherein als überflüssig, da an eine Klärung der Frage erst dann zu denken ist, wenn man die wirkliche Krankheit Schizophrenie, also die Somatose und nicht nur die Psychose kennen wird. Auch die Ergebnisse der Untersuchungen KALLMANNS können mich nicht veranlassen, diesen Standpunkt aufzugeben.

Sehr wesentlich sind dagegen seine Befunde über die *Beziehungen zwischen Schizophrenie und Tuberkulose.* Er bestätigt in dieser Arbeit, die sein Material endgültig auswertet, seine früheren vorläufigen Befunde und die entsprechenden Ergebnisse der Untersuchungen älterer Autoren. Unter den Verwandten der Schizophrenen ist die Sterblichkeit an Tuberkulose weit größer, als in der Gesamtbevölkerung; sie steigt und fällt in den einzelnen Verwandtschaftsgraden vollkommen parallel mit der Schizophrenieziffer. *Tabelle 29* stellt die Befunde einander gegenüber.

KALLMANN vermutet für die Widerstandsunfähigkeit gegen Tuberkulose und die Bereitschaft zur Schizophrenie eine gemeinsame Wurzel in einer erblichen

Funktionsschwäche des reticuloendothelialen Zellapparats. Er bezieht sich dabei auf die Untersuchungen FR. MEYERS über die Speicher- und Reaktionsfähigkeit des Reticuloendothels von Schizophrenen. Diese Erklärung bleibt vorerst eine reine Hypothese.

Hat die Arbeit KALLMANNS gezeigt, wie man bei einer erbstatistischen Untersuchung korrekt vorgeht, so ist die zweite größere amerikanische Untersuchung aus neuester Zeit (POLLOCK, MALZBERG, FULLER) methodisch völlig verfehlt. Es handelt sich hier um die Familien von 175 Schizophrenen, also um ein Material, das an Größe hinter dem KALLMANNS weit zurück bleibt. Erfaßt wurden im Ganzen 2753 Verwandte. *Tabelle 30* (Tabelle 27 der Arbeit) gibt einen Überblick über das Material. Auffallend ist vor allem die niedrige Zahl der Schizophrenien. Selbst wenn man die paranoiden und die nicht diagnostizierbaren Psychosen mit einrechnet, sind es nur 39 Fälle. Ausdrücklich als Schizophrenien (Dementia praecox) werden nur 17 Kranke bezeichnet; daß gleichviel Manisch-Depressive (16) auftreten, ist ein völlig ungewöhnlicher Befund, der zu allen bisherigen Ergebnissen im Widerspruch steht. Man wird also schon der Diagnostik der Verfasser mit höchster Vorsicht gegenüber treten müssen. Wenn die Dementia praecox, die POLLOCK, MALZBERG und FULLER diagnostizieren, sich auch nur einigermaßen mit dem decken würde, was die sonstigen Untersuchungen unter Schizophrenie verstehen, so wäre es unmöglich, daß unter 734 Geschwistern nur 7 oder 8 Schizophrenien gefunden wurden. Man hätte bei dem Altersaufbau der Geschwisterschaften, der aus anderen Tabellen hervorgeht, mindestens 15 Fälle zu erwarten. Bemüht man sich, aus dem Tabellenwerk der Arbeit eine Erkrankungswahrscheinlichkeit für die Geschwister mit Hilfe des abgekürzten Verfahrens von WEINBERG zu errechnen, so kommt man auf eine Ziffer von 1,3 bis höchstens 2%. Aus dem Vorwort geht hervor, daß die Verfasser keine Psychiater sind und sich dazu noch bei den Familienforschungen weiblicher Laien-Fieldworkers bedient haben. So ist trotz einer Beratung durch Psychiater die Diagnostik höchst unzuverlässig.

Tabelle 29.
Tuberkulosesterblichkeit nach KALLMANN.

	Sterblichkeit an Tuberkulose in %	Erkrankungswahrscheinlichkeit an Schizophrenie in %
Kinder	13,6	11—21
Geschwister . .	9,1	9—13
Enkel	5,0	4,3 bzw. 1,3
Neffen	7,1	3,9 bzw. 1,9

Aber auch die erbbiologische Methodik ist völlig abwegig. Wenn z. B. die Verfasser den Versuch einer mendelistischen Analyse unter der apriorischen Annahme der Recessivität machen und dabei als recessive Homozygoten alle irgendwie abnormen Eltern ansehen, so erübrigt es sich von vornherein, auf die Befunde überhaupt einzugehen. RR-Individuen könnten bei einer solchen Untersuchung natürlich nur die *schizophrenen* Eltern sein.

So konnte die an sich sehr groß angelegte und sorgfältig durchgeführte Arbeit zu keinen Ergebnissen kommen, die unser Wissen über die Bedeutung der Anlage bei der Entstehung der Schizophrenie irgendwie gefördert hätten.

Eine besondere Aufmerksamkeit schenkten die Autoren dem Studium der *Umwelteinflüsse.* Sie sind der Ansicht, daß für die Schizophrenie, wie für das manisch-depressive Irresein eine „allgemeine familiäre Grundlage“ also eine Art besondere Konstitution angenommen werden müsse, aus der dann unter der Einwirkung von Umwelteinflüssen erst die Krankheit herauswächst. Daher kommen sie zu dem falschen Schluß, daß nicht eine spezifische Anlage sondern die Umwelt das Entscheidende sei. Dabei erkennen sie psychischen und sozialen Einflüssen eine große Bedeutung zu. Nichts jedoch, was die ausführlich wiedergegebenen familiären Analysen bringen, kann als überzeugend angesehen

Tabelle 30. Häufigkeit von Geistesstörungen unter den

Verwandtschaftsgrad	Gesamtzahl	Unvollständig erforscht	Vollständig erforscht	Unauffällige	Alle Anomalien		Psy-			
					Psychosen	andere Anomalien	senile Psychosen	Hirnarteriosklerose	Paralyse	Alkoholpsychosen
Vater	175	1	174	133	4	37	—	—	—	—
Mutter	175	1	174	128	13	33	1	—	—	—
Vatersvater . . .	175	40	135	123	2	10	—	—	—	—
Vatersmutter . .	175	40	135	127	5	3	1	—	—	—
Muttersvater . .	175	41	134	122	5	7	1	—	1	—
Muttersmutter . .	175	38	137	136	1	—	—	—	—	—
Vatersbrüder . .	259	22	237	215	6	16	—	1	—	1
Vatersschwestern .	211	11	200	189	4	7	—	—	—	—
Muttersbrüder . .	254	12	242	223	7	12	—	—	—	—
Mutterschwestern	245	14	231	222	5	4	—	—	—	—
Brüder	381	7	374	346	11	17	1	1	—	—
Schwestern . . .	353	11	342	309	11	22	1	2	—	—
Zusammen	2753	238	2515	2273	74	168	5	4	1	1

werden. Auch diese Arbeit verpufft in sich selbst und der große Aufwand, der gemacht wurde, ist am Ende vertan. —

Von größter Bedeutung sind dagegen die soeben abgeschlossenen Untersuchungen von SCHULZ über die *Nachkommen schizophrener Elternpaare*. Wir haben gehört, daß schon KAHN sich mit diesem erbbiologisch verhältnismäßig klar bestimmten Personen des schizophrenen Kreises beschäftigt hat und daß KALLMANN ebenfalls diesem Kreuzungsergebnis seine Aufmerksamkeit geschenkt hat. Was nun die Untersuchungen von SCHULZ besonders kennzeichnet, ist die Tatsache, daß hier erstmals eine lückenlose Serie nicht ausgelesener sondern repräsentativ gewonnener schizophrener Elternpaare in bezug auf die Nachkommenschaft beforscht wurde.

SCHULZ hat aus fast 1000 geisteskranken Elternpaaren diejenigen herausgesucht, bei denen er annehmen konnte, daß es sich um endogene Psychosen handelte. Unter diesen 156 Paaren fand er 16 Paare mit sicherer Schizophrenie. Bei 7 Paaren war ein Gatte sicher, der andere wahrscheinlich schizophren. Dazu kamen noch 7 sicher schizophrene Paare, die von KAHN beforscht, von SCHULZ katamnestiziert wurden. So verfügt SCHULZ über ein bisher einzig dastehendes Material von 23 sicher schizophrenen Elternpaaren, das direkt, also nicht etwa auf dem Weg über kranke Kinder gewonnen wurde. Besonders vorsichtig und kritisch wie er ist, engte SCHULZ sein um 3 Paare KAHNS angereichertes Material schließlich noch auf 12 Paare ein mit „besonders sicherer" Schizophrenie. Mehr kann man wohl kaum tun, um sich vor Fehlschlüssen zu schützen.

Und das Ergebnis? Für die Kinder der 23 „sicher" schizophrenen Elternpaare fand SCHULZ eine Erkrankungswahrscheinlichkeit von 41%, für die Kinder der „besonders sicheren" Paare eine solche von 59,1%, während die Kinder der Paare mit nur einem sicher schizophrenen Elternteil nur zu 29,5% erkrankten. Gewiß ein erbbiologisch sehr sinnvoller und einleuchtender Befund. SCHULZ ist der Ansicht, daß seine Ergebnisse eher für Recessivität als für Dominanz sprechen, wenn man berücksichtigt, daß seine konjugalen Fälle in der Hauptsache Späterkrankte darstellen und die Gefährdung der Kinder aus Ehen mit nur *einem* spät erkrankten und einem nichtschizophrenen Elternteil nur 10% beträgt. Der Unterschied ist zu groß, als daß er mit Dominanz befriedigend vereinbar wäre. Ich persönlich möchte aus diesen Feststellungen keinerlei Schlüsse

Verwandten. (Nach POLLOCK, MALZBERG, FULLER, Tabelle 27.)

chosen									Andere Anomalien				
manisch-depressives Irresein	Involutions-melancholie	Schizophrenie	Paranoia oder paranoide Zustände	epileptische Psychosen	Psychoneurosen und Neurosen	mit psychopathischer Persönlichkeit	mit Geistesschwäche	unklare Psychosen	neurologische Erkrankungen	Schwachsinn	Epilepsie	Alkoholismus	Selbstmord
2	—	2	—	—	—	—	—	—	11	1	—	30	1
3	—	4	—	—	—	—	—	4	32	1	—	—	—
1	—	—	1	—	—	—	—	—	3	—	—	8	1
1	—	—	—	—	—	—	—	3	3	—	—	—	—
1	—	—	—	—	—	—	—	2	1	—	—	6	1
—	1	—	—	—	—	—	—	—	—	—	—	—	—
—	—	2	—	—	—	—	—	1	2	—	—	16	2
1	—	2	—	—	—	—	1	—	6	1	—	—	—
4	—	—	—	1	—	1	—	1	1	3	—	9	2
1	—	—	—	—	1	—	—	3	3	—	1	—	1
—	—	4	—	—	—	—	1	4	4	5	—	6	2
2	—	3	1	—	—	—	—	2	16	1	1	2	—
16	1	17	2	1	1	1	2	20	82	15	2	77	10

auf den „Erbgang der Schizophrenie" ziehen. Und zwar aus den bekannten grundsätzlichen Erwägungen heraus. *Wesentlich erscheint mir der rein empirische Befund, daß man heute mit etwa* 60% *phänotypischer Schizophrenieerwartung für die Kinder schizophrener Elternpaare zu rechnen hat.* Das ist eine etwas niedrigere Proportion als bisher (KAHN, KALLMANN). Arbeitet man mit einer durch die Zwillingsforschung, also nicht unter der Annahme irgend eines Erbganges festgestellten Manifestationsschwankung von 0,190, so entspricht die phänotypische Proportion von 0,591 (= 59,1%) einer genotypischen von $\frac{0,591}{1 - 0,190} = 0,660$ (= 66,0%). Damit würde, wie leicht nachzurechnen, der Anteil der inneren Umwelt an der Gesamtschwankung 52—53% betragen, während auf die äußere Umwelt nur 47—48% entfielen. Diese Abweichungen gegenüber früheren Befunden, entsprechen der Unsicherheit unseres Wissens. Die pathologischen Befunde unter den 64 Kindern der neu von SCHULZ beforschten 16 sicher schizophrenen Ehepaare sind folgende: 12 Schizophrene, 1 fraglicher Selbstmord, 2 schizoide Psychopathen, 1 Schwachsinniger, 1 Epileptiker, 1 Fall von erblicher Ataxie. Diese Anomalien verteilen sich auf 37 Erwachsene, so daß 18 abnorme 19 unauffälligen Personen gegenüber stehen.

Wir erinnern uns nunmehr noch an die Versuche von KLEIST und seiner Schule, psychopathologisch-klinische Sonderformen der Schizophrenie herauszuarbeiten und diesen Formen auch eine biologische Sonderstellung zuzuerkennen. LEONHARDs Familienforschung konnte, wie wir sahen, nicht überzeugen. Nunmehr hat SCHWAB 85 Katatonien im Sinne KLEISTs genealogisch untersucht. 68,4% der Probanden waren bereits vor Ausbruch der Psychose psychisch auffällig. Sie erschienen als schizoide Psychopathen vom Charakter der Empfindsam-Ungeselligen, Erregbar-Unklaren, Gemütskalt-Herrischen und Stumpfen; weitaus am häufigsten handelte es sich um Psychopathen der ersten Gruppe. Etwa die Hälfte wies mangelhafte oder schlechte Schulleistungen auf. Sozial herrschten die unteren und mittleren Schichten vor. Körperbaulich waren die Probanden zu 75,2% kräftig-leptosome und muskuläre Typen. 38% der durch Tod ausgeschiedenen Katatonen starben an Tuberkulose.

Unter den 354 *Geschwistern* fand SCHWAB 14 sichere Schizophrenien, also nach dem abgekürzten Verfahren eine Erkrankungswahrscheinlichkeit von

6,76%. Von diesen 14 Schizophrenien waren 13 Katatonien, nur eine zeigte eine andere klinische Form. Dazu kommen noch 3 wahrscheinliche Schizophrenien, so daß die Bruttoziffer 8,21% beträgt. Schizophrenieähnliche Psychopathen traten zu 14% auf, sonstige abnorme Typen zu 15,9%. Außerdem 3 nichtschizophrene Psychosen.

Die *Eltern* waren zu 3,7% schizophren. Unter Einbeziehung der wahrscheinlichen Fälle steigt die Ziffer auf 5,5%. Auch hier handelt es sich in der Hauptsache um Katatonien (4 von 6 Fällen). In einem Falle waren beide Eltern schizophren (Vater Katatonie, Mutter paranoide Schizophrenie); 3 von 4 erwachsenen Kindern leiden an Katatonie, das vierte ist ein schizoider Psychopath. Unter den Eltern fanden sich weiterhin 2,4% nichtschizophrene Psychosen, 14,6% schizoide Psychopathen und 27,4% andere abnorme Typen. 10—13% starben an Tuberkulose.

In der *weiteren Blutsverwandtschaft* (Elterngeschwister und deren Kinder) ließen sich 12 sichere Schizophrenien feststellen (9 Katatonien) sowie 7 wahrscheinliche. Manisch-depressive Psychosen wurden nicht gefunden, dagegen verhältnismäßig viele atypische periodische Erkrankungen.

Wesentlich ist nun der Versuch SCHWABs, einen Teil der Probanden in „typische" und „atypische" Fälle nach LEONHARD aufzuteilen und auf ihre Belastung hin miteinander zu vergleichen. 41 Fälle wurden zu diesem Zweck nachuntersucht und zwar von LEONHARD selbst. 20 waren typisch, 21 atypisch. Unter den Geschwistern der Typischen fand sich keine einzige Schizophrenie, unter den Geschwistern der Atypischen dagegen betrug die Schizophrenieproportion 18,2%. Auch bei den Eltern herrschen klare Verhältnisse: die Eltern der Typischen waren frei von Schizophrenie, die der Atypischen zu 7,2% an Schizophrenie erkrankt. So kommt denn SCHWAB zum Schluß, *daß typische und atypische Katatonien im Sinne* LEONHARDs *erbverschiedene Erkrankungen sind.* „Unsere freilich nur geringen Zahlen" schreibt er, „würden am ersten dafür sprechen, daß die typischen Katatonien dem recessiven Erbgang mit besonders geringer Genpenetranz, die atypischen Katatonien dagegen eher dem dominanten Erbgang folgen".

Ich bin auf die Arbeit von SCHWAB so ausführlich eingegangen, weil sie den ersten Versuch der Schule KLEISTs darstellt, die von ihr beschriebenen Sonderformen auf ihre biologische Selbständigkeit zu prüfen. Und zwar unter Anwendung exakter erbstatistischer Methoden. Wohl haben schon früher KOLLE, FÜNFGELD und KLEIST selbst das Familienbild herangezogen, wohl hat insbesondere LEONHARD eine statistische Bearbeitung versucht. Diese Untersuchungen litten jedoch alle unter der unzulänglichen Methodik. SCHWAB geht nun zwar richtig vor, seine Ergebnisse sind jedoch *zu* eindeutig als daß sie als allgemeingültig angesehen werden dürften. Seine Katatonien sind familiär fast durchweg wieder mit Katatonien belastet, die typischen Fälle sind völlig unbelastet, die atypischen sehr stark — mit einem Wort: die Rechnung geht zu glatt auf. So etwas spricht gegen alle Erfahrungen der psychiatrischen Erbforschung. So liegt denn die Annahme nahe, daß es sich bei diesen Ergebnissen doch um Befunde handelt, die noch stark gerade an das vorliegende Material gebunden sind und in jener Eindeutigkeit nur für dieses Material gelten.

Es war daher sehr dankenswert, daß LEONHARD und SCHULZ sich zusammen taten, um in gemeinsamer klinisch-genealogischer Arbeit die Frage der erbbiologischen Sonderstellung der von LEONHARD „typische" und „atypische" Schizophrenien genannten Psychosen zu prüfen. Diagnostiziert wurde von beiden Seiten blind, d. h. SCHULZ hatte zur Zeit der genealogischen Beforschung keine Kenntnis der klinischen Sonderdiagnose und LEONHARD waren die genealogischen Befunde unbekannt.

Tabelle 31. Schizophreniehäufigkeit bei den Geschwistern und Eltern typischer und atypischer Schizophrener (nach SCHULZ).

		Geschwister			Eltern		
		Bezugsziffer	Schizophrenie	Häufigkeit in %	Bezugsziffer	Schizophrenie	Häufigkeit in %
SCHULZ	Typische Schizophrenie	161	9	5,6	108	1	0,9
	Atypische Schizophrenie	122	8—11	7,8	90	4—6	5,5
SCHWAB	Typische Katatonie	38	—	—	40	—	—
	Atypische Katatonie	55	10	18,2	42	3	7,2

Über die Ergebnisse unterrichtet Tabelle 31, die der Tabelle 2 in der Veröffentlichung von SCHULZ nachgebildet wurde. Sie zieht zum Vergleich die Ziffern SCHWABs heran.

Wenn es sich auch bei dem Material SCHWABs nur um die Sondergruppe der Katatonie handelt, so ist doch die Gegenüberstellung der Befunde sehr eindrucksvoll und lehrreich. Bei dem größeren, von SCHULZ und LEONHARD untersuchten Material verwischen sich die Unterschiede in den Geschwisterschaften fast vollkommen. Nur bei den Eltern bleiben sie noch deutlich. Zu beachten ist auch daß die Sterblichkeit an Tuberkulose in beiden Gruppen gleich groß befunden wurde. Wie sich die Verhältnisse bei einem noch größeren Material gestalten würden, läßt sich nicht sagen. Auf keinen Fall jedoch kann der Nachweis als erbracht gelten, daß typische und atypische Schizophrenie im Sinne von LEONHARD als erbbiologisch selbständige Erkrankungen angesehen werden dürfen. Damit entfallen auch alle Vermutungen über den Erbgang. Zunächst wird man also weiterhin die Annahme machen müssen, daß es sich lediglich um klinische Unterformen handelt.

Zusammenfassend ist zu sagen: Durch die in allerletzter Zeit erschienenen Arbeiten wurde der Standpunkt, auf den ich mich in meiner Darstellung des Erbkreises der Schizophrenie stellte, in keinem wesentlichen Punkte erschüttert. Es bleibt somit alles Grundsätzliche unverändert bestehen.

Auch die neuesten Untersuchungen haben gelehrt, daß bei der Entstehung der schizophrenen Psychose der Anlage eine größere Bedeutung zukommt als der Umwelt. Die abweichenden Befunde von POLLOCK und seinen Mitarbeitern können, da mit völlig unzulänglicher Methodik gewonnen, nicht als stichhaltig angesehen werden.

Gerade die Ergebnisse KALLMANNs sind nur dann richtig zu verstehen und unter sich in Einklang zu bringen, wenn man in der schizophrenen Psychose nicht das Merkmal an sich sieht, sondern den Endzustand eines Phänotypus, der sich aus der Anlage auf dem Wege über eine noch unbekannte Somatose entwickelt.

Unser Wissen von den Manifestationsschwankungen der schizophrenen Psychose hat sich nur insofern unwesentlich geändert, als der Anteil der inneren Umwelt möglicherweise etwas größer ist als früher angenommen. Entsprechend ist die Gesamtmanifestationsschwankung — Recessivität der Anlage vorausgesetzt — erheblicher (etwa 40%). Die durch Außeneinflüsse bewirkte Schwankung bleibt unverändert.

Auch die neuesten Forschungen konnten über den Erbgang der Schizophrenie nichts aussagen, was über die bisherigen Feststellungen hinausginge. Recessivität scheint nach wie vor wahrscheinlicher zu sein als Dominanz, ist jedoch trotz KALLMANNs Untersuchungen keineswegs gesichert.

Daß die Schizophrenie eine Gruppe verschiedener Biotypen darstellt, ließ sich auch durch die soeben abgeschlossenen Untersuchungen nicht beweisen. Die Annahme einer erbbiologischen Einheitlichkeit ist nach wie vor plausibler.

Die Psycho- und Somatopathologie des schizophrenen Kreises bleibt von den neuesten Befunden unberührt. Hervorzuheben ist, daß die große belastende Bedeutung der schizoiden Psychopathie wesentlich gefestigt wurde.

IV. Zusammenfassung.

Das Allerwichtigste ganz kurz zusammenfassend kann man über die *Schizophrenie und ihren Erbkreis* folgendes sagen:

1. Die Schizophrenie ist eine *Erbkrankheit*, da der Anlage eine größere Bedeutung zukommt als der Umwelt.

2. Die schizophrene *Psychose* ist jedoch sehr wahrscheinlich nicht das erbliche Merkmal an sich, sondern der Endzustand eines Phänotypus, der sich langsam auf dem Wege über eine *Somatose* aus der Anlage entwickelt.

3. Damit dieser Zustand erreicht wird, müssen bestimmte *Umwelteinflüsse* in Tätigkeit treten. Dabei scheint sowohl die *innere* wie die *äußere* Umwelt eine Rolle zu spielen. In etwa 20—30% der Fälle bleiben die fördernden Einflüsse der Umwelt aus oder treten hemmende in Tätigkeit; die Anlage kann sich dann nicht manifestieren. Ob auch die Manifestation der Schizophrenie als Somatose solche Umwelteinwirkungen voraussetzt, wissen wir noch nicht.

4. Der *Erbgang* der Schizophrenie ist uns noch unbekannt. Recessivität ist aber wahrscheinlicher als Dominanz, Monomerie wahrscheinlicher als Polymerie.

5. Die Schizophrenie stellt mit großer Wahrscheinlichkeit eine *Erbeinheit* dar. Ein Gegenbeweis konnte noch nicht erbracht werden.

6. Die Schizophrenie steht in einem *Erbkreis*, dem sie psychopathologisch das Gepräge gibt. Dieses zeigt sich in einer charakteristischen Variante der menschlichen Persönlichkeit (Schizothymie), in einer psychopathischen Spielart dieser Normalvariante (Schizoidie) und in schizophren gefärbten geistigen Störungen (Schizopathien). Beziehungen bestehen zum Körperbau (leptosomer, muskulärer Typus, Dysplasien), zum Erbkreis der Bindegewebsschwäche und — vielleicht — zu den pigmentarmen Rassen.

7. Die *Schizoiden* und *Schizopathen*, wohl auch ein Teil der *Schizothymen* dürfen, wenn sie Blutsverwandte eines Schizophrenen sind, als Träger von Teilanlagen zur Schizophrenie aufgefaßt werden. Sie sind jedoch nicht die einzigen Manifestanten des heterozygoten Zustands. Dieser kann sich vielmehr wahrscheinlich auch im Körperlichen manifestieren (Asthenie, Tuberkulose).

V. Anhang: Kurze Bemerkungen zur Erbgesundheitspflege im Deutschen Reiche.

Die Folgerungen, welche die *Erbgesundheitspflege* aus den Ergebnissen der Forschungen im schizophrenen Erbkreis zu ziehen hat, wurden im einzelnen bereits in den verschiedenen Abschnitten dieser Darstellung, vor allem im Kapitel über die empirische Erbprognose besprochen.

Ich kann mich daher auf eine kurze Anmerkung beschränken, die an das für die Praxis Wesentlichste erinnern soll.

Was die *Unfruchtbarmachung* anlangt, so bestimmt das Gesetz zur Verhütung erbkranken Nachwuchses klar und eindeutig, daß alle Kranken, bei denen die Diagnose Schizophrenie mit Sicherheit zu stellen ist, unfruchtbar gemacht werden müssen nach Maßgabe der gesetzlichen Bestimmungen. Und zwar genügt die Sicherheit der Diagnose. Der Nachweis weiterer Fälle in der

Familie braucht nicht erbracht zu werden. Was nach Ansicht der autorisierten Gesetzesausleger unter Schizophrenie im Sinne des Gesetzes zu verstehen ist, umschreibt im einzelnen der Kommentar von GÜTT-RÜDIN-RUTTKE.

Eheverbote werden durch das Gesetz zum Schutze der Erbgesundheit des Deutschen Volkes (Ehegesundheitsgesetz) geregelt. Hier sind einschlägig die Buchstaben c und d des § 1, Abs. 1. Buchstabe d regelt die Ehefähigkeit der Personen, die an einer der unter das Gesetz zur Verhütung erbkranken Nachwuchses fallenden Krankheiten leiden oder gelitten haben. Es ist selbstverständlich, daß kein Schizophrener, ob unfruchtbar oder nicht, einen fruchtbaren Menschen heiraten darf.

Besonders wichtig ist die Frage, ob die schizoide Psychopathie oder die hier als Schizopathien bezeichneten Leiden als geistige Störungen im Sinne des Buchstaben c aufzufassen sind.

Meine Meinung ist folgende: Jede schizoide Psychopathie und jede sonstige Schizopathie, deren Blutsverwandtschaft mit einem Schizophrenen sicher steht, ist eine geistige Störung im Sinne des § 1, Abs. 1, Buchstabe c. Allen diesen Personen ist die Ehe gesetzlich zu verbieten.

Was die *Eheberatung* anlangt, so habe ich 1936 gewisse Richtlinien vorgeschlagen (Med. Klinik Nr. 34). Sie sind in Tabelle 32 niedergelegt. Ich habe ihnen an dieser Stelle nichts hinzuzufügen als daß — was ich übrigens damals schon betonte — das Zusammentreffen schizophrener mit anderen Erbanlagen besonders ernst zu beurteilen ist.

Tabelle 32.

		Partner I					
		Schizoider Psychopath	Unauffälliges Kind eines Schizophrenen	Schizoides Kind eines Schizophrenen	Schizoider Verwandter eines Schizophrenen	Sonst abnorm	Unauffällig
Partner II	Schizoider Psychopath	— —	— — —	— — —	— — —	+ —	+ —
	Unauffälliges Kind eines Schizophrenen	— — —	— — —	— — —	— — —	+ —	+ +
	Schizoides Kind eines Schizophrenen	— — —	— — —	— — —	— — —	— —	— —
	Schizoider Verwandter eines Schizophrenen	— — —	— — —	— — —	— — —	— —	+ —
	Sonst abnorm	+ —	+ —	— —	— —	+ —	+ —
	Unauffällig	+ —	+ +	— —	+ —	+ —	+ +

— — von Ehe abzuraten, — — — Ehe zu verbieten, + — dem Ermessen des Erbberaters überlassen, + + Ehe zu gestatten.

Erbgleiche Partner schizophrener Zwillinge, Kinder schizophrener Elternpaare, Kinder aus Verbindungen eines Schizophrenen mit dem erbgleichen Zwillingspartner eines solchen oder Kinder aus Verbindungen zweier erbgleicher

Partner von schizophrenen Zwillingen sind in der Erbberatung als Schizophrene anzusehen. Ihnen ist die Ehe unter allen Umständen zu verbieten. Eine Unfruchtbarmachung solcher Belasteter, die an sich eine logische Folge des Gesetzes zur Verhütung erbkranken Nachwuchses wäre, ist nach dem Wortlaut des Gesetzes nicht möglich.

Einzelheiten über Eheverbote und Eheberatung im schizophrenen Kreis müssen bei GÜTT-LINDEN-MASSFELLER (Kommentar zum Ehegesundheitsgesetz) nachgelesen werden.

Schrifttum.

I. Zusammenfassende Darstellungen.

ASCHAFFENBURG, G.: Handbuch der Psychiatrie. Leipzig u. Wien 1911—1929.

BAUR-FISCHER-LENZ: Menschliche Erblichkeitslehre, 4. Aufl. München 1936. — BERZE, J. u. H. W. GRUHLE: Psychologie der Schizophrenie. Berlin 1929. — BLEULER, E.: Lehrbuch der Psychiatrie. Berlin 1913—1937. — BUMKE, O.: Handbuch der Geisteskrankheiten. Berlin 1928—1932. — Lehrbuch der Geisteskrankheiten. München 1924—1937.

ENTRES: Vererbung, Keimschädigung. BUMKEs Handbuch der Geisteskrankheiten, Bd. 1. 1928.

FRIESE, G. u. H. LEMME: Die deutsche Erbpflege. Leipzig 1937.

GÜTT-LINDEN-MASSFELLER: Blutschutz- und Ehegesundheitsgesetz. München 1936. — GÜTT-RÜDIN-RUTTKE: Zur Verhütung erbkranken Nachwuchses. Gesetz und Erläuterung, 2. Auf. München 1936.

HOFFMANN, H.: Ergebnisse der psychiatrischen Erblichkeitsforschung endogener Psychosen seit dem Jahre 1910 unter besonderer Berücksichtigung des manisch-depressiven Irreseins und der Dementia praecox. Z. Neur. 7 (1919). — Vererbung und Seelenleben. Berlin 1922.

KAHN, E.: Erbbiologisch-psychiatrische Übersicht. Z. Abstammgslehre 38 (1925). — Erbbiologische Einleitung, ASCHAFFENBURG: Handbuch der Psychiatrie, Allg. Teil, Abt. 1, Teil 3. Leipzig u. Wien 1925. — KEHRER, F. u. E. KRETSCHMER: Die Veranlagung zu seelischen Störungen. Berlin 1924. — KRAEPELIN, E.: Psychiatrie. Leipzig 1909—1915. — KRAEPELIN, E. u. J. LANGE: Psychiatrische Klinik, 4. Aufl. Leipzig 1921. — Psychiatrie, 9. Aufl., Bd. I u. II. Leipzig 1927.

LANGE, J.: Die Paranoiafrage. ASCHAFFENBURGs Handbuch der Psychiatrie, Spez. Teil, Abt. 4, 2. Hälfte. Leipzig u. Wien 1927. — LUXENBURGER, H.: Psychiatrisch-neurologische Zwillingspathologie. Zbl. Neur. 56 (1930). — Die wichtigsten neueren Ergebnisse der empirischen Erbprognose und der Zwillingsforschung in der Psychiatrie. Erbarzt 1936. — Der heutige Stand der empirischen Erbprognose in der Psychiatrie als Grundlage für Maßnahmen der praktischen Erbgesundheitspflege. Zbl. Neur. 81/82 (1936); 83/84 (1937). — Psychiatrische Erblehre und Erbpflege. BLEULERs Lehrbuch der Psychiatrie. Berlin 1937. — Psychiatrische Erblehre. München 1938.

RÜDIN, E.: Über Vererbung geistiger Störungen. Z. Neur. 81 (1923). — Klinische Psychiatrie und psychiatrische Erbbiologie. Z. Neur. 101 (1926). — Über die Vorhersage von Geistesstörungen in der Nachkommenschaft. Arch. Rassenbiol. 20 (1928).

SCHOTTKY, J.: Rasse und Krankheit. München 1937. — SCHULZ, B.: Übersicht über auslesefreie Untersuchungen in der Verwandtschaft Schizophrener und über die entsprechenden Vergleichsuntersuchungen. Z. psych. Hyg. 9 (1937). — SPATZ, H.: BUMKEs Lehrbuch der Geisteskrankheiten. München 1924—1937.

WILMANNS, K. u. A.: Die Schizophrenie. BUMKEs Handbuch der Psychiatrie, Bd. IX. 1932. — WIMMER, A.: Über Erblichkeitsverhältnisse der Geisteskrankheiten. Bibl. Laeg. (dän.) 113 (1921).

II. Einzelarbeiten.

ADLER, H. and G. J. MOHR: Some considerations of the significance of physical constitution in relation to mental disorder. Amer. J. Psychiatry 7 (1928). — ALBRECHT: Gleichartige und ungleichartige Vererbung der Geisteskrankheiten. Z. Neur. 11 (1912).

BAJANOFF: Quelques reflexions sur les folies gémellaires et familiales. Arch. internat. Neur. 35 (1913). — BAMFORD, C. B.: Considerations on Dementia praecox as a physical disease. J. ment. Sci. 75 (1929). — BERKLEY, H.: Dementia praecox. Amer. J. Psychiatry 8 (1929). — BERTSCHINGER, H. u. H. W. MAIER: Zur Frage der Auslösung von Schizophrenie durch Kopfverletzungen und deren Begutachtung. Z. Neur. 49 (1919). — BERZE, J.: Die hereditären Beziehungen der Dementia praecox. Leipzig u. Wien 1910. — Beiträge zur psychiatrischen Erblichkeits- und Konstitutionsforschung. I. Allg. Teil. Z. Neur. 87

(1923). — II. Schizoid, Schizophrenie, Dementia praecox. Z. Neur. **96** (1925). — BINSWANGER, K.: Über schizoide Alkoholiker. Z. Neur. **60** (1920). — BIRNBAUM, K.: Konstitution, Charakter und Psychose. Dtsch. med. Wschr. **1924 II**. — BLEULER, E.: Dementia praecox oder Gruppe der Schizophrenien. ASCHAFFENBURGs Handbuch der Geisteskrankheiten. Spez. Teil, Abt. 4, 1. Hälfte, 1911. — Die Probleme der Schizoidie und Syntonie. Z. Neur. **78** (1922). — Zur Unterscheidung des Physiogenen und Psychogenen bei der Schizophrenie. Allg. Z. Psychiatr. **84** (1926). — BLEULER, M.: Vererbungsprobleme bei Schizophrenen. Z. Neur. **127** (1930). — BLEULER, M. u. RAPOPORT: Untersuchungen über die konstitutionelle Verwandtschaft von Tuberkulose und Geisteskrankheiten. Z. Neur. **153** (1935). — BONHOEFFER: Die exogenen Reaktionstypen. Arch. f. Psychiatr. **33** (1913). — BOSTROEM: Zur Frage der Schizoids. Arch. f. Psychiatr. **77** (1926). — BOUMANN, HERMANN K.: Die pathologische Anatomie des Zentralnervensystems bei Schizophrenen. Psychiatr. Bl. (holl.) **32** (1928). — BORNSTEIN, M.: Über die Differentialdiagnose zwischen manisch-depressivem Irresein und Dementia praecox. Z. Neur. **5** (1911). — BRANDT, W.: Die biologischen Unterschiede des Pyknikers und des Leptosomen. Dtsch. med. Wschr. **1936 I**. — BRUGGER, C.: Die erbbiologische Stellung der Pfropfschizophrenie. Z. Neur. **113** (1928). — BUMKE, O.: Die Auflösung der Dementia praecox. Klin. Wschr. **1924 I**. — BURKHARDT, H.: Endogene Psychosen bei nordischer Rasse. Z. Neur. **153** (1935). — BUSCAINO, V. M.: Die neuesten Untersuchungen über die Ätiologie und die Pathogenese der Amentia und der Dementia praecox. Psychiatr.-neur. Wschr. **1929 I**. — Acta psychiatr. (Københ.) **4** (1929).

CHOMINSKY, B. u. L. SCHUSTOVA: Zur Frage des Zusammenhangs zwischen Blutgruppe und psychischer Erkrankung. Z. Neur. **115** (1928). — CREUTZFELDT, H. G.: Zur Ätiologie und Differentialdiagnose der Schizophrenie. Med. Welt **1936**.

DAMAYE, H.: Considérations sur la schizophrenie et ses associations. (Betrachtungen über die Schizophrenie und ihre Verbindungen.) Ann. méd.-psychol. **85** (1927). — DA VILLA, F. C.: Sulla demenza precoce. Riv. sper. Freniatr. **52** (1929). — DETENHOF, F.: Über die Einengung des Begriffs der schizoiden Konstitution. Trudy psichiatr. Klin. (russ.) **1927**. Ref. Zbl. Neur. **47** (1927). — DIEHL, K. u. O. v. VERSCHUER: Zwillingstuberkulose. Jena 1933. — DOCST, A. u. E. BASKOWAJA: Die Konstitution der Kranken mit Dementia praecox. Med. Mysl' (russ.) **4** (1927/28). — DONNER, S.: Schizophrenie und Konstitution. Duodecim (Helsingfors) **44**, deutsche Zusammenfassung S. 236 (1928).

ECONOMO, K. v.: Die hereditären Verhältnisse bei der Paranoia querulans. Jb. Psychiatr. **36** (1914). — ELMIGER, J.: Über schizophrene Heredität. Psychiatr.-neur. Wschr. **1917/18 I**. — ENGELMANN, F.: Über die kausale Bedeutung exogener Momente in der Ätiologie schizophrener Erkrankungen. Arch. f. Psychiatr. **84** (1928). — ESSEN-MÖLLER, E.: Untersuchungen über die Fruchtbarkeit gewisser Gruppen von Geisteskranken (Schizophrenen, Manisch-Depressiven und Epileptikern). Acta psychiatr. et neur. (Lund), Suppl. **8** (1935). — Über die Fortpflanzung von Geisteskranken. HARMSEN-LOHSE: Bevölkerungsfragen. München 1936. — Die Heiratshäufigkeit der Geschwister von Schizophrenen. Arch. Rassenbiol. **30** (1936). — EWALD, G.: Paranoia und manisch-depressives Irresein. Z. Neur. **49** (1919). — Schizoid und Schizophrenie im Lichte lokalisatorischer Betrachtung. Mschr. Psychiatr. **55** (1924). — EYRICH, M.: Zur Klinik und Psychopathologie der pyknischen Schizophrenen. Z. Neur. **97** (1925).

FATTOVICH, G.: Gruppi sanguigni e malattie mentale. Riv. Neur. **1** (1928). — Malatti mentali e costituzione. I. Demenza precoce e costituzione. Endocrinologia **4** (1929). — FEINSTEIN, W.: Die Erweiterungsreflexe der Pupillen und ihr Fehlen bei der Dementia praecox. Arch. f. Psychiatr. **85** (1928). — FERNANDES, E.: Über die klinischen Beziehungen zwischen schizophrenen und manisch-depressiven Prozessen. Siglo méd. **83 I** (1929). — FERNANDES, H.: Zur Ätiologie der Dementia praecox. Rev. argent. Neur. etc. **3** (1929). — FINKELSTEIN, D.: La constitution schizoide. Paris 1926. Ref. Zbl. Neur. **46** (1927). — FISCHER, E.: Die Rehobother Bastards und das Bastardierungsproblem beim Menschen. Jena 1913. — FLECK, U.: Erbbiologische Untersuchungen im Hinblick auf die psychischen Folgezustände der Encephalitis epidemica. Arch. f. Psychiatr. **79** (1927). — FOERSTERLING: Über paranoide Reaktionen in der Haft. Abh. Psychiatr. u. Neur. (Berlin) **1923**. — FÜNFGELD: Anatomisches zur Auffassung der Schizophrenie als psychische Systemerkrankung. 49. Verslg südwestdtsch. Neur. u. Irrenärzte, Baden-Baden 1924. — Über histologische Untersuchungen des Thalamus bei Katatonie. Klin. Wschr. **1924 I**. — Bemerkungen zur Histopathologie der Schizophrenie. Z. Neur. **158** (1937).

GAUPP, R.: Über paranoische Veranlagung und abortive Paranoia. Ref. Allg. Z. Psychiatr. **67** (1910). — GEITLIN, F.: Hat die Schizophrenie eine organische Grundlage in Veränderungen des Gehirns? Finska Läksällsk. Hdl. **65** (1923). — GELLER, F. CH.: Über Eierstocksfunktion bei Dementia praecox auf Grund anatomischer Untersuchungen. Arch. Gynäk. **120** (1923). — GENGNAGEL, E.: Beitrag zum Problem der Erbprognosebestimmung. Über die Erkrankungsaussichten der Kinder von Schizophrenen. Z. Neur. **145** (1933). — GJESSING, R.: Beiträge zur Kenntnis der Pathophysiologie des katatonen Stupors. Arch. f.

Psychiatr. **96** (1932). — Beiträge zur Kenntnis der Pathophysiologie der katatonen Erregung. Arch. f. Psychiatr. **104** (1935). — GOLDBLADT, H. u. A. ZIPES: Über Geisteskrankheiten bei nahen Blutsverwandten. Arch. f. Psychiatr. **93** (1931). — GORDON, A.: Psychoses in twins. Amer. Med. **31** (1925). — GUNDEL, M. u. A. TORNQUIST: Über Beziehungen zwischen Blutgruppen und Geisteskrankheiten. Arch. f. Psychiatr. **86** (1929). — GUSCHMER, I.: Zum Problem der Erbprognosebestimmung: Die Erkrankungsaussichten der Neffen- und Nichtenschaften von genuinen Epileptikern. Z. Neur. **106** (1926). — GUTSCH, W.: Beitrag zur Paranoia-Frage. Z. Neur. **38** (1918).

HARROWES, W.: Personality and psychosis. A study in schizophrenia. J. of Neur. **10** (1929). — HARTMANN, H. u. F. STUMPFL: Psychosen bei eineiigen Zwillingen. Z. Neur. **123** (1930). — HELLER: Über Dementia infantilis. Z. jugendl. Schwachsinn **2** (1909). — HENCKEL: Körperbaustudien an Schizophrenen. Z. Neur. **89** (1924). — Körperbaustudien an Geisteskranken. II. Der Habitus der Zirkulären. Z. Neur. **92** (1924). — Studien über den konstitutionellen Habitus der Schizophrenen und Manisch-Depressiven. Z. Konstit.lehre **1** (1925). — Konstitutionstypen und Europäische Rassen. Klin. Wschr. **1925 I**. — Schizophrenie und nordische Rasse. Konstit.lehre **2** (1926). — HILDEBRANDT, W.: Rassenmischung und Krankheit. Ein Versuch. Stuttgart u. Leipzig 1935. — HOFFMANN, H.: Studien über Vererbung und Neuentstehung geistiger Störungen. Die Nachkommenschaft bei endogenen Psychosen. Monographien Neur. **1921**, H. 26. — Erbprognose und klinische Differenzierung. Z. Neur. **114** (1928). — HOSKINS, R. G.: Endocrine factors in dementia praecox. New England J. Med. **200** (1929). — HUTTER, A.: Das konstitutionelle Familienbild bei der Schizophrenie. Z. Neur. **106** (1926). — Die Erblichkeit der Schizophrenie. Psychiatr. Bl. (holl.) **32** (1928). — Die Vererbung und die Erblichkeitsprognostik der Schizophrenie. Nederl. Tijdschr. Geneesk. **1936**.

ISLIN, S. G.: Konstitution und Motorik. II. Zur Motorik der Schizophrenie. Z. Neur. **118** (1928).

JABLONSKY. A.: Die Schizophrenie und ihre kombinierten Fälle. Gyógyászat (ung.) **1928 II**. — JAHN, D.: Funktionsstörungen des Stoffwechsels als Ursache klinischer Zeichen der Asthenie. Klin. Wschr. **1931 II**. — Die körperlichen Grundlagen der psychasthenischen Konstitution. Nervenarzt **7** (1934). — Stoffwechselstörungen bei bestimmten Formen der Psychopathie und der Schizophrenie. Dtsch. Z. Nervenheilk. **135** (1935). — JAHN, D. u. H. GREVING: Untersuchungen über die körperlichen Störungen bei katatonen Stuporen und der tödlichen Katatonie. Arch. f. Psychiatr. **105** (1936). — JAHRREISS, W.: Paranoische und paraphrene Erkrankungen. Arch. f. Psychiatr. **80** (1927). — JALACJAU, A.: Zur Frage der schizophrenen Vererbung. Z. Nevropat. (russ.) **21**, deutsche Zusammenfassung S. 620 (1928). — JELGERSMA, G.: Die Stellung der manisch-depressiven Psychose im System der Psychosen. Nederl. Tijdschr. Geneesk. **65** (1921). — JOLLY: Die Heredität der Psychosen. Arch. f. Psychiatr. **52** (1913). — JUDA, A.: Zum Problem der empirischen Erbprognosebestimmung. Über die Erkrankungsaussichten der Enkel Schizophrener. Z. Neur. **113** (1928).

KAHLBAUM, K. L.: Die Gruppierung der psychischen Krankheiten und die Einteilung der Seelenstörungen. 1863. — Die Katatonie oder das Spannungsirresein. 1874. — Die Sinnesdelirien. 1866. — KAHN, E.: Konstitution, Erbbiologie und Psychiatrie. Z. Neur. **57** (1920). — Erbbiologisch-klinische Betrachtungen und Versuche. Z. Neur. **61** (1920). — Zur Frage des schizophrenen Reaktionstypus. Z. Neur. **66** (1921). — Über die Bedeutung der Erbkonstitution für die Entstehung, den Aufbau und die Systematik der Erscheinungsformen des Irreseins. Z. Neur. **74** (1922). — Studien über Vererbung und Neuentstehung geistiger Störungen. Schizoid und Schizophrenie im Erbgang. Monographien Neur. **1923**, H. 36. — Versuch einer einheitlichen Gruppierung aller schizophrenen Äußerungsformen des Irreseins. Allg. Z. Psychiatr. **84** (1926). — Über Ehepaare mit affektiven Psychosen und ihre Kinder. Z. Neur. **101** (1926). — KALB, F. W.: Beiträge zur Belastungsfrage bei Paralyse. Z. Neur. **34** (1916). — KALLMANN, F.: Über Erbprognose und Fruchtbarkeit bei den verschiedenen klinischen Formen der Schizophrenie. Allg. Z. Psychiatr. **104** (1936) (SCHULZ). — Die Fruchtbarkeit der Schizophrenen. HARMSEN-LOHSES Bevölkerungsfragen. München 1936. — KALLMANN, F. J.: The Genetics of Schizophrenia. New York 1938. — KALTENBACH, H. u. A. ROHRER: Körperbauuntersuchungen bei Schizophrenen und Manisch-Depressiven sowie Zahnuntersuchungen bei Schizophrenen. Z. Neur. **112** (1928). — KASEVAROV, M.: Die Gruppenzugehörigkeit des Blutes, Körperbau und Psychosen. Pat. psychiatr. Klin. Kason. Univ. (russ.) **1928**, H. 2, deutsche Zusammenfassung S. 171. — KISSELEW, M. W.: Der Körperbau und die besonderen Arten des schizophrenen Verlaufs. Z. Neur. **132** (1931). — KLEIST, K.: Untersuchungen zur Kenntnis der psychomotorischen Bewegungsstörungen an Geisteskranken. Leipzig 1908. — Weitere Untersuchungen an Geisteskranken mit psychomotorischen Störungen. Leipzig 1909. — Die Streitfrage der akuten Paranoia. Z. Neur. **5** (1911). — Die Involutionsparanoia. Allg. Z. Psychiatr. **70** (1913). — Die Influenzapsychosen und die Anlage zu Infektionspsychosen. Berlin 1920. — Autochthone Degenerationspsychosen. Z, Neur. **69** (1921). — Die Auffassung der Schizophrenien als psychische Systemerkrankung. Klin. Wschr. **1923**. — Gehirnpathologie. Leipzig 1934. — KOLLE, K.: Der Körperbau der Schizophrenen. Ergänzungsmitteilung. Arch. f. Psychiatr. **75** (1925). — Über „paranoische" Psychopathen. Z. Neur. **136** (1931). — Über Querulanten. Eine klinische Studie. Arch. f. Psychiatr. **95** (1931). — Die primäre Verrücktheit. Leipzig 1931. — Über Beziehungen zwischen Sexualität, seelischer und körperlicher Anlage. Allg. Z. Psychiatr. **95** (1931). — KOLLER, S.: Die theoretische Erbprognose bei mono- und dimerem Erbgang. Z. Abstammgslehre **70** (1935). — Die Auslesevorgänge im Kampf gegen die Erbkrankheiten. Z. menschl. Vererbgslehre **19** (1935). — KONSTANTINU: Zum Problem der Erbprognosebestimmung. Die Erkrankungsaussichten der Neffen und Nichten, Großneffen und Großnichten von Schizophrenen Thüringens. Z. Neur. **125** (1930). — KRAEPELIN, E.: Die Erscheinungsformen des Irreseins. Z. Neur. **62** (1920). — KRETSCHMER, E.: Keimdrüsenfunktion und Seelenstörung. Dtsch. med. Wschr. **1921 I**. — Körperbau und Charakter. Berlin 1921—1936. — Der sensitive Beziehungswahn, 2. Aufl. Berlin 1927.

LAMPRON, E.: Children of schizophrenic parents. Present mental and social status of 186 cases. Ment. Hyg. **17** (1933). — LANGE, J.: Zur Frage des schizophrenen Reaktionstypus. Z. Neur. **66** (1921). — Der Fall Bertha Hempel. Z. Neur. 85 (1923). — Über die Paranoia und die paranoische Veranlagung. Z. Neur. **94** (1924). — Genealogische Untersuchungen an einer Bauernsippschaft. Z. Neur. **97** (1925). — Klinisch-genealogisch-anatomischer Beitrag zur Katatonie. Mschr. Psychiatr. **59** (1925). — Psychiatrische Zwillingsprobleme. Z. Neur. **47** (1927). — Zwillingspathologische Probleme der Schizophrenie. Wien. klin. Wschr. **1929 II**. — Psychiatrie des praktischen Arztes. München 1929. — LE GRAS, A. M.: Psychose und Kriminalität bei Zwillingen. Z. Neur. **144** (1933). — LEHMANN-FACIUS, H.: Weitere Erfahrungen mit der Liquordiagnose der Schizophrenien. Z. Neur. **161** (1938). — LEISTENSCHNEIDER, P.: Beiträge zur Frage des Heiratskreises der Schizophrenen. Demographische und psychiatrische Untersuchungen in der engeren biologischen Familie von Ehegatten Schizophrener. Z. Neur. **162** (1938). — LENZ, F.: Entstehen die Schizophrenien durch Auswirkung recessiver Erbanlagen? Münch. med. Wschr. **1921 II**. — Einige grundsätzliche Bemerkungen zur Fragestellung nach der erblichen Bedingtheit der Schizophrenie. Arch. Rassenbiol. **15** (1923). — Mendeln die Geisteskrankheiten? Bericht 12. Jverslg dtsch. Ges. Vererbgswiss. Leipzig 1937. — LEONHARD, K.: Atypische endogene Psychosen im Lichte der Familienforschung. Z. Neur. **149** (1934). — Erblichkeitsverhältnisse bei atypischen Psychosen. Psychiatr.-neur. Wschr. **1935 I**. — Exogene Schizophrenie und die symptomatischen Bestandteile bei den genuinen (idiopathischen) Schizophrenien. Mschr. Psychiatr. **91** (1935). — Die defektschizophrenen Krankheitsbilder. Leipzig 1936. — Über capillarmikroskopische Untersuchungen bei zirkulären und schizophrenen Kranken und über die Beziehungen der Schlingenlänge zu bestimmten Charakterstrukturen. Psychiatr.-neur. Wschr. **1928 II**. — LEPEL, G.: Schizophrenie bei ehemaligen Musterschülern. Z, Neur. **112** (1928). — LIGTERINK, J. u. CH. SIMONS: Schizophrenie und Diabetes mellitus bei Juden. Acta psychiatr. (Københ.) **11** (1936). — LINDNER, T.: Einige Bemerkungen zum aktuellen Schizophrenieproblem. Hygiea (Stockh.) **90**, englische Zusammenfassung S. 917 (1928). — LUNDBORG, H.: Medizinisch-biologische Familienforschungen innerhalb eines 2232köpfigen Bauerngeschlechts in Schweden. Jena 1913. — Constitutional psychological factors in functional psychoses. II. Dementia praecox. J. nerv. Dis. **68** (1928). — LUXENBURGER, H.: Tuberkulose als Todesursache in den Geschwisterschaften Schizophrener, Manisch-Depressiver und der Durchschnittsbevölkerung. (Ein Beitrag zum Konstitutionsproblem.) Z. Neur. **109** (1927). — Demographisch-psychiatrische Untersuchungen in der engeren biologischen Familie von Paralytiker-Ehegatten. Versuch einer Belastungsstatistik der Durchschnittsbevölkerung. Z. Neur. **112** (1928). — Vorläufiger Bericht über psychiatrische Serienuntersuchungen an Zwillingen. Z. Neur. **116** (1928). — Zur Methodik der empirischen Erbprognose in der Psychiatrie. Z. Neur. **117** (1928). — Erbbiologische Geschichtsbetrachtung, psychiatrische Eugenik und Kultur. Z. Neur. **118** (1929). — Über weitere Untersuchungen zur Frage der Korrelation von schizophrener Anlage und Widerstandsschwäche gegen die tuberkulöse Infektion. Z. Neur. **122** (1929). — Psychopathie und Erblichkeit. Abh. Neurol. usw. **61** (1930). — Internat. Tagg angew. Psychopath. Wien, 5.—7. Juni 1930. — Zur Frage der erblichen Stellung der Zwangsneurosen. Allg. Z. Psychiatr. **93** (1930). — Heredität und Familientypus der Zwangsneurotiker. V. Kongreßber. Psychother. Baden-Baden 1930. — Psychiatrische Heilkunde und Eugenik. Berlin u. Bonn 1932. — Grundsätzliches zur Frage der kausalen Prophylaxe und Therapie von Erbpsychosen unter besonderer Berücksichtigung der Schizophrenie. J.kurse ärztl. Fortbildg **23**, H. 5 (1932). — „Paranoia" und Gesetz zur Verhütung erbkranken Nachwuchses. Erbarzt **1934**. — Die Manifestationswahrscheinlichkeit der Schizophrenie im Lichte der Zwillingsforschung. Z. psych. Hyg. **7** (1934). — Der Begriff der „Belastung" in der Eheberatungstätigkeit des Arztes (mit besonderer Anwendung auf die Schizophrenie). Erbarzt **2** (1935). — Untersuchungen an schizophrenen Zwillingen und ihren Geschwistern zur Prüfung der Realität von Manifestationsschwankungen. Z.

Neur. **154** (1935). — Persönlichkeit und rassenhygienische Auslese. Öff. Gesdh.dienst 2 H. 18 (1936). — Die rassenhygienische Bedeutung der Lehre von den Manifestationsschwankungen erblicher Krankheiten. Erbarzt **3** (1936). — Zur Frage der Erbberatung in den Familien Schizophrener. Med. Klin. **1936 II**. — Bemerkungen zu dem Vortrag von Lenz: Mendeln die Geisteskrankheiten? Ber. 12. Jverslg dtsch. Ges. Vererbgswiss. Leipzig 1937.

Makarow, W. E.: Über die anthropologische Genese der Körperbautypen im Zusammenhang mit der Veranlagung zu einigen Psychosen. Arch. f. Psychiatr. **75** (1925). — Marcuse, H.: Zur Frage der Einheitspsychose. Arch. f. Psychiatr. **78** (1926). — Marie, A.: Trois cas de démence précoce dans la descendence de paralytique générale. Encéphale **24** (1929). — Etiologie sp zifique de certaines démences précoces. Psychiatr. Bl. (holl.) **33** (1929). — La ricerca capillaroscopica in psichiatria. Riv. Pat. nerv. **40** (1932). — Mateckl, W. u. H. Szpidbaum: Die Konstitution der schizophrenen Juden. Z. Neur. **109** (1927). — Mauz: Die Prognostik der endogenen Psychosen. Leipzig 1930. — Mayer, W.: Über paraphrene Psychosen. Z. Neur. **71** (1921). — Medow, W.: Zur Erblichkeitsfrage in der Psychiatrie. Z. Neur. **26** (1914). — Meggendorfer, F.: Klinische und genealogische Untersuchungen über „Moral insanity". Z. Neur. **66** (1921). — Memminger, W.: Pupillary anomalies in schizophrenia (Pupillenstörungen bei Schizophrenen). Arch. of Neur. **20** (1928). — Meyer, F.: Die Blutguppenverteilung in der schlesischen Bevölkerung sowie die Beziehung der Blutgruppen zu Geisteskrankheiten. Dtsch. med. Wschr. **1928 II**. — Michel, R. u. R. Weeber: Körperbau und Charakter. Eine Studie zu E. Kretschmers Forschungen. Arch. f. Psychiatr. **71** (1924). — Minkowski, F. L.: L'hérédité dans la schizophrénie et dans l'épilépsie. Evolution psychiatr. **1936**, F. 2. — Miskolczy, D.: Ein Fall von Schizophrenie und Brachymetakarpie in einer Familie mit erblicher Fingerkontraktur. Arch. f. Psychiatr. **88** (1929). — Erbliche Verkürzung der Mittelhandknochen und Schizophrenie. (Zur Frage der Merkmalzusammenhänge.) Arch. f. Psychiatr. **87** (1929). — Miskolczy, S. u. G. Schultz: Eidetik und Schizophrenie. Mschr. Psychiatr. **72** (1929). — Mollweide, K.: Die Auffassung der Schizophrenien als psychische Systemerkrankungen (Heredodegenerationen). Klin. Wschr. **1924 I**. — Molocek, A.: Dysplastische Konstitution im Problem der Propfschizophrenie. Ž. Nevropat. (russ.) **20**, deutsche Zusammenfassung S. 563 (1923). — Moser, K.: Grundsätzliches zur Endo- und Exogenese der Schizophrenie. Arch. f. Psychiatr. **81** (1927). — Münzer, F.: Beiträge zur Pathologie und Pathogenese der Dementia praecox. Z. Neur. **103** (1926).

Nouvilas, A. P.: Die Erblichkeit bei der Schizophrenie. Siglo méd. **83** (1929).

Oberholzer, E.: Erblichkeitsverhältnisse und Erbgang bei Dementia praecox. Genf 1914. — Ohta, K.: Körperbauuntersuchungen bei japanischen Schizophrenen. Psychiatr. et Neur. jap. **40** (1936). — Olaf, v.: Untersuchungen über den Status dysraphicus bei Schizophrenen. Z. Neur. **156** (1936). — Oppler, W.: Zum Problem der Erbprognosebestimmung. Über die Erkrankungsaussichten der direkten Nachkommen von Schizophrenen in Schlesien. Z. Neur. **141** (1932). — Ostmann: Untersuchungen über die präpsychotische Persönlichkeit bei Schizophrenen. Allg. Z. Psychiatr. **91** (1929).

Palmieri, V.: Die Verteilung der Blutgruppen unter geisteskranken Verbrechern. Dtsch. Z. gerichtl. Med. **12** (1928). — Die Verteilung der morphologisch-konstitutionellen Typen unter den geisteskranken Verbrechern. Dtsch. Z. gerichtl. Med. **12** (1928). — Patzig, B.: Untersuchungen zur Frage des Erbganges und der Manifestierung schizophrener Erkrankungen. Z. Neur. **151** (1938). — Perelmann, A. u. S. Blinkow: Über einige Faktoren, welche die Verteilung der Körperbautypen bei den Schizophrenen, Kriminellen und geistig Gesunden beeinflussen. (Zum Problem „Körperbau und Charakter".) Arch. f. Psychiatr. **86** (1929). — Perkins: Types of physical constitution in mental disease. The schizophrenies. Clin. Med. a. Surg. **35** (1928). — Peters, G.: Gibt es eine pathologische Anatomie der Schizophrenie? Z. Neur. **158** (1937). — Peunacchi: J gruppi sanguini nella demenza praecoce. Ann. Osp. psichiatr. prov. Perugia **22** (1928). — Plaskuda: Über Dementia praecox auf dem Boden der Imbezillität. Allg. Z. Psychiatr. **67** (1910). — Plattner: Körperbauuntersuchungen bei Schizophrenen. Arch. Klaus-Stiftg. Erg.-Bd. zu **7** (1932). — Polen, L.: Körperbau und Charakter. Darstellung und kritische Würdigung der Kretschmerschen Untersuchung. Arch. f. Psychol. **66** (1928). — Pollock, Malzberg, Fuller: Hereditary and enviromental Factor in the causation of Manicdepressive Psychoses and Dementia praecox. Utica 1939.

Ráth, A. Zoltán: Muskelatrophie und Schizophrenie. Arch. f. Psychiatr. **48** (1926). — Reiter, J.: Zur Pathologie der Dementia praecox. Gastrointestinale Störungen, ihre klinische und ätiologische Bedeutung. Kopenhagen u. Leipzig 1929. — Riggenbach: Somatopsychische Untersuchungen an Kindern von Schizophrenen im Kindesalter. Jverslg Ver. bayer. Psychiatr. Ref. Zbl. Neur. 48 (1927). — Roberti, C. E.: Ricerche somatologiche e sierologiche in malati di mente. Rass. Studi psichiatr. **18** (1929). — Roemer, H.: Zur nosologischen und erbbiologischen Beurteilung der Puerperalpsychosen. Z. Neur. **155** (1936). — Rojas, N.: Konstitution und Psychose. Rev. argent. Neur. **2** (1928). — Rosanoff,

A. J.: Dissimilar heredity in mental disease. Amer. J. Insan. **70** (1913). — ROSANOFF, A. J., L. M. HANDY, I. PLESSET and R. BRUSH: The etiology of so-called schizophrenic Psychoses. Amer. J. Psychiatry **91** (1934). — ROSENTHAL, STEFAN: Über Anfälle bei Dementia praecox. Z. Neur. **59** (1920). — RÜDIN, E.: Zur Vererbung und Neuentstehung der Dementia praecox. Studien über Vererbung und Entstehung geistiger Störungen. I. Berlin 1916. — Erblichkeit und Psychiatrie. Z. Neur. **93** (1924). — Erbbiologisch-psychiatrische Streitfragen. Z. Neur. **108** (1927). — Korreferat über Degenerationspsychosen. Arch. f. Psychiatr. **83** (1928).

SANTE DE SANCTIS: Dementia precocissima. Fol. neurobiol. **2** (1908). — SCHEID, K. F.: Febrile Episoden bei schizophrenen Psychosen. Leipzig 1937. — SCHNEIDER, A.: Über Psychopathen in Dementia praecox-Familien. Allg. Z. Psychiatr. **79** (1923). — SCHNEIDER, C.: Die Psychologie der Schizophrenen. Leipzig 1930. — SCHNEIDER, K.: Psychiatrische Vorlesungen für Ärzte. Leipzig 1936. — SCHULTES: Über Zwillingspsychosen. Allg. Z. Psychiatr. **77** (1913). — SCHULZ, B.: Zum Problem der Erbprognosebestimmung. Die Erkrankungsaussichten der Neffen und Nichten von Schizophrenen. Z. Neur. **102** (1926). — Über die hereditären Beziehungen paranoid gefärbter Alterspsychosen. Z. Neur. **129** (1930). — Zur Erbpathologie der Schizophrenie. Z. Neur. **143** (1932). — Sterblichkeit und Tuberkulosesterblichkeit in den Familien Geisteskranker. Z. Neur. **148** (1933). — Die Manifestationswahrscheinlichkeit der Schizophrenie im Lichte der Familienforschung. Z. psych. Hyg. **7** (1934). — Versuch einer genealogisch-statistischen Überprüfung eines Schizophreniematerials auf biologische Einheitlichkeit. Z. Neur. **151** (1934). — Über die Möglichkeit des Auftretens von Kinderreihen mit Schizophrenen unter der Nachkommenschaft Schizophrener. Z. Neur. **162** (1938). — Kinder schizophrener Elternpaare. Z. Neur. im Druck (1939). — Die Schizophreniebelastung von insgesamt 99 im Sinne LEONHARDS typischer bzw. atypischer Schizophrenien. Z. Neur. im Druck (1939). — SCHWAB, HANS: Die Katatonie auf Grund katamnestischer Untersuchungen. II. Teil. Die Erblichkeit der eigentlichen Katatonie. Z. Neur. **163**, (1938). — SCHWEIGHOFER: Der Dürnberg. Z. Neur. **104** (1926). — SHAW, W. S.: The heredity of dementia praecox. Brit. med. J. **1928**, Nr 3534. — SLATER, E.: The inheritance of manic-depressive imanity. Proc. roy. Soc. Med. **29** (1936). — SMITH: Dementia praecox Probleme. Z. Neur. **156** (1936). — SMITH, J. CHR.: Probleme der Dementia praecox. Untersuchungen usw. Bibl. Laeg. (dän.) **128** (1936). — SOOKHAREVA, G. E.: Zum Problem der Einheit der Schizophrenie. Sovet Psichonevr. **11** (1935). — SSUCHAREWA, G. E.: Die Besonderheiten der schizoiden Psychopathien bei den Mädchen. Mschr. Psychiatr. **62** (1926). — STAUDER, K. H.: Die tödliche Katatonie. Arch. f. Psychiatr. **102** (1934). — STERTZ, G.: Encephalitis und Katatonie. Mschr. Psychiatr. **59** (1925). — STEUERMANN, F. J.: Die Erblichkeit bei der Schizophrenie. Nederl. Tijdschr. Geneesk. **1928 I**. — STRANSKY, E.: Zur Klinik und Kritik der Schizophrenie. Jb. Psychiatr. **46** (1929). — STROEMGREN, F.: Zum Ersatz des WEINBERGschen abgekürzten Verfahrens, zugleich ein Beitrag zur Frage von der Erblichkeit des Erkrankungsalters bei der Schizophrenie. Z. Neur. **153** (1935). — STROHMAYER, W.: Ziele und Wege der Erblichkeitsforschung in der Neuro- und Psychopathologie. Allg. Z. Psychiatr. **71** (1904). — Psychiatrisch-genealogische Untersuchungen der Abstammung König Ludwigs II. und Ottos I. von Bayern. Wiesbaden 1912. — Zur Genealogie der Schizophrenie und des Schizoids. Z. Neur. **95** (1925). — SULLIVAN, H. STOCK: Research in schizophrenia. Amer. J. Psychiatry **9** (1929).

THOMAS, W. REES: Dementia praecox and vitamins (Dementia praecox und Vitamine). J. ment. Sci. **74** (1928). — THURZO, E. v.: Humoral-pathologische Untersuchungen bei Dementia praecox mit besonderer Rücksicht auf die pleohämolytische Reaktion. Z. Neur. **119** (1929). — TIMOFÉEFF-RESSOVSKY, N. W.: Gerichtetes Variieren in der phänotypischen Manifestierung einiger Genovariationen von Drosophila funebris. Naturwiss. **9** (1931). — TOPORKOFF: Démence précoce et syphilis. Arch. internat. Neur. **48** (1929). — TRONCONI, V.: Sulla questione della demenza precoce che si manifesta negli individui gia psychicamente minorati. Riv. Pat. nerv. **47** (1936). — TUCZEK, K.: Die Kombination des manisch-depressiven und schizophrenen Erbkreises. Arch. Klaus-Stiftg 8 (1933).

UBENAUF, K.: Capillaruntersuchungen an alten Schizophrenen. Zbl. Neur. **50** (1928). — URSTEIN, M.: Ursachen und Wesen der Katatonie. Med. kron. lek. (poln.) **1913**, Nr 15. Ref. Z. Neur. **7** (1913).

VALLEJO-NAGERA, A. y J. VALDÈS-LAMBEA: Beziehungen zwischen Schizophrenie und Tuberkulose. Med. iber a**1929 I**. — VIÉ, J.: Les cyphoses des déments précoces. Ann. méd.-psychol. **88** (1930). — VILLINGER, WERNER: Über Frühschizophrenie. 49. Verslg südwestdtsch. Neur. u. Psychiatr. Baden-Baden 1924. Ref. Zbl. Neur. **37** (1924). — VOGT, CÉCILE: Topistik und psychiatrische Klassifikation. Z. Neur. **101** (1926). — VOIGT, L.: Über Dementia praecox im Kindesalter. Z. Neur. **48** (1919).

WALKER, H.: Zum Problem der empirischen Erbprognosebestimmung. Die Erkrankungsaussichten der Neffen und Nichten, sowie der Großneffen und Großnichten Basler

Schizophrener. Z. Neur. **120** (1929). — WARSTADT, A. u. W. A. COLLIER: Über den angeblichen Zusammenhang von Schizophrenie und Tuberkulose. Allg. Z. Psychiatr. **103** (1935). — WEEBER, M. R. u. R.: Körperbau und Charakter. Eine Studie zu E. KRETSCHMERS Forschungen. Arch. f. Psychiatr. **71** (1924) — WEINBERG, I.: Zum Problem der Erbprognosebestimmung. Die Erkrankungsaussichten der Vettern und Basen von Schizophrenen. Z. Neur. **112** (1928). — WEINBERG, W.: Auslesewirkungen bei biologisch-statistischen Problemen. Arch. Rassenbiol. **10** (1913). — WEINBERGER, H.: Über die hereditären Beziehungen der senilen Demenz. Z. Neur. **106** (1926). — WESTERTERP, M.: Prozeß und Entwicklung bei verschiedenen Paranoiatypen. Z. Neur. **91** (1924). — WILDERMUTH, H.: Beitrag zur Ätiologie der Paralyse. Psychiatr.-neur. Wschr. **1926 I**. —Geschwisterpsychosen. Z. Neur. **110** (1927). — WILLIAMS, E. HUNTINGTON, CL. A. WRIGHT, M. C. CARTER and E. H. STEELE: Psychoendocrine aspects of Dementia praecox. Clin. Med. a. Surg. **35** (1928). — WILMANNS, K.: Zur klinischen Stellung der Paranoia. Zbl. Nervenheilk. **21** (1910). — WITTERMANN, E.: Psychiatrische Familienforschung. Z. Neur. **20** (1913). — WOLLENBERG: Schizoidie und Psychopathie. Ostdtsch. Ver. Psychiatr. Breslau 1926. Ref. Z. Psychiatr. **85** (1926). — WÜRZ, P.: Über die Blutgruppenverteilung bei Schizophrenen. Schweiz. med. Wschr. **1928 I**.

YOUDINE, T. I.: Zur Theorie der Erbkreise und der Polymerie in der Hereditätsformel der Psychosen. Sovet. Psichonevr. **11** (1935).

ZIEHEN, V.: Manifestationswahrscheinlichkeit und Erbgang der Schizophrenie. Arch. f. Psychiatr. **101**, H. 1 (1937). — ZILBOORG, G.: The dynamics of schizophrenic reactions related to pregnancy and childbirth. Amer. J. Psychiatry 8 (1929). — ZIMMER, J.: Ein Fall von Schizophrenie bei der PARROT-MARIEschen Krankheit. Obozr. Psichiatr. (russ.) **4** (1929). — ZOLLER, E.: Zur Erblichkeitsforschung bei Dementia praecox. Z. Neur. **55** (1920). — ZOLTAN, RATH A.: Über eine erblichdominante Form muskulärer Ophthalmoplegie in Verbindung mit Schizophrenie. Arch. f. Psychiatr. **86** (1929).

Das zirkuläre Irresein[1].

Von J. Lange †, Breslau.

Mit 5 Abbildungen.

I. Vorläufige Umgrenzung und Begriffsbestimmung.

„Das manisch-depressive Irresein ... umfaßt einerseits das ganze Gebiet des sog. periodischen und zirkulären Irreseins, andererseits die einfache Manie, den größten Teil der als ‚Melancholie' bezeichneten Krankheitsbilder und auch eine nicht unerhebliche Zahl von Amentiafällen. Endlich rechnen wir hierher gewisse leichte und leichteste, teils periodische, teils dauernde krankhafte Stimmungsfärbungen, die einerseits als Vorstufe schwererer Störungen anzusehen sind, andererseits ohne scharfe Grenze in das Gebiet der persönlichen Veranlagungen übergehen."

Diese Umgrenzung des zirkulären Formenkreises durch Kraepelin, die einen außerordentlichen Fortschritt darstellte und im Zusammenhang mit der gleichzeitigen Abtrennung der heute als schizophren zusammengefaßten Krankheitsverläufe die gesamte psychiatrische Formenlehre auf einen neuen Boden stellte, entspricht auch heute noch den überwiegenden klinischen Auffassungen. Durch die Forschungen Kretschmers freilich ist der Rahmen der Krankheit manisch-depressives Irresein erweitert worden zu dem manisch-depressiven Konstitutionskreis, in dem die eigentlichen Krankheitszustände gewissermaßen nur „Zuspitzungen" darstellen sollen. Die von je etwas problematische Stellung der in der Involutionszeit besonders häufigen „Melancholie" ist neuerdings wieder sehr zweifelhaft geworden. Es bestehen ferner Bestrebungen, den Kreis des manisch-depressiven Irreseins einzuengen auf jene Krankheitsfälle, die ausschließlich durch phasisch verlaufende Depression und Exaltation der Lebensgefühle gekennzeichnet sind (K. Schneider), auf der anderen Seite aber eine Fülle von phasisch verlaufenden Erkrankungen mit mehr oder weniger eigenartiger Symptomatologie als zwar dem manisch-depressiven Irresein verwandte, aber doch in wesentlichen Punkten, auch in genetischer Hinsicht davon verschiedene Krankheitsformen abzutrennen. Im ganzen aber herrscht Übereinstimmung darüber, daß der von Kraepelin abgesteckte Kreis auch genetisch eng miteinander verwandte Krankheitsgestaltungen umfaßt und zugleich wirklich alles Zusammengehörige unter einheitliche Gesichtspunkte bringt.

Es handelt sich um seelische Krankheiten, die überwiegend in voneinander abgesetzten, grundsätzlich heilbaren Phasen verlaufen, Phasen, die zwar im Leben isoliert bleiben können, in der Regel aber sich wiederholen, um jeweils zur Wiederkehr gesunder, der Ausgangspersönlichkeit entsprechender Verhaltensweisen zu führen. Die Krankheitsphasen selbst sind vorwiegend durch zwei ganz verschiedenartige, einander gewissermaßen entgegengesetzte Syndrome gekennzeichnet, nämlich die durch die traurige Verstimmung und durch Hemmung im Denken und Handeln gekennzeichnete Melancholie auf der einen,

[1] Der im Februar 1938 eingegangene Beitrag des am 11. August 1938 verstorbenen Verfassers erscheint bis auf wenige Zusätze von Frau Dr. H. Lange-Cosack (Anm. S. 887, 906, 927 und 929) unverändert.

die als heitere Erregung verlaufende Manie auf der anderen Seite. Die Mehrzahl der in dieser Weise erkrankenden Menschen ist überdies ausgezeichnet durch dauernde persönliche Eigentümlichkeiten, die der von KRETSCHMER meisterhaft beschriebenen cyclothymen, von E. BLEULER synton genannten Wesensart entsprechen, ferner in hohem Prozentsatz durch den gleichfalls von KRETSCHMER zuerst klar gesehenen pyknischen Körperbau.

Anstatt von „zirkulärem" spricht man auch von „manisch-depressivem" oder „manisch-melancholischem" Irresein oder von „Cyclophrenie" oder endlich von „Cyclothymie". Dies letztere Wort ist aber besser zu vermeiden, da es noch in verschiedener anderer Bedeutung auftritt.

II. Klinik.

1. Manisch-depressive Konstitution.

Daß jene Menschen, die im Laufe ihres Lebens an zirkulären Phasen erkranken, auch außerhalb ihrer Krankheitszustände vor allem durch Eigenarten ihres Gemütslebens gekennzeichnet sind, ist eine alte Erfahrung, die schon von KRAEPELIN betont worden ist. Erst KRETSCHMER hat aber in der sog. „diathetischen Proportion" die mehr oder weniger durchgehenden Wesenszüge aufgedeckt und so überzeugend gekennzeichnet, daß seine Darstellungen bei den Sachverständigen sofort lebhaften Widerhall fanden und von allen Nachuntersuchern im wesentlichen bestätigt wurden. Als immer wiederkehrende Temperamentsmerkmale zählte KRETSCHMER die folgenden auf:

1. gesellig, gutherzig, freundlich, gemütlich,
2. heiter, humoristisch, lebhaft, hitzig,
3. still, ruhig, schwernehmend, weich.

Die Gruppe 1 findet KRETSCHMER bei allen cycloiden Temperamenten, d. h. Menschen besonders ausgesprochener manisch-depressiver Konstitution. Sie machen das von BLEULER sogenannte syntone, das natürliche, mitschwingende Wesen der hierher gehörigen Menschen aus und geben den beiden anderen Gruppen von Eigenschaften die spezifische Farbe. Im übrigen schließen auch die beiden anderen Gruppen einander nicht aus. Bei den heiter-lebhaften (hypomanischen) Cycloiden fehlt auch ein schwerblütiger Rest nicht, und die Schwerblütigen haben Humor und lachen schon mit. „Die hypomanische und die schwerblütige Hälfte des cycloiden Temperaments lösen sich ab, staffeln oder überschichten sich im Einzelfall in den verschiedensten Mischungsverhältnissen." Daher ist der Begriff „diathetische Proportion" gewählt.

Cycloide sind zugleich in ihren heiteren wie ihren schwerblütigen Vertretern realistisch, anpassungsfähig, warm, natürlich, frei von allem Überspannten, Fanatischen, überhaupt Nervösen. Auch ihre Bewegungen sind durchgehend natürlich, fließend, schlicht.

Im Tempo und in der vorwiegenden Grundstimmung bestehen bei den Cycloiden aber die größten Unterschiede. Die Hypomanischen in ihren flotten Vertretern sind durch unermüdliche Arbeitskraft und Arbeitsfreude, Temperament, Schlagfertigkeit, Elan, Wagemut, Liebenswürdigkeit, Anpassungsfähigkeit, freien, unbefangenen Sinn, Geschick in der Menschenbehandlung, Ideenreichtum, Beredsamkeit und einen erstaunlich raschen Blick für die Konjunktur, doch auch durch Neigung zur Oberflächlichkeit, Taktlosigkeit, Selbstüberschätzung, vielfach auch zur Abrundung der Wahrheit gekennzeichnet. Auf dem schwerblütigen Pol findet man eigentlich Depressive gerade bei den Zirkulären nicht, wohl aber Menschen mit langsamem, bedächtigem Tempo, stille, gewissenhafte, weiche, schwernehmende Menschen, die bei aller Solidität, Tüchtigkeit und Wärme sich immer schwer entschließen, nicht recht vorwärtskommen und nur an „windstillen" Plätzen gedeihen.

Haben wir es hier mit den „cycloiden“ Persönlichkeiten, die je nach ihren sonstigen Wesensmerkmalen in recht verschiedenen Varianten vorkommen können, zu tun, so bezeichnet KRETSCHMER die „Mittellagen“, die gleichwohl durch die diathetische Proportion als hierher gehörig gekennzeichnet sind, als cyclothym, mit einem Ausdruck, der bis dahin für die leichten Formen des manisch-depressiven Irreseins selbst verwendet wurde und auch heute vorwiegend noch gebraucht wird. Diese Mittellagen sollen mit einigen kennzeichnenden Ausdrücken KRETSCHMERs kurz umrissen werden. Hierher gehören die Geschwätzig-Heiteren, die ruhigen Humoristen, die stillen Gemütsmenschen, die bequemen Genießer, die tatkräftigen Praktiker. Die cyclothymen Dichter sind vorwiegend Realisten und Humoristen, die Forscher anschaulich beschreibende Empiriker, die Führer derbe Draufgänger, flotte Organisatoren und verständige Vermittler.

Unzweifelhaft überwiegen unter den prämorbiden Persönlichkeiten der Zirkulären die von KRETSCHMER herausgehobenen Merkmale und man findet „Cycloide“ und „Cyclothyme“ auch im Umkreis der Kranken, und zwar meist in gemäßigten Formen. Schwer Hypomanische, eigentlich Depressive sind schon krankhafte Gestaltungen, noch dazu vielleicht mit dem Zirkulären fremden krankhaften Anlagen. Darüber fehlen noch brauchbare Serienuntersuchungen.

Nicht ganz selten erkranken aber auch Menschen von ganz anderer Wesensart, selbst Persönlichkeiten mit „schizoiden“ Zügen (s. Schizophrenie), an Manien und Melancholien oder ausgesprochen zirkulären Erkrankungen, so daß die von KRETSCHMER hervorgehobenen Wesenszüge als nicht *allen* Manisch-Depressiven eigentümlich angesehen werden können. Die Korrelation ist aber eine sehr hohe, wenn man nicht allenthalben Idealtypen verlangt, sondern das syntone Wesen auch durch mancherlei fremde Züge und Verzerrungen hindurch zu sehen vermag. Die Eigenarten syntonen Wesens werden auch im psychologischen Experiment, dessen Ausbau wir besonders ENKE verdanken, deutlich, vor allem beim Vergleich mit Ergebnissen an den sog. schizothymen und dystonen Menschen, für die genetische Beziehungen zum schizophrenen Formenkreise angenommen werden.

Ähnlich hoch wie für das synton-cyclothyme Wesen ist die Korrelation der Zirkulären mit einem bestimmten Körperbautyp, dem pyknischen. Nach den ursprünglichen Untersuchungen KRETSCHMERs, die in zahlreichen, gegen 1500 Kranke umfassenden Nachuntersuchungen bestätigt worden sind, findet man bei etwa $^2/_3$ der Kranken diesen Körperbautyp mehr oder weniger ausgeprägt. Für den Pykniker ist kennzeichnend die große Umfangsentwicklung der Leibeshöhlen mit Neigung zum Fettansatz am Rumpf, besonders zum Fettbauch, bei relativ zierlichen Gliedmaßen. Dabei ist der Schädel lang, aber nicht hoch, das Gesicht breit (breite Schildform, Fünfeckform), der Hals kurz, das Muskel- und Knochenrelief gering, die Hände sind weich, kurz, breit. Der Fettansatz bleibt meist in mäßigen Grenzen. Die Haut ist weich, oft von blühender, guter Farbe. Dysplasien fehlen so gut wie ganz. Die Körperbehaarung ist reichlich und typisch, auch der Bartwuchs. Es besteht eine ausgesprochene Neigung zu Glatzenbildung, und zwar zu großen, spiegelnden Glatzen. Lebensalter und Umwelt haben ausgesprochenen Einfluß auf die Ausbildung des pyknischen Habitus, der erst nach dem 30. Lebensjahr unverkennbar deutlich in die Augen springt, an den durchgehenden Merkmalen (Maßverhältnisse) aber sehr früh, selbst in der Kindheit schon, erkennbar wird.

Auch hinsichtlich des Körperbaus ist die Korrelation also eine hohe, doch keine absolute. Menschen mit anderen Habitusformen können zirkulär erkranken. Verschwindend klein ist nur der Anteil ausgesprochen dysplastischer Typen. Es ist bemerkenswert, daß man experimentell-psychologisch etwa zu den gleichen Ergebnissen kommt, ob man nun von der seelischen Kennzeichnung oder aber vom Körperbau ausgeht.

Vorweggenommen sei, daß die typischen zirkulären Erkrankungen gerade bei syntonen Menschen mit pyknischem Körperbau vorkommen, während man bei Nichtsyntonen und nichtpyknischem Körperbau auf mancherlei Atypien gefaßt sein muß.

Bei der klinischen Beschreibung der eigentlichen *Seelenstörungen* halte ich mich in wesentlichen Teilen an die gedrängte Darstellung meines Lehrbuches der Psychiatrie.

2. Die Melancholie.

„Im Vordergrund der melancholischen Symptomenbilder stehen die unmotivierte Traurigkeit, der sich oft Angst beimischt, und die Hemmung aller seelischen Lebensäußerungen, besonders des Denkens und des Handelns. Die gemütliche Herabstimmung kann eine recht verschiedene Färbung annehmen. In den leichteren Fällen ist es nicht so sehr eigentliche Trauer, als vielmehr das Fehlen jeder freudigen, jeder leichteren Regung, was erlebt wird. Auch solche Lebenswerte, die das gesunde Leben der Erkrankten beherrschen, erwecken keinen seelischen Widerhall mehr. Die Liebe zu Ehegatten und Kindern, Eltern und Verlobten scheint zu verblassen, Beruf und Liebhabereien werden gleichgültig. Zwischen dem Kranken und der Welt ist eine Scheidewand. Dieses Schwinden des affektiven Widerhalls, eine Form der Depersonalisation, wird von den Kranken als quälend erlebt. Bei Selbstanklagen, die sich auf dieses gemütliche Erkalten beziehen, bringen sie lebhaften depressiven Affekt auf. In schweren Formen der Melancholie ist es aber wirkliche Trauer, welche den Kranken erfüllt und auch in seinem Ausdruck vielfach unverkennbar deutlich wird. Der Trauer eignet immer ein Zug der Tiefe, der unabwälzbaren Schwere, und in der großen Mehrzahl der Fälle gesellt sich zu ihr mehr oder weniger ausgeprägte Angst, die auch körperlich bald als ständiger ängstlicher Druck auf der Brust, bald mehr in der Weise erlebt wird, als erfüllte sie den ganzen Körper. Der Herabstimmung des Melancholischen eignet überhaupt etwas „Vitales". Sie erfüllt auch den Gesamtraum des zugleich als gehemmt, als seltsam schwer erlebten Leibes.

In dieser eigenartigen Beziehung zum Leibe ist die Depression von der Hemmung kaum zu trennen. Auch die Hemmung macht sich im Gesamt des Organismus spürbar. Die Mimik ist depressiv erstarrt, die Bewegungen erscheinen langsam und müde, wie gegen einen vermehrten Widerstand erfolgend. Die Sprache ist leise und oft sehr langsam. Vor allem aber ist der Kranke in seinen höheren Willensleistungen gehemmt. Er kann sich zu nichts entschließen, alles erscheint ihm zu schwer und unausführbar. Schon für den Beginn und die Durchführung der einfachsten Verrichtungen braucht er lange Zeit, zum Aufstehen, zum Essen, zum Ankleiden. Zur Tagesarbeit kann er sich nicht oder nur unter großen Mühsalen aufraffen.

Zugleich ist sein Denken gehemmt. Es fällt ihm nichts ein, er kann dem Gespräch oft nur mühsam folgen, von sich aus den Gedanken und das Gespräch nicht fortspinnen; er erscheint sich selbst leer und oft wie blöde. Seine Vorstellungen sind dabei blaß und farblos. Auch in den leichtesten Fällen fehlt dem Denken die Frische, der Schwung, die Farbe wirklichen Lebens.

In den schwersten Formen der Erkrankung erlischt tatsächlich jede willkürliche Lebensregung. Die Kranken sind wie in ihrer Depression erstarrt, bewegungslos, ohne doch Anregungen von außen Widerstand entgegenzusetzen. Die depressive Stimmung bleibt dabei immer deutlich (depressiver Stupor). Die ganz leicht Kranken vermögen mit Mühe noch den Verpflichtungen des

Alltags zu genügen. Aber sie selbst und alle, die sie näher kennen, spüren doch die Hemmung, die Entschlußlosigkeit, die Unlust.

So unmotiviert die Verstimmung tatsächlich ist, so suchen doch sehr viele Kranke die Anlässe in sich und in ihrem Erleben. Insbesondere die alltäglichen Sorgen wachsen an. Die Furcht vor Verarmung, vor Verlust anderer materieller Güter, die Sorge um Amt, um Beruf und Auskommen können wahnhafte Formen annehmen. Anfängliche ängstliche Befürchtungen werden in gewissen Zuständen bald als felsenfeste Tatsachen genommen, bald als bloße Befürchtungen erkannt (mobile Wahnideen), schließlich aber kommt es zu unbeirrbaren Wahnideen (affektive Wahnideen). In der gleichen Weise dreht sich die Sorge der Kranken in hypochondrischen Befürchtungen und Wahnideen um die Zustände des eigenen Körpers. Der träge Darm und der Schlaf spielen dabei die Hauptrolle. Der Melancholische kann aber auch überzeugt sein, an allen erdenklichen anderen schrecklichen Krankheiten zu leiden, insbesondere an Krebs und unheilbaren Herzstörungen. Sehr selten werden bei ausgesprochenen Melancholien Versündigungsideen vermißt, die sich gern an diese oder jene kleine tatsächliche Verfehlung (eine Lüge, Naschen in der Kindheit, Onanie) anknüpfen, sehr bald aber recht grobe Formen annehmen (am eigenen und am Untergang der Familie, am Tode der Eltern, am Unglück aller anderen Kranken, des Volkes, der Menschheit schuld zu sein). Solche sehr weitgehende, in ihrem Ausmaß an Größenideen erinnernde Versündigungsideen und entsprechend großartige hypochondrische Wahnvorstellungen (ganz klein, schon tot, ganz weg, ohne Darm und Magen zu sein) finden sich besonders in den melancholischen Erkrankungen des Rückbildungsalters. Ihre prognostische Bedeutung ist an sich nicht ungünstig, wenn auch Erkrankungen dieser Altersstufe gern besonders lange andauern. Wie für sich selbst, so fürchtet der Melancholische auch für seinen nächsten Umkreis, seine Familie und überhaupt die Menschen, denen er sich nahe fühlt. Oft genug aber meint er mit seiner Schlechtigkeit ebenso wie mit seiner vermeintlichen schweren körperlichen Erkrankung alle anzustecken, die mit ihm in Berührung kommen.

Selbstvorwürfe und andere ängstliche Befürchtungen hört der Melancholische gern auch illusionär in die Gespräche und Geräusche seiner Umgebung hinein und aus der Umgebung widerhallen. Er hört etwa Schimpfworte oder vermeint, daß andere mit Recht vorwurfsvoll von ihm reden. Er kann aber auch Schreie in der Umgebung auf seine vermeintlich der eigenen Schuld wegen gequälten Lieben beziehen u. a. m. Sinnestrug, der in das Bereich der Halluzinationen zu rechnen wäre, ist schweren Melancholien nicht völlig fremd, aber im ganzen doch recht selten."

Die Qual der Melancholischen kann man sich nicht groß genug vorstellen, wo es sich nicht um besonders leichte Krankheitsgestaltungen handelt. Die Mehrzahl der Kranken denkt daher zum mindesten zeitweise ernstlich an die Selbstvernichtung. Viele werden Selbstmordgedanken die ganze Krankheitsdauer über nicht los, und ein erheblicher Teil der Kranken macht Selbstmordversuche, meist sehr ernster Natur. Besonders groß ist die Gefahr dort, wo die Hemmung schon nachzulassen beginnt, während die schwermütige, ängstliche Stimmung noch fortdauert. Manche Melancholische können selbst in der geschlossenen Anstalt vor der Selbstvernichtung nicht bewahrt werden, vor allem wenn sie — das gelingt manchen Kranken recht gut — ihre Krankheitserscheinungen dissimulieren, um Gelegenheit zum Selbstmord zu bekommen. Nicht wenige Kranken dürften schon im Beginn der ersten melancholischen Verstimmung aus dem Leben gehen, noch ehe ihre Krankheit erkennbar geworden ist. Gelegentlich kommt es auch aus der schwersten Hemmung heraus zu völlig unvermuteten und nicht vermutbaren Selbstmordhandlungen. Die Hemmung wird im sog. „Raptus melancholicus" urplötzlich durchbrochen; die zustande kommenden Handlungen sind dann in der Regel wohl überlegt und immer äußerst gefährlich. Manche Kranken nehmen auch ihre nächsten Angehörigen in den Tod mit, um sie vor dem Los der Erkrankung oder aber vor den Drohungen des melancholischen Wahns zu bewahren (erweiterter Selbstmord).

„Das körperliche Befinden der Melancholischen ist immer beeinträchtigt. In der Regel ist der Schlaf schlecht. Die Kranken schlafen spät ein, und der Schlaf ist auch dann noch unruhig, zerhackt und vor allem gar nicht erfrischend. Morgens nach dem Erwachen sind sie oft besonders gehemmt und zerschlagen, um dann im Laufe des Tages ein wenig freier zu werden und vom Mittag, oft auch erst vom späten Nachmittag ab, die besten Stunden des Tages zu haben (Tagesschwankungen, die fast in keinem melancholischen Krankheitsverlauf ganz fehlen). Manche Kranke schlafen traumlos, andere haben quälende Träume. Im Halbschlaf werden sie ihre Sorgen nicht los (einer meiner Kranken sprach von ‚Grübeldämmern'). Erfreuliche Träume sind nicht selten ein Zeichen der sich anbahnenden Besserung.

Der Appetit der Kranken liegt darnieder. Viele muß man zur Nahrungsaufnahme nötigen. Nicht selten besteht Widerwille gegen bestimmte Speisen, besonders Fleisch. Das Körpergewicht sinkt so in allen typischen Fällen von Melancholie, oft sehr rasch und tief, ab. Gewichtsanstieg ist vielfach ein Zeichen der Besserung, auch dann, wenn sich diese seelisch noch nicht bemerkbar macht.

Die Verdauung ist träge. Viele Kranke sind ausgesprochen obstipiert. Bei der typischen Melancholie liegt schlaffe Obstipation vor, doch ist auch die spastische Form nicht selten. Dort, wo es nicht zu eigentlicher Verstopfung kommt, ist doch die Verweildauer der Ingesta im Darm eine verlängerte.

Gleich der Speichelsekretion ist auch die Tränensekretion nicht selten vermindert. Mancher Kranke klagt, daß er keine Tränen mehr habe.

Die Gesichtsfarbe der Melancholischen ist vielfach unfrisch. Nur am Abend (Tagesschwankungen) und beim Beginn der Besserung kehren die natürlichen, dann vielfach rosigen Farben wieder. Gern gehen in der Melancholie die Haare mehr aus als sonst. Die Menstruation nimmt bei vielen Frauen an Stärke ab oder erlischt ganz, ohne daß dies prognostisch ungünstig zu werten wäre.

Auch bei der feineren Untersuchung des Stoffwechsels finden wir Störungen, die freilich noch nicht genügend geklärt sind. So hat man verzögerte Wasserausscheidung gefunden. Anfangs wird manchmal Zucker ausgeschieden. Der Blutzucker ist vielfach hoch, und Zuckerbelastung bringt eine langhingezogene Steigerung des Zuckerspiegels im Blut mit sich. Ganz ähnliches gilt für das Cholesterin, und nach früheren Untersuchungen ist dies wohl auch bei der Eiweißverarbeitung nicht anders. Auch Kalium- und Calciumstoffwechsel scheinen Veränderungen zu unterliegen. Auf jeden Fall gehen mit melancholischen Erkrankungen Verschiebungen im Körperhaushalt einher, deren Deutung freilich noch nicht ganz sicher ist und die auch nicht spezifisch sind. Grundumsatz und spezifisch-dynamische Eiweißwirkung entsprechen übrigens bei der typischen Melancholie der Norm.

Daß die Mehrzahl dieser Veränderungen nicht so sehr ein Korrelat der Melancholie als solcher als vielmehr der Krankheit manisch-depressives Irresein ist, geht schon aus der Tatsache hervor, daß gleichartige Störungen auch bei der Manie festgestellt werden können, die sonst freilich als das gerade Gegenteil der Melancholie erscheint.

3. Manie.

Bei der Manie beherrschen heitere oder doch irgendwie expansive Stimmung und Erregung das Krankheitsbild. Die Stimmung ist in den typischen Fällen eine ansteckende, natürliche Heiterkeit bei starker affektiver Erregbarkeit auch nach anderen Richtungen hin. Alle Erlebnisse, die nicht zu der heiteren Grundstimmung passen, beantwortet der Kranke dabei qualitativ in natürlicher Weise; er kann also etwa sehr gerührt werden, wenn er vom Tode eines Lieben spricht, oder außerordentlich gereizt, wenn man ihm entgegentreten muß; aber im nächsten Augenblick ist die heitere Grundstimmung wieder da. In anderen Fällen hat die Grundstimmung freilich immer eine gereizte Note, oder der Übermut schlägt doch besonders leicht in Gereiztheit oder auch in eine eigentlich erregte Stimmung um, in der nur das gehobene Selbstbewußtsein die positive Note der Grundstimmung verrät.

Das Denken der Manischen ist in allen ausgeprägten Fällen gekennzeichnet durch Ideenflucht. Die Inhalte des Denkens und Redens ordnen sich nicht einem umfassenderen Gedanken unter. Sie erfüllen nicht die Aufgabe, die etwa eine Frage stellt; vielmehr kommt der Kranke immer wieder vom Thema ab. Die einzelnen Inhalte haben zwar assoziative Beziehungen zueinander, die immer deutlich sind, aber der erste und schon der übernächste Inhalt haben sachlich nichts mehr miteinander zu tun; sie sind nicht mehr Glieder eines umfassenden Gedankens. In leichteren Fällen kommt es gelegentlich dazu, daß der Kranke nicht eigentlich den Faden verliert, aber er ist weitschweifig, denkt und spricht zahlreiche unwesentliche Einzelheiten aus, wird durch äußere Reize leicht abgelenkt, unterliegt der Neigung zu Witzen und jeder Gelegenheit, das Denken seiner Stimmung anzupassen, die rosigen und angenehmen Seiten besonders zu entwickeln. Oft sind es auch nur Gleichklänge, Reime, Redensarten, die den Fortgang des Denkens bestimmen. Der Affekt entspricht dabei immer den Inhalten. Der Manische ist gewissermaßen in jedem Augenblick ganz, nur von Augenblick zu Augenblick anders gerichtet. Dem Fehlen leitender, umfassender Gedanken entspricht die Ablenkbarkeit des Manischen. Sie ist nur eine Seite der Ideenflucht und bald mehr als äußere, bald mehr als innere Ablenkbarkeit ausgeprägt. Manische mit besonders starker *innerer* Ablenkbarkeit (oft handelt es sich um Kranke ohne wesentliche motorische Erregung, die auch wenig sprechen) können, ziemlich langsam, Reden vorbringen, die ganz unzusammenhängend, inkohärent wirken, da gedankliche Zwischenglieder in der Rede ausfallen. Gleiches gilt für die hochgradigen Erregungszustände, in denen das Sprechen dem Denken nicht nachkommt.

Bewegt wie Denken und Reden des Manischen ist immer auch das Handeln. Der Manische hat immer etwas zu tun, freilich in jedem Augenblick etwas anderes. Immer macht er Betrieb. Im Krankenhaus wird er mit allen Mitkranken schon am ersten Tag bekannt, schließt sofort Freundschaften, erwirbt Feinde und mischt sich in alles, vielfach auch in ärztliche Angelegenheiten ein. So lange er daheim ist, wird er von seiner gewohnten Tätigkeit immer wieder abgelenkt; er ist immer unterwegs, fängt neue Sachen an, um sie sogleich wieder mit anderen Beschäftigungen zu vertauschen. Rosige Stimmung und Optimismus sowie die Denkstörung, die ihm nicht gestattet, die Dinge zu Ende zu denken, lassen ihn leicht in gewagte und leichtsinnige Unternehmungen hineingeraten. Sie treiben ihn zu Alkohol und Weibern, junge Mädchen nicht selten zu unerwarteten sexuellen Entgleisungen in Rede und Tun. Es kommt zu unsinnigen Geldausgaben, zu leichtfertigen Spekulationen und unerfüllbaren Verpflichtungen, die den Kranken in die größten Schwierigkeiten bringen können. Übertriebene Selbstüberzeugung und Reizbarkeit führen zu zahlreichen Konflikten in der näheren und weiteren Umgebung, so daß in jedem ausgeprägten manischen Zustand schließlich Internierung nötig wird. Sperrt man einen stärker Erregten in einen engen Raum, so ist in diesem bald kein Gegenstand mehr an seiner alten Stelle. Alles wird zum Werkzeug, mit dem sich irgendeine manische Laune erfüllen läßt.

Eigentliche Wahnideen sind der Manie fremd. Das Selbstbewußtsein der Kranken ist aber immer unangemessen. Sie renommieren gern, und es kommt vor, daß sie sich in ihrer übermütigen Laune spielerisch Würden und Titel beilegen, daß sie sich aufspielen, als wären sie der Kaiser oder große Herren, und daß sie gelegentlich auch längere Zeit an solchen wohl immer unernsten Darstellungen festhalten. Aus ähnlichen Launen heraus „verkennen" sie auch die Umgebung, besonders die Personen, oder geben ihnen doch falsche Namen. Mitunter mag dabei auch die Flüchtigkeit und Ungenauigkeit der Auffassung eine Rolle spielen.

Anders ist dies im stürmischen Beginn mancher Manien, in dem es zu traumhafter Bewußtseinstrübung, zu flüchtigen, wahnhaften Ideen, zu Trugwahrnehmungen deliranter Art kommen kann. Nach einem oder auch nach wenigen Tagen ist das reine manische Syndrom meist deutlich. Bei seltenen, schweren, sog. verworrenen Manien bleibt eine leichtere oder schwerere Bewußtseinstrübung aber auch längere Zeit hindurch bestehen. Diese Bilder sind schwer von gewissen Formen der Schizophrenie, aber auch von exogenen Erregungen zu unterscheiden. Häufig sind in der Entwicklungsgeschichte dieser schweren Manien äußere Krankheitsursachen, fieberhafte Erkrankungen, Stoffwechselleiden, etwa Basedow, Vergiftungen nachweisbar.

Manische haben in der Regel ein außerordentliches Kraftbewußtsein. Sie fühlen sich körperlich gesünder als je, und sie sind auch tatsächlich „unermüdlich". Meist schlafen sie nur kurze Zeit, aber sehr tief, und von aller Morgenfrühe an sind sie in Bewegung. Ist die Erregung nicht zu groß, dann essen sie auch gern und reichlich. Bei starker Erregung haben sie aber selbst zur Nahrungsaufnahme keine Zeit. Sie spielen und schmieren mit den Speisen herum oder haben so viel zu tun und zu reden, daß sie vom Essen immer wieder abgelenkt werden. Das Aussehen der Manischen ist in der Regel frisch und lebhaft.

Manische und Melancholische zeigen gemeinsam starke Anregbarkeit. Jedes Tun bedeutet eine Erleichterung für alles folgende Handeln. Bringt man den Melancholischen einmal zum Sprechen, so geht es bei Geduld dann immer leichter. Auf der Anregbarkeit beruhen offenbar zum Teil die Tagesschwankungen. Aber auch der Manische wird im Laufe des Tages zunehmend lebhaft und unbeherrscht. Beim Abebben der Krankheit ist oft nur noch abends das Bild deutlich manisch, während der Kranke am Morgen schon wieder ziemlich ausgeglichen oder sogar schon leicht depressiv erscheinen kann.

Melancholie und Manie können unvermittelt, über Nacht, einsetzen und ihre größte Tiefe erreichen. Häufiger aber entwickeln sie sich aus schleichenden Anfängen. Bei der Manie kann, wie erwähnt, ein kurzer, rauschartiger Zustand den Anfang bilden. Der Melancholische spürt eines Tages eine Unfrische; der Schlaf wird schlecht; alles geht ein wenig mühsamer; erst allmählich beginnen die anderen Störungen. Zunächst wehrt sich der Kranke noch gegen die Hemmung, bis er allmählich immer mehr erliegt. Es dauert dann unter Umständen Wochen, ja manchmal Monate, bis die Melancholie auf ihrem Tiefpunkt angelangt ist. Ebenso allmählich geht dann die Besserung vor sich, die mit deutlichen Tagesschwankungen, mit heiteren Träumen, mit Gewichtsanstieg sich einleiten kann.

4. Klinische Sonderformen.

Zunächst einmal gibt es *leichtere* und *leichteste* Gestaltungsformen der Erkrankung, die wir nach dem alten Sprachgebrauch *Cyclothymien* nennen. Die Symptome der voll ausgebildeten Erkrankung sind in diesen Fällen zwar alle vorhanden, aber nur in Andeutungen. In der cyclothymen Depression ist der

Kranke weniger frisch als sonst, alles geht ihm schwerer von der Hand, er vermag keine Berufsfreude, überhaupt keine Freude aufzubringen, zieht sich von der gewohnten Geselligkeit zurück, vertrödelt seine Zeit, verfolgt seine Liebhabereien nicht mehr, ist leicht herabgestimmt, schläft schlecht, ist leicht gereizt, weil seine Umgebung unzufrieden mit ihm ist, empfindet körperliche Beschwerden besonders lästig, macht sich unnötige Sorgen und ist für seine Umgebung schwierig. Kennt er aus früheren Erfahrungen den Zustand, dann weiß er ihn zu verbergen und richtet sich seine Tätigkeit darnach ein; er beschränkt sich etwa darauf, nur das Nötigste zu tun, und zieht sich im übrigen zurück, bald hoffnungslos verzweifelt, bald in geduldiger Erwartung der besseren Zeit, die, wie er weiß, wieder kommen wird. Erste cyclothyme Depressionen werden vom Kranken selbst wie vom Arzt meist als Ausdruck körperlicher Erkrankungen gedeutet. Irgendeine körperliche Störung am Magen oder Darm, an den Nebenhöhlen, eine „Herzneurose", unklare Kopfschmerzen und Rheumatismen, Uterinleiden finden sich ja in jedem Fall, oder es wird doch darnach gefahndet, und meist wird auch an irgendeinem Organ herumbehandelt. Es kommt hinzu, daß in den biologischen Katastrophen, die der Melancholie zugrunde liegen, Organbeschwerden aller Art gern deutlich werden, ja daß sie sogar allein um diese Zeiten in Erscheinung treten, etwa Magengeschwüre. Erst die Wiederholung ähnlicher Phasen zeigt dem Arzt die wahre Natur des Leidens, und dann weiß sehr bald auch der Kranke selbst, was mit ihm los ist, wenn er nicht in der Abwehr gegen den Gedanken, seelisch abnormisiert zu sein, sich immer wieder hinter einer angeblichen körperlichen Erkrankung, hinter vermeintlicher Überarbeitung u. a. versteckt. Sehr viele cyclothyme Depressionen gehen als „Neurasthenie". Neurasthenische Erscheinungen, Ermüdbarkeit und Empfindlichkeit, verdecken in der Tat oft genug Hemmung und vitale Depression, um so eher, als viele Cyclothyme tatsächlich nervöse „neurasthenische" Menschen sind. In seltenen Fällen machen cyclothyme Depressionen sich nur in periodischer Schlafstörung und der darauf bezogenen einige Wochen und Monate anhaltenden Arbeitserschwerung und Ermüdbarkeit geltend. Nur die periodische Wiederkehr und die Familiengeschichte oder aber eine plötzlich auftretende manische oder hypomanische Erregung oder schwerere Melancholien machen in manchem dieser Fälle die wahre Natur der Störungen deutlich.

Die cyclothyme Erregungsphase kann sich im Gewande der klassischen Hypomanie mit heiterer Stimmung, erhöhter Geschäftigkeit und Plänemacherei, Gedankenreichtum und Einfallsfülle, unter Umständen auch unerhörter Arbeitskraft und unverwüstlicher Genußfreude äußern. Manche Kranken fühlen sich nur in den Erregungsphasen wirklich gesund. Diese erleben sie als Höhepunkte ihres Daseins, und in manchem Falle mit Recht. Ein wenig mehr Enthemmung führt freilich über die Grenze hinaus, bringt übertriebene Geldausgaben und andere leichtsinnige Handlungen, besonders auch sexuelle Exzesse, mit sich. Oft genug aber haben cyclothyme Erregungen auch eine Note von Gereiztheit und Unrast. Die eigentlich manische Stimmung fehlt. Der Kranke spürt selbst den Mangel an Disziplin und Folgerichtigkeit und leidet unter dem Dämon, der ihn beherrscht, um so mehr als er sich Streitigkeiten nicht zu entziehen vermag und sich bald in der Fülle seiner Händel nicht mehr auskennt, ohne doch nach außen als krank erkannt zu werden und sich selbst die Krankheit zuzugestehen."

Es gibt nun auch Menschen, bei denen die eine oder die andere cyclothyme Phase, wenn auch in leichter Ausprägung, gewissermaßen verewigt erscheint. Wir bezeichnen sie als *hypomanische* bzw. *hypomelancholische Persönlichkeiten.* KRAEPELIN sprach von konstitutioneller Erregung und Verstimmung. Die Hypomanischen sind bei syntoner Wesensart von lebhaft heiterem Temperament, voll ungeheuerem Leben und Schwung, geschäftig, überall zu Hause, selbstbewußt und raumfüllend, oft von ungeheuerer Arbeitskraft und auf die Nerven fallendem Tempo. Die einen sind mehr sonnig-heiter, bei anderen besteht eine erhebliche Reizbarkeit, die sie in mannigfache Konflikte bringt, wenigstens zeitweise. Auch sonst sind dem syntonen Wesen fremde Züge bei im übrigen hypomanischen Menschen nicht selten, vor allem auch paranoische und querulatorische Neigungen, die zu abnormen Entwicklungen Anlaß geben können. Hypomanische sind besonders häufig von pyknischem Körperbau. Bei den Kranken mit eigentlichen Phasen sind schwere hypomanische Temperamente selten. Dies gilt auch für die hypomelancholischen Persönlichkeiten, die, immer schwerblütig, unentschlossen, mühselig, den Dingen nie eine heitere und leichte Seite abgewinnen können und denen das Leben eine ständige Last ist. Auch diese ausgesprochen depressiven Temperamente haben häufig dem Syntonen fremde Wesenszüge. Sie sind gern zugleich empfindlich, gereizt, mürrisch, moros, paranoid, neigen zu anankastischen und hysterischen Erscheinungen. Hier nimmt KRETSCHMER Legierungen mit anderen Konstitutionskreisen an. Die fremden Erbeinschläge mögen es sein, welche die abnorme Verstimmung bedingen. Es handelt sich gewissermaßen um dauernd Leichtkranke.

„Auch bei manchen Cyclothymen gibt es keine eigentlich gesunden Zwischenzeiten; die gehemmt-depressive Phase mündet rasch oder allmählich in Erregung aus oder umgekehrt. Dabei kann es auch zu einer Überschichtung der Symptome kommen, die teils der manischen Erregung, teils der melancholischen Hemmung angehören. In solchen Zeiten sehen wir gern auch paranoide Gedankengänge, manchmal auch Zwangserscheinungen. Diese Bilder geben den Schlüssel zu den sog. *Mischzuständen* schwerer Art, denen wir auch bei dem Grad nach ernsteren Gestaltungsformen des manisch-depressiven Irreseins nicht allzu selten begegnen.

Besonders häufig sind die erregte Depression und der manische Stupor. Bei der *erregten Depression,* welche die Rückbildungszeit bevorzugt, ist die motorische Hemmung der Melancholischen ersetzt durch Erregung, insbesondere des Ausdrucksgeschehens. Die Kranken sind unstet, ruhelos, jammern und klagen, weinen und ringen die Hände, sind nicht im Bett zu halten. Dabei sind sie aber gedankenarm, bringen monoton ihre depressiven Inhalte vor und zeigen meist eine verzweifelte, ängstlich-hoffnungslose Stimmung. Vorübergehend, auch länger dauernd, kann Ideenflucht auftreten.

Im *manischen Stupor* sind Ideenflucht und Erregung ersetzt durch Denkhemmung und stuporöses Verhalten. Die Kranken liegen in ausgesprochen heiterer Stimmung, offenbar gedankenlos, unbeweglich im Bett. Oft aber wird auch eine „ideenflüchtige Denkhemmung“ an den spärlichen, aber inkohärenten sprachlichen Äußerungen deutlich. Wenn sie der Genesung zugehen, schildern die Kranken, wie sie ihre spärlichen Gedanken nicht festzuhalten vermochten. Andere nach außen als manisch-stuporös wirkende Kranke haben aber ein reiches, wogendes, oft optisch illustriertes Gedankenleben von großer Anschaulichkeit und oft köstlichen Inhalten, offenbar bei gleichzeitiger traumhafter Befangenheit, die ihnen aber doch einen gewissen Kontakt mit der Außenwelt — Lächeln bei Anrede, flüchtiges Notiznehmen von Außenanregungen — gestattet.

Diese und andere Mischzustände treten gern als Übergangsphasen zwischen Melancholie und Manie auf und sind dann leicht als Zustandsbilder des manisch-depressiven Irreseins zu deuten. Sie können aber auch als selbständige Krankheitsphasen vorkommen, allerdings auch dann nicht selten mit einer deutlichen manischen oder melancholischen Eingangsphase oder einem entsprechenden Endstadium. Es gibt aber Kranke, die allein immer oder doch fast immer neue manische Stuporen oder gehemmte Manien durchmachen.“

In diesem Zusammenhang erscheint es unnötig, alle vielfältigen Gestaltungen von Mischzuständen näher zu kennzeichnen, soweit dies überhaupt möglich ist. In der Regel stellt man sich, freilich etwas grob und schematisch und den wirklichen Vorkommnissen nur unvollkommen angepaßt, vor, daß in den einzelnen Mischzuständen alle möglichen Dreierkombinationen der melancholischen und manischen Hauptsymptome auftreten können, also der traurigen Verstimmung, der gedanklichen Hemmung, der Willenshemmung auf der einen Seite, auf der anderen Seite der heiteren Verstimmung, der gedanklichen Erregung (Ideenflucht), der Willenserregung. Im Groben kommt man mit solchen Vorstellungen auch bei der Diagnose aus, wenn man sich der Grenzen der Betrachtungsweise bewußt bleibt und hinzunimmt, daß Manisch-Depressive auch in recht sonderbaren Mischzuständen meist irgendwie natürlich, auf die Umwelt bezogen, affektiv frisch bleiben oder doch diese Zeichen immer wieder hervortreten, wenn auch streckenweise, etwa bei der sog. gedankenarmen Manie, recht absonderliche Bilder zustande kommen können. In der Mehrzahl der Fälle erleichtern übrigens einleitende oder abschließende oder auch interkurrente, rein melancholische und rein manische Syndrome die klinische Zuordnung auch auffallender Mischzustände.

Auch abgesehen von den Mischzuständen gibt es syndromatisch und zum Teil auch verlaufsmäßig eigenartige, in Phasen verlaufende und hinsichtlich der einzelnen Phasen grundsätzlich heilbare Erkrankungen, die von der Mehrzahl der Sachverständigen in den Kreis des manisch-depressiven Irreseins hineingenommen werden, von anderen aber, vor allem von KLEIST und seiner Schule, als „*autochthone Degenerationspsychosen*" oder aber als cycloide bzw. paranoide „*Randpsychosen*" davon abgetrennt werden, wenn auch eine gewisse Verwandtschaft zugegeben wird.

Ich gebe hier eine Aufstellung der von KLEIST angenommenen Sonderformen: Verwirrtheitspsychosen (erregte Verwirrtheit und Stupor), hyperkinetische und akinetische Motilitätspsychosen, Ichpsychosen (expansive Konfabulose und Hypochondrie), paranoide Randpsychosen (akute expansive Eingebungspsychose und akute persekutorische Halluzinose), ferner Beziehungs- und Entfremdungspsychosen. Dazu kommen noch die einmaligen, abheilenden und die periodischen *Angstpsychosen*, die in letzter Zeit LEONHARD monographisch bearbeitet hat.

Gerade hier wird man kritische Bemerkungen, schon rein klinischer Art, nicht unterdrücken können. Angst gehört überhaupt zum Wesen der melancholischen Erkrankung, mag sie nur subjektiv erlebt oder aber auch im Ausdrucksgeschehen unmittelbar offenbar werden. Schon in der Norm verhalten sich die Menschen bei Angst ganz verschiedenartig. Irgendwelche scharfen Abgrenzungen halte ich klinisch für ganz unmöglich, wenn es auch eine Gruppe von Kranken gibt, bei denen das ängstliche Ausdrucksgeschehen ganz im Vordergrund steht und die tatsächlich vorhandene sonstige Hemmung vielfach nicht recht zum Ausdruck kommt. Wichtig ist aber vor allem, daß bei den gleichen Kranken Teile einer Phase als gehemmte Melancholie, andere als „Angstpsychose" im Sinne LEONHARDS verlaufen können, daß in anderen Fällen verschiedene Phasen verschieden gefärbt sind und daß ganz allgemein melancholische Erkrankungen im Rückbildungsalter gern eine ängstlich-erregte Note annehmen. Man wird daher gegen die Bündigkeit der klinischen Abgrenzung Zweifel haben und daran denken müssen, daß es verschiedenartige Umstände zum Teil äußerer Natur sein könnten, die zur ängstlich-erregten Färbung melancholischer Erkrankungen führen. Genetische Besonderheiten werden auch eine Rolle spielen können, ohne daß man deshalb an dem Vorhandensein des manisch-depressiven Anlagesatzes zweifeln müßte.

Ähnliche Einwendungen sind auch gegenüber den anderen Randpsychosen zu machen. Immerhin ist nicht zu bezweifeln, daß vor allem Verwirrtheiten und Stuporen sowie Motilitätspsychosen als recht klar gekennzeichnete Syndrome bei dem gleichen Kranken immer wiederkehren können, mag auch dann gelegentlich eine Phase rein manisch oder rein melancholisch gefärbt sein und in sehr vielen anderen Fällen Einleitung oder Ausklang oder beides unter typischen manisch-depressiven Krankheitserscheinungen verlaufen.

Für die *Motilitätspsychosen* wird gewissermaßen eine ganz vorwiegende Erkrankung des Bewegungsgeschehens angenommen. In der Hyperkinese besteht vor allem ein Luxus an Ausdrucks- und Pseudospontanbewegungen, die vielleicht entsprechende Gemütsbewegungen erst anregen. Aber auch im übrigen sind bei den Kranken affektive Stellungnahmen immer hervorzurufen. Bemerkenswert ist die fehlende oder unvollkommene Erinnerung an die krankhaften Phasen. Das Denken kann gehemmt oder häufiger inkohärent sein. Mit den Erregungen wechseln Phasen der Hemmung (Akinese) mit affektiver (meist depressiv-ratloser) Färbung ab. Der Verlauf kann jenem des manisch-depressiven Irreseins auch insofern gleichen, als es zum Wechsel von erregten und gehemmten Phasen, ja sogar zu eigenartigen Mischzuständen kommt. Dabei dauern die Phasen nach FÜNFGELD durchschnittlich kürzer als typische Manien und Melancholien. Bei der Einstellung auf das motorische Geschehen werden rein manische und melancholische Intermezzi wohl gern übersehen. Während KLEIST und sein Schüler FÜNFGELD in den Motilitätspsychosen rein „autochthone" Erkrankungen sehen, fand POHLISCH in seiner älteren, ausgezeichneten Studie über die Motilitätspsychosen auffallend häufig die Einwirkung exogener Schäden. Sicher ist jedenfalls, daß in den sonst ganz typischen manisch-depressiven Verläufen unter der Mitwirkung exogener Schäden gelegentlich einmal eine Phase den Charakter der Motilitätspsychose annehmen kann.

Bei den *Verwirrtheiten* steht die gedankliche Störung, die Inkohärenz, die gedankliche Verworrenheit, die ideenflüchtige Verwirrtheit im Mittelpunkt der klinischen Erscheinungen. Es handelt sich um eine krankhafte Verselbständigung des Sprachmechanismus, die mit Ratlosigkeit in ruhigeren Zeiten, raschem Wechsel des Affekts, allen möglichen wahnhaften Ideen und mit einem Bewegungsdrang einhergeht, der mehr manischen als hyperkinetischen Charakter hat. Immer kommt es zu erheblichen Schwankungen des Zustandes. Stärkere Trübung des Bewußtseins soll selten sein. Auch hier soll eine Neigung zu kürzerer Dauer, dabei eine sehr starke Rezidivgefahr bestehen. Bei Motilitätspsychosen wie bei Verwirrtheiten sollen sich viele uncharakteristische Körperbauformen und dazu prämorbide Persönlichkeiten finden, die sich von jenen der typischen Zirkulären unterscheiden. Wichtig erscheint mir, daß bei der großen Mehrzahl der mitgeteilten Fälle die Deutung als mehr oder weniger typische zirkuläre Erkrankungen möglich ist. Es gibt eben auf dem ganzen Gebiete scharfe Grenzen nicht. Bei jedem Versuch der Gruppenbildung muß man sich bewußt bleiben, daß er ohne Willkür nicht abgeht. Dennoch sind die Bemühungen der Schule KLEISTS auch unter genetischen Gesichtspunkten sehr wichtig. Vielleicht gelingt es auf diesem Wege einmal, in den Aufbau der als manisch-depressiv zusammengefaßten Krankheitsbilder Einblicke zu gewinnen, die tiefer sind als die bisher möglichen.

5. Verlauf und Ausgänge.

„Der Verlauf des manisch-depressiven Irreseins kann die denkbar verschiedensten Gestaltungen annehmen, von einmaligen kurzdauernden Phasen bis zu dem chronischen, das ganze Leben füllenden, dauernden Wechsel manisches und depressiver Schwankungen. Die große Mehrzahl der Erkrankungen hält sich zwischen diesen Extremen. In einem großen Material wurden 14% chronisch zirkuläre, 12% einmalige Erkrankungen gefunden, während mehr als drei Phasen, abgesehen von den chronischen Fällen, nur 17% durchmachten. Dabei sind aber leichteste Schwankungen nicht mitgerechnet.

Der Krankheitsbeginn liegt durchschnittlich etwas später als für die Schizophrenie. Immerhin erkrankt mehr als die Hälfte der Manisch-Depressiven bis zum 30. Lebensjahr erstmalig, nach dem 40. Lebensjahr aber immer noch ein Viertel. Auch nach dem 40. Lebensjahr kommen noch Neuerkrankungen vor, die alle Kennzeichen des zirkulären Irreseins haben.

Manche Kranke erleben ausschließlich depressive, andere ausschließlich manische Phasen. Die Mehrzahl hat aber doch wenigstens entgegengerichtete Nachschwankungen, und viele zeigen neben typischen Melancholien auch typische Manien und Mischzustände aller Art. Nicht selten sind rein periodische Depressionen mit langen Intervallen, die freilich im Laufe des Lebens kürzer zu werden pflegen (durchschnittlich von etwa 10 auf 4 und weniger Jahre sich verkürzen), nicht sehr häufig periodische Manien, für die kennzeichnend die kurze Dauer des Einzelanfalls und des Intervalls ist, so daß sich lange Perioden manischer Erregungen aneinander schließen, die vereinzelt Jahrzehnte anhalten, häufiger aber doch abbrechen und einem längeren Intervall Platz machen.

Isoliert stehende Melancholien und isoliert stehende Manien zeigen meist schwere, eindrucksvolle Bilder und ziemlich lange Dauer, dafür aber lange Intervalle, während sog. alternierende Formen, d. h. solche, bei denen die Manie unmittelbar einer Melancholie folgt oder umgekehrt, leichtere Krankheitserscheinungen, dafür aber kürzer dauernde Intervalle und insgesamt eine schlechte Prognose haben. Die ganz chronischen Erkrankungen, denen eigentlich freie Intervalle fehlen, sind entweder ihren Erscheinungen nach sehr schwer — bei ihnen beginnen früh Mischzustände — oder aber ganz leicht. Gerade die Cyclothymien verlaufen gern chronisch, ohne deutliche freie Intervalle.

Ganz allgemein verschlechtert jede neue Phase die weitere Prognose; die Intervalle werden kürzer; die Erkrankungsbereitschaft und zugleich die Neigung zur Entwicklung von Mischzuständen nimmt zu. Manche periodisch manische Formen enden in chronischen, lange Jahre bis zum Tode anhaltenden Manien, die freilich dem Grade nach meist nicht sehr schwere Symptome darbieten, aber doch dauernd anstaltsbedürftig machen. Ganz entsprechend kennen wir chronische depressive Ausgänge. Diese Kranken erholen sich nach einer Melancholie nicht ganz; sie bleiben dauernd leicht ängstlich, entschlußlos und in Abhängigkeit von ihrer Lage zu tiefer Verstimmung bereit, halten auch diese oder jene melancholische Idee fest. Diese Kranken trifft man häufiger in der Freiheit oder im Spital. Eine eigentliche Verblödung tritt auch bei ihnen nicht ein, soweit sie nicht arteriosklerotisch werden. Dies kommt allerdings nicht ganz selten vor."

Typische Melancholien im mittleren Lebensalter dauern durchschnittlich 5 Monate, typische Manien wenig kürzer. Mit dem Lebensalter nimmt die Phasendauer durchschnittlich zu, wenn es auch mancherlei Ausnahmen gibt. Vor allem verschlechtern atypische Züge jeder Art, nichtcyclothyme Wesensart, abnormer Körperbau, heterogene Erbeinschläge, meist aber auch schwere exogene Belastungen die Prognose hinsichtlich der Phasendauer und der Schwere der Krankheitserscheinungen. Ich weise auf die früheren Ausführungen zurück. Hierher gehören auch die Einflüsse des höheren Lebensalters. Die Phasen können in dieser Lebensperiode Jahre, ja ein Jahrzehnt anhalten, ohne daß Heilung ausgeschlossen wäre, und zwar gilt dies besonders für Melancholien; es kommen aber auch über lange Jahre dauernde, dem Grade nach freilich meist milde Manien fast ausschließlich jenseits der Lebenshöhe vor. In diesem Zusammenhange sei besonders auf MAUZ verwiesen.

„Kurz sei noch einer sehr häufigen Verlaufsform gedacht, die mit besonders langem Intervall einhergeht. Wir finden bei diesen Kranken meist zwei Phasen, eine um das 20. Lebensjahr herum, gelegentlich schon kurz nach der Pubertät oder im Zusammenhang mit dem ersten Wochenbett bei Frauen, eine im Beginn der Involution."

6. Abgrenzung.

Fragen der *Behandlung* und der *Erkennung,* vor allem auch die *Abgrenzungs*schwierigkeiten gegenüber anderen endogenen und reaktiven Seelenstörungen, gehören nicht in diesen Zusammenhang. Notwendig erscheint es mir aber, die Erscheinungsformen des manisch-depressiven Irreseins von Vorkommnissen aus der Breite der Norm abzuheben. Es ist ja eine Tatsache, die jeder aus eigenem Erleben kennt, daß Stimmung, Entschlußkraft und Leistungsfähigkeit auch beim gesunden Menschen nicht ständig gleich sind, sondern Schwankungen unterliegen. Gewiß suchen wir, wenn uns die Arbeit nicht wie gewöhnlich von der Hand geht, nach Ursachen, und wir finden in der Regel auch eine körperliche Indisposition oder erlebnismäßige Schwierigkeiten. Damit lassen wir uns dann genügen und in kürzerer oder längerer Zeit sind wir wieder ganz frisch, und die alte Leistungsfähigkeit ist zurückgekehrt. Wenn wir uns genaue Rechenschaft geben, dann haben wir aber festzustellen, daß körperliche Mängel zwar immer unangenehm sind, aber doch durchaus nicht immer an Stimmung und Arbeitskraft zehren, und daß wir über viele unangenehme seelische Erlebnisse dann spielend hinwegkommen, wenn wir frisch und erfolgreich in der Tätigkeit sind. Auch beim Gesunden haben wir also leichte Wellenbewegungen anzunehmen, die aus der Tiefe kommen und deren Ursachen wir letztlich nicht kennen, wenigstens vielfach. Daneben gibt es andere Herabstimmungen, die wir mit Sicherheit zu äußeren Geschehnissen in Beziehung setzen können. So ist etwa die negative Wirkung des ausklingenden Herbstes auf Stimmung und Arbeitsfreude weit verbreitet. Um diese Zeit hat man für die Fabriken etwa weit vermehrtes Zuspätkommen nachgewiesen. Und ganz ähnlich wird man die andersartige, mehr unruhevolle Depressionsbereitschaft des Frühjahrs, das zu gehäuftem Selbstmord führt, mit den biologischen Schwankungen in Beziehung bringen, denen wir mit dem Jahreszeitenwechsel notwendig unterliegen. Wesentlich kürzere Phasen der Niedergeschlagenheit und vor allem der Hemmung knüpfen sich für sehr zahlreiche Menschen, und zwar mit dem Lebensalter zunehmend, an bestimmte Wetterlagen. Viele Frauen ferner machen in ihrer Stimmung und mancherlei Einstellungen einen Phasenwechsel während der Schwangerschaft durch, kaum merklich bei der einen, deutlich bei der anderen, ohne daß man schon an pathologische Vorgänge denken dürfte. Ich erinnere ferner an die mancherlei depressiv gefärbten Pubertätswandlungen und an die verbreiteten, kurzdauernden menstruellen Abnormisierungen, an die Einflüsse der sexuellen Involution bei der Frau, das sog. Klimakterium virile beim Mann, das freilich wesentlich später liegt. Endlich darf an die Produktionswellen bei den „genialen" und ihnen nahestehenden Menschen erinnert werden. Wir finden also eine Fülle von seelischen Schwankungen, die auch Stimmung und seelisches Tempo beeinflussen, weit verbreitet im Bereiche der Norm.

Dennoch wird man nur recht selten in Verlegenheit kommen, wenn man diese Erscheinungen einordnen soll. Solche Wellen führen nicht zum Arzt, sie unterbrechen auch die gewohnte Tätigkeit in der Regel nicht, wenigstens soweit der engere Pflichtenkreis in Frage kommt. Wo sie es aber tun, da haben wir es unzweideutig nicht mit cyclothymen, sondern mit andersartigen psychopathischen Persönlichkeiten zu tun, die auch jede andere Gelegenheit zum moralischen Blaumachen benützen. Eine andere Frage ist die, ob all diese normalen Rhythmen bei Manisch-Depressiven nicht gerade zum Einsatzpunkt für krankhafte Phasen werden können, eine Frage, die sich schwerlich entscheiden lassen wird.

Die Cyclothymien, die noch am ehesten Anlaß zur Verwechslung mit solchen Stimmungsverschiebungen aus der Breite der Norm geben könnten, haben ganz andere Rhythmen. Hier findet man einen meist recht klaren Wechsel zwischen Depression und Exaltation, meist von monatelanger Dauer und in der Regel auch unabhängig von den durchschnittlichen biologischen Schwankungen, mag nicht ganz selten auch gerade im Herbst die Depression einsetzen. Aber auch dann pflegt eine größere Unabhängigkeit von den in der Norm herabstimmenden Einflüssen des Hochnebels etwa in Oberbayern, den trüb-kaltfeuchten Zeiten in der Ebene bestehen. Vor allem aber gibt es in der Norm nichts, was der manischen Exaltation vergleichbar wäre. Selten wird man ferner bei den normalen Rhythmen alle jene vegetativen Störungen finden, die selbst bei den Cyclothymien die Regel sind. Daß in dem einen oder anderen Falle die Unterscheidung schwierig sein kann, wenigstens auf lange Zeit, ändert nichts an der durchschnittlich mühelosen Abtrennbarkeit der normalen von den manisch-depressiven Rhythmen.

III. Erblichkeit.

Es ist eine alte Erfahrung, daß die Erblichkeit bei den „affektiven Psychosen" eine große Rolle spielt, und heute gilt ganz allgemein das manisch-depressive Irresein als die „am meisten erbliche" Krankheit. Trotz aller Mühen aber ist die Forschung noch zu keinerlei auch nur einigermaßen abschließendem Ergebnis gekommen. Die umfangreichste der bisher durchgeführten Untersuchungen, die weit mehr als 500 Geschwisterschaften zirkulärer Probanden umfaßt und auf Rüdin zurückgeht, ist nur aus wenigen Zahlenangaben bekannt, aber im Zusammenhang noch nicht veröffentlicht worden. Auch von einer bedeutsamen Erhebung aus der jüngsten Zeit, Slaters Untersuchungen vor allem der Eltern und Kinder von 140 Manisch-Depressiven, sind bisher nur wenige Hauptergebnisse mitgeteilt worden[1]. Gerade diese beiden Arbeiten aber müssen als besonders wichtig angesehen werden. So fühlbar der damit gegebene Mangel ist, die Hauptschwierigkeiten liegen doch auf anderen Gebieten.

1. Schwierigkeiten in der Erfassung der Phänotypen.

Hierher gehört zunächst die verschiedenartige Umgrenzung des manisch-depressiven Irreseins. Während auf der einen Seite in den zirkulären Krankheitskreis zahlreiche Seelenstörungen aufgenommen werden, die symptomatologisch und zum Teil auch verlaufsmäßig wenig Ähnlichkeit mit den typischen Formen haben, wie etwa querulatorische Entwicklungen, die als chronische Manien angesehen werden, mannigfache wahnbildende, amentiaartige und deliriöse Krankheitsbilder, ja ein erheblicher Teil der Zwangserkrankungen, so trennt demgegenüber etwa Kleist von den manisch-depressiven Erkrankungen im engeren Sinne die sog. cycloiden und daneben auch paranoiden Randpsychosen ab, ja darüber hinaus ist er der Überzeugung, daß selbst Manie und Melancholie auch in erblicher Hinsicht mehr oder weniger streng voneinander zu unterscheiden seien. Wie man aus den Untersuchungen eines Schülers von Kleist, Fünfgelds, schließen könnte, würde die Richtigkeit solcher Annahmen die Ergebnisse der bisherigen Erbforschung im manisch-depressiven Formenkreis

[1] Die Untersuchungen Slaters sind nach Fertigstellung des Manuskriptes inzwischen in ausführlicher Form veröffentlicht worden: Zur Erbpathologie des manisch-depressiven Irreseins. Die Eltern und Kinder von Manisch-Depressiven. Z. Neur. **163**, 1 (1938).

schwer erschüttern. So sollen etwa die cycloiden Motilitätspsychosen und Verwirrtheiten in sehr viel geringerem Maße mit manisch-depressiven Seelenstörungen im engeren Sinne belastet sein als der Durchschnitt der manisch-depressiven Erkrankungen (s. im übrigen später). In neuester Zeit hat sich ferner aus den übereinstimmenden Ergebnissen verschiedener Untersuchungen herausgestellt, daß dies auch für die in der weiteren Involution erstmalig in Erscheinung tretenden melancholischen Erkrankungen gilt. Die Träger solcher involutiver Melancholien aber sind, soweit näheres bekannt ist, im allgemeinen als manisch-depressive Probanden in die Erblichkeitsuntersuchungen eingesetzt worden.

Würden somit, die Zuverlässigkeit der Ergebnisse vorausgesetzt, bei Erhebungen im Erbkreis der affektiven Seelenstörungen die Ergebnisse ganz verschieden ausfallen müssen, je nachdem man *qualitativ* den Probandenkreis umgrenzt, nicht minder große Unterschiede könnten vielleicht durch die verschiedene Bewertung der *Quantität* dessen, was man noch als manisch-depressive Erkrankungen aufzufassen hat, was nicht mehr, zustande kommen. So hat SLATER mit wenig freundlichen Worten und in manchen Punkten sicher zu Unrecht Kritik an HOFFMANNs Untersuchungen geübt, vor allem weil er viel zu weitherzig in der Annahme manisch-depressiver Störungen gewesen sei. Aber selbst ein Vertreter der weiteren Schule, der HOFFMANN entstammt, SCHULZ, konnte sich bei zahlreichen Fällen HOFFMANN in der Beurteilung der Probandenangehörigen nicht anschließen. Die Sachlage wird weiter dadurch erschwert, daß die mitgeteilten Unterlagen vielfach nicht ausreichen, um ein selbständiges Urteil zu ermöglichen. Ein solches Urteil ist aber bei zahlreichen Verwandten der Kranken grundsätzlich überhaupt nicht oder doch nicht mehr möglich. Wenn ich den letzten Punkt vorausnehme, so ist vor allem zu berücksichtigen, daß oft genug die Menschen nicht mehr leben, die beurteilt werden müssen, oder daß sie nicht erreichbar sind oder endlich daß sie keine Auskunft erteilen. Damit bleibt man auf mehr oder weniger zuverlässige, gut- oder böswillige, phantasievolle oder nüchterne, ergiebige oder unergiebige Fremdschilderungen angewiesen. Was dies bedeutet, mag man sich an den mannigfach auseinanderweichenden Schilderungen und charakterologischen Kennzeichnungen selbst solcher berühmter Persönlichkeiten klar machen, über die ein außerordentliches Tatsachenmaterial bekannt ist. Auch dort, wo Krankengeschichten vorhanden sind, wird vielfach eine Entscheidung unmöglich sein, oder sie wird je nach dem Beurteiler verschieden ausfallen oder endlich, sie wird von allen Sachverständigen gleich lauten und dennoch falsch sein können. Manische und melancholische Krankheitsbilder und selbst zirkuläre Verlaufsarten brauchen ja keineswegs Ausdruck der endogenen Krankheit manisch-depressives Irresein zu sein, sie können etwa im Rahmen der Paralyse oder im Gefolge eines schweren Hirntraumas, als Gestaltungsformen eines schizophrenen Prozesses oder im Rahmen einer endokrinen Katastrophe auftreten. Wie jeder Sachverständige aus gelegentlichen Nachprüfungen von Krankengeschichten, die einen zuverlässigen Eindruck machen, vor allem aber auch aus Überraschungen, die er bei seinen eigenen Kranken erlebt hat, weiß, können solche Zusammenhänge zunächst ganz verborgen bleiben. Gewiß sind Fehler, die so zustande kommen, weder allzu häufig zu erwarten, noch handelt es sich um 100%ige Fehler, weil doch bei solchen Kranken mit erheblicher Wahrscheinlichkeit manisch-depressive Teilanlagen am Werke sind; der Umfang der Fehler ist aber unberechenbar und auf jeden Fall störend.

In vielen Fällen aber ist eine Entscheidung grundsätzlich unmöglich, auch wenn man die zu beurteilende Persönlichkeit gut kennt und wenn die Selbstschilderungen ergiebig sind. Zahlreiche Menschen machen, wie schon im klinischen Teil ausgeführt wurde, im Laufe ihres Lebens Schwankungen in ihrem Befinden durch, sind zu Zeiten ausgesprochen produktiv, in anderen still und steril, fühlen sich Monate hindurch frisch und leistungsfähig, dann wieder lange Zeit hindurch in unklarer Weise unfrisch und unwohl. Das körperliche und seelische Ungemach des ausklingenden Herbstes, der beginnenden sonnenarmen Zeit, die unstete, drängende Unruhe des biologischen Frühlings sind weit verbreitet. Sind solche Schwankungen einmal ausgesprochener und selbst nach außen hin spürbar, haben wir es dann vielleicht manchmal schon mit dem Grade nach leichten Erscheinungsformen des Stimmungsirreseins zu tun oder nicht? Aber selbst aus Berichten über ausgesprochene Depressionen kann man manchmal nicht entnehmen, ob es sich um endogene oder aber um reaktive Verstimmungen gehandelt hat. So erfahren wir nicht ganz selten von später einwandfrei endogen depressiv Kranken, daß sie schon vor Jahren eine depressive Verstimmung durchgemacht haben, die sich unmittelbar an ein schwerwiegendes Erlebnis anschloß und die auch von Sachverständigen fälschlich als unzweideutige, abnorme seelische Reaktion aufgefaßt wurde. Wir werden daher ganz allgemein annehmen dürfen, daß solche Vorkommnisse von uns vielfach zu Unrecht als dem manisch-depressiven Irresein fremde Ereignisse beurteilt werden. Vor allem aber werden wir von leichteren Depressionen und selbst von leichteren hypomanischen Phasen meist überhaupt nichts erfahren. Die Menschen, die in früheren Zeiten — heute ist dies anders geworden — spontan gerade von ihren „Nerven“ und „Zuständen“ sprachen, waren meist keine Manisch-Depressiven, wenn dies auch manchmal der Fall gewesen sein mag. Manisch-Depressive machen sich mit ihren Phasen nicht gern interessant. Heute aber wird niemand, außer vielleicht wenn er sich in peinlichen Lagen verantworten muß, über abnorme psychische Phasen berichten. So tief die Berechtigung der Erbgesundheitsgesetzgebung von zahlreichen Volksgenossen eingesehen wird, bis an die eigene Person und an den nächsten persönlichen Umkreis dringt diese Einsicht doch zu allermeist nicht, wo es sich noch um Störungen handelt, die nach außen mühsam verborgen werden können. Unsere Auszählungen fallen also notwendig unvollkommen aus, heute noch mehr, als dies in früheren Zeiten der Fall war.

Überdies wissen viele Manisch-Depressive tatsächlich gar nicht, daß sie leichtere Phasen durchgemacht haben. Sie waren einmal oder mehrfach wegen Schlafstörungen, wegen hartnäckiger Magen-Darmleiden, wegen neuralgischer Beschwerden usw. in Behandlung des praktischen Arztes oder des Internisten. Ihre Beschwerden hatten, wie sie meinen, auch ihre Stimmung in Mitleidenschaft gezogen, aber um eine *seelische* Störung hat es sich ihrer Überzeugung nach nicht gehandelt, ja sie kommen auch nachträglich gar nicht auf einen solchen Gedanken, und ihren behandelnden Ärzten geht es nicht anders. Es gibt nun einmal keine Fragetechnik, die in solchen Fällen zu einwandfreien Ergebnissen führen könnte. Einer meiner früheren Mitarbeiter hat bei der großen Mehrzahl einer lückenlosen Serie von Hautkranken (Psoriasis) Verstimmungen aufdecken können, die in zeitlichem Zusammenhang mit den Schüben des chronischen Leidens ausbrachen. Viele dieser Verstimmungen waren der zirkulären Natur verdächtig. Näheres wissen wir aber noch nicht, und wir wissen ebensowenig, ob nicht auch nach ganz anderen Richtungen hin ähnliche Zusammenhänge bestehen könnten. Bei keiner Untersuchung ist die Fragestellung den Angehörigen gegenüber auch nur annähernd so in die Tiefe gedrungen, daß ein umfassender Überblick über alle solchen möglichen Zusammenhänge der manisch-depressiven Seelenstörungen zustande gekommen wäre. Auf die fraglichen Beziehungen zu den eigentlichen Stoffwechselkrankheiten komme ich noch zu sprechen.

Endlich bleibt ganz unklar, mit welchem Gewicht die ausgesprochen cycloiden Persönlichkeiten, die hypomanischen und schwerblütigen Menschen überhaupt oder aber im einzelnen Falle in die Erbberechnungen eingesetzt werden sollen. Diese Frage erscheint auf den ersten Blick nicht wesentlich. Nimmt man doch im allgemeinen an, daß alle ähnlichen Persönlichkeiten zwar in den zirkulären Formenkreis gehören, daß bei ihnen aber der volle Anlagesatz nicht vorhanden sei. Das Vorkommen lange Jahre anhaltender leichterer Manien, die dann doch abklingen, und ebensolcher melancholischer Erkrankungen, unser Wissen um chronische Manien und endlich um bleibende Stimmungsverschiebungen läßt aber durchaus die Möglichkeit, daß manche mehr oder weniger ausgesprochen hypomanische oder schwerblütige Dauerverfassungen nichts anderes sind als tatsächliche chronische Erkrankungen echt zirkulären Gepräges, bei denen der volle Anlagesatz gegeben ist. Wie steht es etwa in jenen Fällen, in denen die hypomanische Dauerverfassung erst mit der Pubertät oder einige Jahre später recht erkennbar wird? Wo zieht man vollends die Grenze zwischen cycloiden (psychopathischen) und cyclothymen (normalen) Menschen?

Kurz, es bleiben grundsätzlich oder doch bisher viele Fragen, die beantwortet sein müßten, ehe es gelingen könnte, zu eindeutigen Auszählungen der Kranken in manisch-depressiven Sippschaften und damit zu einer Erkennung des Erbganges des Leidens zu kommen.

Bisher sind wir stillschweigend von der Voraussetzung ausgegangen, daß wir in den manisch-depressiven Seelenstörungen selbst die Phänotypen in der Hand haben, denen ein bestimmter Genotypus zugrunde liegt. Wir wissen aber doch, daß die Seele nicht über den Wassern schwebt. Vielmehr haben wir mit der allergrößten Wahrscheinlichkeit anzunehmen, daß es *bestimmte körperliche Vorgänge* sind, die das Wesen des manisch-depressiven Irreseins ausmachen und sich unter anderem *auch* in manischen und depressiven oder gemischten Phasen äußern. Ob diese Grundvorgänge, wenn sie vorhanden sind, sich so äußern *müssen*, ist eine ganz andere, völlig ungelöste Frage. Es wäre denkbar, daß bei manchen Anlageträgern die phasenhafte Stoffwechselumstimmung mit reparatorischen, rein körperlichen Vorgängen beantwortet wird, die verhindern, daß sich die Umstimmung im Seelenleben bemerkbar macht, überhaupt oder doch in spezifischer Weise. So kenne ich Mitglieder von zirkulären Sippen, die Monate hindurch leichte Erhöhungen der Körpertemperatur haben, zugleich mit geringgradigem Anschwellen der Schilddrüse, dazu mannigfache Mißempfindungen, aber keine eigentliche Verstimmung, keine Hemmung. Ich kenne eine Familie, in der es phasenhaft nur zu leichteren Hemmungszuständen und Zunahme des Körpergewichts ohne jede Verstimmung kommt. Kurz, hier sind Möglichkeiten, die bisher nicht berücksichtigt sind und auch nicht berücksichtigt werden können, weil wir ja den Morbus des manisch-depressiven Irreseins gar nicht kennen. Sicher erscheint mir nur, daß wir bei der Erfassung *allein* der manisch-depressiven Seelenstörungen ganz an der Oberfläche bleiben. Solange aber der körperliche Krankheitsvorgang unbekannt ist, werden wir wohl auch nicht erfahren, was eigentlich sich im manisch-depressiven Erbkreis vererbt und wie es sich vererbt. Ich möchte aber, um Mißverständnissen vorzubeugen, sogleich hervorheben, daß die praktischen erbgesundheitlichen Maßnahmen durch den Umfang unseres Nichtwissens gar nicht berührt werden. Was wir wissen, reicht aus, diese Maßnahmen zu begründen, wie wir noch sehen werden.

Auch wenn uns unbekannt ist, welche körperlichen Vorgänge hinter den seelischen Krankheitsbildern liegen, könnte es von den klinischen Gestaltungen des manisch-depressiven Irreseins her möglich sein, jene Gruppe von Erscheinungen herauszugreifen, die dem Wesen des Leidens gewissermaßen am nächsten sind und damit die ersten Aussichten geben, die Erblichkeit an einem annähernden Äquivalent aufzuzeigen. Es müssen ja nicht ausgesprochene Psychosen sein, die ein solches Äquivalent darstellen.

Erstaunlich ist, daß auf diesem Gebiete eigentlich alle Vorarbeiten fehlen und daß man ausnahmslos die Probanden nach den manisch-depressiven Psychosen allein gewählt hat, mag man daneben auch die psychopathischen Persönlichkeiten, besonders die cycloiden, ausgezählt haben.

So, wie wir die Klinik des manisch-depressiven Irreseins heute sehen, kann man von vornherein ja recht verschiedene Linien verfolgen. Wir wissen, daß manisch-depressive Kranke weit überdurchschnittlich häufig den pyknischen Körperbau aufweisen, so daß eine enge Korrelation gegeben ist und darüber hinaus deshalb wesensmäßige Beziehungen bestehen müssen, weil die reinsten manisch-depressiven Krankheitsbilder und -verläufe in noch ausgesprochenerem Maße als die Gesamtheit der hierher gerechneten Erkrankungen Häufigkeitsbeziehungen gerade zu diesem Körperbautyp zeigen. Ferner ist uns bekannt, daß die Manisch-Depressiven als prämorbide Persönlichkeiten in überwiegendem Maße cycloide Wesenszüge zeigen und sehr häufig rein cycloide Menschen aus der Breite der Norm oder aber von psychopathischem Gepräge sind.

2. Erblichkeit des Körperbaus.

Keiner von diesen Linien ist ernstlich nachgegangen worden. Für die Erblichkeit des Körperbautyps insbesondere gibt es brauchbare Untersuchungen nicht. Ist etwa die Erblichkeit des asthenischen Habitus als wahrscheinlich anzunehmen, so wird man ähnliches auch für andere ausgesprochene und wirklichkeitsnah gesehene Typen vermuten dürfen. Soweit aus den persönlichen Erfahrungen ein Urteil möglich ist, scheint für den pyknischen Habitus, der mir in der von Kretschmer gegebenen Kennzeichnung von größter Wirklichkeitsnähe zu sein scheint, das gleiche zu gelten wie für den asthenischen. Daß hier noch keine stichhaltigen Forschungen vorliegen, erklärt sich zum Teil aus der Zuspitzung der Problemstellung durch Kretschmer selbst und seine Nachuntersucher. Zum großen Teil ging es ihnen um die Richtigkeit oder Unrichtigkeit der von Kretschmer angenommenen Beziehungen von Körperbau und Krankheit, Fragen, die in den letzten Jahren eigentlich durchgehend im Sinne von Kretschmer entschieden worden sind. Daneben ist aber sehr bald die Frage aufgetaucht und später immer wieder behandelt worden, ob und welche Beziehungen zwischen Körperbautyp und seelischer Wesensart bestehen. Darüber ist die gerade in unserem Zusammenhange besonders wichtige Frage vernachlässigt worden. Es ist nicht ganz ausgeschlossen, daß hier ein Zugang zum Problem auch der Erblichkeit des manisch-depressiven Irreseins liegen könnte. Untersuchungen, die in diesem Zusammenhang vorgenommen werden müssen, darf man sich nicht mühelos vorstellen. Gewiß kann man sich an den Gesamteindruck, vor allem die Beschaffenheit des Kopfes, dazu an die Oberflächenmerkmale halten und wird in der großen Mehrzahl der Fälle nicht fehlgehen. Einzelne Fehler werden sich bei unvoreingenommener Untersuchung ausgleichen. Das Problem der Voreingenommenheit ist damit aber nicht aus der Welt geschafft, und daß dies eine sehr große Rolle bei allen Nachprüfungen Kretschmers gespielt hat, weiß jeder, der das Schrifttum einigermaßen überblickt. Auf der anderen Seite hat Kretschmer einmal mit Recht gesagt, daß das Bandmaß nichts sehe. Genaue Körperbaumessungen in ganzen Geschwisterschaften, die noch dazu in jene Altersstufe gelangt sein müssen, in der der pyknische Körperbau erst zur vollen Entfaltung kommt, sind unzweifelhaft schwer zu erreichen. Vor allem genügen sie auch nicht. Es müssen ja nach Möglichkeit auch die anderen Verwandtschaftsgrade erfaßt werden. Trotz aller dieser Schwierigkeiten aber wird man solche Untersuchungen möglich machen und in Gang setzen müssen.

3. Erblichkeit der syntonen Wesensart.

Nicht weniger schwierig liegen die Verhältnisse auf dem Gebiete der seelischen Wesensart. Daran freilich scheint heute ein Zweifel nicht mehr möglich, daß pyknische Menschen zugleich in ganz überwiegendem Maße synton, d. h. cycloid und cyclothym im Sinne KRETSCHMERs, sind. Die Untersuchungen von ENKE etwa, die von anderen Forschern bestätigt worden sind, lassen daran keinen Zweifel. Ja, es scheint, daß man die gleichen engen Beziehungen bekommt, ob man nun von der aus ärztlicher Schau gestellten Körperbaudiagnose oder aber von einem mehr oder weniger kennzeichnenden Index, etwa dem Schulterbreiten-Brustumfangindex, ausgeht. Aber wie es um die Erblichkeit der syntonen Wesensart als solcher steht, wissen wir noch nicht, soweit nicht doch Einzelbeobachtungen und die später noch zu besprechenden und heftig kritisierten Untersuchungen HOFFMANNs nach dieser Richtung fruchtbar sind. Ich gebe hier 2 Tafeln von KRETSCHMER wieder, die für die gesonderte Vererbung von vorwiegend heiteren Temperamenten auf der einen, vorwiegend depressiven Temperamenten auf der anderen Seite sprechen könnten. Ihnen könnte man einzelne Beobachtungen von REISS, von HOFFMANN u. a., eine Familie von MAUSS und manche eigene anschließen. Aber Einzelkasuistik besagt ja gar nichts.

Freilich könnte der Einwand erhoben werden, daß ja doch umfangreiche Erblichkeitserhebungen an Persönlichkeiten vorliegen, die im weiteren Sinne in den zirkulären Erbkreis gehören könnten. So hat etwa STUMPFL nachgewiesen, daß „Hyperthymie“ in hohen Prozentsätzen bei den nächsten Familienangehörigen hyperthymer Probanden wiederkehrt. Als Hyperthymiker aber kennzeichnet STUMPFL Menschen, die sich durch heitere Grundstimmung, sanguinisches Temperament und gesteigerte Aktivität, d. h. durch eine, wie er meint, leicht erkennbare und gut abgrenzbare Merkmalsgruppe auszeichnen. Unter den abnormen Geschwistern seiner häufig hyperthymen Rückfälligen etwa findet STUMPFL 16,4% $\pm$ 3,44% Hyperthyme, und er stellt fest, daß die heitere Grundstimmung unabhängig vom sanguinischen Temperament weitergegeben werden könne, während sanguinisches Temperament immer nur zugleich mit heiterer Stimmung vorkomme. Aber die Hyperthymen STUMPFLs haben gar nichts mit dem manisch-depressiven Irresein zu tun, wie das nahezu völlige Fehlen von entsprechenden Psychosen im Familienkreis seiner Probanden ergibt, und STUMPFL betont mit Recht, daß auch synton und hyperthym sich keineswegs decken. „Ausgeglichene Hyperthymiker im Sinne der von KRETSCHMER beschriebenen cyclothymen Persönlichkeiten sind in dem vorliegenden Material überhaupt sehr selten“ (STUMPFL). Die Syntonie aber ist nun einmal *das* entscheidende Kennzeichen der in den zirkulären Kreis gehörigen normalen wie abnormen Persönlichkeiten. STUMPFLs Untersuchungen sagen in unserem Zusammenhange also nichts.

Nähere Beziehungen zum zirkulären Formenkreis mag schon ein Teil der stimmungsabnormen, psychopathischen Schwindler und Lügner, die v. BAEYER beschrieben hat, haben, Abnorme, die sich übrigens auch nach ihrer Laufbahn vom Gros der Fälle durchschnittlich abheben. Jedoch Abnorme, die nach v. BAEYER durch das Zusammentreffen einer ganzen Reihe erblicher abnormer Wesenszüge zustande kommen, sind in besonderem Maße ungeeignet, gerade unsere Fragestellung entscheidend zu fördern. Immerhin mag hervorgehoben werden, daß erwartungsgemäß der Prozentsatz endogener Stimmungsanomalien meist psychopathischer Ausprägung unter Geschwistern und Eltern dieser Probanden gegenüber der Durchschnittsbevölkerung außerordentlich erhöht ist.

Endlich kann bei der Auswahl der Probanden auch die ausgezeichnete Untersuchung RIEDELs an Kindern von Psychopathen für unsere Frage nichts lehren.

Somit sind wir bei der Frage nach der Erblichkeit der syntonen Wesensart bisher im wesentlichen auf allgemeine Eindrücke und Einzelkasuistik angewiesen. Diese freilich machen es wahrscheinlich, daß syntones Wesen in normaler und psychopathischer Ausprägung auch unabhängig von den Trägern manisch-depressiver Seelenstörungen eine deutliche und vor allem dichte Erblichkeit hat.

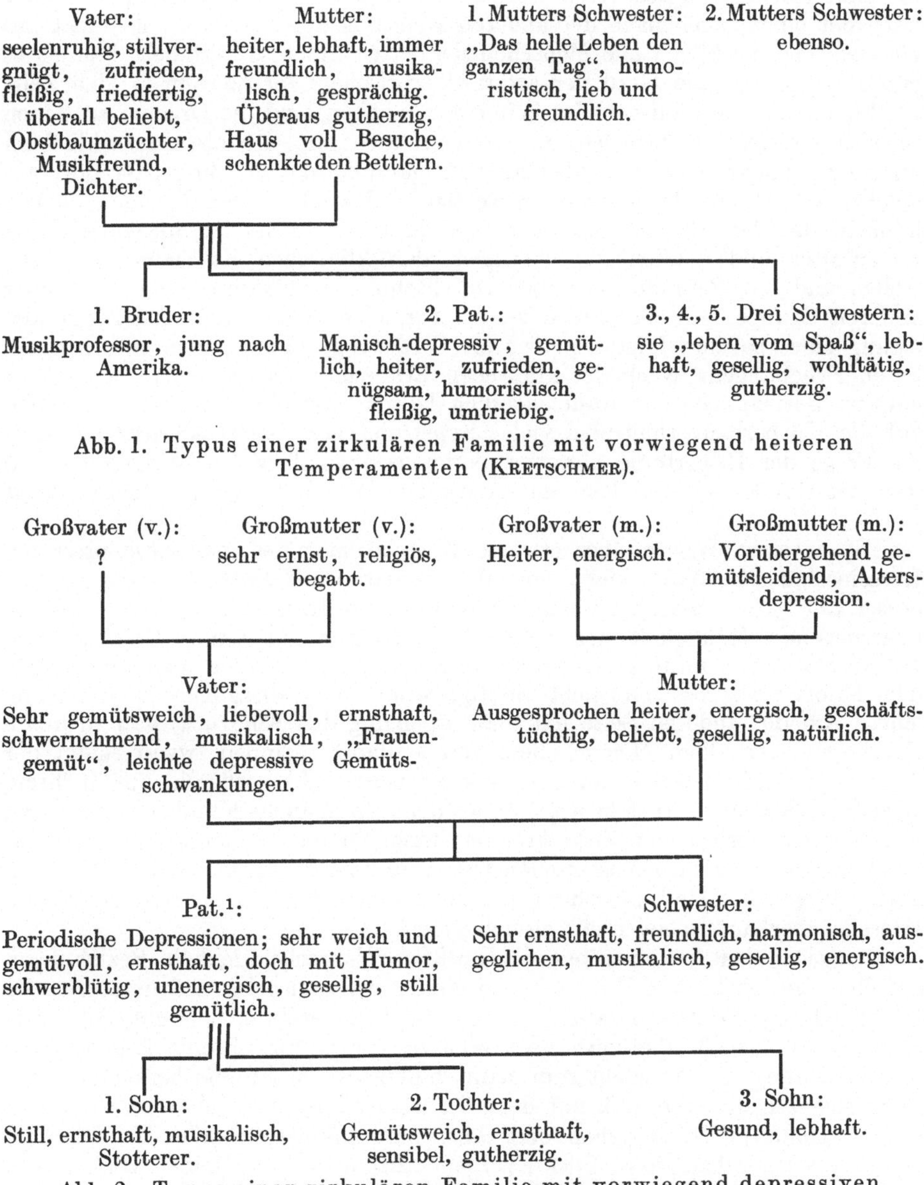

Abb. 1. Typus einer zirkulären Familie mit vorwiegend heiteren Temperamenten (KRETSCHMER).

Abb. 2. Typus einer zirkulären Familie mit vorwiegend depressiven Temperamenten (KRETSCHMER).

---

[1] Die hier nicht eingefügte Frau des Patienten hat ganz ähnliche Veranlagung wie er und leidet ebenfalls an periodischen Depressionen.

4. Korrelationen mit anderen Leiden.

Es erscheint angezeigt, in diesem Zusammenhange noch eine weitere Linie zu verfolgen, nämlich den fraglichen Korrelationen des manisch-depressiven Irreseins bzw. des pyknischen Körperbaus mit den Stoffwechselanomalien und auch der *Arteriosklerose* nachzugehen. Für die letztere ist wiederholt behauptet und — mit ungenügenden Sicherungen — unter Beweis gestellt worden, daß Manisch-Depressive wesentlich häufiger als die Durchschnittsbevölkerung arteriosklerotisch erkranken. Auf der anderen Seite sind solche Zusammenhänge mit Entschiedenheit bestritten worden. Nach meiner Überzeugung ist weder nach der einen, noch nach der anderen Richtung der Beweis als geglückt anzusehen. Da praktisch alle Menschen der Arteriosklerose verfallen, kommt es entscheidend auf den Grad der arteriosklerotischen Veränderungen, den Zeitpunkt, in dem sie klinische Erscheinungen machen, und die Organe, an denen sie sich vorwiegend abspielen, an. Es geht nicht an, sich etwa ausschließlich an Herzveränderungen oder aber an Schlaganfälle, die sich hier oder dort abspielen, zu halten. Brauchbare Antworten wird wohl nur der Pathologe geben können, der das Ausmaß der Störungen in bestimmten Gefäßprovinzen, das Lebensalter und endlich die vorangehenden klinischen Erscheinungen feststellen und mit Befunden an einer Durchschnittsbevölkerung oder aber einer anderen Gruppe seelischer Störungen in Vergleich setzen muß. Bei Zugrundelegung eines solchen Mindestmaßes an Forderungen fehlen aber alle brauchbaren Erhebungen. Nach der klinischen Erfahrung möchte ich nach wie vor gewisse Beziehungen für wahrscheinlich halten, vor allem auch im Hinblick auf die Körperbauverhältnisse vieler hypertonischer Arteriosklerotiker. Auch die Frage der Hypertonie übrigens, deren wesensmäßige Unabhängigkeit von der Arteriosklerose uns bekannt geworden ist, muß eigens berücksichtigt werden.

Mit unserem Wissen über etwaige Korrelationen des manisch-depressiven Irreseins mit *Stoffwechselleiden*, vor allem Diabetes und *Fettsucht*, sieht es nicht besser aus. Geht man vom manisch-depressiven Irresein aus, so ist uns die überwiegende Häufigkeit des pyknischen Habitus mit seiner Neigung zum Fettansatz am Rumpf ja bekannt. Eigentlich Fettsüchtige aber sind unter den Manisch-Depressiven nicht häufig, soweit die alltägliche Beobachtung lehrt. Auf der anderen Seite hat man oft genug den Eindruck, daß zirkuläre Psychosen, vor allem Melancholien, gerade dann beginnen, wenn es an der Zeit ist, daß die Kranken an Fett und Körpergewicht verlieren, um in ihrem Kreislauf nicht allzu stark belastet zu werden. Ja, manche Kliniker begünstigen den Gewichtsverlust der Zirkulären in ihren Phasen, weil erst mit der Abmagerung der Umbau zur seelischen Gesundung zu beginnen scheint. Von den Fettsüchtigen her sind Beziehungen zum manisch-depressiven Irresein meines Wissens überhaupt noch nicht gesucht worden.

Demgegenüber bestehen mit der größten Wahrscheinlichkeit Beziehungen zwischen Fettsucht und *Diabetes*. So sind etwa, wenn ich die umfangreiche Untersuchung FINKEs heranziehe, von 1500 Diabetikern 360 zugleich fettsüchtig, von den Diabetikern über 40 Jahre gar 30%. Damit könnte auch eine Beziehung der Fettsucht zum manisch-depressiven Irresein herauskommen, wenn sich zeigen sollte, daß mit dem Diabetes häufig manisch-depressive Störungen Hand in Hand gehen oder aber zum mindesten nahe Erblichkeitsbeziehungen gegeben sind. FINKE verneint dies aber. Von seinen Diabetikern war nur 1% depressiv, also eine sehr kleine Zahl, wenn auch wesentlich mehr als in einer Durchschnittsbevölkerung, vorausgesetzt, daß es sich bei den Depressiven ausschließlich um Zirkuläre gehandelt haben sollte. Dennoch ist einer Untersuchung wie jener FINKEs ein besonderes Gewicht nicht beizumessen. Seine Krankengeschichten liegen zum erheblichen Teil viele Jahre zurück. So sorgfältig sie auch sein mögen, es ist doch schlechterdings nicht zu erwarten, daß sie alle abnormen seelischen Vorkommnisse aus den Lebensläufen verzeichnen sollten. Zudem müßten aus dem Erhebungskreis auch alle jene Diabetiker erfaßt sein, die nicht ihres Diabetes, sondern ihrer Psychose wegen in Krankenhausbehandlung kamen. Von der psychiatrischen Klinik her sehen nämlich die Dinge nicht unerheblich anders aus. Wissen wir doch, daß der Blutzuckerspiegel bei Zirkulären überdurchschnittlich hoch liegt und daß in einem sehr großen Teil der Fälle die Zuckerbelastungskurve abnorm, nämlich ähnlich wie beim Diabetiker, verläuft. Ja, nicht wenige Zirkuläre scheiden, vor allem im Beginn der Psychose, Zucker aus. Wir kennen Kranke, deren Diabetes sich in jeder Phase verschlimmert, auf der anderen Seite aber auch ein gewisses Alternieren zwischen Diabetes und Psychose.

Eigene Untersuchungen fehlen aber auch hier. Es müssen sowohl vom Diabetes her wie vom manisch-depressiven Irresein her in gemeinsamer internistischer und psychiatrischer Arbeit genealogische Untersuchungen vorgenommen werden, die in der gleichen Intensität Seelenstörungen wie diabetische Stoffwechseländerungen zu erfassen hätten. Bis dahin bewegen wir uns ganz im Rahmen von Vermutungen, wenn wir auch nach der einfachen klinischen Erfahrung sagen können, daß *enge* Beziehungen schwerlich gegeben sein dürften.

Ähnliche Untersuchungen sollten übrigens von den Fettsüchtigen und von den Gichtischen her wie endlich vom Kreis jener Menschen aus erfolgen, die wegen hartnäckiger schlaffer und spastischer Obstipationen in internistische Behandlung gelangen. Ich halte nicht für ausgeschlossen, daß auch hier ein Zugang zu den Problemen des manisch-depressiven Irreseins sein könnte.

Bei der Unklarheit, die mit Rücksicht auf die Verschiedenheit der klinischen Umgrenzung und das Fehlen von brauchbaren Untersuchungen über die Erblichkeit der Temperamente und des Körperbaus sowie über die möglichen Zusammenhänge mit den Stoffwechselleiden bestehen, wird man versuchen müssen, die genealogischen Methoden für die ausgeprägten manisch-depressiven Kranken selbst zur Klärung heranzuziehen. Hier kommt vor allem die Zwillingsmethode in Frage, da sie, abgesehen von anderem, nicht nur für die Manifestationsfragen Aufschluß verspricht, sondern vor allem auch zu zeigen geeignet erscheint, welche klinischen Erscheinungen einander erblich äquivalent sind, so daß beim Ausgehen von unzweifelhaften manisch-depressiven Phänotypen die Umgrenzung des zum manisch-depressiven Irresein gehörigen klinischen Formenreichtums vielleicht möglich wird.

5. Ergebnisse der Zwillingsmethode.

Lange hat im Jahre 1928 die gesamte *Kasuistik* der Literatur zusammengestellt und einige eigene Beobachtungen hinzugefügt. Doch ist gerade die Einzelkasuistik, wie Luxenburger mit Nachdruck ausgeführt und belegt hat, ganz ungeeignet, ein brauchbares Bild zu vermitteln. Bis in die jüngste Zeit hinein war für die Mitteilung von Einzelfällen fast immer die Konkordanz, ja die möglichst weitgehende Konkordanz bestimmend, wie besonders eindrucksvoll schon aus der Tatsache hervorgeht, daß auch gern zweieiige konkordante Paare mitgeteilt wurden. Schon die einfache Umfrage nach Zwillingen überhaupt ergibt eine wesentlich andere Verteilung von Konkordanz und Diskordanz. Vor allem aber läßt sich bei der Erfassung lückenloser Serien, wie Luxenburger sie durchgeführt hat, erkennen, daß nur auf diese Weise ein der

Wirklichkeit angenähertes Bild zustande kommen kann. So ergibt für das manisch-depressive Irresein etwa

	Eineiig			Zweieiig			Unsicher			Zusammen		
	K	D	zus.	K	D	zus.	K	D	zus.	K	D	zus.
die Plurikasuistik bis 1930	24	1	25	1	1	2	2	2	4	27	4	31
die Enquete	4	0	4	0	1	1	2	0	2	6	1	7
die Serie	3	1	4	0	13	13	1	3	4	4	17	21

K = konkordant, D = diskordant.

Das Ergebnis spricht für sich selbst. Leider ist der Umfang der von Luxenburger erfaßten Serien viel zu gering, als daß sich daraus auch nur mit einiger Sicherheit die Manifestationswahrscheinlichkeit berechnen ließe. Immerhin darf man die Manifestationsschwankung wohl auch nicht als ganz gering annehmen. Bestimmt werden freilich mit der Erkenntnis, daß gerade die diskordanten eineiigen Paare für die Forschung eine besondere Bedeutung haben, in jüngster Zeit gerade diese in der Literatur eine besondere Rolle spielen, wie wir dies tatsächlich bei anderen erblichen Störungen feststellen können. Daß für das manisch-depressive Irresein, abgesehen von meinen eigenen, früher mitgeteilten diskordanten Beobachtungen, zu denen noch eine weitere aus den letzten Jahren, ein Paar Luxenburgers, eines von Selzer und einige Fälle Rosanoffs kommen, kein diskordantes Paar sonst beschrieben worden ist, könnte wiederum vermuten lassen, daß die Schwankung doch auch nicht groß ist. Aber solange nicht größere Serien vorliegen, läßt sich Sicheres nicht sagen. Leider entstammen die Befunde Rosanoffs und seiner Mitarbeiter nur einer Erhebungsmethode im Sinne der Enquete Luxenburgers. Es steht nicht fest, mit welcher Zuverlässigkeit es Rosanoff gelungen ist, die Zwillinge aus seinem Erfassungskreis auszukämmen. Bei der sehr großen Zahl seiner Beobachtungen aber ist vielleicht anzunehmen, daß dies in erheblichem Umfange geglückt ist.

Rosanoff und Mitarbeiter haben für das manisch-depressive Irresein folgende Befunde erhoben:

	Gleichgeschlechtliche Zwillinge				Verschieden-geschlechtliche Zwillinge	Alle
	wahrscheinlich Eineiige		wahrscheinlich Zweieiige			
	♂	♀	♂	♀		
Beide krank	6	10	2	6	3	27
Einer krank	3	4	6	21	♂ 5 ♀ 24	63
Alle	9	14	8	27	32	90

Man findet hier ein Ausmaß an Diskordanz bei den Eineiigen, das in der Größenordnung etwa jenem der kleinen Serie Luxenburgers entspricht. Auf der anderen Seite erscheint gegenüber den Ergebnissen Luxenburgers die Häufigkeit der Konkordanz bei den Zweieiigen so groß, daß man doch auch für diese Enquete noch eine Auslese nach Konkordanz annehmen möchte. Es ist also nicht einmal zu vermuten, wie die künftigen zuverlässigen Ergebnisse an Serien ausfallen werden.

Die diskordanten Fälle als solche aber bleiben auch dann von großem Wert. In der von Luxenburger mitgeteilten Doppelbeobachtung entspricht die Krankheit der psychotischen Zwillingsschwester durchaus nicht den klassischen Bildern, vor allem insofern nicht, als mit dem ersten Auftreten der Seelenstörung offenbar eine bleibende Wesensänderung einsetzt. Auch die eigentlichen Psychosen sind wenig typisch. Zwischen der gesunden und der kranken Schwester bestehen auch sonst mannigfache Unterschiede. Vor allem ist die Kranke von je „sehr ernst", schwerblütig und offenbar von ständiger hysterischer Bereitschaft, während die gesunde wesentlich lebhafter war und allen Dingen eine heitere Seite abgewann. Die Kranke machte eine Gürtelrose und in wenigen Jahren 3 Geburten, später noch eine vierte durch und hatte einen großen Kropf, alles Umstände, die für die gesunde, übrigens unverheiratet bleibende Schwester nicht zutreffen. Nach den Schilderungen ist die gesunde Zwillingsschwester eine syntone, leicht hyperthyme Persönlichkeit.

ROSANOFF und Mitarbeiter haben von ihren 7 diskordanten eineiigen Paaren leider nur 3 näher beschrieben.

Im ersten Falle (Case 5) sind die Zwillingsschwestern erst 26 Jahre alt, und die Kranke wurde erst mit 25 Jahren psychotisch. Die Schilderung läßt die eindeutige Diagnose Manie meines Erachtens nicht zu. (Das Hospital schildert sie als „elated, flighty, restless, at times irritable and sarcastic, cursing and hitting".) Die Gesunde ist verheiratet, hat ein 2 Jahre altes Kind. Die Psychotische hatte gerade ihre Stelle verloren, als sie erkrankte. In diesem Falle ist also das Schicksal der Gesunden gänzlich unerfüllt und die Krankheit nicht ohne Zweifel als manisch-depressiv anzusehen.

Die zweite Beobachtung betrifft 53jährige, unverheiratete Lehrerinnen, von denen die eine unzweifelhaft als zirkulär, und zwar vom 34. Lebensjahr ab, angesehen werden muß. Sie ist unzählige Male interniert gewesen und hat vor allem Manien, aber auch Depressionen durchgemacht. Von der gesunden Schwester ist gar nichts Näheres mitgeteilt, als daß sie nie krank war. Da sie offenbar ständig unterrichtet hat, muß das wohl auch zutreffen. Welcher Wesensart sie ist, welchen Körperbau die Schwestern haben, welche Krankheiten sonst sie durchgemacht haben, ob irgendwelche greifbaren Unterschiede im Temperament bestehen, erfahren wir nicht. Gerade in diesem klarsten Falle wären solche Angaben von der größten Wichtigkeit. Ganz erfüllt ist aber auch in diesem Falle das Schicksal der Gesunden nicht.

Im letzten Falle handelt es sich um 62jährige Schwestern. Die Krankheit setzte bei der einen im 62. Lebensjahr ein und nahm ein manisch-paranoides Gepräge an. Die Gesunde blieb ledig, die Kranke war verheiratet und hatte Kinder. Näheres, was wichtig wäre, ist nicht mitgeteilt, als daß die Kranke mit Recht eine gewisse Animosität gegen Ehemann und Zwillingsschwester hatte. Ob und inwieweit sie arteriosklerotisch oder sonst organisch geschädigt war, ob irgendwelche anderen entscheidenden körperlichen Vorgänge hier oder dort eine Rolle spielen, ist nicht bekannt. Daß die Kranke eine leichte Gebißanomalie hatte, die Gesunde nicht, mag wichtig sein, die Andeutung genügt aber nicht.

Von LANGEs Beobachtungen gebe ich die früheren Notizen wieder.

17. Beobachtung von SCHWEIGHOFER (Fall 1927 kurz erwähnt, persönliche Angaben). Jetzt 82jährige Damen, einander ähnlich wie ein Ei dem anderen, auch jetzt noch. Beide jetzt arteriosklerotisch und schwerhörig.

M. verheiratet, immer nervös, schwernehmend, unselbständig, energielos. Erkrankt erstmalig nach der Geburt des jüngsten Sohnes an Melancholie. Seitdem dauernde Schwankungen. Noch einmal besonders schwere Depression im 44. Lebensjahr. Seitdem bestehen die depressiven Schwankungen bis heute fort.

P. immer energisch, lebhaft, tätig, bestimmt, unverheiratet. Hat nie geboren, hat nie die leiseste seelische Störung gehabt.

29. Eigene Beobachtung. Hyperthyme, zum Verwechseln ähnliche, jetzt 62jährige Oberwerkmeister.

M. hatte als Kind eine schwere Hirnerkrankung, die eine noch heute und früher auf Bildern sehr deutliche rechtsseitige Parese zurückließ.

P. klüger, außerordentlich musikalisch. M. weniger klug, auch musikalisch, doch tätiger, immer in den Kleinigkeiten führend, heiterer, witziger, beliebter Gesellschafter.

Beide neigten zum Potus. M. vertrug weniger.

M. seit der Kindheit Mittelohreiterungen, in den letzten Jahren viel Ohrensausen.

P. hatte nie endogene Schwankungen in seinem Befinden. M. ist seit Monaten verstimmt, freudlos, leicht gehemmt, hypochondrisch, dabei erregbar, geht nicht mehr aus, zieht sich ganz zurück, verkehrt nur mehr mit dem Bruder, an dem er sehr innig hängt.

Endlich habe ich hier noch Zwillingsschwestern im 8. Lebensjahrzehnt aus eigener Beobachtung zu nennen, von denen die von je nervösere, die verheiratet gewesen war und Kinder bekommen hatte, nach dem 70. Lebensjahr einen zur Anstaltsbehandlung führenden hypomanisch gefärbten Zustand bekam, den man bei der sonstigen Beschaffenheit der Kranken schwerlich als eigentliche Manie ansprechen kann.

Das Schicksal der diskordanten Zwillingsschwestern von Selzer ist noch unerfüllt (33jährig).

Diese Ergebnisse der bisher bekannten diskordanten Paare ist nach jeder Richtung sehr dürftig. Immerhin fällt auf, daß in 3 Fällen gerade jene Schwestern, die verheiratet gewesen waren und Kinder gehabt hatten, erkrankten — im einen ist es freilich umgekehrt —, in 2 weiteren Fällen jene männlichen Zwillinge, die unzweifelhaft organische Hirnschäden durchgemacht hatten. Dazu kommt die Struma in Luxenburgers Fall. Hervorzuheben ist aber auch, daß in Luxenburgers Fall, im Falle Schweighofers, in Langes Fall 30 der Erkrankende von je ein schwerlebigeres Temperament hatte. Ähnliches mag man in 2 Fällen Rosanoffs vermuten, ohne daß dies als sicher betrachtet werden kann. Solche von je bestehenden Temperamentsverschiedenheiten halte ich für sehr wichtig, weil nicht ganz selten auch bei den konkordanten Paaren jene Zwillinge mit den größeren temperamentsmäßigen Dauerschwierigkeiten ernster zu erkranken scheinen.

In diesem Sinne sind etwa die Zwillingsbeobachtungen von Schütz und ein Paar von Herfeld für schwere und häufigere manische Erregungen bei irgendwie lebhafterem Temperament, die Fälle 14, 16, 23, 27 von Langes früherer Zusammenstellung nach der umgekehrten Richtung verwertbar. Auch im Fall 3 von Luxenburger, der dem Fall 19 von Langes Zusammenstellung entspricht, scheint es ähnlich zu sein. In manchen anderen Fällen schützt das etwas ausgeglichenere Temperament vor leichteren Schwankungen, wie man etwa aus Langes Beobachtung 26 vermuten könnte, nicht aber vor schwereren Phasen. In anderen mag das ausgesprochen schwerblütige oder aber hypomanische Temperament des einen Zwillings leichten Phasen bei ausgeglichenerem Temperament des anderen äquivalent sein (Fall Selzer ?).

Wir kommen damit schon zu der Frage der *Äquivalenz*. Wenn wir diese Frage an unsere bisherigen Unterlagen stellen, so sind wir uns bewußt, daß die Antworten ergänzungsbedürftig sein werden, ja, daß man bei wirklich zureichenden Unterlagen in manchen Fällen zu anderen Antworten kommen wird. Dennoch wird man auf die Auswertung nicht verzichten können.

Hier ist zunächst hervorzuheben, daß offenbar Manie und Melancholie erblich nicht getrennt werden können im Gegensatz zu den Annahmen, die Kleist macht. Wir kennen Zwillingsbeobachtungen, in denen nur der eine Partner manisch wird, beide aber melancholisch, und zwar bei hinreichend langer Beobachtungszeit. Im Falle Novys wird gar der leichtlebige Zwilling manisch, der ruhige melancholisch. Aber in diesem Falle ist die Beobachtungszeit zu gering. An ganz anderem Material sind übrigens Weinberg und Lobstein zu dem gleichen Ergebnis, daß Manie und Melancholie erblich nicht zu trennen seien, gekommen, nämlich bei der Untersuchung von jüdischen Anstaltskranken und ihren Sippen.

Wie die Psychosen selbst sind offenbar auch die ausgesprochenen verschiedenartigen cycloiden Temperamente einander erblich äquivalent. Man findet hier bei Erbgleichen, wie etwa im Falle Novys, sehr erhebliche Unterschiede, ja man sieht überhaupt kaum je eineiige Zwillinge, die einander im Temperament ganz gleich wären. Mag es sich meist auch nur um Unterschiede der Gradabweichung nach der gleichen Richtung handeln, so gibt es hier offenbar eine fließende Mannigfaltigkeit von Möglichkeiten, die im Extrem vom hypomanischen Temperament des einen zum schwerblütigen des anderen Zwillings reichen, freilich nicht im Sinne der sog. konstitutionellen Depression, die erblich offenbar etwas anderes ist als ein Phänotyp rein cyclothymen Gepräges.

Gegenüber den diskordanten Zwillingsbeobachtungen wird damit die Frage brennend, ob etwa ein ausgesprochenes Dauertemperament das Äquivalent phasischer Störungen sein könnte. Soweit die Unterlagen reichen, ist eine solche Möglichkeit nicht von der Hand zu weisen, wenn wir zugleich berücksichtigen, daß in der Regel die gröbere Abweichung der Dauerpersönlichkeit von der Norm mit der erhöhten Bereitschaft, auch an Phasen zu erkranken, einhergeht.

Damit wird man aber weiter zu fragen haben, was denn diese ursprünglichen Temperamentsunterschiede herbeizuführen vermag. Nach einer Reihe eigener Beobachtungen scheinen dazu gröbere Hirnschädigungen geeignet. Wir wissen ja, daß auch im späteren Leben auftretende grobe Hirnschäden Persönlichkeitsveränderungen setzen. So sind etwa „geheilte“ Paralytiker nicht ganz selten nach der Paralyse weniger gespannt, heiterer, lebendiger, ungehemmter. Wir kennen manische Wesensänderungen nach der Encephalitis epidemica bei Kindern, depressive Dauerverschiebungen bei organischen Alterserkrankungen des Hirns u. a. m. Es liegt also die Annahme nahe, daß schon vorgeburtliche oder aber geburtliche Einwirkungen geeignet sein könnten, solche Wesensunterschiede zu setzen, so daß das manisch-depressive Irresein, soweit zu seinem Ausbruch nichterbliche Umstände mitbestimmend sind, doch in den meisten Fällen schon mit der Geburt vorgezeichnet wäre. Wir hätten es dann beim manisch-depressiven Irresein wie beim Temperament überhaupt mit entwicklungsstabilen Anlagen zu tun. Im übrigen muß über den Einfluß umweltlicher Faktoren auf Ausbruch und Tiefe der Störungen unten noch weiter gehandelt werden.

Der Symptomatologie nach zeigen manisch-depressive Psychosen zusammengehöriger Zwillinge nicht ganz selten recht erhebliche Unterschiede. Vor allem Luxenburger hat an seiner Beobachtung 3 gezeigt, daß selbst echte sprachliche Trugwahrnehmungen, verbale Halluzinationen, Ausdruck manisch-depressiver Störungen sein können, ohne daß man heterogene Erbeinschläge annehmen muß. Aus den Beobachtungen von Rosanoff läßt sich schließen, daß manche sog. Atypien tatsächlich rein manisch-depressiver Natur sein können, etwa paranoische Erscheinungen. Aus den übrigen Paaren der Plurikasuistik wird wahrscheinlich, daß man den Kreis der manisch-depressiven Krankheitserscheinungen ziemlich weit stecken muß. So leidet etwa der eine an Verwirrtheit, der andere nicht, der eine ist stärker hyperkinetisch usw. — kurz, es scheint, daß nahezu alle die Gestaltungen, die Kleist als besondere cycloide Rand- oder Degenerationspsychosen vom manisch-depressiven Irresein abtrennt, gelegentlich als Äquivalente typischer zirkulärer Störungen auftreten. Dies ist nicht verwunderlich, wenn bedacht wird, daß auch im einzelnen Lebenslauf typische und atypische Phasen der verschiedensten Art einander ablösen können. Immerhin bedeuten Kleists Aufstellungen bei der mangelnden Breite und Tiefe unserer Unterlagen auch heute noch ernste Fragestellungen wie auch noch in anderem Zusammenhange gezeigt werden soll.

Im ganzen können wir also unterschreiben, was LUXENBURGER aus seinen besonders großen Erfahrungen schließt, nämlich daß die Manisch-Depressiven grundsätzlich als artmäßig verschieden von den Psychopathen und Temperamentsspezifitäten des cyclothymen Kreises angesehen werden müssen. Dagegen können sich die manisch-depressiven Psychosen, da sie nicht unerheblichen Manifestationsschwankungen unterworfen sind, in einer Form manifestieren, die sie klinisch nicht oder noch nicht von jenen Psychopathien und Besonderheiten des Temperaments unterscheiden läßt. Diese quantitative Herabsetzung der Manifestation kann gelegentlich bis in die Breite des sog. Normalen gehen. Erbtheoretisch läßt sich dies dadurch erklären, daß entweder nur Teilanlagen zur Manifestation kommen oder daß alle oder mehrere Teilanlagen nicht zur vollen Entwicklung gelangen. Im ersteren Falle wären die manifestationsgehemmten Psychosen phänotypisch den Psychopathien und Temperamentsanomalien gleichzusetzen, wenn auch der genotypische Unterschied bestehen bleibt.

„Die Tatsache der quantitativen Manifestationsschwankungen fordert gebieterisch die grundsätzliche Anerkennung der Wirksamkeit von *Außenfaktoren*. Von ihrer Art und Wirkungsweise können wir heute noch nichts Bestimmtes aussagen. Aus der Tatsache der rein qualitativen Diskordanzen läßt sich in erster Linie schließen, daß Manie und Melancholie, hypomanische und depressive Schwankungen, hyperthyme und hypothyme Temperamente innerhalb ihres Genotypus nicht voneinander trennbar sind. Das Manisch-Depressive stellt ebenso wie das Cyclothyme im weiteren Sinne eine biologische Einheit, einen Biotypus, dar.“

Endlich führt LUXENBURGER aus, daß man bei den Atypien nicht immer gleich an exogene Einflüsse und pathoplastische Wirkungen anderer Anlagen denken dürfe.

Wenn ich mit all der Vorsicht, die LUXENBURGER fordert, besonders in den vorgeburtlichen und vielleicht auch geburtlichen Umständen Außenfaktoren suche, welche über die Manifestation des manisch-depressiven Irreseins mitbestimmen, so läßt sich für diese Annahme auch ein Befund von ROSANOFF und Mitarbeitern heranziehen. Diese Untersucher betonen, daß die Anlage oft nicht ausreiche, manisch-depressiv zu machen, daß vielmehr Außenfaktoren eine Rolle spielen müssen. Wenn sie aber aus der Tatsache, daß zweieiige Zwillinge in einem zu hohen Prozentsatz konkordant manisch-depressiv werden — nach ihrem Material in 16,4% der Fälle — schließen, daß die Anlage nicht immer vorhanden sein müsse, so ist dies ein Irrtum. Gewiß ist der Prozentsatz ein hoher, auch wenn man ihn mit der durchschnittlichen, aus mannigfachen Untersuchungen errechneten Geschwisterabnormität vergleicht (ROSANOFF selbst wählt ganz ungeeignete Vergleichszahlen), aber gerade dies spricht bei den überdurchschnittlichen vorgeburtlichen und geburtlichen Schwierigkeiten, mit denen Zwillinge zu kämpfen haben, für meine Annahme, daß gerade hier manifestationsbestimmende Umstände eine wesentliche Rolle spielen. Der Einwand ROSANOFFS, daß vorgeburtliche Schäden sich besonders früh im Leben bemerkbar zu machen pflegen, bedeutet eine bloße Annahme, die aus ganz heterogenen Tatsachen abgeleitet wird. Der Weg jener Schäden geht offenbar über Beeinflussungen, die in den Temperamentsverschiedenheiten am ehesten faßbar sind.

6. Fragen der Geschlechtsproportion.

Eine Tatsache, die bei den Fragen über den Erbgang des manisch-depressiven Irreseins von je eine große Rolle spielt, wird aus ROSANOFFS Untersuchungen besonders deutlich, nämlich die verschiedene Anfälligkeit der beiden

Geschlechter. Von den verschiedengeschlechtlichen diskordanten Zwillingen ROSANOFFS, im ganzen 32 Paaren, sind 3mal beide, 5mal nur der männliche, aber 24mal der weibliche Zwilling allein erkrankt. Für die übrigen Zwillingspaare ROSANOFFS freilich berechnet sich nur ein Verhältnis von 17 männlichen zu 41 weiblichen Paaren. Aber auch dies sind noch sehr große Unterschiede, und solche werden eigentlich von allen Untersuchern angegeben (Ausnahmen gibt es freilich auch hier).

KRAEPELIN errechnet aus der Münchener Klinik den Anteil der Frauen auf etwa 70%. Bei einer Untersuchung LANGES, die von klaren manischen Erkrankungen ausging und besonderen Wert auf diagnostisch unzweifelhafte Beobachtungen legte, fanden sich nur 56% Frauen. Vielleicht kommt dieser Befund den Tatsachen näher, wie auch durch Ausführungen RÜDINS wahrscheinlich gemacht wird. In RÜDINS Ausgangsmaterial, das nach der Sicherheit der Diagnose vielfältig überprüft wurde, treffen auf 100 Männer 196 Frauen. Bei Berücksichtigung der Württembergischen Selbstmordziffern erschließt WEINBERG daraus ein tatsächliches Verhältnis von 100 Männern zu 160 Frauen, ein Ergebnis, zu dem RÜDIN auf ganz anderem Wege auch gelangt. Nimmt RÜDIN auch noch das Material HOFFMANNS zu seinem eigenen hinzu, so stellt sich das Verhältnis auf 100 Männer zu 148 Frauen. Es ist aber weiter zu berücksichtigen, daß allem Anschein nach Frauen weit eher anstaltsbedürftig werden als Männer, nicht nur weil sie im allgemeinen affektiv weit ansprechbarer sind, sondern auch, weil Männer durch die Notwendigkeit, ihre Familie zu ernähren, viel eher im Beruf auszuharren sich bemühen. Dazu kommt noch die Absterbeordnung, welche die Frauen begünstigt, und endlich der Umstand, daß mancher manisch-depressive Mann unter ganz anderen Diagnosen psychiatrisch evident wird, vor allem wohl als Alkoholiker, und, wie Krankenhauserfahrungen zeigen, mit hypochondrischen, vielfach auf den Darm gerichteten Beschwerden gar nicht in psychiatrische, sondern in interne Behandlung gerät.

Aber es sind *noch* andere Umstände zu diesen 1928 angeführten hinzu zu berücksichtigen. Nach manchen Erfahrungen der jüngsten Zeit, die jenen SUCKOWS gleichen, wird man für möglich halten, daß die Paralyse, die ja eine Vorliebe für Pykniker hat, viele anlagegemäß Manisch-Depressive hinwegnimmt oder doch anders einordnen läßt, ehe sie manifest krank werden. Affektive oder doch affektiv gefärbte Bilder sind ja recht häufig bei Paralytikern. Weiter ist es fraglich geworden, ob die Rückbildungsmelancholien, die ja ganz vorwiegend Frauen befallen, tatsächlich zum manisch-depressiven Irresein gehören. Schließlich wird es bei den Amerikanern und Engländern nur besonders deutlich, was auch bei uns eine Rolle spielt, nämlich daß manche reaktive Erkrankung — hier gehen die Frauen unzweifelhaft voran — fälschlich als manisch-depressiv gebucht wurde.

Kurz, es gibt eine solche Fülle von Fehlerquellen, daß über die tatsächlichen Verhältnisse eine bestimmte Aussage nicht gemacht werden kann. Ich halte es dennoch für wahrscheinlich, daß Frauen etwas häufiger erkranken. Dabei wird man an die erhöhte Ansprechbarkeit der affektiven Apparate, an die Tatsache, daß bei der durchschnittlich geringeren charakterologischen Durchzeichnung der Frau das Temperamentsmäßige eine wesentlichere Rolle spielt, aber auch an die durchschnittlich andere Weichteiltrophik in der Richtung der Pyknik denken. Endlich mag, wie eigentlich von allen Seiten betont wird, der Umstand eine Rolle spielen, daß bei allen jenen Vorgängen, die mit den Fortpflanzungsaufgaben der Frau zusammenhängen, gerade auch jene Apparate vor immer neue Aufgaben gestellt werden, die bei Manisch-Depressiven labil sind.

Will man die Anteile der Frauen und Männer gegeneinander abgrenzen, dann wird es zweckmäßig sein, Teilgruppen miteinander zu vergleichen, etwa chronische zirkuläre Erkrankungen, periodische Manien, periodische Depressionen, ans Krankhafte grenzende Stimmungsdauerverschiebungen. Wir wissen, daß hier gewisse Unterschiede bestehen (Vorwiegen der Männer bei den periodischen Manien, der Frauen bei den periodischen Depressionen). Es mag auch notwendig werden, zunächst einmal nur solche Kranke mit klassischen zirkulären Erkrankungen, also typisch Kranke mit typischer syntoner Persönlichkeit und typischem Körperbau, allein herauszunehmen, die nach den verschiedensten Richtungen hin sich verlierenden abweichenden Typen aber gesondert zu bearbeiten. Wir wissen einfach nicht, was sich dabei ergeben wird. Die Untersuchungen von MAUZ lassen für solche Gruppierungen Überraschungen sicherlich zu. Vielleicht kommt so auch noch Licht in die Pathogenese des manisch-depressiven Irreseins. Heute stehen wir also vor einem Knäuel von Fragen, aber noch vor keiner völlig sicheren Tatsache.

Das Ergebnis der Zwillingsuntersuchungen wie unser Wissen um die Geschlechtsverteilung sind wenig befriedigend, wenn man berücksichtigt, daß klare und unwiderlegliche Tatsachen, die auf beiden Wegen noch nicht vorliegen, sehr wichtig für die Beurteilung der Befunde bei Familienuntersuchungen wären, denen wir uns nun zuwenden wollen.

7. Untersuchungen von Verwandtschaftsgraden.

Familienuntersuchungen und Untersuchungen dieser oder jener Verwandtschaftsgrade von manisch-depressiven Kranken können sich nun selbstverständlich nicht an die breite phänotypische Mannigfaltigkeit halten, hinter der die manisch-depressive Anlage sich verbergen mag. Sie müssen vielmehr von klar gekennzeichneten, von jedem Kliniker anerkannten Seelenstörungen ausgehen. Nach unseren bisherigen Erörterungen müssen daher die Befunde unvollkommen sein, ja sie stellen mit Wahrscheinlichkeit die Ergebnisse für eine Auslese nach der Schwere der Erkrankung dar. Auf der anderen Seite werden sie auch sinngemäß in den Verwandtschaftskreisen stets nur wiederum gleich schwere klinische Gestaltungen erfassen und in vollem Umfange in die Rechnungen einsetzen können. Auch bei diesem Vorgehen also wird ein Bild nicht zustande kommen können, das auch nur eine Annäherung an den Erbgang dessen gestattet, was man dem manisch-depressiven Irresein zugrunde liegend denken muß. Tatsächlich haben fast alle Untersucher diesen Weg eingeschlagen.

SLATER, der in RÜDINs Institut Eltern und Kinder von Manisch-Depressiven untersuchte, hat die Bedingungen herausgestellt, denen nach seiner Meinung unbedingt genügt werden muß, wenn die Ergebnisse brauchbar sein sollen.

1. Bei der Materialsammlung darf keine Auslese stattfinden, die wissenschaftlich nicht gerechtfertigt ist und die nicht klar gekennzeichnet ist.

2. Das Ausgangsmaterial muß, hinsichtlich des untersuchten Merkmals, genetisch einheitlich sein.

3. Die Zahlen der untersuchten Angehörigen müssen hinreichend groß sein, um die Zufallsfehler in vernünftigen Grenzen zu halten.

4. Alle Personen, auf welche der Untersuchungsplan sich erstreckt, sollten erfaßt und erschöpfend bis zur Gegenwart geführte und zuverlässige Auskunft sollte ausnahmslos erlangt werden.

5. Die Diagnose des Vorhandenseins oder Fehlens des untersuchten Merkmals muß hinreichend gut begründet sein, um allgemeine Zustimmung bei wirklich Sachverständigen zu erfahren.

6. Die statistische Ausarbeitung sollte einwandfrei sein.

SLATER fährt fort: „Wenn man diese Kriterien zugrunde legt, dann ist mir keine psychiatrische Familienuntersuchung bekannt, welche die Probe besteht.“

Dies ist selbstverständlich, wenn man allein die zweite Forderung SLATERS berücksichtigt, die nun einmal nicht erfüllt werden kann, so lange man nach dem genetischen Wesen erst suchen muß. SLATER hat aber auch in manchen anderen Punkten so ganz unrecht wahrscheinlich nicht, wenn auch seine Kritik anderer Arbeiten recht bitter ausfällt. Kennzeichnend für seine Haltung ist etwa sein Bedauern, daß er RÜDIN nicht kritisieren könne, weil zu wenig von seinen Untersuchungen bekannt sei.

Es erscheint mir vor allem bedenklich, daß mit Wahrscheinlichkeit von allen Untersuchern außer SLATER die erstmals und einmalig im Rückbildungsalter Erkrankenden als Probanden mit in die Untersuchungen hineingenommen worden sind. Ferner ist die Erfassung der Verwandtschaftsgrade, soweit persönliche Nachschau in Frage kommt, manchmal unvollkommen, etwa bei BANSE, wie SLATER im einzelnen ausführt. Dies ändert nichts an der Tatsache, daß mit Rücksicht auf die nun einmal gegebenen Schwierigkeiten die Durchforschung der Verwandtschaftsgrade, vor allem in den späteren Untersuchungen, eine sehr sorgfältige war. Die grobe Kritik SLATERS ist aber auch im übrigen nicht angezeigt, zumal den Forschungsergebnissen HOFFMANNS gegenüber nicht, deren Bedeutung SLATER offenbar ganz verkannt hat.

Ernster könnte die Tatsache wiegen, daß SLATER aus seinem Ausgangsmaterial, das nach den Zählkarten KRAEPELINS ausgewählt wurde, eine ganze Reihe von Fällen als Fehldiagnosen ausscheiden mußte, wobei er sich auf das Sachverständnis von E. GUTTMANN und MAYER-GROSS verließ. Man mag daraus die Bitterkeit seiner Kritik und die freilich nicht unmittelbar ausgesprochene Unterstellung verstehen, daß die Ausgangsfälle anderer Untersucher vielleicht diagnostisch nicht gereinigt sein könnten. Daß er sich hier täuscht, daran ist ein ernster Zweifel nicht möglich. Wichtig ist nur, daß die sichere Diagnose schon der Ausgangsfälle schwierig ist und mindestens in dem gleichen Maße natürlich jene der Erkrankungen bei den verschiedenen Verwandtschaftsgraden.

Die bisher vorliegenden Untersuchungen hat SCHULZ zusammengefaßt und deren Ergebnisse zugleich bereinigt. Vor allem hat er mit großer Sorgfalt die Probanden aufgesucht, die in verschiedenen Untersuchungen wiederkehren, um sie an dieser oder jener Stelle auszuscheiden. Durch mannigfache Berechnungen hat er vergleichbare Zahlen gewonnen und die von H. HOFFMANN gestellten Diagnosen bis ins einzelne hinein nachgeprüft und dem im ganzen einheitlichen Vorgehen der anderen Untersucher angeglichen. Weiter hat er aus der Tabelle jene Verwandtschaftsgrade ausgeschieden, die eine Auslese nach Fruchtbarkeit darstellen, etwa die Onkel und Tanten bei der Untersuchung von Vettern und Basen durch BANSE und die Geschwister der Probanden bei der Untersuchung der Neffen und Nichten.

Ich gebe die Tabelle 1 von SCHULZ hier wieder, weil sie alles Wesentliche enthält und weil es daher nicht angezeigt erscheint, jede Arbeit noch einmal ausführlich zu besprechen. Nur die Befunde von SLATER will ich später noch gesondert herausnehmen.

Im einzelnen ist anzumerken, daß bei den Zahlen HOFFMANNS die Diagnosen, wie erwähnt, der sonstigen Tabelle angeglichen sind; auf die Befunde HOFFMANNS selbst gehe ich im Zusammenhang ein. Die Zahlen in runder Klammer bei ENTRES und RÖLL gehen jene Neffen und Nichten an, deren Eltern weder manisch-depressiv noch cycloid sind und waren. In den Reihen der Untersuchung RÜDINS bedeutet G I die Geschwisterreihen, deren Eltern manisch-depressiv frei sind oder waren, G II solche, deren einer Elter manisch-depressiv ist oder war. Alle mit + bezeichneten Zahlen sind von SCHULZ nach den Angaben der Untersucher „geschätzt"; sie dürften der Wirklichkeit sehr nahe kommen. Endlich bedeuten V und B II für BANSE in der letzten Reihe jene Vettern- und Basenschaften, deren vollständige Erforschung durchführbar war.

Tabelle 1. Untersuchte Verwandte
(K = Kinder; N = Neffen und Nichten; G = Geschwister; HG = Halbgeschwister; manisch-

Untersucher	Veröffentlicht in Band	Probanden		Verwandtschaftsgrad	Untersuchte	
					Beobachtet bis	
		Zahl	Ort		20—40	über 40
HOFFMANN . . .	Monogr.Neur.26	52	München	K	41	98
ENTRES u. RÖLL .	Z. Neur. 156	51	München u. Werneck	K	67	65
SLATER	Proc. roy. Soc. Med. 29	130	München	K	etwa 165	etwa 166
ENTRES u. RÖLL .	Z. Neur. 156	83	München u. Werneck	N	300	302
RÜDIN	Z. Neur. 81	566	München	G I	noch nicht veröffentlicht	
RÜDIN	Z. Neur. 81	84	München	G II		
RÜDIN	Z. Neur. 81	etwa 108	München	HG I		
BANSE	Z. Neur. 119	85	München	V u. B	392	664
BANSE	Z. Neur. 119	80	München	E	8	152
ENTRES u. RÖLL .	Z. Neur. 156	63	München	E	8	158
ENTRES u. RÖLL .	Z. Neur. 156	20	Werneck	E		
				Folgendes Material ist in dem		
BANSE	Z. Neur. 119	85	München	G	88	204
BANSE	Z. Neur. 119	29	München	V u. B II	139	256

Ganz allgemein läßt sich nach dem Inhalt der Tabelle sagen, daß für die Verwandtschaftsgrade der engeren biologischen Familie die Krankenproportionen dicht beieinander liegen, wenn auch gewisse Unterschiede bestehen, während jene für die Grade der weiteren Familie von dieser Größenordnung weit entfernt sind, aber unter sich wiederum größere Unterschiede nicht zeigen. Hier scheinen Gesetzmäßigkeiten eindringlich auf. Recht weit auseinander fallen aber die Proportionen der Cycloiden. Für die Einordnung hierher gehöriger Fälle ist sowohl die Intensität der Erfassung wie ein subjektives Moment entscheidend, das von Untersucher zu Untersucher verschieden sein *muß*.

Bei der Berechnung der Bezugsziffern sind die Untersucher alle nach dem gleichen Plan vorgegangen. Die vor dem 20. Lebensjahr ausgeschiedenen Personen wurden gar nicht, die zwischen dem 20. und 50. Lebensjahr halb, jene jenseits des 50. Lebensjahres ganz berechnet, und zwar unter Zugrundelegung der Annahme, daß die Hauptgefährdungszeit für den Ausbruch des manisch-depressiven Irreseins zwischen dem 20. und 50. Lebensjahr liegt. Es handelt sich hier um ein Annäherungsverfahren, das unzweifelhaft brauchbar ist. Man kann aber auch, wie SLATER das tut, genauere Berechnungen etwa nach Jahrfünften der Hauptgefährdungszeit vornehmen. Ganz genaue Zahlen wird man mit keinem Berechnungsverfahren erhalten. Zu kleine Zeitabschnitte werden schon dem Umstand nicht gerecht, daß es oft genug gar nicht möglich ist, den genauen Manifestationszeitpunkt festzustellen. Es käme so nur eine Scheinexaktheit heraus, die mit den tatsächlichen Verhältnissen nichts zu tun hat.

Die Befunde für die von SCHULZ nicht berücksichtigten Verwandtschaftsgrade (weil sie einer gewissen Auslese entsprechen dürften) möchte ich kurz nachtragen. So fanden BANSE für die Elterngeschwisterschaften 2,83% manisch-depressives Irresein und 2,83% manisch-depressives Irresein-Verdacht, dazu

manisch-depressiver Probanden.
V u. B = Vettern und Basen; E = Eltern.) (fr. = fragliche Fälle bzw. Verdacht auf depressives Irresein.)

Verwandte zum Lebensjahr von:		Darunter fanden sich					
		absolute Zahlen für			% der Erwartung für		% der Cycloiden
20–50	über 50	Schizophrenie	Man.-d. I.	Cycloide	Schizophrenie	Man.-d. I.	
89	50	3	13 + 7 fr.	20	2,5	13,8 bzw. 21,2	14,4
99	33	2	8 + 1 fr.	8	2,0	9,7 bzw. 10,9	6,1
etwa 263	etwa 58	noch nicht veröffentlicht			2,6	15,8 bzw. 15,8	13,4
432	170	2	9 + 5 fr.	12	0,4	2,3 bzw. 3,6 (1,8 bzw. 2,7)	2,0
etwa 1117	etwa 967	noch nicht veröffentlicht				7,4	noch nicht veröffentlicht
etwa 166	etwa 148					23,8	
etwa 157	etwa 124					1,4	
641	415	13	9 + 18 fr.	11	1,5	1,2 bzw. 3,6	1,0
23	137	1	5 + 11 fr.	8	0,6	3,4 bzw. 10,3	5,0
16	110	1	14 + 3 fr.	3	0,6	11,9 bzw. 14,4	1,8
8	32		2 + 1 fr.			5,6 bzw. 8,4	
oben angeführten bereits enthalten:							
163	129	1	19 + 19 fr.	8	0,4	9,0 bzw. 18,0	2,7
246	149	5	2 + 10 fr.	3	1,5	0,7 bzw. 4,4	0,8

2,22% Cycloide; ENTRES und RÖLL für die Probandengeschwister 9,12% manisch-depressives Irresein, und zwar im einzelnen recht verschiedene Zahlen je nach der Beschaffenheit der Eltern. War ein Elternteil manisch-depressiv krank oder verdächtig oder cycloid, so waren 18,06% der Geschwister krank, 10,32% verdächtig, 5,17 cycloid; war ein Elternteil abnorm, so waren 7,44% krank, 3,72% verdächtig, 3,72% cycloid, waren beide Eltern unauffällig, so waren die entsprechenden Zahlen 4,0, 4,0 und 0,5%. Es ergibt sich also, daß diese Zahlen der Größenordnung nach sich trotz der Auslese recht gut in die Befunde der Tabelle einordnen.

Die jüngste Zeit hat nun ergeben, daß es nicht berechtigt ist, die den manisch-depressiven gleichenden oder doch ähnlichen Psychosen, die erst im Rückbildungsalter manifest werden, den anderen ohne weiteres gleich zu ordnen. Dies zeigen in annähernd übereinstimmender Weise zwei Untersuchungen, die freilich von recht kleinen Probandenzahlen ausgehen, jene von BROCKHAUSEN (31 Probanden) und von SCHNITZENBERGER (30 Probanden).

BROCKHAUSEN erhob für eine Gefährdungszeit vom 20. bis zum 50. Lebensjahr für manisch-depressives Irresein folgende Befunde:

Befunde	Affektive Psychosen	Invol.-Mel.	Man.-depr. Irres. ohne Inv.-Mel.	Melanch. Phasen	Manie	Man.-depr. Phasen
Probandengeschwister	3,3	—	3,3	2,2	—	1,1
Probandeneltern	5,4	3,6	1,8	—	—	1,8
Geschwister der vorigen	2,5	1,9	0,6	—	0,6	—
Vettern und Basen	2,0	1,2	0,8	0,8	—	—

Dazu treten an Thymopathien unter den Geschwistern 2,4, unter den Eltern 4,8, unter den Vettern 1,2%.

SCHNITZENBERGER stellte fest:

	Invol.-Mel.	Invol.-Mel. Verd.	Man.-depr. Irresein	Verd.	Cycloid
Eltern	1,77	1,77	1,77	—	1,77
Geschwister	—	—	1,16	1,16	1,16
Onkel und Tanten	1,34	—	1,34	—	—

oder an

	Affektiven Psychosen	Man.-depr. Irresein ohne Invol.-Mel.
Geschwister	2,33	1,16
Eltern	5,31	1,77
Onkel und Tanten	2,68	1,34

Es ergibt sich also, daß bei diesen beiden Untersuchungen die Größenordnungen für die einzelnen Verwandtschaftsgrade einander sehr nahe entsprechen, während sie in grobem Maße von den Proportionen der Tabelle von SCHULZ abweichen. Involutionsmelancholien sind darnach, wie es scheint genetisch anderer Natur als das Gros der manisch-depressiven Erkrankungen, mag auch eine Verwandtschaft bestehen. Es hat keinen Zweck, hier weitere Vermutungen zu äußern.

Nach der gleichen Richtung weisen nun die Untersuchungen von SLATER, der die Involutionspsychosen, d. h. alle nach dem 50. Lebensjahr Krankwerdenden als Probanden ausscheidet und überdies an seine Probanden noch die Forderung stellt, daß sie mindestens eine Manie *und* eine Melancholie oder aber 3 von einander getrennte Manien oder Melancholien durchgemacht haben müssen. SLATER umgrenzt den Kreis der Probanden also nach Kriterien, welche die Sicherheit der Diagnose manisch-depressives Irresein erhöhen dürften. Dabei unterscheidet er zwei Gruppen von Probanden, solche (A), die ausschließlich reine zirkuläre Zustandsbilder gehabt haben, und solche (B), bei denen organische oder schizophrene Symptome vorkamen, aber doch nicht in einem Ausmaß, daß deshalb die Diagnose manisch-depressives Irresein zu bezweifeln gewesen wäre.

Für diese vielfach gesiebten und untergruppierten Ausgangsfälle erhob SLATER die folgenden Befunde[1]:

Tabelle 2. Häufigkeit psychiatrischer Anomalien unter den Eltern und Kindern von Manisch-Depressiven.
St. STRÖMGRENsches Verfahren. A.V. abgekürztes Verfahren nach WEINBERG.

	Kinderlose Probanden						„A"-Probanden						„B"-Probanden					
	Männer		Frauen		Insgesamt		Männer		Frauen		Insgesamt		Männer		Frauen		Insgesamt	
	%	σ	%	σ	%	σ	%	σ	%	σ	%	σ	%	σ	%	σ	%	σ
Eltern:																		
Manisch-Depressiv (St.)	10,4	3,1	18,6	4,0	14,5	2,5	11,1	3,8	7,2	3,1	9,2	2,4	4,9	3,2	11,8	4,9	8,4	3,0
Manisch-Depressiv (A.V.)	9,1	2,7	16,8	3,6	12,9	2,2	9,8	3,3	6,5	2,7	8,2	2,1	4,2	2,7	10,4	4.2	7,4	2,5
Stimmungslabil	2,6	1,5	3,5	1,7	3,1	1,1	2,4	1,7	1,2	1,2	1,8	1,0	1,9	1,9	5,6	3,1	3,7	1,8
Schizophren	0,0	0,0	2,7	1,5	1,3	0,8	1,2	1,2	0,0	0,0	0,6	0,6	0,0	0,0	0,0	0,0	0,0	0 0
Kinder:																		
Manisch-Depressiv (St.)	—	—	—	—	—	—	13,4	6.1	31,4	7,5	23,6	5,1	22,9	8,8	18,1	7,5	20.6	5,8
Manisch-Depressiv (A.V.)	—	—	—	—	—	—	7,5	3,7	19,0	4,9	13,7	3,2	11,5	5,2	11,4	4,8	11.4	3,4
Stimmungslabil	—	—	—	—	—	—	13,5	3,6	17,1	3,7	15,5	2,6	10,5	3,5	13,3	3.9	11.9	2,6
Schizophren	—	—	—	—	—	—	1,4	1,4	1,3	1,3	1,3	1,0	5,3	3,2	5,1	2,8	5 2	2,1

[1] Die vom Verf. eingesetzte Tabelle aus der vorläufigen Mitteilung SLATERS ist durch die entsprechende (etwas abgeänderte) Tabelle aus der späteren ausführlichen Veröffentlichung ersetzt worden (entsprechend im Text die Bezeichnung cycloide Psychopathen durch stimmungslabile Persönlichkeiten). Auf die weiteren, ins Einzelne gehenden Zusammenstellungen über die Frequenz der verschiedenen Anomalien bei Eltern und Kindern von Manisch-Depressiven in derselben Arbeit sei hier verwiesen.

Diese Zahlen sind also nicht unwesentlich größer als jene der Tabelle, ja sie nähern sich jenen HOFFMANNS an. Bemerkenswert ist dabei die außerordentlich hohe Zahl der stimmungslabilen Persönlichkeiten unter den Kindern während diese für die Eltern sehr viel geringer ist. Man mag darin ein Zeichen dafür sehen, daß SLATER vorsichtig bei der Kennzeichnung der Eltern war, auf der anderen Seite aber sein Ziel, die Verwandtschaftsgrade hinreichend genau zu erfassen, für die Eltern nicht erreicht hat. Die große Zahl von etwa 30% in ausgesprochenem Maße Abnormer unter den Kindern solcher Kranker, die nach jeder Richtung hin als klinisch sichere Vertreter des manisch-depressiven Irreseins angesehen werden können, läßt daran denken, daß eine weitere Einengung und die Ausscheidung aller Kranken mit heterogenen Zügen Kranken- und Abnormenproportionen in den Verwandtschaftsgraden ergeben möchten, die sich noch mehr MENDEL-Erwartungen annähern würden. Doch ist dies nur eine Vermutung. Auf jeden Fall zeigen SLATERS Ergebnisse von einer anderen Seite her das gleiche, was sich aus den Befunden von BROCKHAUSEN und SCHNITZENBERGER ergab.

Man mag hierfür endlich auch die Untersuchungen FÜNFGELDS für die Verwirrtheiten und die Motilitätspsychosen heranziehen, d. h. für Gestaltungsformen aus dem Bereich der affektiven periodischen Psychosen, die gewisse klinische Besonderheiten haben.

Für die Motilitätspsychosen fand FÜNFGELD

	Motilitätspsychosen	Epilepsie	Man.-depr. Irresein	Schizophrenie
unter den Geschwistern	4%	0,6%	0%	0,9%
unter den Eltern	1,25%	—	8,5%	—

Für die Verwirrtheiten unter den

	Verwirrtheiten	Epilepsie	Man.-depr. Irresein	Schizophrenie
Geschwistern	4,39%	1%	5%	0%
Eltern	—	3,7%	3,7%	—

Die Zahl der Probanden FÜNFGELDS ist gering, die Erfassung wohl nicht ganz den Münchener Forderungen entsprechend, die Abgrenzung der Verwirrtheiten und Motilitätspsychosen sicherlich sehr schwierig. Aber auch diese Ergebnisse mögen vermuten lassen, daß eine möglichst weitgehende klinische Einengung der Probanden auf die typischsten Bilder und Verläufe vielleicht neue Wege weisen könnte.

8. H. HOFFMANNS Nachkommenschaftsuntersuchungen.

In der Tabelle von SCHULZ sind auch die Ergebnisse der Nachkommenuntersuchungen von HOFFMANN aufgenommen, freilich bei Verkürzung der Probandenausgangszahl und Korrektur der von HOFFMANN gestellten Diagnosen. Dies war notwendig, wenn HOFFMANNS Ergebnisse mit jenen der anderen Untersucher vergleichbar sein sollten. Tatsächlich ist HOFFMANN von 124 erwachsenen Nachkommen von 61 manisch-depressiven Probanden ausgegangen. Dabei kam es ihm zunächst nicht so sehr auf die Erblichkeit des manisch-depressiven Irreseins, als vielmehr auf jene der cyclothymen Anlage an, d. h. jenes von KRETSCHMER umgrenzten Kreises von Persönlichkeiten, die sich durch ausgesprochen syntones Wesen vom Durchschnitt der Menschen abheben, wobei wir mit BLEULER annehmen mögen, daß syntone Züge jedem durchschnittlichen Menschen eigen, ja daß überhaupt jeder Mensch über syntone Register verfügt. Was Hoffmann zu erfassen sucht, sind die Menschen, bei denen Wesenszüge aus dem synton cycloiden Kreis zu Trägern der Persönlichkeit werden. So kennt Hoffmann in den „Hyperthymen" etwa eine Vorstufe der Hypomanischen, die er wie folgt illustriert:

„Ehefrau, geb. 1878. Als Kind normal, gutbegabt. Stets lebhaftes, heiteres Temperament, lebenslustig, sehr gesellig, gutmütig, weichherzig, eindrucksfähig, normale Gefühlsreaktionen. Nie verstimmt, tüchtige, energische Hausfrau. Sehr gesprächig, lebhaft, interessiert, geistig regsam. Sympathisch, liebenswürdig, geht auf alles ein. Natürliches, flüssiges, gewandtes Benehmen, große affektive Ansprechbarkeit."

Hier ist in der Tat syntones Wesen gekennzeichnet, aber es liegt gar nichts Abnormes, nichts Psychopathisches, nichts Ungewöhnliches vor, und man mag auch über das Wort hyperthym verschiedener Meinung sein. Aber daß solche Menschen uns im Umkreis und als prämorbide Persönlichkeiten der Zirkulären häufig begegnen, daran ist kein Zweifel.

Hoffmann rechnet aber als „Übergang von der hypomanischen zur depressiven Temperamentsreihe" auch den Typus der „ruhigen Humoristen" in den Kreis der Menschen, die er als kennzeichnend für die cyclothyme Anlage heraushebt. „Ihnen fehlt die motorische Erregbarkeit, die mobile Lebhaftigkeit der Hypomanischen, mit denen sie jedoch die humorvolle Art gemein haben. Dabei ist ihr Gemütsleben durch eine tiefe Resonanzfähigkeit, durch mitfühlende Weichherzigkeit besonders charakterisiert, ja häufig können wir schon bei ihnen einen leichten depressiven Unterton der Gefühlsschwingungen beobachten. Sie sind wie alle cycloiden Menschen anregbar, liebenswürdig, im persönlichen Verkehr außerordentlich sympathisch." Auch hier also wird ein Typus aus der Breite der Norm geschildert, gleichwohl ein Typus, der in eine Reihe mit den ausgesprochenen Temperamenten und den im gleichen Sinne gesteigerten Temperamentsanomalien gehört. Es ist bei Hoffmanns Ausgangsstellung durchaus richtig, auch diese wohlgekennzeichneten Typen in seine Berechnungen hineinzunehmen. Eine andere Frage ist nur, ob es überhaupt annähernd gelingt, solche Temperamente zu erfassen, und weiter besonders, ob dies Hoffmann selbst gelungen ist, der in der Regel nur *eine* Berichtsperson für die Familie hatte und über manche farblose Nachrichten selbst klagt.

Hoffmann hat die Bedenken ebensogut wie seine Kritiker gekannt, und er hat sie auch berücksichtigt. Gerade deshalb hat er eine engste, eine weitere und eine weiteste Fassung des Begriffes der cyclothymen Anlage seinen Untersuchungen zugrunde gelegt. Die engste Fassung entspricht ausschließlich Fällen mit endogenen Schwankungen, die weitere außer den psychotischen Störungen noch den ausgesprochen manischen und depressiven Temperamenten, die weiteste dazu noch den hyperthymen Temperamenten und den ruhigen Humoristen. Wenn Schulz auch die Diagnosen für die engste Fassung Hoffmanns nicht ausnahmslos anerkennt, so wird man ihm das Recht dazu durchaus nicht bestreiten können; es mag durchaus sein, daß Hoffmann geneigt war, allzu leicht psychotische Störungen und wohl auch dem Grade nach der cycloiden Psychopathie zugehörige Temperamente anzunehmen. Im Hinblick auf die Fragestellung ist dies ohne allzu große Bedeutung.

Weiter trägt Hoffmann dem Umstand Rechnung, daß nicht selten zirkuläre Psychosen erst im höheren Alter manifest werden, und er teilt daher die Familien in verschiedene Gruppen ein, und zwar nach dem Alter des jüngsten Kindes. Gruppe I umfaßt jene Familien, in denen das jüngste Kind mindestens 60 Jahre alt ist, die Gruppen II, III und IV sinngemäß solche, in denen das jüngste Kind 50, 40, 30 Jahre alt ist.

Dann ergeben sich bei engster Fassung der cyclothymen Anlage die Proportionen: kranke Kinder zur Gesamtheit der Kinder für die

1. Gruppe	3: 13 = 23,3%
2. Gruppe	5: 25 = 20,4%
3. Gruppe	9: 34 = 26,4%
4. Gruppe	21: 52 = 40,3%
Zusammenfassung	39:124 = 31,4%.

Für die weitere Fassung ergibt sich die folgende Aufstellung:

1. Gruppe	5: 13 = 38,0%
2. Gruppe	13: 25 = 52,0%
3. Gruppe	13: 34 = 38,0%
4. Gruppe	28: 52 = 53,8%
Zusammenfassung	49:124 = 39,5%.

Endlich lauten für die weiteste Fassung die Zahlen wie folgt:

1. Gruppe	8: 13 = 61,5%
2. Gruppe	17: 25 = 68%
3. Gruppe	16: 34 = 47,0%
4. Gruppe	34: 52 = 65,3%
Zusammenfassung	74:124 = 60,0%.

Bei alledem ist zu berücksichtigen, daß die Probanden bei Ausbruch der Psychose durchschnittlich recht alt waren, nämlich zur Hälfte über 45 Jahre alt. HOFFMANN hat weiter auch die Ehegatten berücksichtigt und unterschieden zwischen Menschen mit hoher cyclothymer Wertigkeit, d. h. solchen, die selbst manisch-depressiv psychotisch sind, solchen mittlerer Wertigkeit, also ausgesprochen cycloiden Temperamenten, und endlich solchen niederer Wertigkeit im Sinne der weitesten Fassung der cyclothymen Anlage.

Es ergibt sich dann die nebenstehende Tafel.

	Gruppe A Ehegatten hohe Wertigkeit	Gruppe B Ehegatten mittlere Wertigkeit	Gruppe C Ehegatten niedrige Wertigkeit
1. bei engster Fassung .	42,8%	41,8%	12,5%
2. bei weiterer Fassung .	100,0%	50,8%	31,2%
3. bei weitester Fassung .	—	80,3%	75,0%

Im ganzen handelt es sich dabei aber nur um 35 Kinder, so daß die berechneten Prozentzahlen von geringer Bedeutung sind. Ich setze die absoluten Zahlen, für die drei Gruppen zusammengefaßt, hierher:

1. bei engster Fassung	10:35
2. bei weiterer Fassung	19:35
3. bei weitester Fassung	22:35

Wichtig erscheinen mir nicht so sehr die Zahlen als solche; ich halte es auch für unwesentlich, ob HOFFMANN in jedem Falle richtig gesehen und überzeugend gruppiert hat. Daß seine Ergebnisse grundsätzlich der Voreingenommenheit entstammen sollten, werden wohl auch seine härtesten Kritiker nicht annehmen. Dann aber sagen seine Ergebnisse mehr als alles, was die Erblichkeitsuntersuchungen im cyclothymen Kreise sonst gelehrt haben, und zwar ganz ohne Rücksicht auf die Deutungen, die HOFFMANN selbst den Befunden gibt.

Ehe wir auf die Versuche, den Erbgang des manisch-depressiven Irreseins aufzuspüren, eingehen können, müssen noch ein paar Tatsachen nachgetragen werden. Von RÜDINS 650 Ausgangsfällen stammte $^1/_4$ von manisch-depressiven Eltern ab. Von den verbleibenden $^3/_4$ traten nur zwischen $^1/_{13}$ und $^1/_{14}$ manisch-depressive Kinder auf, in den Geschwisterreihen des manisch depressiven

Probanden mit einem manisch-depressiven Elter dagegen 24,6% manisch-depressive Geschwister. Nur 1,42% Stiefgeschwister der manisch-depressiven Probanden mit krankheitsfreien Eltern sind manisch-depressiv. In 59 manisch-depressiven Geschwisterserien, die zwar nicht durch die Eltern, aber durch andere Verwandtschaftsgrade mit manisch-depressivem Irresein belastet waren, fanden sich 14,94% Manisch-Depressive. Und da, wo der manisch-depressive Elternanteil eines manisch-depressiven Probanden mit einem zweiten Partner nochmals Kinder gezeugt hatte (10 Fälle mit 33 Geschwistern), fanden sich bei den Stiefgeschwistern gar 47,61% Manisch-Depressive. Die Eltern manisch-depressiver Kranker waren zu etwa 0,9% blutsverwandt im ersten Grade, also bestimmt nicht häufiger als die Durchschnittsbevölkerung, wenn man die Annahmen von LENZ zugrunde legt.

9. Konjugale Psychosen.

Die bisher beschriebenen manisch-depressiven *konjugalen* Psychosen halten als solche einer strengen Kritik nicht stand. Erwähnt seien hier vor allem HOFFMANNS Befunde, die von KAHN beschriebenen und die von RÜDIN erwähnten weiteren Paare, die ich aus der Bearbeitung KAHNS von früher her kenne. Fast in jedem einzelnen Falle bestehen klinische Bedenken gegen die Einordnung des einen oder des anderen Ehepartners, gelegentlich auch beider, in den engen Rahmen des manisch-depressiven Irreseins, Bedenken, die noch angewachsen sind, seitdem wir die Sonderstellung mindestens eines Teils der Involutionsmelancholien kennen. Ich will daher auf die Befunde hier nicht im einzelnen eingehen, da sie uns nicht ernstlich fördern können. Immerhin ist bemerkenswert, daß unter den Nachkommen selbst dieser, klinisch vielfach unreinen, kranken Ehepaare die eigentlich kranken und die spezifisch psychopathischen Kinder wesentlich häufiger sind als etwa unter den Nachkommen von Ehepaaren, von denen nur ein Gatte manisch-depressiv ist.

10. Erblichkeit der Randpsychosen.

Auf die Randpsychosen bin ich zum Teil schon eingegangen, soweit der Zusammenhang der Darstellung dies nötig machte. Ich erinnere an die Untersuchungen von BROCKHAUSEN und SCHNITZENBERGER, die durch neue Erhebungen LEONHARDS eine gewisse Bestätigung erfahren haben, und an die Erhebungen FÜNFGELDS an Motilitätspsychosen und Verwirrtheiten. Dazu treten in jüngster Zeit Untersuchungen LEONHARDS an „*Angstpsychosen*".

Entscheidende Bedenken gegenüber diesen Untersuchungen liegen aber schon auf klinischem Gebiete. So bestimmt etwa die Behauptung auftritt, man könne klinisch diese Gestaltungsformen vom Gros der manisch-depressiven Bilder abtrennen, die manischen Phasen der Angstpsychotischen seien keine Manien, die Angstpsychosen seien ohne weiteres erkennbar, es wird doch nur wenige Kliniker geben, die solchen Behauptungen zustimmen. Die Bedenken überwiegen schon bei der Kennzeichnung und Einordnung der Ausgangsfälle, und sie steigern sich bei der Einordnung der belastenden Seelenstörungen. Wenn noch dazu die Erfassung nicht den Ansprüchen genügt, welche für die Vergleichsuntersuchungen verbindlich waren, dann schwindet die Bedeutung der Ergebnisse dahin. Es besagt dann nicht allzu viel, daß man in den Familien solcher Kranker verhältnismäßig häufig ähnliche Gestaltungsformen findet, aber angeblich gar keine oder so gut wie keine manisch-depressiven Psychosen und Verläufe im engeren Sinne. Dabei ist — das muß betont werden — die Absicht der Untersuchungen lebhaft zu begrüßen. Wir werden vielleicht weiterkommen, wenn wir von kleineren, klinisch völlig klar umgrenzten

Gruppen ausgehen. Nur scheinen mir die bisher vorliegenden Untersuchungen einigermaßen strengen Anforderungen nicht entfernt zu genügen. Ich verzichte daher auf die Wiedergabe der Einzelergebnisse. Zu verweisen ist in diesem Zusammenhange auf zahlreiche Beobachtungen von Familien, in denen Sondergestaltungen manisch-depressiver Psychosen und bestimmte Syndrome, etwa oneiroide, fortgegeben werden, vielfach neben anderen zirkulären Gestaltungen. Auch eine Untersuchung KOLLEs an einem Familienkreis, in dem manisch-depressive Phasen immer wieder durch exogene Einflüsse aufgeklinkt werden, ist hervorzuheben. Hier allenthalben sind Ansätze, die wichtig sind, aber doch nicht entscheidend vorwärts geführt haben.

11. Theorien.

Die Schlüsse, die aus allen vorhandenen Unterlagen gezogen wurden, sind sehr verschiedener Art.

Zunächst einmal wird von fast allen Untersuchern die Frage nach der genetischen Einheitlichkeit dessen gestellt, was klinisch als manisch-depressiv diagnostiziert wird. Da klinisch scheinbar so einheitliche Leiden wie die neurologischen Erbübel nach unserem bisherigen Wissen verschiedenen Erbgängen folgen können, liegt dies, wie insbesondere LENZ wiederholt betont hat, auch für die seelischen Erbübel von vornherein nahe. HOFFMANN etwa gibt eine ganze Reihe von Stammbäumen wieder, die mit ihrer Durchgabe manisch-depressiver Störungen durch eine ganze Anzahl von Generationen hindurch für einen klaren dominanten Erbgang sprechen. Aber solche Stammbäume bleiben in der Minderzahl. Andere sehen genau so aus, wie wir dies bei klaren recessiven Leiden finden. Ich gebe hier je ein Beispiel HOFFMANNs wieder (s. Abb. 3 u. 4). Aber solche Einzelstammbäume besagen, wie wir wissen, gar nichts. Sie würden wohl erst dann von erheblicherer Bedeutung werden, wenn sich herausstellen sollte, daß mit dem einheitlichen Aspekt der Fortgabe auch klinisch, symptomatologisch und verlaufsmäßig Besonderheiten mehr oder weniger weitgehend verbunden wären. Hier, aber auch in der Analyse der Stammbäume und der Paarungen müßte die Erfassung in Breiten und Tiefen gehen, die bisher von keiner Seite auch nur annähernd erreicht sind.

Man muß auch mit der Möglichkeit rechnen, daß ein Teil der manisch-depressiven Erkrankungen dem *dominanten geschlechtsgebundenen Erbgang* folgt, den LENZ vermutet hat, vor allem im Hinblick auf die größere Häufigkeit des manisch-depressiven Irreseins beim weiblichen Geschlecht. In diesem Falle müßten insbesondere alle Töchter kranker Väter wieder krank sein. Dies findet man wohl in einzelnen Familien, aber doch so selten verwirklicht, daß man mit der Annahme für das Gros der manisch-depressiven Erkrankungen nicht auskommt. Vielfach haben manisch-depressive Väter auch manisch-depressive Söhne, was gleichfalls der durchgehenden Annahme von LENZ widerspricht. HOFFMANN und RÜDIN haben sich im einzelnen mit der Fragestellung auseinandergesetzt. Daß es eine Gruppe von manisch-depressiven Erkrankungen gibt, die dem dominant geschlechtsgebundenen Ergbang folgt, ist natürlich möglich.

Wenn überhaupt ganz allgemein mit der Möglichkeit verschiedener Erbgänge gerechnet wird, so gehen doch schließlich alle Untersucher dazu über, das manisch-depressive Irresein in weiter Umgrenzung als genetische Einheit zu behandeln und unter dieser Voraussetzung einen Deutungsversuch zu wagen.

HOFFMANN berücksichtigt dabei neben den von ihm gefundenen Proportionen vor allem die Gradabstufungen cyclothymen Wesens. Unter diesen Bedingungen erscheint ihm am wahrscheinlichsten eine *dominante Polymerie*. Diese Vermutung sucht er für die Annahme dreier Faktoren von verschiedener quantitativer Wertigkeit durchzuführen. So nimmt er etwa für die abnormen Faktoren A, B und C Quantitäten von 15, 10 und 10 an, für die gesunden Allelen a, b, c jeweils 0. Dabei würde die Krankheit manisch-depressives Irresein einer Quantität von 25 ab, die cycloiden abnormen Temperamente einer Quantität von 20, die normalen, aber deutlich syntonen Temperamente einer Quantität von 15 entsprechen. Schweres manisch-depressives Irresein würde sich als Aa Bb Cc = 35 darstellen. Wie nicht im einzelnen ausgeführt werden muß, würden, mit den Tatsachen vereinbar, selbst aus der Kreuzung zweier Schwerkranker auch gesunde Kinder hervorgehen können; es würden ferner aus der Kreuzung zweier Gesunder Cycloide, eines Gesunden mit einem Cycloiden ausgesprochen Kranke entstehen können, und es würden alle die mannigfachen Gestaltungsformen aus dem großen cyclothymen Kreis sich erklären lassen, die nun einmal der Erfahrung entsprechen.

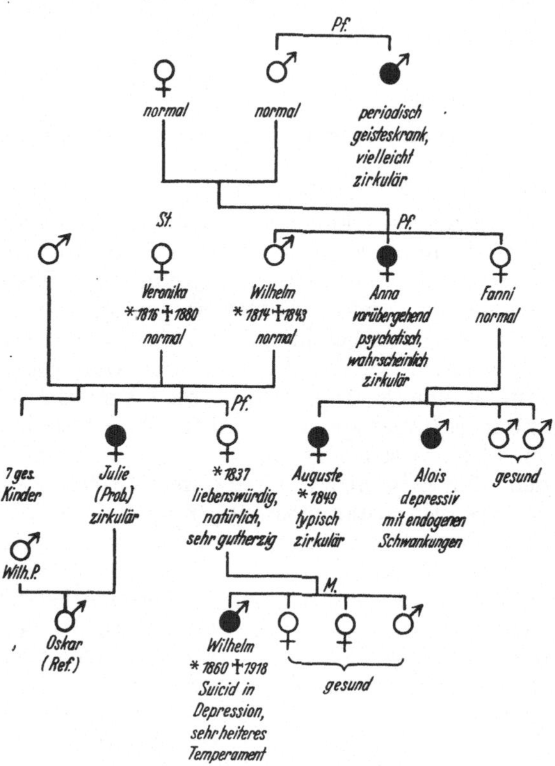

Abb. 3. (Nach HOFFMANN.)

Ganz verständlich ist es nicht, weshalb HOFFMANN ernstlich nur diese Möglichkeit erwägt. Bei der großen Elastizität seiner Ausgangsstellung lag es nahe, an seinen Ergebnissen nicht so sehr die Erblichkeit der manisch-depressiven Seelenstörungen, als vielmehr jene der cyclothymen Wesensart aufzuzeigen. Für diese aber ergibt sich die ganz vorwiegende Annahme einer einfachen Dominanz, vor allem wenn man berücksichtigt, daß HOFFMANN vielleicht doch in etwas zu weitem Umfang entsprechende Diagnosen gestellt haben möchte. In der Tat hat LENZ früher die Vermutung ausgesprochen, daß, was sich im Kreise der Cyclothymie vererbe, und zwar dominant, die manisch-depressive Psychopathie sei. Die Tatsache einer *dominanten Vererbung des synton-cyclothymen Wesens* wäre ganz unabhängig von der Frage nach den besonderen Umständen idio- oder paratypischer Natur, die erfüllt sein müssen, damit es im Zusammenhang mit jener Anlage dann auch noch zu manisch-depressiven Seelenstörungen kommt.

RÜDIN, der im Hinblick auf die Ergebnisse der von ihm untersuchten verschiedenen Kreuzungen die großen Schwierigkeiten, zu einer einheitlichen Erklärung zu kommen, unterstreicht, hielt einen solchen Versuch doch für nötig. „Wir müssen bedenken, daß wir ja die genotypische Zusammensetzung der nichtkranken Eltern unserer manisch-depressiven Ausgangskranken gar nicht kennen. Bei der Annahme einer Polymerie haben wir es bei den nichtkranken Eltern aber mit genotypischen Gemischen zu tun. Und je nachdem unter den phänotypisch gesunden Eltern dieser oder jener Genotypus mehr oder weniger stark vertreten ist, werden die manisch-depressiven Kinderziffern größer oder kleiner sein. Wir werden also keine säuberlichen Mendelzahlen erhalten, sondern Werte, welche zwischen Mindest- und Höchstgrenzen schwanken.“

Nach den von ihm aufgestellten Genotypen-Häufigkeitsformeln hat WEINBERG die größte Übereinstimmung der tatsächlichen Befunde mit den Erwartungen bei einer *Trimerie mit zwei recessiven und einem dominanten Faktorenpaar* gefunden: „Bei Kreuzung nicht-manisch-depressiv × nicht-manisch-depressiv werden kranke Kinder erwartet 10,5%, erhalten 7,47%. Bei Kreuzung manisch-depressiv × nicht-manisch-depressiv werden kranke Kinder erwartet 22,5%, erhalten 23,82%. Bei Kreuzung nicht-manisch-depressiv × nicht-manisch-depressiv, aber durch manisch-depressiv belastet, werden erwartet 14,4%, erhalten 14,94%. Manisch-depressive Halbgeschwister werden erwartet 3,3%, erhalten 1,42%.“ Im Hinblick auf die möglichen Fehlerquellen hält RÜDIN die Übereinstimmung für im ganzen befriedigend. Die Mitwirkung eines exogenen Momentes wird hervorgehoben. Unter Hinweis auf HOFFMANN bemerkt RÜDIN aber weiter, daß seine Ziffern auch mit einer etwa 10- bis 20fachen und noch höhergradigen dominanten Polymerie vereinbar seien. Er behauptet also keineswegs, daß die vermutete Trimerie nun die richtige Lösung darstelle, bekennt sich aber dazu, daß es gelingen werde, die Möglichkeiten immer weiter einzuschränken.

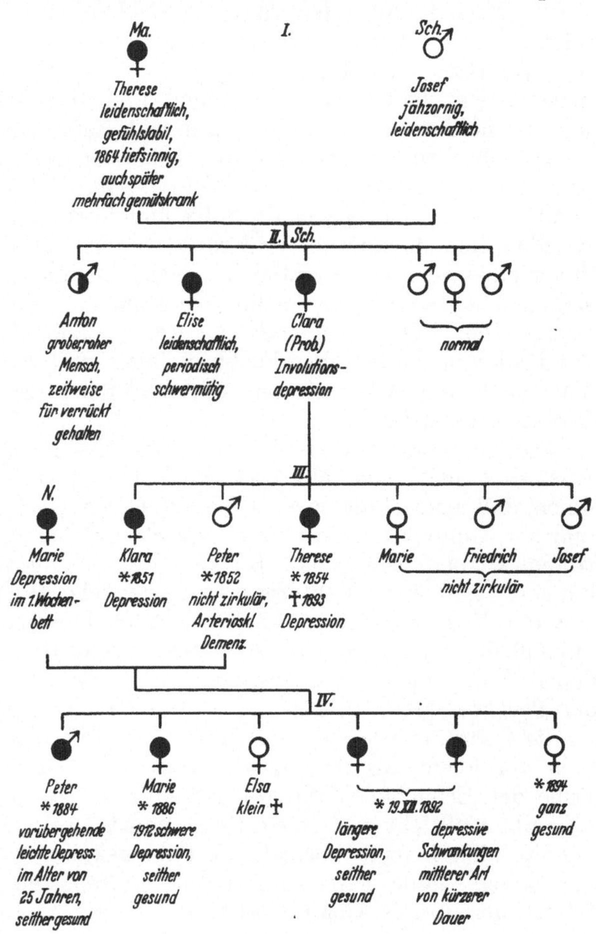

Abb. 4. (Nach HOFFMANN.)

Erhebliche Bedenken gegen seine Annahme mißt RÜDIN dem Frauenüberschuß bei, der bleibt, auch wenn man die mancherlei Fehlerquellen berücksichtigt. Immerhin rechnet er mit der Möglichkeit, daß der Frauenüberschuß durch die krankheitsauslösenden Ursachen des Fortpflanzungsgeschäftes, die häufigen thyreotoxischen Auslösungsfaktoren und die größeren affektiven Ausschläge der Frau, die sie eher auffällig werden lassen, zu erklären sein könnte.

Bei enger Fassung des erblichen Merkmals manisch-depressives Irresein (nur klare Psychosen, während die typischen Psychopathien dann lediglich als Manifestationen unvollkommener Anlagekombinationen aufzufassen wären) lehnt LUXENBURGER schon angesichts der sehr häufigen Abstammung Manisch-Depressiver von unauffälligen oder wohl cyclothymen, aber nicht-manisch-depressiven Eltern einfache Dominanz ab. Gegen die Annahme einfacher Rezessivität führt er die damit unvereinbaren Proportionen in den Geschwisterschaften und die allzu häufige direkte kontinuierliche Vererbung, dazu die zu große Zahl kranker Stiefgeschwister und das Fehlen einer Häufung von Blutsverwandtschaft unter den Eltern ins Feld. Auch ihm erscheint Polymerie wahrscheinlich, die vor allem „die zahlreichen charakteristischen Psychopathien und Temperamente des cyclothymen Kreises als intermediäre Typen verschiedener Valenz biologisch befriedigend und sinnvoll“ einordnen lasse. LUXENBURGER hält es aber nicht für ausgeschlossen, daß spätere Nachschau der Ausgangsbeobachtungen RÜDINs die Proportionen verschieben und damit die angenommene Trimerie in Frage stellen könnte. „Dagegen wird man an der Annahme irgendeiner Polymerie unbedingt festhalten, und zwar kommt nur eine Kombination dominanter und recessiver Paare in Frage. Ob man sich allerdings eines der Dominanten vielleicht als im X-Chromosom liegend vorzustellen hat, wofür die leichte Verschiebung der Geschlechtsproportion zugunsten der Frauen sprechen könnte, die auch bei möglichster Ausschaltung der Fehlerquellen bestehen bleibt, müssen erbstatistische Erfahrungen an einem Material lehren, das nach dem Geschlecht der Probandengeschwister und ihrer Eltern differenziert ist.“

Die Annahme, daß ein Faktor an das X-Chromosom gebunden sei, machen ROSANOFF und seine Mitarbeiter. Wichtig für die Berücksichtigung scheint ihnen, daß manisch-depressive Symptome als Ausdruck organischer Hirnläsionen und als Komplikationen akuter und chronischer körperlicher Krankheiten auftreten können, sowie daß bei der Entstehung manisch-depressiver Erkrankungen psychogene Faktoren eine erhebliche Rolle spielen sollen. Wenn die ersteren Fälle auch ausgeschaltet werden könnten, bei den letzteren sei dies unmöglich. Es handle sich eher um quantitative genotypische Varianten, bei denen die genotypischen Faktoren als solche unzureichend zur Herbeiführung der Psychose seien, so daß nur äußere Faktoren die latente Anlage (tendency) an die Oberfläche bringen könnten. Das Vorkommen dieser Möglichkeit müsse man vor allem aus den diskordanten EZ.-Paaren erschließen. Die variable Rolle der Erblichkeitsfaktoren müsse also besonders berücksichtigt werden. „Es gibt vielleicht eine ganze Reihe von Genotypen, die, wenn man sie messen könnte, sich in eine normale Verteilungskurve einordnen würden, in der an irgendeiner Stelle Fälle repräsentiert wären, die, latent unter gewöhnlichen Umständen, unter Gemütsdruck (emotional strain) manifest würden, Fälle, die sich in allen Schattierungen bis in die völlig normalen Typen cyclothymen Temperaments verlieren würden.“

Bei diesen Voraussetzungen scheint ROSANOFF der Rückgriff auf eine Annahme angezeigt, die sich ihm für die Aufklärung des Erbganges von Schwachsinn und Intelligenz überhaupt bewährt hat. „Unsere Hypothese nimmt *einen cyclothymen Faktor (C) in den Autosomen* an, der in der Bevölkerung weit verbreitet ist. Von diesem Faktor wird weiter angenommen, daß er irgendwie in den emotionellen Phasen des Verhaltens zum Ausdruck kommt. Jedoch gibt er nicht Anlaß zu pathologischen Steigerungen gemütlicher Reaktionen, wenn nicht ein anderer Faktor vorhanden ist. Dessen Vorhandensein wird in einigen Individuen und einigen Familienstämmen vorausgesetzt, und zwar in *einem oder beiden X-Chromosomen — an activating factor A*.“ „Auch dieser aktivierende Faktor mag mit den Gemütsreaktionen zu tun haben und das etwas reichere emotionelle Leben der Frauen erklären, bei denen er, da ja 2 X-Chromosomen vorhanden sind, eine erhöhte Aussicht hat, vorhanden zu sein, und bei denen er allein als homozygoter („duplex") Faktor erscheinen kann. Nach unserer Hypothese kann aber auch dieser Faktor allein nicht zur Psychose führen." Wenn der große Buchstabe das Vorhandensein, der kleine das Fehlen bedeutet, so würde also, soweit cyclothyme Komponenten (normale und psychotische) in Frage kommen, eingeteilt werden können in 6 männliche und 9 weibliche Typen, nämlich

Männer: CCA, CCa, CcA, Cca, ccA, cca,
Frauen: CCAA, CCAa, CCaa, CcAA, CcAa, Ccaa, ccAA, ccAa, ccaa.

Die 2 männlichen Typen CCA und CcA sowie die 4 weiblichen CCAA, CCAa, CcAA, CcAa würden die Entwicklung manisch-depressiver Psychosen unmöglich machen.

Unter den 6 männlichen und 9 weiblichen Typen gibt es 54 mögliche Kreuzungen, die tatsächlich die Fülle der klinischen Befunde decken können. Besonders wichtig erscheint dabei, daß von 2 kranken Eltern auch gesunde Kinder abstammen können, auf der anderen Seite aber auch von gesunden Eltern nur Kranke, wie etwa bei der Kreuzung CCa × ccAA, die nur CcA- und CcAa-Kinder möglich macht.

Auch im übrigen sind alle vorkommenden Möglichkeiten durch die Kombinationen belegt. Ein Versuch, der Hypothese an konkretem Material nachzugehen, ist aber nicht gemacht. Im übrigen rechnet ROSANOFF damit, daß es innerhalb der manisch-depressiven Gruppe 2 männliche und 4 weibliche verschiedene Genotypen gebe, wenn auch der extrem weite Kreis quantitativer Differenzen bis zu einem gewissen Grade durch die Mitwirkung äußerer Faktoren erklärt werden könnte. Den Anschluß an die angeblich hohe Bedeutung psychogener Faktoren hat ROSANOFF im übrigen verloren. Immerhin kann man unterschreiben, was ROSANOFF zusammenfassend sagt, wenn man gewisse Hilfsannahmen macht: „Unsere Hypothese ist wohl vereinbar (not out of harmony) mit den bekannten Tatsachen, welche die familiäre Verteilung manisch-depressiver Psychosen betreffen, und sie ist geeignet, die quantitativen Differenzen innerhalb der Gruppe, den Frauenüberschuß und die scheinbare Wirksamkeit bald eines dominanten, bald eines recessiven, bald eines geschlechtsbegrenzten Erbmodus zu erklären. Entsprechend der Hypothese spielen erbliche Faktoren eine variable Rolle. Sie würden bald stark und als solche ausreichend für die Herbeiführung von Psychosen erscheinen, bald schwach und allein ungeeignet, so daß die Anlage latent bleibt, mindestens so lange, bis sie nicht durch den hinzukommenden Einfluß äußerer, meist psychogener Faktoren manifest wird."

Endlich hat SLATER zwar alle bisher besprochenen Hypothesen als voreilige Spekulationen abgetan, selbst aber eine andere Hypothese aufgestellt. Für sicher hält er nur, daß das manisch-depressive Irresein erblich sei und daß es einem dominanten Erbgang folge. Die einfachst mögliche Theorie ist für ihn die Annahme eines *einfachen, dominanten autosomalen Gens.* „Nimmt man Dominanz einmal an, dann muß gezeigt werden, daß diese Theorie unangemessen ist, ehe eine andere auch nur vorläufig angenommen werden kann. Es gibt aber zur Zeit keine hinreichenden Tatsachen, diese Theorie abzulehnen."

Wenn die Krankenproportionen für Eltern und Geschwister, Kinder so weit hinter der Erwartung von 50% zurückbleiben, so weist SLATER zunächst einmal auf die Zwillingsergebnisse von ROSANOFF hin (nur 70% Konkordante). Dieser Befund zeige das Maß der Umwelteinflüsse auf und reduziere die Erwartung auf 35%. Ein Teil der Differenz erkläre sich vielleicht durch die Schwierigkeit der Erkennung vor allem leichterer Erkrankungen, ein weiterer möge aber auch genotypisch bedingt sein. Das genotypische Milieu finde natürlich keinen Ausdruck in den Zwillingsbefunden. Aber nach TIMOFÉEFF-RESSOVSKYs Forschungen (die in der jüngsten Zeit allenthalben als Lückenbüßer auftreten) gebe es schwache Gene wahrscheinlich viel häufiger als starke. Es gebe nun einmal kein Merkmal (SLATER schreibt change), das nicht durch verschiedene differente Gene beeinflußt werde, bei jedem Einzelmerkmal habe man nicht mit einem Einzelgen, sondern mit der Gesamtheit der Gene zu tun. Dominanz und Rezessivität seien nicht absoluter, sondern quantitativer Natur u. a. m. SLATER rechnet jedenfalls mit der Möglichkeit, daß das manisch-depressive Irresein auf einem schwachen Gen beruhe. „Wenn man annimmt, daß der Manifestationsgrad eines solchen schwachen manisch-depressiven Faktors auch durch andere genetische Faktoren beeinflußt wird, so ist dies etwas ganz anderes als die Behauptung, daß das manisch-depressive Irresein auf zwei oder drei oder mehr verschiedenen Faktoren beruhe. Das letztere schließt die Behauptung ein, daß die Psychose nicht ohne das Vorhandensein aller Faktoren erscheine, dann aber 100%ig. Es scheint durchaus möglich, daß nur ein Gen für das Merkmal verantwortlich ist, aber daß der Grad, bis zu dem es sich manifestiert, von einer Mannigfaltigkeit von Umständen, genetischen und umweltmäßigen, abhängt.“ Im einzelnen ist SLATER geneigt, den Frauenüberschuß dadurch zu erklären, daß die weibliche Konstitution ein geeigneteres Medium für die Manifestierung dieses besonderen Erbfaktors darstelle. Die Mannigfaltigkeit der Erscheinungsformen könne durch die fälschliche Einbeziehung tatsächlich nicht manisch-depressiver Psychosen oder durch genetisch andersartige und unabhängige Qualitäten von Temperament und Charakter bedingt sein. Eine starke Stütze für die Annahme einfacher Dominanz sei das eigenartige Verhalten der Krankenproportionen in der engeren und der weiteren biologischen Familie, für das keine andere Theorie eine Erklärung bieten könne.

Man sieht, daß auch SLATER ohne die Heranziehung mannigfacher Hilfsannahmen nicht auskommt. Vor allem aber bleibt er — dies bewirkt wohl seine Animosität gegen HOFFMANN — ganz an den manisch-depressiven Psychosen kleben. Er denkt offenbar bei den verschiedenen Manifestationsgraden gar nicht an die Tatsache, daß die Psychosen ja nicht allein stehen, sondern daß wir in ihrem Umkreis eben die ausgesprochenen typischen Psychopathien und Temperamente finden, an deren genetischem Zusammenhang mit dem manisch-depressiven Irresein ein Zweifel nicht möglich ist und um deren Herausstellung HOFFMANN sich so verdient gemacht hat. Vielleicht braucht man TIMOFÉEFF-RESSOVSKY dann gar nicht. Vor allem ist, was SLATER über genotypisches Milieu und Polymerie so apodiktisch sagt, doch genau so relativ wie Dominanz und Rezessivität. Man braucht auch bei den Nebengenen nur ververschiedene Stärkegrade anzunehmen.

Dennoch hat SLATER Ernst gemacht mit seinem Versuch, der durch wichtige bekannte Tatsachen nahegelegt wird, nämlich vor allem durch den Umstand, daß mit Wahrscheinlichkeit sehr viele Erbkrankheiten *monofaktoriale* sind. FR. LENZ hat in der jüngsten Zeit vor allem für diese Auffassung der Schizophrenie eine Lanze gebrochen und dabei auch das manisch-depressive Irresein kurz berührt. „Für die Kinder der Cyclophrenen wird heute angegeben 25% Cyclophrenie und 17% cycloide Psychopathie. Da der mittlere Fehler der Zahl 25% 2,1 beträgt, ist diese nicht sicher verschieden von der früher angegebenen Zahl 30%. Wenn ein Elter cyclophren, der andere aber unauffällig ist, sind nach LUXENBURGER unter den Kindern 30,6% Cyclophrene und 14,5% cycloide Psychopathen gefunden worden. Beide Gruppen zusammen sind innerhalb der Fehlergrenzen mit der Zahl 50% vereinbar. Dies spricht gegen Rezessivität und für (im wesentlichen monomere) Dominanz. Wenn beide Eltern cyclophren sind, so sind 38,7% der Kinder als cyclophren und 50% als cycloid befunden worden, zusammen also 88,7% krankhaft. Diese Zahl liegt innerhalb der Fehlergrenzen von 75%. Eine Erhöhung über die theoretische Zahl von 75% erklärt sich im übrigen zwanglos durch eine relative Homogamie."

LENZ nimmt also stillschweigend manisch-depressive Psychosen und Psychopathien zusammen, womit wir uns wiederum unseren Bemerkungen zur Ausgangsstellung HOFFMANNs annähern.

Den zahlreichen Theorien wollen wir keine eigene anfügen. Es könnte freilich verlockend sein, die bekannten Tatsachen etwa unter den Gesichtspunkten der Expressivität, der Polyphänie, aber auch der multiplen Allelie durchzusprechen. Brauchbare Ergebnisse verbieten sich aber nach dem Stand unseres Erfahrungswissens von vornherein, so daß es sich nur um theoretische Spielereien handeln würde. Dennoch bedeuten diese Begriffe Fragestellungen, die man auch im Bereiche des manisch-depressiven Irreseins im Auge haben muß, wenn man allmählich sicheren Boden gewinnen will. Die Hauptschwierigkeit liegt heute noch in der Tatsache, daß wir uns zunächst noch an Phänotypen halten müssen, an deren Ausprägung die Gesamtheit der Persönlichkeit, so wie sie sich im Laufe des Lebens wandelt, und das jeweilige aktuelle Schicksal in einem weit höheren Maße mitwirken, als dies bei nichtseelischen Merkmalen der Fall ist. Was sich im cyclothymen Kreis letztlich vererbt, mag, vom Seelischen her, verborgen bleiben und dennoch im körperlichen Geschehen, etwa in Gewichtsschwankungen oder periodischen Wandlungen der Resistenz nach den verschiedensten Richtungen hin einmal faßbar werden. Wir haben darauf ja schon in den einleitenden Ausführungen hingewiesen. Die Problemlage würde sich mit der Aufdeckung solcher körperlicher Korrelate wahrscheinlich in mancherlei Weise verschieben. Wir haben später noch einige tastende Schritte in das im wesentlichen noch dunkle Gebiet zu tun, wollen uns aber im übrigen auf diese Andeutung beschränken.

12. Nichterbliche Einflüsse bei der Manifestierung manisch-depressiver Seelenstörungen.

Wenn unsere Erfahrung noch nicht ausreicht, den Erbgang oder die verschiedenen Erbgänge des manisch-depressiven Irreseins aufzudecken, so wissen wir doch aus den Zwillingsuntersuchungen, daß nicht ganz selten erst Einflüsse, die nichts mit der Anlage als solcher zu tun haben können, sondern erst aus dem Umweltschicksal stammen müssen, das manisch-depressive Irresein manifest machen. In solchen Fällen reichen Anlage und ungestörte Entwicklung nicht aus, um die Seelenstörungen herbeizuführen. Nicht trennen kann man diese Möglichkeit von der gerade umgekehrten, nämlich daß die vorhandene Anlage durch die Umwelteinflüsse an der Manifestierung behindert wird. Über die Tatsache hinaus, daß wir mit mindestens einer der beiden Möglichkeiten bestimmt rechnen dürfen, wissen wir bisher Sicheres aber nicht.

Immerhin wird man anführen dürfen, daß hemmende Faktoren uns auch in Andeutungen nicht bekannt sind. Dagegen dürfen wir vermuten, daß bestimmten äußeren Umständen eine gewisse fördernde Rolle zukommen kann. Bei der Besprechung der Zwillingsbefunde haben wir ausgeführt, daß möglicherweise schon intrauterine Einflüsse, welche über die Temperamentsgestaltung entscheidend mitbestimmen, in manchem Falle das nachgeburtliche Schicksal festlegen. Schon mit der Geburt würde also bestimmt sein, ob ein Mensch manisch-depressiv wird oder nicht. Auf welchem Wege diese Beeinflussung vor sich geht, läßt sich nur vermuten. Es kommen nach unseren sonstigen Erfahrungen ebenso Hirnschäden wie solche im endokrinen System in Frage.

Wir wissen ja, daß für beide Arten von Schäden gerade die Zwillingsschwangerschaft und -geburt reichlich Gelegenheit gibt. Hinsichtlich der endokrinen Drüsen ist besonders auf die Untersuchungen EUGSTERs hinzuweisen.

Nächst den intrauterinen und geburtlichen Einflüssen werden wir in den Fortpflanzungsvorgängen solche ergänzende exogene Faktoren vermuten dürfen. Auch dafür können die Zwillingsuntersuchungen herangezogen werden. Es ist aber möglich, daß nicht die Generationsvorgänge allein, sondern überhaupt die periodischen und aperiodischen Umwälzungen, denen das weibliche Geschlecht unterliegt, eine fördernde Bedeutung haben. Gerade Pubertät und Wochenbett und dann wieder die sexuelle Involution bringen unzweifelhaft recht häufig die erste Manifestierung der eigentlichen Seelenstörung mit sich, und im Anfang sind nicht ganz selten die psychotischen Phasen an den menstruellen Rhythmus gebunden, wenn sie sich auch später davon trennen. Daß es nicht so sehr die Vorgänge am Ovar und die davon abhängigen Funktionen sind, welche die Seelenstörung flott machen, wird man aus Fällen wie jenem EWALDs schließen. Hier hatte die Kastration zunächst durch Röntgenstrahlen, dann durch das Messer zunächst keinen Einfluß auf den Ablauf der Zyklen. Man wird dabei natürlich an die Aktivatoren im Hirnanhang und an das vegetative Grau denken, aber nicht vergessen, daß wir auch in diesen Gebilden nur ausgezeichnete Durchgangsstellen für die Vorgänge haben, die dem ganzen weiblichen Organismus eingeboren sind. Vorgänge aus diesem Bereiche, die beim Manne völlig fehlen, könnten es sein, welche den Frauenüberschuß erklären.

Weitere fördernde Faktoren könnte man in mehr oder weniger groben Hirnschäden sehen. RITTERSHAUS vor allem hat solche Annahmen mit Nachdruck vertreten, wenn er sie auch nicht wirklich bewiesen hat. Seine Auffassungen finden aber doch manche Stütze schon in dem älteren Schrifttum, und jeder erfahrene Psychiater dürfte Beobachtungen kennen, die sehr ernstlich im Sinne von RITTERSHAUS sprechen. Auch im hohen Lebensalter können wir nicht ganz selten beobachten, daß die erste cerebrale Krise, der erste Schlaganfall zur Einleitung eines zirkulären Verlaufs wird. In dem gleichen Sinne können wohl auch andersartige, zu umwälzenden Gesamtreaktionen des Körpers führende Krankheiten, etwa Infektionen, vielleicht auch äußere und innere Vergiftungen (Alkohol, Schilddrüsenstörungen), wirken.

Die Reichweite dieser Einflüsse dürfen wir uns aber nicht sehr groß vorstellen. Allzu häufig sehen wir gerade auch bei Zwillingen das Manifestwerden der Erkrankung in so dichter zeitlicher Folge für die beiden Paarlinge, daß wir hier an mit der Anlage gegebene und festgelegte Entwicklungsvorgänge denken müssen. Soweit diese durch äußere Einflüsse gehemmt oder gefördert werden können, so weit wird auch die Beeinflußbarkeit von außen gehen. Es mag sein, daß durch solche hemmenden oder aber fördernden Umstände der eine oder der andere Anlageträger über die kritische Zeit hinausgetragen oder besonders in sie hineingestoßen wird.

Im amerikanischen und auch im englischen Schrifttum spielen die Erlebnisfaktoren als Ursachen oder doch zusätzliche Ursachen des manisch-depressiven Irreseins eine hervorragende Rolle. Hier werden schärfere Trennungslinien zwischen den „endogenen" Phasen des manisch-depressiven Irreseins und den abnormen seelischen Reaktionen depressiven Gepräges nicht gezogen. Nun ist freilich kein Zweifel, daß auch Manisch-Depressive Menschen sind und ihre Erlebnisschicksale mit sich herumtragen. Diese müssen sich auch in den Psychosen ausprägen, und sie bestimmen unzweifelhaft weithin vor allem die Inhalte der Depressionen. Auf der anderen Seite setzt auch das Entstehen einer depressiven Reaktion eine anlagegemäße Bereitschaft voraus. Nur können wir diese Bereitschaft nicht schlechthin mit der manisch-depressiven Anlage gleichsetzen.

Wir sehen also in Erlebniswirkungen nicht oder doch nur selten exogene Faktoren, welche erst im Verein mit der als solcher nicht ausreichenden Anlage zur Manifestierung des manisch-depressiven Irreseins führen. Doch ist es durchaus möglich, ja wahrscheinlich, daß einzelne Krankheitsphasen, vor allem im späteren Verlauf, erst unter dem Einfluß von Erlebniswirkungen zustande kommen. Mag es oft genug so sein, daß ein seelisches Erlebnis oder eine chronische Konfliktsanlage erst dann wirken, wenn ihnen eine leichtere endogene Welle entgegenkommt, manchmal läßt sich eine solche Annahme doch nicht wahrscheinlich machen. Vor allem aber scheinen tiefe und langnachwirkende Affektkatastrophen mit ihrem Widerhall im gesamten vegetativen System, ihren Einflüssen auf die Nahrungsaufnahme und den Schlaf durchaus geeignet, Bedingungen herbeizuführen, die bei einem cyclophren Labilen dem Phaseneinsatz günstig sind. Gerade bei Manisch-Depressiven, die sonst in völlig regelmäßigen Zeitabständen an ihren Phasen erkranken, kann man solche Zusammenhänge als wahrscheinlich erweisen, wenn die Abänderung des großen Rhythmus mit solchen Umständen zusammentrifft. Im übrigen dürften auf die Ablaufsweise des manisch-depressiven Irreseins sicherlich auch alle Umstände Einfluß gewinnen, die vielleicht auch die Manifestierung der Krankheit überhaupt fördern.

13. Heterogene erbliche und nichterbliche Einflüsse auf Bildgestaltung und Ablaufsweise der manisch-depressiven Seelenstörungen.

Auf diesem Gebiete sehen wir schon heute wesentlich klarer, wenn auch fast allenthalben abschließende und jeder Kritik standhaltende Untersuchungen noch fehlen. Nach dem klinischen Sprachgebrauch spricht man hier von „*pathoplastischen*“ Wirkungen.

So hat unzweifelhaft das *Lebensalter* mannigfache Einflüsse auf Färbung, Dauer und Symptomatologie der Phasen. Zwar sind die ersten Krankheitserscheinungen ganz überwiegend depressiver Natur, im übrigen aber pflegen im Laufe des Lebens die melancholischen Bilder immer häufiger, die manischen immer seltener zu werden. Auch die Phasendauer nimmt durchschnittlich zu, jene der Intervalle ab. Im Rückbildungsalter wird die Hemmung der Melancholie gern durch Erregung ersetzt, während umgekehrt in den Manien des höheren Lebensalters vor allem die motorische Erregung in mäßigen Grenzen zu bleiben pflegt. Mit dem Altern spielen durchschnittlich die hypochondrischen znhalte eine zunehmende Rolle. Die Erkrankungen in der Kindheit und vor allem jene in der Pubertät nehmen gern die Farbe dieser Altersstufe an. Die Unausgeglichenheit, die Sprunghaftigkeit, die Eckigkeit des Ausdrucksgeschehens, die mangelnde geistige und charakterliche Ausreifung führen zu „puberalen“ Zügen, die den manischen wie den melancholischen Krankheitsbildern einen hebephrenen Anstrich und so zur Gefahr der Fehldiagnose im Sinne der Hebephrenie Anlaß geben.

Auch das *Geschlecht* hat einen Einfluß, ganz abgesehen von dem tatsächlichen oder scheinbaren Frauenüberschuß. Ganz allgemein scheint bei den Männern die Neigung zu manischen Phasen, aber auch zu ausgesprocheneren Formen hypomanischer Persönlichkeitsgestaltungen größer zu sein als bei den Frauen. Bei diesen sind hysterische Züge und im Zusammenhang damit Bewußtseinstrübungen häufiger als bei den ersteren. Es kommen so nicht ganz selten hysteriforme Verwirrtheitszustände manischen und depressiven Gepräges bei Frauen vor, die bei den Männern zu den großen Seltenheiten gehören. Von den Wahninhalten bevorzugen die Männer hypochondrische und Verfolgungsideen, während bei den Frauen erotische Wahnbildungen viel häufiger sind.

Intellektueller *Schwachsinn* ist bei den Manisch-Depressiven wahrscheinlich wesentlich seltener als bei den anderen endogenen Krankheitsformen, wenn auch in jüngster Zeit eine gegenteilige Stimme laut geworden ist. Wo Schwachsinn oder eine erhebliche Dummheit vorhanden sind, da werden die Krankheitsbilder ärmlicher, monotoner, gedankenleerer. Die melancholische Verstimmung kann als Stumpfheit erscheinen, und die Hemmung ist vielfach sehr erheblich. Auch bei den schwachsinnigen Manisch-Depressiven kommt es häufig zu Fehldiagnosen im Sinne der Schizophrenie.

In ähnlicher Weise wie Verstandesmängel dürften sich auch andere *persönliche Eigentümlichkeiten* in der Symptomatologie der zirkulären Phasen abzeichnen. Vor allem hat man dies für gewisse „degenerative“ Züge behauptet und auch das Überwiegen von wahnhaften Erscheinungen und das Auftreten von Zwangsvorstellungen in den manisch-depressiven Phasen hat man mit entsprechenden Wesenseigentümlichkeiten in Zusammenhang gebracht. Nun ist es gewiß richtig, daß mancher Kranker, der schon in seiner gesunden Zeit mißtrauisch, zur Voreingenommenheit und zu affektiven Fehldeutungen geneigt ist, in seinen Krankheitsphasen paranoische Züge und selbst von einem Erlebnis ausgehende systematisierte Wahnbildungen entwickelt, die mit den Phasen wieder abklingen. Manche Zirkuläre ferner, die in der Melancholie, seltener auch in der Manie, an Zwangserscheinungen leiden, sind auch in der gesunden Zeit selbstunsichere oder ausgeprägt anankastische Persönlichkeiten. Aber dies geht nicht durch. Es gibt Zirkuläre, die tatsächlich nur in einzelnen Phasen Wahnbildungen paranoischen Gepräges entwickeln, besonders gern beim Übergang der einen Phase in die andere, und das gleiche gilt für die Entwicklung von Zwangserscheinungen. Auf der anderen Seite können Zwangskranke und ebenso Menschen, die in eine paranoische Entwicklung eingetreten sind, auch an zirkulären Phasen erkranken und damit Veränderungen ihrer schon vorher bestehenden Krankheitserscheinungen erfahren. Ganz allgemein darf aber nicht behauptet werden, daß man aus der Persönlichkeit, so wie sie in den gesunden Zeiten für uns erkennbar wird, ablesen könnte, wie die Phasen sich gestalten werden. Auch Menschen von typischem syntonen Gepräge können in den Phasen die sonderbarsten atypischen Züge entwickeln. Wir stehen hier immer noch vorwiegend vor Fragestellungen, noch nicht vor sicheren Erkenntnissen. Bemerkenswert erscheint besonders, daß etwa Hypomanische durchaus nicht regelmäßig oder gar ausschließlich an Manien erkranken, und daß auf der anderen Seite schwerblütige Menschen typische klassische Manien durchmachen können. Der Zusammenhang der erkennbaren Persönlichkeit mit Färbung und sonstiger Gestaltung der Phasen ist also sicherlich nicht so eng, wie man sich dies heute, bestochen durch manchen Einzelfall, gern vorstellt.

Unzweifelhaft machen sich nämlich in den Krankheitsphasen sonst verborgene Anlagebruchstellen gern bemerkbar. Auch ein klassischer cyclothymer Mensch im Sinne KRETSCHMERs etwa kann, als Teilanlagen, schizophrenes oder epileptisches Erbgut oder andersartige Anlagemängel in sich tragen, die sich in der Gesundheit gar nicht abzeichnen, in der Krankheit aber beherrschend hervortreten. Daß überhaupt die manisch-depressive Symptomatologie durch heterogene Umstände abgewandelt werden kann, läßt sich am deutlichsten an dem *Einfluß exogener Schäden* erkennen.

So kann etwa während einer Lungenentzündung die im Ablauf begriffene zirkuläre Phase durch die Erscheinungen eines Infektionsdeliriums gefärbt werden. Während der Manie kann bei Trinkern ein alkoholisches Delir zum Ausbruch kommen, und auch der fortgesetzte Gebrauch stark wirkender Arzneien, etwa des Scopolamins, gewinnt nicht selten wesentlichen Einfluß auf die Frische manischer Krankheitserscheinungen. Wesentlich wichtiger noch sind Zusammenhänge, die BOSTROEM wahrscheinlich gemacht hat. Bei schweren körperlichen Erkrankungen nämlich kommt es nicht ganz selten zu „verworrenen Manien“, die symptomatologisch den Verwirrtheiten KLEISTs mehr oder weniger gleichen. BOSTROEM stellt sich vor, daß hier die pathogenetische Bedeutung von zirkulärer Anlage und äußerem Schaden etwa gleichgeordnet, beide jedenfalls nicht fortzudenken seien. Dabei kommen die allerverschiedensten Schäden von der Infektionskrankheit bis zum Hirntrauma in Betracht. In vielen Fällen zeigt dann freilich der weitere Verlauf die Wiederkehr ähnlicher oder aber typischer manischer oder depressiver Phasen ohne Zusammenhang mit äußeren Schäden. Wichtig ist aber, daß manische und depressive Erkrankungen durch solche exogene Schäden entscheidend gefärbt, übrigens vielfach auch in ihrem Ablauf hinausgezogen werden können. Ähnliche Zusammenhänge findet man nicht selten auch für die im Wochenbett auftretenden Erkrankungen, die gern eine atypische, übrigens auch katatone Färbung annehmen.

Die Mitwirkung von dem manisch-depressiven Irresein und seiner Anlage als solchen fremden Schäden muß man auch für viele im Klimakterium und in der weiteren Rückbildungszeit auftretenden melancholischen Erkrankungen annehmen, über deren symptomatologische Besonderheiten oben schon kurz gesprochen wurde. Vor allem ist hier, wie erwähnt, die Hemmung oft durch Erregung ersetzt. Die Phasen werden nicht ganz selten durch schwerwiegende Erlebnisse aufgeklinkt; sehr häufig sind paranoide, aber auch hysterische und andere degenerative Züge, und die Dauer der Erkrankungen ist vielfach eine lang sich hinziehende. Wir haben noch nicht gesicherte Erkenntnisse darüber, welche dieser melancholischen Erkrankungen tatsächlich nur durch die Altersstufe und die damit verbundenen Veränderungen vor allem am Gefäßsystem, aber auch an den endokrinen Organen und endlich am Gehirn, gefärbte, im übrigen typische manisch-depressive Erkrankungen sind. Mit großer Wahrscheinlichkeit dürfen wir aber schon heute vermuten, daß bei vielen von diesen Melancholien des Rückbildungsalters die Anlage als solche nicht vollständig ist, nicht ausreicht, von sich aus manisch-depressive Verläufe zu machen, sondern der Mitwirkung aller möglicher äußerer Schäden bedarf. Vielleicht äußert sich hier die Anlage schon in quantitativ unzureichender Ausprägung. Hervorzuheben ist besonders, daß es entsprechende manische Phasen im Rückbildungsalter nur ganz selten gibt. Viele Melancholien des Rückbildungsalters bleiben auch isoliert, wenn es auch Rezidive bei spät ausbrechenden Erkrankungen gibt. Zum Teil exogener Entstehung sind jene der Symptomatologie nach rein manisch-depressiven Verläufe, die mit dem ersten Schlaganfall beginnen. Endlich muß hervorgehoben werden, daß die arteriosklerotische Persönlichkeitsveränderung gern einen depressiv-ängstlich-morosen und dabei schwankenden Verlauf nimmt, und zwar gerade bei solchen Menschen, die vorher nie krank, aber doch von je schwerlebig, dabei synton und vielfach von pyknischem Körperbau sind. Hier allenthalben haben wir es also mit Störungen zu tun, die einem Grenzgebiet angehören. In jedem einzelnen Falle wird gegeneinander abzuwägen sein, was der äußeren Krankheitsursache, was der spezifischen Veranlagung zugehört. Vielfach wird man zu einer sicheren Entscheidung aber nicht kommen.

Daß es vereinzelt symptomatologisch typische manische und depressive Erkrankungen gibt, die ausschließlich Ausdruck exogener Schäden sein dürften, ist sehr wahrscheinlich. Wir kennen solche Depressionen etwa nach chronischen Gasvergiftungen, aber auch im Verlauf der perniziösen Anämie. Sie machen die Schwankungen der körperlichen Grundkrankheit mit und heilen mit ihr ab. Ähnlich mögen auch die Zusammenhänge mancher manischer und melancholischer Bilder mit dem paralytischen Rindenvorgang oder aber schweren

Schädeltraumen sein. BOSTROEM nimmt auch hier eine als solche nicht zureichende zirkuläre Anlage und das gleichgeordnete pathogenetische Zusammenwirken von Anlage und äußerem Schaden an. In manchem Falle aber zeigt der spätere Verlauf oder auch die genaue Anamnese, daß dem äußeren Krankheitsvorgang nur eine verschlimmernde Wirkung auf die Anlagestörung zukam. Auch nach dem Abheilen des Hirnvorganges kann es bei solchen Kranken zu neuen Phasen kommen. Nach allen diesen Richtungen muß man jedenfalls recht breite Grenzgebiete des manisch-depressiven Konstitutionskreises annehmen, Grenzgebiete, in denen es zur manifesten Erkrankung und vielfach zur atypischen Erkrankung nur dann kommt, wenn schwere äußere Schäden eintreten.

Hysterische Krankheitserscheinungen im engeren Sinne, d. h. seelisch entstandene und seelisch festgehaltene körperliche Funktionsstörungen von Zweckcharakter sind, wie es scheint, jedem Menschen in bestimmten Lagen zugänglich. Sie sind auch den manisch-depressiven Seelenstörungen nicht fremd. Dagegen können die sog. hysterischen Persönlichkeiten, die geltungssüchtigen und echten Erlebens unfähigen Menschen hysterisch-degenerativ gefärbte melancholische Störungen vom Charakter der sog. Hysteromelancholien durchmachen. Hier würde also die eigenartige Persönlichkeit auf die Symptomatologie und den Verlauf der zirkulären Erkrankung abfärben. Nicht selten aber schließen sich solche Melancholien an schwere Erlebnisse oder aber chronische unbehebbare Konfliktslagen an, und dann kann es schwierig werden, eine sichere Diagnose zu stellen. Es mag ganz ähnliche, rein reaktive Erkrankungen geben. Wichtiger aber ist, daß manche hysteromelancholische Frau in ihrer gesunden Persönlichkeit keinerlei erkennbare hysterische und degenerative Züge aufweist. Hier mögen die tatsächlich vorhandenen Wesenszüge hinter der syntonen Oberfläche verborgen gewesen sein, oder aber eine an sich vorhandene, aber verdeckte degenerative Veranlagung — wir wissen auf diesem Gebiete noch fast gar nichts — wird durch die endogene Phase aufgeklinkt.

Manche Verwirrtheiten, vor allem manischen, aber auch solche melancholischen Gepräges, erstehen im Zusammenhang mit schwierigen Erlebnissen. Es kommt dann zu schwer durchdringbaren, hysterisch-affektiven Psychosen, die mit mehr oder weniger tiefer Bewußtseinstrübung und meist erheblichen Schwankungen verlaufen. Vor allem SCHMID hat solche verwickelte Fälle beschrieben, deren Zuordnung freilich durch vorangehende cyclothyme Phasen vielfach erleichtert ist. Ich halte für wahrscheinlich, daß sich unter den Verwirrtheiten KLEISTs gleichfalls ähnliche, kompliziert aufgebaute Erkrankungen finden.

Zwangserscheinungen können als der Ausdruck der verschiedenartigsten, auch organischer Hirnprozesse auftreten. Nicht selten sind sie aber auch der bleibende Ausdruck persönlicher Wesenseigentümlichkeiten und überdauern unter mancherlei Schwankungen, die durch die Gestaltung des äußeren Geschicks, vielfach aber auch durch ärztliche Maßnahmen herbeigeführt werden, das ganze Leben. In manchen Fällen aber finden wir eine scheinbare Periodizität, mit der sich die Zwangserscheinungen verstärken, um dann wieder abzuflauen und bis auf erträgliche Reste zu verschwinden. Bei solchen Beobachtungen stellt sich gelegentlich heraus, daß es jeweils erlebnismäßige Schwierigkeiten sind, welche den Zwang lebendiger werden lassen. Doch gibt es auch Erkrankungen, in denen der Zwang phasenhaft kommt und geht, und zwar jeweils unter gleichzeitigen melancholischen Verstimmungen oder, seltener auch einmal, leichteren Erregungen, während die Zwischenzeiten frei oder nahezu ganz frei von Zwangserscheinungen bleiben. Man hat in solchen Fällen angenommen, daß das Verhältnis der Zwangsphasen zu den Persönlichkeiten mit dauerndem

Zwang jenem der zirkulär Kranken zu den ausgesprocheneren Dauerverstimmungen melancholischen oder manischen Gepräges entspreche. Damit zugleich bringt man jenen Teil der Zwangserkrankungen als atypische Ausdrucksformen in die nächste Nähe des manisch-depressiven Irreseins. Tatsächlich findet man bei vielen solchen Kranken neben schizoider auch zirkuläre Belastung, und manches an der persönlichen Aufmachung dieser Kranken läßt an Persönlichkeiten aus dem cyclothymen Kreise denken. Doch darf man sich den Anteil jener Zwangskranken, die tatsächlich Zirkuläre sind, sicher nicht groß vorstellen. In vielen Fällen besteht eine klare erbliche Belastung wiederum mit Zwangskrankheiten und anankastischen Persönlichkeiten, ohne daß zirkuläre Belastung nachweisbar wäre. Warum es auch in manchen zirkulären Erkrankungen und hier gern zur Zeit des Phasenwechsels oder in Mischzuständen, nicht ganz selten aber auch in Melancholien, zu Zwangserscheinungen kommt, wissen wir bisher nicht. Wir dürfen aber vermuten, daß durch die Phasen eine spezifische Veranlagung aufgeklinkt wird, die in den gesunden Zwischenzeiten gar nicht oder doch nur in Andeutungen erkennbar wird.

Ähnliches gilt auch für die *paranoischen* Erkrankungen im engeren Sinne, für die manche Kliniker die engsten Beziehungen zum zirkulären Formenkreis angenommen haben. Sicher ist, daß paranoische Episoden, d. h. von einem Ausgangspunkt ausgehende und in einem geschlossenen Gedankengebäude die gesamte Wirklichkeit umfälschende, wahnhafte Gedankengänge sich bei Manisch-Depressiven gern an den Phasenwechsel anknüpfen, um dann abzuheilen. Es gibt aber auch periodisch verlaufende, paranoisch gefärbte Phasen, die im früheren Schrifttum eine große Rolle gespielt haben, aber sicher recht selten sind. Wir dürfen vermuten, daß gerade hier für die abnorme Gestaltung der Phasen, die übrigens gelegentlich mit typischen abwechseln können, eine nicht zum zirkulären Anlagegut gehörige abnorme Anlage verantwortlich zu machen ist. Ob diese in den Bereich der schizophrenen Anlagen gehört, wie man aus den Untersuchungen KOLLEs annehmen könnte, ist eine noch ungeklärte Frage, ja, ich halte dies für unwahrscheinlich. In manchen Fällen kann man in den Dauereigentümlichkeiten der erkrankenden Persönlichkeiten die gleichzeitig vorhandene paranoische Veranlagung schon ablesen.

Bei der großen Mehrzahl der paranoischen Reaktionen und Entwicklungen, zu denen in der Regel auch die querulatorischen Entwicklungen gerechnet werden, haben wir es aber sicher nicht mit dem Ausdruck vorwiegend zirkulären Anlagegutes zu tun. Immerhin wird man vielfach mit zirkulären Teilanlagen, hypomanischen und auch schwerblütig grüblerischen Persönlichkeitsmerkmalen rechnen müssen, Merkmalen, die geeignet sind, der Wahnbildung die Richtung und gelegentlich auch die sieghafte Zähigkeit zu geben, so daß die Wahnbildung gerade unter dem Einfluß der zirkulären Anlagebestandteile besonders rasch erkennbar wird. Erschöpfende und völlig überzeugende Untersuchungen fehlen in diesem Bereiche noch. Hervorzuheben ist aber, daß bei den paranoischen Erkrankungen, freilich nicht nur hier, sondern auch im Bereiche der Paraphrenien, pyknischer Körperbau weit verbreitet ist.

Zum *epileptischen Formenkreise* sind die Beziehungen des manisch-depressiven Irreseins verhältnismäßig schmale. Natürlich kann es im Verlaufe zirkulärer Erkrankungen zu einem Hirntrauma oder zu einem andersartigen lokalisierten Hirnschaden und im Gefolge davon zu epileptiformen Anfällen, auch generalisierten kommen. Umgekehrt können Epileptische, die gleichzeitig manisch-depressiv belastet sind, zirkulär gefärbte Dämmerzustände haben. Auch ihre Verstimmungen mögen manchmal die Farbe der zirkulären Teilanlagen tragen. Von RITTERSHAUS ist angenommen worden, daß zirkuläre Erkrankungen weithin Ausdruck weit zurückliegender Hirntraumen seien und besonders häufig mit epileptischen Erscheinungen vergesellschaftet auftreten sollen. Diese Hypothese ist aber recht mangelhaft gestützt und gilt, soweit sie tragfähig ist, nur für einen recht engen Kreis von Erkrankungen.

Nicht unwahrscheinlich ist, daß gleichzeitige epileptische Belastung bei Manisch-Depressiven eine Neigung zu besonderen periodischen Verworrenheitszuständen, die mit Bewußtseinstrübungen verlaufen, mit sich bringt. Auch eine kleinere Gruppe in Serien aneinanderschließender, ganz kurzdauernder, manischer Erregungen könnte durch gleichzeitiges epileptisches Anlagegut mitbedingt sein. Nach solchen langdauernden Serien pflegen längere gesunde Intervalle einzutreten. Manche Kranken scheinen überhaupt zu genesen, andere erkranken erneut, und zwar ähnlich oder auch mit typischen Phasen.

Auf die Beziehungen des manisch-depressiven Formenkreises zum *schizophrenen* soll hier nicht eingegangen werden, da sie schon in dem Kapitel Schizophrenie von LUXENBURGER abgehandelt werden. Hervorgehoben sei nur, daß schizophrene Teilanlagen sich in sonst typischen zirkulären Verläufen, die zu keinerlei Persönlichkeitszerfall führen, durchzeichnen können. Es gibt aber eine nicht ganz kleine Gruppe von Erkrankungen, die eine sichere Zuordnung zu der einen oder anderen Diagnose nicht oder doch lange Jahre hindurch nicht gestatten (s. bes. TUCZEK). LUXENBURGER ist auf die hierher gehörigen mannigfachen Fragestellungen eingegangen.

14. Manisch-depressive Erscheinungen in anderen Seelenstörungen.

Nicht ganz selten wird das Vorhandensein zirkulärer Anlagen bzw. vermutlich Teilanlagen erst im Rahmen andersartiger Erkrankungen deutlich. So verlaufen Paralysen gern unter zirkulären, depressiven und vor allem manischen Bildern, und wir finden dann oft typische syntone Temperamente sowie pyknischen Körperbau. Arteriosklerotische Erkrankungen führen gern zu Depressionszuständen, die melancholischer Färbung wiederum besonders bei Pyknischen und Syntonen sind. Selbst nach Schädeltraumen und bei chronischen Vergiftungen können unter dem Einfluß einer entsprechenden, oft genug auch in der Familie nachweisbaren Belastung die exogenen Seelenstörungen die Farbe der cyclothymen Anlage tragen. BOSTROEM nimmt hier, wie erwähnt, weithin eine mehr oder weniger gleichgeordnete pathogenetische Bedeutung von äußeren Schäden und Anlage an.

Aber nicht nur dies. BOSTROEM hat vielmehr hier und da schon ausgesprochene Vermutungen in einer einheitlichen Betrachtung zusammengefaßt und wahrscheinlich zu machen versucht, daß ganz allgemein der manisch-depressiven Konstitution nicht nur eine krankheitsverändernde, sondern eine krankheitsmildernde Bedeutung zukomme. So sieht er in der Paraphrenie einen schizophrenen Prozeß, der deshalb nicht zum Verfall der Persönlichkeit führe, weil die syntone Persönlichkeit eine verstärkte Widerstandskraft verleihe. Tatsächlich sind viele Paraphrene pyknisch, und sie haben auch vielfach syntone Züge, wenn ich sie auch ihrer Ausgangspersönlichkeit nach keineswegs als synton bezeichnen möchte. Ähnliches gilt für die eigentlichen Schizophrenen mit manisch-depressiven Zügen, die hinsichtlich des Persönlichkeitszerfalls durchschnittlich eine bessere Prognose haben. Die gleiche günstige Wirkung hat die frische syntone Persönlichkeit bei den Presbyophrenien, die zwar dem senilen Rindenzerfall und damit schwersten mnestischen Störungen unterliegen, aber in ihrer Persönlichkeit und besonders in ihrer affektiven Ansprechbarkeit ausgezeichnet erhalten bleiben. Ähnliche Zusammenhänge sieht BOSTROEM allenthalben, auch bis in den Bereich der Malariabehandlung der Paralysen und auf der anderen Seite bis in die Neurosen hinein. Hier handelt es sich unzweifelhaft um klinische Befunde, die dem Eindruck nach richtig erscheinen.

Eigentliche Auszählungen liegen aber nicht vor. Sie sind nötig, wenn die sicher fruchtbaren Anregungen BOSTROEMs als Tatsachen genommen werden sollen. Vor allem muß auch festgestellt werden, ob nicht umgekehrt die ausgesprochen syntone Veranlagung erst so anfällig machen könnte, daß es besonders leicht zu Seelenstörungen mehr oder weniger typischen Gepräges, freilich bei der Restitutionstendenz alles zirkulären Wesens zu remittierendem oder gutartigem Verlauf kommt. Diese Frage ist angesichts etwa der Häufigkeit paralytischer Erkrankungen gerade bei Pyknikern nicht ohne weiteres von der Hand zu weisen. Ja, man könnte auch daran denken, daß Paraphrenien auf dem Boden eines an sich nicht vollen schizophrenen Anlagesatzes nur deshalb entstehen, weil gleichzeitig die labilisierende manisch-depressive Konstitution vorhanden ist. Wir sehen ja in nicht verschwindender Zahl Erkrankungen paraphrener Färbung mit ausgesprochen periodischem Verlauf. Die vermutlich geringere schizophrene Belastung der Paraphrenien würde damit einer Erklärung zugänglich werden. In ähnlicher Weise denkt SLATER daran, daß Schizophrenien in manisch-depressiven Familien vielleicht nur verkappte zirkuläre Erkrankungen sein könnten. Das genotypische Milieu, das mit der manisch-depressiven Anlage einhergeht, könne vielleicht der schizophrenen Anlage schon im heterozygoten Zustand zu „Dominanz“ verhelfen. Auf diesem ganzen Gebiete gibt es bisher also nur Fragestellungen, aber noch keine sichere Antwort.

15. Rassenfragen.

Soweit unser Wissen geht, scheinen manisch-depressive Erkrankungen in allen Teilen der Welt und bei allen Rassen vorzukommen.

Die Frage, ob bei bestimmten Rassen die Krankheit überdurchschnittlich häufig oder selten auftritt, hat zwar mannigfache Bearbeitung erfahren. Von einer Lösung sind wir aber weit entfernt. Nur über die Länder westeuropäischer Kultur sind wir leidlich unterrichtet, und wir wissen auch, daß in Japan und China periodische Seelenstörungen nicht selten sind. Doch fehlen wirklich vergleichbare Erhebungen völlig. Selbst in Westeuropa sehen wir noch nicht ganz klar. Hatten wir bisher angenommen, daß im Süden Deutschlands manisch-depressive Erkrankungen häufiger seien als im Norden und daß noch weiter im Norden immer weniger echte Zirkuläre zu finden seien, so läßt sich dies etwa nach den Auszählungen SLATERs für England schwerlich aufrecht erhalten, und selbst die bisher scheinbar feststehende Tatsache, daß die Juden häufiger erkranken als ihre Wirtsvölker, ist, wenn auch mit recht wenig verläßlichen Unterlagen, ernstlich bestritten worden. Es erscheint nicht fruchtbar, auf diese Fragen weiter einzugehen. Ich verweise auf die kritische und sorgfältige Zusammenstellung von SCHOTTKY.

Auch die mannigfachen Angaben über die verschiedenartige Färbung der manisch-depressiven Seelenstörungen bei den einzelnen Stämmen, Völkern und Rassen scheinen mir noch nicht genügend gesichert. Schwer zu bezweifeln ist freilich, daß in Württemberg Melancholien besonders häufig sind, daß in Heidelberg die Manien, in München und Tübingen die Melancholien überwiegen und daß im Norden Deutschlands und in Skandinavien die Vorherrschaft der depressiven Seelenstörungen eine immer größere wird. Man wird hier den Temperamentsunterschieden der Stämme und Rassen eine wichtige Bedeutung einräumen mögen. Es scheint ferner, daß die Romanen und manche Slaven eine stärkere Neigung zu Manien oder doch erregten periodischen Psychosen haben. Doch bedürfen alle diese Behauptungen der Nachprüfung, und für die Länder anderer Kultur liegt Greifbares noch gar nicht vor. Es wird wohl noch lange Zeit vergehen, ehe wir einmal an wirklich vergleichbaren Unterlagen arbeiten können.

16. Verbreitung des manisch-depressiven Irreseins in der Durchschnittsbevölkerung. Soziale Schichtung.

Nach unseren Ausführungen im Eingange des Erblichkeitskapitels braucht nicht noch einmal dargelegt zu werden, wie schwierig es überhaupt ist, leichtere Formen des manisch-depressiven Irreseins zu erfassen und auch bei asylierten Kranken nachträglich sichere Diagnosen zu stellen. Diese Schwierigkeiten sind unzweifelhaft noch wesentlich größer, wenn die Untersuchung von Gruppen geistig Gesunder ausgeht. Gerade hier besteht ja vielfach die Neigung, alle seelischen Auffälligkeiten in der Familie zu leugnen und etwa vorkommende Störungen nicht ernst zu nehmen. In der Regel fehlt ja auch die eigene Erfahrung, sei es an eigenem seelischen Kranksein, sei es an Kranken im unmittelbaren Umkreis. Die Ergebnisse fallen also notwendig unvollkommen aus. Sie bringen nicht einmal Minimalzahlen, sondern Werte, die unzweifelhaft darunter liegen. Immerhin wird man bei sorgfältiger Aufbereitung dadurch, daß man sich an die asylierten Kranken hält, zu Ergebnissen kommen, die nicht allzu weit von Minimalzahlen entfernt sind.

Untersuchte Geschwister (G), Neffen und Nichten (N), Kinder (K), Eltern (E) von

Untersucher	Veröffentlicht in Z. Neur. Band	Probanden	
		Zahl	Ort
KATTENDIDT	103	93	München. Paralytikerehegatten
SCHULZ	109	100	München. Hirnarteriosklerotikerehegatten
LUXENBURGER	112	100	München. Paralytikerehegatten
GÖPPEL	113	155	Allgäu. Reichsbahnangestellte
WOLF	117	111	Allgäu. Kropfoperierte
BRUGGER	118	117	Basel-Stadt. Ehegatten organisch Geisteskranker
MAGG	119	141	Allgäu. Eingewanderte Oberpfälzer und Franken
SCHULZ	136	100	München. Kranke einer inneren weiblichen Abteilung
BLEULER	142	200	Basel-Stadt. Krankenhauspatienten
BRUGGER	145	93	5 Allgäuer Dörfer. Haushaltungsvorstände
CURTIUS	a	56	Bonn. Frakturpatienten
KLEMPERER	146	1000 bzw. 406	München. Stichproben aus dem Krankenregister
BERLIT	152	362	Leipzig-Dösen. Beamte und Angestellte der Anstalt
BOETERS, H.	153	100	München. Kranke einer chirurgischen Abteilung
BOETERS, H.	153	41	München. Kranke einer chirurgischen Abteilung
BLEULER u. RAPOPORT	153	100	Zürich. Tuberkulöse einer Heilstätte
PANSE	154	100	Berlin-Wittenau. Paralytikerehefrauen
BOETERS, D.	155	211	Standesamt Breslau V. Eltern
DITTEL	b	100	Breslau. Paralytikerehegatten
BORMANN	159	100	Liegnitz. Niederschlesische Krankenhauspatienten

a CURTIUS: Kindliche Sklerose und Erbanlage.
b DITTEL: Z. menschl. Vererbgslehre **20**, 208 (1936).

Bei der Wiedergabe der Befunde folge ich im wesentlichen SCHULZ und füge nur einige, in meiner Klinik gewonnene Zahlen von DITTEL und BORMANN aus der jüngsten Zeit an. Wie die hier folgende Tabelle ergibt, handelt es sich um Menschengruppen, die aus den verschiedensten Gegenden Deutschlands stammen. Manisch-Depressive haben sich in einer ganzen Reihe von Gruppen überhaupt nicht auffinden lassen. Wenn man sich an die Prozentzahlen hält, dann bewegen sie sich zwischen 0,0 und 3,8 (H. BOETERS). Aber gerade diese letztere Zahl ist bei einer sehr kleinen Bezugsgruppe nur auf Grund eines einzigen Kranken berechnet. Es zeigt sich daraus, mit wie großer Vorsicht alle diese Auszählungen betrachtet werden müssen.

Eigens ausgeschieden sind die Eltern der Vergleichsprobanden, von denen SCHULZ mit Recht betont, daß sie, ebenso übrigens wie die Eltern der Manisch-Depressiven, eine gewisse Auslese nach Gesundheit darstellen, Gesundheit, die in der Regel wenigstens so lange reicht, bis die Elterneigenschaft erworben ist.

Bis auf die grob herausfallende Zahl von H. BOETERS liegen die in den einzelnen Untersuchungen errechneten Proportionen recht dicht beieinander. Man wird aus ihnen schließen dürfen, daß die Häufigkeit des manisch-depressiven Irreseins in den verschiedensten Teilen Deutschlands unter 0,5% liegt[1]. Daß die vom Kommentar von GÜTT-RÜDIN-RUTTKE angenommenen

Vergleichsprobanden oder Vergleichsprobanden selbst (P)[2]. fr. = fragliche Fälle.

Verwandtschaftsgrad	Beobachtet bis zum Lebensjahr von				Darunter Manisch-Depressive		Eltern	
	16–40* bzw. 20–40	über 40	20–50	über 50	Absolut	%	Absolut	%
N	437*	40	362	6	—	—	n. a.	—
G	69	260	139	190	1	0,4	2 fr.	0,0 bzw. 0,5
G	98	247	221	124	1	0,4	—	—
G	213	235	327	121	—	—	1 fr.	0,0 bzw. 0,4
G	214	113	295	32	—	—	1	0,5
G	128*	327	246	194	—	—	—	—
G	140	172	237	75	—	—	—	—
G	189*	168	223	108	—	—	—	—
G	503*	256	592	126	1	0,2	2 +1 fr.	0,6 bzw. 0,9
G	133*	239	226	137	1 fr.	0,4 fr.	1 fr.	0,0 bzw. 0,6
G	106	51	139	18	—	—	—	—
P	114*	292	392	—	—	—	n. a.	—
G	925*	431	1067	170	3	0,4	3	0,5
G	214	137	258	62	—	—	1	0,6
K	36	16	51	1	1	3,8	n. a.	—
G	239*	129	325	34	—	—	—	—
G	123	226	245	104	1	0,4	1	0,5
G	582*	66	561	16	1	0,3	—	0,0
G	172*	137	254	55	1	0,50	1	0,54
G	145*	118	206	57	1	0,51	1	0,61

[1] Nach einem aus der Literatur gesammelten Durchschnittsmaterial berechnet SLATER (1938) eine Frequenz von 0,38% Manisch-Depressiven, und zwar 0,36% unter Männern und 0,40% unter Frauen.

[2] Nach SCHULZ, Z. psych. Hyg. **9**, 130 (1936).

0,44% mit einer gewissen Skepsis betrachtet werden müssen, braucht nach unseren Ausführungen und den mitgeteilten Tabellen nicht näher begründet zu werden. Immerhin wird sich diese Zahl nicht weit von der Wirklichkeit entfernen.

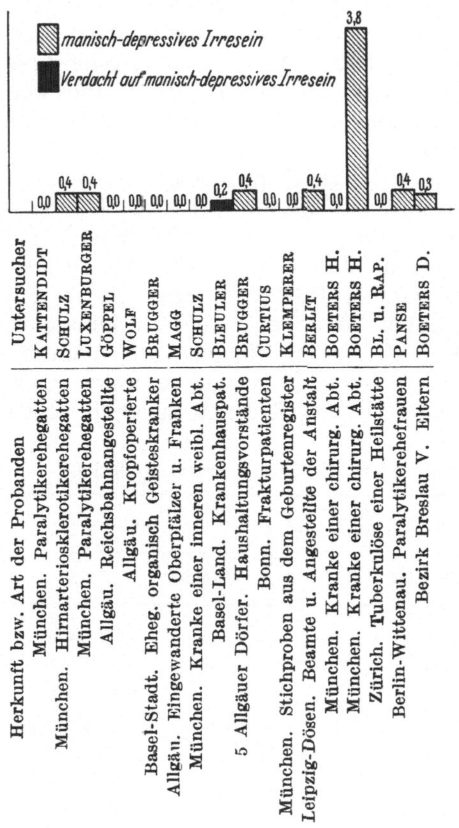

Abb. 5. Erwartung für manisch-depressives Irresein in der Durchschnittsbevölkerung. (Nach SCHULZ.)

Cycloide Psychopathien sind in der Regel nicht eigens ausgezählt worden. Für den, der die Schwierigkeit solcher Erhebungen aus eigener Erfahrung kennt, ist dies ohne weiteres verständlich. Alle Versuche, die nach dieser Richtung etwa unternommen werden, sind zu Scheinergebnissen verdammt, solange wir keine objektiven Maßstäbe kennen. Nur die Ergebnisse des gleichen Untersuchers an verschiedenen Gruppen würden annähernd vergleichbar ausfallen können.

Von großer Wichtigkeit für die noch zu besprechenden Erbgesundheitsfragen, aber auch für die Untersuchungen an Durchschnittsbevölkerungsgruppen ist die eigenartige *soziale* Schichtung der Kranken. LUXENBURGER hat eingehende Untersuchungen nach dieser Richtung vorgenommen. Ich greife aus seiner großen Tabelle hier nur die Schizophrenen, die Schwachsinnigen, „alle geistig Abnormen", die endogen Abnormen, die Durchschnittsbevölkerungsgruppe und endlich die Manisch-Depressiven heraus.

	Oberschicht	Mittelschicht		Unterschicht	Gesamtzahl der Berufstätigen
	I	II	III	IV	
Schizophrene	14,0	27,1	37,1	15,7	3088
Schwachsinnige	3,3	28,0	39,8	22,7	572
Alle geistig Abnormen . .	13,5	29,9	33,4	18,0	9834
Endogen Abnorme	10,4	28,7	34,9	21,1	9155
Durchschnittsbevölkerung .	8,7	28,9	38,1	20,1	2288
Manisch-Depressive	23,3	24,3	29,1	14,4	1502

Ich gebe dazu LUXENBURGERs eigene Worte:

„Das Ausschlaggebende ist aber der ganz klare und eindeutige Befund, daß die Familien der geistig Abnormen zusammen und vor allem der endogen Abnormen mit Ausnahme der Manisch-Depressiven sich vollkommen mit denen einer zeitlich und örtlich möglichst entsprechenden Durchschnittsbevölkerung decken, während die Familien der Manisch-Depressiven eine ganz erhebliche und auch in den einzelnen Berufsgruppen sinnvolle Verschiebung nach der Seite der positiven Qualität aufweist.

Bedenken wir, daß z. B. die höheren Beamten etwa 4mal so häufig vertreten sind, die selbständigen Kaufleute rund doppelt so häufig, die Akademiker im ganzen, also die höheren Beamten und freien akademischen Berufe, 3—4mal so häufig, die Ziffer für die Arbeiter und Dienstleute dagegen ganz wesentlich hinter derjenigen zurückbleibt, die für die Durchschnittsbevölkerung und für die endogen Abnormen außer den Manisch-Depressiven gilt, so kann wohl kein Zweifel darüber bestehen, daß wir in den Sippen der Manisch-Depressiven mit ganz erheblich höherer Begabung und zahlreichen sonstigen eugenisch wertvollen Qualitäten der Persönlichkeit zu rechnen haben als in den Familien der übrigen Erbkranken. Dies prägt sich auch darin aus, daß die Oberschicht das Proletariat zahlenmäßig weit übertrifft, während wir in allen anderen endogenen Gruppen und auch in der Durchschnittsbevölkerung ein gegenteiliges Verhältnis finden[1]."

Leider fehlt eine Untersuchung, die von einer Gruppe besonders hochwertiger Menschen ausgeht, bisher noch ganz. Vermutlich wird die Genialenuntersuchung RÜDINs uns hier Wichtiges lehren. Wenn heute immer noch die Neigung besteht, bei Genialen und besonders Talentierten weitverbreitete cyclothyme Eigenschaften oder gar Phasen anzunehmen, so wird man sich von vornherein vor Augen halten müssen, daß ungewöhnliche Menschen auch in ihren vermuteten Ausnahmezuständen eine sehr vorsichtige Würdigung nötig machen. Erst die Kontrolle an der Sippe wird einigermaßen Sicheres lehren können. Immerhin wird man es grundsätzlich nicht für unwahrscheinlich halten, daß Vitalität und Schwung, synthetisches Schauen und wirklichkeitsnahe Phantasie, die nun einmal zu vielen genialen Leistungen gehören, cyclothyme Eigenschaften darstellen. LUXENBURGERs Mahnung, bei allen eugenischen Fragestellungen auch das Hochwertige in den cyclothymen Sippen vor Augen zu haben, erscheint aber schon im Hinblick auf den Durchschnitt der zirkulären Kranken und ihren Umkreis berechtigt. Das Erbgesundheitsgesetz aber, dem wir uns nun zuwenden wollen, geht, entsprechend den Forderungen LUXENBURGERs, tatsächlich nur die Kranken selbst an, trifft also im allgemeinen nur das „Entartete und Wertlose", nicht aber die zahlreichen, wertvollen Gesunden im Umkreise der Kranken.

17. Empirische Erbprognose und Erbgesundheitsgesetz.

Die Tatsachen der „empirischen Erbprognose", welche die Grundlagen der Erbgesundheitsgesetzgebung sind, haben wir oben schon, vor allem in den Tabellen von SCHULZ, wiedergegeben. Ich wiederhole hier aber nochmals in Kürze, was der Kommentar von GÜTT-RÜDIN-RUTTKE an erbprognostischen Ziffern gibt.

„Die Erbkraft der Manisch-Depressiven ist ganz bedeutend. Es sind etwa $^1/_4$ der Kinder von manisch-depressiven Einzeleltern wieder manisch-depressiv, 13—14% sind cycloide Psychopathen und 13% andere abnorme Typen, im ganzen also über die Hälfte abnorme Kinder.

Sind beide Eltern manisch-depressiv, so sind insgesamt 90—100% der Kinder geistig abnorm. Auch die Psychoseziffern für Geschwister und diejenigen für Vettern, Basen, Neffen und Nichten sind hoch. Unter den Geschwistern sind manisch-depressiv 13,50%, unter Vettern und Basen 2,5% und unter Neffen und Nichten 2,4%, während die Erkrankungswahrscheinlichkeit der Durchschnittsbevölkerung für manisch-depressives Irresein nur 0,44% beträgt."

Am wenigsten gesichert erscheint mir dabei, was über die Erwartung bei den Kindern zweier manisch-depressiver Eltern gesagt ist, wie ich oben schon kurz besprochen habe. Auch die Erwartung für die Durchschnittsbevölkerung ist, wie erwähnt, sicher nur ein angenäherter Wert. An der Zuverlässigkeit der sonstigen wesentlichen Unterlagen der Erbgesundheitsgesetzgebung, soweit sie das manisch-depressive Irresein betrifft, wird damit aber nichts geändert. Die Erkrankungshäufigkeit innerhalb der engeren biologischen Familie von Zirkulären, und zwar die Häufigkeit wieder ausgesprochen zirkulärer Erkrankungen, ist im Vergleich mit der Durchschnittsbevölkerung eine so außerordentlich erhöhte, daß die gesetzlichen Maßnahmen ihre tiefe Berechtigung haben, mag man dabei an die Erbgesundheit des Volkes wie auch an den einzelnen Kranken denken. Der sehnliche Wunsch, nicht geboren zu sein, bleibt

[1] SLATER (1938) hat Beruf und soziale Schichtung von Manisch-Depressiven, ihren Eltern und ihren Kindern verglichen und hat im Durchschnitt ein soziales Absinken im Laufe der 3 Generationen nicht gefunden.

keinem Zirkulären erspart; bei vielen begleitet er ein langes, qualvolles Leben und bei einer ungezählten Schar von Kranken führt er zur Selbstvernichtung, die den individuellen Qualen ein Ende bereiten mag, für die Sippe aber immer Not und Qual und oft genug langjähriges Elend herbeiführt.

Bei der sehr engen Umgrenzung, die in allen wichtigen Untersuchungen die Diagnose manisch-depressives Irresein gehabt hat, ist das Verhängnis der Nachkommen Zirkulärer als noch größer vorzustellen, als aus den Proportionen der reinen Psychosen hervorgeht.

In mühevollen Untersuchungen hat ESSEN-MOELLER festgestellt, daß die *Fruchtbarkeit* der Manisch-Depressiven jener der Durchschnittsbevölkerung entspricht. Durch die Ausschaltung der manifest Kranken freilich werden bei der durchschnittlich spät liegenden Erkennbarkeit des manisch-depressiven Irreseins nur $^1/_{13}$ bis $^1/_{14}$ Kinder nicht geboren werden, wenn alle Kranken aus der Fortpflanzung ausgeschaltet werden. Dieser Anteil dürfte erheblich steigen, wenn man die im Rückbildungsalter manifest werdenden Erkrankungen nicht einrechnet. Aber auch ohne diese Korrektur wird die Wirkung der Erbgesundheitsgesetzgebung im Bereiche des manisch-depressiven Irreseins nicht weniger wirksam sein als bei den Schizophrenen, da sehr viel mehr Manisch-Depressive von kranken Eltern abstammen als Schizophrene.

18. Zusammenfassung des erbbiologischen Teils und Ausblick.

Die Erbforschungen im cyclothymen Kreise stehen vor den gleichen grundsätzlichen Schwierigkeiten, die überhaupt für das Bereich des Seelischen Geltung haben. Schon der Erfassung und Wertung der Phänotypen begegnen Hindernisse mannigfacher Art auch dann, wenn die Probanden und ihre Angehörigen eingehend untersucht werden können. Sie werden vielfach unüberwindlich, wenn nur unvollkommene Auskünfte zu erreichen sind. Darüber hinaus fehlen für unzweifelhaft wichtige Fragestellungen, etwa die Erblichkeit des Körperbaus und jene der syntonen Wesensart sowie für die Korrelationen des manisch-depressiven Krankheitskreises mit anderen Leiden, alle brauchbaren Untersuchungen.

Auch im übrigen sind allenthalben nur Ansätze vorhanden, Zwillingsserien, die uns einigermaßen Ausreichendes über die genische Äquivalenz von Phänotypen sagen könnten, liegen noch in viel zu geringem Umfange vor. Was wir bisher wissen, zeigt lediglich, daß wir uns schon in dieser Hinsicht die Dinge nicht verwickelt genug vorstellen können. Nach den bisherigen Erfahrungen muß man damit rechnen, daß die ganze Erscheinungsfülle der manisch-depressiven Psychosen im engeren Sinne und aller Randpsychosen (autochthone Degenerationspsychosen, metabolische Psychosen usw.) letzten Endes auf *eine* Anlage zurückführen.

Nur an einzelnen Stellen zeigen sich Ansätze zur Einengung der Fragestellung. Wir haben erfahren, daß ein Teil der Involutionsmelancholien, die immer ein Sorgenkind schon der klinischen Psychiatrie waren, sich vom Hauptteil der Erkrankungen auch genetisch abheben dürfte. Gleich wegweisend erscheint mir der Umstand, daß bei klinisch möglichst säuberlicher Umgrenzung der manisch-depressiven Ausgangsprobanden, wie sie etwa SLATER vorgenommen hat, die Proportionen der kranken Blutsverwandten wachsen.

Soweit bisher die Erblage von einigen Gruppen von „Randpsychosen" beforscht ist, ergeben sich wenigstens Möglichkeiten für die Zukunft. Gerade hier sollte weitere Arbeit geleistet werden, die freilich vor unvergleichlichen Hemmnissen steht. Klinisch wirklich gleichartige und unzweideutig gekennzeichnete Randspychosen werden nur selten und in langen Zeiträumen durch das Blickfeld eines Forschers gehen. Voreiliger Zugriff aber verdirbt die Ergebnisse. Nur nach recht langen Krankheitsverläufen wird man Gleichartiges feststellen können und dann vielfach schon die beste Zeit für die Erfassung des engeren Erbkreises versäumt haben.

Dazu kommt, daß wesentliche Krankheitserscheinungen des cyclothymen Kreises in der Breite normalen seelischen Geschehens verschwimmen, auf der anderen Seite aber die Fülle der nicht synton-pyknischen seelischen und körperlichen Eigenschaften wie das gesamte körperliche und seelische Schicksal in der Erscheinungsweise der manisch-depressiven Seelenstörungen zum Ausdruck kommen und ganz undurchsichtige Verhältnisse schaffen können.

Man wird daher einmal gewissermaßen vom Rande her (Körperbau, syntone Wesensart) die Problemlage einzuengen versuchen müssen. Auf der anderen Seite aber wird auch unter genealogischen Fragestellungen die Erbforschung jener körperlichen Vorgänge, deren Ausdruck die manisch-depressiven und eng verwandten Seelenstörungen sein dürften, mit allem Nachdruck gefördert werden müssen. Erst wenn wir hier weitergekommen sein werden, wird auch die genealogische Forschung auf sicherem Grunde bauen. Daß aber auch alle die Nebenwege, die sich im Verlaufe unserer Darstellung eröffnet haben, von den verschiedensten Seiten her sich den zentralen Problemen annähern werden, ist zu erwarten.

Bei den außerordentlichen Schwierigkeiten grundsätzlicher Natur sollen doch auch die praktischen Hemmnisse hier wenigstens angedeutet werden. Fruchtbare Erbforschung kann im Bereiche der Seelenstörungen nur der erfahrene Psychiater leisten, der zugleich psychologischen Feinblick haben muß. Erfahrung in psychiatrischen Dingen schafft aber nur eine sehr langdauernde und geduldige Lebensarbeit. So, wie die Dinge heute liegen, finden sich die Männer, denen die entscheidende Arbeit obliegt, in zwei Lagern, einmal in den eigentlichen Forschungsstätten, in denen der einzelne Forscher über genügend Mittel und seine ganze Zeit verfügt. Aber gerade hier fehlt in der Regel die ständige lebendige Berührung mit dem psychiatrischen Alltag, der allein die Fehler und Nöte jedes psychiatrischen Urteils nicht vergessen läßt. Die Männer in den Kliniken und Anstalten aber sind teils jung und bei vielfach großen Kenntnissen doch noch nicht erfahren genug oder aber älter und erfahren, dann aber in einem Maße durch die Lasten unaufschiebbarer Alltagsarbeit erstickt, daß sie für die Forschung aus der lebendigen schillernden Wirklichkeit heraus ausfallen. Die Erbklinik, die alle Erbleiden zu erforschen unternimmt, hilft hier nicht weiter, wenigstens in ihrer bisherigen Verwirklichung nicht. Es müßten Erbkliniken für die Sonderfächer gegründet und mit ausgelesenen, den wirtschaftlichen Sorgen enthobenen, *erfahrenen* Fachvertretern besetzt werden und zu gleicher Zeit Voraussetzungen für die Aufnahme und die Auswahl der Kranken geschaffen werden, wie sie bisher allein im Erbforschungsinstitut Buch annähernd verwirklicht sind.

Schrifttum.

BAEYER, W. v.: Zur Genealogie psychopathischer Schwindler und Lügner. Leipzig: Georg Thieme 1935. — BANSE, J.: Zum Problem der Erbprognosebestimmung. Die Erkrankungsaussichten der Vettern und Basen von Manisch-Depressiven. Z. Neur. **119** (1929). — BLEULER, E.: Die Probleme der Schizoidie und der Syntonie. Z. Neur. **78** (1922). BOSTROEM, A.: Über einige Besonderheiten der manisch-depressiven Konstitution. Danzig. Ärztebl. **3** (1935). — Z. Neur. **81** (1936). — BRADLEY, J. A.: Manic-depressive Psychosis in identical twins. Amer. J. Psychiatr. **9** (1929/30). — BROCKHAUSEN, K.: Über erbbiologische Untersuchungen involutiver Psychosen, insbesondere über erstmalig in der Involution auftretende reine Melancholien. Z. Neur. **157** (1937).

ENKE, F.: Siehe KRETSCHMER. — ESSEN-MÖLLER, E.: Untersuchungen über die Fruchtbarkeit gewisser Gruppen von Geisteskranken (Schizophrenen, Manisch-Depressiven und Epileptikern). Ref. Zbl. Neur. **77** (1935). — EUGSTER, J.: Zur Erblichkeitsfrage der endemischen Struma. Genetische Untersuchungen über die Ursachen des Kropfes. Arch. Klaus-Stiftg **10**, H. 2/3 (1935). — Zur Erblichkeitsfrage des endemischen Kropfes. Die Zwillingsstruma. Untersuchungsergebnisse an 520 Zwillingspaaren mit pathologisch-anatomischen Befunden bei 78 Paaren und wiederholten Untersuchungen an 133 Paaren. Arch. Klaus-Stiftg **11**, H. 3/4 (1936). — EWALD, G.: Fraktionierte Kastration bei einer menstruell rezidivierenden Psychose. Münch. med. Wschr. **1924 I**.

FINKE, W.: Über Diabetes mellitus als Erbkrankheit und seine konstitutionellen Beziehungen zu anderen Krankheiten. Z. klin. Med. **114** (1930). — FÜNFGELD, E.: Die Motilitätspsychosen und Verwirrtheiten. Berlin: S. Karger **1936**.

GÜTT-RÜDIN-RUTTKE: Zur Verhütung erbkranken Nachwuchses. Gesetz und Erläuterungen, 2. Aufl. München: J. F. Lehmann 1936.

HOFFMANN, H.: Die Nachkommenschaft bei endogenen Psychosen. Berlin 1921. — Vererbung und Seelenleben. Berlin: Julius Springer 1922.

KAHN, E.: Über Ehepaare mit affektiven Psychosen und ihre Kinder. Z. Neur. **101** (1926). — KLEIST, K.: Die autochthonen Degenerationspsychosen. Z. Neur. **69** (1921). — Über zykloide, paranoide und epileptoide Psychosen und über die Frage der Degenerationspsychosen. Schweiz. Arch. Neur. **23** (1928). — KOLLE, K.: Zur Klinik und Vererbung der Degenerationspsychosen. Arch. f. Psychiatr. **78** (1926). — Die Beteiligung der manisch-melancholischen Anlage am Aufbau paraphrener und paranoischer Psychosen. Klinisch-genealogische Befunde. Z. Neur. **131** (1930). — KRAEPELIN, E.: Lehrbuch der Psychiatrie, 8. Aufl. Leipzig u. Wien: Johann Ambrosius Barth 1909—1915. — KRETSCHMER, E.: Körperbau und Charakter, 4. Aufl. Berlin: Julius Springer 1925.

LANGE, J. †: Die endogenen und reaktiven Gemütserkrankungen und die manisch-depressive Konstitution. BUMKES Handbuch der Geisteskrankheiten, Bd. 6. Berlin: Julius Springer 1928. — Die Feststellung und Wertung geistiger Störungen im Ehegesundheitsgesetz. Öff. Gesdh.dienst. **4**, H. 13 (1938). — LENZ, F.: Mendeln die Geisteskrankheiten? Ber. 12. Jverslg dtsch. Ges. Vererbgswiss., Leipzig **1937**. — LEONHARD, K.: Involutive und idiopathische Angstdepression in Klinik und Erblichkeit. Leipzig: Georg Thieme 1937. — LUXENBURGER, H.: Vorläufiger Bericht über psychiatrische Serienuntersuchungen an Zwillingen. Z. Neur. **116** (1928). — Psychiatrisch-neurologische Zwillingspathologie. Zbl. Neur. **56** (1930). — Nervenarzt **5** (1932). — Über einige praktisch wichtige Probleme aus der Erbpathologie des zyklothymen Kreises. Studien an erbgleichen Zwillingspaaren. Z. Neur. **146** (1933). — Psychiatrische Erblehre. München: J. F. Lehmann 1938.

MAUSS, W.: Eine manisch-depressive niedersächsische Sippe. Arch. f. Psychiatr. **101** (1934). — MAUZ: Die Prognostik der endogenen Psychosen. Leipzig 1930.

PASKIND, H. A.: Manic-depressive psychosis. The relation of heredity factors and the clinical course. Arch. of Neur. **25** (1931). — POHLISCH, H.: Der hyperkinetische Symptomenkomplex und seine nosologische Stellung. Beih. z. Mschr. Psychiatr. **1925**.

REISS: Konstitutionelle Verstimmung und manisch-depressives Irresein. Z. Neur. **2** (1910). — RIEDEL, H.: Zur empirischen Erbprognose der Psychopathie. (Untersuchungen an Kindern von Psychopathen.) Z. Neur. **159** (1937). — RITTERSHAUS, E.: Die klinische Stellung des manisch-depressiven Irreseins unter besonderer Berücksichtigung der Beziehungen zu organischen Hirnkrankheiten und zur Epilepsie. Z. Neur. **56** (1920). — RÖLL, A. u. J. L. ENTRES: Zum Problem der Erbprognosebestimmung. Die Erkrankungsaussichten von Neffen und Nichten von Manisch-Depressiven. Z. Neur. **156** (1936). — ROSANOFF, A. H., L. M. HANDY and B. A. ISABEL ROSANOFF-PLESSET: The etiology of manic-depressive syndromes with special reference to their occurence in twins. Amer. J. Psychiatry **91** (1935). — RÜDIN, E.: Über Vererbung geistiger Störungen. Z. Neur. **81** (1923). — Klinische Psychiatrie und psychiatrische Erbfolge. Z. Neur. **101** (1926). — Erbbiologisch-psychiatrische Streitfragen. Z. Neur. **108** (1927). — Korreferat über „Degenerationspsychosen". Arch. f. Psychiatr. **83** (1928). — Erblehre und Rassenhygiene im völkischen Staat. München 1934.

SCHMID: Ergebnisse persönlich erhobener Katamnesen bei geheilten Dementia praecox-Kranken. Z. Neur. **6** (1911). — SCHNEIDER, K.: Probleme der klinischen Psychiatrie. Leipzig 1932. — Über die Notwendigkeit einer dreifachen Fragestellung bei der systematischen Erfassung von Psychosen. Z. Neur. **91** (1924). — Über Depressionszustände. Z. Neur. **138** (1932). — SCHNITZENBERGER, H.: Die Erbanlage in der nächsten Verwandtschaft von 30 Fällen klimakterischer bzw. involutiver Melancholie. Z. Neur. **154** (1937). — SCHOTTKY, J.: Rasse und Krankheit. München: J. F. Lehmann 1937. — SCHULZ, B.: Schizophrenie. Z. psych. Hyg. **9** (1936). — Übersicht über auslesefreie Untersuchungen in der Verwandtschaft Manisch-Depressiver. Z. psych. Hyg. **10** (1937). — SCHWEIGHOFER: Siehe LANGE. — SELZER, H.: Diskordante Merkmale einer manisch-depressiven Psychose bei identischen Zwillingen. Ref. Zbl. Kinderheilk. **33** (1937). — SLATER, E.: The incidence of mental disorder. Ann. of Eugen. **6 II** (1935). — The inheritance of manic-depressive insanity. Proc. roy. Soc. Med. **29** (1936). — Zur Erbpathologie des manisch-depressiven Irreseins. Die Eltern und Kinder von Manisch-Depressiven. Z. Neur. **163**, (1938). — STUMPFL, F.: Erbanlage und Verbrechen. Berlin 1935. — SUCKOW: Erfolge der Malariabehandlung bei Paralyse. Mschr. Psychiatr. **96** (1937).

TITLEY, W. B.: Prepsychotic personality of patients with agitated depression. Arch. of Neur. **39** (1938). — TUCZEK, K.: Die Kombination des manisch-depressiven und schizophrenen Erbkreises. Eine klinisch-erbbiologische Studie. Zürich 1933.

WEINBERG, J. en I. LOBSTEIN: Beitrag zur Vererbung des manisch-depressiven Irreseins. Psychiatr. Bl. (holl.) **1936**, Nr 1a.

Der Erbkreis der Epilepsie.

Von K. Conrad, Marburg a. L.

Mit 17 Abbildungen.

I. Einleitung.

Es gibt gewiß nicht viele Bereiche der Psychiatrie, in denen noch so entgegengesetzte Meinungen einander gegenüberstehen wie auf dem Gebiet der Epilepsie. Und es mag manchem sonderbar erscheinen, daß in einem Handbuch der Erbbiologie ein ganzes Kapitel einer Krankheitsgruppe gewidmet ist, deren Erblichkeit von einer Reihe von Autoren überhaupt geleugnet wird.

Diese Meinungsverschiedenheiten um den Problemkreis der Epilepsie nahmen ihren Anfang, als man die bisher einheitlich aufgefaßte Erkrankung, den Morbus sacer der Alten, der alle mit epileptischen Anfällen einhergehenden Krankheiten umfaßte, aufzuspalten und eine Reihe von Zuständen und Krankheitsbildern abzutrennen begann, bei denen exogene Ursachen das Anfallsleiden offensichtlich verursachten. Diese exogenen Epilepsien wurden als symptomatische der nun enger gefaßten genuinen Epilepsie — auch idiopathische, essentielle, echte, erbliche Epilepsie genannt — gegenübergestellt. Die Entwicklung ging in diesem Sinne weiter: bald hatte man erkannt, daß das Symptom des epileptischen Anfalls bei den verschiedenartigsten Noxen auftreten kann; dennoch ließ sich bei einer großen Zahl von Epileptikern trotz genauer Untersuchung keine dieser exogenen Ursachen finden, so daß die Erbanlage die einzige Erklärung für das Leiden blieb. So brachte es die Entwicklung mit sich, daß sich nun drei voneinander äußerst verschiedene Anschauungsweisen des Problems gegenüberstehen.

Die *erste* Betrachtungsweise geht aus von der unbestreitbaren Tatsache, daß Fälle von Epilepsie lange Zeit hindurch als anlagebedingt aufgefaßt wurden, bei denen sich später eindeutig eine exogene Ursache (ein Tumor, ein alter gefäßbedingter Herd usw.) hat nachweisen lassen. Ebenso würde es auch mit allen Fällen ergehen, die wir jetzt noch als idiopathische Epilepsie diagnostizieren. Diese Diagnose beruhe nur auf unserer Unfähigkeit, die exogene Ursache immer aufzufinden. Die Belastungsziffern in der Familie seien durchgehend so niedrig, daß die Annahme einer Anlagebedingtheit der Epilepsie überhaupt abzulehnen sei. Es gäbe höchstens eine ganz unspezifische, allgemeine degenerative Anlage, auf deren Boden exogene Schädigungen leichter zur Epilepsie führen. Im ganzen aber seien die epileptischen Erkrankungen, ähnlich wie die luischen Geistesstörungen, durchaus exogener Genese. Diese Anschauung vertreten vor allem Abadie, Comby, K. Wilson, F. H. Lewy und neuerdings auch Marburg.

Die *zweite* Betrachtungsweise des Problems ist ganz entgegengesetzter Art. Ausgehend von der Erfahrung, daß von zahllosen Kopfverletzten nur ein verschwindend kleiner Teil epileptische Anfälle bekomme, daß auch von Hirnluikern, von Tumorkranken und bei Intoxikations- und Infektionskrankheiten nur ein recht kleiner Teil mit epileptischen Anfällen reagiere, glaubt eine Reihe von Forschern für alle Epilepsien eine Erbanlage in Form einer Bereitschaft, einer Disposition zur epileptischen Reaktionsfähigkeit annehmen zu müssen.

Diese Bereitschaft könne quantitativ gestuft gedacht werden, so daß wir — wie BUMKE dies neuerdings formuliert hat — mit einem Continuum rechnen müssen, „mit gar keiner Krampfbereitschaft am Anfang und einer sehr starken am Ende; die Konstitution am Ende aber, die von sich aus, ohne besondere von außen kommende Reize gesetzmäßig epileptische Zufälle erzeugt, nennen wir genuine Epilepsie." Vertreter dieser Anschauung sind insbesondere BUMKE, FISCHER, MINKOWSKI, DELBRÜCK, LUXENBURGER u. a.

Eine bemerkenswerte Zwischenstellung dieser beiden extremen Auffassungen nimmt F. BRAUN ein, der zwar eine anlagebedingte Krampfbereitschaft, eine an Gene gebundene Krampfneigung zugibt, diese aber als ein allgemeines Merkmal der Nervensubstanz bezeichnet, das jedem Menschen, jedem Organismus überhaupt eigentümlich ist. Die Durchschlagskraft, die sich phänotypisch als epileptische Reaktion manifestiert, ist immer von exogenen Einwirkungen, die vor der Geburt wie auch nach der Geburt eingreifen können, abhängig, vergleichbar etwa der jedem menschlichen Gehirn eigentümlichen Fähigkeit zum plötzlichen Bewußtseinsverlust oder zum Coma. Auch hier sind es immer exogene Faktoren, die diese an sich immer bestehende Bereitschaft zur Manifestierung bringen. Die Krampferscheinung wird durch diese Auffassung nur die Manifestation einer immer vorhandenen Anlage.

Nach der *dritten* Betrachtungsweise endlich wird die genuine und symptomatische Epilepsie als etwas höchst Verschiedenes getrennt. Während auf Grund gewisser exogener, schädigender Einwirkungen vielleicht bei jedem Menschen epileptische Anfälle ausgelöst werden können, gibt es eine ganz bestimmte, krankhafte erbliche Anlage, welche ihren Träger „schicksalhaft", d. h. unter Einwirkung ubiquitärer exogener Faktoren, zum genuinen Epileptiker werden läßt. Diese Auffassung wäre vergleichbar derjenigen, die wir etwa bezüglich des Klumpfußes haben. Während einerseits eine Reihe von intrauterinen Schädigungen, Geburtstraumen oder postnatale Erkrankungen zu dem klinischen Bild des Klumpfußes führen kann — jeder Mensch ist an sich „klumpfußfähig" („symptomatischer" Klumpfuß) — gibt es auch eine mutativ entstandene, durch Gene bewirkte Entwicklungsstörung mit dem Endergebnis des Klumpfußes („genuiner" Klumpfuß). Dieser Auffassung sind die meisten der bisherigen Bearbeiter des Epilepsiegebietes. Ich nenne nur BINSWANGER, KRAEPELIN, GRUHLE, RÜDIN, STERTZ, POHLISCH u. a.

Unsere vornehmliche Aufgabe ist es, das ganze bisher vorliegende Untersuchungsmaterial, das zur Klärung dieser, wie wir sehen, auch jetzt noch durchaus nicht klaren Erblichkeitsfrage im Problemkreis der Epilepsie beigebracht wurde, einer kritischen Sichtung zu unterziehen und aus den Ergebnissen gleichsam eine Plattform zu bilden, von der aus mit Erfolg weitergebaut werden kann. Wir müssen uns ja darüber klar sein, daß gerade hier die Dinge außerordentlich im Fluß sind und daß morgen schon Ergebnisse vorliegen können, die alle unsere heutigen Anschauungen von Grund auf revisionsbedürftig machen. Gerade deshalb erscheint es angezeigt, einmal alle empirischen Tatsachen unvoreingenommen und ohne allzu frühe Theoriebildung kritisch zu prüfen und zu untersuchen, welche Schlußfolgerungen wir aus ihnen für die Vorstellung der Erbverhältnisse bei der Epilepsie ziehen können.

Auf eine Darstellung der Klinik, Symptomatologie und Pathogenese der Epilepsie muß hier verzichtet werden. Diesbezüglich sei auf die Handbücher der Psychiatrie (herausgeg. von BUMKE) und Neurologie (herausgeg. von BUMKE und FOERSTER) verwiesen. Auch eine vollständige Aufführung der riesigen Literatur über die Epilepsie kann hier nicht angestrebt werden. Diesbezüglich sei verwiesen auf die verschiedenen Sammelreferate der Zentralblätter usw.[1]. Hier werden nur alle wesentlichen Arbeiten zu dem Problem von Vererbung und Konstitution bei den Epilepsien nach Möglichkeit berücksichtigt.

Bevor wir nun aber auf die eigentlichen Ergebnisse erbbiologischer Arbeit am Epilepsieproblem eingehen, wird es notwendig sein, zunächst einmal zu

[1] GRUHLE: Z. Neur. (Ref. I) **2**, 1 (1910). — Zbl. Neur. **34**, 1 (1923). — STAUDER: Fortschr. Neur. **6**, 419 (1934); 8, 1 (1936).

untersuchen, was wir uns unter dem Begriff der „Anlage“ zur Epilepsie vorzustellen haben.

Unter der Anlage zu einem Merkmal versteht man gewöhnlich die Gesamtheit der zu diesem Merkmal führenden Genwirkungen. Nun aber können wir vorläufig unseren peripheren klinischen Symptomenkomplex der Epilepsie durchaus nicht mit den ihm — angenommenermaßen — zugrunde liegenden Genwirkungen zur Deckung bringen. Der epileptische Anfall ist ja, wie wir wissen, nur ein Symptom und ist als solches etwa vergleichbar dem Symptom des Comas oder der Glykosurie. Wir können den Vergleich weiterführen: wir wissen, daß diesen Symptomen eine Störung des Blutzuckerspiegels ursächlich vorgelagert ist. Die Hyperglykämie ist die Folge einer Unfähigkeit des Organismus, den Zucker abzubauen, weil ihm das diesen Abbau regelnde Hormon, das Insulin, mangelt. Dieser Mangel des Inselhormons hinwieder wird verursacht durch eine Funktionsstörung des hormonalen Apparates im Pankreas, der LANGERHANSschen Inseln, welche das Hormon produzieren. Wenn wir nun weiter fragen, was wiederum diese Funktionsstörung bewirkt, so können wir nun, wenn wir von den durch Arteriosklerose usw. bedingten Störungen absehen, auf diese Frage keine Antwort mehr geben. Wir können aber vermuten, daß wir nun nicht mehr weit von der gesuchten unmittelbaren Genwirkung entfernt sind. Es ist möglich, daß entweder quantitativ nicht genügend genische Potenz im Sinne der Wirkungsquanten (GOLDSCHMIDT) vorhanden ist, den Apparat für die Lebensdauer funktionstüchtig zu erhalten, so daß er gleichsam einer abnorm frühen Involution verfällt, oder daß eine qualitative Fehlanlage des Apparates von Anfang bestand, die nun durch Fortfall anderer kompensatorischer Wirkungen von seiten anderer Organe oder Organsysteme zum Durchbruch gelangt.

Ganz ähnlich müssen wir uns die Dinge bei der Epilepsie vorstellen. Auch dem epileptischen Anfall muß kausal ein abnormer Zustand im Sinne einer erhöhten Krampfbereitschaft, einer Neigung zu cerebralen Gefäßspasmen usw. vorgelagert sein, den wir jedoch nicht näher kennen. Weiter muß aber auch diesem pathologischen Zustand erhöhter Krampfbereitschaft (dieser Ausdruck ist vorläufig nur eine Etikette für eine Unbekannte) eine Störung in einem oder mehreren Funktionssystemen des Organismus zugrunde liegen, die wir ebenfalls noch nicht kennen. Von einer Erkenntnis der unmittelbaren Genwirksamkeit sind wir also noch sehr weit entfernt und damit auch von einer wirklichen Erkenntnis der der Epilepsie zugrunde liegenden „Anlage“.

Das Diagramm Abb. 1 veranschaulicht einige Stationen auf dem Weg von der Genwirkung zum Phänotypus in Analogie zu den Verhältnissen beim Diabetes. Wir entnehmen dem Schema, wie erstens auf jede der dargestellten Instanzen auch von außen Wirkungen denkbar sind, die das gleiche Ergebnis haben können wie die angenommene Genwirkung; wie aber auch zweitens durch Wirkungen von außen jenes durch das Gen bestimmte Entwicklungsergebnis aufgehoben, an der Manifestation gehindert werden kann; und wir müssen uns bei allen folgenden Erörterungen durchaus darüber im klaren bleiben, daß wir vorläufig, wenn wir von der Vererbung der Epilepsie sprechen, uns ungefähr auf dem gleichen Niveau erbtheoretischer Erkenntnis oder besser Unkenntnis bewegen, wie wenn wir uns ohne Kenntnis der Pathogenese mit der „Vererbung“ der Glykosurie beschäftigten.

Allerdings hat gerade in letzter Zeit die pathogenetische Forschung auch auf dem Gebiete der Epilepsie weitergeführt. Es sei deshalb wegen der grundsätzlichen Wichtigkeit der pathogenetischen Ergebnisse gerade für die erbstatistischen Befunde an dieser Stelle ganz kurz auf die neueren Ergebnisse näher eingegangen[1]).

[1]) S. auch STAUTER, Arch. f. Psych.

Schon seit HÖBER wissen wir, daß die Erregbarkeit der Nervenzelle abhängig ist vom Quellungszustand ihrer Zellkolloide. Eine Permeabilitätssteigerung der Zelle und damit verbundene erhöhte Quellung der Zellkolloide führt zur Schwellenerniedrigung, d. h. zur

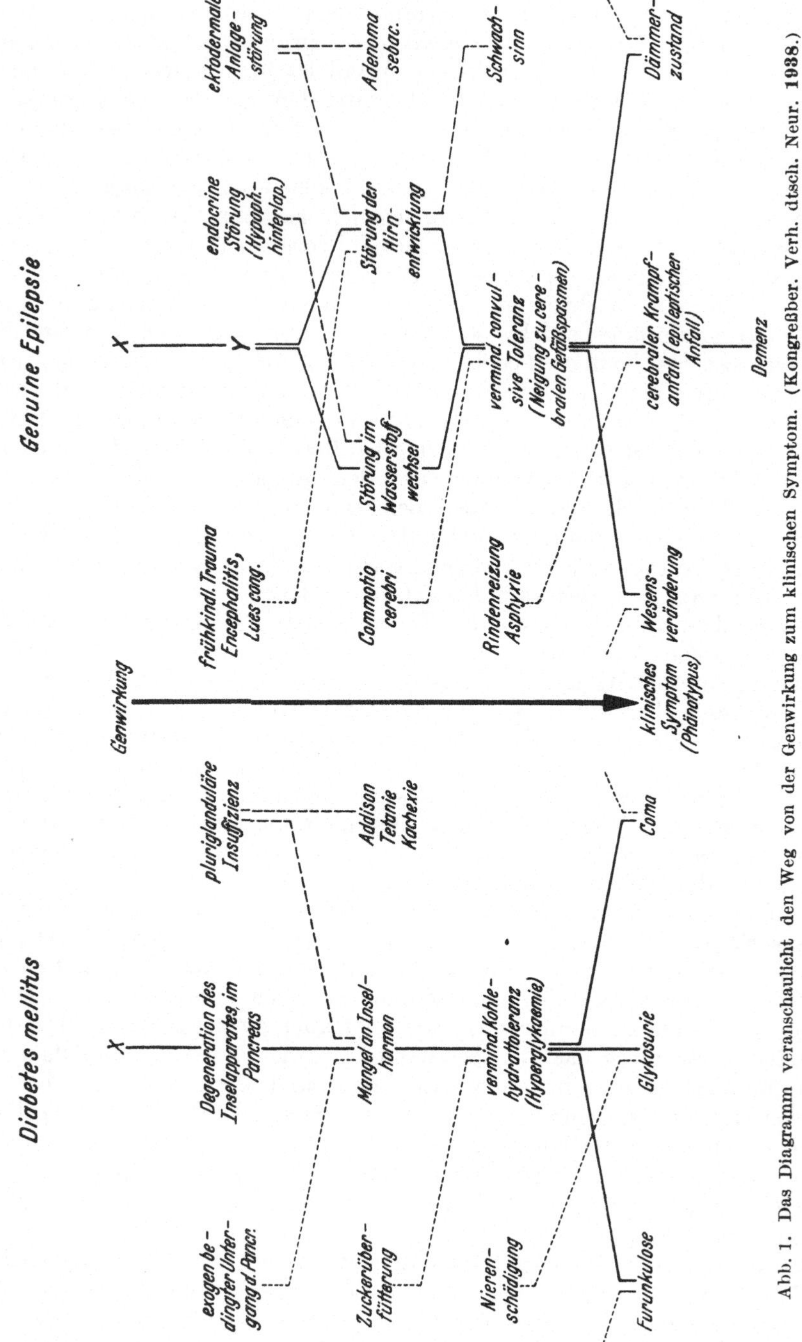

Abb. 1. Das Diagramm veranschaulicht den Weg von der Genwirkung zum klinischen Symptom. (Kongreßber. Verh. dtsch. Neur. 1938.)

Übererregbarkeit. Nun wiesen schon früher WUTH u. a. auf die wichtige Rolle der Wasserretention im Epileptikerstoffwechsel hin. MCQUARRIE und seine Mitarbeiter haben den Wasserstoffwechsel des Epileptikers näher untersucht. Sie fanden durch genaue Berechnung der Wasserbilanz, daß eine deutliche Abhängigkeit der Anfälle von diuretischen und antidiuretischen Maßnahmen besteht; unter der diuretischen Wirkung von Harnstoff oder Magnesiumsulfat werden die Anfälle selten; bei Wiederauffüllung des Wasserdepots und großer Wasserzufuhr häufen sie sich. Vor allem erwies sich das antidiuretische Hormon des Hypophysenhinterlappens, das Präparat Pitressin, als im höchsten Maß anfallprovozierend. Pitressininjektion, verbunden mit starker Flüssigkeitszufuhr, vermag „mit experimenteller Sicherheit" beim Epileptiker Anfälle zu provozieren. Weiter aber erwies sich, daß zellabdichtende Stoffe wie das Cholesterin anfallshemmend wirken, während sein Antagonist, das Lecithin, wasseranreichernd und anfallsauslösend wirkt. Umgekehrt findet man, daß der Cholesteringehalt während der Anfälle vermindert ist und daß bei hohem Cholesteringehalt meist keine Anfälle auftreten.

Endlich ist von ENGEL, MCQUARRIE und ZIEGLER nachgewiesen worden, daß man während der Retentionsperiode durch Pitressin eine überschießende Ausscheidung von Kalium, Natrium und Chlor findet, so daß im Körper mehr oder minder reines Wasser zurückbleibt (ENGEL), das dank seines niedrigen osmotischen Druckes eine besonders starke Gewebsquellung erzeugt. Nach Abklingen der antidiuretischen Wirkung (meist auch nach spontanen epileptischen Anfällen) entleert sich ein Strom von sehr salzarmem Harn. In der Folge werden Kalium, Natrium und Chlor wieder über eine längere Periode hin eingespart. Es konnte endlich experimentell gezeigt werden (MCQUARRIE), daß die epileptischen Anfälle immer auf der Höhe der Wasserretention auftreten, dagegen bei genügender Diurese ausbleiben.

Nun aber läßt sich bei jedem Menschen durch antidiuretische Maßnahmen, vor allem aber durch Pitressin, eine Wasseranreicherung erzielen, ohne daß schon deshalb ein epileptischer Anfall auftreten würde. Außerdem fanden BAAR bei der Tetanie und ENGEL bei der Migräne ähnliche Verhältnisse. Die reversible Permeabilitätssteigerung kann also nicht die einzige Bedingung oder gar Ursache des epileptischen Anfalls sein, sondern man wird geneigt sein, beim Epileptiker eine durch die Anlage gegebene Herabsetzung der Reizschwelle für diese Permeabilitätssteigerung, anders ausgedrückt, für die Wirkung der eine solche Permeabilitätssteigerung bewirkenden Stoffe (Hormone?) anzunehmen. Daß derartige Stoffe auch beim genuinen Epileptiker eine gewisse Rolle spielen, zeigen die Untersuchungen von MARX und WEBER, die im Serum der Epileptiker gewisse pressorisch wirkende Substanzen nachweisen konnten, und zwar nur unmittelbar vor dem Anfall und in der ersten Hälfte des Anfalls. In den Intervallseren der Epileptiker erhält man im biologischen Versuch keinerlei Blutdruckerhöhung. Diese pressorischen Substanzen haben in ihrer Wirkung außerordentlich viel mit dem Hinterlappenhormon gemeinsam, wenn auch die Identität dieser Stoffe noch keineswegs erwiesen ist.

In welchen Kausalbeziehungen alle diese genannten Faktoren stehen, ist noch nicht geklärt. Sehr wahrscheinlich aber ist, daß in dem Beziehungskreis von antidiuretisch wirkendem und drucksteigerndem Hormon — reversibler Permeabilitätssteigerung mit erhöhtem Quellungszustand der Zellkolloide — Steigerung des Erregungszustandes im Nervensystem — die Physiopathogenese des epileptischen Anfalls umrissen ist. Dies wird auch neuerdings von einer Reihe von Autoren (STUBBE-TEGLBJERG, CLEGG und THORPE, TERRON u. a.) bestätigt. Die immer zu beobachtenden cerebralen Gefäßspasmen dürften wohl zum Gesamtgeschehen des Anfalls, nicht aber zu seinen Ursachen gehören.

Gegenüber dieser Stoffwechselseite des Anfallsproblems behandelte vor kurzem MINKOWSKI die neurogene Seite des Anfalls. Er glaubt, die essentielle Störung in einer allgemeinen Störung der nervösen Grundfunktionen, d. h. der Aufnahme, der Leitung, der Irradiation und Konzentration von Erregungen im nervösen Parenchym und ihres Ausmündens in effektorische Akte zu sehen. Diese elementare Funktionsstörung des Zentralnervensystems könne entweder hereditär vorgebildet oder sehr frühzeitig erworben sein im Zusammenhang mit einem pathologischen Hirnprozeß, sei es vasculärer, entzündlicher, toxischer oder sonstiger Natur, während des Fetallebens, der Säuglingszeit oder der Kindheit, der keine oder nur geringe nachweisbare pathologisch-anatomische Residuen hinterläßt. Da Noxen, die im Verlauf der Entwicklung des Organismus zur Wirksamkeit gelangen, abgesehen von ihren speziellen Wirkungen, zugleich eine allgemeine entwicklungshemmende oder wenigstens störende Bedeutung haben, da sie auch die Resistenz gegen spätere Schädigungen herabsetzen können, versteht man ohne weiteres, daß daraus nicht nur funktionelle Störungen, sondern auch morphologische Abweichungen in Gestalt von verschiedenen dysplastischen Veränderungen und pathologischen Dispositionen resultieren können, wie man sie in Gehirnen von Epileptikern nicht selten findet (MINKOWSKI).

Hervorzuheben ist also, daß auch MINKOWSKI nicht an eine lokalisierbare Störung — etwa im Sinne der Reiztheorie FOERSTERS — sondern an eine das ganze Gehirn elementar betreffende Grundfunktionsstörung denkt. Setzen wir nun an die Stelle, wo MINKOWSKI lediglich von essentieller „Störung der nervösen Grundfunktionen" spricht, jene im vorigen dargestellte Theorie von der reversiblen Permeabilitätssteigerung der Zellen, dann lassen sich diese beiden Seiten des Anfallsproblems gut in ein Bild zusammenschauen: Entweder hereditär vorgebildete oder frühzeitig erworbene Entwicklungsstörungen führen vielleicht über eine Herabsetzung der Reaktionsschwelle für die Wirkung gewisser Hormone zu periodischen Permeabilitätssteigerungen und zur Wasserretention mit der im Gefolge laufenden Erregbarkeitssteigerung im gesamten Nervensystem. Damit erleidet die Erregungsverteilung über verschiedene Abschnitte des Zentralnervensystems mannigfache, vom Optimum mehr oder weniger abweichende Störungen, und die sich stauenden Erregungsmengen, mit anderen Worten, die fortschreitende *Ladung* von nervösen Zellen und Verbänden in bestimmten Regionen, führt mit der Zeit zu einer Kumulation, die schließlich und unter bestimmten Bedingungen zu paroxysmalen *Entladungen* führen muß. Damit aber ist eine Ausschüttung des retinierten Wassers verbunden, und ein normaler Zustand ist wieder hergestellt. Nun beginnt derselbe Vorgang von neuem und führt nach kürzeren oder längeren Zeiträumen wieder zu der langsam steigenden Aufladung, die wieder mit einer gewaltsamen Entladung endet.

Eine ganze Reihe von weiteren Faktoren können in diesen Mechanismus irgendwo eingreifen. Zu erinnern ist nur an die Erfolge der ketogenen und der salzarmen Diät, die nichts anderes bewirkt als eine Entwässerung; die oft mit gehäuften Anfällen verbundene Menstruation mit der konstanten Wasseranreicherung im Körper, die Beziehungen zu der Krampfbereitschaft im Kleinkindesalter, die oft behauptete Wirkung der Hypophyse, der Thyreoidea und ihrer zweifellosen Wirkung auf den Wasserstoffwechsel (Myxödem!), der Nebenschilddrüse mit ihrem Einfluß auf den Elektrolytstoffwechsel, der auch wieder mit dem Wasserstoffwechsel verbunden ist usw.

So wichtig alle diese Hypothesen, die das Anfallsgeschehen von der neurophysiologischen wie von der stoffwechselphysiologischen Seite her betrachten, sein mögen, so handelt es sich letzten Endes vorläufig um wenig mehr als eben um Hypothesen. Und wir müssen uns für die folgenden Überlegungen klar sein, daß wir den Weg vom Phänotypus des peripheren klinischen Symptoms (epileptischer Anfall) zur eigentlichen, ihm zugrunde liegenden Genwirkung nur sehr wenig klar überschauen können.

Wir können also zusammenfassen: Der genuinen Epilepsie liegt ein äußerst kompliziertes und noch recht undurchsichtiges physio-pathologisches Geschehen zugrunde, an dessen Anfangspunkt vermutlich Genwirksamkeiten stehen. Wir können jedoch Anlage- und Umweltwirkungen aus diesem Geschehen nur künstlich, gleichsam nur aus denknotwendigen Gründen trennen. In Wirklichkeit handelt es sich um ein kompliziertes Ineinanderverwobensein von gegenseitigen Reaktionen von Gen und Umwelt aufeinander. Alles, was wir am Phänotypus beobachten, ist das Ergebnis von Entwicklungsvorgängen im Sinne von Reaktionsweisen der Anlage auf die Gesamtheit der äußeren Gegebenheiten. Vererbt wird immer nur diese Reaktionsweise. Vererbt kann deshalb genau genommen auch nicht „die" Epilepsie werden, sondern die Eigenschaft des Organismus, auf eine gewisse Umweltlage, die wesentlich mitbestimmt wird durch den gesamten Genotypus (inneres Milieu der Gene), mit einer ganz bestimmten, vermutlich durch eine Störung des Wasserstoffwechsels und innersekretorischer Vorgänge charakterisierten Funktionsweise zu reagieren, die — wieder bei bestimmten Umweltverhältnissen unter gewissen somatischen Bedingungen usw. — sich unter anderem auch in der periodischen Wiederkehr epileptischer Anfälle äußern kann.

„Die" Epilepsie ist also zunächst nichts als ein peripherer klinischer Symptomenkomplex, dem jedoch, wie auch die folgenden Untersuchungen zeigen werden, in einem großen Teil der Fälle ein eigener Morbus, eine Krankheitseinheit zugrunde liegt; Einheit im Sinne einer einheitlichen Ursache. Ebenso also wie das Symptom der Glykosurie durch Nierenschädigungen aller Art, Infektionskrankheiten, Lues, Traumen, Tumoren, Zuckerüberfütterung u. a. hervorgerufen werden kann, demgegenüber aber dennoch die Krankheitseinheit des anlagebedingten Diabetes mellitus als Hauptgrundlage dieses Symptoms besteht, ebenso dürfte auch dem epileptischen Anfall als Symptom neben seinen mannigfachen, traumatischen, toxischen, luischen und vielen anderen

Verursachungen eine anlagebedingte Krankheitseinheit, eben die genuine Epilepsie oder erbliche Fallsucht, zugrunde liegen.

Überblicken wir die Entwicklung der Epilepsielehre, so ergibt sich, daß man zuerst *die Krankheit mit dem Symptom verwechselte*, indem man die epileptischen Anfälle schon als Krankheitseinheit betrachtete, dann jedoch *über dem Symptom die Krankheit übersah*, indem man die genuine Epilepsie völlig „aufzulösen" vermeinte. In diesem Stadium scheinen mir noch zahlreiche, vor allem ausländische Arbeiten zu stehen (ABADIE, COMBY, WILSON, FOSTER KENNEDY, MARBURG). Sie alle erschöpfen sich in der Aufzählung und Darstellung der verschiedenen, exogenen Ätiologien des Symptoms: epileptischer Anfall, ohne dabei zu bemerken, daß schon rein zahlenmäßig in einem größeren Kollektiv von Epileptikern, wie etwa dem Material einer Epileptikeranstalt, alle diese exogenen Ätiologien gegenüber den ätiologisch nicht faßbaren, genuinen Epileptikern eine äußerst geringe Rolle spielen. VILLINGER hat vor kurzem bei seinem riesigen Epileptikermaterial aus Bethel das Verhältnis der genuinen zu den symptomatischen Epileptikern mit 75% : 18% angegeben (6% waren diagnostisch nicht vollkommen zu klären).

Vor allem die deutsche Forschung hat nun den weiteren Schritt vollzogen, der in der Erkenntnis liegt, daß, wenn auch der epileptische Anfall zunächst nichts anderes ist als ein Symptom, das höchst verschiedenartig verursacht sein kann, *dennoch eine anlagebedingte Krankheitseinheit existieren dürfte*, zu deren typischen Symptomen der epileptische Anfall gehört. Das Wesen dieser Krankheit ist allerdings noch weitgehend unbekannt, doch ist zu vermuten, daß es sich primär um eine Erkrankung des Gesamtorganismus handelt, bei der dem Gehirn die Rolle gleichsam eines ausführenden Organs zukommt.

Wir schließen uns damit der dritten der einleitend genannten Betrachtungsweisen an, doch werden wir im folgenden sehen, daß auch die Annahme einer quantitativ gestuften Anlageskala durchaus ihre Berechtigung hat. Die beiden Anschauungen schließen einander nicht aus, sondern ergänzen sich gegenseitig. Wir sprechen im folgenden im Anschluß an POHLISCH von Epilepsie schlechthin, wenn wir diese einheitliche, genuine Krankheitsform meinen, die etwa dem Diabetes mellitus entspricht, vom epileptischen Syndrom, wenn wir die Frage offen lassen und alle mit periodisch epileptischen Anfällen verlaufenden Zustände meinen. Unter „Epilepsieanlage" verstehen wir die Gesamtheit aller (uns noch fast gänzlich unbekannten) Genwirkungen, welche in engerem Sinne jene Entwicklung beeinflussen, die mehr oder weniger schicksalhaft zu dem Bild der Epilepsie führt.

Nach diesem ordnenden und programmatischen Überblick treten wir nunmehr in die Besprechung der eigentlichen erbbiologischen Untersuchungsergebnisse ein.

II. Erbbiologische Untersuchungen.

Wenn wir darangehen, das ganze bisher vorliegende erbbiologische Untersuchungsmaterial auf dem Gebiete der Epilepsie einer eingehenden Sichtung zu unterziehen, so sei folgendes vorausgeschickt. v. VERSCHUER gab eine Darstellung des methodischen Verfahrens in der menschlichen Erbforschung, der wir im wesentlichen folgen wollen. Er unterscheidet 3 Etappen der Forschung: *1. Untersuchung der Variabilität.* Diese Etappe wurde von der klinischen Forschung weitgehend zurückgelegt, und wir müssen diesbezüglich auf die Symptomatologie und klinische Gruppierung verweisen. Ebenso gehört nicht mehr in den Rahmen unserer Aufgabe die Darstellung etwa der Altersverteilung, der Verteilung auf die Geschlechter, der geographischen Verteilung usw.

Lediglich die Feststellung der Häufigkeit unseres Merkmalkomplexes in der Durchschnittsbevölkerung wird uns für die Auswertung erbstatistischer Untersuchungen beschäftigen müssen. *2. Zwillingsforschung.* Eine klare Scheidung der beiden Kräftegruppen der Entwicklung — Erbe und Umwelt — erfolgt am einfachsten an Hand der Zwillingsbefunde. Die Ergebnisse der Zwillingsforschung auf dem Epilepsiegebiet werden uns also eingehend zu beschäftigen haben. *3. Familienforschung.* Sie dient nach v. VERSCHUER der Genanalyse im engeren Sinn, d. h. der Ermittlung bestimmter Erbanlagen aus den Gesetzmäßigkeiten des Auftretens bestimmter Phänotypen in den Familien. Dies gilt allerdings nur in jenen Fällen, wo wir es unmittelbar mit dem Erbmerkmal, d. h. mit der unmittelbaren Genwirkung zu tun haben. Dort, wo uns die pathogenetische Forschung im Stich läßt, sodaß, wie wir es im vorigen Kapitel sahen, der Weg von der Genwirkung zum Phänotypus noch zum größten Teil im Dunkel liegt, müssen wir jene Methode der Sippenuntersuchung benützen, die unvoreingenommen lediglich empirisch Tatsachen feststellt, ohne auf irgendwelchen Theorien der Vererbung aufzubauen. Dies ist die Methode der *empirischen Erbprognose* (RÜDIN). Wir werden also zunächst Nachkommenschaftsuntersuchungen, ferner Neffen-, Nichten- und Geschwisteruntersuchungen, schließlich die Untersuchung der Eltern darzustellen haben und endlich untersuchen, wie viel wir aus dem bisher vorliegenden kasuistischen Material großer Sippschaften für unsere Zwecke herausholen können.

Der Besprechung aller dieser vorliegenden empirischen Tatsachen wollen wir in einem zweiten Teil dieses Kapitels die Schlußfolgerungen anfügen, die bisher aus dem vorliegenden Material für die Erblichkeitsprobleme zu ziehen sind. Dabei wird es sich allerdings vielfach nicht mehr um objektiv Feststehendes, sondern um Deutungen handeln, zu denen wir an zahlreichen Stellen ein Fragezeichen zu setzen gezwungen sein werden.

1. Das bisher vorliegende Untersuchungsmaterial.

a) Durchschnittshäufigkeit.

Für alle erbstatistischen Untersuchungen ist die Kenntnis der durchschnittlichen Häufigkeit des ausgezählten Merkmals unerläßlich. Denn alle errechneten Prozentziffern gewinnen erst durch den Vergleich mit der Durchschnittserwartung einen Wert.

DAVENPORT stellte verschiedene Untersuchungsergebnisse über die Häufigkeit der Epilepsie bei außereuropäischen Rassen zusammen.

Danach kommt Epilepsie bei Negern in derselben Form und gleicher Häufigkeit vor wie bei den Weißen (HIRSCH, CHASSANIOL, BONIUS, CLARK). Interessant ist die Feststellung von DAVENPORT, daß unter den Negermischlingen bedeutend mehr Epilepsie zu finden ist wie unter den Weißen und den Vollblutnegern, was DAVENPORT dahin deutet, daß die Bastarde nach Mischung sehr fernstehender Rassen stark disharmonisch seien und mehr zu allerlei Störungen des Nervensystems neigen als reine Rassen. Allerdings ist dabei auch der Einfluß der schlechten Auslese nicht zu vergessen, der jenen Bevölkerungsanteil betrifft, der sich eben mischt. Viel Epilepsie findet PRIMER und BERTHERAND in Ägypten, was im Hinblick auf die Alkohollosigkeit dieser Bevölkerung interessant ist. Unter den Indianern fand HRDLICKA die Epilepsieziffer zwischen 0,2 und 0,4%. Bei militärischen Untersuchungen schwankte die Ziffer in den einzelnen Staaten zwischen 0,1 und 0,8%; als Durchschnitt errechnete sich 0,4%. Bei Mongolen findet W. H. PARK 0,3%, JEFFREY und MAXWELL schätzen die Epilepsieziffer in China ebenfalls nicht wesentlich geringer als in Europa. An der Harvard Medical Scool in China wurde von 1483 überhaupt ärztlich behandelten Fällen 0,35% wegen Epilepsie behandelt. WOOD fand an dem Peking Union Medical College weniger, nur 0,1%. In Korea ergab eine ähnliche Statistik die unwahrscheinlich hohe Ziffer von 2,3%. In Japan findet sich nach einer militärischen Statistik — vermutlich schon nach Gesunden ausgelesen — die geringe Ziffer von 0,04%. In Indien findet MACPHAIL 0,48%, das Madras Medical Board Office 0,45%. Andere offizielle Statistiken ergeben 0,12%

bzw. 0,04%, auch hier wieder vermutlich die störende Auslese nach Gesunden (Militär). DAVENPORT glaubt jedoch, daß die Epilepsie in Indien tatsächlich geringer sei, was er mit dem religiösen Alkoholverbot erklärt. In Nordamerika gibt DAVENPORT als Gesamtdurchschnitt die aus verschiedenen Statistiken errechnete Ziffer von 0,5% an.

In Europa findet WYRSCH in Zürich 0,3%, in Unterwalden 0,2% (jedoch als Minimalziffer). AMMANN (Schweiz) findet in Sterblichkeitsstatistiken 0,5% an Epilepsie Gestorbene. In Italien waren unter 10000 Rekruten 1,1% Epileptiker (Inzuchtswirkung?), nach MORSELLI nur 0,1%. In Frankreich nach JOLLY 0,1%, in Dänemark nach HANSEN 0,1%, in Schottland wurden von 10000 Rekruten 0,6% wegen Epilepsie zurückgewiesen. Bei Juden endlich scheint die Epilepsie nach FISHBERG ziemlich konstant mit einer Häufigkeit von 0,2% aufzutreten trotz ihrer sonstigen Anfälligkeit für Nervenleiden.

Alle diese Ziffern zeigen eine ziemliche Konstanz, wenn man von einigen extremen Ausnahmen absieht. Dabei ist nicht zu übersehen, daß die verschiedenen eingeschlagenen Methoden (Rekrutenuntersuchungen, Krankenhausaufnahmen, Sterblichkeitsstatistik usw.) nur mit großer Vorsicht zu vergleichen sind. Die durchschnittliche Epilepsieziffer schwankt also etwa zwischen 0,3 und 0,5%.

Da die Mehrzahl der erbstatistischen Arbeiten aus dem deutschen Sprachgebiet stammen, interessieren uns naturgemäß die Häufigkeitsziffern deutscher Durchschnittsuntersuchungen am meisten. Die Tabelle 1 gibt einen Überblick über alle Ergebnisse von Bearbeitungen der Durchschnittsbevölkerung. Die Gewinnung eines für alle Vergleichszwecke verwendbaren Durchschnittsmateriales ist schlechthin unmöglich. Denn immer muß ein solches Material nach irgendwelchen Gesichtspunkten ausgelesen werden, die sich für den Vergleich störend bemerkbar machen können; ich nenne nur Altersverteilung, Geschlechtsverteilung, Stadt- oder Landgebürtigkeit, Konfession, soziale Schichte, Berufsverteilung, Wohnhaftigkeit, Nationalität, rassische Faktoren usw. Es ist deshalb zweckmäßig, auch im Durchschnittsmaterial nicht die Probanden, sondern die nähere oder weitere Familie heranzuziehen. Dabei allerdings ist wieder zu bedenken, daß z. B. Eltern ungeeignet sind. Denn, um Elterneigenschaft zu erhalten, muß jemand mindestens in einem gewissen Grade von Gesundheit ein bestimmtes Lebensalter erreicht haben. Eltern stellen also in jedem Falle eine gewisse Auslese nach Gesundheit dar, worauf SCHULZ hingewiesen hat. Die meisten der im nachstehenden angeführten Untersuchungen beschränken sich deshalb auf Geschwister der Probanden.

Danach ist es nun am besten, wenn wir, um ein annähernd richtiges Bild über die Häufigkeit von Epilepsie in der deutschen Durchschnittsbevölkerung gewinnen zu wollen, alle derartigen Untersuchungen zusammenwerfen und durch Errechnung eines einfach gewogenen Mittelwertes aus den verschiedenen Untersuchungsergebnissen einen Durchschnittswert errechnen. Die Tabelle 1 gibt einen Überblick über die Ergebnisse. Wir sehen, daß in einem Material von 8781 über 16 bzw. -über 20jährigen Menschen im ganzen 35 Epileptiker zu finden sind. Dabei handelt es sich um durchwegs sichergestellte Epilepsie mit nur einigen wenigen fraglich symptomatischen Fällen. Wir errechnen daraus eine Epilepsiehäufigkeit in der deutschen Durchschnittsbevölkerung von 0,39% $\pm$ 0,06%, mit anderen Worten: in der deutschen Durchschnittsbevölkerung sind *unter 1000 Menschen 3—5 Epileptiker* zu erwarten.

Es fällt auf, wie überaus konstant diese Ziffer in den verschiedenen Bearbeitungen ist und wie sie auch mit der Häufigkeitsziffer in anderen Erdteilen und bei anderen Rassen übereinstimmt. Sie unterscheidet sich damit wesentlich von den Durchschnittsziffern anderer psychischer Erkrankungen (Schizophrenie, manisch-depressives Irresein), die in einem ungleich viel größeren

Tabelle 1. Vergleichsmaterial, Untersuchungen an der Durchschnittsbevölkerung[1].

Autor	Zeitschrift	Zahl der Probanden	Verwandtschaftsgrad	B.-Z.	Epileptisch		Art des Materials
					abs. Zahl	%	
KATTENDIDT	Z. Neur. **103**	93	N	477	2	0,41	Mü., Paralytikerehegatten
SCHULZ	„ „ **109**	100	G	329	1	0,30	Mü., Hirnarteriosklerotikerehegatten
LUXENBURGER	„ „ **112**	100	G	345	1	0,28	Mü., Paralytikerehegatten
GÖPPEL	„ „ **113**	155	G	448	2	0,44	Allgäu, Reichsbahnangestellte
WOLF	„ „ **117**	111	G	327	1	0,30	Allgäu, Kropfoperierte
BRUGGER	„ „ **118**	117	G	455	1	0,22	Basel-Stadt, Ehegatten organisch Geisteskranker
MAGG	„ „ **119**	141	G	537	2	0,37	Allgäu, eingewanderte Oberpfälzer und Franken
SCHULZ	„ „ **136**	100	G	357	1	0,28	Mü., Kranke einer inneren weiblichen Abteilung
BLEULER	„ „ **142**	200	G	759	4	0,52	Basel-Land, Krankenhauspat.
BRÜGGER	„ „ **145**	93	G	372	1	0,27	5 Allgäuer Dörfer, Haushaltsvorstände
CURTIUS	Leipzig: Georg Thieme 1933	56	G	157	—	—	Bonn, Frakturpat.
KLEMPERER	Z. Neur. **146**	1000	P	406	2	0,49	Mü., Stichproben aus dem Geburtenregister
BERLIT	„ „ **152**	362	G	1356	6	0,44	Leipzig-Dösen, Beamte und Angestellte der Anstalt
BOETERS, H.	„ „ **153**	100	G	351	1	0,28	Mü., Kranke einer chirurgischen Abteilung
BLEULER und RAPOPORT	„ „ **153**	100	G	368	2	0,54	Zürich, Tuberkulöse einer Heilstätte
PANSE	„ „ **154**	100	G	349	3	0,85	Berlin-Wittenau, Paralytikerehefrauen
BOETERS, D.	„ „ **155**	211	G	648	3	0,46	Bez. Breslau V, Eltern
DITTEL	Z. menschl. Vererbungslehre **20** (1936)	100	G	346	1	0,28	Schles. Paralytikerehegatten
TROEGER	Z. Neur. **156**	100	G	294	1	0,33	Berlin-Wittenau, Eltern und Geschwister von Paralytikern
Gewogener Mittelwert				8781	35	0,39	

Spielraum schwanken. Ob dies an einer leichteren und einheitlicheren Diagnosestellung oder aber an einer gleichsam gleichmäßigeren Verteilung der Epileptiker in der Bevölkerung liegt, ist schwer zu entscheiden. Auf die größere Häufung von Epilepsie in den unteren sozialen Schichten wird im IV. Kapitel eingegangen werden.

Noch einige Worte über die Häufigkeit, mit der Epilepsie nach exogenen Wirkungen, also vor allem nach Traumen, auftritt. Ausführliche Zusammenstellungen über die Häufigkeit der Epilepsie nach Trauma findet man bei KRAUSE

[1] Aus Z. psych. Hyg. **10**, 167 (1938).

und SCHUM. FEINBERG berichtet, daß von über 47000 Kopfverletzten (mit und ohne Commotio) nur 50 eine sichere traumatische Epilepsie aufwiesen, d. h. etwa 0,1%. Auch einfache unkomplizierte Hirnerschütterungen führen nach MARTI nur äußerst selten zur traumatischen Epilepsie. Sobald jedoch Hirnverletzungen vorliegen im Sinne einer Contusio, werden die Prozentzahlen für den Ausgang in traumatischer Epilepsie sofort größere, nach SACHOU z. B. 5%. Am größten werden sie bei den offenen Kriegsverletzungen. KRAUSE schätzt die Zahl der Epilepsien nach Kopfschüssen bei sorgfältiger Zusammenstellung der Angaben einzelner Autoren aus verschiedenen Kriegen auf 25—30%, STEINTHAL und NAGEL fanden 29% bei enger, 35% bei weiter Fassung des Begriffs (wobei periodische Kopfschmerzen und Schwindelanfälle mitgezählt wurden). Die Häufigkeit der Epilepsie ist auch abhängig von der Lokalisation der Verletzung. So fand BRUSKIN 40% Epilepsie bei Verwundungen im Parietallappen, 30% im Frontallappen, 20% bei Verletzungen der Temporal- und nur 3% in der Occipitalregion. Von besonderer Bedeutung ist bei derartigen Auszählungen außerdem auch das Zeitintervall zwischen dem Trauma und dem Zeitpunkt der Auszählung.

b) Zwillingsuntersuchungen.

Für die Frage nach den Anteilen von Erbanlage und Umwelt an der Bildung eines Merkmals ist die statistische Untersuchung des Verhältnisses von Konkordanz bei eineiigen Zwillingen (EZ) und zweieiigen Zwillingen (ZZ) zweifellos die exakteste Methode.

Es ist hier nicht der Ort, auf die Einwände gegen die Zwillingsmethode als Methode der Vererbungswissenschaft einzugehen, welche immer noch von manchen Seiten vorgebracht werden. Diesbezüglich sei verwiesen auf Band I, II. Hauptteil, 2. Abschnitt, 2. Kapitel dieses Handbuches (Methode der menschlichen Mehrlingsforschung).

Unter einer repräsentativen Zwillingsserie verstehen wir seit den für die Methodik wegweisenden Untersuchungen LUXENBURGERs ein Material, das folgende Bedingungen erfüllt: es muß repräsentativ sein 1. in bezug auf Häufigkeit der Zwillinge unter den Trägern des in Rede stehenden Merkmals, 2. in bezug auf die Häufigkeitsbeziehungen von gleichgeschlechtlichen Zwillingspaaren (GG) und verschiedengeschlechtlichen Zwillingspaaren (PZ), von EZ und ZZ innerhalb der Zwillinge, 3. in bezug auf Konkordanz und Diskordanz der Zwillingspaare in dem zur Diskussion stehenden Merkmal.

Überblicken wir die gesamte bisherige Literatur, so finden wir neben einer großen Kasuistik im ganzen 5 Serienuntersuchungen an Zwillingspaaren, von denen jeweils ein Partner Epileptiker ist. Die Tabelle 2 gibt eine Zusammenstellung aller Ergebnisse.

Tabelle 2. Gesamtübersicht über die bisherigen Zwillingsserien bei Epileptikern[1].

Autor	Eineiige (EZ)				Zweieiige (ZZ)				Fraglicheiige (?Z)				Gesamtzahl der Paare
	konk.		disk.		konk.		disk.		konk.		disk.		
	abs. Zahl	%	abs. Zahl	%	abs. Zahl	%	abs. Zahl	%	abs. Zahl	%	abs. Zahl	%	
1. LUXENBURGER	1	—	2	—	—	—	6	—	—	—	1	—	10
2. STROESSLER .	—	—	—	—	—	—	—	—	3	—	39	—	42
3. SCHULTE . . .	2	—	8	—	—	—	12	—	—	—	2	—	24
4. ROSANOFF . .	14	60,8	9	39,2	20	23,8	64	74,2	—	—	—	—	107
5. CONRAD . . .	20	66,6	10	33,4	4	3,1	123	96,9	1	—	2	—	160
Gesamtes vorliegendes Zwillingsmaterial .	37	56,0	29	44,0	24	10,4	205	89,6	4	8,3	44	91,7	343

[1] Aus Z. psych. Hyg. **10**, 167 (1938).

Nun ist allerdings zu bemerken, daß nur die Serien von Luxenburger und Conrad wirklich repräsentativ sind. Das Material von Stroessler, Schulte und Rosanoff wurde gewonnen durch Umfrage bei den Patienten selbst und nicht, wie dies Luxenburger verlangt, durch Anfrage bei den Standesämtern und Geburtsregistern. Dadurch ist die Gefahr der Anreicherung der Eineiigen und des Verlustes von Paaren mit kleinverstorbenen Partnern, dadurch wieder einer Verschiebung im Geschlechtsverhältnis usw. sehr groß. Außerdem hat Stroessler unglücklicherweise die Eiigkeitsdiagnose nicht mitgeteilt, so daß alle ihre Fälle zu den Fraglicheiigen gezählt werden müssen. Schultes Ausgangsmaterial ist das poliklinische Material der Berliner Universitäts-Nervenklinik, nämlich die vom Jahre 1929 bis 1934 dort zur Beobachtung gekommenen Fälle. Hier besteht nun die Möglichkeit einer stärkeren Betonung von symptomatischen bzw. von jüngeren und zweifelhaften Epilepsien, da solche sicher in größerem Maße die Universitätspoliklinik aufsuchen, als sichere oder gar alte genuine Epilepsien. Daraus dürfte sich die hohe Diskordanzziffer bei seinem Material erklären. Rosanoffs Material und Bearbeitungsweise hat noch einige große Nachteile. Sowohl die klinische Diagnose beim Partner wie auch die Eiigkeitsdiagnose wurde vielfach nicht von medizinisch geschulten, sondern von angelernten Hilfskräften, sog. fieldworkers, gestellt, was eine erhebliche diagnostische Unsicherheit bedingen dürfte. Weiter faßt er den Konkordanzbegriff äußerst weit. Er spricht nämlich von Konkordanz nicht nur, wenn er beim Partner Epilepsie, sondern auch wenn er Schwachsinn, neurologische Erkrankungen, Psychopathie oder Psychosen findet. Da es sich dabei um Störungen handelt, die zum Teil genisch von der Epilepsie unbedingt zu trennen sind, wird die Konkordanzziffer vor allem bei den ZZ viel zu hoch. Von den 14 konkordanten EZ-Paaren waren nur 2 „qualitativ verschieden", wovon bei einem EZ-Paar der Partner an einer Psychose erkrankt war, die wir voraussichtlich in den Formenkreis der Epilepsie zählen würden, so daß also nur 1 Paar wegfiele. Bei den ZZ hingegen sind von den 20 sog. konkordanten Paaren 11 „qualitativ verschieden", von denen auch wieder 1 Fall mit Psychose auch in unserem Sinn konkordant gezählt werden kann. Wir erhalten somit 10 Paare, die wir diskordant zählen würden, und nur 10 wirklich auch in unserem Sinn konkordante Paare. Damit nähern sich aber die Ergebnisse Rosanoffs weitgehend denen von Conrad.

Auch die Arbeit von Conrad enthält eine gewisse Auslesewirkung, und zwar jene nach Anstaltsfällen, da sich das Ausgangsmaterial lediglich aus den in Anstalten befindlichen Epileptikern zusammensetzt. Damit aber ist die Möglichkeit einer gewissen Verschiebung nach genuinen Fällen gegeben. Gehen wir nur von idiopathischen Fällen aus, d. h. untersuchen wir die Konkordanzverhältnisse bei idiopathischen Epileptikern, dann ist diese Auslese nicht allzu belangvoll. Wollen wir uns aber ein Bild von den Konkordanzverhältnissen an einem Gesamtkollektiv von Epileptikern einschließlich aller symptomatischen Formen verschaffen, dann dürften die Ziffern von Conrad zu hoch sein. Sie würden sich damit vermutlich den Ziffern von Rosanoff noch mehr annähern.

Wenn es auch in Anbetracht der verschiedenen genannten leichten Auslesewirkungen nicht ganz korrekt ist, die verschiedenen Untersuchungsergebnisse zusammenzuwerfen, um einen Mittelwert zu berechnen, können wir dies in unserem besonderen Fall dennoch wagen, weil sich, wie wir gesehen haben, einige der genannten Auslesewirkungen wieder aufheben. Auf jeden Fall könnten wir ein solches Mittel unter der Annahme berechnen, daß die Auslesemomente im groben zu vernachlässigen sind. Bei einer Berechnung eines solchen einfach gewogenen Mittelwertes ergibt sich für ein Gesamtkollektiv aller Epilepsieformen eine Konkordanz bei EZ von 56,0%, bei ZZ von 10,4%.

Anders stehen die Dinge, wenn wir klinisch das außerordentlich heterogene Material unterteilen und alle Fälle, bei denen wir klinisch die Diagnose einer symptomatischen Epilepsie stellen würden, ausschalten, so daß die idiopathische Epilepsie übrigbleibt. Die Untersuchung hat bisher nur CONRAD durchgeführt und fand, wie die Tabelle 3 zeigt, eine Konkordanz von 86,3% bei EZ gegenüber einer solchen von 4,3% bei ZZ. Diese Konkordanzziffer ist also wesentlich höher.

Tabelle 3. Verhältnis von Konkordanz und Diskordanz, verteilt nach diagnostischen Untergruppen[1].

			Gesamtzahl	Epilepsie		Ep. + Schw. + Psp.	
				konk.	disk.	konk.	disk.
ZZ	symptom.	absol. Zahl	34	0	34	3	31
		%		0,0	100,0	8,8	91,2
	idiopath.	absol. Zahl	93	4	89	12	81
		%		*4,3*	95,7	12,9	87,1
EZ	symptom.	absol. Zahl	8	1	7	3	5
		%		12,5	87,5	37,5	62,5
	idiopath.	absol. Zahl	22	19	3	20	2
		%		*86,3*	13,7	90,9	9,1

[1] Aus Z. Neur. **153** (1935).

Nun befinden sich aber noch einige der Partner innerhalb der Gefährdungsperiode für Epilepsie, d. h. sie können eventuell noch erkranken. Berechnet man nach einer Formel LUXENBURGERs die Manifestationswahrscheinlichkeit, d. h. die Erwartungsziffer für die Manifestation der Erbanlage, erhält man den Wert von 0,96, d. h. in den klinisch als idiopathische diagnostizierten Fällen dieses Materials, die etwa $^2/_3$ des Gesamtmaterials ausmachen, setzt sich die Anlage bei 96% der Fälle bis zu dem Bild der Epilepsie durch. Doch ist auch diese Schlußfolgerung nur auf das Material CONRADs mit seinen Eigentümlichkeiten anzuwenden. Denn, wie schon erwähnt, handelt es sich um Anstaltsfälle, d. h. aber um Fälle mit einer besonderen Progressivität der epileptischen Erkrankung. Nun haben andere Ergebnisse, ebenfalls von CONRAD, bei einer Nachkommenschaftsuntersuchung gezeigt, daß die Progressivität der Erkrankung parallel mit einer stärkeren Durchschlagskraft der Anlage zu laufen scheint (worauf wir noch zu sprechen kommen werden), so daß sich daraus die hohe Penetranz an CONRADs Material erklären würde. Hätte er lauter genuine Fälle etwa aus der Kassenpraxis gewählt, würde voraussichtlich die Ziffer der Manifestationswahrscheinlichkeit wesentlich geringer sein. *Wir sehen daraus, daß die Manifestationswahrscheinlichkeit keine konstante Größe ist, sondern jeweils sehr stark von der Materialauslese abhängig ist.*

Grundsätzlich ebenso wichtig, wenn auch von einem ganz anderen Gesichtspunkt aus, ist die *Zwillingskasuistik*, und zwar naturgemäß die Kasuistik der EZ. Schon LUXENBURGER hat auf den Wert der Zwillingskasuistik aufmerksam gemacht, indem er die Notwendigkeit hervorhob, vor dem großflächigen, aber etwas farblosen Hintergrund der statistischen Befunde durch die Kasuistik wirklichkeitsnahe und eindrucksvolle Beispiele aufzubauen, die vor allem den Wert der Illustration, der sinnfälligen Verlebendigung des Typischen haben.

Eine vollständige Aufzählung aller bisher veröffentlichten EZ-Paare gibt CONRAD. Außer seinem eigenen EZ-Material handelt es sich um Fälle von HANSEN, HERMANN, TOLEDO, RIEBELING, LANGE, WILSON und WOLFSOHN, SMITH, GLATZEL, TROSSARELLI, OLKON, SANDERS, LE GRAS, STROESSLER, SCHULTE, MCBROOM und GRAY, JENKINS und GLICKMANN, ROSANOFF und

HANDY, GUTHRIE und LEBOWITZ, FREEMANN, HARTMANN, BRANDER, GANNER. Er weist darauf hin, daß man zwar aus diesem kasuistischen Material keinerlei statistische Schlüsse, etwa auf das zahlenmäßige Verhältnis von konkordanten zu diskordanten Paaren usw., ziehen dürfe, da ja nun Auslesefaktoren eine beträchtliche Rolle spielen dürften; daß jedoch diese EZ-Paare gleichsam gehobene Durchschnittsfälle darstellen, gehoben nämlich durch die mit der Epilepsie gar nicht in Zusammenhang stehende, zufällige Eigenschaft, in ihrem erbgleichen Zwillingspartner eine zweite Auflage zu besitzen, die es erlaubt, das Vorhandensein oder Fehlen wie auch die Art von Umweltwirkungen daran zu studieren. CONRAD gruppiert das gesamte EZ-Material in drei Konkordanzgruppen: eine erste, bei der Proband und Partner in völlig übereinstimmender Weise an epileptischen Anfällen erkrankte, in eine zweite Gruppe, bei der ebenfalls beide Partner epileptische Anfälle zeigen, die jedoch in Ausprägungsgrad, Häufigkeit, Zeitpunkt des Einsetzens oder Verlauf wesentlich voneinander abweichen; endlich eine dritte Gruppe, bei der ein Partner von Anfällen verschont blieb. Da nun bei EZ die Anlagen identisch angenommen werden, exogene Faktoren aber praktisch niemals in identischer Weise einwirken, ist man wohl zu dem Ansatz berechtigt, daß paratypische Faktoren in der ersten Gruppe am wenigsten wirksam gewesen sein müssen, da sich „das Merkmal" in beiden Partnern in völlig identischer Weise entwickelte, daß in der zweiten Gruppe paratypische Faktoren eine gewisse Rolle spielen mußten, da anders die Verschiedenheit der Merkmalsentwicklung bei den beiden Partnern schwer zu erklären wäre, daß aber andererseits auch Anlagefaktoren von wesentlicher Bedeutung waren und endlich daß in der dritten Gruppe paratypische Faktoren den Hauptanteil haben müssen und der Anlage jedenfalls nur eine geringe Wirksamkeit zugesprochen werden kann. Ein völliges Fehlen der anlagebedingten Reaktionsbereitschaft kann natürlich auch in dieser Gruppe trotz der Diskordanz nicht von vornherein angenommen werden. Es wird bei dieser Methode der erbgleiche Zwillingspartner gleichsam als Indikator für die Wirksamkeit von Umweltfaktoren benützt, indem sein Zustandsbild, verglichen mit dem des Probanden, anzeigt, wie groß bei beiden die Penetranz der genotypischen Konstitution gewesen ist.

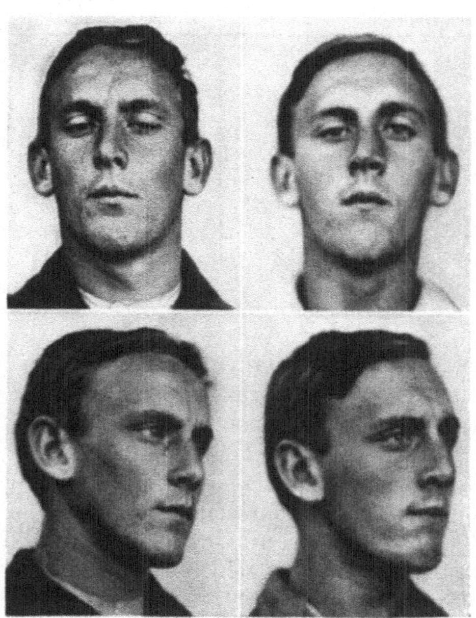

Abb. 2. EZ 54. (Nach CONRAD.)

Diese Gegenüberstellung ergab nun in der *ersten* Konkordanzgruppe ein äußerst homogenes klinisches Bild. Fast alle Probanden wie auch ihre Partner zeigten in bezug auf Krankheitsbeginn, Entwicklung, Verlauf, Symptomatologie und Progression überaus ähnliche Bilder, so daß sich die Vorstellung eines außerordentlich umweltunabhängigen Krankheitsgeschehens geradezu aufdrängte. Als ein Beispiel eines solchen Falles sei Fall Nr. 54 von CONRAD hier dargestellt (Abb. 2).[1]

[1] Dieser und die folgenden Fälle sind entnommen der Arbeit von CONRAD: Z. Neur. **155** (1936).

Willy und Max A., geboren 1914, große Übereinstimmung der anthropologischen Maße, sehr auffallende physiognomische Ähnlichkeit, Übereinstimmungen auch detaillierter Weichteilmodifikationen, wurden früher und auch jetzt noch sehr häufig verwechselt. Einige spiegelbildliche Asymmetrien.

Vorgeschichte. Vater ist Reisender für eine Wäschefabrik, soll gesund sein, Mutter schreibt mit vielen orthographischen Fehlern, die Geschwister sind gesund. Die Zwillinge sind die zweite Geburt, im ganzen 4 Geschwister. Die Familie ist nicht näher bekannt, da sie im Ausland lebt. Unter den Geschwistern des mütterlichen Großvaters sollen Zwillinge gewesen sein. Die Geburt war rechtzeitig, Willy ist der Erstgeborene, kam ohne ärztliche Hilfe zur Welt, Max hatte Querlage, mußte vom Arzt empfangen werden. Beide Kinder waren normal entwickelt, gediehen in ihren ersten Kinderjahren sehr gut. Als sie im Alter von 4 Jahren anläßlich einer Angina des Willy ärztlich untersucht wurden, stellte der Arzt leichte englische Krankheit fest, die „nicht recht zum Ausbruch gekommen sei". Bei beiden Kindern traten mit 5—6 Jahren Abwesenheitszustände auf, die vom Arzt als „leichte Epilepsie" bezeichnet wurden. Trotz Medizin nahmen diese Zustände mehr und mehr zu und waren bei beiden äußerst ähnlich: sie verloren für Sekunden das Bewußtsein, starrten vor sich hin und wußten danach nichts davon. Bei beiden wurden diese Zustände in der Schule vom Lehrer zuerst beobachtet. Willy hatte seinen ersten großen Anfall mit 10 Jahren, ohne daß besondere Vorzeichen vorher beobachtet wurden. Es war der Schilderung nach ein typischer epileptischer Anfall. Der nächste solche Anfall kam erst ein Jahr später. Auch dann waren die Abstände der Anfälle noch groß, erst mit dem 14.—15. Jahr verschlimmerten und häuften sich die Anfälle, so daß er schließlich (zugleich mit seinem Bruder) aus der Schule genommen werden mußte. *Max* hatte seinen ersten Anfall im 12. Lebensjahr, auch bei ihm dauerte es fast ein Jahr bis zum nächsten Anfall. Ebenso wie beim Bruder trat im 14.—15. Jahr eine starke Häufung der Anfälle auf, so daß er die Schule nicht vollenden konnte. Die Anfälle werden als typisch epileptische geschildert, ohne vorherige Anzeichen, ohne Aura, plötzliches Niederstürzen mit tonisch-klonischen Krämpfen, häufig Zungenbiß, häufig Secessus urinae.

Beide wurden in die Lehre auf eine Geflügelfarm gegeben, konnten aber wegen schwerster Häufung der Anfälle im 18.—19. Lebensjahr auch diese Beschäftigung nicht fortsetzen, zumal sich damals auch Dämmerzustände einstellten, so daß sie einem Bericht des Departements St. G. zufolge „öfters 4—5 Tage bewußtlos sind, in diesem Zustand lärmend werden und die Wohnung verlassen. Sie bedürfen dann ständiger Überwachung..." Sie wurden deshalb in eine Heilanstalt aufgenommen und von dort später in eine kleine Pflegeanstalt verlegt, wo sie sich noch befinden.

Befund. Mittelgroße, kräftig gebaute junge Leute, neurologisch völlig o. B. Andeutung von Spitzbogengaumen bei beiden. Psychisch: Ausgesprochen verlangsamt, umständlich, haftend, dement, dabei sehr zugänglich, freundlich und auffallend kindlich, betonen ihre Religiosität, sprechen sehr viel von „unserem lieben Herrgott, der allein helfen wird". Max ist geistig etwas lebendiger, schreibt mit weniger orthographischen Fehlern, rechnet auch etwas besser. Miteinander vertragen sich beide ausgezeichnet, stecken immer beisammen und streiten sich nie. Psychisch handelt es sich bei beiden um eine sekundäre Charakterveränderung.

Epikrise. Bei beiden Zwillingspartnern beginnt die Erkrankung um das 5.—6. Lebensjahr mit typischen Absencen, mit 10—12 Jahren Einsetzen seltener großer Anfälle, die sich vom 15.—18. Jahr wesentlich verschlimmern. Zugleich damit starker geistiger Rückgang, typisch sekundäre Wesensveränderung, daneben Dämmerzustände, die bei beiden zugleich den Anstaltsaufenthalt notwendig machen. Körperlicher Befund im ganzen o. B.

Wir schließen erstens aus der großen Übereinstimmung des geschilderten klinischen Bildes mit denen bei den übrigen Paaren dieser Konkordanzgruppe und zweitens aus dem hinsichtlich der gesamten Entwicklung der Erkrankung verblüffend ähnlichen Bild der beiden Partner, *daß wir hier die Kerngruppe der genuinen Epilepsie im Sinne einer durchaus einheitlichen anlagebedingten Erkrankung vor uns haben.*

Die *zweite* Konkordanzgruppe umfaßt jene Paare, bei denen sich die Epilepsie in verschiedener Weise bei den beiden Partnern manifestiert. Hier ist kein einheitliches klinisches Bild mehr zu beobachten, im Gegenteil findet sich hier jene Fülle von mannigfachen Epilepsiefällen, die auch in der Erbgesundheitspraxis oft den Gutachter vor schwierige Aufgaben stellt: Beginn der Anfälle nach Infektionskrankheiten oder Traumen, als spasmophile Krämpfe, ferner plötzliches Aussetzen durch Jahre, rudimentäre Anfälle von absenceartigem Charakter und andere Atypien der Anfälle; im neurologischen Befund eine Reihe von Symptomen, wie Nystagmus, leichte Halbseitenerscheinungen, Mikro- und Turricephalie, Spitzbogengaumen, Kryptorchismus, Pigmentanomalien, Debilität, Sprachstörungen, Facialisschwäche, rhachitische Zeichen, endokrine Abweichungen, Frühgeburt usw., kurz eine Fülle von atypischen Zeichen und Verläufen. Und dennoch Konkordanz, die darauf hindeutet, daß auch hier Anlagefaktoren zugrunde liegen. Ein Beispiel dafür gibt Fall Nr. 66 von CONRAD (Abb. 3).

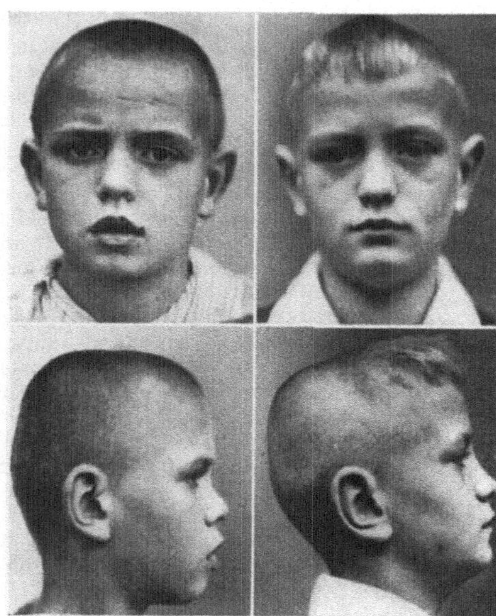

Abb. 3. EZ 66. (Nach CONRAD.)

Willy und *Horst H.*, geb. 1922. Ausgesprochene Übereinstimmung der anthropologischen Maße sowie der Augen- und Haarfarbe, auch starke physiognomische Ähnlichkeit, die für fremde Leute oft zu Verwechslungen führte.

Vorgeschichte. Eine Großtante war schwachsinnig. Vater ist Expedient, war im Feld lungenleidend, leidet an schwerer Migräne, weshalb er schon als Kind häufig von der Schule fernbleiben mußte. Auch seine Mutter litt an schwerer Migräne. Mutter der Zwillinge ist gesund und energisch. Ein Bruder von ihr hatte zweimal Zwillinge. Sie hat 4mal entbunden, ein Kind starb klein. Die Geburt der Zwillinge (zweite Entbindung der Mutter) war etwas verfrüht, verlief jedoch normal ohne ärztlichen Eingriff. Beide Jungen entwickelten sich normal. Mit $1^1/_4$ Jahren erkrankte *Willy* an schwerer doppelseitiger Lungenentzündung und bekam dabei zum erstenmal Krampfanfälle. Bei sorgfältiger Pflege wurde er wieder gesund und erholte sich rasch wieder. Einen Monat später erkrankte *Horst* an eitriger Mandelentzündung, die auch mit Krampfanfällen verbunden war. Auch er erholte sich wieder, und beide Kinder waren gesund und unauffällig bis zum 3. Lebensjahr. Damals hatte *Horst* aus voller Gesundheit einen sehr schweren Krampfanfall, dem weitere leichte Anfälle bis zum Ende dieses Jahres folgten. Er war nicht in einer Anstalt, sondern nur in ärztlicher und naturheilkundlicher Behandlung. Er hat seitdem keinen Anfall mehr gehabt, entwickelte sich normal weiter, geht bereits das 4. Jahr zur Schule, wo er mittelmäßig vorwärts kommt. Bei der Untersuchung im Jahre 1934 fand sich ein gut entwickelter Junge, kräftig gebaut, etwas blaß und pastös. Neurologisch völlig o. B. Psychisch wenig auffällig, vielleicht geistig etwas beschränkt.

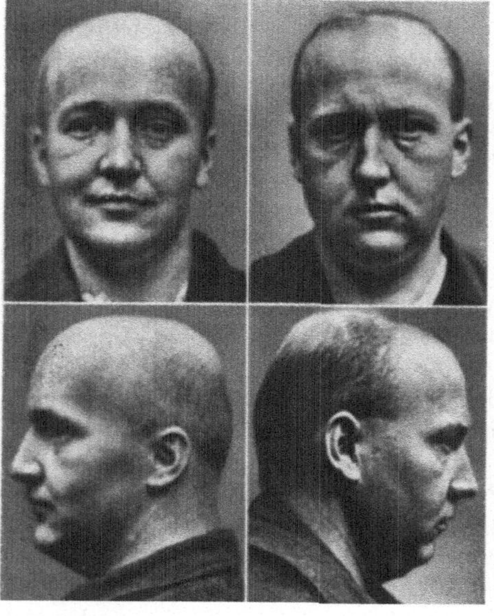

Abb. 4. EZ 71. (Nach CONRAD.)

Willy blieb seit dem ersten Anfall gleichfalls bis zum 3. Lebensjahr gesund, erst dann traten gleichfalls ohne Ursache die Krämpfe wieder auf und wiederholten sich nach längerem Zwischenraum. Schon mit 4 Jahren wurden die Krampfanfälle häufiger, so daß er tagelang ohne Besinnung im Bett lag und auch geistig abzunehmen begann. Mit 7 Jahren wurde er versuchsweise in die Schule gegeben, mußte aber der häufigen Anfälle wegen wieder entlassen werden. Wurde mit 8 Jahren in die Anstalt aufgenommen. Dort hatte er durchschnittlich 1—2 Anfälle in der Woche, meist ohne Aura, häufig nachts, fast immer Zungenbiß und Einnässen. In den letzten Jahren auch häufige Dämmerzustände, die oft tage- bis wochenlang andauern. Er ist dann nicht ansprechbar, muß an- und ausgezogen und gefüttert werden. In der Zwischenzeit ist er lebhaft und zugänglich. Neurologisch o. B.

Epikrise. Sicher eineiige Zwillinge, die schon im 2. Lebensjahre beide nach fieberhaften Erkrankungen des Kindesalters Krampfanfälle zeigten, die sich später wiederholten, bei dem einen jedoch bald abklingen und bisher nicht wieder aufgetreten sind, beim anderen zu einer schweren progressiven, mit Dämmerzuständen und Wesensveränderung einhergehenden Epilepsie führen.

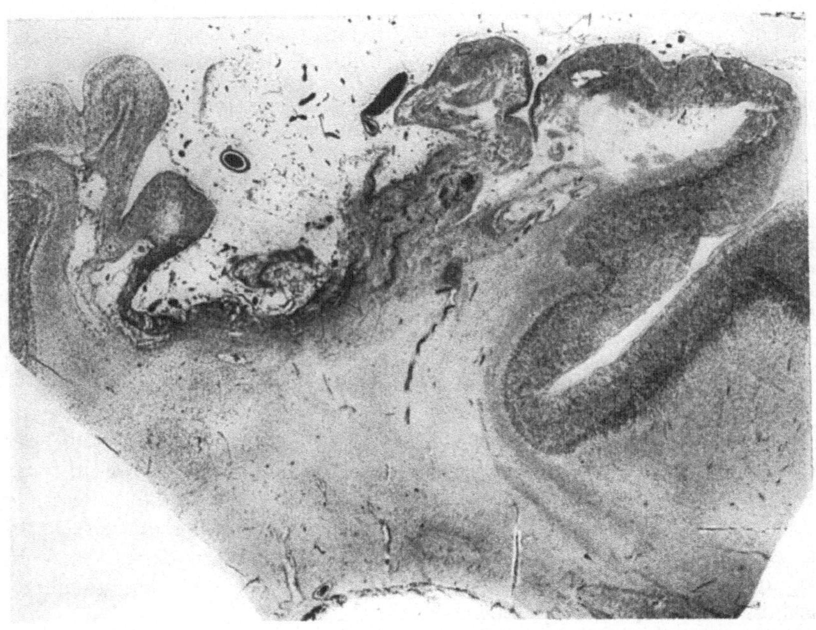

Abb. 5. Übersichtsaufnahme des parietalen cystischen Defektes im Gehirn des Falles Abb. 4.

Endlich kamen in die *dritte* Konkordanzgruppe jene Fälle, bei denen der Partner frei blieb, also die Fälle von Diskordanz. Hier war es ganz deutlich, wie nahezu alle Fälle auch klinisch eindeutig als exogene Fälle, also als symptomatische Epilepsien zu diagnostizieren waren. Und zwar waren es vor allem frühkindliche Encephalitisfolgen und Traumen, die als exogene Genese in Frage kamen. Als Beispiel diene Fall Nr. 71 von CONRAD, der klinisch zwar als genuiner gezählt werden mußte, da die Anhaltspunkte für eine Exogenese zu gering waren. Dennoch wurde damals schon der Verdacht auf eine exogene Genese geäußert, und zwar ein traumatisch bedingter Herd vermutet. Die Diagnose konnte inzwischen durch den Sektionsbefund geklärt werden (Abb. 4 und 5).

Heinrich und *Friedrich H.*, geb. 1899. Ziemliche Übereinstimmung der Schädelmaße, der Augen- und Haarfarbe. Beide zeigen einen eigenartigen dysplastischen Habitus, reichlichen Fettansatz, Doppelkinn, hohe Stirn, gänzlich unbehaarter Rumpf, hypoplastisches Genitale, äußerlich starke physiognomische Ähnlichkeit.

Vorgeschichte. Vater starb an Taboparalyse, war Bäcker- und Gastwirt. Mutter lebt und ist gesund. Sie hat 5mal entbunden; außer einer Tochter, die an Grippe starb, leben alle Kinder und sind bis auf den Probanden gesund. Die Geburt der Zwillinge war langwierig, aber ohne ärztlichen Eingriff, beide folgten sehr rasch aufeinander; Frühgeburt. Die Kinder waren überaus schwächlich und unterentwickelt, hatten vor allem sehr kleine Köpfe, so daß man an ihrem Aufkommen zweifelte. Wurden mit $^1/_2$ Jahr geimpft. Gleich nach der Impfung bekam *Heinrich* eine Schwellung am Schädel (die Mutter bezeichnete die Stelle der großen Fontanelle), die vom Arzt als „Wasserkopf“ bezeichnet wurde, hohes

Fieber und Konvulsionen, während der andere ganz gesund blieb. Die Schwellung ging wieder zurück, und H. erholte sich wieder. Beide entwickelten sich vom 1. Jahr ab ganz gut. Im Wesen waren sie etwas verschieden, H. war viel gewissenhafter, nahm alles überaus ernst und genau, während F. viel leichtlebiger war. Mit 7 Jahren erlitt H. einen heftigen Schreck durch Blitzschlag. Unmittelbar nachher erlitt er einen Krampfanfall, schien dabei jedoch bei Besinnung zu sein, „es war wie ein Nervenshock". Von dieser Zeit an schien es der Mutter, daß er geistig zurückblieb, er konnte in der Schule nicht mehr recht folgen. Mit 13 Jahren trat zum erstenmal ein echter epileptischer Krampfanfall auf; er sank beim Frühstück plötzlich nach hinten um, verdrehte die Augen, verlor das Bewußtsein, hatte Krämpfe, kam aber rasch wieder zu sich. Erst ein Jahr später ein gleicher Anfall, von da an immer häufiger Anfälle. Sollte die Anstreicherei erlernen. War noch eine Zeitlang zuhause, mußte aber wegen schließlich auftretender schwerer Erregungs- und Dämmerzustände in die Anstalt gebracht werden. Mit 23 Jahren nahm man ihn nochmals versuchsweise heraus, mußte ihn jedoch nach einigen Jahren wieder aufnehmen lassen, da er in einem schweren Verwirrtheitszustand nackt auf die Straße lief, in die Fremde ziehen wollte, um Geld zu verdienen, wie er sagte. In der Anstalt anfangs wöchentlich bis zu 6 Anfällen, die später seltener wurden. Im Lauf der Zeit jedoch deutliche geistige Abnahme. Befindet sich meist in einem leicht getrübten Bewußtseinszustand, spricht dann flüsternd und unzusammenhängend vor sich hin, ist schwer zu fixieren.

Befund: Etwas aufgeschwemmter blasser Patient, ausgesprochen femininer Fettansatz, Haarlosigkeit des Schädels und Rumpfes, fast keine Bartbehaarung, ausgesprochen hypoplastisches Genitale, feminine Genitalbehaarung. Pupillen reagieren prompt auf Licht und Konvergenz, keine kongenitalluischen Zeichen, Wa.R. negativ.

Friedrich hatte angeblich nie mit den Nerven zu tun. Er hatte niemals Anfälle irgendwelcher Art, war überhaupt niemals krank. Arbeitet seit seinem 14. Lebensjahr als Emaillierer in der Fabrik. Hatte nur einmal Stirnhöhleneiterung. Lebt bei seiner Mutter, hat noch nie mit einem Mädchen zu tun gehabt. Er zeigt den gleichen dysplastischen Habitus wie der Bruder, reichlichen femininen Fettansatz, Doppelkinn, auffallende Haarlosigkeit, hypoplastisches Genitale, feminine Genitalbehaarung. Psychisch ist er unauffällig, sehr still und bescheiden, fast etwas stumpf.

Epikrise. Vater starb an Taboparalyse. Frühgeburt. Der Proband erkrankt im Anschluß an die Impfung an einer fieberhaften Erkrankung mit Hydrocephalus. Mit 7 Jahren nach Blitzschlag (oder nur Schreck darüber) der erste, noch untypische Krampfanfall, von da an geistiges Zurückbleiben. Mit 13 Jahren wieder Auftreten der Anfälle, die von nun an zu schweren typischen Veränderungen und Dämmerzuständen führen. Der Partner zeigt den gleichen dysplastischen Habitus, hatte jedoch niemals Anfälle.

Der Proband ist im Februar 1937 im Anfall gestorben und es ergab sich folgender *anatomisch-pathologischer Befund*[1]: Formolfixiertes Gehirn. Die weiche Hirnhaut über der Konvexität, mit Ausnahme des Occipitallappens milchig getrübt und stark verdickt. Bei der Betrachtung des unsezierten Gehirnes beobachtet man im Bereich des linken Parietallappens, etwa zweifingerbreit von der Medianlinie entfernt, eine trichterförmige, etwa fünfmarkstückgroße Vertiefung, über welcher die weichen Hirnhäute eine bräunliche Verfärbung zeigen. Von einem Windungsrelief ist im Bereiche dieser Veränderung nichts mehr zu sehen. Auf derselben Seite findet sich eine weitere fingergliedgroße Eindellung im Bereiche des Gyr. temp. sup. Über dieser eine bräunliche Verfärbung der Hirnhäute. Die äußere Seite des linken Occipitalpoles zeigt verschmälerte Windungen von harter Konsistenz und bräunlicher Farbe (Schizogyrien). Die basalen Gefäße sind von normalem Verlauf, ohne arteriosklerotische Wandveränderungen. Auf Frontalschnitten sieht man im Bereich der eben beschriebenen Veränderungen einen narbig-cystischen Defekt. Die Wände der Cyste sind von brauner Farbe. Nach dem makroskopischen Bild handelt es sich um einen alten, abgelaufenen Prozeß.

Histologisch: Über mehrere Windungen sich erstreckender cystischer Defekt, der nur unvollkommen durch gliöse und bindegewebige Ersatzwucherung bedeckt ist (s. Abb. 5). Es handelt sich um einen alten, abgelaufenen Prozeß wohl traumatischer Genese, durch welchen ausgedehnte Rindenbezirke vollständig zerstört wurden. Die Zerstörungsgebiete reichen noch weit in das umgebende Marklager hinein. Am Rande des cystisch-narbigen Defektes finden sich noch zahlreiche Gitterzellen, meist in perivasculärer Anordnung, die teils mit Blutpigment, teils mit Fetttröpfchen angefüllt sind. Von einem frischen Abbau im Bereiche des Defektes ist nichts mehr zu sehen. Die angrenzenden, nicht grob zerstörten Rindengebiete zeigen ziemlich ausgedehnten Ganglienzellausfall in sämtlichen Rindenschichten und eine Vermehrung der Gliazellen. Vereinzelte verkalkte Ganglienzellen.

[1] Für den Befund sage ich Herrn Prof. SCHOLZ und Dr. G. PETERS (Neuro-histologisches Institut der deutschen Forschungsanstalt für Psychiatrie, München) meinen herzlichen Dank.

In anderen Hirnabschnitten, vor allem im linken Occipitalhirn, finden sich zahlreiche kleinere und ausgedehntere kreislaufbedingte Ausfallsherde. Teilweise ist es zu einem fast vollständigen Ausfall der Ganglienzellen gekommen. Inmitten stark vermehrter Glia sind nur noch einige kleine Ganglienzellinseln erhalten. Die Rinde ist in solchen Abschnitten stark verschmälert (Schizogyrien). In einem Ammonshorn findet sich ein vollständiger Zellausfall im Bereiche des SOMMERschen Sektors und der Fascia dentata. Im Kleinhirn homogenisierende Zellerkrankung vereinzelter PURKINJE-Zellen.

Diagnose: Alte traumatische Narben, außerdem Veränderungen, die mit großer Wahrscheinlichkeit als Folge präparoxysmaler funktioneller Kreislaufstörungen aufzufassen sind.

Wenn es auch zweifellos nicht auszuschließen ist, daß der bei der Sektion gefundene alte Herd erst im Verlauf der Epilepsie entstanden ist, etwa als Folge eines schweren Sturzes im Anfall, so ist doch mangels jeden anamnestischen Hinweises auf ein derartiges Trauma die Wahrscheinlichkeit viel größer, daß dieser Herd, in früher Kindheit entstanden, in der Tat das epileptische Krampfleiden des Patienten verursachte. Wir könnten uns danach vorstellen, daß bei einem körperlich disponierten Individuum (dysplastischer Habitus) eine äußere Schädigung, sei es ein Trauma (s. aufgefundener Herd), sei es eine fieberhafte Erkrankung (Impfencephalitis), eine cerebrale Schädigung setzte, die zu den epileptischen Anfällen führte.

Wir werden auf diese Beispiele im nächsten Kapitel einige Male zurückzugreifen haben.

Die Zwillingsmethode hat also, wie wir sehen, auf dem Gebiet der Epilepsieforschung unsere Erkenntnis wesentlich gefördert. Wir konnten das Kräfteverhältnis von Anlage und Umwelt gegeneinander abgrenzen und entsprechend der Vielfalt der Bilder differenzieren, wobei wir zu dem eindeutigen Ergebnis kamen, *daß der Anlage in dem, was wir klinisch als genuine Epilepsie im engeren Sinne diagnostizieren, eine entscheidende Rolle zukommen muß*. Damit erscheint die Diskussion über die Frage, ob überhaupt Anlagefaktoren anzunehmen sind, beendigt und diejenigen Autoren, die diese Frage verneinen, insbesondere ABADIE, COMBY usw., widerlegt. Wir konnten weiter zeigen, daß in der ersten Konkordanzgruppe zweifellos der eigentliche Kern der erblichen Fallsucht zum Vorschein kommt, daß in der zweiten Konkordanzgruppe eine Art Übergang zu der exogenen Epilepsie anzunehmen ist, welche in der dritten oder Diskordanzgruppe vor allem zutage tritt.

Wir wenden uns nun den Sippschaftsuntersuchungen zu, die, wie v. VERSCHUER es formulierte, der Ermittlung bestimmter Erbanlagen aus den Gesetzmäßigkeiten des Auftretens bestimmter Phänotypen in den Familien dienen. Wir werden sehen, wie wir nur schrittweise in das unzugängliche und schwierige Gebiet der Erbverhältnisse vordringen und wie weit entfernt wir noch von unserem Ziel, einer Genanalyse, halten müssen.

c) Familienuntersuchungen.

Familienuntersuchungen, die von Epileptikern ausgehen, reichen weit zurück. Bis zur Jahrhundertwende galt die Epilepsie als eine ausgesprochen erbliche Krankheit. Es war deshalb naheliegend, Sippschaftsuntersuchungen zur Feststellung des Grades der Erblichkeit und ihrer weiteren Eigenschaften durchzuführen.

Leider aber sind für unsere heutigen Ansprüche diese Untersuchungen zum allergrößten Teil unbrauchbar. Und zwar aus verschiedenen Gründen. Erstens fehlen in den meisten Arbeiten genauere Angaben über die Sammlung des Materials, die Art der Bearbeitung, über die Epilepsieformen, über genauere Diagnosen innerhalb der Stammbäume usw. Zweitens aber und vor allem finden wir in den meisten Arbeiten eine Fragestellung, die uns jetzt ganz unzulässig erscheint, nämlich die Frage: in wieviel Prozent von Fällen irgendeines Kollektivs von Epileptikern finde ich eine Belastung in der Familie? Man unterschied „gleichartige“ (d. h. Wiederauftreten von Epilepsie in der Familie), „ungleichartige“ Belastung (d. h. Auftreten von anderen abnormen Zuständen, worunter meist höchst verschiedenerlei zusammengefaßt wurde), ferner „direkte“ (d. h. der engeren biologischen Familie) und „indirekte“ Belastung (d. h. auch bei den Kollateralen). Die Ziffern schwanken zwischen 20 und 90% bei weiter Fassung, zwischen 5 und 50% bei engerer Fassung. Dies wundert uns auch keineswegs. Denn die so gewonnenen Ziffern stehen in absoluter Abhängigkeit von der Art und Bearbeitung des Materials und sagen praktisch nichts als eben über den Grad der Genauigkeit der Bearbeitung etwas aus.

Die Arbeit der Untersucher bestand darin, in einem zusammengetragenen Krankenblattmaterial die Familienanamnesen auf irgendwelche positive Eintragungen durchzusehen. Nun ist diese Eintragung gleichsam eine Funktion der Gründlichkeit des Arztes und der Willigkeit oder Fähigkeit des Patienten, eine gute Anamnese zu geben. Die Zahlen werden deshalb dort, wo durch Umfrage bei den Angehörigen besonderer Wert auf die Familienanamnese gelegt wurde und wo leichtere Kranke verpflegt werden, völlig andere sein als dort, wo dies nicht der Fall ist. Vor allem fehlt aber auch die Bezugsziffer: von wie vielen Verwandten waren so und so viele epileptisch, trunksüchtig usw.? Aber selbst mit einer ganz zuverlässig gewonnenen Prozentziffer und mit der dazugehörigen Bezugsziffer können wir nicht viel anfangen, da das Wiederauftreten bei Geschwistern, Eltern, Neffen und Nichten, Kindern usw., mendelistisch gesehen, gänzlich Verschiedenes bedeutet, weshalb diese Ergebnisse nicht zusammengeworfen werden dürfen. Die erbbiologische Belastungsziffer: *von 100 Epileptikern zeigen x gleichartige Belastung* (d. h. ein oder mehrere Fälle von Epilepsie in der Familie), *y ungleichartige Belastung* — ist infolge ihre völligen Unvergleichbarkeit also nahezu wertlos.

Es gibt nur zwei Wege, die zur Klärung der erbtheoretischen Verhältnisse führen können und die sich gegenseitig ergänzen (nicht, wie so oft gemeint wird, gegenseitig bekämpfen). Es ist dies erstens die empirische Erbprognoseforschung (Rüdin) und die eingehende Untersuchung großer Einzelsippschaftstafeln.

Die Methode der empirischen Erbprognose besteht darin, aus einem repräsentativen Kollektiv von Merkmalsträgern (Epileptiker) rein empirisch und voraussetzungslos festzustellen, wie groß die Erwartung ist, daß unter den Nachkommen wieder Merkmalsträger auftreten, d. h. also in der Berechnung folgender Belastungsziffer: *unter 100 Kindern (oder Geschwistern usw.) von Epileptikern* (eines bestimmtem Alters) *finden sich x Epileptiker, y Schwachsinnige* usw. . . Es handelt sich also darum, von den Erfahrungen, die aus einem repräsentativen Teil des Ganzen gewonnen wurden, auf das Ganze selbst zu schließen und dann auf dieser tragfähigen Grundlage die Nutzanwendungen für den Einzelfall zu ziehen (Luxenburger). Das Wesentliche an dieser Methode ist ihre Voraussetzungslosigkeit, d. h. sie geht nicht wie die theoretische Erbprognose von der Annahme irgendeines bestimmten Erbganges aus. Wir haben im ersten Kapitel gesehen, wie notwendig bei dem Mangel jeglicher Kenntnis der pathogenetischen Grundlage bei allen Erbpsychosen eine derartige voraussetzungslose Methode ist.

Die Untersuchung großer Einzelsippen kann für die Frage des Erbganges entscheidende Resultate liefern, wenn erstens die Sippen repräsentativ gewonnen sind, d. h. keine Auslese nach irgendwelchen besonderen Belastungsverhältnissen zeigen, und zweitens die Pathogenese des Merkmals so weit geklärt ist, daß wir nicht Gefahr laufen, eine allzu große Zahl von Mitgliedern der Familie als gesund, als Nichtanlageträger zu zählen nur deshalb, weil wir nicht imstande sind, die Manifestierung der Anlage zu erkennen. Wir kommen im nächsten Kapitel darauf noch zurück.

Wir werden also im folgenden nach einem kurzen Überblick über die ältere Literatur zunächst die Ergebnisse der empirischen Erbprognoseforschung und danach jene der erbtheoretischen Forschungen darstellen. Dabei wird ein Vergleich dieser beiden Forschungsmethoden hinsichtlich der Fruchtbarkeit ihrer Ergebnisse nicht uninteressant sein.

Ältere (unsystematische) Arbeiten. Hippokrates prägte in seiner Abhandlung über die Epilepsie den Satz: A sanis sana, de morbosis morbosa. Nach Ansicht der Hippokratiker beruht die Epilepsie auf erblicher Anlage; sie verlegen ihren Sitz in das Gehirn, das ihnen als „kalte Schleimdrüse" gilt. Phlegmatische Naturen würden häufiger befallen als gallige, die Frauen bei normaler Menstruation seltener als Männer. Auch später galt bei zahlreichen Autoren die Epilepsie als eine besonders erbliche Erkrankung, so insbesondere bei Moreau, Esquirol, Portal, Hoffmann, Herpin, Trousseau u. a., während andere Autoren, wie Tissot, Beau, Louis, P. Marie, sich eher skeptisch verhielten. Ein frappantes Beispiel von Erblichkeit findet sich bei Hasse zitiert: Zakutus Lusitanus kannte einen Epileptiker, dessen sämtliche 8 Kinder und 3 Enkel epileptisch waren. Auch Boerhave sah alle Kinder eines epileptischen Vaters an Epilepsie zugrunde gehen. Eine Reihe von Untersuchungsergebnissen älterer Autoren stellte 1915 Stüber zusammen. Die Tabelle 4 zeigt seine Aufstellung. Es sind daraus die enormen Schwankungen der Ziffern ersichtlich, die die Unbestimmtheit und Unverwendbarkeit dieser Untersuchungen für unsere heutigen Ansprüche deutlich erweisen. Besonders sind es die Begriffe der direkten und indirekten Belastung und die Unklarheit der Bezugsziffer, die diese Ergebnisse völlig wertlos machen. So gibt auch Gruhle eine Zusammenstellung einiger Arbeiten über die Bedeutung des Elternalkoholismus (Tabelle 5) und fragt mit Recht: was nützt es denn, wenn es heißt, so und so viele Prozent der Epileptiker seien mit Schwachsinn oder Trunksucht der Eltern belastet; wir wissen

Tabelle 4. Belastungsziffern nach älteren Arbeiten.
[Nach Stüber: Zbl. Neur. **25**, 361 (1921).]

Autoren	Überhaupt bei weiter Fassung	Gleichartige	Gleichartige und direkte	Alkoholische	Autoren	Überhaupt bei weiter Fassung	Gleichartige	Gleichartige und direkte	Alkoholische
Leuret und Beau	—	10	—	—	Birk	60	—	—	—
Moreau	50	13	—	19	Griffith	78	—	—	—
Escheveria . . .	—	30	—	—	Neumann	—	25	—	24
Dejerine [3] . . .	69	—	—	52	Berger	32	—	—	—
Biro und					Volland	—	—	20	—
Sprattning . .	—	—	—	14	Collins	—	16—25	—	34
Aronsohn	32	—	—	—	Féré	—	—	—	38—50
Petjes und					Müller	—	—	—	34
Cardenal . . .	22	—	—	—	Vogt	40	—	—	—
Voisin	—	—	—	31	Lange	43	—	—	8
Gowers	33—46	—	—	—	Jödicke	50	27	—	—
Doran	46	—	—	18	Stuchlik	—	15	6,4	40
Grenier	—	—	—	24	Wildermuth . . .	—	—	—	21
Stowell	—	—	50	15	Bleuler	—	—	—	70
Kneidel	22	—	5	—	Kraepelin	46 [2]	14	7,6	—
Siebel	55	—	—	—	Binswanger [3] . .	62	—	—	19,5
Siebold	55 [1]	—	42	19	Finkh [3] } für genuine Epileptiker	73	33	21	26
Turner	51	—	—	—	Weygandt	90	23	—	25
Reynolds . . .	31	—	12	—	Bolten	85	—	—	34

[1] Neuro-psychopathisch belastet 35%.
[2] Belastung mit Nerven- und Geisteskrankheiten.
[3] Einschließlich Belastung mit Tuberkulose.

Tabelle 5. Belastungsberechnungen über Elternalkoholismus. [Nach Zusammenstellung von GRUHLE: Zbl. Neur. 34, 1 (1923).]

Autor	Proz.-Zahl	Verwandtschaftsgrad
WYRSCH	24,6	trunksüchtige Eltern (Schweiz)
WOLFFENSTEIN	22,3	trunksüchtige Eltern (Brandenburg, 166 Fälle)
GERLACH	30	trunksüchtige Eltern (Berlin, 161 Fälle)
BOVEN	61	trunksüchtige Aszendenten (Schweiz, 48 Fälle)
MULLAU	15	trunksüchtige Eltern (N.-Amerika)
JOEDICKE	31,9	trunksüchtige Personen in der Aszend. (309 Anstaltsf.)
STUCHLIK	40	trunksüchtige Eltern
H. MÜLLER	33,9	trunksüchtige Aszendenten (Zürich, 503 Fälle)

ja nicht, wie viele Prozent der sozial gleichartigen, gleichgeschlechtigen, gesunden Bevölkerung auch mit Schwachsinn oder Trunksucht der Eltern belastet sind.

Hier wären noch einige neuere Arbeiten zu erwähnen. MORAWSKI bestätigt an einem großen, klinisch gut durchuntersuchten Material die wichtige Rolle der dispositionellen Krampfbereitschaft, die seiner Meinung nach als recessive Eigenschaft vererbt würde. LOPEZ faßt Epilepsie, Migräne, Epklampsie, Spasmophilie und Narkolepsie zu einem einzigen Erbkreis zusammen. JUDIN stellt komplizierte Erbformeln auf mit zwei Polen: einen um den hypersozialen und den anderen um den explosiblen Typus. GANTER berichtet (leider allzu unübersichtlich) über erbbiologische Untersuchungen an einem großen Ausgangsmaterial, wonach unter Nachkommen nur 4,7%, unter Geschwistern aber 38,5% wieder abnorm seien. FUKS findet in $^4/_5$ seiner genuin epileptischen Kinder indirekte Belastung. In $^2/_3$ der Fälle wird die Erkrankung auf das gleiche Geschlecht übertragen. BONDAREW glaubt an gemeinsame Erbfaktoren zwischen Epilepsie und Zyklophrenie, MUNSON bestätigt die Rolle von Anlagefaktoren auch bei traumatischen Epileptikern, RAPOPORT kommt auf Grund seiner Untersuchung zur Feststellung, daß die genuine Epilepsie eine hereditäre recessive Erkrankung sei, daß sie sich aber in heterozygoter Form in Gestalt von Enuresis, Linkshändigkeit, Somnambulismus und Explosibilität äußere. SANCHIS Y BANUS stellt bei nahezu 300 Sprechstundenfällen von Epilepsie gewisse Belastungsziffern fest, unter denen die hohe Zahl von 54% Migränefällen in der Familie hervorgehoben sei. Er kommt zu dem Schluß, daß der Epilepsie ein Anlagefaktor zugrunde liegen müsse. C. STEIN nimmt hingegen nur eine keimplasmatische Minderwertigkeit an, auf Grund deren exogene Faktoren die Epilepsie hervorrufen.

Während die französische Literatur, die früher gerade auf dem Gebiet der Vererbungsforschung führend war, in den letzten Jahrzehnten sich nahezu vollständig von diesem Problemgebiet abwandte, finden wir in der englischen, vor allem aber amerikanischen Literatur eine ganze Reihe nicht unwichtiger Arbeiten, so von COLLINS, BUCHANAN, BURR, THOM und WALKER, FLOOD und COLLINS, CLARKE und SHARP, BRAIN, C. STEIN, PASKIND u. a. Allerdings kranken auch diese Arbeiten zum Teil an dem Fehler, daß durch Unterlassungssünden schon während der Arbeit oder erst bei der Wiedergabe der Ergebnisse Bestimmungsstücke fehlen, die die an sich gewiß wertvollen Ergebnisse ganz unvergleichbar erscheinen lassen. Was nützen die schönsten Ergebnisse, wenn nicht mitgeteilt wird, was etwa als Epilepsie gezählt wurde (auch die klein an Krämpfen Gestorbenen? auch die Symptomatischen?) oder wie groß die Bezugsziffer ist (auch die Kleinverstorbenen?) oder wie die Alterszusammensetzung des Materials (Gefährdungsperiode!), die Materialgewinnung (Auslese?) und die Methode der Verarbeitung (Krankenblattanamnese oder persönlicher Besuch?) beschaffen ist — um den Finger auf die gröbsten Unzulänglichkeiten zu legen.

Kurz, ein Überblick über die ältere Literatur ergibt, daß es fast besser scheint, alle diese Ergebnisse gleichsam über Bord zu werfen und mit unseren neueren, gereinigten und einwandfreien Methoden, die wir insbesondere der deutschen Vererbungsforschung verdanken (RÜDIN, LUXENBURGER, v. VERSCHUER, F. LENZ E. FISCHER), das Problem neu anzupacken. Denn es dürfte doch niemals möglich sein, in dieses kunterbunte Wirrwarr jemals Ordnung zu bringen. Wir werden uns deshalb lediglich jene wenigen Arbeiten herausziehen, bei denen eine Methodik angewendet wurde, die die Ergebnisse mit den unseren vergleichbar erscheinen läßt. Wir beginnen mit der Besprechung von Nachkommenschaftsuntersuchungen.

Nachkommenschaftsuntersuchungen. Die beiden wichtigsten Argumente, die gegen die Ergebnisse der meisten Kinderuntersuchungen angeführt werden können, sind erstens, daß in der Bezugsziffer die Kleinverstorbenen aufgenommen und mangels eines differenzierten Altersaufbaues nicht mehr abtrennbar sind, und zweitens, daß die klein an Krämpfen Gestorbenen unter den Kindern als epileptische mitgezählt werden. Nach der ersten Methode wird die Epilepsieziffer viel zu niedrig, nach der zweiten viel zu hoch. Nach der jetzt allgemein anerkannten Methodik werden die vor dem 5. Lebensjahr Verstorbenen aus der Bezugsziffer ausgeschieden als ein allzu fluktuierendes und noch außerhalb der Gefährdungsperiode befindliches Material, und auch die von ihnen an Krämpfen (Fraisen, Zahngichter usw.) Gestorbenen werden in Anbetracht der Unsicherheit und Unnachprüfbarkeit der Diagnose nicht als epileptisch gezählt. Es bleiben deshalb nur die in der Tabelle 6 ersichtlichen Arbeiten, deren Resultate — zum Teil allerdings durch eine von uns vorgenommene Korrektur,

Tabelle 6. Nachkommenschaftsuntersuchungen an Epileptikern[1].

Autor	Arbeit	Zahl der Probanden	Zahl der Kinder	davon „Krämpfe"		Sichere Epilepsie		Bemerkungen
				abs. Zahl	%	abs. Zahl	%	
FÉRÉ	Les epilepsies. Paris 1890 (zit. nach PASKIND)	120	352	87	24,7	30	8,5	
COLLINS	Epilepsia 4, 365 (1914)	—	197	10	5,0	5	2,5	Kleinverstorbene sind nicht abgezogen
HOFFMANN	Berlin: Julius Springer 1921	8	27	—	—	3	11,1	
THOM und WALKER	Amer. J. Psychiatr. 1, 613 (1922)	99	241	n. a.	9,4	14	5,8	Korrigiert: auf Lebende bezogen
KLAUS	Zit. bei RÜDIN: Z. Neur. **89** (1924)	55	137	—	—	13	9,5	
BRAIN	Quart. J. Med. **19**, 299 (1926)	24	56	—	—	3	5,3	
PILCZ	Jb. Psychiatr. **46**, 153 (1929)	144	67	—	—	3	4,5	Korrigiert: Kleinverstorbene abgezogen
KÜENZI	Mschr. Psychiatr. **72**, 245 (1929)	95	132	—	—	4	3,0	
BOENING und KONSTANTINU	Arch. f. Psychiatr. **100**, 171 (1933)	32	94	8	8,5	2	2,6	
Gewogener Mittelwert aus allen Arbeiten		—	1303	—	—	77	5,9	

[1] Aus Z. Neur. **159** (1937).

die aus den in der Arbeit vorliegenden Daten möglich war — miteinander vergleichbar sind. Betrachten wir gleichsam alle diese bisher in der Literatur vorliegenden Bearbeitungen als *ein* großes Material, aufgeteilt in kleine Stücke, von denen jedes von einem anderen Bearbeiter untersucht wurde, dann erhalten wir unter insgesamt 1303 Nachkommen 77 Epileptiker. Das entspricht einem Prozentsatz von 5,9% ± 0,6%. Diese Ziffern müssen wir nun noch, um auch die Gefährdungsperiode zu berücksichtigen — ein Teil der Kinder kann ja noch an Epilepsie erkranken —, nach einem abgekürzten Schätzverfahren von LUXENBURGER mit dem Koeffizienten 1,08 multiplizieren, wodurch wir die Ziffer 6,3 erhalten. *Danach also würden wir unter 100 Kindern von genuinen Epileptikern wieder 5—7 Epileptiker erwarten können.*

CONRAD hat neuerdings diese Ergebnisse bestätigen können; es sei auf diese Untersuchung noch etwas näher eingegangen. Es handelt sich um ein Material von 553 Probanden, welche, ungeachtet der Form der Epilepsie, lediglich nach dem Besitz mindestens eines über 20jährigen Kindes ausgelesen wurde, und zwar aus einem Ausgangsmaterial der durch die Reichsgebrechlichenzählung vom Jahre 1925/26 erfaßten Epileptiker der Länder Bayern (mit Pfalz) und Württemberg. Die Zahl aller Kinder dieser Epileptiker betrug 2599, abzüglich der 655 vor dem 5. Lebensjahr Verstorbenen 1944. Das Material ist also, wie wir sehen, größer als das aller obengenannten Arbeiten der Literatur zusammengenommen. Diese nahezu 2000 Kinder wurden nun auf ihre psychiatrische und neurologische Qualität hin untersucht. Dabei wurden die Probanden nach ihrer epileptischen Erkrankung gruppiert in 3 diagnostische Gruppen, und zwar in die Gruppe der idiopathischen und symptomatischen Epilepsien und eine 3. Gruppe, die wir Zwischengruppe nennen mit allen zweifelhaften Fällen. Es sind dies vor allem Fälle mit untypisch spätem Beginn, nach unbestimmten stumpfen Kopftraumen, nach Infektionskrankheiten, bei schwerem Alkoholismus usw. Wir vergleichen nun die Prozentziffern von Abnormen unter den Kindern dieser 3 Gruppen. Die Gesamtübersicht zeigt die Tabelle 7.

Tabelle 7. Abwegigkeiten unter den Kindern von Epileptikern[1].

Probanden	Idiopathische			Zwischengruppe			Symptomatische		
Kinder zeigen	abs. Zahl	korr. Bez.-Zahl	%	abs. Zahl	korr. Bez.-Zahl	%	abs. Zahl	korr. Bez.-Zahl	%
Epilepsie	55	911	6,0	11	408	2,7	4	249	1,6
Schwachsinn	165	994	16,5	28	442	6,3	7	275	2,5
Psychosen	17	459	3,7	2	222	0,9	—	149	—
Neurologische Erkrankg.	14	459	3,0	5	222	2,2	1	149	0,6
Abnorm. Persönlichkeiten	77	911	8,4	14	408	3,4	2	275	0,7
Morph. abnorme Zustände	36	267	13,5	11	96	11,4	3	58	5,1
Funkt. abnorme Zustände	22	267	8,2	3	96	3,1	4	58	6,7

[1] Aus Z. Neur. **159** (1937).

Unter den Kindern der idiopathischen Gruppe finden sich, wie wir sehen, 55 Epileptiker, unter denen der Zwischengruppe 11 und bei den Symptomatischen 4 epileptische Kinder. Zur Berechnung der Bezugsziffer nehmen wir eine Gefährdungsperiode vom 5. bis 20. Lebensjahr an, scheiden also nach dem WEINBERGschen abgekürzten Verfahren die vor dem 5. Lebensjahr Ausscheidenden ganz aus der Berechnung aus, die innerhalb der Gefährdungsperiode Befindlichen rechnen wir hälftig, die aus der Gefährdungsperiode Ausgetretenen rechnen wir voll. Damit ergibt sich eine Bezugsziffer von 911 bei den Idiopathischen, 408 bei der Zwischengruppe und 249 bei den Symptomatischen.

Mit Hilfe dieser Bezugsziffern errechnen wir nun die Prozentziffern von 6,0 ± 0,78, ferner 2,7 ± 0,78, endlich 1,6 ± 0,78 bezüglich der Epilepsie. Dabei zeigt sich eine deutliche Übereinstimmung dieser Epilepsieziffer der Gruppe der genuinen Epilepsie mit der in der Literatur gefundenen Gesamtziffer von etwa 6%. Man muß sich allerdings klar sein, daß in diesem Material die errechnete Ziffer eine Minimalziffer darstellt, da erstens zweifellos nicht wirklich alle Epileptiker unter jenen 911 Kindern erfaßt wurden. Auch können immer noch einige der Kinder erkranken, da ja bekanntlich die Gefährdungsperiode der genuinen Epilepsie noch über das 20. Jahr reicht. Nehmen wir etwa die Gefährdungsperiode für den Zeitraum vom 5. bis zum 30. Jahr an, so erhöhen sich

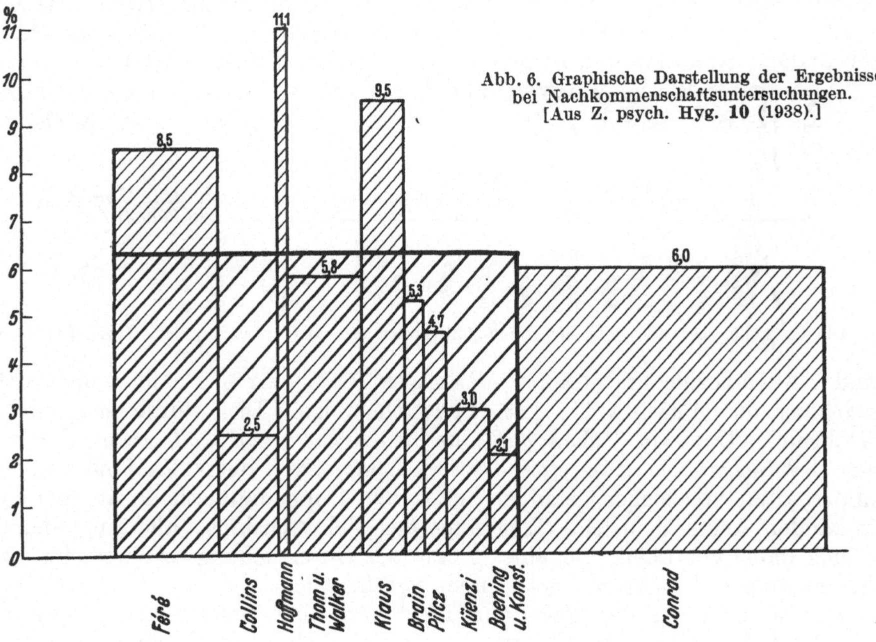

Abb. 6. Graphische Darstellung der Ergebnisse bei Nachkommenschaftsuntersuchungen. [Aus Z. psych. Hyg. **10** (1938).]

die Prozentziffern auf 7,9 bzw. 3,4 bzw. 1,9%. *Man kann also die Erwartungsziffer für epileptische Nachkommen von Epileptikern auf 6—8% ansetzen.* Diese Ziffer ist im Einklang mit den Ergebnissen der Literatur und mit der praktischen Erfahrung, nach der es ja, wie schon KRAEPELIN bemerkte, nicht allzu häufig ist, daß man Epilepsie bei Eltern und Kindern antrifft.

Diese Ergebnisse werden in Abb. 6 in graphischer Form nochmals dargestellt. Dabei werden die verwendeten Arbeiten ihrer Materialgröße entsprechend in verschiedenen Breiten dargestellt. Als Einheit wird dabei das kleinste Material, es ist das von HOFFMANN, mit 27 Fällen gewählt. Es würde nämlich ein verzerrtes Bild ergeben, das Resultat einer Arbeit mit einem so kleinen Ausgangsmaterial dem Resultat einer Arbeit, deren Material das Zehnfache darstellt, gleichzuwerten. Es müßten allerdings in dieser Weise auch noch andere Faktoren, Genauigkeit der Untersuchung, Beschaffenheit des Materials usw. miteinkalkuliert werden, wovon jedoch hier abgesehen ist. Der Vergleich mit der Abb. 7, in welcher in der gleichen Weise die Ergebnisse der Untersuchungen an Durchschnittsbevölkerungen dargestellt werden, veranschaulicht das Ergebnis, *daß wir unter den Kindern von Epileptikern etwa das 15—20fache an Epileptikern finden, als dies nach dem Durchschnitt zu erwarten wäre.*

Auch nach einer vor kurzem erschienenen Arbeit von H. R. Raether ergibt sich eine korrigierte Prozentziffer für die Erkrankungswahrscheinlichkeit an Epilepsie für die Nachkommen von Epileptikern von 5,7% ± 1,7%. Nach einem kleinen Material von G. Franke (187 Nachkommen von 71 genuinen Probanden) liegt die Ziffer etwas niedriger, nämlich bei 4—5%. Im ganzen können auch diese Ergebnisse als eine Bestätigung der Epilepsieziffer gebucht werden.

Nun ergab sich aber nach Conrad, daß unter den Kindern der genuinen Epileptiker auch noch zahlreiche andere Abnormitäten gehäuft zu sein scheinen. Zunächst zeigt sich, daß die Schwachsinnsziffer ungemein erhöht ist, nämlich bis 16% (genuine Gruppe). Die Bezugsziffer ist hier entsprechend einer Gefährdungsperiode berechnet, die vom 5. Lebensjahr an als erfüllt betrachtet wurde. In den übrigen Arbeiten der Literatur ist leider selten über die Häufigkeit anderer Abnormitäten berichtet, zum mindesten nicht in statistisch brauchbarer Weise. Boening und Konstantinu fanden in ihrem Material 15 Schwachsinnige, was einer Ziffer von 19% entspricht. Auch Pilcz

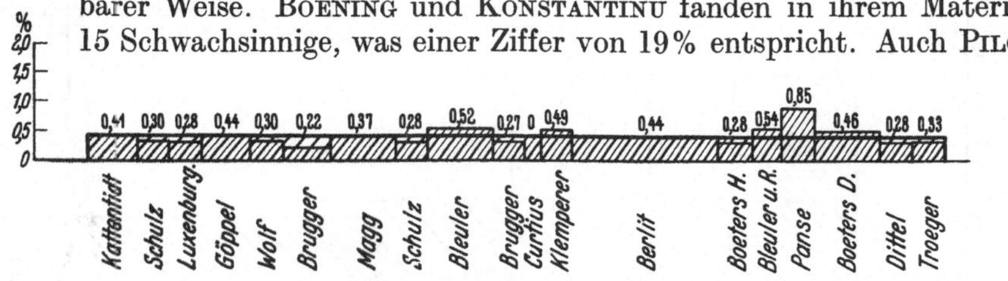

Abb. 7. Graphische Darstellung der Durchschnittsuntersuchungen. [Aus Z. psych. Hyg. **10** (1938).]

fand 7% Imbezille und Idioten, Raether 9,3% ± 2,2% Debilität und debile Psychopathie. Franke 11—12% Schwachsinnige. Dies würde sich mit den Erfahrungen Conrads decken, *daß unter den Kindern von Epileptikern wesentlich mehr Schwachsinnige anzutreffen sind als Epileptiker.* Troeger fand in seinen Sippschaften von sicher genuinen (nach der Doppelfallmethode ausgelesenen) Probanden keine deutliche Erhöhung des Schwachsinns, allerdings handelt es sich dabei vor allem um eine kollaterale Untersuchung. Leider sind seine ziffernmäßigen Ergebnisse noch nicht veröffentlicht.

Der Berechnung der Psychosenziffer wird eine Gefährdungsperiode vom 20.—40. Lebensjahr zugrunde gelegt. Damit erhält Conrad mit 17 Psychosen unter den Kindern der Idiopathischen bei einer Bezugsziffer von 459 eine Psychosenhäufigkeit von 3,7% ± 0,9%. Dabei handelt es sich vor allem um schizophrene oder cyclisch gefärbte Prozeßpsychosen. Hingegen fanden sich keine Paralysen und keine Alterspsychosen in dem Material, wohl vor allem deshalb, weil die entsprechenden höheren Altersklassen für die genannten Psychosen nur in geringem Grad vertreten sind. Unter den Kindern der Zwischengruppe betrug die Psychosenziffer 0,9%, worunter sich eine Paralyse befand, unter den Kindern der Symptomatischen fehlten Psychosen überhaupt. Die Psychosenziffer von 3,7% in der Gruppe der idiopathischen Epilepsie erscheint in Anbetracht der Zusammensetzung der Fälle ziemlich hoch, und es ergibt sich daraus die Frage, ob es sich nicht bei einem Teil der Fälle um eine Manifestationsform der Anlage zur Epilepsie handelt. Wir kommen im folgenden Kapitel eingehend darauf zu sprechen.

Es fanden sich weiter, wie die Tabelle 7 zeigt, unter den Kindern der idiopathischen Gruppe 3,0% ± 0,8% neurologische Erkrankungen. Darunter ist höchst Mannigfaltiges zusammengefaßt, wovon nur multiple Sklerose, Poliomyelitis, Muskeldystrophien, Meningitiden usw. zu nennen wären. Ob tatsächlich eine gewisse Erhöhung gegenüber dem Durchschnitt vorliegt, ist mangels gesicherter Ziffern der Durchschnittshäufigkeit der betreffenden Leiden nicht zu entscheiden. Lediglich der Vergleich der Kinder der 3 diagnostischen Gruppen untereinander zeigt, daß unter den Kindern der idiopathischen Gruppe sich etwa 5mal so viel der genannten Störungen fanden als bei den Symptomatischen, wodurch es wahrscheinlich wird, daß wirklich eine gewisse, wenn auch nicht besonders starke Erhöhung vorliegt.

Ähnlich liegen die Dinge bei der Frage nach der Zahl der abnormen Persönlichkeiten. Die Frage, ob im Verwandtschaftskreis der Epileptiker in erhöhter Zahl Psychopathen, und zwar solche besonderer Prägung sich vorfinden, ist oft diskutiert worden. Wir kommen darauf im 3. Kapitel ausführlich zu sprechen, hier sei nur kurz auf die quantitative Seite des Problems eingegangen. Da die begriffliche Abgrenzung dessen, was als Psychopathie gezählt wird, sehr unsicher und verschwommen ist, schwanken die Vergleichsziffern in sehr weiten Grenzen. Lediglich durch Vergleich der Prozentziffern innerhalb der 3 Gruppen konnte Conrad ein Bild über eine absolute Erhöhung der Psychopathie unter den Kindern der idiopathischen Gruppe geben. Dieser Vergleich ergibt nämlich das Zwölffache von abnormen Persönlichkeiten in der Gruppe der Idiopathischen gegenüber derjenigen der Symptomatischen; nämlich 8,4% ± 0,9% gegenüber 0,7% ± 0,85%. Die Bezugsziffer ist wie für die Feststellung der Epilepsieziffer gewonnen auf Grund der Annahme einer Gefährdungsperiode vom 5.—20. Lebensjahr.

Endlich werden in einer eigenen Gruppe unter morphologisch und funktionell Abnormen eine Reihe von Abartigkeiten zusammengefaßt, wie einerseits dysplastische Störungen, Kyphoskoliose, Turmschädel und andere Mißbildungen, andererseits Stottern, Migräne, Asthma, Enuresis usw., die untereinander äußerst heterogen und genetisch sicher ohne Beziehungen sind, dennoch aber in einer — sagen wir ganz unvoreingenommen — erhöhten Häufigkeitsbeziehung zur Epilepsie zu stehen scheinen. Da alle diese Zustände durch die Anamnese allein sehr unvollständig erfaßt werden, wurde hier die Zahl der gefundenen Störungen nur auf die Zahl der selbst untersuchten Personen bezogen, wodurch sich die in der Tabelle 7 ersichtlichen Prozentziffern ergaben. Auch hier wieder fallen die Ziffern von den Kindern der Idiopathischen über die Zwischengruppe zu denen der Symptomatischen ab. Nur die funktionell abnormen Zustände scheinen bei den Kindern der Symptomatischen abnorm gehäuft, was sich aber aus der Kleinheit des Materials erklärt (die scheinbar hohe Ziffer von 6,7% kommt von einer Geschwisterschaft mit 3 Bettnässern, die sich zufällig in diesem Material findet).

Nun aber kann damit noch nichts über die Gesamtzahl der Abnormen unter den Kindern genuiner Epileptiker ausgesagt werden, da einige der Kinder doppelt oder dreifach gezählt wurden. Um sich darüber ein Bild zu machen, zählen wir nun alle im vorigen in einer oder mehreren Rubriken gezählten Persönlichkeiten, ungeachtet des abnormen Zustandes oder der abnormen Zustände, die sie aufweisen. Bei der Berechnung der Bezugsziffer kann nun die Gefährdungsperiode natürlich nicht berücksichtigt werden, da sie ja nicht überall gleich ist. Es wird deshalb zur Bezugsziffer die Gesamtzahl der untersuchten Personen gewählt, wobei man sich allerdings klar sein muß, daß man dabei lediglich Erfahrungsziffern erhält. Die Tabelle 8 gibt einen Überblick über die so errechneten Prozentziffern nach dem Material Conrads. Es ergibt sich bei den Kindern der Idiopathischen eine Gesamtziffer von 37% insgesamt Abnormer. Würde man dazu noch jene Kriminellen zählen, die nicht schon unter den Psychopathen mitgezählt oder wegen reiner Bagatellvergehen ausgeschieden wurden, dann würde sich die Prozentziffer auf 42% erhöhen. In den beiden anderen Gruppen liegen die entsprechenden Ziffern bei 19,2% bzw. 9,0%. Bei allen diesen Ziffern handelt es sich also, das sei nochmals hervorgehoben, nicht um Erwartungsziffern, sondern um reine Erfahrungsziffern.

Tabelle 8. Übersicht der als abnorm gezählten Personen.

	Idiopathisch Bez.-Zahl = 994		Zwischengruppe Bez.-Zahl = 442		Symptomatische Bez.-Zahl = 275	
	abs. Zahl	%	abs. Zahl	%	abs. Zahl	%
Alle *psychisch* Abnormen .	296	29,6	53	12,0	12	4,3
Nur *somatisch* Abnorme .	81	8,1	32	7,2	13	4,7
Alle Abnormen	377	37,7	85	19,2	25	9,0

Will man sich wenigstens ein ungefähres Bild über die Erwartung von überhaupt Abnormen unter den Kindern von Epileptikern machen, sind vor allem zwei Faktoren zu berücksichtigen, erstens der Altersaufbau und zweitens die Dunkelziffer, die insbesondere für die mannigfaltigen morphologischen und funktionellen Defektzustände, aber wohl auch für die Epilepsie selbst ziemlich hoch anzusetzen ist. Zur Berücksichtigung des Altersaufbaues hat LUXENBURGER einen Koeffizienten von 1,08 angegeben, mit dem die Erfahrungsziffer zu multiplizieren ist. Wir wollen schätzungsweise zur Ausschaltung des Fehlers durch die Dunkelziffer den Koeffizienten ebenfalls mit 1,08 ansetzen. Damit erhalten wir bei Multiplikation unserer Erfahrungsziffer von 42% mit 1,08 · 1,08 die Erwartungsziffer für überhaupt Abnorme unter den Kindern von idiopathischen Epileptikern von 49,14%. Wir gelangen also zu folgender Formulierung: Nach den Ergebnissen von Nachkommenschaftsuntersuchungen sind unter den Nachkommen von idiopathischen Epileptikern nahezu 50% Abnorme zu erwarten. Die entsprechenden Ziffern für die Kinder der Zwischengruppe betragen 22%, die für die Symptomatischen 10%. Die Ziffer von 10% dürfte dabei etwa der Durchschnittserwartung von Abnormen in dem hier gefaßten weiten Sinn entsprechen.

Damit haben wir den Überblick über die Ergebnisse der kollektiven empirischen Erbprognose an den Nachkommen von Epileptikern abgeschlossen. Über differenzierte empirische Erbprognose, d. h. über die Erbprognose bei verschiedenen Elternkreuzungen liegen bisher noch keinerlei Untersuchungen vor.

Untersuchungen an anderen Verwandtschaftsgraden. *Geschwisteruntersuchungen* liegen vor von LUXENBURGER, GERUM, BOENING und KONSTANTINU. Die Tabelle 9 gibt einen Überblick über die Ergebnisse nach einer (ergänzten) Zusammenstellung von LUXENBURGER. Die Berechnung eines einfach gewogenen

Tabelle 9. Überblick über die Geschwisteruntersuchungen[1].

Autor	Alle Geschwister	Davon klein verstorben	Direkte B.-Zahl	Davon epileptisch		
				abs. Zahl	%	korr. %-Zahl (× 1,08)
GERUM	313	57	256	15	5,8	6,2
LUXENBURGER	625	255	370	9	2,4	2,6
BOENING und KONSTANTINU	428	82	346	12	3,5	3,7
Gewogener Mittelwert	—	—	972	36	3,7	3,99

[1] Aus CONRAD: Z. psych. Hyg. **10**, 167 (1938).

Mittels einer direkten Häufigkeitsziffer von Epileptikern unter den Geschwistern der Epileptiker ergibt 3,7 ± 0,55%. Wenn wir nach LUXENBURGER zur Berücksichtigung der Gefährdungsperiode diese Ziffer wieder mit dem Koeffizienten 1,08 multiplizieren, erhalten wir damit eine Erwartungsziffer für Epilepsie unter den Geschwistern von Epileptikern von 3,99, also rund 4%. Der Arbeit von BOENING und KONSTANTINU entnehmen wir ferner eine Häufigkeit des Schwachsinns unter den Geschwistern von Epileptikern von 2,2%.

Bezüglich der *Neffen und Nichten* liegen zwei statistische Untersuchungen vor, und zwar von GUSCHMER und CORBERI. LUXENBURGER hat das Material von GUSCHMER, das leider äußerst unübersichtlich niedergelegt war, einer gewissen Ordnung unterzogen. Die Arbeit von CORBERI ist mir im Original nicht zugängig, so daß ich sie nur nach LUXENBURGER zitieren kann. Berechnet man (Tabelle 10) ein einfach gewogenes Mittel aus den beiden Untersuchungsergebnissen und multipliziert diese Ziffer zur Berücksichtigung der Alterszusammensetzung nach LUXENBURGER mit dem Koeffizienten von 1,08, dann erhält man für die Krankheitserwartung für Neffen und Nichten von genuinen Epileptikern einen Wert von 1,3%, der sich mit dem von LUXENBURGER auf genauere Art berechneten von 1,2% weitgehend deckt. Wir können sagen, daß die Wahrscheinlichkeit für Neffen und Nichten von genuinen Epileptikern, wieder an Epilepsie zu erkranken, nach den bisherigen Untersuchungen also zwischen 1 und 2% liegt. Über die Beschaffenheit von Vettern und Basen wie auch die von Enkeln usw. fehlen leider bisher noch entsprechende Untersuchungen.

Tabelle 10. Überblick über die Neffen- und Nichtenuntersuchungen[1].

Autor	Alle Neffen und Nichten	Davon klein verstorben	Direkte B.-Zahl	Davon epileptisch		
				abs. Zahl	%	korr. %-Zahl (× 1,08)
GUSCHMER	476	103	373	7	1,4	1,5
CORBERI	—	—	120	1	0,83	0,9
Gewogener Mittelwert	—	—	493	6	1,2	1,3

[1] Aus CONRAD: Z. psych. Hyg. **10**, 167 (1938).

Die Tabelle 11 gibt nochmals einen zusammenfassenden Überblick über die bisherigen Ergebnisse von kollektiv-erbprognostischen Untersuchungen.

Tabelle 11. Zusammenfassung der Ergebnisse auslesefreier Untersuchungen in der Verwandtschaft von Epileptikern[1].

Verwandtschaftsgrad	Epileptiker
Kinder	6—8%
Enkel	fehlt
Geschwister	4%
Vettern und Basen	fehlt
Neffen und Nichten . . .	1—2%
Durchschnittsbevölkerung (Geschwister)	0,4%

[1] Aus CONRAD: Z. psych. Hyg. **10**, 167 (1938).

Sippschaftsuntersuchungen. Eine ganz andere Methode, über die Erbverhältnisse bei der Epilepsie ins klare zu kommen, ist jene der eingehenden Betrachtung einzelner Stammbäume. Allerdings haftet allen aus einem oder wenigen solchen ausgesuchten Sippschaftstafeln, wenn sie auch noch so groß und eingehend beforscht sind, immer der Mangel an, daß es sich eben nur um einen mehr oder weniger zufällig gerade so gelagerten Fall handelt und daß es niemals schwer ist, mit einem gerade entgegengesetzt gelagerten anderen Stammbaum alle daraus gefolgerten allgemeineren Schlüsse umzuwerfen. Die Streuungen des Zufalls, Anhäufungen gleicher Merkmalsträger in der Familie oder das zufällige Zusammenvorkommen zweier Merkmale im gleichen Stammbaum oder gerade umgekehrt die (zufällige) völlige Isoliertheit eines Falles von sicherem Erbleiden in der Familie, sind ja hinlänglich bekannt. Die Einwendungen gegen ein derartiges Vorgehen, aus einzelnen Stammbäumen allgemeinere Schlüsse erbtheoretischer Art zu ziehen, werden auch nicht entkräftet durch die Sammlung von mehreren ähnlich gelagerten Fällen, da natürlich auch dann immer eine Auslese nach einer bestimmten Richtung vorliegt oder vorliegen kann.

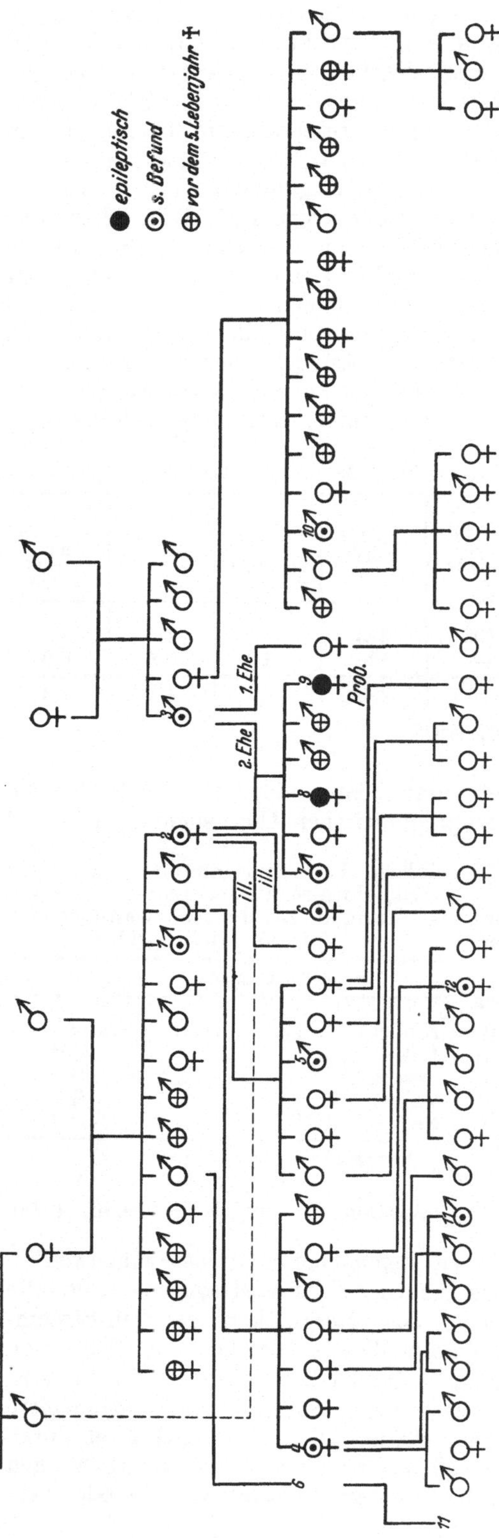

Abb. 8.

Dennoch können auch genau dargestellte Einzelstammbäume eine große Anschaulichkeit gerade über die Art des Wiederauftretens nicht nur von Epilepsie, sondern auch von einer Reihe anderer Abwegigkeiten in der Sippschaftstafel geben, die eine Ergänzung der statistisch erhobenen Befunde bedeuten. Ohne statistische Befunde als Grundlage für alle Schlußfolgerungen wertlos, können Einzelsippen zur Darstellung des Typischen als Ergänzung von großem Wert sein. *Man darf nur nicht vergessen, daß sie nichts beweisen, sondern nur illustrieren können.*

In diesem Sinn ist etwa der große und seit vielen Jahren von Minkowska bearbeitete Stammbaum der Familie B. zu bewerten. Es handelt sich dabei um die gesamte Deszendenz eines sicheren Epileptikers, Hans B., der vom Jahre 1761 bis 1835 lebte, 5 Kinder hatte, welche eine große Zahl von Nachkommen hinterließen. Unter diesen insgesamt 373 Nachkommen (einschließlich der Kleinverstorbenen) fand Minkowska insgesamt 8 Epilepsien, 5 Schizophrenien, 5 Fälle assoziierter Psychosen, von denen 2 eine Koppelung von Schizophrenie mit manisch-depressivem Irresein, die 3 anderen eine Assoziation von epileptischer und schizophrener Psychose zeigte, ferner 2 Schwachsinnsfälle und 5 Fälle, bei denen eine sichere Diagnose infolge der Unzulänglichkeit des Materials nicht gestellt werden konnte.

Die Häufigkeit der Schizophrenie erklärt sich durch die Tatsache, daß Minkowska von 2 Fällen ausging, die von der väterlichen Seite her mit Schizophrenie, von der mütterlichen mit Epilepsie, nämlich mit eben diesem epileptischen Stammvater, Hans B., belastet waren. Besonders anschaulich werden die Ergebnisse von MINKOWSKA durch Vergleich mit der anderen großen Sippschaft, eben jener mit einem schizophrenen Ahnherrn, Hans Jakob F. (1757—1836), belasteten Familie der väterlichen Seite jener genannten Ausgangsfälle. In dieser Tafel findet sich *kein einziger* Epileptiker, hingegen unter den 20 Kranken 6 Schizophreniefälle, 5 Fälle assoziierter Psychosen, 2 Suicidfälle und 7 Erkrankungen ungeklärter Art. Auf die Ergebnisse in charakterologischer Hinsicht kommen wir im nächsten Kapitel noch eingehend zu sprechen.

OBERHOLZER veröffentlichte einen Stammbaum, in welchem die Deszendenz eines Epileptikers durch 3 Generationen verfolgt wird, wobei die Gleichartigkeit der Vererbung bzw. ihre quantitative Abstufung auffiel. In der jüngsten Generation fanden sich keine voll ausgeprägten Epilepsien, sondern lediglich erhöhte Kindersterblichkeit und Kinderkrämpfe. Der Verf. deutet seinen Stammbaum als den Ausdruck einer Regenerationstendenz. Weiter hat GERUM eine Reihe von Epileptikerstammbäumen vorgelegt. Für seine Untersuchungen gelten jedoch in besonderem Maße jene eingangs erwähnten Einwände. Die aus ganz wenigen Fällen gezogenen weitgespannten Schlußfolgerungen über Erbgang und biologische Affinitäten der Epilepsieanlage mit anderen Anlagen, z. B. „Anlage zur Religiosität", „Anlage zur Reizbarkeit", „Anlage zum Bettnässen" usw., entbehren derartig aller notwendigen, biologischen Voraussetzungen, daß es sich erübrigt, hier näher darauf einzugehen. Im nächsten Kapitel werden wir noch auf einige seiner Ergebnisse zurückzugreifen haben.

Aus einem bisher unveröffentlichten Material einer großen Sippschaftsuntersuchung, die von anatomisch sichergestellten Fällen ausgeht, möchte ich kurz 2 Sippschaftstafeln hier skizzieren. Sie sind ausgelesen nicht nach irgendwelchen besonderen Verhältnissen, sondern gerade im Gegenteil nach ihren in jeder Hinsicht typischen, durchschnittlichen und deshalb allgemein gültigen Eigenschaften. Sie sollen keine Beweiskraft für irgendwelche Fragen des Erbganges liefern, sondern lediglich ein anschauliches und typisches Bild vom Sippschaftsbefund bei Epilepsie geben (Abb. 8).

1. Führte schon als junger Mensch ein sehr unstetes Leben. Desertierte beim Militär, erhielt 3 Jahre Festungshaft, zog nachher ohne festen Beruf viel umher und starb mit 42 Jahren in Hamburg mit unbekannter Todesursache.

2. Mutter der Probandin, ein sehr leichtsinniges Ding, hatte vor der Ehe ein Kind mit ihrem eigenen Onkel, später ein weiteres mit ihrem Dienstherrn. War nach Bericht ihres Bruders „nicht eine von den Intelligentesten". Starb mit 45 Jahren (Todesursache unbekannt).

3. Vater der Probandin, Spenglermeister, trank sehr stark, war sonst gesund, starb mit 56 Jahren an Lungenentzündung.

4. Schon als Kind außerordentlich nervös, streitsüchtig, hochfahrend, bildete sich ein, mehr zu sein, heiratete nach auswärts, ist mit den Geschwistern zerkriegt und wird von ihnen als „spinnert" bezeichnet.

5. Hatte als Kind englische Krankheit. Körperlich etwas zurückgeblieben, klagte viel über Kopfschmerzen, lernte ganz gut in der Schule, war dann Buchhalter. Hatte mit 24 Jahren eine Liebschaft mit einer älteren verheirateten Frau und hat sich nach einer Auseinandersetzung mit ihr plötzlich erschossen.

6. War schon immer etwas eigen, kinderlos verheiratet, eingebildet und hochfahrend, begann nach dem Tode ihres Mannes, wunderlich zu werden, glaubte bestohlen zu werden, konnte die Hauswirtschaft nicht mehr versehen, kam finanziell völlig herunter, glaubte aber immer noch, begütert zu sein, starb mit 73 Jahren in schwerer seniler Demenz.

7. Bruder der Probandin, war ein ruhiger, gutmütiger Mensch, Schuhmacher, viel auf Wanderschaft, kam nach Hamburg und hat sich mit 25 Jahren dort aus völlig unbekannten Gründen das Leben genommen.

8. Schwester der Probandin, in der Schule gut gelernt. Bekam in den Entwicklungsjahren epileptische Anfälle, war durch längere Zeit Hoteldienstmädchen, kam später wegen zunehmender schwerer Anfälle ins Siechenhaus, wo sie mit 57 Jahren im Anfall starb.

9. Probandin: Hatte als Mädchen viel mit Stirnhöhleneiterung zu tun, bekam mit etwa 12 Jahren die ersten Anfälle, konnte deshalb keinen Beruf erlernen, kam frühzeitig in Anstalten und starb dort mit 49 Jahren. Eine genaue Hirnuntersuchung (histopathologische Abteilung der Deutschen Forschungsanstalt) ergab außer den typischen sekundären Veränderungen keinen Befund.

10. Uhrmacher, lebt allein als nun 68jähriger, war nie verheiratet, ist schwerer Trinker.

11. Hat sich politisch betätigt (Umsturzbewegung nach dem Krieg) und wurde 1919 mit 19 Jahren standrechtlich erschossen.

12. Hat sich angeblich wegen einer Liebesgeschichte in jungen Jahren das Leben genommen.

Abb. 9 veranschaulicht eine zweite Sippentafel, aus der folgende Personen herausgehoben seien:

1. Taglöhner und Zimmermann in einer Sägemühle, soll schwermütig geworden sein wegen eines Geldverlustes, starb mit 51 Jahren.

2. Taglöhner, schwerer Trinker, hatte schwere abnorme Reaktionen im Rausch mit Tobsuchtsanfällen, war sonst ein guter Arbeiter, das Trinken kam periodisch über ihn.

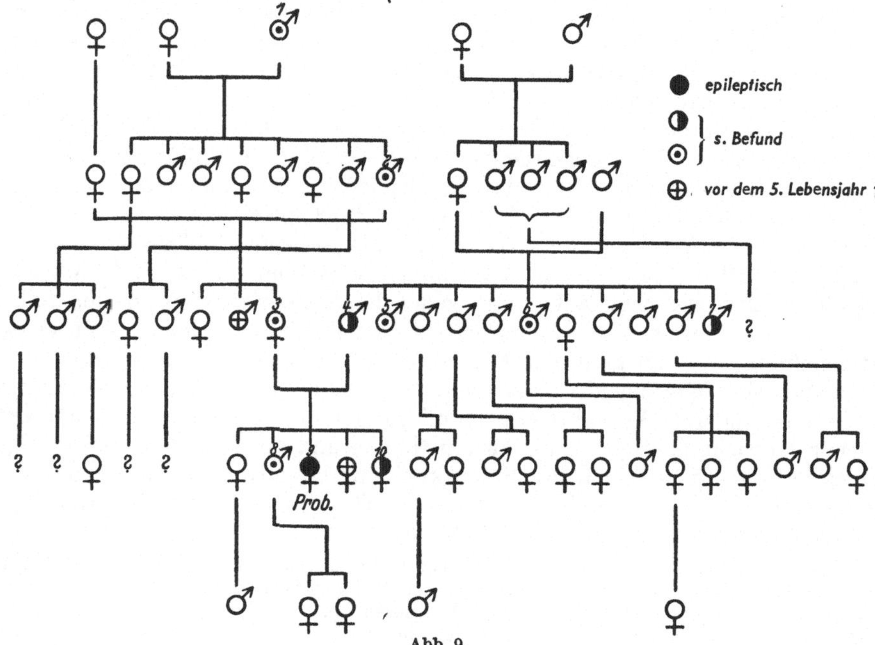

Abb. 9.

3. Mutter der Probandin, kleines, hypoplastisches Geschöpf, fast ohne Brüste, kleiner Kopf, als Kind Rhachitis, in der Schule mäßig gelernt, mit etwa 38—40 Jahren 6 Wochen wegen einer Fülle von neurasthenisch-klimakterischen Beschwerden in der Nervenabteilung eines Krankenhauses. Bezeichnet den Zustand selbst als „Schwermut“.

4. Vater der Probandin, hat schlecht in der Schule gelernt, dreimal repetiert, war das schwarze Schaf unter den sonst recht intelligenten Brüdern, galt als der „Dumme“, war viel auf Wanderschaft, jetzt Taglöhner und Schlosser, mit seinen Geschwistern entfremdet. Eigentümlich deformierter Schädel mit starken Asymmetrien.

Beide Eltern ließen ihre Kinder so verwahrlosen, daß das Jugendamt eingreifen mußte und die Kinder in Fürsorgeerziehung nahm (s. bei 8., 9., 10.).

5. War nicht dumm, aber ein eigener Kopf, rechthaberisch und sonderlich, hatte „einen Vogel“, kam durch Spekulation um sein ganzes Geld. Ist kinderlos verheiratet.

6. Werkmeister, starker Trinker, besäuft sich zeitweilig, jedoch sozial nicht abgesunken.

7. Schriftsetzer, lebt in Berlin, schwere Kyphoskoliose von früher Kindheit an. Kinderlos verheiratet.

8. Bruder der Probandin, als Junge lange bettgenäßt. Kam in Erziehungsanstalt, da er mit seinen jüngeren Schwestern unzüchtige Handlungen vornahm, was die Eltern ruhig geschehen ließen. In der Fürsorgeerziehung als außerordentlich lügenhaft und faul bezeichnet, lernte später die Schreinerei, arbeitet gegenwärtig in Berlin, verheiratet mit einer nichtsnutzigen Frau, die sich nicht um den Haushalt kümmert und flaniert. Von den Kindern eines körperlich sehr zurück.

9. Probandin. Anfälle begannen mit $4^1/_2$ Jahren, konnte die Schule nicht besuchen, kam bald in die Anstalt. Dort fällt ihr eigenartiger pastös-dysplastischer Habitus auf. In der Anstalt starke Progredienz der Anfälle mit zunehmender Wesensveränderung, Exitus

mit 21 Jahren im Status epilepticus. Eine Gehirnuntersuchung (histopathologische Abteilung der Deutschen Forschungsanstalt) ergibt außer den typischen sekundären Veränderungen keinen Befund.

10. Schwester der Probandin. Kam mit ihrer Schwester zugleich in die Anstalt, da sie in der Schule nicht mitkam, sie repetierte viermal die erste Klasse; schwere Kyphoskoliose, kleines, blasses, unterentwickeltes Geschöpfchen. In der Anstaltsschule (Hilfsschule) kam sie ganz gut mit. Ist jetzt zuhause, kann aber wegen ihrer hochgradigen Wirbelsäulenverkrümmung keinen Beruf ausüben.

Die Fälle veranschaulichen das bunte Bild des typischen Sippschaftsbefundes bei der Epilepsie. Neben (seltenen) weiteren Epilepsiefällen finden sich Schwachsinnige, körperlich Defekte (Kyphoskoliose), Alkoholiker und andere Psychopathen, von denen jene seltsamen, raptusartigen Suicidfälle des ersten Stammbaumes wie auch die Disposition zum sozialen Absinken bei den Eltern des 2. Falles besonders hervorgehoben seien. Wir kommen im 2. Kapitel darauf nochmals zurück.

Damit schließen wir den Überblick über die erbbiologischen Untersuchungen auf dem Epilepsiegebiet ab und wenden uns der Frage zu, welche Schlüsse man aus ihren Ergebnissen ziehen kann.

2. Erbtheoretische Schlußfolgerungen.

a) Das Problem der Manifestation.

Wenn wir nun daran gehen, aus dem im vorhergehenden dargestellten Untersuchungsmaterial die daraus sich ergebenden, erbtheoretischen Schlußfolgerungen zu ziehen, so müssen wir nochmals auf die Frage nach dem Wesen der „Anlage", welche wir am Grunde unseres Krankheitssyndroms vermuten, zurückgreifen. Es wurde schon im 1. Kapitel dargestellt, wie wenig wir mangels einer tieferen Kenntnis der Pathogenese imstande sind, das Wesen der unmittelbaren Wirkung der dem epileptischen Syndrom zugrunde liegenden Gene zu erkennen. Dieser Mangel macht sich nun störend bemerkbar, wenn wir uns die Frage nach dem Erbgang und den Manifestationsweisen der Anlage vorlegen.

Wir wissen, daß das, was sich uns im Phänotypus als erbliches Merkmal darstellt, das Endergebnis eines Entwicklungsvorganges ist, an dessen Anfang die Genwirkung steht. Jedes solche Endergebnis beruht auf dem ganz bestimmten Zusammenspiel zahlreicher Genwirkungen, nämlich aller, die überhaupt an irgendeiner für die betreffende Merkmalsausprägung entscheidenden Stelle eingreifen. So ergab etwa die Drosophilaforschung, daß die Ausprägung des Merkmals Augenfarbe auch von Genen entscheidend beeinflußt werden kann, die nur die Länge der gesamten Entwicklungszeit beeinflussen (Morgan.) Es ist deshalb im Grunde fast sinnlos, von „einem Gen für die Augenfarbe" zu sprechen. Um so weniger kann man deshalb auch von einem „Gen für die Epilepsie" sprechen. Zum mindesten ist es gefährlich, weil es uns immer wieder veranlaßt, uns die Sachlage allzu einfach vorzustellen, so, als ob es sich um unabhängig voneinander verlaufende direkte Entwicklungsvorgänge handeln würde, die von dem Gen schnurgerade auf das jeweilige Merkmal hinzielen. Wenn wir im vorhergehenden, wie auch im folgenden dennoch von „den dem epileptischen Merkmalskomplex zugrunde liegenden Genwirkungen" sprechen, so ist damit immer gemeint: jene anzunehmenden, von der Norm abweichenden Genwirkungen, die *vorwiegend* an der Entwicklung jenes Zustandes beteiligt sind, den wir klinisch genuine Epilepsie nennen. Die Art dieser Genwirkungen vermuteten wir in Beeinflussungen des Wasserstoffwechsels, der Quellungs- und Retentionsfähigkeit der Zellen, der gestörten Reizschwelle auf hormonale Wirkungen usw. Wir sprechen weiterhin von „Manifestation der Anlage" in dem Sinne, daß dieser durch bestimmte Gene eingeleitete Entwicklungsvorgang bis zur phänotypischen Ausprägung des Merkmals: periodisches Auftreten epileptischer Anfälle führt; von Manifestationsverhinderung, wenn dieser Vorgang aus irgendeinem Grunde nicht bis zu diesem Endpunkt verlaufen ist.

Einige weitere Punkte, die die „Manifestation" betreffen, wollen wir im folgenden kurz erörtern, bevor wir uns der Frage des Erbgangs und anderen erbtheoretischen Fragen zuwenden.

Zeitpunkt der Manifestation. Erbfaktoren können sich grundsätzlich in jedem Zeitpunkt des individuellen Lebens manifestieren. Wir kennen Gene, die schon zu einem frühen fetalen Zeitpunkt manifest sind (Polydaktylie) und andererseits solche, die erst im 40.—50. Lebensjahr sich manifestieren (HUNTINGTONs Chorea) oder gar erst im Greisenalter (PICKsche Atrophie). Dazwischen sind alle Stufen möglich. Bei der Epilepsie zeigt die klinische Erfahrung, daß es keinen konstanten Zeitpunkt gibt, sondern daß die Manifestierung in höchst verschiedenen Zeiten erfolgen kann. Und zwar liegt der Beginn der genuinen Epilepsie zwischen dem 1. Lebensjahr und dem 3.—4. Lebensjahrzehnt, ist allerdings in diesem Zeitraum nicht gleichmäßig verteilt. Nach WOLFFENSTEIN erfolgt der Ausbruch der Epilepsie zu 25,9% im 1. Lebensjahrzehnt, nach EHRHARD schon zu 23,1% im 1. Lebensjahr, weiter im 2. Lebensjahrzehnt nach HASSE zu 36%, nach WOLFFENSTEIN zu 29,4%, nach EHRHARD zu 32,5%. Nach OSTMANN und anderen Autoren begannen 67—70% aller Epilepsien in den ersten beiden Lebensjahrzehnten. Die besondere Beteiligung der ersten Lebensjahre dürfte allerdings, wie neuerdings SCHRECK wieder gezeigt hat, vorwiegend symptomatische, also nicht anlagebedingte Epilepsie betreffen, so daß wir die Hauptzeitperiode für den Beginn der Manifestation *zwischen dem 5. und 20. Lebensjahr* ansetzen können, vielleicht auch hier noch mit zwei Gipfeln, einen um das 6.—9. Jahr, den anderen um das 14.—17. Lebensjahr. Jedoch auch über das 20. Jahr hinaus bis ins 4. Lebensjahrzehnt können noch echte genuine Epilepsien, wenn auch seltener, manifest werden.

Ob die Anlage nicht auch als *pränataler Letalfaktor* wirken, d. h. so früh und so stark sich manifestieren kann, daß derartige Früchte als nicht lebensfähig vorzeitig absterben, oder als *postnataler Letalfaktor,* so daß derartige Kinder bald nach der Geburt (eventuell an Krämpfen) absterben können, darüber etwas Sicheres auszusagen, ist noch nicht möglich.

CONRAD hat mit Hilfe der Zwillingsmethode zur Frage der Letalauslese Stellung genommen. Nach WEINBERG müssen nämlich Träger eines Merkmals, das einer erhöhten pränatalen Letalauslese unterliegt, durchschnittlich seltener zweieiige Zwillinge sein. In dem repräsentativen Zwillingsmaterial CONRADs fanden sich hingegen mehr Zweieiige, als dem Durchschnitt entsprechend zu erwarten waren, was gegen eine solche pränatale Letalauslese sprach.

Auch für eine postnatale Letalauslese ergab sich mit Hilfe der Zwillingsbefunde kein deutlicher Anhaltspunkt, wenn auch diesbezüglich wegen methodischer Schwierigkeiten nichts Sicheres ausgesagt werden kann. Tatsächlich wurde wiederholt sippenmäßig eine erhöhte Kindersterblichkeit in der Sippe von Epileptikern gefunden. So fand LUXENBURGER unter den Geschwistern von Epileptikern 40,8% Kleingestorbener (allerdings sind dabei alle bis zum 10. Lebensjahr Gestorbenen gezählt), GUSCHMER unter den Neffen und Nichten 21,7%, MINKOWSKA in einem Zweig der Familie B. 28%. Ob diese erhöhte Kindersterblichkeit jedoch mit der Epilepsie bzw. mit dem der Epilepsie zugrunde liegenden Anlagekomplex zusammenhängt oder aber — was nicht zu vernachlässigen ist — mit den sozial niederen Schichten, in denen man die Epilepsie meistens findet, mit ihren wesentlich schlechteren hygienischen Bedingungen und der damit verbundenen höheren Kindermortalität, muß vorläufig noch offen bleiben. Auf jeden Fall ist wohl die Wirkung einer postnatalen

Letalauslese nicht allzu groß und infolge zahlreicher methodischer Schwierigkeiten nicht scharf abzugrenzen.

Wir können zusammenfassen: die uns bekannte Manifestierung der Genwirkung im Phänotypus (Auftreten epileptischer Anfälle) erfolgt vorwiegend in den ersten zwei Lebensjahrzehnten. Wenn auch eine frühere Manifestierung sicher möglich ist, so dürfte doch eine pränatale Letalauslese überhaupt nicht, eine postnatale nur in geringem Umfang stattfinden. Auch eine spätere Manifestierung ist möglich, wenn auch zweifellos wesentlich seltener.

Durchschlagskraft der Anlage (Penetranz). Nun ist es eine ganz andere Frage, ob sich die Anlage überhaupt immer manifestiert, d. h. ob jener durch die betreffenden Gene bestimmte Entwicklungsvorgang wirklich bis zu jenem Ende führt, welches durch die periodische Wiederkehr der Anfälle charakterisiert ist. Diese Durchschlagskraft der Anlage bezeichnet man mit Penetranz. Wenn der Entwicklungsvorgang immer bis zu jener Ausprägung im Phänotypus verläuft, sprechen wir von absoluter Penetranz, wenn dies nicht der Fall ist, von Manifestationsverhinderung bzw. Manifestationsschwankung.

Allerdings herrscht hier noch vielfach eine gewisse Begriffsverwirrung. Nach neueren Untersuchungen von FABER wissen wir z. B., daß die dem Symptom der kongenitalen Hüftgelenksluxation zugrunde liegende Störung in einer Ossifikationsstörung im Bereich des Hüftgelenks besteht. Diese muß sich durchaus nicht immer im klinischen Symptom der Hüftgelenksluxation äußern, sondern kann lediglich zur Ausbildung einer flachen Pfanne führen, nicht aber zu dem Symptom der Luxation. Hier ergibt sich schon die Schwierigkeit, ob wir nun von einer Manifestationsverhinderung der Anlage zur Hüftgelenksluxation sprechen sollen. Es ist klar, daß diese Frage falsch gestellt ist: es gibt nämlich gar keine „Anlage zur Hüftgelenksluxation", sondern nur eine „Anlage zu einer Ossifikationsstörung im Bereiche des Hüftgelenks", die unter Umständen klinisch zu dem Symptom der Luxation führen kann. Bevor wir diesen Einblick in die Pathogenese besaßen, hätten wir alle jene unbekannten Träger einer flachen Pfanne als „manifestationsverhinderte" Anlageträger bezeichnen müssen. *Der Grad der Penetranz einer Anlage ist also nicht nur abhängig von ihrer Durchschlagskraft, sondern auch von unserer Kenntnis ihrer Manifestationsweise.* Ja, wir können diesen Gedankengang weiterverfolgen und müssen dann konsequenterweise zu dem Schluß gelangen, daß es vermutlich eine wirkliche Verhinderung der Manifestation einer Anlage gar nicht gibt, sondern daß immer nur unsere Unkenntnis der Manifestationsweise eine scheinbare Manifestationsverhinderung bewirkt. Dort, wo wir die unmittelbare Genwirkung kennen, wie etwa bei den Blutgruppen, gibt es keine Manifestationsverhinderung. Nur dort, wo das, was wir im Phänotypus beobachten, das Endglied einer langen Kausalkette ist, an deren Anfang die Genwirkung steht, können wir eventuell von Verhinderung der Manifestation der Anlage *in einem bestimmten Merkmal* sprechen. Im Fall der flachen Pfanne also handelt es sich um die Verhinderung der Manifestation *in dem Merkmal der Luxation,* nicht aber um eine Manifestationsverhinderung der Anlage schlechthin.

Da wir bei der Epilepsie, wie wir schon sahen, noch fast nichts über jenen Entwicklungsvorgang wissen, der zu dem Auftreten epileptischer Anfälle führt, werden wir eine erhebliche solche Manifestationsschwankung erwarten, d. h. wir werden vermuten, daß wir sehr oft nicht imstande sein werden, das Vorliegen der Anlage festzustellen, wie uns dies auch beim Träger der flachen Pfanne ohne Röntgenbefund oder beim Diabetiker ohne Blutzuckerbestimmung unmöglich ist.

Die Methode der Wahl zur Feststellung der Manifestationsschwankung ist die Zwillingsmethode. LUXENBURGER hat gezeigt, wie aus der Diskordanzziffer die Größe der Manifestationsschwankung zu berechnen ist. Unter der

Annahme eines genisch homogenen Materials und unter Berücksichtigung der Alterszusammensetzung gibt ja die Diskordanzziffer bei EZ unmittelbar ein Bild der Manifestationsschwankung.

Allerdings möchte ich hier hervorheben, daß dies immer nur für das betreffende Material Geltung haben kann, an dem die Untersuchung durchgeführt wird, und daß eine Verallgemeinerung auf das Krankheitsmerkmal als solches nur mit allergrößter Vorsicht möglich ist. Dies ergibt sich am besten aus den Ergebnissen der Zwillingsuntersuchung bei der Epilepsie selbst. Wie wir (S. 945) sahen, berechnete CONRAD die Manifestationswahrscheinlichkeit (MW.) im Gesamtmaterial aller epileptischen Zwillingspaare mit 0,8, d. h. 80%, und die MW. bei den klinisch ausgesonderten genuinen Fällen mit 0,96, d. h. 96%. Dies wäre eine sehr hohe MW., welche einer nahezu absoluten Penetranz entsprechen würde. Sie gilt aber zweifellos nur für das Material CONRADs, welches, wie erwähnt, sich lediglich aus Anstaltsfällen zusammensetzt. Es handelt sich also dabei um eine Auslese von stark progressiven, zu Demenz und Dämmerzuständen führenden Fällen. Ganz anders würde zweifellos die Penetranz bei einer Gruppe leichter, transitorischer, stationärer, ambulanter Fälle aussehen. Deshalb können wir also nichts über „die" Penetranz schlechthin, sondern lediglich über diejenige einer kleinen nach Schwere ausgelesenen Gruppe aussagen. Dort ist sie, wie wir gesehen haben, außerordentlich hoch.

Den gleichen Einwand möchten wir — gleichsam in Parenthesen — auch bezüglich der hohen Penetranzziffer des Schwachsinnsmaterials von SMITH und eventuell auch für die Ergebnisse bei der Schizophrenie von LUXENBURGER anmerken. Die Möglichkeit besteht jedenfalls, daß auch bei diesen Anstaltsfällen eine gewisse Auslese nach Schwere der Erkrankung und damit aber auch nach starker Penetranz besteht.

Wir fassen also zusammen: Die Durchschlagskraft der Anlage bis zu dem uns erkennbaren Phänotypus (epileptische Anfälle) ist bei einer gewissen, nach Progredienz und Schwere ausgelesenen Gruppe von Epileptikern (Anstaltsfälle) außerordentlich hoch, nämlich 96%. Wie groß sie in weniger schweren und stationären Fällen ist, wissen wir vorläufig nicht, können aber vermuten, daß sie wesentlich geringer ist, d. h. *wir erkennen zweifellos nur einen relativ geringen Teil der tatsächlich existierenden Träger der Anlage.*

Durchschlagsformen der Anlage (Expressivität). Den verschiedenen Grad, in dem sich eine Anlage manifestiert, „ausdrückt", faßt man unter dem Begriff der Expressivität zusammen. Es ist ja bei allen höherwertigen, komplexen Anlagen selbstverständlich zu erwarten, daß durch Umweltbedingungen auch der Grad der Merkmalsausprägung beeinflußt werden kann.

BOEHM bringt in seiner „Erbkunde" das Beispiel der Polydaktylie: Ein Ausdruck der Expressivität ist es, wenn sich beim Menschen eine Anlage zur Polydaktylie innerhalb einer Familie in ganz verschieden hohen Graden — von einem kleinen fleischigen Anhängsel bis zur Ausbildung eines vollkommen überzähligen Fingers — manifestiert. An verschiedene Expressivität muß also überhaupt gedacht werden, wenn sich ein anlagebedingtes Merkmal in verschiedener Gradausprägung zeigt. Jedoch sind davon wohl zu unterscheiden die verschiedenen quantitativen Abstufungen der Anlage selbst. Denn schon die Wirkungskraft des Gens kann quantitativ gestuft sein, ein Phänomen, welches man multiple Allelie nennt und worauf wir im folgenden Kapitel zu sprechen kommen.

Die einzige sichere Methode, sich über die Expressivität einer Anlage ein Bild zu machen, ist wiederum die Zwillingsmethode. Finden wir bei einem EZ-Paar Schwankungen im Ausprägungsgrad des Merkmals, so können diese nur durch verschiedene Expressivität der Anlage, d. h durch die Beeinflußbarkeit durch Umweltfaktoren, erklärt werden. Denn die Anlage muß bei beiden Partnern identisch angenommen werden; Gradabstufungen der Anlage können hier keine Rolle spielen.

Wie wir im vorigen Kapitel bei Besprechung der Zwillingsergebnisse sahen, kennt man sehr wohl verschiedene Ausprägungsgrade des „Merkmals". Ich verweise auf den Fall Nr. 66 auf S. 948. Wir sehen in diesem Fall, daß sich die Anlage in beiden Fällen durchgesetzt hat, daß aber Umweltfaktoren im weitesten Sinn des Wortes diese Manifestation wesentlich beeinflußt haben müssen. Es kann sich dabei natürlich nur um paratypische Umweltfaktoren handeln, da sowohl die genotypische Umwelt (TIMOFÉEFF-RESSOVSKY) wie auch die cytoplasmatische Umwelt (LUXENBURGER) bei EZ identisch angenommen werden muß. Jedoch sind auch diese Faktoren der inneren Umwelt im Sinne von TIMOFÉEFF-RESSOVSKY an der Expressivität unseres Merkmals möglicherweise beteiligt. Es fehlt uns vorläufig die Möglichkeit, *diese* Wirkungen quantitativ zu erkennen. Die von LUXENBURGER vorgeschlagene Methode der Trennung paratypischer und genotypischer Umweltfaktoren mit Hilfe des Vergleichs der Kinder kranker Elternpaare mit eineiigen Zwillingspaaren ist für die Epilepsie nicht durchführbar, weil es erstens noch kein Material über Kinder von beidseitig genuinen epileptischen Elternpaaren gibt und zweitens Rezessivität dabei vorausgesetzt wird, die wir vorläufig, wie später noch ausgeführt wird, bei der Epilepsie noch keineswegs sicher behaupten können. Auch fehlen uns vorläufig Enkeluntersuchungen, die nach LUXENBURGER dazu notwendig sind.

Für die Epilepsie können wir also zusammenfassend feststellen, *daß es, wie die Zwillingsergebnisse zeigen, zweifellos paratypisch bedingte Gradausprägungen in der Manifestierung der Anlage gibt.* Die beeinflussenden Wirkungen des übrigen Genotypus werden wir im folgenden Kapitel bei Besprechung der Konstitutionstypen noch streifen, die Wirkungen des cytoplasmatischen Milieus liegen vorläufig noch im Dunkeln. Vor allem aber gilt auch hier wieder das schon im vorigen über den Begriff der Manifestation Gesagte: Solange sich uns die Anlage lediglich in dem Auftreten epileptischer Anfälle manifestiert und wir nicht imstande sind, etwa den Grad der „Krampfbereitschaft" messend zu bestimmen, können wir auch die Faktoren nicht überprüfen, welche diese Manifestation beeinflussen. Sind wir einmal so weit, das physiopathologische Substrat bei der Epilepsie näher zu bestimmen, dann wird die Frage der Expressivität der Anlage weitgehend geklärt sein, ja vermutlich überhaupt als Frage nicht mehr existieren.

Ausprägungsgrade der Anlage (Polyallelie). Wie wir schon im vorigen Kapitel erwähnten, kann die Anlage selbst quantitativ abgestuft vorgestellt werden. Es gibt in der Biologie zahlreiche Beispiele dafür, daß ein normales Gen A nicht nur einmal zu a mutieren kann, sondern gleichsam in verschieden großen Mutationsschritten zu a_1—a_2—a_3 usw. Diese verschiedenen Mutationsstufen eines Gens nennt man, da es sich ja um einander allele Gene handelt, multipel allele Gene; man spricht von multipler Allelie.

Das bekannteste Beispiel aus der Drosophila-Literatur ist die Augenfarbe, welche vom normalen Rot in verschiedenen Mutationsstufen, die sich in eine Reihe von Tönungen bis zum Weiß erstrecken, vorkommt. Aus der menschlichen Erbbiologie sind vor allem die Blutgruppen und die Farbenblindheit als multiple Allelstufen erkannt worden (JUST).

Auch bezüglich pathologischer Merkmale oder vielleicht gerade bei ihnen sind derartige Allelreihen anstatt eines einzigen mutierten Allels durchaus möglich, ja sogar wahrscheinlich. Und die verschiedenen Gradausprägungen, in denen nahezu alle pathologischen Erbmerkmale auftreten, sprechen jedenfalls dafür. Nun ist aber der Nachweis äußerst schwer zu führen, insbesondere dann, wenn die Pathogenese noch so im Dunkel liegt wie gerade bei den psychiatrischen Erbleiden, da verschiedene Gradausprägungen immer auch durch eine verschiedene Expressivität der Anlage erklärt werden können. G. JUST, der sich um die Erforschung der multiplen Allelie beim Menschen am erfolgreichsten bemüht hat, führt bei quantitativ verschiedenem Ausprägungsgrad eines Merkmals als Hauptkriterien, die für multiple Allelie sprechen, die interfamiliäre Variabilität und das Vorkommen verschiedener Erbgangstypen an.

Deutliche Zeichen einer interfamiliären Variabilität sind bisher bei der Epilepsie nicht bekannt geworden. Es ist kein Fall beschrieben, bei dem etwa eine bestimmte besonders früh oder besonders spät einsetzende, eine besonders progressive oder besonders stationär bleibende Form der Epilepsie familiär konstant auftritt. Allerdings dürfte darauf niemals besonders geachtet worden sein. Lediglich auf eine Beobachtung von Minkowska wäre hier zu verweisen, die bei zwei Zweigen ihrer Familie B. folgendes Verhalten fand: Der eine Zweig (mit dem schwereren Grad der Ausprägung nach Ansicht der Verf.) weist wenige Epilepsien und hochgradige Sterilität und Kleinkindersterblichkeit auf, der andere Zweig (mit dem leichteren Ausprägungsgrad) zeigt zahlreiche Fälle von manifester Epilepsie, die Kleinkindersterblichkeit und die Sterilität der Ehen ist jedoch viel geringer. Die Autorin wirft deshalb die Frage auf, ob diese beiden Zweige nicht zwei verschiedene Modi der hereditären Übertragung der Epilepsie darstellen. Diese Frage ist gegenwärtig nicht zu entscheiden, ist jedoch einer näheren Prüfung wert.

Auch eindeutig verschiedene Erbgänge sind bisher nicht beobachtet worden. Wohl gibt es einzelne Stammbäume, in denen die Epilepsie in drei Generationen auftritt. Dies ist jedoch auch bei recessivem Erbgang denkbar. In der überwiegenden Majorität der Fälle ist das Wiederauftreten von Epilepsie in den Sippen von Epileptikern überhaupt so selten, daß man schon deshalb geneigt ist, an Rezessivität zu denken, ein Schluß, der übrigens, wie Lenz immer wieder betont, zweifellos vorschnell ist.

Wenn aber nun auch das Auftreten verschiedener Erbgänge für das Bestehen verschiedener alleler Stufen spricht, so spricht das Fehlen nicht gegen ein solches. Wir brauchen nur folgendes zu bedenken: Wie Just zeigte, ist unter der Annahme der quantitativen Genwirkung (Goldschmidt) zu erwarten, daß ein kleiner Mutationsschritt sich dominant zeigen wird (d. h. sich im heterozygoten Zustand manifestieren wird, da die beiden allelen Gene noch in weitem Ausmaß zu gemeinsamer Reaktion befähigt sind, während ein großer Mutationsschritt keine Möglichkeit mehr zu gemeinsamer Reaktion der beiden allelen Gene bietet, so daß der Vorgang allein von dem einen normalen Gen beherrscht wird und das Endresultat mit dem normalen Endresultat übereinstimmt. Erst im homozygoten Zustand zeigt sich die — nun allerdings besonders schwere — Störung.

Nun ist es möglich, daß wir die leichte, heterozygote Manifestationsform (bei kleinem Mutationsschritt) nicht imstande sind, zu erkennen. Wir brauchen ja nur anzunehmen, daß hier die Störung noch nicht bis zu dem Auftreten von epileptischen Anfällen führt. Dadurch entgeht uns — vorläufig — diese erste dominante Allelstufe überhaupt. Erst von einem größeren Mutationsschritt angefangen führt die Entwicklung in homozygotem Zustand zu der schweren recessiven Störung, die epileptische Anfälle mit sich bringt und dadurch für uns erkenntlich wird.

Eine besondere Rolle spielt in diesem Zusammenhang die *Migräne*. Bezüglich der gesamten Literatur über diese Erkrankung verweise ich auf den ausgezeichneten Beitrag von H. Richter im Bumke-Foersterschen Handbuch. Wir wollen hier auf den genetischen Zusammenhang zwischen Epilepsie und Migräne etwas näher eingehen.

Die herrschende Auffassung, die neuerdings von H. Richter scharf unterstrichen wird, sieht im Migräneanfall kein Symptom einer bestimmten Krankheit, sondern ein Syndrom, bestehend in einer spezifischen, im Organismus gewissermaßen vorgebildeten Reaktionsform des menschlichen Körpers. Der Anfall selbst besteht in einem Gefäßkrampf des Gehirns und wird durch einen zeitweiligen Reizzustand eines bestimmten Sympathicusabschnittes verursacht, er stellt im Sinne von PAL eine Gefäßkrise des Gehirns dar. Ob neben dem Gefäßkrampf auch noch andere Zirkulationsstörungen (Gefäßerweiterung, Transsudation) am Anfallsprozeß beteiligt sind, ist noch umstritten. Daß das Hauptgewicht jedoch auf dem Gefäßkrampf liegt, wird seit H. RICHTER heute allgemein angenommen. Die Migräne als Krankheit ist durch eine in der überwiegenden Mehrzahl der Fälle erblich stigmatisierte Bereitschaft zum Migräneanfall gekennzeichnet, die wir mit dem Begriff der Migräneanlage identifizieren. Die Migräneanlage ist nach unseren heutigen Kenntnissen durch eine gesteigerte Erregbarkeit des vegetativen Nervensystems und Gleichgewichtslabilität derselben gekennzeichnet, wobei eine sympathicotonische Organbereitschaft in demjenigen Hirngefäßabschnitt vorliegt, in welchem der den Anfall auslösende Gefäßkrampf sich abspielt.

Die große Bedeutung des hereditären Momentes ist schon den ältesten Forschern bekannt gewesen. SYMMONDS, LIVEING und GOWERS fanden in etwa der Hälfte ihrer Fälle die Migräne vererbt. E. MENDEL berichtet über 80%, HEYERDAHL über 85%, MOEBIUS über 90% hereditäre Fälle. W. ALLAN fand, daß von 318 Kindern, deren Eltern (56 Paare) beide an Migräne litten, 240 (83,3%) Migräne hatten. Unter 750 Kindern, wo einer der Eltern (141 Paare) an Migräne litt, waren 342 (61%) von Migräne befallen; unter 485 Kindern migränefreier Eltern (98 Paare) waren 18 (3,7%) mit Migräne behaftet. BUCHANAN fand bei einem migränekranken Elternteil 22,6% migränekranke Kinder. In 3 Familien, wo beide Eltern an Migräne litten, beobachtete er bei sämtlichen 15 Kindern Migräne. WILBRAND-SÄNGER beobachtete ophthalmoplegische Migräne in 4 Generationen; ähnliche Beobachtungen machten LASÈGUE und OPPENHEIM. In der überwiegenden Mehrzahl der Fälle ist also nach RICHTER der Vererbungsmodus ein dominanter.

Der Migräneanfall selbst zeigt nun eine Reihe von Merkmalen, die Beziehungen zum epileptischen Anfall außerordentlich wahrscheinlich machen, so die angiospastische Komponente, das häufige Einsetzen mit Auraerscheinungen, die Periodizität der Anfälle, das Auftreten von protrahierten Anfallszuständen bei beiden Erkrankungen (Status haemicranicus, Status epilepticus), das erste Auftreten in der Jugend, Beziehungen des Anfalls zur Menstruation, das ähnliche Ansprechen auf die gleichen Medikamente und vor allem das gar nicht seltene Auftreten beider Anfallsformen am gleichen Individuum. Dabei ist hervorzuheben, daß gar nicht selten dem Beginn epileptischer Anfälle solche von Migräne vorausgehen (nach BUCHANAN begann bei 29% seiner Epileptiker das Leiden mit Migräne), daß aber umgekehrt es äußerst selten ist, daß Migränekranke vorher epileptische Anfälle hatten. Infolgedessen sind die Statistiken, welche bei Migränekranken Epilepsien zählen, ziemlich negativ. Weiter bestehen mannigfache substituierende hereditäre Beziehungen. Man findet in Epileptikerfamilien relativ häufig Migräne und umgekehrt. Unter den Aszendenten von 350 Epileptikern fand DEJERINE in 24,5% Migräne, BOURNEVILLE bei Verwandten von Epileptikern in 24% der Fälle, FÉRÉ in der Aszendenz von 308 Epileptikern 88mal Migräne des Vaters und 116mal Migräne der Mutter. BUCHANAN zeigte, daß 75% seiner Epileptiker von migränekranken Eltern stammten. Andere Forscher, wie MOREAU, REVINGTON, LIVEING und FLATAU wiesen auf das häufige Nebeneinander der beiden Krankheiten innerhalb einer Familie hin. Auch RICHTER bestätigt diese Befunde. SIEVEKING und SIKLE identifizieren die beiden Krankheiten überhaupt, BOLTEN nimmt nur einen quantitativen Unterschied zwischen Migräne und Epilepsie an; die Migräne sei eine abgeschwächte Form der Epilepsie. LÖWENFELD und JACKSON identifizieren nur die Fälle von assoziierter Augenmigräne mit der Epilepsie. KOWALEVSKY, FÉRÉ, LIVEING, LASEGUE, CORNU nehmen eine Substitution oder

Umwandlung der einen Erkrankung in die andere an. Weitere Autoren, wie Marschall, Hall, Charcot, Gowers, Moebius, Oppenheim, Mingazzini, Curschmann, Flatau, Ullrich, Redlich u. a. befürworten die Annahme eines gewissen Zusammenhanges zwischen Epilepsie und Migräne. Völlig abgelehnt wird die Annahme von Krafft-Ebing, Karplus, Bernhardt, Bordoni, Forni, Christiansen, Radot, Petz, Philipps, Schultze u. a.[1].

Nach Richter, dem wir, wie erwähnt, die gründlichste Bearbeitung des Problems verdanken, ist der Unterschied zwischen dem epileptischen und Migräneanfall vor allem ein lokalisatorischer: beim epileptischen Anfall ist die motorische Hirnrinde und das Gebiet der inneren Kapsel und der Zentralganglien als „Sitz der Läsion" anzunehmen, beim Migräneanfall jener Abschnitt der zentralen motorischen Bahn, welcher die tiefer liegenden Hirnteile (Mittelhirnbrücke) passiert. Gewisse Übergangsfälle stellen lediglich die Fälle von ophthalmischer, assoziierter Migräne dar, die Fälle von „epilepsie sensitive" von Charcot.

Nun haben wir einleitend bereits die Vermutung geäußert, daß nach den letzten pathogenetischen Forschungen von Mc Quarrie und seinen Mitarbeitern es sehr unwahrscheinlich ist, den epileptischen Anfall in dieser hier gekennzeichneten Weise an bestimmte Abschnitte des Gehirns zu lokalisieren. Gewiß sind es bestimmte Abschnitte im Zentralnervensystem, die beim Anfallsgeschehen eine besondere Rolle spielen, aber eben doch nur so, wie etwa beim Diabetes gerade die Niere Zucker ausscheidet. Niemand wird deshalb die Grundstörung beim Diabetes in die Nieren lokalisieren wollen. Daraus ergibt sich aber zwangsläufig die Notwendigkeit, auch den Zusammenhang zwischen epileptischen und Migräneanfällen anders zu erklären. Wir könnten uns danach nämlich den Unterschied zwischen beiden Anfallsformen nicht als lokalisatorischen, *sondern als quantitativen Unterschied vorstellen.* Die gleiche Störung, die Mc Quarrie dem epileptischen Anfall zugrunde legt, müßten wir darnach auch beim Migräneanfall vermuten, nur in ungleich viel geringerer Ausprägung. Untersuchungen von Engel scheinen diese Annahme auch zu bestätigen. Gewisse Bezirke im vegetativen Nervensystem sprechen gleichsam auf den erhöhten Erregungszustand am stärksten an und führen — vielleicht auf Grund weiterer und andersartiger Organbereitschaften — zu dem Ablauf des Anfallsgeschehens in jenen von Richter gekennzeichneten Bezirken des Gehirns. Von einer bestimmten Stärke der Störung angefangen, ist die cerebrale Reaktion eine enorm erweiterte, es kommt von einem bestimmten Umschlagspunkt an zum epileptischen Anfall. Dabei müssen wir lediglich die Annahme machen, daß dann im epileptischen Anfall gleichsam auch ein Migräneanfall verläuft, nämlich genau das gleiche physio-pathologische Geschehen, das im Migräneanfall isoliert verläuft; nur geht es nun in den allgemeinen Erscheinungen des epileptischen Anfalls, vor allem in der Bewußtlosigkeit, unter. Das gleiche gilt übrigens auch für andere sympathikotonische, wie auch für vagotonische Krampfzustände. Es ist durchaus möglich, daß im epileptischen Anfall zugleich auch ein Menière-Anfall (Stauder), ein Asthmaanfall verläuft; die gleichfalls gleichzeitig verlaufenden stenokardischen Zustände hat Neubürger erweisen können; endlich spricht etwa der häufige Secessus urinae auch für eine vagotonische Blasenkontraktion.

Darnach also könnte man sich vorstellen, daß gewisse Gene einen Entwicklungsvorgang einleiten, *der je nach der quantitativen Valenz der Gene entweder nur bis zu dem Endergebnis des Migräneanfalls, d. h. zu dem Anfallsgeschehen, das sich lediglich im Verbreitungsgebiet der Arteria vertebralis abspielt, verläuft, oder aber weiter bis zu dem im gesamten Hirnbereich ablaufenden Geschehen des*

[1] Literatur s. bei Richter.

epileptischen Anfalls, in welchem dann der gleichzeitig ablaufende Migräneanfall untergeht. Daß im Verlauf dieser Entwicklung auch das Stadium des Migräneanfalls durchlaufen werden kann, bevor sie zu epileptischen Anfällen führt, ist einleuchtend, ebenso daß in der Familie manchmal bei dem einen Mitglied die Entwicklung bis zum Ende (epileptischer Anfall), beim anderen nur bis zu jener Vorstufe (Migräneanfall) führt.

Familienbiologisch betrachtet, besteht jedoch deutliche *interfamiliäre Konstanz* (die Zahl der gemischten, intrafamiliär-variablen Fälle ist gegenüber der reiner Sippen gering) und ein deutlicher Unterschied des Erbgangs: *die leichtere Ausprägungsform zeigt dominanten, die schwerere (vermutlich) recessiven Erbgang.* Dies würde vom genetischen Standpunkt unsere Hypothese stützen.

Zusammenfassend möchten wir betonen, daß diese Betrachtungsweise nichts weiter als eine arbeitshypothetische sein will und daß sie vor allem nur eine Form der Migräne, nämlich die genuine, anlagebedingte Form betrifft. Daß es daneben zahlreiche andere Migräneformen gibt, die wir entsprechend der Epilepsie auch als symptomatische bezeichnen könnten, ist selbstverständlich. Es wird uns das gerade im Hinblick auf das über den epileptischen Anfall Ausgeführte auch keineswegs verwundern. Im Gegenteil fügt es sich organisch dem Gesamtbild ein.

Aber auch abgesehen von der Migräne kennen wir gerade bei der Epilepsie eine sehr große Reihe von Gradabstufungen im Phänotypus. Um nur einige Typen herauszugreifen: Auf dem einen Pol stehen Fälle mit frühzeitigem, völlig spontanem Beginn ohne auslösende Faktoren, Zunahme schon im 2. Lebensjahrzehnt, hochgradige, rasch einsetzende progressive Verblödung, unaufhaltsam fortschreitende Anfallszunahme und Exitus schon am Beginn des 3. Lebensjahrzehntes. Dann kennen wir ebenso spontan, jedoch später, im 2. Lebensjahrzehnt einsetzende Anfälle, die durch längere Zeit stationär bleiben, erst im 3.—4. Lebensjahrzehnt langsam, aber unaufhaltsam zur Verblödung und zum Exitus führen. Weiter im 3. Jahrzehnt einsetzende Anfälle ohne besondere Progredienz verlaufende Epilepsien, ohne nennenswerte Demenz mit oft in hohem Alter gänzlichem Aussetzen der Anfälle. Weiter Fälle mit Beginn der Anfälle erst nach unspezifischen schädigenden Wirkungen (Kopftraumen, Infektionskrankheiten, Alkoholexzessen), fast immer ohne ausgesprochene Progressivität; endlich am andern Pol Fälle, bei denen erst schwere Commotionen und andere eingreifende Faktoren die epileptischen Anfälle mit sich bringen, bei denen also diesem „auslösenden“ Faktor schon „ursächliche“ Wirkung zugesprochen werden muß. Es läge nun sehr nahe, für diese verschiedenen Gradabstufungen auch Abstufungen der Genwirkung anzunehmen, doch ist ein gültiger Beweis dafür derzeit nicht zu erbringen. CONRAD hat dazu einen neuen Weg eingeschlagen. Er fand zunächst, wie wir auf S. 956 ausführten, daß sich unter den Nachkommen eines Gesamtkollektivs von Epileptikern bei den echten idiopathischen Formen die meisten Abnormen, bei den in der Mitte stehenden fraglichen (i. e. leichteren) Fällen weniger und bei den sicher symptomatischen Formen, bei denen also ein schwerer, auslösender Faktor notwendig war, die wenigsten Abnormen fanden. Die Ziffern für die Epilepsie unter den Kindern liegen bei 6,0%, 2,7% und 1,6%. Dies entspräche einer auf statistischem Wege errechneten „interfamiliären Variabilität“, allerdings nur in dem Sinn, daß schwerere Fälle in der Familie *mehr* Epileptiker, leichtere Fälle *weniger* Epileptiker in der Familie finden lassen, nicht aber in dem (eigentlichen) Sinn, daß schwerere Fälle *schwerere,* und leichtere Fälle *leichtere* Epilepsie unter den Kindern zeigen. Weiter wurde nun besonders jene Zwischengruppe einer eingehenden Untersuchung unterzogen, um zu untersuchen, ob die Tatsache, daß hier die Abnormenziffer bei den Nachkommen gerade in der Mitte zwischen idiopathischer und symptomatischer Gruppe liegt, damit zu erklären ist, daß es sich um ein Gemenge handelt, zu gleichen Teilen aus endogen und exogen bedingten Fällen, oder damit, daß es sich eben um verschiedene Verdünnungsstufen der Anlage im Sinne der multiplen Allelie handelt. Sowohl die Bildung von diagnostischen Untergruppen innerhalb dieser Gruppe und der Vergleich von deren Kindern wie auch die Gruppierung nach verschiedenen Symptomen (Erkrankungsbeginn, Erkrankungsverlauf) und Vergleich der Nachkommen bei diesen Gruppierungen, sprachen dafür, daß der Anlagensatz, den wir zur Entstehung der idiopathischen Epilepsie anzunehmen haben, in der Tat quantitativ gestuft zu denken ist, so daß dadurch Zwischenstufen entstehen: nämlich *Fälle, bei denen das klinische Bild der Epilepsie entsteht auf Grund einer exogenen Noxe, die jedoch bei einem Nichtanlageträger keine Epilepsie zu bewirken vermag.*

Wenn auch alle diese Überlegungen keineswegs beweisend für das Bestehen multipler Allelie sind, so legen sie eine solche doch in gewissem Sinne nahe. Wieder fehlen uns hier die notwendigen pathogenetischen Kenntnisse, um sicheres über die Frage auszusagen. Wären wir etwa schon so weit wie bei der Hämophilie, bei der Farbenblindheit oder gar den Blutgruppen, wo uns kein einziger Merkmalsträger entgehen kann, dann wären wir naturgemäß auch in der Erkenntnis dieser Frage wesentlich weiter. So aber, wo wir lediglich eine ganz periphere Manifestationsstufe kennen, müssen wir naturgemäß auch auf die Frage nach dem Bestehen mehrerer alleler Anlagestufen vorläufig ein Ignoramus setzen.

Ausprägungsformen der Anlage (Polyphänie). Eine weitere Frage, die wir bisher noch nicht berührt haben, ist folgende: Kann sich die Anlage, von der wir ausgehen, im Phänotypus letztlich nur in Form von epileptischen Anfällen manifestieren, oder gibt es andere Manifestationsformen, die an die Stelle der epileptischen Anfälle treten? Ein Beispiel für ein solches polyphänes Verhalten einer Anlage finden wir etwa bei der tuberösen Sklerose: Es ist, wenn auch nicht erwiesen, so doch äußerst wahrscheinlich, daß das gleiche Gen in einem Fall eine eigenartige Hautveränderung im Bereiche des Gesichts, das Adenoma sebaceum, in einem anderen Fall eigentümliche Mißbildungen der Hirnrinde, die zu epileptischen Anfällen führen, in einem 3. Fall endlich lediglich einen Ventrikel- oder Retinatumor bewirkt oder aber alle derartigen Störungen zugleich. Jeder derartigen Polyphänie eines Gens liegt eine pleiotrope Wirkung dieses Gens zugrunde, d. h. die Wirkung des Gens greift an einer Stelle oder in einer Entwicklungsstufe an, wo mehrere Organe oder Funktionssysteme zugleich betroffen oder gestört werden. Eines der schönsten Beispiele einer solchen pleiotropen Genwirkung haben FISCHER und KÜHNE analysiert: sie konnten zeigen, daß bei Wirbel- und Rippenanomalien (Vermehrung oder Verminderung) sich nicht die Einzelform der Wirbel und Rippen, also die einzelne Über- oder Unterzähligkeit gegenüber der sog. normalen Wirbelsäule vererbt, sondern die „Richtungstendenz“ der Entwicklung, die sich in einer Verschiebung der Abschnittsgrenzen von Hals, Brust, Lende usw. nach oben oder nach unten äußert. Dabei ist die Richtung nach oben (Halsrippe, Fehlen der 12. Rippe, Sakralisation des 5. Lendenwirbels) einfach dominant über die Richtung nach unten (Rückbildung der 1. Rippe, 13. Rippe, freier erster Sacralwirbel). Die Plexusvarietäten sind mit diesen Wirbelsäulenvarietäten absolut fest verbunden und vermutlich auch die entsprechenden Varietäten der axialen Rückenmuskulatur.

Dieses Beispiel ist überaus instruktiv, da es zeigt, in welcher Weise — ich schalte ein: vermutlich stets — die Wirkung des Gens zu denken ist. Im Grunde gibt es, wie wir sehen, gar kein nichtpleiotropes Gen, denn auch das Gen, welches zur Polydaktylie führt, bewirkt ja die Ausbildung nicht nur eines überzähligen Knochens, sondern auch die Bildung der dazugehörigen Haut, Muskel, Blutgefäße und Nerven; andererseits aber ist, wie wir glauben, die primäre Wirkung jedes Gens, wenn wir sie völlig überschauen könnten, dennoch immer einheitlich zu denken, nämlich als eine auch quantitativ bestimmte Entwicklungsdirektive, als ein eine Entwicklung mit einer bestimmten Geschwindigkeit nach einer bestimmten Richtung treibender Impuls. Im Phänotypus aber kann diese Entwicklung und wird sich in den allermeisten Fällen an zahlreichen Stellen ausdrücken, je nach dem Zeitpunkt und dem System, an dem sie angreift. Handelt es sich um ein spät eingreifendes, etwa einen bestimmten letzten Differenzierungsvorgang hemmendes Gen, wird seine Wirkung natürlich nur in diesem betreffenden Organ zutage treten, greift es aber in einem früheren Zeitpunkt in die Entwicklung ein, etwa vor der Keimblattdifferenzierung, dann wird im Phänotypus sich in viel verzweigterer Weise seine Wirkung manifestieren.

Wir können dies vielleicht zu dem Satz verallgemeinern: *Je früher ein Gen in die Entwicklung eingreift, desto pleiotroper wird seine Wirkung im Phänotypus erscheinen.*

Über die Wirkung der hier behandelten Gene und den Zeitpunkt ihres Eingreifens in die Gesamtentwicklung des Organismus wissen wir noch nichts. Wir müssen uns deshalb darauf beschränken, zu untersuchen, ob neben der Manifestierung in epileptischen Anfällen andere Manifestationsweisen der Anlage zu finden sind.

Hier sind in erster Linie die sog. *epileptischen Äquivalente* zu nennen. Die Klinik der Epilepsie kennt seit langer Zeit anfallsartige Störungen, die nichts anderes sind, als larvierte, rudimentäre, abgekürzte Anfälle oder Anfallszustände, bei denen lediglich ein Teil des gesamten Anfallsgeschehens für sich zur Beobachtung kommt. Hierher gehören die eigentümlichen kurzen Schwindelzustände, die Absencen, der sog. Petit mal, ferner die Dämmerzustände. Es handelt sich also um Abweichungen vom normalen Anfallstypus, die sich jedoch meist an dem gleichen Patienten finden, und es ist überhaupt außerordentlich selten, daß ein individueller Epilepsieverlauf nur einen einzigen Anfallstypus wiederholt; nach MUSKENs Angabe hatten nur etwa 10% von 2000 Epileptikern nur eine Anfallsform; fast immer traten zu den großen Anfällen noch diese oder jene Äquivalente hinzu.

Völlig ungeklärt sind noch die Beziehungen gewisser sog. Organneurosen, vor allem des *Stotterns* und der *Enuresis nocturna* zur Epilepsie. Wir wissen vorläufig nichts weiter, als daß rein eindrucksmäßig diese Störungen im Familienkreis der Epileptiker auffallend häufig vorkommen. Da wir aber erstens nicht wissen, wie häufig sie im Durchschnitt sind, und zweitens auch über keine wirklich exakte Auszählung dieser Merkmale im Familienkreis der Epileptiker verfügen, muß die Frage eines Zusammenhangs vorläufig im Dunkel bleiben. Sicher aber kann man die Störungen nicht schlechthin als Manifestationsformen der Epilepsieanlage bezeichnen. Das nächtliche Bettnässen ist wohl häufig das erste Zeichen unerkannter nächtlicher epileptischer Anfälle, es kann auch vielleicht manchmal bei rudimentären, bald wieder verschwindenden Anfällen das einzige bemerkbare Symptom bleiben, aber zweifellos wäre es falsch, jedes kindliche Bettnässen in den Kreis der Epilepsie einbeziehen zu wollen. Ob es ein gleichsam genuines Bettnässen gibt, erscheint überhaupt fraglich, doch tritt es nach neueren Erfahrungen gelegentlich familiär auf.

Ähnlich sind die Beziehungen zum Stottern. Gewiß ist bei Fällen von Epilepsie das Stottern im ganzen vielleicht gehäuft. Auch finden wir im Familienkreis des Epileptikers nicht selten Stotterer. Umgekehrt fand SZONDI in der

Familie von Stotterern die Morbiditätsziffer der Probandenmütter für Migräne und Epilepsie auffallend hoch und auch die Neigung der Stotterer zu Epilepsie und Eklampsie bedeutend größer als die der Durchschnittspopulation. Ausreichende Untersuchungen fehlen jedoch auch hier.

Den Zusammenhang zwischen Epilepsie und *Narkolepsie* diskutiert erschöpfend WILDER[1]. Er kommt zu dem Schluß, daß Narkolepsie und Epilepsie zwei voneinander scharf zu trennende Krankheiten sind. GRUHLE faßt die Narkolepsie überhaupt nur als ein Symptom auf, das bei den verschiedenartigsten Krankheiten vorkommen kann. In seltenen Fällen von Narkolepsie ist in der Familie Epilepsie beobachtet worden, so ein Bruder der Mutter bei HILPERT, vielleicht ein Bruder bei WILSON, die Mutter in einem unsicheren Fall von ZADOR, eine Nichte bei GRÜN, der Vater bei HOFF und STENGEL. Am gleichen Fall fand sich Epilepsie und Narkolepsie in einem Fall von GOWERS, WORSTER-DROUGHT, GOLDFLAM, THIELE, BERNHARDT, EDEL — bei letzterem auch mit Anfällen von affektivem Tonusverlust verbunden. Einfache Schlafzustände bei Epileptikern beobachteten OPPENHEIM, FÉRÉ, ZIEHEN, REDLICH. Dieser Autor beschreibt auch einen Fall, bei welchem die Schlafanfälle vielleicht epileptische Äquivalente darstellen. Im ganzen wird man einen Zusammenhang in dem hier gemeinten Sinn, daß sich die der Epilepsie zugrunde liegende Anlage unter Umständen auch in narkoleptischen Anfällen äußern kann, wohl ablehnen müssen.

Das gleiche gilt auch für die *Pyknolepsie*, eigenartige Anfallszustände des Kindesalters, welche rein phänomenologisch oft epileptischen Anfällen recht ähnlich sind. Dennoch sind sie von der Epilepsie scharf zu trennen. Vermutlich gehören sie in das Gebiet der psychogenen Reaktionen des Kindesalters. Bei der *Geloplegie* OPPENHEIMs oder dem Lachschlag handelt es sich um einen Bewußtseinsverlust bei starkem Lachen, der manchmal in epileptische Anfälle übergehen kann, wie ja auch Fälle von Epilepsie existieren, bei denen Lachen einen epileptischen Anfall auslöst (WILSON) oder die Aura eines epileptischen Anfalls bildet (WILDER).

Ob endlich die sog. *Affektepilepsie* (BRATZ) ein Ausdruck der Epilepsieanlage ist, erscheint jedenfalls noch weitgehend ungeklärt. Nach einigen Autoren (BONHOEFFER, VOLLAND) handelt es sich bei diesen Fällen, bei denen sonst nicht als Epileptiker anzusprechende Individuen auf seelische Erregungen hin motorische Anfälle liefern, die von einer Epilepsie nicht zu unterscheiden sind, um eine Spielart der echten Epilepsie. GRUHLE wendet sich auf Grund von Kriegserfahrungen dagegen und rechnet die affektepileptischen Anfälle in die Gruppe der Hysterie. Im übrigen sei bezüglich der „Beziehungen" epileptischer und psychogener Mechanismen auf die begrifflich äußerst präzise Formulierung bei GRUHLE besonders verwiesen.

Bezüglich der sog. *epileptoiden Psychopathie* und der Auffassung, inwieweit psychopathische Reaktionen (Dipsomanie, Poriomanie usw.) Ausdruck der Epilepsieanlage sind, sei auf das nächste Kapitel verwiesen.

Es besteht endlich die Möglichkeit, daß die Epilepsieanlage sich auch als *Psychose* manifestieren kann. KLEISTs episodische Dämmerzustände und zahlreiche transitorische Psychosen unklarer Genese wurden wiederholt als epileptoid aufgefaßt. Ein Zwillingsfall einer eigenen Beobachtung illustriert diese Möglichkeit.

Es handelt sich um ein sicher eineiiges Zwillingspaar, von dem die eine Partnerin im 5. Lebensjahr an epileptischen Anfällen erkrankt und seither das klassische Bild einer genuinen Epilepsie bietet, die andere Partnerin mit 20 Jahren das erste Mal an einer Psychose erkrankt und im weiteren Verlauf

[1] Siehe dort die Literatur.

noch dreimal, insgesamt also viermal in einem ähnlichen psychotischen Zustand in die Anstalt aufgenommen werden muß. Der Zustand ist gekennzeichnet durch eine mehrere Wochen dauernde Verwirrtheit mit vermutlich leichter Bewußtseinstrübung, Halluzinationen und nach Abklingen deutlicher Amnesie. Die klinische Diagnose lautet das erste Mal auf einfache Seelenstörung, alle anderen Male auf Schizophrenie.

Einen ganz ähnlichen Fall von eineiigen Zwillingen beschreibt ROSANOFF, bei dem die eine Partnerin an Epilepsie, die andere an „Dementia praecox" erkrankt war.

Auch unter den Nachkommen von genuinen Epileptikern fand sich, wie im vorigen Kapitel dargestellt, die Psychoseziffer auffallend erhöht. Die kasuistische Bearbeitung dieser Psychosen (bisher unveröffentlicht) ergab ganz ähnliche Zustandsbilder, eigenartige, periodisch oder transitorisch auftretende, amentielle Verwirrtheitszustände, oft mit katatonen oder paranoischen Zeichen, meist nach Wochen Abklingen, so daß der Verdacht nahe liegt, auch diese als psychotische Manifestationsformen der gleichen Anlage aufzufassen, die gewöhnlich zu epileptischen Anfällen führt.

Ob dem *Schwachsinn* und der Epilepsie die gleichen oder teilweise die gleichen Anlagen zugrunde liegen, ist ebenfalls noch nicht klargestellt. Manche Autoren, insbesondere DAVENPORT und WEEKS, setzten Schwachsinn- und Epilepsieanlage gleich. Diese Annahme wird von den meisten Autoren abgelehnt (RÜDIN) und zweifellos mit Recht. Daß man in der Familie des Epileptikers häufig Schwachsinn findet, haben wir im vorigen Kapitel gesehen (S. 958). Diese Ergebnisse können jedoch auch ganz anders gedeutet werden, worauf wir im 4. Kapitel zu sprechen kommen. Keinesfalls ist die Annahme richtig, daß Schwachsinn und Epilepsie sich im Erbgang oder am gleichen Individuum vertreten können.

Endlich wurde auch die Ansicht geäußert, daß die gleichen Gene auch Wirkungen auf den *Körperbau* entfalten, und zwar im Sinne der Bildung des athletischen und dysplastischen Habitus. KRETSCHMER nimmt an, daß unter den sehr verschiedenartigen Faktoren, die zusammenwirkend epileptische Anfälle verursachen können, auch solche sein dürften, die beim Aufbau der athletischen Konstitution beteiligt sind. Auch dabei würde es sich letzten Endes um eine pleiotrope Wirkung der Gene handeln. Ob jedoch diese bekannte Korrelation zwischen Epilepsie und gewissen Körperbautypen nicht anders zu erklären ist, wird im folgenden Kapitel besprochen werden.

So können wir zusammenfassen: Die von uns hier angenommenen Genwirkungen manifestieren sich vor allem in Form epileptischer Anfälle und deren Äquivalente, Absencen und Dämmerzustände. Ferner ist es möglich, daß auch gewisse Formen der Migräne als Manifestationsformen der gleichen Anlage, jedoch mit einer anderen Valenzstufe aufzufassen sind. Außerdem ist es durch mannigfache Erfahrungen, die durch einen bemerkenswerten Zwillingsfall gestützt werden, wahrscheinlich, daß es auch psychotische Manifestationsformen dieser Gene gibt. Ob weiterhin psychopathische Reaktionen, gewisse organneurotische Reaktionen, wie Bettnässen oder Stottern, gewisse seltene Anfallszustände (Narkolepsie, Pyknolepsie) Äußerungen der gleichen Genwirkung sind, muß vorläufig offen bleiben, wie auch die Frage nach den gemeinsamen Anlagen von Schwachsinn und Epilepsie.

Zusammenfassung. Bevor wir auf erbtheoretische Überlegungen, die sich aus dem empirischen Untersuchungsmaterial ergeben, eingehen, war es notwendig, sich über die Fragen, die die Manifestation der Anlage betreffen, ins Klare zu kommen. Wir haben gesehen, daß wir durch den Mangel fast aller pathogenetischen Vorkenntnisse über den Krankheitsvorgang der Epilepsie eine ganze Reihe von Fragen offen lassen mußten. Wir wissen weder, ob sich die

Genwirkungen immer manifestieren, in welchem Ausmaß sie dies tun, wir wissen wenig über den wahren Zeitpunkt der Manifestation, über die Durchschlagskraft und über die Durchschlagsformen der Anlage. Ferner können wir auch nichts Abschließendes über die Ausprägungsgrade und Ausprägungsformen dieser Anlage aussagen. Wir sehen jedoch in allen diesen offenen Fragen eine Fülle von Problemen, deren Lösung der Forschung der nächsten Zukunft vorbehalten ist.

Mit der Unkenntnis der Kausalkette, die die Genwirkung mit dem klinischen Syndrom der Epilepsie verbindet, geht notwendig auch eine Unkenntnis ihrer Manifestationsweise einher, damit aber ergibt sich bereits von selbst, daß für die Beantwortung der Frage nach dem Erbgang vorläufig keine allzu günstigen Aussichten bestehen werden.

b) Das Problem des Erbgangs.

Das Heterozygotenproblem und die Frage der Dominanz. Die Frage, ob sich ein Merkmal dominant oder recessiv im Erbgang erweist, kann auch anders formuliert werden: sind die heterozygoten Anlageträger zu erkennen oder nicht? Zeigt ein Heterozygoter das Merkmal in ausgeprägter Weise, dann sprechen wir von Dominanz, ist es unsichtbar, von Rezessivität. Wir sehen daraus schon, daß die Antwort auf die Frage nach dem Erbgang wesentlich von unserer Fähigkeit abhängen wird, das Merkmal bei seinem Träger zu erkennen. Nun scheinen die Ergebnisse der genetischen Forschung immer mehr darauf hinzuweisen, daß auch in Fällen von scheinbar sicherer Dominanz oder Rezessivität bei genauester Untersuchung die Heterozygoten von den homozygoten Erbträgern zu unterscheiden sind. Das heißt aber mit anderen Worten: Eine absolute Dominanz bzw. Rezessivität gibt es in Wirklichkeit vielleicht gar nicht, sondern nur mehr oder weniger starke Abstufungen bei intermediärem Erbgang.

Bei der Epilepsie sind wir nach allem Vorhergehendem natürlich noch äußerst weit davon entfernt, etwas darüber auszusagen, wie der heterozygote Erbträger beschaffen ist. Heterozygote müssen im Durchschnitt immer aus einer Kreuzung von Merkmalsträger mal Nichtmerkmalsträger entstehen, und zwar unter der Voraussetzung der Monomerie sowohl bei dominantem wie bei recessivem Erbgang zwischen 50 und 100% bei einer solchen Kreuzung. Nachkommenschaftsuntersuchungen ergaben, wie wir gesehen haben (S. 957) nur 6—8% Epileptiker aus einer solchen Kreuzung, daneben aber eine Reihe anderer abnormer Zustände, wie Schwachsinn, Psychopathien und Psychosen, neurologische Erkrankungen, funktionell und morphologisch abnorme Zustände usw. Alle Abnormen unter den Nachkommen zusammengezählt, machen etwa 50% aller Nachkommen aus. Dies könnte Veranlassung geben, diese mannigfachen Formen als Träger von Teilanlagen zur Epilepsie, also als Heterozygoten aufzufassen. Ähnlich hat man auch bei der Schizophrenieforschung, insbesondere die sog. schizoiden Psychopathen, welche man im Umkreis, also auch unter den Nachkommen von Schizophrenen fand, als heterozygote Träger der Schizophrenieanlage aufgefaßt (RÜDIN, HOFFMANN, LUXENBURGER u. a.). Diese Annahme wäre jedoch äußerst gewagt und läßt sich vorläufig nicht im geringsten beweisen; dagegen gibt es eine andere Erklärung, jene Häufung von Abnormen zu erklären, die viel naheliegender erscheint, nämlich jene durch die soziale Auslese. Der Epileptiker steht häufig in einer soziologischen Schichte, in der alle Arten von Defektanlagen, also vor allem Schwachsinn und Psychopathien durch fortgesetztes Zusammenheiraten der Anlageträger mehr und mehr angereichert werden, so daß sie sich wechselseitig im Umkreis jeweils eines solchen Erbmerkmals gehäuft finden müssen. Wir kommen darauf im IV. Kapitel ausführlich zurück.

Daß eine solche soziale Auslese vorhanden ist, erscheint sicher, daß sie vieles von den Befunden im Sippenschaftskreis von Epileptikern zu erklären vermag, ist naheliegend. Es ist deshalb vorläufig keine Notwendigkeit, noch die zweite Erklärung der Heterozygotie heranzuziehen, solange nicht irgendwelche Beweismittel für diese Annahme gefunden sind. Daß unter den Nachkommen von Epileptikern Heterozygote stecken, daran ist selbstverständlich kein Zweifel, welche Vorstellung wir immer über Erbgang und Erbstruktur bei der Epilepsie haben. Daß wir sie aber gesetzmäßig an abnormen Zügen erkennen können, ist völlig unbewiesen. Es bleiben deshalb vorläufig nur die zwei Annahmen: Homozygote und heterozygote Erbträger sind nicht voneinander zu unterscheiden, die Anlage kann sich in beiden Fällen als Epilepsie bei ihren Trägern manifestieren (Dominanz). Oder: Die Anlage manifestiert sich nur in homozygotem Zustand als Epilepsie, sie ist in heterozygotem Zustand vorläufig nicht zu erkennen (Rezessivität).

Wir möchten jedoch ausdrücklich betonen, daß es durchaus möglich, ja sogar wahrscheinlich ist, daß wir später einmal die Heterozygoten zu erkennen vermögen, wie dies die Entwicklung der Genetik im großen und ganzen lehrt, worauf wir eingangs hingewiesen haben. Es mag dann ein bestimmtes körperliches Substrat, eine bestimmte Funktionsweise des Organismus oder eine bestimmte Art der Reaktion (Wasserstoffwechsel, hormonales Gleichgewicht usw.) den sicheren Beweis liefern für das Vorliegen einer heterozygoten Anlage. Da diese auch möglicherweise mit psychischen oder charakterologischen Strukturen vergesellschaftet sein kann, mag es sein, daß wir es mit der Zeit lernen, diese Teilanlageträger dann schon charakterologisch, bzw. psychopathologisch zu erkennen. Doch dies ist vorläufig Zukunftsmusik. Gegenwärtig ist es eine völlig in der Luft liegende Behauptung, etwa einen bestimmten Psychopathentypus als heterozygoten Erbträger zu erklären.

Bezüglich des Erbganges sind also folgende Annahmen möglich: 1. Es handelt sich um einfach dominanten Erbgang. Dann müßten wir, um alle empirischen Tatsachen erklären zu können, annehmen, daß a) die homozygoten Erbträger letal ausfallen, b) die heterozygoten Merkmalsträger zu etwa 90% manifestationsverhindert sind, und zwar c) durch Wirkung des inneren Milieus; sonst ist die hohe Konkordanz bei Eineiigen nicht zu erklären, die bei so starker Manifestationsschwankung ja auch nicht so hoch sein könnte.

2. Es handelt sich um einfach recessiven Erbgang. Dann müßten wir auch wieder eine höhere Manifestationsverhinderung durch Wirkung des inneren Milieus annehmen.

Gegen Rezessivität scheint bis zu einem gewissen Grad die Seltenheit von Verwandtenehen in der Aszendenz von Epileptikern zu sprechen bzw. auch die nicht allzu große Zunahme von Epilepsie in Inzuchtsgebieten. Allerdings berichtet Davenport von einer Untersuchung einer Insel durch den Eugenic Record Office, welche eine ausgesprochene Inzuchtsbevölkerung hatte, wo sich eine auffallend hohe Epilepsieziffer fand, deren Spur bis zu einem einzigen gemeinsamen Urahn zurückverfolgt werden konnte. Bemiss berichtet über eine Sammlung von 833 Blutsverwandtenehen mit insgesamt 3942 Kindern, unter denen sich 1,5% Epileptiker fanden, was gegenüber der durchschnittlich gefundenen Ziffer von 0,4% eine deutliche Erhöhung bedeutet. J. Müller fand unter Kindern von Verwandtenehen jedoch eine völlig durchschnittliche Epilepsiehäufigkeit, andererseits aber auch ebenso durchschnittliche Ziffern für Schizophrenie und manisch-depressives Irresein. Lediglich Schwachsinn und Psychopathie fanden sich gehäuft. Orel fand ebenfalls bei 638 Kindern aus 272 Verwandtenehen ersten Grades (Vettern und Basen) die geistige und körperliche Beschaffenheit der lebenden Kinder nicht vom Durchschnitt abweichend, die Kinder waren jedoch noch alle ziemlich jung.

Untersuchungen über die Häufigkeit der Blutsverwandtenehen unter den Eltern von Epileptikern sind nicht bekannt. Dies deutet jedoch darauf hin, wofür auch der allgemeine Eindruck spricht, daß die Angabe blutsverwandter Ehen in der Epilepsiegenealogie keine besondere Rolle spielt.

Nun ist aber anzunehmen, daß die Häufigkeit der Heterozygoten, selbst unter der Annahme einfacher Rezessivität, sehr groß ist. Man kann die Zahl der Heterozygoten leicht berechnen, wenn man die Häufigkeit des Erbmerkmals im Durchschnitt kennt und Panmixie annimmt, d. h. wenn man voraussetzt, daß die Gattenwahl ohne irgendwelche Rücksicht darauf stattfindet, ob jemand Träger der betreffenden Anlage, auch heterozygoter Träger ist oder nicht; und zwar nach der Formel:

$$DR = 20 \cdot \sqrt{RR} - 2\,RR.$$

Bei einer Häufigkeit der RR-Individuen von 0,4% (s. S. 941) errechnen wir somit $DR = 20\sqrt{0{,}4} - 2 \cdot 0{,}4 = 11{,}8\%$. Das heißt aber mit anderen Worten: *Jeder achte bis neunte Mensch einer Durchschnittsbevölkerung ist heterozygoter Erbträger einer Epilepsieanlage.* Es kann deshalb nicht verwundern, daß wir keine erhöhte Konsanguinität bei den Eltern von Epileptikern finden und es kann deshalb auch diese Tatsache nicht als ein Beweis gegen die recessive Natur des Erbganges angeführt werden.

3. Es handelt sich überhaupt nicht um nur einen, sondern um mehrere Biotypen. In diesem Falle gibt es also mehrere Möglichkeiten und es ist nicht notwendig, sich für eine zu entscheiden.

4. Es handelt sich weder um einen dominanten, noch um einen recessiven, sondern um einen intermediären Erbgang, d. h. das kranke Gen führt in heterozygoter Form zu einer leichteren Ausprägung der Grundstörung als in homozygoter Form. Diese Möglichkeit haben wir eingangs dieses Kapitels bereits erörtert.

Eine Entscheidung ist bei dem gegenwärtigen Stand unserer Kenntnisse nicht zu erbringen. *Eine Diskussion der Frage des Erbganges erscheint deshalb vorläufig als verfrüht.*

Monomerie oder Polymerie. Ähnlich liegen die Dinge bei der Erörterung der Frage, ob nur ein Gen oder aber mehrere Gene für das Zustandekommen des epileptischen Syndroms anzunehmen sind.

Handelte es sich um ein immer manifestes eindeutiges morphologisches Erbmerkmal, dann müßten wir bei der Kombination einer hohen Konkordanzziffer bei EZ einerseits und einer unter 10% liegenden Nachkommenschaftsziffer andererseits notwendig Polymerie annehmen, denn diese beiden statistisch sichergestellten Befunde sind ohne Polymerie gar nicht unter einen Hut zu bringen, wenn wir nicht andererseits uns immer wieder klar machen müßten, daß die Dinge nicht so einfach liegen. Allzu viele Faktoren, die wir im vorigen näher erörtert haben, spielen eine noch nicht überschaubare Rolle und es wäre nicht schwer, ein Dutzend Hypothesen aufzustellen, die alle gleichermaßen die statistisch sichergestellten Befunde erklären. Allerdings wird keine ohne Hilfsannahme auskommen, sei es eine besondere hohe Manifestationsverhinderung oder eine starke Polyphänie oder eine pränatale Letalauslese oder überhaupt eine starke Heterogenie oder eine bedeutsame Wirkung des genotypischen oder cytoplasmatischen Milieus usw. Wir wollen keine derartige Hypothese aufstellen, sondern, was auf das Gleiche herausläuft, lieber die Frage offen lassen. Wieder aber ist hier zu betonen, daß es sich um eine keineswegs unlösbare Frage handelt, sondern daß wir insbesondere bei Fortschreiten unserer pathogenetischen Einsichten in das Krankheitsgeschehen bei der Epilepsie, zweifellos schon in absehbarer Zeit diese Frage beantworten können.

Es sei hier jedoch noch ein grundsätzlicher Gedanke eingeschoben, demzufolge die Frage monomer oder polymer gar keine unbedingte Alternative darstellt: Nehmen wir einmal lediglich als Fiktion zwei Allelreihen an: A—a_1—a_2, wobei A ein Gen sei, welches etwa die Gehirnentwicklung beeinflußt, so daß a_1 eine leichte, a_2 eine schwere Entwicklungsstörung, etwa im Sinn einer Verspätung der Reifung oder Ähnliches bewirkt, und eine zweite solche Reihe B—b_1—b_2, wobei B ein Gen wäre, welches etwa im Sinn der einleitend kurz skizzierten Theorie McQuarries den Wasserstoffwechsel beeinflußt, so daß b_1 eine leichte, b_2 eine schwere Störung im Sinne einer Herabsetzung der Reizschwelle für permeabilitätssteigernde Einflüsse bewirkt. Dem Genotypus a_2B würde im Phänotypus vielleicht das Bild des Schwachsinns entsprechen, dem Genotypus Ab_2 das Bild der genuinen Epilepsie. Nun aber könnte man annehmen, daß das Zusammentreffen des Gens b_1, welches mit dem Gen A noch nicht zur Bewirkung von Epilepsie ausreicht, wohl schon mit dessen alleler Mutationsstufe a_1 epileptische Anfälle herbeiführt. In diesem Fall würde a_1 gleichsam ein günstiges genotypisches Milieu für die Manifestation des Gens b_1 darstellen; a_1 b_1 wäre also ebenfalls ein Epileptiker, der von dem Epileptiker mit der Formel Ab_2 klinisch gar nicht unterscheidbar zu sein brauchte. Würde es sich in einem solchen Fall nun um Monomerie oder um Dimerie handeln? Von verschiedenen Biotypen zu sprechen, wäre unrichtig, da es ja immer nur das gleiche Gen b ist, welches einmal ohne, das andere Mal mit Hilfe der Wirkung eines anderen Gens, das selbst aber mit Epilepsie gar nichts zu tun hat, das Merkmal verursacht.

Das Beispiel ist selbstverständlich eine Fiktion. Und es liegt mir ferne, es etwa als Hypothese in die erbbiologische Literatur der Epilepsie einführen zu wollen. Es sollte lediglich damit gezeigt werden, daß bei der Kompliziertheit der Sachlage bei allen psychiatrischen Erbleiden die Fragen meist gar nicht auf ein einfaches Entweder-Oder hinauslaufen. Wir sahen schon im vorigen Kapitel, daß zweifellos die Antwort auf die Frage dominant oder recessiv gar nicht möglich zu sein braucht, weil die Frage als solche falsch gestellt sein kann. Ebenso sehen wir nun auch, daß eine Alternative monomer oder polymer vielleicht gar nicht existiert, sondern daß eine Einsicht in die Grundstörung Verhältnisse aufdecken könnte, die auch diese Frage, wie das Beispiel zeigt, falsch gestellt erscheinen läßt.

Geschlechtsgebundener Erbgang. Eine ganz andere Frage ist es, ob das Gen oder die Gene oder eines der Gene, die wir annehmen, im Geschlechtschromosom zu denken ist. Wir wissen, daß durch die eigentümliche Verteilung der Chromosomen dann gewisse Verhältniszahlen zu erwarten wären, welche es erlauben, darüber mit großer Wahrscheinlichkeit etwas auszusagen.

Vor allem ist es das häufigere Befallensein von Männern, was stark an die Lokalisation des Gens im Geschlechtschromosom denken läßt. Nun hat man tatsächlich manchmal eine wesentlich stärkere Häufigkeit von epileptischen Männern gefunden, was manche Autoren veranlaßte, an geschlechtsgebundene Vererbung zu denken (Gerum, Weygandt). Conrad konnte jedoch zeigen, daß dieses Überwiegen der Männer in einem Epileptikermaterial durch Auslese erklärbar ist. Einmal gelangen Männer überhaupt leichter in Anstaltspflege, wenn Frauen sich bei gleichem Leiden noch gut außerhalb der Anstalt halten können. Außerdem führt das Auftreten von Dämmerzuständen mit Gewalttaten sehr häufig zur Anstaltsaufnahme, und zwar naturgemäß auch wieder bei Männern leichter als bei Frauen. Endlich sind Männer durch Alkoholismus, Kriegsdienst usw. auslösenden Schädigungen mehr ausgesetzt, was sich insbesondere in einem nicht nach idiopathischen und symptomatischen Fällen gesonderten Material besonders äußern wird. Im Probandenmaterial von CONRAD (553 Fälle), das nicht nach Anstaltsfällen ausgelesen war, zeigten sich tatsächlich 60% Männer gegenüber 40% Frauen. Bei Ausschaltung aller symptomatischen und fraglichen Fälle bleiben jedoch genau 50% Männer und 50% Frauen.

Bei Beteiligung geschlechtsgebundener recessiver Faktoren finden wir nun außerdem in einem repräsentativen Material ein Überwiegen von männlichen Merkmalsträgern, die von weiblichen Probanden stammen. In dem Material von CONRAD fand sich (Tabelle 12), daß bei der idiopathischen Gruppe von männlichen Probanden 2,7% männliche und 3,0% weibliche Merkmalsträger stammen, von weiblichen Probanden 1,8% männliche und 2,9% weibliche, d. h. von männlichen und weiblichen Probanden stammen jeweils etwas mehr weibliche Merkmalsträger und im ganzen stammen überhaupt von männlichen Probanden etwas mehr Merkmalsträger ab. Die Bedingungen für die Annahme geschlechtsgebundener recessiver Faktoren ist also nicht erfüllt, im Gegenteil, man findet gerade umgekehrt ein leichtes Überwiegen der weiblichen Merkmalsträger, die von männlichen Probanden stammen. Die Unterschiede sind jedoch so klein, daß sie wohl als zufällig bedingt anzusehen sind. Die Untersuchung von GERUM, bei der sich zeigte, daß unter den Sekundärfällen sich die männlichen zu den weiblichen Fällen in genau dem aus dem Gesamtmaterial zu erwartenden Verhältnis (52% ♂ : 48% ♀) fanden, spricht in dem gleichen Sinne, doch zieht der Verfasser merkwürdigerweise die entgegengesetzten Schlußfolgerungen.

Die Rolle des Plasmas. Seit v. WETTSTEIN bei der Vererbung gewisser Merkmale bei der Pflanze die Rolle des Plasmas als Erbträger erweisen konnte, tauchte auch in der menschlichen Erbpathologie die Frage auf, ob überhaupt und inwieweit dem Cytoplasma eine Bedeutung bei der Vererbung zukommt. Dabei muß unterschieden werden das Plasma als selbständiger Erbträger, wofür v. WETTSTEIN den Ausdruck des Plasmon geprägt hat und das Plasma als beeinflussendes Milieu der Gene. Nur von dem Plasmon, also dem Plasma als selbständigem Träger der Vererbung, soll hier gesprochen werden.

Wenn es auch von vornherein außerordentlich unwahrscheinlich war, daß ein derartiger Einfluß einer plasmatischen Vererbung eine Rolle spielen soll, da es bisher noch nicht gelungen ist, diesen Einfluß beim Menschen nachzuweisen, so lohnt es sich doch die Frage nachzuprüfen. Wir wissen ja, daß bei der Vererbung durch das Plasmon die Vererbung lediglich über den mütterlichen Organismus gehen kann, da die Eizelle der fast ausschließliche Plasmaträger ist. Spielt eine Vererbung durch das Plasma eine Rolle, dann müssen mehr Merkmalsträger von weiblichen Probanden als von männlichen abstammen. Dies wurde von CONRAD an seinem Nachkommenschaftsmaterial nachgeprüft. Er zählte, wieviele und welche Merkmalsträger unter den Kindern von männlichen und wieviele von weiblichen Probanden abstammen. Das Ergebnis dieser Auszählung für die Epileptiker unter den Kindern zeigt die Tabelle 12. Es wird ganz klar, daß bei den idiopathischen Epileptikern sogar ein leichtes Überwiegen der epileptischen Kinder, die von männlichen Probanden stammen, festzustellen ist. Im Gesamtmaterial, welches alle 3 diagnostischen Gruppen umfaßt, gleicht sich dieses Überwiegen wieder aus und wenn wir die von weiblichen Merkmalsträgern stammenden durch die von männlichen stammenden dividieren, erhalten wir eine Indexziffer, welche, wenn lediglich der Zufall am Werke ist, gleich 1 sein muß. Tabelle 13 gibt eine Aufstellung und eine Berechnung dieser Indexziffern für alle diagnostischen Gruppen und es zeigt sich, daß in allen Gruppen die Ziffer ganz nahe an 1 liegt. Damit ist die Annahme

Tabelle 12. Verteilung der epileptischen Kinder auf väterliche und mütterliche Probanden (zur Frage eines reziproken Verhältnisses)[1].

Probanden der Gruppe	Zahl der Probanden (epileptische Väter)	Von männlichen Probanden stammen							Zahl der Probanden (epileptische Mütter)	Von weiblichen Probanden stammen						
		insgesamt Kinder			davon sind epileptisch					insgesamt Kinder			davon sind epileptisch			
		♂	♀	S	♂	♀	S	%		♂	♀	S	♂	♀	S	%
Idiopathisch	155	278	274	552	15	17	32	5,79	151	232	245	477	9	14	23	4,82
Zwischengr.	96	179	185	364	3	4	7	1,92	38	74	64	138	—	4	4	2,89
Symptom.	54	96	101	197	2	2	4	2,03	25	34	44	78	—	—	—	0,0
Summe	305	553	560	1113	20	23	43	3,86	214	340	353	693	9	18	27	3,89

Tabelle 13. Verteilung von Merkmalsträgern unter den Kindern auf männliche und weibliche Probanden (Indexberechnung)[1].

Probanden der Gruppe	*Epileptische* Kinder (Prozent) stammen von			*Schwachsinnige* Kinder (in Prozent) stammen von			*Psychosen* bei Kindern (in Prozent) stammen von			*Abnorme Persönlichkeiten* unter Kindern (Prozent) stammen von		
	♂	♀	Index	♂	♀	Index	♂	♀	Index	♂	♀	Index
Idiopathisch	5,79	4,82	*0,83*	17,37	14,25	*0,82*	7,60	7,12	*0,93*	1,81	1,46	*0,80*
Zwischengr.	1,92	2,89	1,50	5,48	5,79	1,05	3,02	2,17	0,71	0,27	0,71	2,63
Symptom.	2,03	0,0	0,0	3,55	0,0	0,0	0,50	1,28	2,56	0,0	0,0	0,0
Summe	3,86	3,89	*1,00*	11,05	10,68	*0,96*	4,87	5,77	*1,19*	0,98	1,15	*1,17*

[1] Aus Z. Neur. **159** (1937).

eines Einflusses plasmatischer Vererbungsvorgänge für die Epilepsie weitgehend unwahrscheinlich gemacht. Wenn überhaupt, so ist die Rolle des Plasmas als Vererbungsträger eine so diffuse und unspezifische, daß wir bei Überlegungen, die den Erbgang betreffen, die Möglichkeit gänzlich außer acht lassen können.

3. Zusammenfassung.

Überblicken wir nochmals, was wir durch empirische, statistisch gesicherte Untersuchungen über die Erbverhältnisse bei dem epileptischen Symptomenkomplex bisher wissen und welche erbtheoretischen Schlußfolgerungen wir daraus ziehen können, so wäre folgendes hervorzuheben: Durch die *Zwillingsmethode* konnte der einwandfreie Beweis erbracht werden, daß Genwirkungen im Kausalkomplex des Epilepsiesyndroms eine entscheidende Rolle spielen müssen; im Gesamtkollektiv aller repräsentativen Zwillingsserien steht eine Konkordanzziffer von 56,0% bei EZ einer solchen von 10,4% bei ZZ gegenüber. Weiter finden wir, daß eine klinisch einheitliche Gruppe als eigentliche Kerngruppe in dem Gesamtsyndrom steht, vergleichbar etwa dem erblichen Diabetes mellitus im Syndrom aller Glykosurien. In der *Sippe* setzt sich die Anlage bei den *Kindern* von *idiopathischen* Epileptikern durch in einem Prozentsatz von 6—8%. Daneben aber finden wir weiter 16% Schwachsinn, 3—4% Psychosen, 3% neurologische Krankheiten, 8% Psychopathen und etwa 20% weitere morphologisch und funktionell abnorme Zustände. Unter den *Geschwistern* finden wir etwa 4% Epileptiker, unter den *Neffen und Nichten* 1—2%, Untersuchungen über Vettern und Basen, Enkel, Eltern und Großeltern usw. stehen noch aus. Im *Durchschnitt* findet man ziemlich gleichmäßig verteilt in allen Ländern und auch bei anderen Rassen die Ziffer von 0,4%.

Über die Größe der Manifestationsschwankung können wir nichts Sicheres aussagen, da die aus dem Zwillingsmaterial von CONRAD sehr hoch errechnete Penetranz von 96% sich nur auf ein nach Schwere und Progredienz der Erkrankung ausgelesenes Material bezieht, andere Untersuchungen aber noch fehlen. In Wirklichkeit *dürfte die Höhe der Penetranzziffer abhängig sein davon, wie weit bzw. wie eng man den Begriff der idiopathischen Epilepsie faßt.* Es konnte weiter, insbesondere mit Hilfe von Nachkommenschaftsuntersuchungen gezeigt werden, daß es verschiedene Ausprägungsgrade der Erkrankung gibt, d. h. also Fälle, bei denen die Anlage entweder eine geringere Penetranz, d. h. aber eine größere Umweltabhängigkeit oder eine geringere Valenz (im Sinne GOLDSCHMIDT) aufweist. Vermutlich bestehen beide Möglichkeiten, womit eine *Stufenskala der Anlagewirksamkeit* überhaupt wahrscheinlich gemacht ist (BUMKE). Es wird arbeitshypothetisch die Vermutung ausgesprochen, *daß die genuine Form der Migräne eine erste Stufe der gleichen Allelreihe darstellt, der auch ein bei der Epilepsie wirksames Gen angehört.* Es wurde ferner die Frage untersucht, ob es noch andere Manifestationsformen dieser Anlage außer den epileptischen Anfällen und ihren Äquivalenten gibt. Ein solches *polyphänes Verhalten* ist möglich bezüglich gewisser Psychosenformen, unwahrscheinlich bezüglich des Schwachsinns und ungeklärt bezüglich einiger anderer bekannter Erscheinungen, wie der Organneurosen, der Enuresis nocturna und des Stotterns, gewisser seltener Anfallszustände, wie der Narkolepsie und Pyknolepsie. Bezüglich der Psychopathie wird auf das nächste Kapitel verwiesen.

Mit der Unsicherheit bezüglich all dieser Fragen, die die Manifestierung der im Grunde angenommenen Genwirkungen betreffen, hängt die *Unmöglichkeit zusammen, derzeit schon etwas über die Frage nach dem Erbgang, nach Dominanz oder Rezessivität, Polymerie oder Monomerie, auszusagen.* Es wird jedoch die Ansicht vertreten, daß es sich bei diesen Fragen gar nicht um unbedingte Alternativen handelt, sondern daß eine Einsicht in die Grundstörung diese Fragen überhaupt als unrichtig gestellt erweisen wird. Lediglich die Frage, ob eine Lokalisation im Geschlechtschromosom anzunehmen ist, kann mit größter Wahrscheinlichkeit verneint werden, ebenso wie die Frage, ob dem Cytoplasma als Vererbungsträger irgend eine Rolle zukommt.

Diese Unmöglichkeit, gerade die wesentlichsten Fragen der Vererbung zu beantworten, liegt vor allem anderen in dem schon einleitend ausgeführten Umstand, daß wir bei der Epilepsie vorläufig noch fast keine Einsicht in das ihr zugrunde liegende physiopathologische Geschehen besitzen. Davon aber hängt es ab, die Fragen des Erbganges sicher zu beantworten. Nochmals sei hier das Beispiel der Glykosurie erwähnt: Zu einem Zeitpunkt, wo man nichts über die der Glykosurie zugrunde liegende Hyperglykämie, die Insulinwirkung usw. wußte, wäre es völlig sinnlos, sich über die Frage nach dem Erbgang der Glykosurie, über Polymerie oder Monomerie, Dominanz oder Rezessivität, den Kopf zu zerbrechen. In dieser Situation aber befinden wir uns gegenwärtig in der Epilepsieforschung. Auf wie unsicherem Boden müssen wir uns deshalb bei allen Vorstellungen über die Erbverhältnisse bei der Epilepsie bewegen, wo uns vorläufig die ganze Kausalkette, die die Genwirkung mit dem für uns beobachtbaren Symptomenkomplex im Phänotypus verbindet, noch so tief im Dunkeln liegt.

Gerade diese Erkenntnis aber soll uns antreiben, die pathogenetische Forschung weiter vorzutragen. Erst dann werden wir auf erbstatistischem Wege tiefer in die Geheimnisse der Vererbung des Epilepsiesyndroms eindringen.

III. Körperbau und Charakter.

Nachdem wir im vorigen die eigentlichen Erbverhältnisse der Epilepsie im engeren Sinne und ihre biologische Eigenart besprochen haben, wenden wir uns nun einem weiteren großen Fragenkomplex zu, den wir zusammenfassen können unter dem gemeinsamen Titel: Korrelationen des Epilepsiegenotypus. Eine erste solche Korrelationsreihe ist diejenige zu *Körperbau und Charakter*. Diese Fragestellung ist wissenschaftlichen Untersuchungen erst zugänglich gemacht worden seit der grundlegenden Konzeption von KRETSCHMER über die Zusammenhänge von Körperbau und Charakter. Damals erhielt die ganze Forschung um diesen Problemkreis einen enormen Aufschwung und damit auch die Probleme über die Zusammenhänge von Körperbau und psychischen Krankheiten. Freilich hatten schon vorher zahlreiche Autoren die Verschiedenheit von Körperbautypen gesehen und untersucht. Alle Versuche aber, zu einer einheitlichen Charakterisierung der Typen zu gelangen, bilden ein höchst heterogenes und uneinheitliches Chaos, in das erst KRETSCHMER durch Aufstellung seiner 3 Haupttypen des Leptosomen, Pyknischen und Athletischen mir ihren Randformen des Asthenischen und Dysplastischen eine gewisse Ordnung geschaffen hat.

Schon KRETSCHMER war es aufgefallen, daß unter den Epileptikern auffallend viele athletisch und dysplastisch gebaute Patienten vertreten waren. Und seither liegen zahlreiche Untersuchungsreihen über die Körperverhältnisse der Epileptiker vor, die wir nun etwas näher zu untersuchen haben. Anschließend werden wir uns die Frage vorlegen, ob ein Zusammenhang irgendwelcher Art tatsächlich gefunden und, wenn ja, wie ein solcher zu erklären ist.

1. Der Körperbau des Epileptikers.

a) Untersuchungsergebnisse.

Eine der ersten Untersuchungen wurde von MICHEL und WEEBER in einer österreichischen Anstalt durchgeführt. Unter dem Gesamtmaterial von 371 Fällen (der Gesamtbestand an einem Stichtag) fanden sich 22 Epileptiker. Von diesen wird (aus unbekannten Gründen) nur von 14 die Verteilung auf die Körperbautypen mitgeteilt:

asthenisch	5
asth.-athl.	2
athletisch	2
pyknisch	3
pykn. Mischform	2
dysplastisch	—
	14

Weiter erwähnen KEHRER und KRETSCHMER, ohne eigenes Untersuchungsmaterial vorzulegen, daß man unter Epileptikern eine nicht unbeträchtliche Teilgruppe von dysplastischen Körperbautypen findet, bei denen zum Teil eine dysglanduläre Bedingtheit naheliegt. Und zwar werden hervorgehoben Hypoplastiker, einfache körperliche Kümmerformen, sodann prägnantere Typen, speziell aus der dysgenitalen Gruppe, Infantilismen, Eunuchoidismen, Feminismen, Verfettungen, teils als geschlossene Symptomenkomplexe, teils als sporadische Einsprengungen. Die Beziehungen zum Eunuchoid hat speziell H. FISCHER in Spezialstudien behandelt. Auch nach diesem Autor sei die Häufigkeit von athletischen Körperbauformen mit auffallend plastischer Muskelentwicklung bei den Epileptikern schon immer aufgefallen. WEISSENFELD mißt unter insgesamt 102 weiblichen Kranken 9 Epileptikerinnen, unter denen er 3 Athletische, 5 Leptosome und eine Uncharakeristische fand. Hervorgehoben sei seine Unterteilung des athletischen Habitus in Hochathleten,

Weichathleten und Breitathleten. Die 3 athletischen Epileptikerinnen gehören sämtlich der mittleren Gruppe an. H. HOFFMANN untersucht 40 Epileptiker nach Abschluß der Wachstumsperiode, die bei 30 Jahren festgelegt wurde, um den Körperbautypus sicher bestimmen zu können. Er fand dabei

asthen.	6 = 15%	pykn. Mischform . . .	2 = 5%
asthen.-athl.	7 = 17,5%	dysplast.	2 = 5%
athlet.	8 = 20%	nicht rubrizierbar. . .	9 = 22%
pyknisch.	6 = 15%		

Besonders fiel diesem Autor eine eigentümliche Beschaffenheit der Haut und der Haare auf, die er mit H. FISCHER auf konstitutionelle Isolierung des Nebennierensystems zurückführen möchte. Darauf deutet auch die Verschiebung des Proportionsverhältnisses von Oberlänge zu Unterlänge in Richtung einer überwiegenden Unterlänge, die auch nach Abschluß der Wachstumsperiode bei Epileptikern nachweisbar blieb. GRÜNDLER berichtet über Untersuchungen an 80 Anstaltsepileptikern, er fand darunter:

asthen.	32 = 40%	pykn. Mischform . . .	2 = 2,5%
asthen.-athlet.	8 = 10%	dysplast..	16 = 20%
athlet.	10 = 12,5%	uncharakt.	2 = 2,5%
pyknisch.	10 = 12,5%		

Hingegen fand dieser Autor keinen Hinweis auf besondere Häufigkeit von eunuchoiden Typen, nicht einmal jene besonders betonte Verschiebung nach den Unterlängen. Die Ergebnisse der Körperbauuntersuchungen erinnern den Autor sehr an die Ergebnisse bei den Schizophrenen, weshalb er auch eine schizothyme Temperamentlage bei Epileptikern häufig erwartet. Der gleiche Autor berichtet später über ein wesentlich größeres Material von insgesamt 563 Anstaltsepileptikern (282 Männer und 281 Frauen), die sich folgendermaßen verteilten:

	♂		♀			♂	♀
stark leptos. . . .	8,2	18,6	7,1	17,6	dysplast.	21,1	27,8
deutl. leptos. . . .	10,4		10,5		Mischformen . . .	18,8	20,5
pyknisch	2,3		2,1		atypisch	4,0	5,3
athletisch	35,2		26,7				

Ferner ergaben sich dysplastische Einschläge überhaupt bei 65% der Fälle. Bei Kombination der Epilepsie mit Schwachsinn fand sich eine größere Häufung dysplastischer und degenerativer Symptome. Über ein etwas jüngeres Material (vorwiegend 20—30jährige) berichtet DELBRÜCK. Er fand unter 75 Anstaltsepileptikern folgende Verteilung:

leptosome	21 = 28%	pykn.	7 = 8,2%
lept.-athlet.	5 = 6,7%	dyspl.	13 = 17,3%
athlet.	29 = 38,7%		

Ferner beschreibt er auch das Eindrucksmäßige am Körperbau des Epileptikers sehr gut, das nach der Seite des Groben, der Derb-Undifferenzierten gehe, mit häufig besonderer Entwicklung der Jochbeine, breiter Schildform des Gesichts, eigentümlich derber, fast an myxödematöse Veränderung erinnernder Beschaffenheit der Haut. I. GRAF fand unter 50 Epileptikern

asthen.	6 = 12%	pykn.	6 = 12%
asth.-athlet.	1 = 2%	pykn. Mischform . . .	4 = 8%
asth.-dyspl.	4 = 8%	dyspl.	18 = 36%
athlet.	2 = 4%	uncharakteristisch . .	8 = 16%
athlet.-dyspl.	1 = 2%		

Dabei fällt die besondere Betonung dysplastischer Formen gegenüber einem Zurücktreten der athletischen auf. Diese geringe Zahl der Athletiker glaubt Verf. gleichsam als ein Artefakt erklären zu können: Es handelt sich zum

Teil um jahrelang bettlägerige, alte Anstaltsinsassen, die vielleicht früher wohl athletische Merkmale und solche eines massiven Körperbaus geboten haben, die aber bei der Abmagerung und allgemeinen körperlichen Reduktion nicht mehr festzustellen sind, während die übrigen dysplastischen Merkmale deutlich erhalten blieben. Unter 12 epileptoiden Psychopathen (siehe später) fand die Verfasserin hingegen 7 Athletische und 4 Dysplastische und nur 1 athletisch-asthenische Mischform. v. ROHDEN untersuchte 52 männliche genuine Epileptiker, unter denen er folgende Verteilung fand:

leptosom	17,3%	dyspl.	13,5%
athlet.	34,6%	Mischform	13,5%
pykn.	—	atypisch	21,1%.

Er stellt fest, daß Epileptiker gekennzeichnet seien durch die Häufigkeit athletischer und dysplastischer Formen und die Seltenheit pyknischer und leptosomer Formen. KATONA teilt die Ergebnisse von Untersuchungen an 32 genuinen Epileptikern mit, unter denen er 8 Astheniker, 4 Athletiker, 6 Pykniker und 16 Dysplastiker fand. VENTRA berichtet über 17 Epileptiker, von denen zwei Drittel als mikrosom bzw. als Status degenerativus im Sinne von J. BAUER zu bezeichnen seien. Das vegetativ endokrine System befindet sich in einem Zustand der Abiotrophie. Das bisher bei weitem größte Material teilte KREYENBERG mit. Das Gesamtmaterial besteht aus 700 Fällen (500 ♂, 200 ♀) aller Art, also einschließlich der symptomatischen Formen, wie sie ein Anstaltsmaterial zusammensetzen. Aus diesen Fällen wurden die genuinen Epileptiker klinisch herausgehoben. Es fand sich folgende Verteilung:

	Gesamt	Genuin		Gesamt	Genuin
leptosom . .	88 = 12,6%	65 = 13,4%	pykn. . . .	17 = 2,4%	10 = 2,1%
lept.-athl. .	55 = 7,9%	44 = 9,0%	dyspl. . . .	315 = 45,0%	213 = 43,8%
athl.	225 = 32,1%	154 = 31,7%			

Interessant ist allerdings, daß die Resultate sich auch nach Abzug der Symptomatischen fast nicht ändern, daß also das starke Überwiegen der athletischen und dysplastischen Formen unverändert bleibt, was mit anderen Worten heißt, daß auch unter den Symptomatischen ein ähnliches Verhältnis gefunden werden muß. Es scheint auch, daß dieser Autor den Begriff des Dysplastischen etwas weiter faßt als bei den bisherigen Untersuchungen. Er formuliert seine Ergebnisse dahin, daß die erhöhte Krampfbereitschaft eine häufige Eigenschaft des athletischen und dysplastisch-athletischen Körperbaus sei. Auf die Beziehungen zur Persönlichkeit kommen wir noch zu sprechen. SCHRETZMANN berichtet von 37 Anstaltsepileptikern, unter denen er außer 11 uncharakteristischen Typen 3 Astheniker (gemeint sind wohl auch Leptosome), 1 Athletiker, 4 Pykniker und 3 Dysplastiker fand. Alles andere waren Mischformen. Ohne genaue Ziffern, jedoch unter Hinweis auf eigene Untersuchungen berichtet ZIELINSKI von der „eigenartig dysplastischen Beschaffenheit des athletischen und asthenischen Typus“ bei seinen Epileptikern. Unter 20 sicher genuinen Epileptikern fand WEISE 5 Leptosome, 13 Athletische (davon 10 mit dysplastischen Einschlägen) und 2 ausgesprochene Dysplastiker, keine Pykniker. Erwähnt seien noch DRAGANESCU und BUTTU, welche unter 16 genuinen Epileptikern 15mal den gleichen Körperbautypus, den Type Longiligne sthenique fanden mit einer vagotonischen Prävalenz, ferner SEMPAU, der unter 10 genuinen Epileptikern ein Überwiegen der athletisch-dysplastischen Typen fand, der sich bei Frauen mehr nach der asthenisch-dysplastischen Seite verschob, endlich VANELLI, der bei 75 genuinen Epileptikern 39 mikrosome, 35 makrosome Typen und nur 1 Normaltypus feststellte. Funktionsprüfungen der endokrinen Drüsen ergaben alle Grade und Übergänge von Hypo- zur Hyperfunktion. PESCH und HOFFMANN untersuchten genuine Epileptiker nach Erbfehlern des Kiefers und der Zähne. Sie erhoben bei 640 Epileptikern und ebensovielen Nichtepileptikern gleichen Alters und gleicher sozialer Schichte folgende Befunde:

	Epileptiker	Nicht-epileptiker		Epileptiker	Nicht-epileptiker
Hoher spitzer Gaumen	60,7	10,2	Tuberculum Carabelli .	23,6	11,9
Diastema	18,6	7,1	Offener Biß	6,2	1,6
Hypoplasien	20,7	5,3			

Darnach sind bei Epileptikern Zahnstellungsanomalien häufiger als bei den Nichtepileptikern. Die Verfasser wollen jedoch die genannten Anomalien, zu denen noch einige weniger charakteristische treten, nur mit einer gewissen Einschränkung als „Stigma degenerationis" bezeichnen, da auch innerhalb der Kontrollreihe die Zahl dieser Mißbildungen nicht ganz klein ist. Keinerlei Abweichungen des Konstitutionstypus von der Norm bei Epileptikern stellte CLARK und DEMIANOWSKI fest. WESTPHAL gab 1931 eine zusammenfassende Darstellung der bisherigen Körperbauuntersuchungen. Seine Gesamtzusammenstellung (Abb. 10) läßt sehr deutlich das Überwiegen des athletischen und dysplastischen Körperbautypus erkennen. Der Grund, warum bei den einzelnen Untersuchungen die Ergebnisse dennoch ziemlich auseinanderweichen, ist erstens, weil vielfach das Material zu klein ist, so daß der Zufall noch eine große Rolle spielen kann; zweitens aber ist die Einordnung in einen bestimmten Typus durchaus nicht so eindeutig, als daß nicht subjektive Momente die Ergebnisse stark beeinflussen würden.

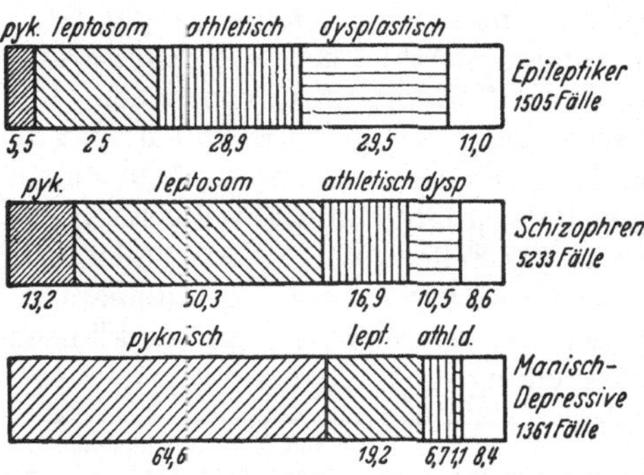

Abb. 10. Zusammenstellung der Ergebnisse von Körperbauuntersuchungen. Vergleich der drei endogenen Psychosen. (Nach WESTPHAL: Nervenarzt 1931.)

Nun fehlen vorläufig noch Ziffern für die Durchschnittserwartung der einzelnen Körperbautypen. Auch dürften diese regionär wohl sehr verschieden sein. Es bleibt deshalb nur übrig, die bei den Epileptikern gefundene Verteilung der Konstitutionstypen mit denen bei Psychosen (Schizophrenie, manisch-depressives Irresein) zu vergleichen. Diesen Vergleich hat ebenfalls WESTPHAL durchgeführt (s. Abb. 10). Aus dieser Gegenüberstellung ergibt sich eine gewisse relative Verschiebung nach der athletisch-dysplastischen Seite bei den Epileptikern. Zur Illustration dieser Ergebnisse sei auf die Abb. 11 und 12 verwiesen.[1]

Wir können deshalb zusammenfassen: Nach den bisherigen Untersuchungen der Körperbautypen von genuinen Epileptikern zeigte sich erstens *eine gewisse Bevorzugung athletischer und dysplastischer Typen* und zweitens eine *besondere Zurücksetzung pyknischer Typen.* Leptosome fanden sich in etwa durchschnittlicher Verteilung.

b) Die Deutung der Befunde.

Wenn wir nun daran gehen, uns klarzumachen, wie eine solche Häufigkeitsbeziehung zwischen Körperbautypus und Krankheit erklärt werden könnte,

[1] Für die Überlassung der Abbildungen möchte ich auch an dieser Stelle Herrn Professor Dr. KRETSCHMER und Herrn Professor Dr. MAUZ herzlichst danken.

müssen wir uns zunächst fragen, was wir uns genetisch unter dem Tatbestand des Körperbautypus vorzustellen haben.

Es ist kein Zweifel, daß dem Körperbau eines Menschen letztlich Genwirkungen zugrunde liegen, mit anderen Worten, daß am Ausgangspunkt jener

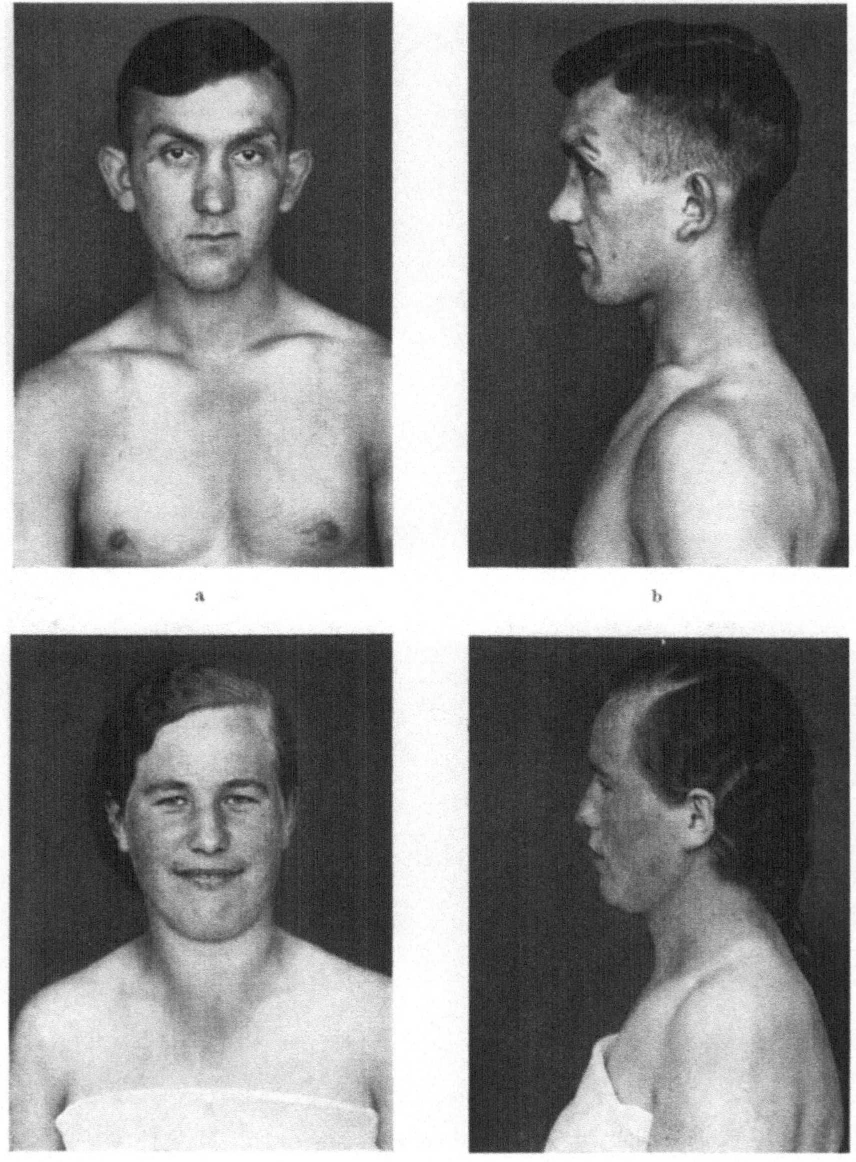

Abb. 11a—d. Epileptiker mit athletischen Zügen (lange Eiform des Gesichtes, Zapfenkinn, derbes Knochenskelet usw.).

Entwicklung Genwirkungen zu denken sind, an deren Endpunkt wir den Merkmalskomplex des Körperbaubildes sehen. Die Natur dieser Genwirkungen und ihr Eingreifen in die Entwicklung können wir uns an dem Modell der Geschlechtsvererbung nach GOLDSCHMIDT in den wesentlichen Punkten klarmachen.

Die Kette: Quantität des Gens — Geschwindigkeit der Reaktion — Erzeugung der formativen Stoffe — proportionale zeitliche Lage des Punktes der Determinationsentscheidung — gilt für die gesamte Morphogenese. Sie muß deshalb auch letzten Endes für die Morphogenese des Körperbaus Geltung

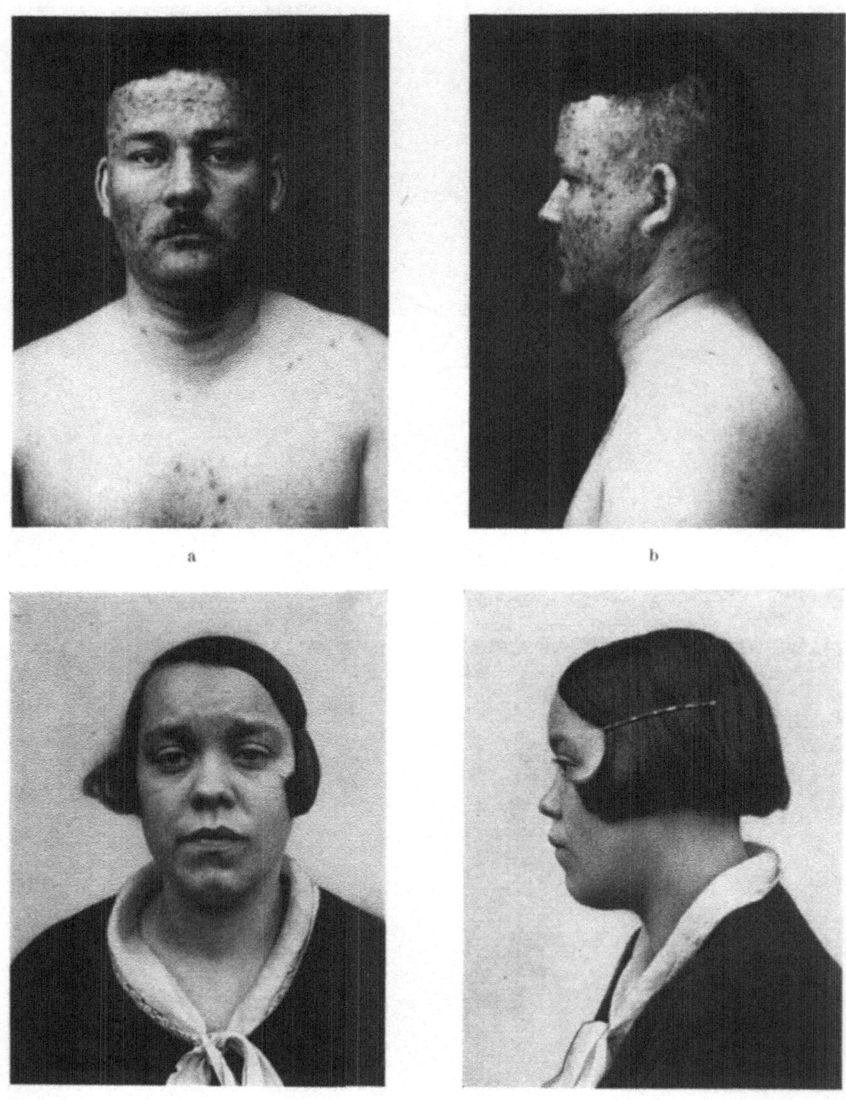

Abb. 12a—d. Epileptiker mit dysplastischen Zügen (amorphe, nicht ausdifferenzierte Gesichtsbildung usw.).

besitzen. Natürlich liegen hier die Dinge ungleich verwickelter und unüberschaubarer, weil es sich nicht um eine einfache Alternative handelt und weil der Begriff des Körperbaus ein äußerst komplexer ist. Die gesamte Entwicklungsperiode erstreckt sich hier weit in das postnatale Leben, und bei der Determinationsentscheidung dürfte es sich nicht um einen Punkt, sondern um eine längere zeitliche Strecke handeln.

Prinzipiell jedoch muß es sich um durchaus entsprechende Abläufe handeln wie bei der Geschlechtsentwicklung. Dafür spricht 1. daß die Geschlechtsvererbung mit der Bildung der primären und sekundären Geschlechtsmerkmale und dem auch beim Menschen bestehenden Geschlechtsdimorphismus gleichsam als ein Sonderfall der Morphogenese des Körperbaus aufgefaßt werden kann; 2. daß die Entwicklung des Körperbautypus auch als ein Sonderfall der sekundären Geschlechtsentwicklung aufgefaßt werden kann und 3. daß dort wie hier hormonale Wirkungen eine entscheidende Rolle spielen.

Die Entwicklung des Körperbautypus kann also wie die Entwicklung jedes Organismus mit unabhängiger Differenzierung aufgelöst werden in eine Reihe nebeneinander gehender Abläufe, die durch das Auftreten der formativen Stoffe, der Determinationssubstanzen oder Hormone nach dem Prinzip der abgestimmten Reaktionsgeschwindigkeiten zu der definitiven Gestaltung führen müssen. Dieser ganze Entwicklungsablauf erreicht zu einem in der individuellen Entwicklung relativen späten Zeitpunkt, nämlich vermutlich erst um die Pubertätszeit, seine endgültige Determination.

Wenn wir uns nun der Frage nach der Art des Zusammenhangs der für die Epilepsie anzunehmenden Genwirkungen und des Körperbautypus zuwenden, so ergeben sich nach dem oben Dargelegten zwei Möglichkeiten: 1. die gleichen Gene oder ein Teil derselben, die wir an den Anfang der Entwicklung setzten, deren Endpunkt der Merkmalskomplex des athletischen Körperbaues ist, sind es auch, die an der Entwicklung des Merkmalskomplexes der Epilepsie beteiligt sind. Die gleichen Entwicklungsabläufe führen nach Art der im vorigen erwähnten pleiotropen Genwirkung sowohl zu einer bestimmten Ausprägung im Körperbaubild wie auch zu jenen Störungen, in deren Gefolge die epileptischen Anfälle auftreten. Diese *Theorie der gemeinsamen Radikale* nimmt Kretschmer und seine Schule an: „Unter den sehr verschiedenartigen Faktoren, die zusammenwirkend epileptische Anfälle verursachen können, dürften auch solche sein, die beim Aufbau der athletischen Konstitution beteiligt sind".

Dagegen ist anzuführen, daß von 100 Athletischen schätzungsweise nur einer epileptisch wird und daß umgekehrt von 100 Epileptikern nur 30—40, also keineswegs alle athletisch sind. Endlich müßten wir die gleiche Annahme auch für die Dysplastiker machen, so daß wir dann notwendigerweise für den dysplastischen und athletischen Habitus gemeinsame Gene annehmen müßten.

Die andere Möglichkeit besteht in folgender Vorstellung: Die Gene, welche die Entwicklung des Körperbautypus beeinflussen, und jene, die zur Epilepsie führen, haben als solche primär nichts miteinander zu tun. Lediglich die Manifestierung der letzteren, d. h. der Ablauf der durch die Gene vorgezeichneten Entwicklung, wird durch den zu einem bestimmten Körperbautypus führenden Entwicklungsablauf derart beeinflußt, daß er leichter bzw. häufiger zu jenem Endpunkt verläuft, der durch das Auftreten epileptischer Anfälle charakterisiert ist, mit anderen Worten: die Manifestierung jener Gene wird durch das „Milieu" der den Körperbautypus beeinflussenden Gene begünstigt.

Wenn wir uns erinnern, daß wir eingangs als das vermutliche pathogenetische Geschehen bei der Epilepsie einen durch hormonale Wirkungen gesteuerten abnormen Wasserstoffwechsel mit seinen Wirkungen auf das gesamte Nervensystem annahmen, so ist es nicht schwer vorzustellen, daß einerseits der Entwicklung zu einem bestimmten Körperbau auch gewisse Stoffwechseleigentümlichkeiten parallel laufen, die für eine derartige Störung im Wasserstoffwechsel besonders disponieren; andererseits ist eine besondere Disposition auch über das endokrine System denkbar, da ja die endokrine Steuerung beider Entwicklungsabläufe (Hypophyse, Schilddrüse, Nebenschilddrüse, Keimdrüse) eindeutig erwiesen ist.

Eine Entscheidung in dieser Frage ist jedoch vorläufig nicht zu treffen, und welche Erklärung wir nun auch akzeptieren, sei es jene der gemeinsamen Radikale oder die hier kurz skizzierte des Interferierens genisch bestimmter Entwicklungsabläufe — auf jeden Fall handelt es sich vorläufig nur um hypothetische Deutungsversuche, aus denen wir so lange nicht herauskommen werden, solange wir uns mit der deskriptiven Morphologie der Körperbautypen begnügen, anstatt einmal ihre Morphogenese, Entwicklungsgeschichte und Entwicklungsphysiologie eingehend zu bearbeiten.

2. Der Charakter des Epileptikers.

a) Der Begriff der epileptoiden Psychopathie.

In engem Zusammenhang mit dem Körperbauproblem steht die Frage, ob es Beziehungen irgendwelcher Art zwischen der Epilepsie und gewissen Charakterzügen gibt, mit anderen Worten die Frage nach einem epileptischen oder epileptoiden Charakter, nach einer epileptoiden Psychopathie. Zu dieser Frage haben zahlreiche Autoren Stellung genommen und sehr verschiedene Antworten darauf gegeben. Wann immer in der Wissenschaft auf die gleiche Frage von verschiedenen Forschern ausgesprochen widersprechende Antworten gegeben werden, ist der Verdacht naheliegend, daß begriffliche Unklarheiten oder eine falsche Fragestellung zu jenen Widersprüchen führen. Überblicken wir die Literatur über die epileptoide Psychopathie, so zeigt sich bald, daß unter dem Begriff epileptoid zwei höchst verschiedene Inhalte verstanden werden. Von einer Gruppe von Autoren wird darunter nämlich lediglich „epilepsieähnlich" gemeint, von einer anderen Gruppe jedoch „in genetischer Beziehung zur Epilepsie stehend". Ein „Epileptoider" ist also nach der einen Definition ein Abnormer, der gewisse Züge aufweist, die wir nicht selten auch bei Epileptikern finden; nach der anderen Definition ein Abnormer, bei welchem sich gleiche Teilanlagen manifestieren wie beim genuinen Epileptiker.

Daraus folgt notwendigerweise, daß auch der Begriff des epileptoiden *Psychopathen* bei den verschiedenen Autoren durchaus verschiedene Inhalte bekommt. Ursprünglich verstanden Roemer, Samt und andere unter epileptoider Psychopathie eine Form der Epilepsie, bei der zufällig keine epileptischen Anfälle ausgebrochen sind, d. h. also Epileptiker ohne epileptische Anfälle. Es spielte dabei wohl die Vorstellung einer abgeschwächten Anlage u. ä. eine Rolle. Roemer definiert die epileptoide Anlage als eine innerhalb der Breite der Norm liegende Präformation der epileptischen Konstitution, als Prototyp des epileptischen Reaktionstypus, als dessen episodische Steigerungen sich die epileptischen Anfälle wie auch eventuell interkurrente psychotische Zustände darstellen.

Hier also wird, in sich vollkommen logisch, die Meinung vertreten, ein bestimmter charakterologisch faßbarer, abgrenzbarer und erkennbarer Psychopathentypus ist der eigentliche Ausdruck, die Manifestationsform der „epileptischen Anlage"; epileptische Anfälle, Dämmerzustände, Psychosen u. a. sind nur — nicht einmal unbedingt notwendige — zeitweilige Steigerungen des zugrunde liegenden Reaktionstypus. Der wesentlichste Grundzug dieser psychopathischen Anlage sei in der psychomotorischen Übererregbarkeit zu suchen, sie überwiegt auf Kosten der psychosensorischen und intrapsychischen Sphäre und habe zur Folge, daß nur eine labile Gleichgewichtslage des psychisch nervösen Lebens erreicht werden kann. So resultiert ein Psychopathentypus, charakterisiert durch periodische, endogene Verstimmungen mit Arbeitsunlust, Suicidideen, poriomanem Fortlaufen, interkurrenten halluzinatorisch-ängstlichen, periodischen Heftigkeits- und Wutausbrüchen mit brutaler Bedrohung der Angehörigen und sinnlosem Wüten gegen Gegenstände und Alkoholmißbrauch. WILMANNS versteht unter epileptoider Entartung gewisse psychische Veränderungen, die man beim Epileptiker findet, vor allem Stimmungsschwankungen und endogene Verstimmungen.

Ganz anders definiert GRUHLE den Begriff. Der epileptoide Psychopath ist nach seiner Definition *kein* Epileptiker, sondern nur epilepsieähnlich, als ein vom Durchschnitt in dem Sinn abweichender Typus, daß er als Kind verlängertes Bettnässen und Pavor nocturnus aufweist, daß er später dauernd oder zeitweise keinen Alkohol verträgt und daher zu pathologischen Räuschen neigt und daß er unter endogenen Symptomen verschiedener Art leidet, die sich als Verstimmungen oft mit Gewalttaten oder mit sexueller Brutalität, Schwindelzuständen, poriomanischen, dipsomanischen Attacken usw. äußern. Es sei jedoch zuzugeben, daß eine klare Abgrenzung dieser epileptoiden Psychopathen zu der rein psychischen, nicht dementen Epilepsie nicht festzulegen ist. Hier also heißt epileptoid lediglich epilepsieähnlich: Epileptoide sind keine Epileptiker, sie haben mit diesen nur einige Züge gemeinsam: 1. die endogene Entstehung der Symptome (Verstimmung, Poriomanie, Dipsomanie), 2. die dauernde, oft wechselnde Intoleranz gegen Alkohol, 3. die frühpsychopathischen Symptome der Kinderzeit (Bettnässen, Pavor usw.).

Phänomenologisch wird hier der fast gleiche psychopathologische Tatbestand unter dem Begriff der epileptoiden Psychopathie zusammengefaßt wie bei ROEMER. Doch ist die Deutung, wie wir sahen, eine grundsätzlich andere bei GRUHLE, der eine genetische Beziehung zur Epilepsie ablehnt. Allerdings gibt es nach GRUHLE eine lückenlose Reihe von Mischformen, von der reinen Psychopathie bis zur echten Epilepsie: Auf dem einen Pol steht die reine Psychopathie ohne alle endogenen Störungen mit zahlreichen psychogenen, vor allem expressiven Mechanismen. Sodann werden die psychogenen Symptome seltener, und einzelne endogene Zeichen treten dazu, zumal unableitbare Verstimmungen mit brutaler Kriminalität. Dann folgen die Fälle mit langem jugendlichem Bettnässen und Pavor, mit dipsomanischen und poriomanischen Anfällen, ohne alle psychogenen Beigaben. Endlich treten bei den letztgenannten Typen in einigen Fällen vereinzelte Absencen oder Petit mal auf, schließlich kommen auch noch seltene, große motorische epileptische Attacken hinzu. Dies wäre also der Pol auf der anderen Seite: die echte Epilepsie. Eine klare Scheidung zwischen Epilepsie und epileptoider Psychopathie ist nach GRUHLE also trotz allem nicht möglich.

Eine weitere Gruppe von Autoren faßt den Begriff des Epileptoiden rein charakterologisch. Es handelt sich hier nicht mehr wie bei GRUHLE um durch gewisse, vor allem endogene Verstimmungen charakterisierte Abnorme, sondern um im Bereich des Normalen liegende Charakterzüge, die am besten beim Epileptiker selbst studiert werden. Die Formel für dessen scheinbar oft entgegengesetzt gerichtete Charakterzüge lautet nach DELBRÜCK: gebunden und getrieben, entsprechend der Formel der Schizoiden: empfindlich-stumpf und jener der Cycloiden: heiter-traurig. Der Epileptiker steht gleichsam in der Hand einer Gewalt, die außerhalb seiner selbst zu stehen scheint und ihn oft gebunden, gehemmt, dumpf klebend und eingeengt erscheinen läßt, die dann aber plötzlich eine Explosion herbeiführt, die alles Maß überschreitet, die ihn zu Spiel, Trunk und auch anderen Leidenschaften treibt, zu Fugzuständen, dipsomanen Schüben usw. Dieser Charakter sei das echte Epileptoid. Hier wird es deutlich, daß der Begriff Epileptoid als charakterologischer Tatbestand lediglich im Sinne von epilepsieähnlich verwendet wird. So faßt auch O. KANT den Begriff Epileptoid im Sinne einer seelischen Grundhaltung, die hier schon in keinem unmittelbaren Zusammenhang mehr zur Krankheit Epilepsie steht.

Ganz ähnlich verwenden eine Reihe weiterer Autoren den Begriff Epileptoid im Sinne eines rein charakterologischen Tatbestandes (Ssucherewa, Zielinski, Ganuschkin, Katzmann, Minkowska, Fischer u. a.).

Eine besondere Bearbeitung nach dieser Richtung erfuhr der Begriff schließlich durch Mauz. Von diesem Autor wird für das Wesen des Epileptikers vor allem das Merkmal der Gebundenheit, des Haftens, hervorgehoben und darnach der Begriff des enechetischen Typus geprägt. Das wesentlich Neue ist hier nun die deutlich ausgesprochene Ansicht, daß diese Wesenszüge weniger das Produkt des epileptischen Krankheitsprozesses als vielmehr ererbte Eigentümlichkeit darstellen, die auch schon vor Ausbruch der Erkrankung und bei anfallsfreien gesunden Gliedern der Familie zu finden sind. Hier also sehen wir, daß der Begriff epileptoid wieder biologisch fundiert, d. h. in genetische Beziehung zur Epilepsie gebracht wird. Die Vorstellung gemeinsamer Teilanlagen, nicht manifestierter Epilepsieanlagen usw. treten hier wieder, wie ursprünglich bei Roemer, in den Vordergrund. Nur ist der psychopathologische Inhalt nun ein gänzlich anderer als bei jenem Autor; nicht mehr ein vor allem nach der Seite der endogenen Verstimmung und Erregbarkeit charakterisierter Psychopathentypus, sondern gerade im Gegenteil ein durch besonderes Haften gekennzeichneter, rein charakterologischer Tatbestand bildet den Inhalt des Begriffes. Stauder hat sich auf Grund einer eben erschienenen, schönen experimentell-psychologischen Studie dieser Ansschauug von Mauz angeschlossen.

Die extremste Erweiterung des Epileptoidbegriffes finden wir bei Kleist und seiner Schule. Hier tritt der Begriff gleichsam plötzlich über seine Ufer: Frömmelei, Pedanterie, Reizbarkeit, Engherzigkeit, Neigung zu Lügenhaftigkeit und zum Stehlen, Verschlossenheit, finsterer Charakter, Unaufrichtigkeit, sexuelle Triebhaftigkeit usw. — kurz alle nur erdenklichen schlechten menschlichen Eigenschaften — werden ebenso als epileptoide Züge bezeichnet wie Schwachsinn, Migräne, Verstimmungen, episodische Psychosen, Pyknolepsie, Narkolepsie, alle Arten von Anfallszuständen oder wie die Symptome des Bettnässens, Stotterns, der Linkshändigkeit, der Trunksucht (s. insbesondere bei Gerum, Graf, Persch). Und zwar wird auch hier eine erbbiologische Beziehung angenommen im Sinne einer „Affinität" zur Epilepsie, nicht aber im Sinne einer Äquivalenz. Es handle sich bei allen den oben aufgezählten Merkmalen, selbst bei charakterologischen Verhaltensweisen wie der Frömmelei oder der Pedanterie um nicht mehr weiter aufspaltbare, „gebrauchsfertige" Merkmale (Gerum), welche selbständig vererbt werden. Über die Verbindung, in der sie zur Epilepsie stehen, sprechen sich die Autoren nicht weiter aus, es ist jedoch zu vermuten, daß irgendwelche Vorstellungen von Faktorenkoppelung u. ä. eine Rolle spielen.

Wir sehen also, daß der Begriff epileptoid vom einen Pol der *Identität* mit der Epilepsieanlage (nicht durch epileptische Anfälle manifestierte Anlage) über die bloße *Affinität* zur Epilepsieanlage (im Sinne von inneren Anziehungen einzelner Anlagen) zur bloßen Epilepsie*ähnlichkeit* reicht und inhaltlich vom schwer abnormen Psychopathen mit endogenen Verstimmungen, Neigung zu tobsüchtiger Erregung und Trunksucht (Roemer, Gruhle) über den charakterologisch besonders spezifizierten Normalen mit der Formel „gebunden und getrieben" (Delbrück, Kant), zu dem gänzlich im normalen Bereich befindlichen enechetischen Typus (Mauz).

Diese Begriffswandlung ist es auch, die Bumke im Auge hat, wenn er feststellt, daß der jetzt u. a. von Mauz herausgestellte „Epileptoide" ganz anders aussieht „als die, die man uns früher unter diesem Namen vorgestellt hat. Früher hat man gewisse erregbare, explosible — Affektepileptiker haben sie eine Zeitlang geheißen — haltlose, brutale, rücksichtslose und unerziehbare

Menschen Epileptoide genannt. Jetzt werden damit treuherzige, gutmütige, ein wenig schwerfällige und schwunglose Leute gemeint". Man müsse also vorsichtig sein und nicht wahllos alles, was sich im Umkreis von Epileptikern findet, nun geradlinig in diesen Kreis selber beziehen.

Auch K. Schneider warnt vor dem Begriff, insbesondere eben wegen seiner Unbestimmtheit und Unklarheit, die sich besonders vor Gericht sehr gefährlich auswirken kann, wenn er auch den klinischen Tatbestand des vor allem von Gruhle näher skizzierten Psychopathentypus durchaus zugibt. Es sei jedoch unzweckmäßig, ihn mit dem zuviel vorwegnehmenden Begriff des Epileptoiden zu bezeichnen.

Für *Fleck* ist der Begriff ein zu schwankender, als daß er großen wissenschaftlichen Wert hätte. Dennoch gibt er zu, daß viele Epileptiker ein Gewebe ihrer seelischen Funktionen zeigen, aus dem heraus die Diagnose einer Epilepsie vermutet werden darf, wenn auch der einzelne seelische Zug eines Epileptikers nicht zur Bedeutung des Pathognomonischen überschätzt werden darf. Ganz ähnliche seelische Strukturen wie beim genuinen Epileptiker findet man aber auch bei manchen symptomatischen Epileptikern und bei Hirntraumatikern ohne epileptische Anfälle. Es sei deshalb besser, von (einzelnen) epileptoiden Zügen zu sprechen als von *dem* Epileptoid. Dieser Begriff sollte nicht etwa die Grenzen des Begriffs Epilepsie verwischen. Epileptoid bedeutet, daß seelische Züge von Nichtepileptikern denen von Epileptikern ähnlich sind. Die epileptische Seelenveränderung kann bei verschiedenen Persönlichkeiten in sehr verschiedenen Schichten auftreten. Dem Krankheitsprozeß kausal nahestehende Störungen sind von solchen zu unterscheiden, die zu ihrem Auftreten eine besondere Anlage voraussetzen.

Völlig abgelehnt wird der Begriff des epileptoiden Charakters endlich von F. Stumpfl. Und zwar wird diese Ablehnung mit der außerordentlichen Heterogenität der konstitutionellen Faktoren bei der Epilepsie begründet, weshalb ihr Zusammenhang mit bestimmten Charaktereigenschaften „weder erwiesen noch wahrscheinlich gemacht werden" könne. Deshalb hänge auch die Behauptung epileptoider Charaktereigenschaften von vornherein vollkommen in der Luft. Stumpfl geht wohl etwas zu weit in der Auffassung von der Uneinheitlichkeit der konstitutionellen Anlage zur Epilepsie, wenn er sie etwa derjenigen zur Kriminalität gleichsetzt: insofern einerseits eine allgemeine menschliche Neigung, sich gegen Vorschriften aufzulehnen und somit kriminell zu werden, angenommen werden darf ebenso wie eine elementare Reaktionsbereitschaft zu epileptischen Paroxysmen, dürfen Kriminalität und Epilepsie im weitesten Sinn als Reaktionsbereitschaften miteinander verglichen werden und in gewisser Beziehung, nämlich als äußerst übergeordnete Begriffe, sogar einander gleichgesetzt werden. Ebenso nun, wie es deshalb falsch wäre, schlechthin von einem kriminaloiden Charakter zu sprechen, da eine solche Ausdrucksweise nichts wäre als eine Umschreibung der Tatsache, daß Anlagen postuliert werden müssen, die eine Neigung zum kriminellen Verhalten bedingen, ebenso sei es unberechtigt, von einem epileptoiden Charakter zu sprechen, nachdem wir wissen, daß ganz verschiedenartige konstitutionelle Eigenschaften und Vorgänge das Auftreten epileptischer Paroxysmen bedingen können.

Wie wir im vorigen sahen, ist die konstitutionelle Grundlage zum mindesten der Kerngruppe einer konstitutionellen Epilepsie durchaus nicht so uneinheitlich, außerdem ist diese Grundlage eine somatische und nicht wie bei der Kriminalität eine rein charakterologische. Dadurch ist die Vorstellung, daß dieser somatischen Grundlage auch gewisse Eigentümlichkeiten im charakterologischen Bereich parallel laufen, nicht allzu unwahrscheinlich, zumal die Ergebnisse Stumpfls selbst in gewissem Sinne dafür sprechen, worauf wir gleich näher eingehen werden. Abgesehen davon, berührt der Einwand von STUMPFL nicht den Begriff des Epileptoiden im Sinne des Epilepsieähnlichen. Zuzustimmen ist jedoch STUMPFL, daß ein Nachweis, daß bestimmte charakterologisch faßbare Merkmale bei den gesunden Verwandten von Epileptikern häufiger zu finden sind als in Sippen, die von Epilepsie vollkommen frei sind, bisher noch nicht erbracht wurde.

So sehen wir, daß die Meinungsverschiedenheiten um das Epileptoid vor allem im Begrifflichen wurzeln und davon abhängen, wie der Ausdruck definiert wird. Bevor wir uns der in diesem Zusammenhang allein interessierenden Frage zuwenden, welche genischen Beziehungen zwischen der epileptischen Erkrankung und gewissen Psychopathieformen vorstellbar sind, sei eine kurze Darstellung neuerer Untersuchungsergebnisse eingeschoben.

b) Neuere Untersuchungsergebnisse.

STUMPFL konnte eine leichte, jedoch regelmäßig nachweisbare Erhöhung der Epilepsieziffer in den Sippen seiner Schwerkriminellen feststellen. Die Erklärung dafür ergab eine gesonderte Untersuchung der Verhältnisse bei den Tätlichkeitsverbrechern. Unter jenen Rückfallsverbrechern nämlich, die man als reine bzw. überwiegende Tätlichkeitsverbrecher bezeichnen kann, findet sich unter anderen Konstitutionsanomalien verschiedener Art gehäuft auch Epilepsie. Unter den anderen Konstitutionsanomalien sind hervorzuheben Migräne, Cephalea, Bettnässen und Sprachstörungen. So sind unter den reinen Tätlichkeitsverbrechern 43,9% mit einer dieser Abnormitäten oder mit Epilepsie behaftet, unter den übrigen Rückfallsverbrechern nur 8,3%. Nimmt man auch noch die Fälle hinzu, in deren engerer Verwandtschaft Epilepsie nachgewiesen ist, so gehören mehr als die Hälfte der reinen Tätlichkeitsverbrecher hierher (56,3% $\pm$ 12,4%), dagegen nur ein Zehntel unter den übrigen Rückfallsverbrechern (10,1 $\pm$ 2,3%). Nach diesen Befunden kommt STUMPFL zu dem Schluß, daß *zwischen Tätlichkeitsverbrechen,* die ausgezeichnet sind durch Rückfall in das gleiche Delikt, *und zwischen Epilepsie in der Tat Beziehungen bestehen,* und zwar auch Beziehungen genetischer Art, nicht nur solche, die durch eine Neigung des Epileptikers selbst zu Gewalttätigkeiten erklärbar ist.

CONRAD formuliert die Vorfrage, die vor der viel schwierigeren Frage, ob es spezifische Wesenszüge im Umkreis von Epileptikern gehäuft gebe, gelöst werden müsse; sind überhaupt abnorme Persönlichkeiten irgendwelcher Art in den Sippen von Epileptikern, also bei den nichtepileptischen Verwandten von Epileptikern gehäuft? Er fand unter den Kindern von Epileptikern die in der Tabelle 7 ersichtlichen Psychopathieziffern, wobei der Begriff der abnormen Persönlichkeit sehr eng gefaßt wurde. Es wurden nämlich nur solche Charaktere als abnorme im Sinne der Psychopathie gezählt, wo sich ein deutlicher Hinweis für konkretes abnormes Verhalten finden ließ. Die bloße Beschreibung eines Menschen als reizbar, pedantisch, bigott genügte also nicht zur Diagnose Psychopathie. Es zeigte sich, daß die Ziffer unter den Kindern der genuinen Gruppe über 10mal so hoch liegt als jene unter den Kindern der symptomatischen Gruppe. Die Zwischengruppe liegt auch hier wieder zwischen diesen beiden Ziffern. Dieses statistische Ergebnis läßt auf eine tatsächliche Beziehung zwischen Epilepsie und Psychopathie schließen. Die oben gestellte Frage kann also dahin beantwortet werden, daß unter den nichtepileptischen Nachkommen von genuinen Epileptikern in der Tat gehäuft abnorme Persönlichkeiten gefunden werden.

Daraus aber ergibt sich die weitere Frage nach der Beschaffenheit jener abnormen Persönlichkeiten. Zur Untersuchung dieser Frage erwies sich die Kriminalitätsziffer als ein geeigneter Index für die psychopathische Beschaffenheit.

Es fanden sich zunächst die in Tabelle 14 wiedergegebenen Bestrafungsziffern, wobei als Bestrafte alle diejenigen unter den Kindern der Probanden gezählt wurden, die irgendeinen Eintrag in die Strafliste aufwiesen. In die Bezugsziffer wurden deshalb nur diejenigen aufgenommen, bei denen überhaupt eine Auskunft vom Strafregister erhalten werden konnte, nicht also die im Ausland Geborenen und die unter 18jährigen. Wir finden unter den Kindern der idiopathischen Gruppe 21,9% bestrafte Männer, 3,7% bestrafte Frauen, insgesamt 13,0% Bestrafte. Die entsprechenden Ziffern bei den anderen beiden Gruppen lauten 9,0% und 3,3%. Über die Häufigkeit der Bestraften in einer Durchschnittsbevölkerung sind leider noch wenig verwendbare Vergleichsziffern vorhanden.

Tabelle 14. Gesamtübersicht über alle nachweislich Bestraften (laut Eintragung im Strafregister) unter den Kindern der epileptischen Probanden[1].

		Genuine Gruppe			Zwischengruppe			Symptomatische Gruppe		
		♂	♀	S	♂	♀	S	♂	♀	S
Straflisten angefordert	Insgesamt beantwortet	382	370	752	179	163	342	92	114	206
	Davon positiv beantwortet[2]	84	14	98	26	5	31	6	1	7
	Prozentziffer	*21,9*	*3,7*	*13,0*	*14,4*	*3,0*	*9,0*	*6,5*	*0,8*	*3,3*
	Nicht beantwortet	47	60	107	29	41	70	9	8	17
Straflisten nicht angefordert	Unter 20 Jahren	78	85	163	45	45	90	29	23	52
	Im Ausland geboren	3	4	7	—	—	—	—	—	—
	Gesamtsumme	510	519	1029	253	249	502	130	145	275

Die gesamte Kriminalstatistik bezieht sich immer auf Delikte und niemals auf bestrafte Personen. Stumpfl benützt als durchschnittliche Vergleichsziffer u. a. die Kriminalitätsziffer, die er bei den Vettern seiner einmalig Bestraften fand. Diese betrug für die Männer $5,1 \pm 2,2\%$ (systematische Durchforschung nach Kriminalität jedoch ohne lückenlose Einholung von Straflisten). Dieser Ziffer von 5% gegenüber muß unsere Bestrafungsziffer von fast 22% als beträchtlich erhöht gelten, sie liegt etwa zwischen der Ziffer, die Stumpfl für die Brüder der einmaligen Rechtsbrecher (10%) und die Brüder der rückfälligen Rechtsbrecher (35%) errechnet hat.

Zählen wir zunächst die Taten, so finden wir bezüglich der wichtigsten Delikte die Ergebnisse in der Tabelle 15 zusammengestellt. Sehen wir uns

Tabelle 15. Verteilung der wichtigsten Verbrechensarten im Vergleich zum Durchschnitt[1].

Verurteilt wurden wegen	Im Deutschen Reich				Von Kindern der genuinen Epileptiker		Von Kindern der Zwischengruppe	
	1925	1930	daraus Mittel	%	abs.	%	abs.	%
Gewaltverbrechen	126 993	147 863	137 428	*34,3*	62	*38,5*	57[3]	*54,2*
Sittlichkeitsverbrechen	15 955	13 630	14 792	*3,6*	14	*8,6*	4	*3,8*
Diebstähle	112 596	97 596	105 096	*26,2*	45	*27,9*	32	*30,4*
Betruge (+ Urkundenfälschung, Unterschlagung)	194 177	101 582	147 879	*36,9*	40	*24,8*	12	*11,4*
Bezugsziffer			405 195		161		105	

[1] Aus Conrad: Z. Neur. **162** (1938).

[2] D. h. mindestens ein Eintrag in die Strafliste. *Gelöschte Strafen* in der Strafliste entgehen uns damit natürlich, über Bestrafungen, die der *beschränkten Auskunft* unterliegen, haben wir in den meisten Fällen Auskunft erhalten.

[3] Besonders erhöht wegen eines Falles mit 32 Tätlichkeitsstrafen.

dazu nach einem Vergleichsmaterial um, dann ergibt sich von selbst als die geeignetste Grundlage für die Vergleichsziffern die Reichskriminalstatistik.

Wir wählen in Anbetracht der Jugendlichkeit unseres Materials die Kriminalität in den Jahren 1925 und 1930 und ziehen daraus ein Mittel, das wir als genügend durchschnittlich betrachten. Wir entnehmen die Ziffern der dankenswerten Zusammenstellung von AMEND. Unter Gewaltverbrechen werden dort nahezu die gleichen Verbrechen zusammengefaßt, die wir Tätlichkeitsverbrechen nennen, also neben den Körperverletzungen auch die Beleidigung, Nötigung, Bedrohung, Hausfriedensbruch, Sachbeschädigung. Auch die übrigen hier betrachteten Gruppen der Sittlichkeitsverbrechen, Diebstähle und Betruge stimmen in der Abgrenzung gut mit den unseren überein. Leider fehlen Vergleichsziffern für Bettel, der als Übertretung nicht in die Reichskriminalstatistik aufgenommen wird.

Die Tabelle 15 zeigt nun eine nicht allzu große, aber dennoch deutliche Verschiebung nach den Tätlichkeitsverbrechen und Sittlichkeitsverbrechen auf Kosten der Betruge. Die Diebstähle sind in beiden Rubriken nahezu gleich häufig.

Zählen wir nicht die Bestrafungen, sondern die Bestraften, so folgen wir in der Einordnung einem Beispiel STUMPFLs. Dieser spricht bei mehreren heterogenen Taten von polytropen Rechtsbrechern, sonst von „überwiegenden“ Tätlichkeitsverbrechern, Dieben usw. Hier fehlen nun leider alle Durchschnittsziffern. Die Reichskriminalstatistik zählt bekanntlich nur Taten, niemals Täter. Auch sonst gibt es keine Bearbeitung eines Durchschnittsmaterials, die entsprechende Ziffern liefern würde. Um dennoch ein Vergleichsmaterial zu erhalten, hat Herr STUMPFL an den Geschwistern und Vettern seiner rückfälligen Verbrecher die entsprechenden differenzierten Auszählungen vorgenommen[1]. Die Ergebnisse zeigt die Tabelle 16. Da seine Gruppe der „Sonstigen“ größer ist als bei unserem Material, lassen wir sie wie auch die lediglich wegen Bagatellvergehen Bestraften ganz aus der Berechnung fort und finden somit (zweite Hälfte der Tabelle 16) auch wieder ein Überwiegen der Tätlichkeitsverbrecher

Tabelle 16. Täter bei Kindern von genuinen Epileptikern und Geschwistern von rückfälligen Verbrechern.

	CONRAD		STUMPFL		CONRAD		STUMPFL	
	abs.	%	abs.	%	abs.	%	abs.	%
Polytrope	16	*20,2*	48	*30,3*	16	*20,7*	48	*34,5*
Tätlichkeitsverbrecher	23	*29,1*	28	*17,7*	23	*29,8*	28	*20,1*
Betrüger	8	*10,1*	18	*11,3*	8	*10,3*	18	*12,9*
Diebe	15	*18,9*	29	*18,2*	15	*19,4*	29	*20,8*
Bettler	11	*13,9*	10	*6,3*	11	*14,2*	10	*7,2*
Sittlichkeitsverbrecher	4	*5,0*	6	*3,8*	4	*5,2*	6	*4,3*
Sonstige	2	*2,5*	19	*12,0*				
Summe	79		158		77		139	

und außerdem der Bettler auf Kosten vor allem der Polytropen. Das leichte Überwiegen der Sittlichkeitsverbrecher liegt noch tief im Bereich des einfachen mittleren Fehlers.

So finden wir Anhaltspunkte für ein leichtes Überwiegen der Tätlichkeits-, Sittlichkeits- wie auch der Betteldelikte, was für eine Verschiebung nach explosiblen und stimmungslabilen Psychopathen, also nach der einen Gruppe der Epileptoiden aufgefaßt werden kann.

Nicht in erkennbarer Weise erhöht fanden wir die Ziffer der im eigentlichen Sinne enechetischen Typen, der Hypersozialen der KRETSCHMERschen Schule. Allerdings ist ein Nachweis auch sehr schwer zu führen, daß derartige Typen vermehrt vorkommen, und es fehlen auch vorläufig alle Vergleichsziffern. Zu

[1] Auch an dieser Stelle sei ihm dafür herzlichst gedankt.

erwähnen ist noch die leichte Erhöhung der Selbstmordziffer und die in fast allen Fällen von Suicid gefundene Art des Selbstmordes: in fast allen Fällen handelte es sich um junge Leute zwischen 20 und 30 Jahren, die aus plötzlicher Erregung über völlig inadäquate Ursachen, deutlich in einem Augenblick schwerer seelischer Erschütterung unvermutet Hand an sich legen (s. diesbezüglich auch den Stammbaum Abb. 8 auf S. 962).

c) Genetische Betrachtung des Problems der epileptoiden Psychopathie.

Im folgenden sollen die Möglichkeiten dargelegt werden, nach denen ein genetischer Zusammenhang zwischen Epilepsie und Psychopathie denkbar ist. Welche der in Frage kommenden Fälle die zutreffenden sind, kann allerdings vorläufig nicht entschieden werden. Es handelt sich also auch hier wieder lediglich um ein Aufzeigen des Problems, nicht aber um seine Lösung.

a) Die Gene, welche dem Epilepsiesyndrom zugrunde liegend angenommen werden müssen, können zugleich bestimmte abnorme charakterologische Verhaltensweisen mit sich bringen. Darnach müßte der Epileptiker selbst diese Züge zeigen, doch könnte man sich auch den Fall denken, daß epileptische Anfälle nicht zum Ausbruch gelangen, so daß die Abweichungen lediglich im charakterologischen Bild zutage treten. Solche Typen werden, da sie nichts anderes als „larvierte“ oder „manifestationsverhinderte“ Epileptiker sind, vor allem im Sippschaftskreis des Epileptikers auftreten. Es entspricht dies, wie wir sehen, der schon erwähnten Ansicht von Roemer. Wenn wir uns an die Vorstellung erinnern, die wir uns eingangs von der „Anlage“ zur Epilepsie machten, müssen wir zugeben, daß diese Möglichkeit durchaus nicht von der Hand zu weisen ist. Ob jene eigenartige Funktionsstörung der den Wasserhaushalt bestimmenden Systeme (wie immer sie auch im einzelnen beschaffen sein mag) nicht auch gewisse Einflüsse auf die affektive Reaktivität, auf Temperament und Triebsphäre ausüben, können wir zwar nicht beweisen, doch auch nicht ausschließen. Ja, diese Annahme kann auch nicht einmal als besonders unwahrscheinlich bezeichnet werden. Wissen wir doch, daß diese Schichten des Charakters zu tiefst körperlich mitbestimmt werden, daß sie von hormonalen und vegetativen körperlichen Reaktionssystemen beeinflußt werden.

Empirisch kennen wir die Charakterveränderung des Epileptikers, die allerdings auch nur die Folge der Anfälle, Ausdruck der Hirnschädigung, welche jeder Anfall darstellt, sein kann. Deshalb wäre eine genaue Bearbeitung der prämorbiden Persönlichkeit des Epileptikers von außerordentlichem Wert.

Freeman hat den interessanten Versuch unternommen, mit Hilfe diskordanter eineiiger Zwillinge diese Frage näher zu untersuchen. Nach seiner Überlegung müssen in einem solchen Fall beide Partner jene Störungen zeigen, die gewissermaßen zum Konstitutionstypus gehören, der erkrankte Partner jedoch nur diejenigen Störungen, die sekundär durch die epileptischen Anfälle verursacht werden. In seinem Fall bestand in beiden Fällen konkordant eine ausgesprochene Egozentrizität, während diskordant (nur bei dem erkrankten Paarling) eine gewisse Explosibilität, Affektstauung und Mangel an Elastizität der intellektuellen Abläufe bestanden. Eine derartige Untersuchung an größerem Material wäre, wie auch Geyer richtig bemerkt, sehr zu wünschen.

b) Grundsätzlich das gleiche gilt von der zweiten Erklärungsmöglichkeit: Gewisse Gene liegen jenen charakterlichen Verhaltensweisen zugrunde, die gemeinsam mit anderen Genen zu dem Zustandsbild der Epilepsie führen. Diese Grundvorstellung von Mauz ist gleichfalls nicht abzulehnen, wenn auch dafür bisher die Beweise fehlen. Es kann aber auch der Gegenbeweis von Stumpfl nicht als erbracht gelten, da seine Ablehnung des epileptoiden Charakters lediglich deduktiver Art ist, seine eigenen Ergebnisse aber, zum mindesten am Tätlichkeitsverbrecher, sogar im Sinne der genetischen Beziehung sprechen.

Andererseits ist eine Häufung jener gewissen enechetischen Persönlichkeitstypen im Sippschaftskreis der Epileptiker, wie überhaupt, außerordentlich schwer festzustellen, da uns ja bekanntlich für die Erkennung charakterologischer Eigenarten vorläufig jede naturwissenschaftliche Methode fehlt. Eine solche Häufung müßte aber erwiesen sein, wenn die Existenz epileptoider Psychopathen im Sinne von Teilanlageträgern (MAUZ) angenommen werden soll. Nach den Ergebnissen von CONRAD findet sich vor allem unter den Kindern von Epileptikern ein Typus gehäuft, der sich auszeichnet durch Neigung zu endogenen Verstimmungen, zu triebhaftem Wandern und Trinken, zu sozialem Absinken im Sinne der stimmungslabilen Psychopathie (SCHNEIDER).

c) Zur Frage der „Affinitäten" von Erbanlagen zueinander, wie sie insbesondere von der KLEISTschen Schule angenommen werden, ist zu sagen, daß vom genetischen Standpunkt darunter schwer ein klarer Begriff zu bekommen ist. Einerseits sollen sich die Anlagen nämlich gegenseitig anziehen, andererseits sollen sie nach GERUM unabhängig voneinander mendeln, so daß selbst die Möglichkeit, daß sie im gleichen Chromosom liegen (Faktorenkoppelung), ausgeschlossen werden muß. Im übrigen sind die Vorstellungen von GERUM, PERSCH usw. derart verschwommen, daß sich ein Eingehen darauf eigentlich nicht lohnt, vor allen Dingen ist es, wie wir einleitend schon bemerkt haben, ganz unsinnig, von einem „Erbgang" peripherer psychischer Verhaltungsweisen zu sprechen, wie etwa der Bigotterie, der Pedanterie oder der Trunksucht. Hat man sich einmal klar gemacht, was durch die Gene eigentlich vererbt wird, bzw. in welcher Weise die Gene in den Gang der Entwicklung eingreifen: nämlich — etwa nach Art von Katalysatoren — durch Bildung formativer Stoffe, die zu einem System mit bestimmten Geschwindigkeiten nebeneinander verlaufender und dadurch zeitlich genau koordinierter Reaktionen führen, die ihrerseits wieder die körperlichen Entwicklungs- bzw. Differenzierungsvorgänge bestimmen — dann erscheint die Vorstellung von der „mendelnden Vererbung der Bigotterie oder der Trunksucht" geradezu grotesk. Daß derartige charakterologische Verhaltensweisen familiär vorkommen, soll damit nicht bestritten werden. Aber auf welchem Weg kommt dies zustande: Der Trunksucht etwa mag zunächst eine gewisse psychische Widerstandsschwäche, Willensschwäche, Haltlosigkeit zugrunde liegen, die der psychische Ausdruck einer bestimmten Körperlichkeit sein kann, die aber auch lediglich aus der Interferenz gewisser, an sich gar nicht abnormer Anlagen erwachsen kann, aus einem Nichtzueinanderpassen etwa von Anlagen der Trieb- und Willenssphäre, aus einer Störung lediglich der Relation von Antrieb und Widerstand, ohne daß man dabei Nenner oder Zähler als außerhalb einer Norm anzunehmen brauchte. Weiter spielt vielleicht eine bestimmte Reaktibilität auf toxische Substanzen dabei eine Rolle, die ihrerseits wieder auf Stoffwechselvorgängen beruhen mag. Diese ungemein verschiedenen körperlichen Grundlagen sind nun das Endergebnis eines Entwicklungsvorganges, welcher sich wieder aus zahlreichen Komponenten zusammensetzt, an deren Anfang erst Genwirkungen stehen können. Es ist also nicht anzunehmen, daß die betreffenden Gene eine Entwicklung bestimmen, die schnurgerade zur Trunksucht führt, sondern lediglich, daß sie auf dem geschilderten Weg neben zahlreichen anderen Wirkungen bei einer bestimmten Konstellation zu jener körperlich begründeten, psychischen Bereitschaft zur Trunksucht führen; unüberschaubare exogene Faktoren, vom Gesamt der übrigen Gene angefangen über jene, eine solche komplizierte Entwicklung beeinflussenden Wirkungen, die im Lauf dieser Entwicklung denkbar sind, bis zu den groben Umweltfaktoren der Erziehung und des Milieus, sind möglich, die alle zusammen, also äußerst vieldimensional, den psychischen Komplex bewirken, den wir unter der Bezeichnung Trunksucht zusammenfassen.

So wird es klar, daß wir diesen schwerlich als ein nicht weiter aufspaltbares mendelndes Merkmal im Sinne der Genetik betrachten können. — Das gleiche gilt für alle anderen zur Epilepsie „affinen“ Charaktermerkmale. Es erscheint deshalb besser, diesen unglücklichen, wenn auch bequemen Begriff der „Affinität“ von Erbanlagen zueinander lieber aufzugeben, da er biologisch nichts besagt und nur geeignet ist, der Klärung der ohnehin meist so verwaschenen Vorstellungen hinderlich zu sein.

d) Eine weitere Beziehung genetischer Art zwischen Epilepsie und Psychopathie könnte man sich folgendermaßen vorstellen. Wir haben im vorigen Kapitel gesehen, daß anzunehmen ist, daß die Gene sich in den verschiedenen genotypischen Umwelten in verschiedener Weise manifestieren werden, d. h. daß die Tatsache, ob eine Anlage im Erscheinungsbild zutage treten wird, wesentlich abhängig ist von der Wirkung des gesamten übrigen Anlagesatzes, in den sie hineingewürfelt wurde. Diese Tatsache ergibt sich aus der Vorstellung des Prinzips der abgestimmten Reaktionsgeschwindigkeiten von selbst. Nun aber entspricht dem athletischen Habitus eine ganz bestimmte Charakterartung, die Kretschmer und Enke vor kurzem schärfer herausgearbeitet haben. Das athletische Persönlichkeitsbild zeichnet sich aus durch eine schwere, ruhige Motorik, Tenazität der Aufmerksamkeit, Mangel an Esprit, Gründlichkeit nicht ohne einen gewissen Einschlag von Pedanterie, visköses Temperament, Schwerflüssigkeit der Affekte mit einer Neigung zu explosibler Zornmütigkeit. Die Ähnlichkeit dieses Charakterbildes mit gewissen Persönlichkeitsbildern, die man, wie schon erwähnt, bei Epileptikern und auch (worauf Mauz hinweist, wenn auch eine statistische Unterbauung fehlt) bei Verwandten von Epileptikern findet, läßt es nicht unwahrscheinlich erscheinen, daß es eben diese Körperlichkeit ist, die uns jene charakterologischen Bilder des Epileptoiden (wenigstens im Sinne von Delbrück, Kant, Minkowska, Mauz usw.) bei den Epileptikern und naturgemäß dann auch in deren Sippen — und zwar dann auch ohne Epilepsie — finden läßt. Dabei ist es durchaus denkbar, daß dann, wenn epileptische Anfälle und die damit verlaufenden vegetativen und cerebralen Störungen die Persönlichkeit mehr und mehr abbauen, gewisse Züge sich auf Kosten anderer ins Pathologische hinein verstärken. Aus dem leicht viskösen Temperament mag dann das charakteristische Bild des klebrigen, bigotten Epileptikers resultieren, ebenso wie aus der Neigung zur Explosivität eine Bereitschaft zu schwersten unmotivierten Wutausbrüchen wird. Dafür sprechen in gewissem Sinn Ergebnisse von Kreyenberg, der an einem großen Epileptikermaterial feststellen konnte, daß die athletischen Körperbautypen unter den Epileptikern nicht so schnell der Verblödung verfallen und mit einer hysterischen und vasomotorischen Komponente eine stärkere Beziehung zum explosibel-erregbaren Verhalten besitzen, während die Dysplastiker im wesentlichen eine stärkere Beziehung zum abnorm haftenden enechetischen Verhalten zeigten. Es scheint also diesem Autor ein Unterschied im Charakter des Epileptikers je nach dem Körperbautypus, dem er angehört, aufgefallen zu sein. Weitere Untersuchungen nach dieser Richtung wären zweifellos sehr fruchtbar.

e) Die letzte Möglichkeit, genetisch einen Zusammenhang zwischen Psychopathie und Epilepsie anzunehmen, reicht zugleich über eigentliche biologische Beziehungen hinaus. Wir kommen im folgenden Kapitel ausführlich darauf zu sprechen. Sie besteht in der Annahme einer bloßen Addition von Psychopathieanlagen zu den Epilepsieanlagen durch die Tatsache, daß Epileptiker seit Generationen immer nur Defekte, also auch psychopathische Persönlichkeiten zu Ehepartnern wählen konnten. Dadurch wurden diese (neben noch zahlreichen anderen) Defektanlagen in gewissen Sippen mehr und mehr angereichert, weshalb es uns nicht wundern kann, jetzt in den Sippen von Epileptikern derartige Psychopathen aller Art anzutreffen. Gerade die Tatsache, daß sich im ganzen ziemlich unspezifische Psychopathieformen unter den Kindern von Epileptikern finden, spricht für diese Erklärungsmöglichkeit.

Nach diesen Erörterungen werden wir uns nun noch fragen, ob es denn zweckmäßig ist, einen Begriff, der erstens so uneinheitlich gefaßt wird und der zweitens vorläufig noch so wenig biologisch fundiert werden kann, überhaupt anzuwenden. Hier ist zusammenfassend zu sagen, daß wir vom erbbiologischen Gesichtspunkt unbedingt die Möglichkeit zugeben müssen, daß entweder die Anlage, die der Epilepsie zugrunde liegt, sich auch unter gewissen Umständen in Form einer psychopathischen Verhaltensweise eines abnormen Charakters wird kundtun können oder daß es wenigstens Teilanlagen sein können, die der Epilepsie und gewissen Psychopathieformen gemein sind, oder daß eine indirekte Beziehung über den Körperbautypus, anders ausgedrückt, über das innere Milieu der Gene besteht, endlich daß alle diese Möglichkeiten, zugleich wirksam, denkbar sind; lediglich die Vorstellung von Affinitäten von Anlagen ist abzulehnen, weil darunter biologisch nichts vorgestellt werden kann. Die Überlegung, daß die Häufung von Psychopathen in der Sippe von Epileptikern durch fortgesetztes Zusammenheiraten der Träger von Defektanlagen, also durch Addition dieser Erbanlagen entstehen kann, würde vom biologischen Gesichtspunkt gegen die Verwendung des Epileptoidbegriffes sprechen, denn in diesem Fall handelt es sich eben gerade nicht um biologisch spezifische Beziehungen gewisser Anlagen zueinander.

Die Verwendung endlich des Begriffes epileptoid lediglich im Sinne von epilepsieähnlich ist eine rein phänomenologische und interessiert deshalb in diesem Zusammenhang nicht.

IV. Das soziologische Problem.

1. Einleitung.

Wenn in diesem Kapitel noch eine Exkursion in soziologische Probleme unternommen wird, so soll der Zusammenhang zu unserem erbbiologischen Thema dennoch gewahrt bleiben. Diese Exkursion wird gerade motiviert durch die Überzeugung, daß auch soziologische Faktoren in die Probleme der menschlichen Vererbungslehre mit hineinspielen und daß sie nicht zu vernachlässigen sind. Wir wollen deshalb zunächst hier die Frage behandeln, ob wir die Epilepsie gleichmäßig auf die einzelnen sozialen Schichten verteilt finden oder ob wir Beziehungen der Epilepsie zu besonderen sozialen Schichten feststellen können und wie derartige Befunde *biologisch* zu deuten wären.

Allerdings ist das zu diesen Fragen bisher beigebrachte Material vorläufig nicht groß, wie ja überhaupt sowohl eine Berücksichtigung soziologischer Faktoren in der menschlichen Erbbiologie wie auch eine biologisch orientierte Soziologie vorläufig noch ganz in den Anfängen steht.

Die alte Lehre von LOMBROSO, daß „das geniale Schaffen Ausdruck einer degenerativen Form von Psychose darstellt, die zur Familie der Epilepsie gehört“, die Inspiration ein epileptisches Äquivalent und der Geniale, „meist mit allen Zeichen der Degeneration behaftet“, deshalb ein Epileptiker sei, ist lange verlassen. LANGE-EICHBAUM, der die Lehren von LOMBROSO in manchen Punkten übernommen hat, äußert sich gerade zu diesem Punkt: „Die Ironie des Schicksals will, daß tatsächlich gerade die echten genuinen Epileptiker unter Genialen zu den allerseltensten Fällen gehören, wenn sie überhaupt vorkommen.“ Sicherer Epileptiker war DOSTOJEWSKI, dessen Sohn übrigens an schwerer frühzeitiger Epilepsie zugrunde ging. Schon höchst fraglich epileptischer Natur waren die episodischen Psychosen VAN GOGHS, der jedoch aus stark epileptisch belasteter Familie stammte. Anfälle meist nicht geklärter Art werden noch berichtet von dem Apostel PAULUS und MOHAMMED, von CÄSAR und NAPOLEON, von HELMHOLTZ, von DEHMEL und FLAUBERT, ganz fraglich von E. A. POE. Halten wir die Liste der Genialen, die an Schizophrenie oder manisch-depressiven Psychosen erkrankt waren, dem gegenüber, erweist sich die außerordentlich geringe Zahl der Epileptiker unter den Genialen.

Die Epilepsie verhält sich in dieser Richtung also ähnlich wie der Schwachsinn, den wir ja naturgemäß niemals bei Höchstbegabten finden können. Aus dieser Analogie zwischen Epilepsie und Schwachsinn hinsichtlich ihrer negativen Korrelation zur Höchstbegabung wurde von manchen Autoren der Schluß gezogen, daß der zur Epilepsie disponierte Mensch gar nicht jene letzte Ausreifung, jene Differenzierung der Persönlichkeit mitmacht, die den schöpferisch Höchstbegabten, das Hochtalent im Sinne LANGE-EICHBAUMS auszeichnet; daß also die Epilepsie auch wesensmäßig gemeinsame Züge mit dem Schwachsinn habe, wenn sie auch naturgemäß grundsätzlich von ihm zu trennen ist. So spricht MAUZ davon, daß durch das Fehlen der intrapsychischen Aktivität und durch Stehenbleiben auf einer amorphen Körperlichkeit, wie wir sie beim Epileptiker finden, es gar nicht zur *Ausbildung einer höheren Persönlichkeit* kommen konnte.

Von hier aus ergibt sich nun die Frage: Verteilen sich die Epileptiker gleichmäßig auf alle sozialen Schichten? Tritt die Epilepsie in gleicher relativer Häufigkeit in den führenden Bürgerfamilien auf wie in denen der Arbeiter, in der Patrizierfamilie ebenso wie in der Familie des ungelernten Taglöhners? Und wenn Unterschiede bestehen, wie sind sie zu erklären?

2. Untersuchungsergebnisse.

Eine alte klinische Erfahrung geht dahin, daß die Epilepsie eine Krankheit des niederen Volkes ist. Das heißt natürlich nicht, daß man sie in höheren Schichten nicht auch anträfe. Aber dies ist viel seltener und vor allem viel seltener im Vergleich zu den überhaupt zur Behandlung kommenden Kranken. Nun gibt es eine Reihe von schwer auszuschließenden Fehlerquellen: es könnte sein, daß Epileptiker höherer Schichten viel weniger in psychiatrischer Behandlung, zum mindesten in klinischer Beobachtung erscheinen als Epileptiker niederer Schichten. Denken wir nur an den Fabrikarbeiter, der schon nach dem ersten Anfall an der Maschine öffentlich auffällt und in die Klinik kommt, während etwa der Sohn aus „besserer“ Familie noch lange nicht klinisch erfaßt wird. Umgekehrt kann jedoch geltend gemacht werden, daß in den niedersten Schichten, etwa auf dem Lande, epileptische Anfälle nicht weiter ernst genommen werden — der Betreffende fällt eben auf dem Felde manchmal um wegen der Sonne oder wegen der Kälte, weil er nüchtern ist oder weil er zu viel getrunken hat, weil er erschrocken ist, überanstrengt oder nicht ausgeschlafen oder aus weiß Gott was für anderen vom Kausalitätsbedürfnis des Menschen ersonnenen Gründen sonst — während in der höheren Schichte zweifellos nach einem ersten epileptischen Anfall schon ein Arzt zu Rate gezogen wird. So also ist die Frage sehr schwer zu entscheiden. LUXENBURGER hat auf die Bedeutung der Berufsgliederung bzw. der sozialen Schichtung für psychiatrisch-genealogische Arbeiten aufmerksam gemacht, und seither wurde dieser Frage wesentlich mehr Beachtung geschenkt. CONRAD hat ein größeres Epileptikermaterial nach seiner soziologischen Beschaffenheit eingehender untersucht. Und zwar wählte er als Ausgangsmaterial nicht ein Anstalts- oder klinisches Material, sondern die durch eine Medizinalstatistik erfaßten Fälle (s. S. 956). Er folgte in der Gruppierung nach der sozialen Schichte im großen und ganzen dem Beispiel LUXENBURGERS.

Man kann soziale Schichten nur nach den Berufen bilden. Und es ist letztlich Auffassungssache, unter welchen Gesichtspunkten man die einzelnen Berufe zu höheren Gruppen oder Schichten zusammenfaßt. Hier wurden in eine erste Schichte, die *Oberschichte*, lediglich jene Berufe gestellt, welche als führende auf geistigem Gebiet anzusprechen sind, also die höheren akademischen Berufe, die leitenden Stellen des gesamten Wirtschafts- und Verwaltungswesens, des Militärs, des Schulwesens, des Handels, der Industrie, des Grundbesitzes, der Kunst und der Wissenschaft. Auf der anderen Seite steht in einer sog. *Unterschichte* lediglich der ungelernte Arbeiter in allen seinen Schattierungen als Taglöhner, landwirtschaftlicher Arbeiter, Dienstmagd, Dienstknecht und ungelernter Fabrikarbeiter. In eine *mittlere Schichte* kommt alles übrige, und zwar wird hier eine gehobene und eine tiefere Mittelschichte unterschieden. In jene werden die mittleren und höheren Beamten (sofern sie nicht in der ersten Gruppe stehen), die selbständigen Handwerksmeister und größeren Gewerbetreibenden, größere Kaufleute, Lehrer und Großbauern gestellt, in diese die unteren Beamten, die unselbständigen Handwerker und Gewerbetreibenden, die Kleinkaufleute, Kleinbauern und Häusler sowie die große Zahl der gelernten Arbeiter. Diese Gruppierung weicht nur insofern von der LUXENBURGERschen Gruppierung ab, als sowohl die erste wie die vierte Schichte etwas enger gefaßt werden. Die Hauptunterscheidung ist vielleicht die, daß einerseits nicht jeder Akademiker in die Oberschichte gezählt, andererseits der gelernte vom ungelernten Arbeiter getrennt und nur der letztere in die untere Schichte gestellt wird. Die Grenzsetzung ist natürlich eine willkürliche. Der Grund, warum hier von der LUXENBURGERschen Einteilung abgewichen wurde, liegt darin, daß es in diesem Zusammenhang zweckmäßiger und biologisch begründeter erscheint, den gelernten vom ungelernten Arbeiter zu trennen. Es sei diesbezüglich verwiesen auf HARTNACKE, C. V. MÜLLER u. a. Die 4 Schichten werden im folgenden mit den Buchstaben A—D bezeichnet, wobei A die Oberschichte und D die Unterschichte bedeutet.

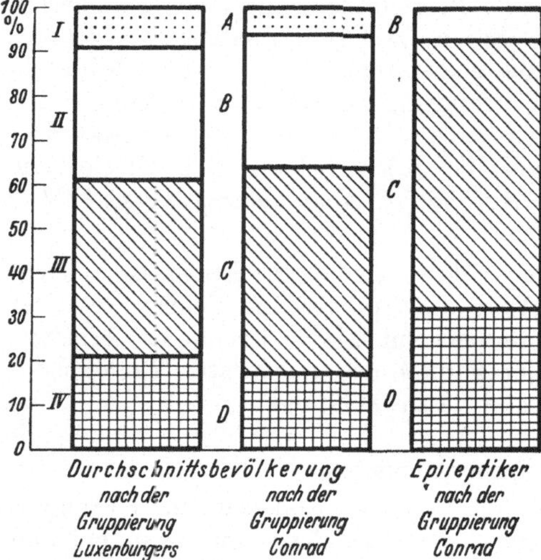

Abb. 13. Die soziale Schichtung bei der Durchschnittsbevölkerung und bei Epileptikern[1].

Das Ausgangsmaterial für die Untersuchung war dasjenige der Nachkommenschaftsuntersuchung (553 Probanden). Es verteilte sich auf die 4 Gruppen in einem Verhältnis, welches stark von dem durchschnittlich zu erwartenden abwich. Als Durchschnittsziffern werden die von LUXENBURGER aus einer größeren Anzahl von Bearbeitungen von Durchschnittsbevölkerungen zusammengestellten Ziffern benützt, welche auf die hier gewählte Abgrenzung umgerechnet wurden. Die kleine Gruppe der nicht Einstufbaren wurde aus der Prozentberechnung ausgeschieden. Abb. 13 zeigt nun die deutliche Verschiebung des Epileptikermateriales gegenüber der Durchschnittserwartung.

Nun war die Frage, inwieweit die Auslese des Materials an dieser Verschiebung schuld trägt. Eine solche ist ja immer sehr naheliegend. Das Material wurde aus den Fällen der sog. Reichsgebrechlichenzählung vom Jahre 1925/26 ausgelesen, und zwar nach Fruchtbarkeit, d. h. nach dem Besitz eines mindestens 20jährigen Kindes. Eine Auslese nach unteren sozialen Schichten war also auf zweierlei Weise möglich. Die eine Möglichkeit, daß schon durch die Zählung selbst die sozial tiefen Schichten leichter erfaßt wurden als die höheren, erscheint unwahrscheinlich, weil die Zählung, verbunden mit einer Steuererklärung, sich nach Art einer Volkszählung gleichmäßig an alle Haushaltungen wandte. Die zweite Möglichkeit ist wesentlicher: es konnte sein, daß durch die Auslese nach Fruchtbarkeit die sozial tiefen Schichten als die fruchtbareren leichter erfaßt wurden. Um diese Frage zu überprüfen, wurde das Probandenmaterial hinsichtlich seiner sozialen Strukturen verglichen mit dem Ausgangsmaterial, das ist dem Gesamtmaterial der durch die Zählung erfaßten Epileptiker. Würde die Verschiebung vor allem durch die Auslese nach den Fruchtbaren bewirkt, so mußte dieses unausgelesene Gesamtmaterial die tatsächlichen Verhältnisse

[1] Diese und die folgenden Abbildungen aus CONRAD: Arch. Rassenbiol. **31** (1937).

zeigen. Abb. 14 gibt einen Überblick über diese Auszählung, und es zeigt sich, daß tatsächlich eine, wenn auch ziemlich geringe Verschiebung der sozialen Schichten vorhanden ist. Diese Verschiebung betrifft aber nun sowohl die oberste wie auch die unterste Schichte, beide erweisen sich im Probandenmaterial relativ verringert. Der Grund für die Einschränkung nach oben liegt wohl zweifellos in der geringeren Fruchtbarkeit der oberen Schichten, die Einschränkung nach unten dürfte ihre Ursache darin haben, daß Menschen der untersten Schichte in einem nach Fruchtbarkeit ausgelesenem Material in relativ verminderter Zahl vertreten sind, weil sie als Ungelernte und Besitzlose geringere Heiratsmöglichkeiten haben.

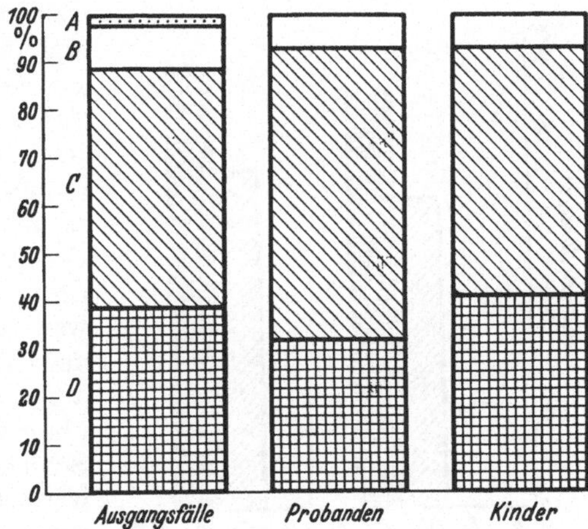

Abb. 14. Die soziale Schichtung bei den Epileptikern (Ausgangsfälle, Probanden, Kinder).

Wie dem auch sei, sicher können diese leichten Auslesewirkungen nicht an der hochgradigen Verschiebung des Probanden nach der sozialen Unterschichte hin allein Schuld tragen. Daß auch andere vielleicht übersehene Auslesewirkungen keine wesentliche Rolle gespielt haben können, zeigt ein Blick auf die Abb. 15. Hier ist das Material unterteilt in diagnostische Gruppen. Nach strengen klinischen Gesichtspunkten kamen in die Gruppe der idiopathischen Epilepsie lediglich die typisch endogen bedingten Fälle, ebenso in die Gruppe der symptomatischen nur die sicher exogen ausgelösten Fälle (perforierende Schädelverletzung, cerebrale Lues, Beginn nach dem 50. Lebensjahr). Die ziemlich zahlreichen restlichen Fälle wurden in eine sog. Zwischengruppe gestellt, um auch diese diagnostisch unklaren und mehrdeutigen Fälle einer genealogischen Betrachtung unterziehen zu können.

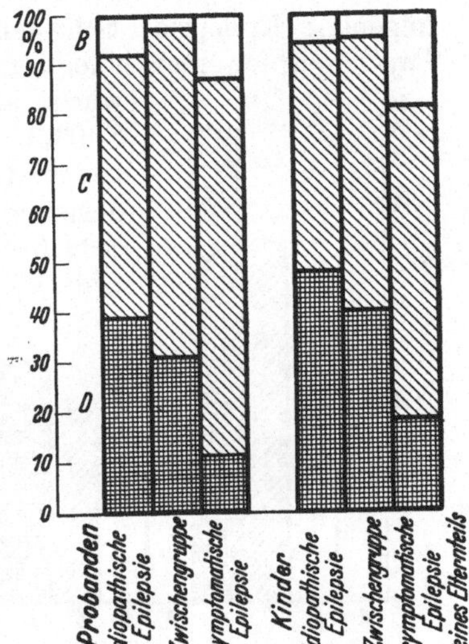

Abb. 15. Prozentuelle Verteilung der sozialen Schichten auf die drei diagnostischen Untersuchungsgruppen.

Betrachtet man nun die soziale Struktur innerhalb dieser 3 diagnostischen Gruppen, dann findet man sehr deutliche Unterschiede. In der Gruppe der idiopathischen Epilepsie ist die soziale Unterschichte auf fast das Vierfache der Ziffer bei den symptomatischen vermehrt, während die gehobene Mittelschichte auf fast die Hälfte gegenüber den symptomatischen reduziert ist. Die Zwischengruppe steht ungefähr in der Mitte. Diese Tatsache, *daß es also fast nur die idiopathischen Epileptiker sind, welche an der starken Verschiebung nach unten beteiligt sind,* zeigt an, daß Materialauslesevorgänge unmöglich allein an dieser Verschiebung schuld tragen können. Denn diese müßten notwendigerweise die drei diagnostischen Gruppen ziemlich gleichmäßig betreffen. Schließlich zeigt ein Blick auf die Verhältnisse bei den Kindern, daß sich dort die Dinge noch extremer gestalten. Die Kinder der Idiopathischen zeigen eine noch stärkere Verschiebung nach unten, die höchsten Prozentzahlen der D-Schichte überhaupt, während die Kinder der Symptomatischen in ihrer Verteilung auf soziale Schichten sich einem Durchschnittsmaterial annähern.

Damit wird es wahrscheinlich, daß die genuinen Epileptiker in der Tat häufiger einer sozialen Unterschichte angehören, als es einer durchschnittlichen Erwartung entsprechen würde und daß diese Verschiebung nach unten nicht die Wirkung einer zufälligen Materialauslese ist, sondern vielmehr vermutlich Folge einer gewissen selektiven Beziehung biologischer Art zwischen der idiopathischen Epilepsie und der sozialen Unterschichte.

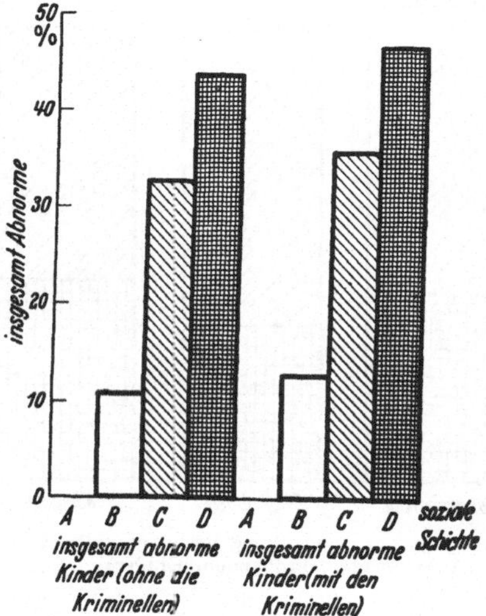

Abb. 16. Prozentsatz aller Abnormen unter den Kindern der Genuinen.

Es ergibt sich nun die weitere Frage nach der Häufigkeit von Abnormen unter den Kindern der Probanden, die nach den drei sozialen Schichten gruppiert sind. Es war zu prüfen, ob die genuinen Epileptiker der Unterschichte ihre abnorme Veranlagung auf die Kinder in der gleichen Häufigkeit übertragen als solche aus höheren sozialen Schichten. Dies mußte zunächst erwartet werden, insofern für gewöhnlich das Angehören einer sozialen Schichte als ein vorwiegend soziologischer Tatbestand aufgefaßt wird, der mit dem rein biologischen Tatbestand der Häufigkeit von Epilepsie unter den Kindern von Epileptikern in keiner unmittelbaren Beziehung steht.

Die Abwegigkeiten, welche bei den Kindern ausgezählt wurden, waren folgende: Epilepsie, Schwachsinn, Psychosen, neurologische Erkrankungen, Psychopathie, morphologisch und funktionell abnorme Zustände. Endlich wurde auch noch die Zahl der Kriminellen festgestellt (s. S. 996). Es fand sich nun ein deutlicher Unterschied in der relativen Häufigkeit von Abnormen unter den Kindern derjenigen genuinen Epileptiker, die der sozial tiefsten Schichte angehören, gegenüber denen höherer Schichten. Abb. 16 gibt einen Überblick über das gesamte Resultat.

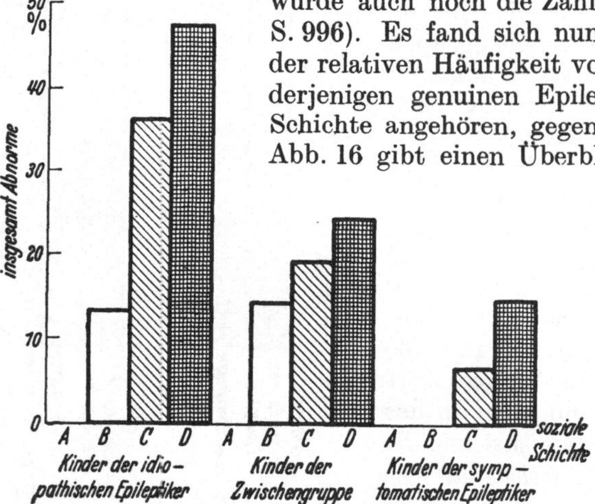

Abb. 17. Prozentsatz der Abnormen unter den Kindern der drei diagnostizierten Untergruppen.

Nun könnte es natürlich sehr leicht sein, daß die hohen Belastungsziffern, die wir hier bei den Nachkommen der Probanden aus der D-Schichte finden, nichts anderes sind als die Durchschnittsbelastungsziffern dieser sozialen Schichte und daß sie überhaupt nichts mit der Epilepsie selbst zu tun haben. Leider gibt es keine Standardbelastungsziffer der einzelnen sozialen Schichten, so daß ein diesbezüglicher Vergleich schwer durchzuführen ist. Dennoch gibt es einen einfachen Weg, sich darüber Klarheit zu verschaffen. Man braucht lediglich die Verhältnisse bei der genuinen Epilepsiegruppe zu vergleichen mit jenen der beiden anderen Gruppen. Wäre der Einwand richtig, müßten wir auch in diesen Gruppen in der D-Schichte die annähernd gleichen Prozentziffern finden. Daß dies nicht der Fall ist, zeigt die Übersichtstabelle 17. Wir finden, daß schon in der Zwischengruppe die Ziffern der D-Schichte viel niedriger liegen und sich bei den Symptomatischen noch mehr erniedrigen. Daraus geht hervor, daß es sich bei den Kindern der Idiopathischen sicher nicht einfach um Durchschnittsziffern der verschiedenen sozialen Schichten handeln kann. Das gleiche veranschaulicht die Abbildung 17.

Das heißt mit anderen Worten: Die Abnormalenziffer der Nachkommen ist nicht nur einfach determiniert durch die Epilepsie des Elternteils, sondern auch unabhängig davon durch dessen soziale Schichte. Denken wir dieses Ergebnis konsequent zu Ende, so gelangen wir zu dem Schluß, *daß ein genuiner Epileptiker, welcher der tiefsten sozialen Schichte, derjenigen des ungelernten Arbeiters angehört, eine andere, schlechtere Erbprognose hat als ein genuiner Epileptiker aus einer höheren Schichte.* Dieses Ergebnis scheint von einer gewissen Bedeutung, und es muß deshalb der Versuch gemacht werden, eine Erklärung für diese doppelte Determinierung zu finden. Wir wollen im nachstehenden eine solche Erklärung geben, ohne dabei der Meinung zu sein, daß es die einzige oder die allein richtige ist.

Wir machen zunächst die Annahme, daß die Epilepsie ebenso wie andere erbliche, geistige oder Nervenkrankheiten gleichmäßig in allen sozialen Schichten auftritt. Nun gehört es zu den Eigentümlichkeiten dieser Erkrankung, daß sie

Tabelle 17. Gesamtübersicht über die Auszählung der Kinder nach sozialen Schichten[1, 2].

Gruppe	Soziale Schichte	Gesamtzahl der Probanden	Gesamtzahl der Kinder	Davon abnorm (ohne Kriminelle)		Davon abnorm (mit Kriminellen)		Epilepsie		Schwachsinn		Psychosen		Neurologische Erkrankungen		Psychopathie		Funktionell und morphologisch abnorme Zustände		Kriminelle	
				abs. Zahl	%	abs. Zahl	%	abs. Zahl	%	abs. Zahl	%	abs. Zahl	%	abs. Zahl	%	abs. Zahl	%	abs. Zahl	%	abs. Zahl	%
Idiopathische	B	24	60	7	11,6	8	13,3	—	0,0	—	0,0	1	1,6	—	0,0	4	6,6	3	5,0	2	3,3
	C	160	557	189	33,7	204	36,6	31	5,5	79	14,1	9	1,6	5	0,9	35	6,2	63	11,3	41	7,4
	D	117	397	176	44,3	188	47,3	22	5,5	86	21,6	6	1,5	9	2,2	37	9,3	67	16,8	43	10,8
	Summe	301	1014	372		400		53		165		16		14		76		133		86	
Zwischengruppe	B	3	7	1	14,2	1	14,2	—	0,0	—	0,0	—	0,0	—	0,0	—	0,0	1	14,2	—	0,0
	C	88	303	46	15,1	58	19,1	7	2,3	16	5,2	1	0,3	2	0,6	8	2,6	23	7,5	17	5,6
	D	42	174	34	19,5	42	24,1	4	2,3	12	6,9	1	0,5	3	1,5	6	3,0	15	8,5	12	6,9
	Summe	133	484	81		101		11		28		2		5		14		39		29	
Symptomatische	B	10	30	—	0,0	—	0,0	—	0,0	—	0,0	—	0,0	—	0,0	—	0,0	—	0,0	—	0,0
	C	59	203	11	5,9	13	6,4	2	0,9	4	1,8	—	0,0	1	0,45	1	0,45	9	4,4	3	1,4
	D	9	41	6	14,6	6	14,6	2	4,8	3	7,3	—	0,0	—	0,0	—	0,0	2	4,8	—	0,0
	Summe	78	274	17		19		4		7		—		1		1		11		3	

[1] Unter Ausschluß der sog. Gruppe der Ungeklärten (34 Fälle) und der „Nichteinstufbaren" (7 Fälle). — [2] Aus Arch. Rassenbiol. 31, 316 (1937).

relativ frühzeitig manifest wird, jedoch selten zu einer völligen Invalidität, sehr häufig jedoch zu einer starken Beschränkung der Erwerbsfähigkeit führt. Mit diesen Eigenschaften geht im Gefolge eine Tendenz zum sozialen Absinken. Der Student kann etwa sein Studium nicht beenden und ist froh, schließlich als kleiner Schreiber unterzukommen. Der Kaufmann und Gewerbetreibende wird als Gärtner oder Korbflechter enden, und der Handwerker wird beim Fortschreiten der Erkrankung häufig genug auf Taglohn angewiesen sein. Daneben und damit in Zusammenhang ist er bei der Auswahl seines Ehepartners wesentlich beschränkt und wird voraussichtlich nicht allzu hohe Ansprüche an die Qualität des Ehepartners stellen. So wird er nicht allzu selten auch wieder einen irgendwie Defekten als Ehepartner heimführen. Die Kinder bekommen nun von beiden Seiten her nicht allzu günstige Anlagen und leiden außerdem unter dem gesunkenen Milieu. Diese beiden Faktoren im Verein, mangelhafte Anlagen und schädigende Umwelt, führen zu einem weiteren Sinken der Kinder. Auch sie werden wieder, wenigstens zum Teil, sich nur Defekte zum Partner wählen können. Auch hier wiederholt sich das gleiche bei den Kindern und führt zu weiterem sozialen Abgleiten. Der ganze Prozeß ist einem Ausflockungsprozeß vergleichbar mit einem langsamen Absinken eines Niederschlages bis auf eine Bodenschichte, wo er liegen bleibt und sich anhäuft. *Und diese Schichte stellt nun naturgemäß jenen Bevölkerungsanteil dar, aus dem wir den Hauptteil unseres Ausgangsmaterials von Epileptikern beziehen, da dort zweifellos nun wesentlich häufiger Epileptiker auftauchen werden als in den höheren Schichten.* Die gesunden Träger normaler Anlagen, welche in dieser Schichte geboren werden, werden entsprechend ihrer besseren Veranlagung sich meist aus diesem Zirkel befreien und nach oben steigen. Andererseits werden wir eine Menge anderer defekter Anlagen in dieser Bodenschichte finden, die ursprünglich nichts miteinander zu tun hatten, sondern lediglich das eine gemeinsam haben, daß sie zu einem sozialen Absinken führen. Zu diesen gehören vor allem der Schwachsinn, körperliche Defektsymptome und Psychopathie. Haben wir nun etwa einen Epileptiker dieser sozialen Unterschichte vor uns, so wird dieser sehr häufig Träger einer Menge recessiver Defektanlagen sein, und zwar häufiger als ein phänotypisch Gesunder aus dieser Schichte und auch häufiger als ein zwar phänotypisch Kranker, aber genotypisch Gesunder aus dieser Schichte (nämlich ein symptomatischer Epileptiker), weil zu der Belastung durch die soziale Schichte noch die zur Epilepsie hinzukommt. Er wird aber darüber hinaus, wie oben beschrieben, vielfach auch seinen Ehepartner oft nach defekter Veranlagung auswählen, so daß gerade bei seinen Kindern nun in einem erheblich höheren Prozentsatz abnorme Merkmale manifest werden als bei einem ebenfalls genuinen Epileptiker einer höheren Schichte einerseits und einem symptomatischen Epileptiker der gleichen Schichte andererseits. Das aber waren genau die Ergebnisse, die wir empirisch festgestellt hatten.

Wir sehen auch hier wieder die Notwendigkeit, daß wir uns bei der Deutung erbbiologisch-statistischer Ergebnisse grundsätzlich von der Vorstellung freimachen müssen, daß die einzelnen Gene oder Genegruppen, welche bestimmten Merkmalen zugrunde liegen, unabhängig und isoliert vom Gesamtgenbestand des Organismus wirken. So ist es auch für die Manifestierung der Gengruppe, welche vermutlich der idiopathischen Epilepsie zugrunde liegt, keineswegs gleichgültig, in welchem Gesamtgenotypus sie sich befindet. Wir müssen nach unseren Ergebnissen annehmen, daß dieser Genotypus, das gesamte Milieu der Gene bei einem Menschen der sozialen Unterschichte, eine Reihe von Anlagen aufweist, die wir bei einem Angehörigen einer anderen Schichte nicht oder doch durchschnittlich viel seltener finden und umgekehrt; einfach deshalb, *weil sowohl der Mensch der sozialen Unterschichte wie auch der der sozialen*

Oberschichte genetisch nur als das Ausleseprodukt von vielen Generationen der Züchtung verstanden werden kann. Und wir müssen nun aus den Ergebnissen den Schluß ziehen, daß die für die idiopathische Epilepsie verantwortliche Gengruppe, welche an sich natürlich unabhängig von der sozialen Schichte ihres Trägers ist, eine verschiedene Wirkung entfaltet, je nach der Gengesellschaft, in der sie sich befindet.

3. Der iktaffine Konstitutionskreis.

Damit gelangen wir zur Besprechung des Begriffs des sog. iktaffinen Konstitutionskreises, den MAUZ aufgestellt hat.

MAUZ ging von Untersuchungen an Epileptikern aus. Seine leider niemals statistisch oder erbwissenschaftlich unterbauten Befunde veranlaßten ihn, die Grenzen „einer erstarrten Systematik" zu durchbrechen und die epileptische Veranlagung in einen viel weiteren Kreis konstitutioneller Merkmale erhöhter Krampfbereitschaft hineinzustellen. Dieser große „Konstitutionskreis" — vorläufig nur klinisch-empirisch gesehen — ist charakterisiert durch zwei Hauptgruppen, erstens die charakterologisch bestimmte *enechetische Konstitution* und zweitens die sog. *kombinierten Defektkonstitutionen* mit ihrem vasomotorisch-explosiblen und reflex-hysterischen Flügel.

Der Erbkreis, in welchem diese Konstitutionstypen stehen und welcher sie gleichsam biologisch fundiert, ist charakterisiert durch die verschiedensten heredodegenerativen Erkrankungen, allerlei unklare Psychosen und atypische organische Nervenleiden, Krankheitsbilder, die zu dem Status dysraphicus in Beziehung stehen, Taubstummheit, Debilität und unklare Demenzen; ferner finden wir Hypophysentumoren, Turmschädel und andere Schädelanomalien wie Mikrocephalie oder Blasenkopf, akromegale Stigmen, Kleinwuchs und Hochwuchs, mannigfache Infantilismen, viel Caries und sonstige schwere Zahndefekte, alle möglichen Formen von Regulationsstörungen und Insuffizienzen des Gefäßapparates, des Wasserhaushaltes, des pneumogastrischen Systems, der Blase; ferner mannigfaltige Bilder eines insuffizienten Reflexapparates. Weiter werden erwähnt Kyphosen und andere Abnormitäten des Skelets, Allergien, Neigung zu Ödemen und Hautveränderungen, schwere vasomotorische Störungen, tetanische und basedowoide Erscheinungen, die Symptome Zittern, Aphonie, Mutismus, Herzklopfen, Harndrang, Brechreiz, Ohnmachten, die zur reflexhysterischen Konstitution gehören; andererseits Akrocyanose, Cutis marmorata, Dermographismus, Rotanlaufen des Kopfes mit starkem nachherigem Abblassen, psychisch schwerste Jähzornausbrüche der vasomotorisch explosiblen Konstitution.

Zusammenfassend zählt MAUZ die verschiedenen Faktoren nochmals einzeln auf:

a) Status dysraphicus und Mikroformen von Heredopathien.

b) Dysplasien und sonstige Zeichen endokriner Minderwertigkeit.

c) Massive Athletik.

d) Kopfvasomotorische Insuffizienz und sonstige Zeichen eines minderwertigen Gefäß- und Kreislaufsystems.

e) Insuffizienz des Reflexapparates.

Mit anderen Worten handelt es sich also um konstitutionelle Abweichungen von der Norm nach allen möglichen Richtungen auf dem Gebiete a) des Entwicklungsgeschehens, b) des endokrinen Apparates, c) des Körperbaues (in diesem Fall gleichfalls nach allen extremen Richtungen außer nach der des pyknischen Habitus), d) des vegetativen Systems, e) des cerebrospinalen Systems.

Nun aber stellt dieses ganze genotypische Syndrom nach Mauz nicht ein unklares Vererbungsgemisch dar, „sondern einen Konstitutionskreis, der seine Entstehung merkwürdigen, aber bekannten biologischen Affinitäten verdankt“. Das Gemeinsame ist die erhöhte Krampffähigkeit. Diese ist als fertige Konstitution auf die Stufe menschlicher Anlageformen beschränkt, auf denen sich die „Persönlichkeit“ in elementaren, psychophysischen Radikalen erschöpft. Ebenso wie die enechetische Konstitution eine derartige leibseelische Einheit besonderer Art bildet, stellen auch die Zuordnungen der vasomotorischen Steuerungsschwäche zur Athletik und der Insuffizienz des Reflexapparates zur Asthenie nicht weiter zerlegbare psychophysische Gegebenheiten dar. *Zugrunde liegen diesen Erscheinungsbildern Hemmungen oder Störungen der feineren Entwicklung und Ausdifferenzierungen des gesamten somatischen Geschehens, insbesondere der Hirnrinde.*

Dieser große Wurf, der Mauz mit der phänomenologischen Herausarbeitung des iktaffinen Syndroms gelungen ist, hat zweifellos seinen Platz in der Geschichte der Konstitutionslehre. Und wie in allen derartigen Fällen muß nun Detailarbeit einsetzen, die wissenschaftlich unterbaut, was bis jetzt mehr schöpferisch gesehen ist. Diese Arbeit ist bis jetzt nicht geleistet, und deshalb ist es zweifellos verfrüht, zu der gesamten Konzeption von Mauz kritisch Stellung zu nehmen. Grundsätzlich aber halten wir es für wichtig, die im vorigen geschilderte Möglichkeit einer rein additiven Kombination von verschiedenen Erbanlagen nicht aus dem Auge zu verlieren. Es sei in diesem Zusammenhang eine Bemerkung von G. Just erwähnt, die dieser in einem ganz anderen Zusammenhang im Hinblick auf andere Teilprobleme vorbrachte: es sei wichtig, einer speziell für den Menschen geltenden Komplikation für die Erforschung heterophäner Erberscheinungen zu gedenken: „nämlich der Tatsache, daß schwerere körperliche und psychische Anomalien und Krankheiten zu sozialem Absinken zu führen vermögen ... und daß sich auf diese Weise, also auf dem Wege eines sozialen Selektionsvorganges in bestimmten Sippschaften krankhafte Erbanlagen verschiedenster Art anhäufen können. Die betreffenden Sippschaften stellen so Sammelbecken, Vermehrungszentren und Herde mannigfaltiger mendelistischer Kombination für derart verschiedene krankhafte Erbanlagen dar. Wenn nun der Erbforscher, wie er es notwendig oft tun muß, von einem phänischen Gesamtstatus der betreffenden Sippschaft aus an die konstitutionspathologische und genetische Analyse herangeht, so kann die Gefahr bestehen, daß reine Zufallskombinationen — und zwar eben Kombinationen mannigfaltiger Art — von genetisch an sich nicht zusammenhängenden, durch das soziale Sieb indessen zusammengeführten krankhaften Erbanlagen ein in wechselvollen phänischen Gestaltungen sich manifestierendes Syndrom vortäuschen“.

Diese Gefahr, biologisch Unzusammengehöriges als einen nicht nur phänischen, sondern auch genischen Gesamtstatus zu betrachten, die Just von ganz anderen Überlegungen ausgehend, als theoretische Möglichkeit gesehen hat, trifft genau im Kern das, was unseres Erachtens der Mauzschen Konzeption des iktaffinen Kreises entgegengehalten werden muß. Dabei handelt es sich mehr um einen methodologischen Einwand, da ja weder die eine noch die andere Auffassung vorläufig nachgewiesen ist. Jedoch erscheint es mir richtiger, zunächst jene konnubiale Zusammengehörigkeit anzunehmen und von da aus die biologischen Zusammenhänge zu prüfen und nicht umgekehrt. Denn für die Erkenntnis wirklicher biologischer Zusammenhänge, auf die es uns ja letzten Endes ankommt, verbauen wir uns vorzeitig den Weg, wenn wir sie schon von vornherein als gegeben annehmen. Schon die Frage, ob wir nicht das gleiche Konstitutionsbild, das Mauz für die Epileptiker als charakteristisch annimmt, auch finden, wenn wir als Ausgangsfälle nicht Epileptiker, sondern etwa

Barackenbewohner, Rachitiskranke oder rückfällige Schwerkriminelle wählen würden, zeigt an, wie vorsichtig wir mit der Zusammenordnung aller der verschiedenen Symptomengruppen mit der Epilepsie sein müssen.

Wir halten den Begriff des „iktaffinen Konstitutionskreises" als vorläufig für zu wenig fundiert, wenn er auch als Tatbestand zweifellos existiert und der näheren psychopathologischen und genealogischen Forschung durchaus wert ist. In der Bezeichnung eines *Konstitutionskreises* wird jedoch allzu viel vorweg genommen, was erst nachgewiesen werden muß, und ich würde deshalb vorläufig die Bezeichnung *Konnubial-* oder *Selektionskreis* vorziehen. Denn derartige selektive, konnubiale Vorgänge spielen zweifellos eine Rolle; ob dahinter konstitutionelle Zusammenhänge im Sinne genischer Beziehungen stehen, ist gewiß möglich, aber eben vorläufig noch nicht erwiesen; und ob das Wesentliche dieser zu einem Kreis zusammengefaßten Formen in ihrer Beziehung zur Epilepsie liegt oder ob die Epilepsie bzw. die Anfallskrankheiten nicht auch nur ein, aber durchaus nicht *der* wesentliche Bestandteil dieses Kreises ist, müssen erst zukünftige Untersuchungen klären.

Auf eine Darstellung der deutschen Sterilisierungsgesetzgebung und der darüber entstandenen Fragen und Arbeiten wird hier verzichtet. Ich sah die Aufgabe dieses Beitrages lediglich in der Darstellung der biologischen Grundlagen des Vererbungsproblems bei der Epilepsie. Alle praktisch daraus gezogenen Schlußfolgerungen gehören ebenso wie die Darstellung der Klinik und Symptomatologie deshalb nicht in diesen Rahmen. Verwiesen sei diesbezüglich auf das Handbuch der Erbkrankheiten (herausgeg. von GÜTT). Doch wurden Arbeiten, die sich mit der Durchführung des Gesetzes befassen, soweit sie das Vererbungsproblem bei der Epilepsie berühren, in das Literaturverzeichnis dieses Kapitels aufgenommen.

Somit stehen wir mit unseren Erkenntnissen über den Erbkreis der Epilepsie erst irgendwo am Anfang, und es mag in dem vorstehenden zusammenfassenden Bericht oft die große Zahl von Fragezeichen als unbefriedigend vermerkt worden sein, die wir an so viele Stellen zu setzen gezwungen waren. Wir haben diese offenen Fragen dennoch hier aufgezeichnet, da sie gleichsam ein Programm darstellen für künftige Arbeit. Ein weites Feld der Forschung liegt vor uns, und wir glauben, daß schon eine nähere Zukunft Licht in viele Fragen bringen wird, die vorläufig noch in dichtem Dunkel liegen.

Schrifttum.

Zusammenfassende Arbeiten und Sammelreferate[1].

ABADIE: Allgemeine Ätiologie der gewöhnlichen Epilepsie. Revue neur. **64** (1925).

BAUER: Konstitutionelle Disposition zu inneren Krankheiten, 3. Aufl. Berlin 1924. — BINSWANGER: Die Epilepsie. NOTHNAGELs Pathologie und Therapie, 2. Aufl. Wien u. Leipzig 1913. — BLEULER: Lehrbuch der Psychiatrie. Berlin 1937. — BRAUN: Über Pathogenese, Klinik und Therapie der Epilepsie. Schweiz. Arch. Neur. **36** (1935). — BUMKE: Lehrbuch der Psychiatrie, 4. Aufl. Berlin: Julius Springer 1936.

DE CRINIS: Die Beteiligung der humoralen Lebensvorgänge des menschlichen Organismus am epileptischen Anfall. Monogr. Ges. geb. Neur. u. Psych. **22** (1920).

ENTRES: Handbuch der Geisteskrankheiten, herausgeg. von BUMKE, Bd. I. 1930.

GEYER: Die Epilepsien. Fortschr. Erbpath. Rassenhyg. **1** (1937). — GRUHLE: Über die Fortschritte in der Erkenntnis der Epilepsie in den Jahren 1910—1920 und über das Wesen dieser Krankheit. Zbl. neur. **34** (1923). — Epileptische Reaktionen und epileptische Krankheiten. Handbuch der Geisteskrankheiten (herausgeg. von BUMKE), Bd. VIII. 1930.

HARTMANN u. DI GASPERO: Epilepsie. Handbuch der Neurologie (herausgeg. von LEWANDOWSKI), Bd. V. Berlin 1914.

[1] Um Raum zu sparen, wurde jede Arbeit im Literaturverzeichnis nur einmal angeführt, auch wenn sie in mehreren Kapiteln zitiert wurde.

Kehrer: Über den Ursachenkreis der Epilepsien. Jkurse ärztl. Fortbildg **1935**. — Kraepelin: Lehrbuch der Psychiatrie, 8. Aufl. Leipzig 1928.

Lange: Kurzgefaßtes Lehrbuch der Psychiatrie. Leipzig 1937. — Lenz: Menschliche Erblehre von Baur-Fischer-Lenz, 4. Aufl. München 1936. — Luxenburger: Kurzer Abriß der psychiatrischen Erblehre und Erbgesundheitspflege. Lehrbuch der Psychiatrie von Bleuler, 6. Aufl. Berlin 1937. — Psychiatrische Erblehre. München 1938.

Muskens: Epilepsie. Monographien Neur. **1926**.

Oppenheim: Lehrbuch der Nervenkrankheiten. Berlin 1913.

Pohlisch: Epilepsie. Z. Neur. **161** (1938).

Rüdin: Erblichkeit und Psychiatrie. Z. Neur. **93** (1924).

Stauder: Epilepsie. Fortschr. Neur. **6** (1934); 8 (1936).

Vogt: Epilepsie. Handbuch der Psychiatrie. Leipzig u. Wien 1915.

Weygandt: Lehrbuch der Nerven- und Geisteskrankheiten. Halle 1935. — Wilson: The epilepsies. Handbuch der Neurologie (herausgeg. von Bumke u. Foerster), Bd. XVII. 1935.

I. Einleitung.

Allan: The ketogenic diet in epilepsy. J. ment. Sci. **79** (1933). — Allers: Ergebnisse stoffwechselpathologischer Untersuchungen bei Psychosen. B. Die Epilepsie. Z. Neur. **4** (1911). — Alford: Epilepsie als Sondertyp der heredofamiliären Degeneration. Med. J. a. Rec. **122** (1925).

Baar: Z. Kinderheilk. **46** (1928). — Bauer: Konstitution und Nervensystem. Kapitel „Epilepsie". Z. Neur. **15** (1918). — Berger: Über die Entstehung der Erscheinungen des großen epileptischen Anfalls. Klin. Wschr. **1935 I**. — Binswanger: Die klinische Stellung der sog. „genuinen" Epilepsie. Mschr. Psychiatr. **32** (1912). — Die Pathogenese und Prognose der Epilepsie. Münch. med. Wschr. **1922 I**. — Bischoff: Krämpfe im Kindesalter. Stuttgart 1937. — Bolten: Pathogenese und Therapie der genuinen Epilepsie. Mschr. Psychiatr. **33** (1913). — Über Wesen und Behandlung der sog. „genuinen Epilepsie". Wien. klin. Wschr. **1914**. — Das klinische Bild der Epilepsie (psychische Epilepsie, Poriomanie, Migräne). Mschr. Psychiatr. **39** (1916). — Bonhoeffer: Die exogenen Reaktionsformen. Arch. f. Psychiatr. **58** (1917). — Bumke: Über die gegenwärtigen Strömungen in der klinischen Psychiatrie. Münch. med. Wschr. **1924 II**.

Clegg and Thorpe: Induced water retention in diagnosis of idiopathic epilepsy. Lancet **1935 I**. — Cobb: Causes of epilepsy. Arch. of Neur. **27** (1932). — Comby: Les Epilepsies infantiles. Clin. et Lab. **1926**. — Les causes et le pronostic de l'épilepsie infantile. Scritti med. in onore Jemma **1934**. — Conrad: Über die Grenzen der erbstatistischen Methoden. Nervenarzt **10** (1937). — Creutzfeldt: Epilepsie. Die Erbkrankheiten (herausgeg. von Bonhoeffer). Berlin: S. Karger 1936. — Crouzon: Le syndrome Epilepsie. Paris 1929.

Engel: Die praktische Bedeutung des Wasserhaushaltes in der Epilepsie, zugleich ein Beitrag zur Permeabilitätstheorie. Nervenarzt **6** (1933).

Fischer: Ergebnisse zur Epilepsiefrage. Z. Neur. **56** (1920). — Die Bedeutung der Nebennieren für die Pathogenese und Therapie des Krampfes. Dtsch. med. Wschr. **1920**. — Untersuchungen über die Pathogenese des Krampfes. Dtsch. Z. Nervenheilk. **71** (1921). — Förster: Die Pathogenese des epileptischen Krampfanfalles. Klinik und Therapie. Verh. Ges. dtsch. Nervenärzte. Leipzig **1926**. — Vier Fälle mit epileptischen Anfällen. Zbl. Chir. **14** (1929). — Freundlich: Über innersekretorische Störungen bei Epileptikern. Ges. Neur. u. Psych. Hamburgs, Sitzg 14. April 1928. — Frisch: Die pathophysiologischen Grundlagen der Epilepsie. Z. Neur. **103** (1926). — Die Epilepsie. Leipzig u. Wien **1937**.

Geller: Untersuchungen über den Wasser- und Mineralhaushalt der Epileptiker. Klin. Wschr. **1936 I**. — Goldschmidt: Physiologische Theorie der Vererbung. Berlin 1927. — Gowers: Epilepsie. Bonn 1892.

Halpern: Zur Klassifizierung der Epilepsie, nebst einigen Bemerkungen über frontale Epilepsie. Wien. med. Wschr. **1926 II**. — Hoffmann: Die individuelle Entwicklungskurve des Menschen. Berlin 1922. — Husler: Spasmophilie. Handbuch der Neurologie (herausgeg. von Bumke u. Foerster), Bd. XVII. Berlin 1935.

Jackson: Eine Studie über Krämpfe. Übersetzg.; Karger 1926. — Jaspers: Allgemeine Psychopathologie, 3. Aufl. Berlin 1923.

Kennedy: The epilepsies. Amer. J. Psychiatry **92** (1935). — Knapp: Genuine Epilepsie und Heredität. Erbarzt **3** (1936). — Kraepelin: Zur Epilepsiefrage. Z. Neur. **52** (1919). — Kraus: Der epileptische Symptomenkomplex (Morbus sacer). Krankheiten des Nervensystems, Teil II. Merings Lehrbuch der inneren Medizin. Jena 1929. — Krause u. Schum: Die epileptischen Erkrankungen, ihre anatomischen und physiologischen Unterlagen sowie ihre chirurgische Behandlung. Neue deutsche Chirurgie II. 49a u. b. Stuttgart 1931/32. — Kretschmer: Veranlagung zu psychischer Erkrankung. (Manisch-depressives Irresein, Schizophrenie, Epilepsie.) Jverslg dtsch. Ver. Psychiatr. Jena, Sitzg 20. u. 21. Sept. 1923. —

KRISCH: Die biologische Einteilung der Epilepsien. Mschr. Psychiatr. **52** (1922). — Epilepsie und manisch-depressives Irresein. Berlin 1922. — KROLL: Neue Probleme zur Humoralpathologie des Krampfanfalles. Arch. f. Psychiatr. **104** (1936).

LENNOX u. COBB: Epilepsy. From the standpoint of Physiology and Treatment. Medicine **7** (1928). — LEWY: Neuere Gesichtspunkte zur Epilepsiefrage. Med. Welt **1930**, Nr 1. — LIMBERGER: The use of dehydration in epilepsy. J. amer. med. Assoc. **101** (1933). —

MARBURG: Die Epilepsie als Problem und in ihrer Beziehung zur Therapie. Wien. klin. Wschr. **1936 I**. — MARIE: Note sur l'Etiologie de l'Epilepsie. Progrès méd. **1887**. — MARX u. WEBER: Zur Pathogenese des epileptischen Anfalles. Nervenarzt **7** (1934). — MCLEAN: The blood cholesterol in epilepsy in relation to treatement by dehydration and ketog. J. ment. Sci. **80** (1934). — MCQUARRIE: Epilepsy in children. Relationship of variations in the degree of kentonuria to occurence of convulsions in epileptic children on ketogenic diets. Amer. J. Dis. Childr. (1927). — Study of the water and mineral balances in epileptic children. I. Effects of diuresis, catharsis, phenobarbital therapy a. water storage. Amer. J. Dis. Childr. **43** (1932). — MEYER: Über posttraumatische Spätepilepsie. Z. Nervenheilk. **139** (1936). — MINKOWSKI: Zur pathologischen Anatomie und Pathogenese der Epilepsie. Jb. Psychiatr. **51** (1934).

NORDMANN: Die Rolle der Kreislaufstörungen bei der traumatischen Epilepsie. Verh. dtsch. Ges. Kreislaufforsch. **1936**. — NOTKIN: Beitrag zur Epilepsielehre. J. nerv. Dis. **67** (1928).

OPPENHEIM: Zur Kenntnis der Epilepsie und ihrer Randgebiete. Z. Neur **42** (1918). — Über die Beziehungen zwischen Nebenniere und Krampf. Diss. München 1922. — OSTMANN: Renale Kochsalzausscheidung und epileptischer Krampfanfall. Allg. Z. Psychiatr. **101**.

POHLISCH: Epilepsie. Erbarzt **5** (1938). — POLLAK: Anlage und Epilepsie. Arb. neur. Inst. Wien **23** (1921).

RABINOWITSCH: Die Richtlinien der gegenwärtigen Epilepsiebehandlung. Münch. med. Wschr. **1930**. — REDLICH: Bemerkungen zur Ätiologie der Epilepsie. Wien. med. Wschr. **1906**. — Über die Beziehungen der genuinen zur symptomatischen Epilepsie. Dtsch. Z. Nervenheilk. **36** (1909). — REDLICH u. BINSWANGER: Die klinische Stellung der sogenannten genuinen Epilepsie. Berlin 1913. — REICHARDT: Der gegenwärtige Stand der Epilepsieforschung. Z. Neur. **89** (1924). — RÜDIN: Der gegenwärtige Stand der Epilepsieforschung. Z. Neur. **89** (1924).

SCHOLZ: Epilepsie. Anatomie der Psychosen. Handbuch der Geisteskrankheiten (herausgeg. von BUMKE). Berlin 1930. — SCHULZ: Methodik der medizinischen Erbforschung. Leipzig: Georg Thieme 1936. — SEREJSKI: Über die endokrin-toxische Epilepsie. Z. Neur. **105** (1926). — SPIELMEYER: Funktionelle Kreislaufstörungen und Epilepsie. Z. Neur. **148** (1933). — STAUDER: Fragestellung und Ergebnisse der neueren Epilepsieforschung. Arch. f. Psychiatr. **102** (1934). — STEBLOW: Das Problem der Klassifizierung der Epilepsieformen. Z. Neur. **142** (1932). — STERTZ: Zur Auffassung der genuinen Epilepsie. Münch. med. Wschr. **1933**. — STUBBE-TEGLBJAERG: Epilepsy and hypoxaemia. Acta psychiatr. (Københ.) **7** (1932). — Bedeutung des Wasserhaushaltes bei Epilepsie. Ref. Zbl. Neur. **65** (1933).

TEMPLE FAY: Clinical observation on the control of convuls. seizures by means of dehydration. J. nerv. Dis. **71** (1930). — TERRON: J ricambio dell'acqua nella genesi dell'epilepsia. Riv. Pat. nerv. **48** (1936). — TRAMER: Untersuchungen zur pathologischen Anatomie des Zentralnervensystems bei der Epilepsie. Schweiz. Arch. Neur. **2** (1918).

ULRICH: Mitteilungen über fünfjährige Erfahrungen der Epilepsiebehandlung bei salzarmer Kost. Münch. med. Wschr. **1912**.

VILLINGER: Zur Frage der erblichen Fallsucht. Münch. med. Wschr. **1937 I**.

WEYGANDT: Das Problem der Erblichkeit bei jugendlichem Schwachsinn und bei Epilepsie. Z. Neur. **152** (1935). — WILSON: Über die Epilepsien. Fortschr. Med. **1927**. — Bemerkungen zu einigen Ansichten über das Epilepsieproblem. Brit. med. J. **1929**, Nr 3590.— WUTH: Die medikamentöse und diätetische Behandlung der Epilepsie. Fortschr. Neur. **1930**.

II. Erbbiologische Untersuchungen.

ALZHEIMER: Die Gruppierung der Epilepsie. Allg. Z. Psychiatr. **1907**. — AMMANN: Die Erkrankung und Sterblichkeit in der Schweiz. Basel 1912. — Untersuchungen über die Veränderungen der Häufigkeit der epileptischen Anfälle und deren Ursachen. Z. Neur. **24** (1914). — Über Epilepsiestatistik. Epilepsia **1914**. — Zur Frage der geographischen Verbreitung der Epilepsie. Schweiz. med. Wschr. **1922**.

BEMISS: Report of Influences of Marriages of Consanguinity upon Offspring. Trans. amer. med. Assoc. **11** (1858). — BERLIT: Beitrag zur Belastungsstatistik einer Durchschnittsbevölkerung. (Geschwister und Eltern von 362 Beamten und Angestellten, nebst einer Anzahl Ehegatten einer sächsischen Landesanstalt.) Z. Neur. **152** (1935). — BERTHERAND: Médecine et hygiéne des Arabes. Paris: Baillière 1855. — BLEULER: Psychotische

Belastung von körperlich Kranken. Z. Neur. **142** (1932). — BLEULER u. RAPOPORT: Untersuchungen über die konstitutionelle Verwandtschaft von Tuberkulose und Geisteskrankheiten. Z. Neur. **153** (1935). — BOEHM: Erbkunde. Berlin 1936. — BOENING u. KONSTANTINU: Encephalographische und erbbiologische Untersuchungen an genuinen Epileptikern. Arch. f. Psychiatr. **100** (1933). — BOETERS: Familienuntersuchungen bei einer Durchschnittsbevölkerung unter besonderer Berücksichtigung symptomatischer und deliranter Zustandsbilder. Z. Neur. **153** (1935). — Belastungsstatistik einer schlesischen Durchschnittsbevölkerung. Untersuchungen an 211 Familien. Z. Neur. **155** (1936). — BONDAREW: Zur Frage über die Beziehungen zwischen den hereditären Epilepsieformen und der manisch-depressiven Psychose. Nevropat. i. t. d. (russ.) 4, Nr 9/10 (1935). — BRAIN: Die Vererbung bei der Epilepsie. Quart. J. Med. **19** (1926). — BRANDER: Beobachtungen über die geistige und körperliche Entwicklung bei Zwillingen. Mschr. Kinderheilk. **61** (1935). — BRATZ: Zur Ätiologie der Epilepsie. Neur. Zbl. **1908**. — Die affekt-epileptischen Anfälle der Neuropathen und Psychopathen. Mschr. Psychiatr. **29** (1911). — BRUGGER: Zur Frage einer Belastungsstatistik der Durchschnittsbevölkerung. Z. Neur. **118** (1929). — Versuch einer Geisteskrankenzählung in Thüringen. Z. Neur. **133** (1931). — BRYDEN: Vital Statistices of Bengal Presidency. Calcutta: Government Printing Office 1871. — BUCHANAN: N. Y med. J. **113** (1921). — BUNSE: Statistische Mitteilungen über das Material einer Armee-Nervenabteilung. Z. Neur. **50** (1919). — BURR: Heredity in epilepsy: a study of 1444 cases. Arch. of Neur. **7** (1922).

CHASSANIOL: Contributions à la pathologie de la race nègre. Arch. Méd. nav. **3** (1865). — CHRISTOFFEL: Grippe und Epilepsie. Z. Neur. **107** (1927). — CLARK: A Comparative Study of Idiopathic Epilepsy in Animals and Man. N. Y. med. J. **80** (1904). — CLARKE: Remarks on the Topography and Diseases of the Gold Coast. Trans. epidem. Soc. Lond. **1** (1860). — CLARKE and SHARP: The role which hereditary plays in inducing epilepsy in children suffering from infantile palsy. J. nerv. Dis. **40** (1913). — COBERIS: L'ereditaria nell'epilepsia. Quad. Psichiatr. **12** (1925). — COLLINS: The hereditary transmission of epilepsy. Epilepsia **4** (1914). — CONRAD: Die Bedeutung der Erbanlage bei der Epilepsie. Dtsch. Z. Nervenheilk. **139** (1935). — Erbanlage und Epilepsie. Untersuchungen an einer Serie von 253 Zwillingspaaren. Z. Neur. **153** (1935). — Erbanlage und Epilepsie. II. Ein Beitrag zur Zwillingskasuistik. Die konkordanten Eineiigen. Z. Neur. **155** (1936). — Erbanlage und Epilepsie. III. Ein Beitrag zur Zwillingskasuistik. Die diskordanten Eineiigen. Z. Neur. **155** (1936). — Erbanlage und Epilepsie. IV. Ergebnisse einer Nachkommenschaftsuntersuchung an Epileptikern. Z. Neur. **159** (1927). — CORBERI: Die Erblichkeit der Epilepsie. Quad. Psichiatr. **12** (1925).

DAHLBERG u. STENBERG: Eine statistische Untersuchung über die Wahrscheinlichkeit der Erkrankung an verschiedenen Psychosen und über die demographische Häufigkeit von Geisteskrankheiten. Z. Neur. **133** (1931). — DAVENPORT: The Ecology of Epilepsy. Arch. of Neur **9** (1923). — DAVENPORT and WEEKS: A first Study of inheritance of epilepsy J. nerv. Dis. **38** (1911). — DEJERINE: Hérédité dans les maladies du systéme nerveux. Paris 1886. — DITTEL: Belastungsstatistik einer schlesischen Durchschnittsbevölkerung. Z. menschl. Vererbgslehre **20** (1936). — DORAN: A consideration of the hereditary factors in Epilepsy. Amer. J. Insan. **60** (1903).

ECCHEVERRIA: Über Heiraten der Epileptiker und Erblichkeit der Epilepsie. J. ment. Sci. **1880**. — Alcoholic Epilepsy. J. ment. Sci. **1883**. — ECKSTEIN: Über die Beziehungen der „kindlichen Epilepsie“ bzw. genuinen Epilepsie zu den Krämpfen des Kindesalters. Klin. Wschr. **1934**. — EHRHARDT: Statistischer Beitrag zur Entstehung der Epilepsie. Allg. Z. Psychiatr. **70** (1913). — ELY: The migraine — epilepsy syndrome. Arch. of Neur. **24** (1930). — ENGEL: Die praktische Bedeutung des Wasserhaushaltes in der Epilepsie, zugleich ein Beitrag zur Permeabilitätstheorie. Nervenarzt **6** (1933). — ESSEN-MÖLLER: Untersuchungen über die Fruchtbarkeit gewisser Gruppen von Geisteskranken (Schizophrenen, Manisch-depressiven und Epileptikern. Acta psychiatr. (København.) 8 (1935).

FABER: Z. Orthop. **66** (1937). — Über die Ätiologie der angeborenen Hüftverrenkung und ihre Vorstufen. Erbarzt 4 (1937). — FEINBERG: Epilepsie und Trauma. Zürich 1934. — FÉRÉ: Les epilepsies et les epileptiques. Paris 1890. — FINKH: Beiträge zur Lehre von der Epilepsie. Arch. f. Psychiatr. **39** (1904). — FISCHER: Versuch einer Genanalyse des Menschen. Leipzig 1930. — Die heutige Erblehre. Verh. dtsch. Ges. inn. Med. München **1934**. — FISHBERG: The Jews: a Study of Race and Environment. New York 1911. — FLOOD and COLLINS: A Study of Heredity in epilepsy. Amer. J. Insan. **69** (1913). — FRANKE: Erbbiologische Untersuchungen an Kindern von Epileptikern. Z. Neur. **160** (1937). — FREEMAN: Symptomatische Epilepsie bei einem eineiigen Zwilling. Eine Untersuchung über den epileptischen Charakter. J. of Neur. **15** (1935). — FRIMBERGER: Zur regionären Verteilung der geistig Gebrechlichen im Bayerischen Allgäu, insbesondere im Hinblick auf die Kropffrage. Z. Neur. **146** (1933). — FUKS: Die Rolle der hereditären pathologischen Faktoren über das Entstehen der genuinen Epilepsie. Ž. Nevropat. (russ.) **21** (1928).

GALLOWAY: Report upon the Physical Examination of Men of Military Age by National Service Boards from Nov. 1, 1917, to Oct. 31, 1918. Ministry of National Service, 1917 to 1919. Vol. I. London: Stationery Office 1920. — GANNER: Zum Problem der Erbanlage bei Epilepsie. Wien. med. Wschr. **1936 II**. — GANTER: Über Erblichkeit bei der Epilepsie und dem Schwachsinn. Arch. f. Psychiatr. **81** (1927). — GERUM: Beitrag zur Frage der Erbbiologie der genuinen Epilepsie, der epileptoiden Erkrankungen und der epileptoiden Psychopathie. Z. Neur. **115** (1928). — Über die erblichen Beziehungen epileptoider Erkrankungen zur Epilepsie. Zbl. Neur. **75** (1933). — GLASER and SHAFER: Epilepsy secondary to head injury. Arch. Surg. **30** (1935). — GLATZEL: Beiträge zur Zwillingspathologie. Z. klin. Med. **116** (1921). — GÖPPEL: Untersuchung der näheren Verwandtschaft von Allgäuer Reichsbahnangestellten auf Psychosenhäufigkeit und Kropfbefallenheit. Gleichzeitig ein Beitrag zur Belastungsstatistik der Durchschnittsbevölkerung. Z. Neur. **113** (1928). — GORDON: Erblichkeit und Epilepsie. Med. J. a. Rec. **131** (1930). — GRIFFITH: Hereditary factors in epileptics. Rev. of Neur. **9** (1911). — GRUHLE: Über die Fortschritte in der Erkenntnis der Epilepsie in den Jahren 1910—1920 und über das Wesen dieser Krankheit. Zbl. Neur. **34** (1923). — GUSCHMER: Zum Problem der Erbprognosebestimmung. Die Erkrankungsaussichten der Neffen- und Nichtenschaften der genuinen Epileptiker. Z. Neur. **106** (1926). — GUTHRIE and LEBOWITZ: Epilepsy in identical twins. J. nerv. Dis. **81** (1935). — GUTTMANN: Beitrag zur Epilepsiestatistik. Z. Neur. **118** (1929).

HAMMERSCHLAG: Über Polyallelie und das Dominanzphänomen. Z. Konstit.lehre **17** (1933). — HANHART: Über die Bedeutung der Erforschung von Inzuchtsgebieten usw. Schweiz. med. Wschr. **1924**. — HANSEN: On Antallet af Epileptikere in Danemark. Ugeskr. Laeg. (dän.) **4** (1897). — Gehäufte kleine Anfälle bei Zwillingen. Psychiatr.-neur. Wschr. **1916/17**. — HARTMANN: Psychiatrische Zwillingsstudien. Jb. Psychiatr. **52** (1935). — HERRMANN: Epileptische Anfälle mit typischer, vollständig gleichartiger Symptomatologie bei Zwillingen. Med. Klin. **1918**. — HIRSCH: Handbuch der historisch-geographischen Pathologie. Stuttgart 1886. — HOFFMANN: Studien über Vererbung und Neuentstehung geistiger Störungen. II. Die Nachkommenschaft bei endogenen Psychosen. Berlin 1921. — HRDLICKA: Physiological and Medical Observations Among the Indians. Washington 1908.

JENKINS and GLICKMANN: Cerebral injury at Birth to one of identical twins. Amer. J. Dis. Childr. **48** (1934). —JÖDICKE: Über die ätiologischen Verhältnisse, Lebensdauer usw. bei Epileptikern. Z. jugendl. Schwachsinn **7** (1915). — JOLLY: Arch. f. Psychiatr. **13** (1882). — JUDIN: Zur Frage nach den Methoden zum Studium der Epilepsieforschung. Rab. psichiatr. Klin. kazan. Univ. **1928**, H. 2. — JUST: Über multiple Allelie beim Menschen. Arch. Rassenbiol. **24** (1930). — Multiple Allelie und menschliche Erblehre. Erg. Biol. **12** (1935).

KATTENTIDT: Zur Frage einer Belastungsstatistik der Durchschnittsbevölkerung. (Die Erkrankungsverhältnisse in den Neffen- und Nichtenschaften von Paralytikerehegatten.) Z. Neur. **103** (1926). — KLAUS: Zit. bei RÜDIN: Z. Neur. **89** (1924). — KLEMPERER: Zur Belastungsstatistik der Durchschnittsbevölkerung. Psychosenhäufigkeit unter 100 stichprobenmäßig aus den Geburtsregistern der Stadt München (Jahrg. 1881—1890) ausgelesenen Probanden. Z. Neur. **146** (1933). — KOENEN: Die gleichartige Vererbung der Epilepsie. Diss. Bonn 1934. — KRAPF: Epilepsie und Schizophrenie. Arch. f. Psychiatr. **83** (1928). — Über Spätepilepsie. Arch. f. Psychiatr. **97** (1932). — KRÜGER: Zur Frage nach einer vererbbaren Disposition zu Geisteskrankheiten und ihren Gesetzen. Z. Neur. **24** (1914). — KÜENZI: Über das Wiederauftreten von Epilepsie unter den Nachkommen von Epileptikern. Eine statistische Untersuchung auf Grund von 129 Fällen von genuiner Epilepsie und 15 Fällen von traumatischer Epilepsie. Mschr. Psychiatr. **72** (1929).

LANGE: Verbrechen als Schicksal. Leipzig 1929. — LANGSTEIN: Kasuistischer Beitrag zur Kenntnis der rhachitischen und spasmophilen Veranlagung. Z. Kinderheilk. (1912/13). — LE GRAS: Psychose und Kriminalität bei Zwillingen. Z. Neur. **144** (1933). — LENZ: Methoden der menschlichen Erblichkeitsforschung. Handbuch der hygienischen Untersuchungsmethoden. Jena 1925. — Mendeln die Geisteskrankheiten? Z. Abstammgslehre **73** (1937). — LEONHARD: Zur Frage der „episodischen Dämmerzustände“. Z. Neur. **154** (1935). — LEVI: Un caso di equivalente epileptico protratto. Giorn. Accad. Med. Torino **98 II** (1935). — LOPEZ: Heredität der Epilepsie und ihrer Äquivalente. An. Acad. méd.-quir. españ. **17** (1930). — LÓPEZ AJDILLO: Die Erblichkeit der Epilepsie und ihrer Äquivalente. Archivos Neurobiol. **10** (1930). — LOVE and DAVENPORT: Defects Found in Drafted Men., Washington 1920. — LUXENBURGER: Demographische und psychiatrische Untersuchungen in der engeren biologischen Familie von Paralytikerehegatten. (Versuch einer Belastungsstatistik der Durchschnittsbevölkerung.) Berlin 1928. — Zur Frage der Manifestationswahrscheinlichkeit des erblichen Schwachsinns und der Letalfaktoren. Z. Neur. **135** (1931). — Der Begriff der „Penetranz“ in der Erblichkeitsforschung. Münch. med. Wschr. **1934**. — Die Manifestationswahrscheinlichkeit der Schizophrenie im Lichte der Zwillingsforschung. Z. psych. Hyg. **7** (1934). — Untersuchungen an schizophrenen Zwillingen und ihren Geschwistern zur Prüfung der Heredität von Manifestationsschwankungen. Mit einigen Bemerkungen über den Begriff und die Bedeutung der cytoplastischen

Umwelt im Rahmen des Gesamtmilieus. Z. Neur. **154** (1935). — Der heutige Stand der empirischen Erbprognose in der Psychiatrie als Grundlage für Maßnahmen der praktischen Erbgesundheitspflege. Zbl. Neur. **81—84** (1937).

Macphail: Report from India. Trans. nat. Assoc. Study of Epilepsy **3** (1904). — Magg: Beitrag zur Belastungsstatistik der Durchschnittsbevölkerung. (Nähere Verwandtschaft in das Allgäu eingewanderter Oberpfälzer und Franken.) Z. Neur. **119** (1929). — Mahatly: Report from Colony of Fiji. Trans. nat. Assoc. Study of Epilepsy **4** (1906). — Mai: Über das Verhältnis kindlicher Anfalls- und Krampfkrankheiten zur erblichen Fallsucht. Erbarzt **4** (1937). — Malzberg: The prevalence of epilepsy in the United States with special reference to children and adolescents. Psychiatr. Quart. **6** (1932). — McBroom and Gray: Genuine Epilepsie bei identischen Zwillingen. Arch. of Neur. **31** (1934). — Meyer: Besteht bei vererbbaren Geisteskrankheiten, ... eine erhöhte Sterblichkeit in dem Sinne, daß die Fortpflanzung der Kranken verringert wird Allg. Z. Psychiatr. **100** (1933). — Lachschlag. Münch. med. Wschr. **1928**. — Minkowska: Epilepsie und Schizophrenie im Erbgang (Familie F. und Familie B.). Arch. Klaus-Stiftg **12** (1937). — Morawski: Erblichkeit bei Epilepsie. Roczn. psychjatr. (poln.) **9** (1929). — Morselli: Ein Beitrag zur Behandlung der Epilepsie und verwandter Krankheitszustände. Ancona 1925. — Müller: Erforschung eines voralpinen Inzuchtgebietes. Arch. Klaus-Stiftg **8** (1933). — Munson: The role of heredity and other factors in the production of traumatic epilepsy. Epilepsia **2** (1911). — Muskens: Havy Department, Japan. Bureau of Medical Affairs. The Surgical and Medical of the Naval War Between Japan and Russia During 1904 to 1909. Tokyo 1911. — Epilepsie. Vergleichende Pathogenese. Erscheinungen. Behandlung. Berlin 1926.

Neubürger: Myokard bei Epileptikern. Münch. med. Wschr. **1928**. — Über die Herzmuskelveränderungen bei Epileptikern und ihre Beziehungen zur Angina pectoris. Frankf. Z. Path. **46** (1933). — Nitsche: Irrenstatistik des Deutschen Vereins für Psychiatrie im Jahre 1933. Allg. Z. Psychiatr. **104** (1936).

Oberholzer: Erbgang und Regeneration in einer Epileptikerfamilie. (Ein Beitrag zur Genealogie der epileptischen Anlage und zur Frage der Regeneration.) Z. Neur. **16** (1913). — Olkon: Epilepsie vom angiospastischen Typus bei eineiigen Zwillingen. Arch. of Neur. **25** (1931). — Orel: Der Einfluß der Blutsverwandtschaft der Eltern auf die Kinder. Arch. Rassenbiol. **28** (1934). — Ostmann: Gesammelte Notizen über unsere Epileptiker, ein Beitrag zur Kenntnis der Epilepsie. Allg. Z. Psychiatr. **89** (1928).

Paris et Vernet: Epilepsie, Heredität und Heirat. Rev. méd. Est **50** (1922). — Paskind: Extra neural Patients with epilepsy, with special reference to the frequent absence of deterioration. Arch. of Neur. **28** (1932). — Paskind and Brown: Constitutional differences between deteriorated and non deteriorated patients with epilepsy. 1. Stigmas of degeracies. Arch. of Psyohiatr. **36** (1936). — Peritz: Über den Herzkrampf im Rahmen der Spasmophilie. (Ein Beitrag zugleich zum Tonusproblem und zur Epilepsiefrage.) Z. Neur. **102** (1926). — Pilcz: Die weiteren Lebensschicksale von Kindern, welche während des Bestehens einer mütterlichen Geistes- oder Nervenkrankheit geboren worden sind. II. Mitteilung. Jb. Psychiatr. **46** (1929). — Pruner: Die Krankheiten des Orients. Erlangen 1847.

Rabinowitsch: Epilepsie und Vestibularsystem. Mschr. Psychiatr. **82** (1928). — Raether: Erb- und sozialbiologische Untersuchungen an genuinen Epileptikern und deren Kindern. Düsseldorf 1937. — Rappoport: Zur Frage über die Heredität der Epilepsie. Sovet. Nevropat. **4** (1935). — *Report*, War Department, U. S. Army, Reports of the Surgeon General, 1918, 1919 and 1920. — *Report* on the Medical Topography and Statistics of the Province of Malabar and Canara, Recors of the Medical Board Office, Madras 1844. — *Reports* of the Hospital Department, Havard Medical School of China, Methodist Publishing House, Annual Report Nr 2, 1915—1916; Annual Report Nr 3, 1915—1916; Annual Report Nr 4, 1916—1917. — Richter: Die Migräne. Handbuch der Neurologie (herausgeg. von Bumke-Foerster), Bd. XVII. — Riebeling: Über Erblichkeit bei Epilepsie und eineiigen Zwillingen. Ges. Neurol. u. Psychiatr. Groß-Hamburgs, Sitzg 10. Nov. 1928. — Rosanoff, Leva and Rosanoff: Ätiologie der Epilepsie. Mit besonderer Berücksichtigung des Vorkommens bei Zwillingen. Arch. of Neur. **31** (1934). — Rüdin: Studien über Vererbung und Neuentstehung geistiger Störungen I. Zur Vererbung und Neuentwicklung der Dementia praecox. Monographien Neur. **12** (1916). — Neuere psychiatrisch-genealogische Untersuchungen nach der Diem-Kollerschen Belastungsrechnung. Aus den wissenschaftlichen Sitzungen der Deutschen Forschungsanstalt für Psychiatrie in München, Stzg 26. Jan. 1922. — Klinische Psychiatrie und psychiatrische Erbbiologie. Z. Neur. **101** (1926). — Erbbiologisch-psychiatrische Streitfragen. Z. Neur. **108** (1927). — Praktische Ergebnisse der psychiatrischen Erblichkeitsforschung. Arch. Rassenbiol. **24** (1930). — Empirische Erbprognose. Arch. Rassenbiol. **27** (1933).

Sanchis y Banus: Der genotype Faktor der Epilepsie. Rev. méd. Barcelona **8** (1927). — Der genotypische Faktor der Epilepsie. Chronica med. mexicana **27** (1928). — Sanders: Zwillinge mit Epilepsie. Genetica ('s.Gravenhage) **15** (1933). — Sargent: Some observations on epilepsy. Proc. roy. Soc. Med. **15** (1922). — SCHIPPERS: Beziehungen der Menstruation und der Generationsvorgänge zur Epilepsie. Arch. f. Psychiatr. **106** (1936). — SCHNEIDER: Über Schwankungen der Krampfneigung während des Lebens. Nervenarzt **7** (1934). — SCHOTTKY: Rasse und Krankheit. München 1937. — SCHRECK: Die Epilepsie des Kindesalters. Stuttgart 1937. — SCHULTE: Die Epilepsie im Lichte der vergleichenden Zwillingsforschung. Berl. Ges. Psychiater u. Neurologen, Sitzg 11. Dez. 1933. — Zwillingserhebungen bei genuiner Epilepsie. Mschr. Psychiatr. **88** (1934). — SCHULZ: Zur Frage einer Belastungsstatistik der Durchschnittsbevölkerung. Geschwisterschaften und Elternschaften von Hirnarteriosklerotiker-Ehegatten. Z. Neur. **109** (1927). — Einige methodologische Bemerkungen im Anschluß an die Arbeit von K. GERUM: „Beitrag zur Frage der Erbbiologie der genuinen Epilepsie usw." in Bd. 115 dieser Zeitschrift. Z. Neur. **123** (1930). — Zur Belastungsstatistik der Durchschnittsbevölkerung. (Geschwister und Eltern von 100 Krankenhauspatienten.) Z. Neur. **136** (1931). — Methodik der medizinischen Erbforschung. Leipzig 1936. — SMITH: Kann Sterilisation die Zahl der Epilepsiefälle verringern? J. Michigan State med. Soc. **24** (1925). — Das Ursachenverhältnis des Schwachsinns beleuchtet durch Untersuchungen von Zwillingen. Z. Neur. **125** (1930). — SNELL: Die Belastungsverhältnisse bei der genuinen Epilepsie. Nach der DIEM-KOLLERschen Belastungsberechnung. Z. Neur. **70** (1921). — SPRATLING: Epilepsy and its Treatment. Philadelphia 1904. — STARR: Organic and functional nervous diseases. Philadelphia 1913. — STEIN: Erbfaktoren bei der Epilepsie. Eine vergleichende Untersuchung an 1000 asylierten Epileptikern und 1115 Nichtepileptikern. Amer. J. Psychiatry **12** (1933). — STEINER: Über die familiäre Anlage zur Epilepsie. (Ein Beitrag zur nosologischen Differenzierung bestimmter Epilepsieformen.) Z. Neur. **23** (1914). — STRECKER: Statistische Zusammenstellung verschiedener Berufe hinsichtlich ihrer „Belastung" mit Geisteskrankheiten. Psychiatr.-neur. Wschr. **1933 I**. — STROESSLER: Statistische Erhebungen über Krankheitsursache und Krankheitsbeginn bei Epileptikern, mit besonderer Berücksichtigung epileptischer Zwillinge. Schweiz. Arch. Neur. **32** (1933). — STÜBER: Die erbliche Belastung bei der Epilepsie. Zbl. Neur. **25**, (1921). — STUCHLIK: Über die De- und Regeneration der durch Alkoholismus belasteten Epileptikerfamilien. Rev. v neuro-psychopath. **11** (1914). — Hereditäre Beziehungen zwischen Epilepsie und Alkoholismus. Eugenische Beiträge III. Rev. v neuro-psychopath. **11** (1914). — Über die hereditären Beziehungen zwischen Alkoholismus und Epilepsie. Korresp.bl. Schweiz. Ärzte **45** (1915). — SYMONDS: Traumatic epilepsy. Lancet **1935 II**.

THOM: The relation between the genetic factors and the age of onset in 157 cases of hereditary epilepsy. Boston med. J. **1915**. — A second note on the frequency of epilepsy in the offspring of epileptics. Boston 1916. — THOM and WALKER: Epilepsie bei den Kindern von Epileptikern. Amer. J. Psychiatr. **1** (1922). — THOMSON: On the peculiarities of figure, the disfigurements and the Customs of the New Zealanders. Brit. a. For. Med. Chir. Rev. **14** (1854). — THUMS: Neuere Ergebnisse der psychiatrischen Erbforschung. III. Epilepsie. Z. psych. Hyg. 8 (1935). — TIGGES: Die Zählung der Epileptischen in Mecklenburg-Schwerin im Jahre 1882. Allg. Z. Psychiatr. **11** (1883). — TOLEDO: Notes on two cases of Epilepsy in twins. J. ment. Sci. **1919**. — TROEGER: Eltern- und Geschwisterschaften von 100 paralytischen Probanden. Ein Beitrag zur Frage der Belastung bei Paralyse. Z. Neur. **156** (1936). — TROSSARELLI: Sindrome di craniost. Contr. alla pat. d. gemelli. Clin. ed Igiene infant. **6** (1931).

ÜPRUS: Elternalkoholismus und Epilepsie bei der Nachkommenschaft. Experimentelle Untersuchung. Fol. neuropath. eston. **11** (1931).

VAN LONDEN: Should an epileptic marry? Nederl. Tijdschr. Geneesk. **65** (1921). — VENTRA: Selbstverletzungen bei 2 epileptischen Brüdern. Il Manicomio **40** (1927). — VERSCHUER, v.: Methoden der Erbforschung beim Menschen. Naturwiss. **22** (1934). — VOISIN: L'epilepsie. Paris 1897. — VOLLAND: Untersuchungsresultate an 50 Schädeltrepanationen bei Epilepsie. Z. Neur. **74** (1922). — Epilepsie bei Geschwistern.. Z. jugendl. Schwachsinn **2** (1910). — Über thymopathische Gemütsdepressionen bei Epilepsie. Arch. f. Psychiatr. **100** (1933).

WAND: Ergebnisse der Encephalographie bei Epilepsie. Ges. Neurologen und Psychiater Groß-Hamburgs 1934. — WEEKS: Some phases of the scientific study of epilepsy with special reference to heredity and methods of study. Epilepsia (1912). — WENDEROVIC: Beiträge zur Narkolepsie von GÉLINEAU. Mschr. Psychiatr. **87** (1933). — WILBRAND-SÄNGER: Die Neurologie des Auges. Leipzig 1900. — WILDER: Narkolepsie. Handbuch der Neurologie (herausgeg. von BUMKE u. FOERSTER), Bd. XVII. — WILSON: Epileptic variants. J. Ment. a. Psych. 8 (1928). — WILSON and WOLFSOHN: Organic nervous disease in ident. twins. Arch. of Neur. **27** (1929). — WOLF: Untersuchung der näheren Verwandtschaft von Allgäuer Kropfoperierten auf Psychosenhäufigkeit und Kropfbefallenheit. Gleichzeitig ein Beitrag zur Belastungsstatistik der Durchschnittsbevölkerung. Z. Neur. **117** (1928). — WOLFFENSTEIN: Über die Epilepsie der Pubertätszeit. Diss. Leipzig 1911. — WYRSCH: Zur Frage der geographischen Verbreitung und poliklinischen Behandlung der Epilepsie. Schweiz. med. Wschr. **1921 II**.

YAWGER: Eine Epileptische mit 16 Kindern. N. Y. med. J. a. med. Rec. **116** (1922). — YEALLAND: Some observations on masked epilepsy and the simulation of traumatic epilepsy by cerebral Tumor etc. J. of Neur. **16** (1936).

III. Körperbau und Charakter.

ABADIE: Die psychische Epilepsie. Revue neur. **39 I** (1932).

BAUER: Konstitution und Nervensystem (Kapitel „Epilepsie"). Z. Neur. **15** (1918). — BERENSTEIN: Epilepsia simplex. Die Struktur und Dynamik des sogenannten epileptischen Charakters. Sovet. Psichonevr. **11** (1935). — BERZE: Beiträge zur psychiatrischen Erblichkeit und Konstitutionsforschung. Z. Neur. **87** (1923). — BLEULER: Hystero-Epilepsie. Schweiz. med. Wschr. **1925**. — BRAHN: Capillarmikroskopische Untersuchungen bei genuiner Epilepsie. Dtsch. med. Wschr. **1929 I**. — BUSCAINO: Konstitutionelle Anomalien bei Epileptikern mit genuiner Epilepsie. Rass. Studi psichiatr. **11**, 4/5 (1922).

CLARK: Kritische Erörterungen über die Konstitutionsanomalien bei Epileptikern. Psychiatr. Quart. **1** (1927). — CREUTZ: Fortschritte in Diagnostik und Therapie der Epilepsie. Dtsch. med. Wschr. **1932 I**. — CURTIUS: Korrelationen in der Erbpathologie des Nervensystems. Med. Welt **1934**. — CURTIUS u. SIEBECK: Konstitution und Vererbung in der klinischen Medizin. Berlin 1935.

DELBRÜCK: Epileptisch und Epileptoid. Gedanken zum Körperbau und Charakterproblem. Arch. f. Psychiatr. **82** (1928). — Über die körperliche Konstitution bei der genuinen Epilepsie. Arch. f. Psychiatr. **77** (1926). — DEMIANOWSKI: Gibt es bei Epileptikern einen konstitutionellen Typus? Larowski tygodn. lek. **11** (1921). — DRAGANESCO et BUTTU: Über die Beziehungen der Konstitution und des vegetativen Nervensystems zur Epilepsie. Revue neur. **39 I** (1932).

ESTAPÉ y REYES: Epileptische Konstitution und Status epilepticus mit rechtsseitiger Hemiplegie. Arch. Pediatr. Uruquay **3** (1932). — EWALD: Nochmals die Epilepsie im Sterilisationsverfahren. Med. Klin. **1936 II**. — EYRICH: Über Charakter und Charakterveränderung bei kindlichen und jugendlichen Epileptikern. Z. Neur. **141** (1932).

FATTOVICH: Capillaroskopische Untersuchungen an Epileptikern. Note Psichiatr. **60** (1931). — FISCHER: Zur Biologie der Degenerationszeichen und der Charakterforschung. Z. Neur. **62** (1920). — Psychopathologie des Eunuchoidismus und dessen Beziehungen zur Epilepsie. Z. Neur. **50** (1919). — FLECK: Zur Charakterologie der Epileptiker. Jver. dtsch. Ver. Psychiatr. Danzig, Sitzg 23.—25. Mai 1928. — Über das Epileptoid und den epileptischen Charakter. Arch. f. Psychiatr. **102** (1934). — FRIEDMANN: Destruktive Neigungen bei der Epileptoidie und Psychasthenie. (Beziehungen einiger Erscheinungen beider Psychopathien.) Trudy psichiatr. Klin. (russ.) **1927**.

GANTER: Über Linkshändigkeit bei Epileptikern und Schwachsinnigen. Allg. Z. Psychiatr. **101** (1933). — GERLACH: Über die Ursachen der Pubertätsepilepsie. Diss. Berlin 1911. — GIACOMO ed SAVATTERI: Über die Häufigkeit von Wirbelanomalien bei Schwachsinnigen, Epileptikern und Verbrechern. Rass. Studi psichiatr. **24** (1935). — GILBERT-ROBIN: Die Epilepsie im Kindesalter und der epileptoide Charakter. Paris 1932. — GÖTTKE: Über das Traumleben bei Epileptikern. Arch. f. Psychiatr. **101** (1934). — GOLDBLADT: Über das religiöse Wesen der Epileptiker. Z. Neur. **116** (1928). — GOLDBLADT u. FLEJER: Über Körperbau und Charakter bei symptomatischer Epilepsie im Kindes-Jugendalter. Z. Kinderpsychiatr. **2** (1935). — GOLDENBERG u. GOLDOWSKAJA: Die sozial-sittlichen Lebensbedingungen der Epileptiker im Zusammenhang mit den klinischen Krankheitserscheinungen. Z. Neur. **121** (1929). — GOLDSCHMID: Physiologische Theorie der Vererbung. Berlin: Julius Springer 1927. — GROSSMANN: Theorie des epileptischen Charakters. Z. Neur. **117** (1928). — GRÜNTHAL: Über die Entstehung des Haftens und katatoniformer Erscheinungen in einem epileptischen Dämmerzustand. Mschr. Psychiatr. **55** (1923). — GRUHLE: Epileptoide Psychopathen. Jverslg dtsch. Ver. Psychiatr. Bonn, Sitzg 19. bis 20. Mai 1932. — Über den Wahn bei Epilepsie. Z. Neur. **154** (1936). — Epileptische Reaktionen und epileptische Krankheiten. Handbuch der Geisteskrankheiten (herausgeg. von BUMKE), Bd. VIII. — GRÜNDLER: Über Konstitutionsuntersuchungen an Epileptischen. Mschr. Psychiatr. **60** (1925). — Körperbauuntersuchungen an großen Reihen Krampfkranker. Mschr. Psychiatr. **66** (1927). — GUIRDHAM: Die ROHRSCHACHsche Untersuchungsmethode bei Epileptikern. J. ment. Sci. **81** (1935). — GUREWITSCH: Über epileptoide Zustände bei Psychopathen und ihre Abgrenzung von der Epilepsie. Psychiatr. Gegenw. (russ.) **7** (1913). — Z. Neur. 18 (1913). — GUTTMANN: Die Affektepilepsie. Beitrag zur Pathogenese affektepileptischer Anfälle. Z. Neur. **119** (1929). — Pathophysiologische, pathohistologische und chirurgisch-therapeutische Erfahrungen bei Epileptikern. Z. Neur. **136** (1931).

HACKEBUS u. FUNDYLES: Sind die Epileptiker religiös? Ref. Zbl. Neur. **59** (1931). — HARRASSER: Konstitution und Rasse 1933, 1934, 1935, 1936. Fortschr. Neur. **9** (1937). — HEUCQUEVILLE: Les différentes tonalités affectives des Epileptiques traités. Neur. méd. Psychiatr. **91** (1926). — HOFMANN: Zur Frage des epileptischen Konstitutionstypus. Z. Neur. **94** (1924).

ILJIN: Über die Psyche der Epileptiker. Z. Neur. **119** (1929).

JASINSKY: Über Störungen des Bewußtseins bei Epileptoiden und Epileptikern. Sovet. Psichiatr. **11** (1935).

KANT: Über Cycloid, Epileptoid und Schizoid als seelische Grundhaltung. Z. Neur. **129** (1930). — KATONA: Über epileptische Konstitution. Gyógyászat (ung.) **67** (1927). — KLEIST: Episodische Dämmerzustände. Leipzig: Georg Thieme 1926. — Über zykloide paranoide und epileptoide Psychosen und über die Frage der Degenerationspsychosen. Schweiz. Arch. Neur. **23** (1928). — KOLLE: Psychiatrische Körperbauforschung. Klin. Wschr. **1926 I**). — KRETSCHMER: Experimentelle Typenpsychologie, Sinnes- und Denkpsychologie. Z. Neur. **113** (1928). — Körperbau und Charakter. Berlin 1931. — KRETSCHMER u. ENKE: Die Persönlichkeit der Athletiker. Leipzig: Georg Thieme 1936. — KREYENBERG: Körperbau, Epilepsie und Charakter. Z. Neur. **112** (1928). — KÜFFNER: Über die Frömmigkeit der Epileptiker. Z. Neur. **131** (SPECHT-Festschr.) (1930). — KÜHN: Über Epilepsie mit besonderer Berücksichtigung der psychischen Epilepsie in gerichtsärztlicher Beziehung. Vjschr. gerichtl. Med. **57** (1919).

LEBER: Die kalte Waldkrankheit der Chamorro. Ein Beitrag zur vergleichenden Psychiatrie und zur Kenntnis der Amok. Münch. med. Wschr. **1914 I**. — LEHNER: Die Konstitution der genuinen Epileptiker. Diss. Erlangen 1931. — LOMER: Zur Psychogenese epileptischer Erscheinungen. Psychiatr.-neur. Wschr. **1913/14**. — LUXENBURGER: Psychopathologie und Erblichkeit. Abh. Neur. usw. **61** (1934). — Erblichkeit, Keimschädigung, Konstitution. Fortschr. Neur. **1930, 1931, 1932**.

MAUZ: Zur Frage des epileptischen Charakters. 49. Jverslg südwestdtsch. Psychiater, Freiburg i. Br., Sitzg 23. Okt. 1926. — Die Veranlagung zu Krampfanfällen. Leipzig 1937. — MEDOW: Zur Erblichkeitsfrage in der Psychiatrie. Z. Neur. **26** (1914). — MICHEL u. WEEBER: Körperbau und Charakter. Arch. f. Psychiatr. **71** (1924). — MIHAESCU et TOMORUG: Über epileptische Psychosen (Epilepsie und mystisches Delir). Vol. jubilaire en l'honneur de Parhon, 1934. — MINKOWSKI: Rolle der Heredität in der Ätiologie der Epilepsie und die epileptoide Konstitution im Lichte genealogischer Forschungen. Ksiega Jubileuszowa Edwarda Flataua 1929. — La constitution épileptoide et ses rapports avec la pathogénie de l'épilepsie essentielle. Ann. méd.-psychol. **1931**. — MÜLLER: Einige Beziehungen des Alkoholismus zur Ätiologie der Epilepsie. Mschr. Psychiatr. **28** (1910). — MÜNZER: Betrachtungen über die psychischen Anomalien der Epileptiker. Berl. klin. Wschr. **1931 II**.

NYIRO u. JABLONSZKY: Einige Daten zur Prognose der Epilepsie mit besonderer Berücksichtigung der Konstitution. Orv. Hetil. (ung.) **1929 II**.

PERSCH: Epileptoide Persönlichkeiten und Pyromanie. Mschr. Psychiatr. **95** (1937). — PESCH u. HOFFMAN: Erbfehler des Kiefers und der Zähne bei erblicher Fallsucht. Z. Konstit.-lehre **19** (1936). — PHILIPENKO: Über Psychogenien bei epileptoiden Psychopathen. Sovet. Psichiatr. **11** (1935).

RABINOVIV: Vererbung und Körperbau im Familienkreise der Epilepsie. Sovet. Psichiatr. **8** (1932). — REDLICH: Epilepsie und Linkshändigkeit. Arch. f. Psychiatr. **44** (1908). — RHODEN: Konstitution. Körperbau-Untersuchungen an Gesunden und Kranken. Arch. f. Psychiatr. **79** (1927). — ROBIN: La constitution epileptoide. Ann. méd.-psychol. **89** (1931). — L'epilepsie chez l'enfant et le charaktere epileptoide. Paris 1932. Ref. Zbl. Neur. **65** (1933). — ROEMER: Zur Symptomatologie und Genealogie der psychischen Epilepsie und der epileptischen Anlage. Allg. Z. Psychiatr. **67** (1910).

SAMT: Epileptische Irreseinsformen. Arch. f. Psychiatr. **5** u. **6** (1875). — SAWILJANSKY u. MISRUCHIN: Typologie der epileptoiden Psychopathie. Sovet. Psichiatr. **11** (1935). — SCHNEIDER: Zur Diagnose symptomatischer, besonders residualer Epilepsieformen. Nervenarzt **7** (1934). — Die psychopathischen Persönlichkeiten. Leipzig u. Wien 1934. — SCHRETZMANN: Körperbauuntersuchungen an Epileptikern. Allg. Z. Psychiatr. **91** (1929). — SEMPAU: Die Körperform und der Charakter der genuinen Epilepsie. Archivos Neurobiol. **13** (1933). — SSUCHAREWA: Zur Frage der epileptoiden Psychopathien. Z. Neur. **123** (1930). — STANLEY: A case of pure psychic Epilepsy. J. nerv. Dis. **41** (1914). STAUDER: Konstitution und Wesensveränderung der Epileptiker. Leipzig 1938. — STERN-PIPER: KRETSCHMERS psychologische Typen und die Rassenformen in Deutschland. Arch. f. Psychiatr. **67** (1923). — STRANSKY: Epileptische Geistesstörungen. Jkurse ärztl. Fortbildg **11** (1920). — STUCHLIK: Über die hereditären Beziehungen zwischen Alkohol und Epilepsie. Korresp.bl. Schweiz. Ärzte **45** (1915). — Die psychologische Diagnose der Epilepsie. Vorgetr. i. d. Ges. d. tschechoslow. Ärzte Kosice. Čas. lék. česk. **59** (1920). — STUMPFL: Erbanlage und Verbrechen. Teil 1. Die Kriminalität bei den Geschwistern und bei den Vettern und Basen der Ausgangsfälle. Z. Neur. **145** (1933). — Erbanlage und Verbrechen. Berlin: Julius Springer 1935. — SZONDI: Konstitutionsanalyse von 100 Stotterern. Wien. med. Wschr. **1932 II**.

TELESE ed FUNAIOLI: Epileptoidismus und Endokrinologie in bezug auf Kriminalanthropologie und gerichtliche Medizin im Heer. Rass. Studi psichiatr. **16** (1927). — TRAVIS,

Lee and Wendell: Stuttering and the concept of handedness. Psychoanalystic Rev. **41** (1934).

Vanelli: Epilepsie und Konstitution. Giorn. Psichiatr. clin. **62** (1934). — Ventra: Konstitution und Epilepsie. Vom epileptischen Biotypus und seinen Beziehungen zur Pathogenese der genuinen Epilepsie. Il Manicomio **40** (1927). — Volland: Über thymopathische Gemütsdepressionen bei Epilepsie. Arch. f. Psychiatr. **100** (1933).

Weise: Über die erbliche Belastung in Fällen sog. traumatischer Epilepsie im Vergleich mit solchen von genuiner Epilepsie. Arch. f. Psychiatr. **85** (1928). — Zur Frage des epileptischen Konstitutionstyps. Arch. f. Psychiatr. **100** (1933). — Weissenfeld: Beiträge zum Problem: Körperbau und Charakter. Z. Neur. **96** (1925). — Westphal: Körperbau und Charakter der Epileptiker. Nervenarzt **4** (1931). — Wilmanns: Die Psychopathien. Handbuch der Neurologie (herausgeg. von Lewandowski), Bd. V.

Zeller: Der epileptische Charakter. Strasbourg méd. **85** (1927). — Zielinski: Zur Frage der epileptischen Konstitution. Z. Neur. **123** (1929). — Epilepsie im Lichte der Lehre vom Zusammenhang des Körperbaues und der psychischen Konstitution. Krakau: Krakowska spolka wydawnicza **57** (1924).

IV. Das soziologische Problem.

Bonhoeffer: Zur Epilepsiediagnose in Sterilisationsverfahren. Med. Welt **1935.**

Carrere: Dégénérescence et dipsomanie d'Edgar Poe. Toulouse 1907. — Conrad: Soziologisch-psychiatrische Untersuchungen im Erbkreis der Epilepsie. Arch. Rassenbiol. **31** (1937). — Crouzon: Etat actuel des questions sociales. Revue neur. **1932 I.**

Demme: Die Stellung der Epilepsie im Rahmen des Gesetzes zur Verhütung erbkranken Nachwuchses. Münch. med. Wschr. **1935 II.** — Dumesnil: Flaubert, son hérédité, son milieu, sa méthode. Paris 1905.

Enge: Epilepsieforschung und Erbgesundheitsgesetzgebung. Öff. Gesdh.dienst **2** (1937).

Gütt-Rüdin-Ruttke: Zur Verhütung erbkranken Nachwuchses, 2. Aufl. München 1937.

Hartnacke: Die Ungeborenen. München 1936. — Hess: Dostojewski über seine epileptischen Anfälle. Allg. Z. Psychiatr. **55** (1898).

Just: Über multiple Allelie beim Menschen. Arch. Rassenbiol. **24** (1936).

Kanngiesser: War Paulus Epileptiker? Münch. med. Wschr. **1912 II.** — War Napoleon Epileptiker? Prag. med. Wschr. **1912 II; 1913 II.** — Küper u. Schade: Die erbliche Fallsucht im Lichte erbgesundheitsobergerichtlicher Entscheidungen. Erbarzt **4** (1937).

Lange: Untersuchungen in einem Elendsquartier. Arch. Rassenbiol. **24** (1930). — Lange u. Eichbaum: Genie, Irrsinn und Ruhm. München 1928. — Lombroso: Der geniale Mensch. Hamburg 1890. — Die Epilepsie Napoleon I. Dtsch. Rev. **23 I** (1898). — Edgar Allan Poe. Genie und Entartung, 1910. — Luxenburger: Demographisch-psychiatrische Untersuchungen in der engeren biologischen Familie von Paralytiker-Ehegatten. Z. Neur. **112** (1928). — Angewandte Erblichkeitslehre, Sozialbiologie und Rasse, 1931/32. Fortschr. Neur. **1933.** — Berufsgliederung und soziale Schichtung in den Familien erblich Geisteskranker. Eugenik **3** (1933).

Mauz: Veranlagung zu Krampfanfällen. Leipzig: Georg Thieme 1937. — Moharrem: War Mohammed Epileptiker? Psychiatr. Wschr. **4** (1902). — Moreau: Edgar Poe, étude de psychologie morbide. Ann. méd.-psychol. **19** (1894). — Moxon: Epileptic traits in Paul of Tarsus. Psychiatr. Rev. **9** (1922). — Müller: Der Aufstieg des Arbeiters durch Rasse und Meisterschaft. München 1935.

Noir: Über die Epilepsie. Progrès méd. **1906.**

Pedersen: Beitrag zur praktischen Durchführung des Gesetzes zur Verhütung erbkranken Nachwuchses. Dtsch. med. Wschr. **1934 II.** — Über die Entstehungsbedingungen der traumatischen Epilepsie. Arch. f. Psychiatr. **104** (1936).

Regnault: Les observations d'épilepsie sur les hommes de génie et notamment sur Gustave Flaubert, ont été jusqu'a présent mal prises. Rev. de Hypnot. **15** (1900). — Ritter: Ein Menschenschlag. Leipzig 1937. — Rüdin: Erblehre und Rassenhygiene im völkischen Staat. München 1934.

Schulte: Die Diagnose der erblichen Fallsucht. Dtsch. med. Wschr. **1936 I.** — Seelert: Erfahrungen bei der Gutachtertätigkeit für das Erbgesundheitsgericht und bei der Ausführung des Gesetzes zur Verhütung erbkranken Nachwuchses. Mschr. Psychiatr. **93** (1936). — Seeligmüller: War Paulus Epileptiker? Erwägungen eines Nervenarztes. Leipzig: Hinrich 1910. — Segaloff: Die Krankheit Dostojewskys. München: Ernst Reinhardt 1907. — Zbl. Neur. **1908** (W. Lange). — Slater: The inheritance of mental disorder. Eugenics Rev. **28** (1937). — Stefan: Epilepsie und Erbgesundheitsgesetz zur Abgrenzung der erblichen Fallsucht von anderen Formen des epileptischen Symptomenkomplexes. Med. Klin. **1936 II.**

Erbpathologie der Psychosen (mit Ausnahme des schizophrenen, manisch-depressiven und epileptischen Erbkreises).

Von F. **Meggendorfer**, Erlangen.

Mit 16 Abbildungen.

Einleitung.

Vor der Darstellung der Erbpathologie der „übrigen Psychosen" muß ganz besonders auf die bestehende Unvollkommenheit unserer Kenntnisse auf diesem Gebiete hingewiesen werden. Die bereits besprochenen Gruppen, die Schwachsinnszustände des Jugendalters, die Schizophrenie, das manisch-depressive Irresein und die Epilepsie haben schon in der Zeit vor der psychiatrischen Erbforschung aus rein klinischen Erwägungen heraus eine einigermaßen sichere Abgrenzung gefunden, auch wurde ihre endogene Bedingtheit erkannt, so daß ihnen die Erbforschung dann alsbald ihre volle Kraft zuwenden konnte.

Schon bei der ersten Gruppe der nunmehr zu besprechenden Psychosen, den Alterspsychosen, namentlich dem arteriosklerotischen Irresein wie auch den Geistesstörungen des Um- und Rückbildungsalters war dies in erheblich geringerem Umfange der Fall. Weiterhin war ihre Erforschung praktisch, namentlich rassenhygienisch nicht so sehr von Belang, da sie Menschen betreffen, die das tätige Leben, insbesondere die Fortpflanzung, schon hinter sich haben. Der Erforschung ihrer Erbgesetzlichkeit stehen zudem besondere Schwierigkeiten im Wege. Das psychische Bild allein reicht bei ihnen zu einer sicheren Abgrenzung vielfach nicht aus; anatomische Untersuchungen aber wurden in den hier in Betracht kommenden früheren Zeiten nur ausnahmsweise durchgeführt, ja vielfach lassen sich überhaupt keine oder nur ungenügende Mitteilungen über die Eltern, die Großeltern und sonstigen Verwandten der Ausgangskranken erhalten.

Bei den symptomatischen und den eigentlichen exogenen Psychosen war es schon ein großer Fortschritt, daß ihre Entstehungsbedingungen klarer erkannt wurden, ein Fortschritt, der erst in die letzten Jahrzehnte fällt. Die Erforschungsgeschichte der progressiven Paralyse ist hierfür ein eindrucksvolles Beispiel. Nach ihrer Abgrenzung stellte man die Paralyse zunächst mit anderen, vorwiegend erblich bedingten Geisteskrankheiten auf eine Stufe. Erst nach und nach erkannte man ihre exogene Bedingtheit. Aber noch lange rechnete man ausschweifendes Leben, Alkoholmißbrauch, Ermüdungen und Erschöpfungen, Arbeiten am Feuer usw. zu den möglichen Ursachen der Paralyse. Auch nachdem man die Syphilis als die notwendige Ursache erkannt hatte, dauerte es noch eine geraume Zeit, bis man wußte, daß die Syphilis mehr als das bloße Anfangsglied in der Ursachenkette der Paralyse ist. Andererseits aber führte sowohl bei der Paralyse wie bei den übrigen exogenen Erkrankungen die Erkenntnis der wahren Ursache zu einer gewissen Übertreibung. Es zeigte sich, daß hier keineswegs eine so unmittelbare, geradlinige, ausschließliche Beziehung zwischen der erkannten Ursache und der Psychose besteht, wie man zunächst annahm. Die Syphilis führt nicht etwa in allen Fällen zur Paralyse, sondern nur in 7—10% der Fälle; der Alkoholmißbrauch bewirkt nur in einem kleinen Bruchteil der

Fälle ein Delirium tremens und die seelische Erschütterung verursacht nur ausnahmsweise einmal eine ausgesprochene psychische Erkrankung. Daraus geht die Erkenntnis hervor, daß neben den als Hauptursache anzusprechenden äußeren Schädigungen noch andere ursächliche Faktoren in Betracht kommen. Die Forschung hat gezeigt, daß diese ursächlichen Faktoren ihrerseits wieder teils exogen, teils endogen und von sehr verschiedener Bedeutung sein können. Die Ursachen der symptomatischen und exogenen Psychosen sind vielfach, vielgestaltig und verschiedenwertig. Neben notwendigen äußeren Schädigungen kommen auslösende und beschleunigende äußere Umstände, mehr oder weniger die Art der Störung und ihre Form bestimmende innere, erblich bedingte Dispositionen in Betracht. Im wesentlichen ist die Forschung bezüglich der symptomatischen und der exogenen Psychosen heute bei dieser Erkenntnis angelangt, einer Erkenntnis, die zwar im ganzen einen Fortschritt bedeutet, die aber für die einzelnen Krankheiten, ja Krankheitsgruppen noch der Klärung und der sicheren Nachweise entbehrt.

Die Darstellung mußte sich deshalb hier vielfach, ja meist mit der Feststellung begnügen, daß im Gefolge bestimmter Erkrankungen und äußerer Schädigungen psychische Störungen dieser oder jener Art vorkommen können, daß diese psychischen Störungen entweder vorwiegend einer allgemeinen Reaktionsbereitschaft des menschlichen Gehirns oder einer besonderen Veranlagung entsprechen oder daß durch die Erkrankung oder Schädigung besondere, bisher nur latent vorhandene Erbkrankheiten zur Manifestation gebracht werden können.

So gering auch das bisher auf diesem Gebiete Erreichte erscheinen mag, einen so wichtigen Schritt in der Erkenntnis bedeutet es, ein so gewaltiges Gebiet eröffnet sich hier der weiteren Forschung. Und auch in praktischer, namentlich in rassenhygienischer Hinsicht ist es, wie das Beispiel des schweren Alkoholismus zeigt, auch jetzt schon von ganz erheblichem Belang.

I. Alterspsychosen.

Man kann hier drei Gruppen von psychischen Störungen unterscheiden: das präsenile Irresein, besser vielleicht als Geistesstörungen des Umbildungs- und Rückbildungsalters bezeichnet, dann das arteriosklerotische Irresein und schließlich den Altersschwachsinn im engeren Sinne. Ihnen angegliedert sind organische Krankheiten zu besprechen, die nicht im eigentlichen Greisenalter vorkommen, aber doch sowohl klinisch wie anatomisch manche Züge des Altersschwachsinns zeigen.

1. Geistesstörungen des Umbildungs- und Rückbildungsalters.

In den Wechseljahren der Frauen kommt es nicht selten zu leichteren Verstimmungen und anderen Störungen des seelischen, namentlich des gemütlichen Gleichgewichts. Auch beim Mann kommen, wenn auch seltener, in den Jahren der Umbildung neben der Abnahme der Potenz allerlei Angstzustände und hypochondrische Vorstellungen vor. Dabei fehlen sonst Zeichen einer körperlichen Erkrankung, besonders Zeichen einer Arteriosklerose, auch ist der Verlauf durchaus gutartig. Spielmeyer, Runge u. a. nahmen an, daß sich derartige Zustände in den Jahren der Umbildung und der beginnenden Rückbildung vor allem bei psychopathischen und irgendwie belasteten Persönlichkeiten geltend machen.

Es werden im Umbildungs- und Rückbildungsalter aber auch ausgesprochene Geistesstörungen beobachtet. Bei diesen Geistesstörungen fehlen die Zeichen einer fortschreitenden organischen Geistesstörung; die Aussichten sind bei ihnen im allgemeinen günstig. Man unterscheidet hier verschiedene klinische Bilder, und zwar sind unter ihnen häufiger melancholische Zustände, die meist in Heilung ausgehen; weniger günstig sind die ebenfalls nicht seltenen paranoiden Formen.

Was die *melancholischen Zustände im Klimakterium und im Rückbildungsalter* anlangt, so ist ihre klinische Stellung noch keineswegs geklärt. Zunächst kann man annehmen, daß es sich um Depressionen handelt, die dem *manisch-depressiven Irresein* zuzuordnen sind. Sind bei den Kranken schon früher Verstimmungen dieser Art oder manische Zustände vorgekommen, so wird die Entscheidung leicht sein. Schwieriger ist sie, wenn es sich um eine erstmalige Verstimmung handelt. Bei manchen erstmaligen depressiven Erkrankungen im Klimakterium und in der Rückbildung kann man wohl annehmen, daß Erbanlagen zum manisch-depressiven Irresein in diesen Zeiten, die ähnlich wie die Pubertät mit einer erhöhten Anfälligkeit einhergehen, in stärkerem Maße hervortreten. Auffällig ist dabei das starke Vorherrschen von Melancholien gegenüber Manien. Auch haben diese Depressionen nicht selten klinisch allerlei Besonderheiten: sie knüpfen im Gegensatz zu den sonstigen Melancholien gerne an äußere Anlässe an, zeigen paranoide Züge und sind zuweilen durch äußere Einwirkungen verhältnismäßig gut zu beeinflussen. KRAEPELIN teilte seine „Involutionsmelancholie" unter dem manisch-depressiven, dem präsenilen und dem arteriosklerotischen Irresein auf. J. LANGE ist der Meinung, daß unter der Bezeichnung „Involutionsmelancholie" vorwiegend erstmalige Anfälle des manisch-depressiven Irreseins und arteriosklerotische Erkrankungen erfaßt werden. Diejenigen Krankheitsfälle, in denen eine endogene manisch-depressive Veranlagung und eine Hirnarteriosklerose zugleich pathogenetisch und pathoplastisch sich auswirken, scheinen LANGE den Kern der Involutionsmelancholie zu bilden. Zum Teil in Übereinstimmung hiermit sind BUMKE und H. HOFFMANN der Auffassung, daß die Krankheitsbezeichnung „Involutionsmelancholie" Verschiedenartiges zusammenfasse, das nur durch das gemeinsame Band der Involution zusammengehalten werde, und daß es nicht angehe, die endogene Grundlage der Involutionsmelancholie ausschließlich in der manisch-depressiven Veranlagung zu sehen.

BLEULER fiel auf, daß bei klimakterischen Melancholien im Gegensatz zu den klaren Melancholien des manisch-depressiven Irreseins eine außergewöhnlich niedere Belastung mit manisch-depressivem Irresein vorliege. HOFFMANN fand wie schon früher LUTHER, daß besonders Kranke mit Involutionsmelancholie verhältnismäßig häufig schizophrene Nachkommen haben. Bei näherer Betrachtung schienen ihnen auch die Probanden einige Absonderlichkeiten im Sinne schizoider oder schizophrener Züge zu zeigen. HOFFMANN und KAHN warfen dann die Frage einer Beteiligung von *zirkulären* und *schizophrenen Erbanlagen* im Sinne einer „Konstitutionslegierung" KRETSCHMERs auf. Insbesondere trat HOFFMANN für eine Sonderstellung der agitierten Angstmelancholie ein; unter Hinweis auf die Häufigkeit schizophrener Nachkommen äußerte er die Vermutung, daß hier schizophrene Teilanlagen mitwirken. LANGE war der Meinung, bei den Angstmelancholien handle es sich um eigenartige schizophrene Erkrankungen, die durch die besonderen Verhältnisse der Involution depressiv gefärbt seien. Auch LEONHARD hat, wie noch weiter dargelegt werden soll, neuerdings den Versuch gemacht, die Angstpsychose aus dem manisch-depressiven Erb- und Formenkreis abzugrenzen. Mehrere Untersucher suchten der Erbverfassung der an Involutionsmelancholie Erkrankten durch möglichst eingehende und genaue Beforschung ihres nächsten Verwandtschaftskreises näherzukommen. BROCKHAUSEN hat bei 31 Fällen reiner involutiver Melancholie, 22 Frauen und 9 Männern, die Probandeneltern und -geschwister, die

Geschwister der Eltern und die Vettern und Basen erbbiologisch erfaßt. Er stellte dabei fest, daß neben einer Bevorzugung involutiver Melancholien in der Verwandtschaft die Belastung eine wesentlich geringere war als für das manisch-depressive Irresein. In gleicher Weise untersuchte HELENE SCHNITZENBERGER die Eltern, Geschwister, Geschwister der Eltern und Großeltern von 30 zum ersten Male im Klimakterium und in der Involution mit Melancholie erkrankten Frauen. Sie kam dabei zu ganz ähnlichen Ergebnissen wie BROCKHAUSEN. Die Ergebnisse sind in nachfolgender Tabelle zusammengestellt und mit den von BANSE und RÖLL-ENTRES ermittelten Prozenthäufigkeiten der Erkrankung an manisch-depressivem Irresein für die betreffenden Verwandtschaftsgrade verglichen.

In der Verwandtschaft von Involutionsmelancholien	Affektive Psychosen insgesamt		Manisch-depressives Irresein ohne Involutions-melancholien		Manisch-depressives Irresein in der Verwandtschaft von Manisch-Depressiven	
	BROCK-HAUSEN	SCHNITZEN-BERGER	BROCK-HAUSEN	SCHNITZEN-BERGER		
Probandengeschwister	3,3	2,33	3,3	1,16	9,03	9,12
Probandeneltern	5,4	5,31	1,8	1,77	4,58	10,42
Geschwister der Probandeneltern	2,5	2,68	0,6	1,34	2,83	—
Probandengroßeltern	—	0	—	0	—	—

Man sieht aus der Zusammenstellung, daß die Erkrankungshäufigkeiten für affektive Psychosen insgesamt wie auch für das manisch-depressive Irresein allein bei den Verwandten der an Involutionsmelancholie Erkrankten ganz erheblich hinter derjenigen bei manisch-depressiven Probanden zurückbleiben. BROCKHAUSEN führte weiter aus, das Ergebnis könnte zu dem Schluß berechtigen, daß die untersuchte Psychose von geringerer Durchschlagskraft sei als das manisch-depressive Irresein. Als Ursache für die von ihm festgestellte Tatsache, daß involutive Melancholien in der Aszendenz und in den Kollateralen überwogen, während sie unter den Probandengeschwistern fehlten, möchte BROCKHAUSEN eine der involutiven Melancholie besonders eigene Manifestationsschwankung ansehen. Er besprach aber auch noch andere Möglichkeiten. Vielleicht seien bei der Involutionsmelancholie aber auch die Anlagefaktoren qualitativ und quantitativ nicht in der Vollständigkeit vorhanden, wie sie sonst zur Entstehung des manisch-depressiven Irreseins gehören. Vielleicht seien zwar die idiotypischen Voraussetzungen zum manisch-depressiven Irresein voll gegeben, es seien aber Umstände wirksam, die den Zeitpunkt der Manifestation in der Weise beeinflussen, daß eine Melancholie erst im Rückbildungsalter in Erscheinung treten kann. Damit wäre der involutiven Melancholie im Rahmen des manisch-depressiven Erbkreises eine Sonderstellung zugewiesen. Die Kleinheit des Beobachtungsmaterials verbietet allerdings solche weitgehenden Schlüsse. Immerhin zeigen sie, daß trotz der anscheinend nur geringen manisch-depressiven Belastung noch allerlei Möglichkeiten für eine Zugehörigkeit der Involutionsmelancholien zum manisch-depressiven Erbkreis vorliegen.

Was die Belastung der an Involutionsmelancholien Leidenden mit *Schizophrenie* betrifft, so konnte BROCKHAUSEN bei ihnen gegenüber der Durchschnittsbevölkerung eine geringe Mehrbelastung mit Schizophrenie feststellen, der er aber mit Rücksicht auf die Kleinheit seines Beobachtungsmaterials keine wesentliche Bedeutung zuerkannte. H. SCHNITZENBERGER fand einen Fall unklarer Psychose, vielleicht Schizophrenie, unter den Eltern ihrer Probanden, einen Fall von Schizophrenie unter den Geschwistern, keine Schizophrenie dagegen in den übrigen Verwandtschaftsgraden. Die Untersuchungen haben also keine

Hinweise für eine Beteiligung schizophrener Anlagen an dem Zustandekommen der Involutionsmelancholie ergeben. KANT versuchte an einigen genauer durchforschten Fällen dieser Art eine biologische und psychologische Ursachenanalyse. Zunächst fand er präpsychotisch psychopathische und neuropathische, aber auch zyklothyme und epileptoide Persönlichkeitstypen. Die dadurch bedingte, zu inneren Reibungen und Kämpfen neigende Verfassung erfährt seiner Meinung nach durch die biologische Wirkung des Klimakteriums eine erhebliche Verstärkung. Nach KANT können also die manisch-depressive, die schizophrene und die epileptische Erbverfassung den Boden abgeben, auf dem im Klimakterium und im Rückbildungsalter unter Mitwirkung der diesen Lebensabschnitten eigentümlichen Umstellung und Schwächung wie auch unter dem Einfluß allerlei ungünstiger äußerer Lebensumstände Verstimmungszustände ausgelöst werden können.

Was die *paranoiden Bilder im Klimakterium und im Rückbildungsalter* anlangt, so ist man hier eher geneigt, dem Klimakterium an sich eine ursächliche Bedeutung zuzuerkennen. Insbesondere scheint der Umstand in diesem Sinne zu sprechen, daß diese paranoiden Erkrankungen fast ausschließlich Frauen betreffen, bei denen die Umstellung viel rascher als beim Manne erfolgt. Aber andererseits wird man doch auch hier eine in der Erbverfassung begründete Anfälligkeit anzunehmen haben. Hierfür spricht insbesondere die Feststellung von KLEIST, daß die Kranken auch früher schon fast immer leicht paranoide Psychopathinnen waren, die ein sehr von sich eingenommenes, eigenwilliges, reizbares, empfindliches und mißtrauisches Wesen boten. Während KLEIST die präpsychotische Persönlichkeit mehr im Sinne einer schizoiden Psychopathie schilderte, auch angab, die später erkrankten Frauen hätten vielfach männliche Züge geboten, fand LANGE besonders Persönlichkeiten von pyknischem Habitus und von zirkulären Zügen, nicht selten auch zirkuläre Erblichkeit. Bei manchen schizophren, zyklothym, vielfach auch andersartig veranlagten Frauen scheint das Klimakterium eine Hirnerkrankung und einen seelischen Krankheitsvorgang auslösen zu können, der auch nach vollendeter Umstellung nicht mehr so leicht zum Stillstand kommt.

Am ehesten kann man sich die Erscheinungen sowohl bei den Involutionsmelancholien wie auch bei den paranoiden Psychosen so erklären, daß bei ihnen zwar *eine gewisse erblich bedingte Anfälligkeit* vorliegt, daß diese aber zur Manifestierung nicht ausreicht, etwa weil der Anlagesatz dazu nicht vollkommen ist. *Erst wenn die Gesamtkonstitution eine Schwächung erfährt*, treten die bis dahin latenten Erbanlagen hervor. Der „Dominanzwechsel" (MEGGENDORFER) mag hier eine Rolle spielen.

Einen bemerkenswerten Versuch, aus der bisherigen etwas festgefahrenen Situation herauszukommen, hat LEONHARD unternommen, indem er die Geistesstörungen des Um- und Rückbildungsalters neu gruppierte. Er kam auf Grund seiner Untersuchungen zu dem Ergebnis, daß im Klimakterium und in der Rückbildung neben den manisch-depressiven Depressionen typische *Angstpsychosen* und eigentlich involutive oder klimakterielle Depressionen vorkommen. Die typische Angstpsychose komme auch in jüngeren Jahren vor, doch sei sie in der Rückbildung besonders häufig. Sie sei eine ausgesprochen erblich bedingte Krankheit, habe jedoch keine Erbbeziehungen zum manisch-depressiven Irresein, wohl aber zu den in der Rückbildung vorkommenden Angstpsychosen und zu schizophrenieähnlichen, jedenfalls nicht mehr heilbaren Psychosen des fortgeschrittenen Alters. Die involutive oder klimakterielle Depression im engeren Sinne geht nach LEONHARD mit Hemmung und ängstlicher Agitiertheit zugleich einher; sie führt vielfach zu einer organisch anmutenden Erstarrung. Sie kommt bei Frauen vorwiegend im Klimakterium, bei Männern entweder überhaupt nicht oder nur selten und im späteren Lebensalter vor. Ihre Erbbeziehungen sind noch gänzlich unklar.

2. Das arteriosklerotische Irresein.

Die Arteriosklerose ist eine Erkrankung des höheren Alters. Sie braucht aber im höheren Alter nicht notwendigerweise aufzutreten. Wenn sie auftritt, so macht sie sich meist im 6. oder im 7. Lebensjahrzehnt bemerkbar, seltener später. Sie braucht auch keineswegs alle Schlagadern des Körpers gleichmäßig zu befallen; es gibt Fälle, in denen die Nieren-, die Herz- und die Gehirngefäße ausschließlich oder doch vorwiegend befallen sind.

Als *Ursache der Arteriosklerose* wurden früher und werden auch jetzt noch verschiedene äußere Schädigungen beschuldigt, so der Alkohol- und Nicotinmißbrauch, die Beschäftigung mit Blei und anderen gewerblichen Giften, aber auch Strapazen, vor allem die Hast und die Unrast mancher Berufe. Es hat sich aber gezeigt, daß diese Schädlichkeiten allein keinesfalls in Betracht kommen, denn unschwer kann man Beispiele dafür finden, in denen eine oder auch mehrere der vorgenannten Schädlichkeiten wirksam waren, ohne daß sich eine Arteriosklerose entwickelte.

Von manchen Forschern wird die Meinung vertreten, daß die genannten äußeren Schäden zwar nicht unmittelbar, wohl aber auf dem Umwege über die arterielle *Hypertonie* zur Arteriosklerose führen könnten. Die meisten der genannten Schädigungen sollen eine Hochspannung im Kreislauf bewirken; insbesondere wird dies von gemütlichen Überlastungen behauptet. Freilich ist es noch keineswegs bewiesen, daß diese Schädigungen eine dauernde Hochspannung bewirken können und auch nicht, daß die Hochspannung notwendigerweise zur Arteriosklerose führen muß. Die Hypertonie wurde zu verschiedenen Drüsen mit innerer Sekretion, namentlich mit einer Funktionsstörung des Hypophysenvorderlappens, in Beziehung gebracht (ESKIL KYLIN). Über die Ursache dieser Funktionsstörung ist noch nichts bekannt. Dagegen hat WEITZ überzeugend wenigstens für den sogenannten „roten" Hochdruck nachgewiesen, daß er ein Erbleiden ist und einen dominanten Erbgang geht. Neuerdings hat auch D. AYMAN aus einem großen Beobachtungsmaterial die Erblichkeit der Hypertonie dargetan. AYMAN teilte die von ihm untersuchten 277 Familien mit 1524 Angehörigen in drei Gruppen ein. Hatten in ihnen die beiden Eltern normalen Blutdruck, so war bei 3,1% der Kinder erhöhter Blutdruck festzustellen; hatte eines der Eltern erhöhten Blutdruck, so hatten 28,3% der Kinder Hypertonie, war dies aber bei beiden Eltern der Fall, so zeigten 45,5% der Kinder Hypertonie.

E. KRAPF ist der Meinung, daß die Hypertonie neben körperlichen Paroxysmen verschiedener Art ein vielgestaltiges psychisches Krankheitsbild bewirken könne: episodische Absencen, Dämmerungszustände, Motilitätspsychosen, Verstimmungszustände, schließlich auch Wesensveränderungen mit erheblichen Schwankungen der Intensität. Allen diesen verschiedenen Störungen liege die „episodische Konstitution" zugrunde.

Es ist noch keineswegs sicher, daß die Hypertonie Arteriosklerose zur Folge hat; im Gegenteil, beide scheinen in ihrem Wesen unabhängig voneinander zu sein. Manche Gesichtspunkte sprechen dafür, daß sich die *Arteriosklerose selbständig vererbt*. Einige Untersucher haben sich mit der Frage beschäftigt, ob sich die Veranlagung zur Arteriosklerose in bestimmten Erscheinungen des *Körperbaus* äußert. So vertraten BINSWANGER und SCHAXEL die Meinung, die Arteriosklerotiker wären vorwiegend Astheniker oder Personen mit einer Hypoplasie der Gefäße. Dagegen nahm F. STERN eine Beziehung zum pyknischen Körperbau an. Womöglich noch größer ist der Gegensatz der Meinungen bezüglich der *seelischen Verfassungen*, die als disponierend zur Arteriosklerose angesehen werden. Nach BINSWANGER sind es vor allem schwach befähigte Naturen, nach WEBER und WINDSCHEID dagegen die Kopfarbeiter, die besonders häufig an Arteriosklerose erkranken. TEILHABER ist der Meinung, daß die jugendlichen Schlemmer, KRAMER, daß namentlich Kraftnaturen, die auch zu den verschiedensten Genüssen neigen, HERZ dagegen, daß die ernst veranlagten Pflichtmenschen, FERENCZI, daß die Entbehrenden und schwer Arbeitenden die Anwärter auf eine Arteriosklerose seien. Wieder andere halten mit JULIUS BAUER die affektiv Erregbaren, die Jähzornigen für besonders gefährdet, an Arteriosklerose zu erkranken.

Die *Veranlagung zur Arteriosklerose* kann *kaum einheitlicher Natur* sein. MEGGENDORFER hat auf Familien hingewiesen, in denen in mehreren Generationen Coronarsklerose, in anderen Nephrosklerose und Hirnarteriosklerose vorkam (Abb. 1). Derartige Beobachtungen legen die Vermutung nahe, daß außer der Anlage zur Arteriosklerose auch die *Lokalisation* der Arteriosklerose weitgehend erblich bedingt ist. Es ist wohl möglich, daß die erbliche Veranlagung noch weitere Verschiedenheiten aufweist oder Teilanlagen, die beispielsweise bewirken, daß einmal die Arteriosklerose als Erkrankung der großen Hirngefäße mit Neigung zu Herdstörungen, das andere Mal als allgemeine, gleichmäßige Gefäßerkrankung des Gehirns mit der Folge eines geistigen Schwächezustandes auftritt.

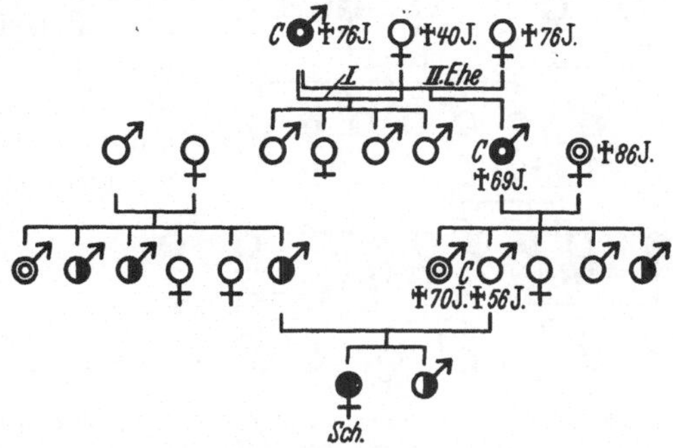

Abb. 1. Coronarsklerose in 3 aufeinanderfolgenden Generationen. (Nach MEGGENDORFER.)
◎ Über 65 Jahre alt, gesund; ● C Coronarsklerose; ◐ Psychopathie und Neuropathie; ● Sch Schizophrenie.

Über eine *gleichartige Vererbung der Neigung zu Apoplexien* liegen zahlreiche Beobachtungen vor. WEITZ fand bei 60% der Apoplektiker eine direkte Belastung mit Apoplexie und Herzleiden gegenüber 30% der Durchschnittsbevölkerung. KISCH berichtete über 4 Söhne eines Apoplektikers, die alle ebenfalls an Gehirnblutungen starben. GUTTMANN teilte eine Sippe von 38 Personen mit, in der in 5 Generationen 15 einer Apoplexie erlagen. Unter 21 Fällen von anatomisch gesicherten Hirnarteriosklerosen MEGGENDORFERs hatten 3mal beide Eltern (Abb. 2), 13mal eines der Eltern wieder Hirnarteriosklerose; in 5 Fällen litt eines der Eltern an Herzleiden, wahrscheinlich an Coronarsklerose. Unter 59 Geschwistern von Hirnarteriosklerotikern, von denen die Daten bekannt waren und die im arteriosklerosefähigen Alter standen, litten 19 an Hirnarteriosklerose, bei mehreren war außerdem allgemeine Arteriosklerose, Schrumpfniere und Herzschlag als Todesursache angegeben. Von 10 Onkeln und Tanten von Hirnarteriosklerotikern waren 5 an Schlaganfall gestorben. Von 19 Kindern von Hirnarteriosklerotikern, die im höheren Alter gestorben waren, litten 9 an Hirnarteriosklerose. MEGGENDORFER kam an Hand seiner Fälle zu dem Ergebnis, daß die Veranlagung wohl aus mehreren Teilanlagen bestehen müsse.

SVEN DONNER fand eine etwa doppelt so große Sterblichkeit an Hirnschlag bei den Eltern seiner Arteriosklerotiker wie bei den Eltern aller von ihm erfaßten Geisteskranken. B. SCHULZ stellte eine doppelt so große Sterblichkeit an Hirnschlag bei den Eltern seiner Hirnarteriosklerotiker wie bei der Durchschnittsbevölkerung im 6. Lebensjahrzehnt, ja eine fast 4mal so große im 7. Lebensjahrzehnt fest. B. SCHULZ führte auch sehr sorgfältige Untersuchungen über die Geschwisterschaften von 100 Hirnarteriosklerotikern durch. SCHULZ fand, daß unter den von ihm beforschten Geschwistern Todesfälle an Arteriosklerose und Schlag, wie auch an Hirnschlag allein etwa doppelt so häufig wie in der Durchschnittsbevölkerung vorkommen. Dieser Befund spricht für eine Erblichkeit der Arteriosklerose überhaupt und der Neigung zur Hirnarteriosklerose im besonderen.

Was die *erbliche Beziehung der Hirnarteriosklerose zu den verschiedenen Geisteskrankheiten* anlangt, so hatte OTTO DIEM 1905 gefunden, daß die Geistesgesunden gut 4mal so stark mit Apoplexie belastet sind wie die Geisteskranken. Das könnte, wie B. SCHULZ ausführt, daran denken lassen, daß sich umgekehrt in der Verwandtschaft von Arteriosklerotikern vielleicht besonders wenig Geisteskranke finden. Allerdings liegt auch die Vermutung nahe, der Befund DIEMs könnte durch die anfechtbare Art seiner Auszählungen bedingt sein. SVEN DONNER, der in seiner Untersuchung über Belastung mit Schlag und Arteriosklerose bei Paralytikern und bei anderen Geisteskranken die Fehlerquellen DIEMs vermied, hatte eine höhere Belastung der Paralytiker mit Apoplexie, wenigstens seitens des Vaters gefunden. Umgekehrt konnte jedoch SCHULZ unter den Geschwistern seiner 100 Hirnarteriosklerotiker weniger Paralytiker als in der Durchschnittsbevölkerung feststellen. Außerdem fand SCHULZ unter den Geschwistern seiner 100 Hirnarteriosklerotiker auch seltener manisch-depressives Irresein, Schizophrenie und Epilepsie als in der Durchschnittsbevölkerung, häufiger dagegen asylierte Psychopathen, Selbstmorde und Alterspsychosen, und zwar handelte es sich bei letzteren wahrscheinlich vor allem um arteriosklerotische Psychosen. Was die Beziehungen zur senilen Demenz anlangt, so ergab sich SCHULTZ eine nur geringe positive Korrelation zwischen Arteriosklerose und seniler Demenz. Vor allem aber sprechen seine Befunde deutlich für eine getrennte Vererbung der Arteriosklerose und der senilen Demenz und für die Erblichkeit der Hirnarteriosklerose überhaupt.

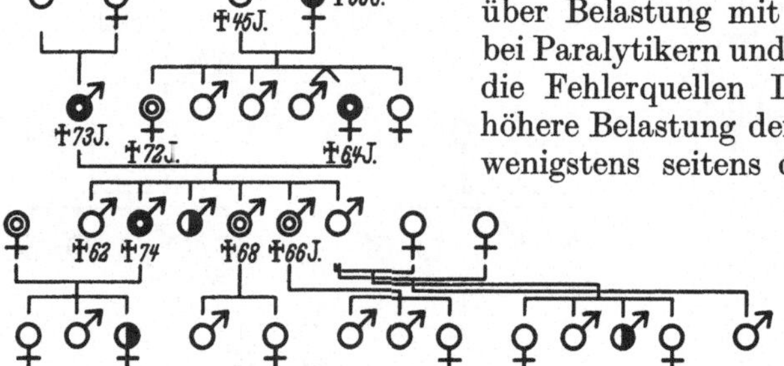

Abb. 2. Hirnarteriosklerose in 3 aufeinanderfolgenden Generationen. (Nach MEGGENDORFER.)
◎ Über 65 Jahre, gesund; ● Hirnarteriosklerose; ◐ Psychopathie und Neuropathie.

Wiederholt und von verschiedenen Seiten wurde ein *innerer Zusammenhang zwischen dem manisch-depressiven Irresein und der Arteriosklerose* behauptet. Man dachte daran, daß die mit dem manisch-depressiven Irresein einhergehenden Gemütserregungen den Blutdruck steigern, die Erhöhung des Blutdrucks aber eine Arteriosklerose bewirken könne. Oder man nahm erbbiologische Zusammenhänge an. ALBRECHT hatte auf die verhältnismäßig häufige und frühzeitige Erkrankung an Arteriosklerose bei den Manisch-Depressiven hingewiesen. REHM betonte, es sei eine Tatsache, daß die chronisch Kranken mit manisch-depressivem Irresein außerordentlich oft an Arteriosklerose des Gehirns leiden und daß die allgemeine Arteriosklerose auch die häufigste Todesursache dieser Kranken bilde. GUTSTEIN stellte aus Sektionsprotokollen und Krankengeschichten bei manisch-depressiven Männern in 75%, bei Frauen in 60% Arteriosklerose fest, was gegenüber den Feststellungen ROMBERGs bei Geisteskranken im allgemeinen das 4—9fache ausmacht. Andererseits hat die eingehende genealogisch-statistische Untersuchung DONNERs über die direkte Belastung der verschiedenen Geisteskranken mit Apoplexie für Manisch-Depressive Belastungszahlen ergeben, die unter dem Durchschnitt der Geisteskranken im allgemeinen liegen. Auch SCHULZ fand unter den Geschwistern seiner 100 Hirnarteriosklerotiker erheblich weniger Manisch-Depressive als unter der Durchschnittsbevölkerung. Hieraus wie auch aus der von ihm festgestellten geringen Zahl der Todesfälle an Tuberkulose, die nach LUXENBURGER in den Geschwisterschaften Manisch-Depressiver nicht geringer ist als in der Durchschnittsbevölkerung, schließt SCHULZ, daß eine Verwandtschaft der Hirnarteriosklerose mit dem manisch-depressiven Irresein nicht besteht. Demgegenüber neigt J. LANGE hinwiederum zu der Ansicht, daß doch gewisse Beziehungen zwischen Arteriosklerose und manisch-depressivem Irresein bestehen.

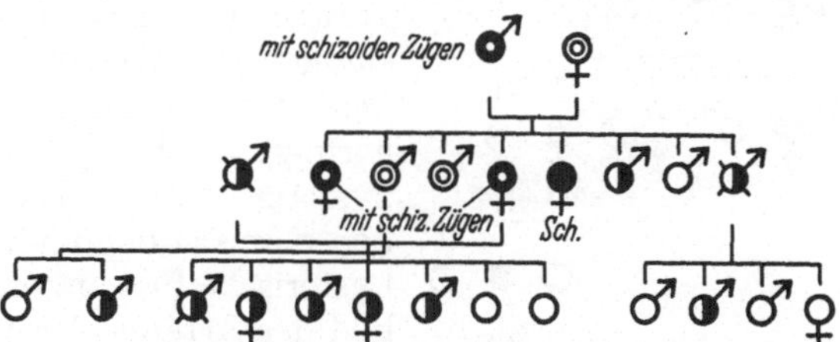

Abb. 3. Hirnarteriosklerose mit schizoiden Zügen bei Vater und 2 Töchtern. (Nach MEGGENDORFER.)
◎ Über 65 Jahre, gesund; ● Hirnarteriosklerose; ◐ Psychopathie und Neuropathie; ⊠ Potatorium.

Nach unseren heutigen Kenntnissen wird man, wie bereits erwähnt, *äußeren Schädlichkeiten* keine ursächliche Bedeutung für das Zustandekommen der Arteriosklerose zuerkennen dürfen, doch ist es nicht ausgeschlossen, daß bei vorhandener Veranlagung die verschiedensten äußeren Schädlichkeiten beschleunigend und verstärkend wirken. Für die Annahme, daß Alkohol- und Nicotinmißbrauch den Ausbruch und die Entwicklung des Leidens zu beschleunigen vermögen, scheint die allerdings nur an einem kleinen Beobachtungsmaterial gewonnene Feststellung MEGGENDORFERs zu sprechen, daß bei seinen männlichen Kranken mit Hirnarteriosklerose das Durchschnittsalter zur Zeit des Todes 65,5, bei den weiblichen dagegen 68,5 Jahre war. Von den männlichen Hirnarteriosklerotikern, die nicht oder sehr mäßig tranken, stellte sich die Krankheit durchschnittlich mit 66, bei den Trinkern dagegen schon mit 58 Jahren ein; die Nichttrinker starben durchschnittlich mit 72, die Trinker dagegen mit 65 Jahren. In ähnlicher Weise wird man vielleicht anderen Giften, wie vor allem dem Blei, dann auch manchen Infektionskrankheiten, insbesondere der Syphilis, eine beschleunigende und verstärkende Wirkung auf die Entstehung und den Ablauf der Arteriosklerose bei vorhandener erblicher Veranlagung zuerkennen dürfen.

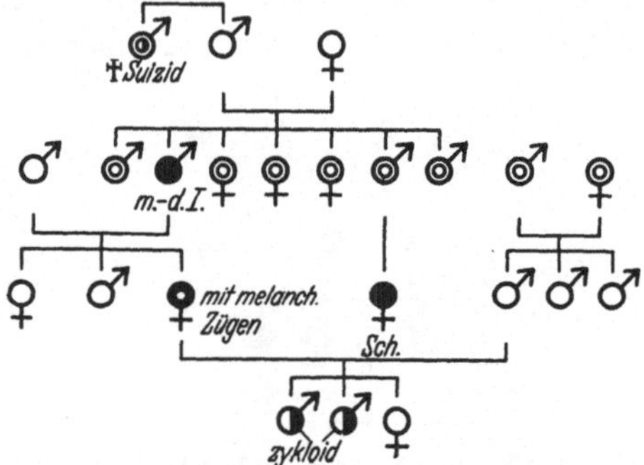

Abb. 4. Hirnarteriosklerose mit melancholischen Zügen. (Nach MEGGENDORFER.)
◎ Über 65 Jahre, gesund; ◉ über 65 Jahre, mit Depression; ● Hirnarteriosklerose mit melancholischen Zügen; ● manisch-depressives Irresein bzw. Schizophrenie.

Das *klinische Bild der Hirnarteriosklerose* ist außerordentlich vielgestaltig. Die angesichts dieser Tatsache naheliegende Frage, *wieweit die Störungen der Hirnarteriosklerotiker in der Konstitution des Kranken begründet* sind, suchte DE MONCHY in klinischen Untersuchungen an 62 Fällen von sicherer Hirnarteriosklerose zu beantworten. Er fand bei den 10% seiner Kranken, die frei von seelischen Störungen blieben, keine prämorbiden Abweichungen, bei 85% der Fälle, die mit depressiven Symptomen einhergingen, eine Anlage zur Depression, bei 70% der Kranken, die Gehörstäuschungen hatten, eine Schwerhörigkeit, bei 54% mit optischen Halluzinationen ein nicht intaktes Sehorgan und bei 53% der an Angstzuständen Leidenden Abweichungen des Herzbefundes. Für andere seelische Störungen der Hirnarteriosklerotiker schienen ihm offenbar arteriosklerotisch bedingte Veränderungen der Bewußtseinslage die Grundlage abzugeben, auf der Veränderungen der Wahrnehmungen infolge anderweitiger Organstörungen krankhaften Charakter annahmen. MEGGENDORFER, der die Familien von 41 anatomisch sichergestellten Fällen von Hirnarteriosklerose näher beforschte, konnte in fast allen Fällen, in denen die Kranken melancholische Verstimmung zeigten, was am häufigsten vorkam, oder mehr ein schizophrenes Bild boten, eigensinnig und unberechenbar waren, triebhafte und unsinnige Handlungen begingen, Stimmen hörten oder sich verfolgt glaubten, vielleicht aber auch epileptische oder hysterische Züge erkennen ließen, auch in ihren Familien manisch-depressive, schizophrene, epileptische und hysterische Erkrankungen, entsprechend dem Zustandsbild der Arteriosklerotiker, nachweisen (Abb. 3, 4, 5, 6). Ob man in diesen Fällen von einem Hervortreten bisher verborgener Krankheitserbanlagen infolge einer Schwächung der Gesamtverfassung sprechen darf oder von einer Auslösung der Psychose durch die Hirnarteriosklerose, sei dahingestellt. Nur bei den Kranken, die optische Sinnestäuschungen hatten und besonders nachts delirierten, wie das gelegentlich besonders nach Apoplexie vorkommt, ließ sich in ihren Familien seltener eine Veranlagung zu endogenen Krankheiten nachweisen. Bei ihnen hatte meist stärkerer Alkoholmißbrauch vorgelegen. Es kann sich hier jedoch auch um andere, etwa mit einer Arteriosklerose der Niere zusammenhängende Vergiftungen oder mit dem Herzversagen zusammenhängende Störungen handeln.

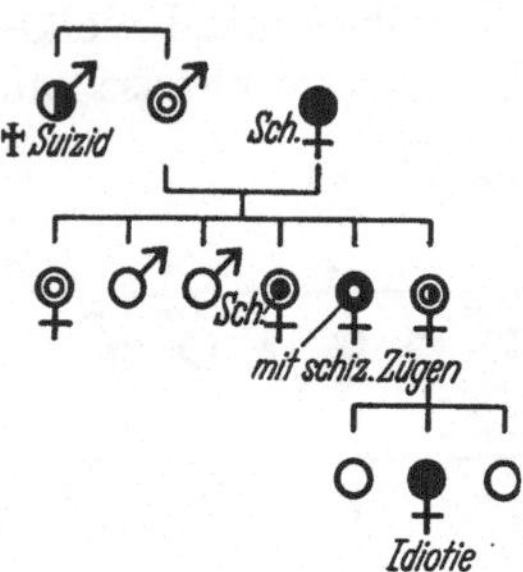

Abb. 5. Hirnarteriosklerose mit schizoiden Zügen. (Nach MEGGENDORFER.) ◎ Über 65 Jahre, gesund; ◎ über 65 Jahre, mit schizoiden Zügen; ● über 65 Jahre, mit Schizophrenie; ◐ schizoide Psychopathie; ● Schizophrenie bzw. Idiotie.

Auch Angstzustände bei Hirnarteriosklerose scheinen nicht so sehr auf Erbanlagen für Geistesstörung als vielmehr auf einer mehr oder weniger stark entwickelten Herzaderverkalkung zu beruhen. Die unkomplizierte Hirnarteriosklerose scheint sich nur in einem einfachen geistigen Schwächezustande und in Herderscheinungen zu äußern.

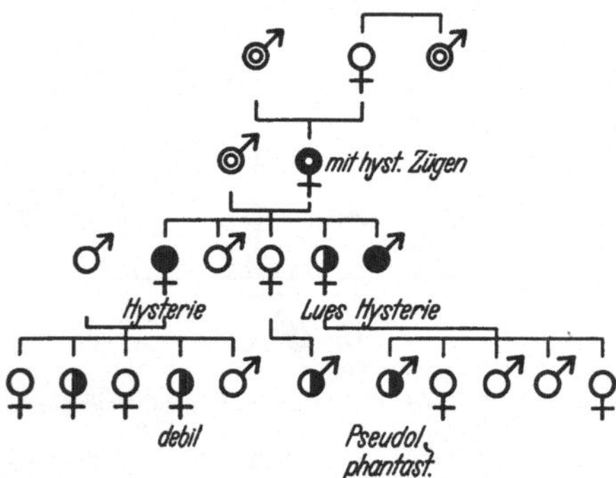

Abb. 6. Hirnarteriosklerose mit hysterischen Zügen. (Nach MEGGENDORFER.) ◎ Über 65 Jahre, gesund; ● über 65 Jahre, mit hysterischen Zügen; ◐ Psychopathie, Debilität; ● Hysterie.

3. Die senile Demenz.

Der *Altersschwachsinn* macht sich meist im 8. Lebensjahrzehnt geltend. Die Grunderscheinungen des Altersschwachsinns kann man in dem „amnestischen Syndrom" sehen, das hochgradige Störung der Merkfähigkeit, Störung der örtlichen und zeitlichen Orientierung sowie die Neigung zum Vorbringen von Erinnerungsfälschungen umfaßt. Daneben bestehen Verlangsamung der Wahrnehmung und Auffassung von Sinneseindrücken, Beeinträchtigung der Aufmerksamkeit und der geistigen Sammlung, Störung der Verarbeitung des Aufgefaßten. Die höheren Denkformen sind beeinträchtigt. Der Charakter erfährt eine Umwandlung im Sinne der Einstellung auf das eigene Ich. Die Handlungen sind töricht oder doch unzweckmäßig. Nicht immer, aber doch nicht selten kommt es auch zu mehr oder weniger flüchtigen Sinnestäuschungen, insbesondere Gehörs- und gelegentlich auch Gesichts-, Geschmacks- und Geruchstäuschungen, zu Bewußtseinstrübungen und deliranten Verwirrtheitszuständen, besonders nachts. Auf körperlichem Gebiete ist neben den Zeichen des Seniums besonders eine zunehmende Versteifung der Muskulatur zu beobachten. Von diesen Fällen „einfacher seniler Demenz“ kann man eine Reihe von Unterformen abgrenzen, so insbesondere die „Presbyophrenie“, die indessen sehr verschieden umschrieben wird. Während KRAEPELIN darunter Fälle mit starker Betonung des amnestischen Syndroms bei Erhaltenbleiben der geistigen Regsamkeit, der Ordnung des Gedankenganges, bis zu einem gewissen Grade auch des Urteils wie auch der äußeren Haltung verstand, legte BLEULER das Hauptgewicht auf die Ausbildung eines stärkeren Bewegungs- und Beschäftigungsdranges. Weiter kann man Fälle unterscheiden, die mehr depressiv, andere, die mehr manisch gefärbt sind oder bei denen irgendwie Wahnideen, besonders solche der Verfolgung im Vordergrunde stehen. Der Verlauf ist meist langsam; die geistige Schwäche und der körperliche Verfall nehmen allmählich immer mehr zu.

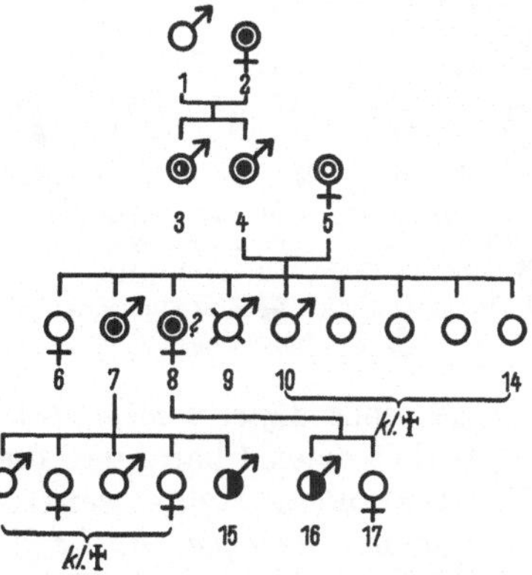

Abb. 7. Dementia senilis in 3 aufeinanderfolgenden Generationen. (Nach MEGGENDORFER.) ◎ Über 65 Jahre, gesund; ◉ über 65 Jahre, Psychopathie; ● Dementia senilis; ◐ Psychopathie; ☿ Potatorium.

Die Auffassung über das *Wesen der senilen Demenz* ist noch nicht einheitlich. KRAEPELIN versuchte den Altersschwachsinn als eine Steigerung der auch sonst bei Greisen bestehenden geistigen Schwäche abzuleiten, wie ja auch der anatomische Befund grundsätzlich die gleichen, beim Altersschwachsinn aber stärker ausgesprochenen Veränderungen bietet. Andere Forscher sind geneigt, im Altersschwachsinn einen von der physiologischen Altersschwäche des Gehirns grundsätzlich verschiedenen krankhaften Vorgang zu sehen. So bezweifelt ENTRES, ob das normale Altern allein imstande sei, die wesentlichen Erscheinungen des Altersschwachsinns hervorzurufen. Nach den Feststellungen MEGGENDORFERs setzt die senile Demenz durchschnittlich um das 70. Lebensjahr ein. Die senile Demenz im engeren, nur pathologischen Sinne ist wohl gar keine Erkrankung des extrem hohen Alters. ENTRES weist darauf hin, daß ungewöhnlich alte Menschen nicht schwachsinnig werden und pathologisch-anatomisch keine senile Hirnatrophie zeigen. In diesem Sinne ist der von KUCZYNSKI mitgeteilte Fall eines 109 bzw. 118 Jahre alt gewordenen Greises bemerkenswert, der unter ungünstigen äußeren Verhältnissen in Sibirien lebte, auch unter schwerem Alkoholismus gestanden hatte, ohne senildement geworden zu sein. SCHÜKRI-AKSEL berichtete über den „ältesten Mann der Welt“, Zaro-Aga, der sicher über 130 Jahre alt wurde, aber weder klinisch noch anatomisch Zeichen einer senilen Hirnerkrankung geboten hatte. Andererseits finden sich auch bei vorzeitig alternden Individuen verhältnismäßig selten psychotische Erscheinungen. Aber auch dann, wenn man das Wesen der senilen Demenz in einer Verstärkung und Beschleunigung des physiologischen Rückbildungsvorganges sieht, wird man zugeben müssen, daß auch diese Verstärkung und Beschleunigung eine besondere Ursache haben müssen.

MEGGENDORFER hat bei 60 hinsichtlich der Diagnose sorgfältig ausgewählten, auch anatomisch gesicherten, von wesentlichen arteriosklerotischen Veränderungen freien Fällen von Dementia senilis erbbiologische Untersuchungen vorgenommen. Er konnte bei einer Anzahl von Familien ein familiäres Vorkommen der Dementia senilis feststellen. In 16 Familien kam die Dementia senilis mehr als einmal vor, und zwar 8mal bei Geschwistern (Abb. 9), 1mal bei Stiefgeschwistern, 10mal bei Eltern und Kind bzw. Kindern (Abb. 8), darunter 1mal in 3 aufeinanderfolgenden Generationen (Abb. 7). In 5 Fällen lag direkte erbliche Belastung mit Dementia senilis vor. Das würde für direkten Erbgang und damit auch für dominanten Erbgang des Leidens sprechen. Daß nur ein verhältnismäßig geringer Bruchteil der 60 Probanden direkt und gleichartig belastet war, kann nicht ohne weiteres gegen die Annahme von Dominanz eingewendet werden, weil das Auftreten von Dementia senilis an das Erreichen eines höheren Alters gebunden ist, also bei den in früheren Lebensjahren sterbenden Anlageträgern nicht in Erscheinung treten kann. Es ist auch zu berücksichtigen, daß ein Nachweis der senilen Demenz in früheren Generationen sehr schwer und häufig unmöglich ist. Der Annahme eines recessiven Erbganges würden sich die festgestellten Tatsachen nicht besser fügen; im Gegenteil, es wäre damit unverträglich, daß in einem Fall ein senildementes Ehepaar zwei altgewordene, aber nicht senildemente Söhne hatte. MEGGENDORFER stellte an Hand seiner Familiengeschichten fest, daß die Tatsachen am ehesten mit der Annahme eines *dimer-dominanten Erbganges* vereinbar wären, doch ist er sich des hypothetischen Charakters dieser Annahme wohl bewußt.

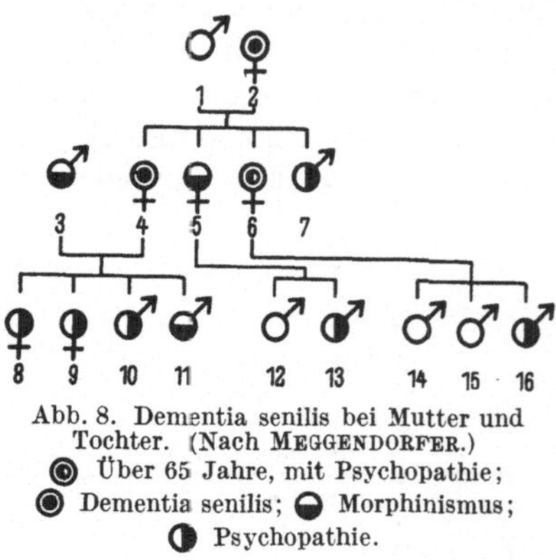

Abb. 8. Dementia senilis bei Mutter und Tochter. (Nach MEGGENDORFER.) ◎ Über 65 Jahre, mit Psychopathie; ● Dementia senilis; ◒ Morphinismus; ◑ Psychopathie.

MEGGENDORFER stellte weitere Untersuchungen über die *Art* der von ihm angenommenen *Anlagen* an. Er ging insbesondere auf die Angaben von MÖBIUS ein, wonach Leute, die im Greisenalter an ausgesprochenen Geistesstörungen erkrankten, im Leben meist nie ganz normal gewesen seien, sowie insbesondere auf die von LENZ und anderen geäußerte Vermutung, daß die schizoide Psychopathie vielleicht eine Disposition zur senilen Demenz darstelle. Eine genaue Untersuchung der Einzelfälle, namentlich hinsichtlich ihrer präpsychotischen Persönlichkeit, zeigte, daß dreiviertel von ihnen auch früher schon irgendwie auffällig oder nervös waren; etwa 40% waren schizoide Psychopathen: Aber die eingehende Untersuchung zeigte auch, daß trotz aller Sorgfalt in der Auswahl möglichst reiner Fälle von seniler Demenz das Material nicht homogen war. Es befanden sich darunter wahrscheinlich Spätschizophrenien im Sinne BLEULERS. Auch ist hervorzuheben, daß in dem Bestreben, vorsichtshalber die Zahl der schizoiden Psychopathen eher zu groß als zu klein anzunehmen, die Grenzen der schizoiden Psychopathie recht weit, wahrscheinlich viel zu weit gezogen wurden. Unter Berücksichtigung dieser Umstände darf man auf die Fälle von reiner seniler Demenz kaum mehr präpsychotische schizoide Psychopathen, als sie in der Durchschnittsbevölkerung vorkommen, rechnen. Weiter fand MEGGENDORFER unter den Großeltern, Eltern, Kindern, Enkeln, Onkeln und Tanten, Neffen und Nichten seiner Probanden 17 sichere Fälle von Schizophrenie und 58 schizoide Psychopathen; unter 234 Kindern, die ins erwachsene Alter kamen, 5 = 2,1% Schizophrene und 25 = 10,7% schizoide Psychopathen. Demgegenüber fand HOFFMANN unter den Kindern sicher Schizophrener etwa 9% Schizophrene und 49% schizoide Psychopathen. Unter 450 Eltern, Kindern, Geschwistern, Onkeln und Tanten der Senildementen fanden sich 40 = 7,5% schizoide Psychopathen, 138 = 25,5% andere Psychopathen und Neuropathen und 362 = 67,0 Gesunde. A. SCHNEIDER konnte unter 201 Angehörigen der

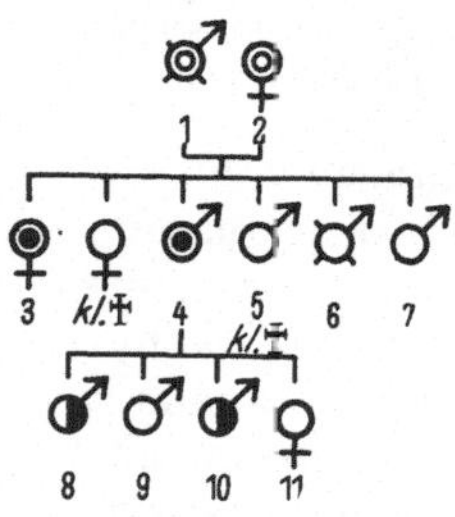

Abb. 9. Dementia senilis bei Schwestern. (Nach MEGGENDORFER.) ◎ Über 65 Jahre, gesund; ● Dementia senilis; ¤ über 65 Jahre, Potatorium; ◑ Psychopathie; ¤ Potatorium.

gleichen Verwandtschaftsgrade von Schizophrenen 44 = 21,8% schizoide Psychopathen, 45 = 22,3% andere Psychopathen und 112 = 55,9% Gesunde feststellen. Die Unterschiede sind sehr groß; sie erscheinen noch größer, wenn die bereits angeführten Gesichtspunkte bezüglich der Auszählung der schizoiden Psychopathen berücksichtigt werden. Diese Zahlen wie auch andere Gründe scheinen sehr gegen die Annahme zu sprechen, die senile Demenz sei nur eine modifizierte Schizophrenie, ebenso auch gegen die Vermutung, das Erbschizoid sei regelmäßig ein Aufbaufaktor der Dementia senilis.

Viel häufiger als die schizoide Psychopathie waren in den Verwandtschaftsgraden der Senildementen andere Psychopathien und Neuropathien, die besonders durch psychische und nervöse Überempfindlichkeit gekennzeichnet waren, vertreten. Zur Beantwortung der Frage, ob nicht überhaupt eine schwache, wenig widerstandsfähige Anlage des Nervensystems dem Altersschwachsinn zugrunde liege, verglich MEGGENDORFER die Verwandtschaft seiner Senildementen mit der in völlig gleicher Weise untersuchten Verwandtschaft von 40 Fällen anatomisch sichergestellter, unkomplizierter Hirnarteriosklerose. Er fand, berechnet auf je 100 Familien:

	Bei Hirnarteriosklerose	Bei seniler Demenz
Anomalien des äußeren Keimblattes	373	533
Anomalien des inneren Keimblattes	220	193
Anomalien des mittleren Keimblattes	13	20
Anomalien des Zwischengewebes	207	213

Die Anomalien des äußeren Keimblattes verteilten sich auf:

	Bei Hirnarteriosklerose	Bei seniler Demenz
Nervensystem	363	497
Haut	3	23
Sinnesorgane	7	13

Hieraus geht eine größere Anfälligkeit des Zentralnervensystems der Senildementen gegenüber den Hirnarteriosklerotikern und wohl auch gegenüber den Gesunden hervor, da man eine besonders hohe Widerstandsfähigkeit des Nervensystems der Hirnarteriosklerotiker nicht annehmen kann. Dieser Befund bestätigt in gewissem Sinne die bereits erwähnte Beobachtung von MÖBIUS wie auch ähnlicher Beobachtungen von BINSWANGER und SCHAXEL, daß Personen, die an Altersschwachsinn erkranken, vielfach schon in jüngeren Jahren psychisch irgendwie auffällig waren oder daß sie, wie BLEULER sagt, „vorher in geistiger Beziehung unfertig waren“. MEGGENDORFER ist zu der Annahme geneigt, daß eine der beiden hypothetischen Anlagen für die senile Demenz eine nervöse, reizbare, haltlose, vielleicht auch „schizoide“ Veranlagung, überhaupt eine schwache und anfällige Konstitution des Zentralnervensystems sei. Für die zweite hypothetische Anlage kommt vielleicht eine Prozeßanlage in Betracht; möglicherweise fällt sie mit einer Anlage für Langlebigkeit zusammen.

Fast gleichzeitig mit diesen Untersuchungen stellte auch H. L. WEINBERGER Untersuchungen über die hereditären Beziehungen der senilen Demenz an. Im Gegensatz zu der erwähnten Untersuchung verglich WEINBERGER die nahe Verwandtschaft, Eltern, Geschwister und Kinder von 25 Senildementen mit den von LUXENBURGER bei den Geschwistern von 100 Paralytikerehegatten ermittelten Zahlen, die denen einer Durchschnittsbevölkerung entsprechen dürften. Von den Probanden selbst waren 35% präpsychotisch irgendwie auffällig, davon etwa die Hälfte schizoide Psychopathen. Der Vergleich der Geschwister der Senildementen mit den Geschwistern von Probanden der Durchschnittsbevölkerung ergab bei den ersteren ein geringes, aber wegen der kleinen Zahlen kaum verwertbares Mehr an Schizophrenie und Epilepsie. Da die beiden Geschwisterschaften wegen des verschiedenen Altersaufbaues nur mit Einschränkung miteinander zu vergleichen waren, stellte WEINBERGER seine Geschwisterschaft auch den von SCHULZ beforschten Geschwistern von Arteriosklerotikerehegatten gegenüber. Bemerkenswert ist aus dieser Gegenüberstellung, daß unter den Geschwistern der Senildementen 5,4% an seniler Demenz, 3,3% an Hirnarteriosklerose litten, unter den Geschwistern der Durchschnittsprobanden dagegen waren es 1% bzw. 4%. WEINBERGER findet in seinem Beobachtungsmaterial keine Anhaltspunkte für die Annahme, daß die Geschwister von Senildementen älter werden als eine Durchschnittsbevölkerung. Unter den Eltern der Altersschwachsinnigen fand WEINBERGER nur zwei Formen von psychischen Störungen, senile Demenz und Hirnarteriosklerose. Während LUXENBURGER unter den Eltern seiner Paralytikerehegatten und SCHULZ unter den Eltern seiner Arteriosklerotikerehegatten überhaupt keine Fälle von seniler Demenz gefunden hatten, fand WEINBERGER unter 89 Eltern von Altersschwachsinnigen allein 5 Fälle von seniler Demenz. WEINBERGER konnte auch eine auffallende Übereinstimmung seiner Befunde mit denen DONNERs feststellen, der bei den Eltern von Senildementen auffallend niedere Zahlen für Arteriosklerose und Schlaganfälle fand, besonders auch in den mittleren Altersgruppen, also gerade da, wo die Eltern der Arteriosklerotiker besonders hohe Werte zeigen. Was die Nachkommen seiner Probanden anlangt, so konnte WEINBERGER bei ihnen zwar weniger Schizophrene feststellen als MEGGENDORFER, doch waren die Zahlen für Schizophrene und Epileptiker deutlich höher als die einer zum Vergleich geeignet erscheinenden Durchschnittsbevölkerung. Mit Rücksicht auf die nur kleinen Zahlen, die ihm zur Verfügung standen, drückte sich WEINBERGER vorsichtig aus, indem er sagt, daß die Kinderschaften seiner Altersschwachsinnigen zwar bestimmt keine geringere Zahl psychischer Anomalien aufwiesen als die Durchschnittsbevölkerung, daß sie jedoch, abgesehen von der senilen Demenz in bezug auf die meisten Psychosen nur eine unwesentlich höhere Zahl aufwiesen, die man am ehesten als Zufallsergebnis wird ansehen wollen. Die Ergebnisse WEINBERGERs sprechen noch deutlicher als die MEGGENDORFERs gegen die Annahme eines Erbzusammenhanges zwischen Dementia senilis und Schizophrenie; die höheren Zahlen MEGGENDORFERs für Psychosen und psychische Anomalien in der verwandtschaftlichen Umgebung der Altersschwachsinnigen erklären sich wohl aus der Tatsache, daß sein Ausgangsmaterial nicht einheitlich war und neben rein Senildementen auch eine Gruppe von Spätschizophrenen mit seniler Hirnatrophie enthielt. In beiden Untersuchungen sind die Zahlen für Dementia senilis deutlich höher als in einer entsprechenden Durchschnittsbevölkerung; sie sprechen für Erblichkeit der Anlage zur Dementia senilis.

Eine weitere eingehende Untersuchung über die Erbverhältnisse beim Altersschwachsinn liegt von B. SCHULZ vor. Sie stellt insoferne eine Ergänzung der Untersuchung WEINBERGERs dar, als sie vorzugsweise von solchen Senildementen ausging, die ein mehr oder weniger stark paranoid gefärbtes Bild geboten hatten. Obwohl ein Teil der 51 Probanden Zeichen der Hirnarteriosklerose aufwies, zeigten sich in ihrer Verwandtschaft arteriosklerotische Prozesse und Erscheinungen keineswegs so häufig wie in der Verwandtschaft von Hirnarteriosklerotikern; sie blieben an Häufigkeit sogar hinter der einer Durchschnittsbevölkerung zurück. Dagegen waren in der Verwandtschaft der Probanden Alterspsychosen ganz offenbar häufiger festzustellen als in der Durchschnittsbevölkerung. Dabei ist die Feststellung besonders bemerkenswert, daß dieses gehäufte Vorkommen nicht etwa auf die Fähigkeit der Verwandten, ein höheres Lebensalter zu erreichen, zu beziehen ist. Von sonstigen psychischen Anomalien trat Schizophrenie ein wenig häufiger auf als in der Durchschnittsbevölkerung; aber Sonderlinge waren viel zahlreicher vertreten. Es soll auch ein größerer Teil der Probanden selbst Sonderlingscharakter von mehr oder weniger ausgesprochen schizoidem Gepräge gezeigt haben. In der Verwandtschaft der Probanden fanden sich auch etwas mehr Trinker und Selbstmörder als in der Durchschnittsbevölkerung.

So zeigen also diese drei Untersuchungen übereinstimmend, daß in der verwandtschaftlichen Umgebung von Senildementen wieder Erkrankungen an seniler Demenz besonders häufig vorkommen, während andere Geistesstörungen und Hirnarteriosklerose nur wenig häufiger, letztere sogar seltener als in der Durchschnittsbevölkerung anzutreffen sind. Das spricht entschieden für eine *spezifische Vererbung der Anlage zur senilen Demenz.* Die Probanden von MEGGENDORFER und SCHULZ waren vielfach Psychopathen und Sonderlinge; die WEINBERGERs dagegen waren unauffällig; die ersteren Untersucher fanden in der verwandtschaftlichen Nähe ihrer Probanden ebenfalls zahlreiche Psychopathen und schizoide Persönlichkeiten, der letztere vermißte eine Überzahl gegenüber der Durchschnittsbevölkerung. Es scheint, daß es auf die Auswahl der Probanden ankommt: WEINBERGER schloß alle Fälle mit melancholischen, paranoiden und alkoholischen Erscheinungen aus, MEGGENDORFER tat das nicht und SCHULZ ging sogar von Fällen mit paranoidem Bilde aus. Das spricht dafür, daß *Anlagen anderer Erbkreise* dem Krankheitsbild der Dementia senilis zwar eine *besondere Färbung* verleihen können, zu seinem Zustandekommen aber nicht erforderlich sind. *Sie wirken sich pathoplastisch aus, pathogenetisch ist eine spezifische Erbanlage.*

Was die Zwillingspathologie anlangt, so erwähnten LANGE und LUXENBURGER je ein konkordantes eineiiges Zwillingspaar mit seniler Demenz, SCHEELE teilte ein konkordantes zweieiiges Zwillingspaar mit seniler Demenz mit. Im letzteren Falle waren beide Partner, die räumlich getrennt gelebt hatten, ebenso wie ihr Vater am Ende des 8. Lebensjahrzehnts an seniler Demenz erkrankt. SCHEELE führte unter anderem auch aus, die beiden Zwillinge wären im früheren Leben nicht psychopathisch gewesen, auch der Vater wäre kein schizoider Psychopath gewesen. Immerhin wurde er als Fremden gegenüber mild und schüchtern, zu Hause aber streng bis zur Härte und übermäßig sparsam geschildert; es wurde im Hinblick auf ihn von einem „an Kälte recht reichen Haus“ gesprochen. Wie Verf. darlegt, sprechen die Fälle für die Annahme, daß die senile Demenz eine wahrscheinlich dominant vererbbare Erkrankung sei, doch sei eine psychopathische Verfassung nicht in allen Fällen Voraussetzung.

Der letztgenannte Autor führte unter anderem auch aus, exogene Momente wären bei der Entstehung der senilen Demenz seiner Fälle nicht zu ermitteln gewesen. WEINBERGER fand in der Vorgeschichte seiner Altersschwachsinnigen auffallend häufig Trunksucht wie auch alkoholische Belastung seitens der Eltern. Er ließ die Frage offen, ob das Gift des Alkohols, das die Eltern der Probanden oder die Probanden selbst zu sich nahmen, das Auftreten der senilen Demenz begünstigte oder ob die Veranlagung, die die Eltern oder auch die Betreffenden selbst zum Alkoholismus führte, auch für die Erkrankung an seniler Demenz von Bedeutung wäre. Auch MEGGENDORFER ging in seiner bereits erwähnten Arbeit dem Einfluß exogener Schädigungen nach. Umwelteinflüsse schienen ihm nach seinen Beobachtungen nur eine beschleunigende Wirkung zu haben. Nach seinen Feststellungen, die sich allerdings nur auf kleine Zahlen von Beobachtungen stützen können, war das ungefähre Alter zur Zeit der Entwicklung der senilen Demenz und das Todesalter bei nicht trinkenden Männern erheblich, um mehr als 10 Jahre höher als bei trinkenden.

Für die *Unterformen der senilen Demenz*, so für die mehr oder weniger deutliche Ausbildung einer *Presbyophrenie*, für mehr melancholisch, manisch oder paranoid gefärbte Bilder, kann man konstitutionelle Ursachen vermuten. BOSTROEM wies allgemein auf die krankheitsmildernde Bedeutung der manisch-depressiven Konstitution hin und führte besonders die Presbyophrenie als Beispiel hierfür an. Bemerkenswert ist, daß die presbyophrenen Formen häufiger bei Frauen als bei Männern, die paranoid gefärbten Bilder mehr bei belasteten, aber auch bei schwerhörigen Kranken zur Beobachtung kommen. Am ehesten wird man geneigt sein, äußere Schädigungen für senile Täuschungen verantwortlich zu machen. Für alle diese und andere von der Hauptform abweichenden Züge können aber auch die Stärke, die Art der Verteilung und der Ausbreitung der Gehirnerkrankungen, andererseits auch Umwelteinflüsse der verschiedensten, auch seelischer Art von Bedeutung sein. Durch eine sorgfältige Analyse des Einzelfalles wird es zuweilen gelingen, eine weitgehende Klärung zu geben.

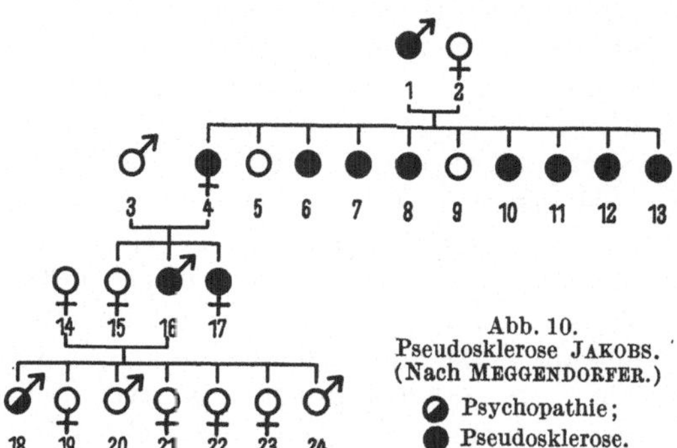

Abb. 10. Pseudosklerose JAKOBS. (Nach MEGGENDORFER.)

Zur senilen Demenz kann man nach dem Krankheitsbild, insbesondere aber aus pathologisch-anatomischen Gründen mehrere wohl gekennzeichnete Erkrankungen rechnen, die allerdings schon im Präsenium und früher, schon in den vierziger Jahren einzusetzen pflegen.

Die ALZHEIMER*sche Krankheit* ist gekennzeichnet durch verhältnismäßig frühzeitig einsetzende geistige Schwäche bei erhaltener affektiver Erregbarkeit, Ausbildung von spastischen Zuständen, Logoklonie, rasches Fortschreiten bis zur hochgradigsten Verblödung und Hilflosigkeit, anatomisch durch starke Atrophie und schwere Rindenveränderungen. Sie läßt eine gleichartige Erblichkeit nicht sicher erkennen, doch wurde in einigen Fällen Belastung mit schweren psychischen Anomalien in der nächsten Verwandtschaft der Kranken festgestellt. Nur GRÜNTHAL und WENGER haben neuerdings einen Fall von ALZHEIMERscher Krankheit beschrieben, in dessen Familie in zwei Generationen viermal völlig gleichartige als ALZHEIMERsche Krankheit anzusprechende Verblödungsprozesse vorgekommen waren. Manche Eigenarten des Zustandsbildes im Beginn der Erkrankung, auf die besonders SCHOTTKY hinwies, hängen mit der Gestaltung der präpsychotischen Persönlichkeit zusammen.

Die PICK*sche Krankheit* zeigt ebenfalls oft schon früh einsetzende Störungen, ein paralyseähnliches Bild, fortschreitende geistige Schwäche. Die Erkrankung tritt in verschiedenen Formen auf, die dadurch bedingt sind, daß ihnen eine umschriebene Atrophie der Hirnrinde bestimmter Hirnteile, meistens des Stirn- oder des Schläfenlappens, und zwar unter Aussparung bestimmter Regionen zugrunde liegt. Die Erkrankung ist ohne Zweifel erblich bedingt. Obwohl sie ziemlich selten ist, sind schon zahlreiche Fälle mit familiärem Vorkommen bekannt geworden. So berichtete GANS über einen Kranken, dessen Mutter mit 56 Jahren „dement" gestorben war und dessen Vater Alkoholiker war. In ähnlicher Weise wurden mehrere Familien mitgeteilt, in denen ein Mitglied an PICKscher Krankheit gelitten hat, während man teils bei den Eltern, teils bei den Geschwistern die gleiche Erkrankung annehmen konnte. GRÜNTHAL veröffentlichte ein Brüderpaar mit PICKscher Atrophie; v. BRAUNMÜHL und LEONHARD beschrieben ein Schwesternpaar mit dem gleichen Leiden, wobei die Mutter wohl ebenfalls das Leiden hatte. GRÜNTHAL konnte PICKsche Krankheit bei zwei Schwestern und dem Sohne der einen von ihnen mit Sicherheit nachweisen; außerdem war das Vorkommen in zwei weiteren Ahnengenerationen wahrscheinlich, so daß hier das Leiden in vier Generationen, allerdings nicht in direkter Folge, aufgetreten wäre. Unter den Kranken überwiegt das weibliche Geschlecht bei weitem.

Hierher kann man auch die spastische *Pseudosklerose* JAKOBS rechnen. Bei dieser entwickelt sich aus anfänglichen neurasthenischen Beschwerden ein paralyseähnliches Krankheitsbild mit schwerster Demenz, neurologisch eine eigentümliche Kombination von extrapyramidalen Erscheinungen mit Pyramidenzeichen. Es findet sich ein ganz bestimmter pathologisch-anatomischer Befund. Die Kranke CREUTZFELDTs hatte zwei Schwestern, die geistig abnorm oder idiotisch waren. MEGGENDORFER hat eine Kranke beschrieben, bei der er die Diagnose im Leben stellte, nachdem ihm bekannt war, daß ein Bruder der Kranken dem gleichen Leiden erlegen war. Bei den beiden Geschwistern wurde die Krankheit pathologisch-anatomisch sichergestellt. Außerdem hatten die Mutter der Geschwister und mehrere Geschwister von dieser wahrscheinlich an dem gleichen Leiden gelitten (Abb. 10).

II. Begleitpsychosen bei körperlichen Erkrankungen.

Symptomatische Psychosen oder *Begleitpsychosen* sind solche, bei denen die psychischen Störungen nur Symptome einer sonst vorwiegend körperlichen Erkrankung sind. Diese Umschreibung bereitet mancherlei Schwierigkeiten insoferne, als der Ausdruck „vorwiegend körperliche Erkrankung" einer willkürlichen Grenzziehung unterworfen ist und keine grundsätzliche Unterscheidung ermöglicht. Fast alle Geisteskrankheiten sind mit Zeichen einer körperlichen Erkrankung verbunden; bei den einen fallen sie mehr, bei anderen weniger in die Augen; ebenso sind auch körperliche Erkrankungen fast stets mit leichteren oder schwereren Abweichungen von der seelischen Verfassung der gesunden Zeit verknüpft. Es kommt vielfach auf den Standpunkt des Beobachters an, ob er von vorwiegend körperlicher oder vorwiegend geistiger Erkrankung sprechen will.

In mancher Hinsicht stehen die *symptomatischen Psychosen* den *endogenen Psychosen* gegenüber, die man sich aus dem Kern der Persönlichkeit, dem Ich entspringend und durch Vererbung übermittelt vorstellt. Bei den symptomatischen Psychosen dagegen treten bestimmte schädigende Einflüsse *von außen* an die Persönlichkeit heran und rufen psychische Krankheitserscheinungen hervor. Bis vor noch nicht allzulanger Zeit stellte man sich diese Wechselwirkung recht einfach vor. Entsprechend dem Satze, daß jede Ursache eine bestimmte Wirkung haben müsse und daß verschiedene Ursachen auch verschiedene Wirkungen auslösen müßten, nahm man an, daß den verschiedenen von außen kommenden Schädigungen, soferne sie überhaupt imstande wären, psychische Störungen auszulösen, ganz bestimmte Geisteskrankheiten entsprechen. So war auch Kraepelin ursprünglich der Meinung, jede Schädigung, jedes Gift, jede Infektionskrankheit müßte eine eigene, spezifische Psychose zur Folge haben, wie er ja auch im psychologischen Versuch mit kleinen Giftmengen verschiedene psychische Reaktionen fand und wie Nissl im Tierversuch eine besondere Wirkung dieser Gifte auf bestimmte Hirnzellen feststellte. Den Umstand, daß wir trotzdem die verschiedenen Psychosen ihrer Herkunft nach nicht unterscheiden können, erklärte Kraepelin aus unserem noch unzulänglichen Unterscheidungsvermögen. Bonhoeffer dagegen erkannte, daß dem nicht so ist, daß vielmehr auf die verschiedensten äußeren Schädigungen immer wieder die gleichen psychischen Syndrome auftreten, die er als *„exogene psychische Reaktionstypen"* bezeichnete. Bei den auf diese Weise entstehenden psychischen Störungen handelt es sich vorwiegend um Bewußtseinsstörungen mit Verfälschung der Wahrnehmung und der Auffassung, um Schwäche und Versagen der Merkfähigkeit, Unklarheit der Orientierung, Lockerung des Gedankengangs, Euphorie oder Angst, Stimmungslabilität und psychomotorische Erregung. Die Einzelstörungen sind angeordnet in Syndromen, von denen die wichtigsten sind: Bewußtseinstrübungen, Dämmerzustände, amentiaartige Bilder, Delirien, Halluzinosen, epileptiforme Erregungen und der amnestische Symptomenkomplex.

Es kann hier nicht näher auf die Lehre Bonhoeffers, die sich als außerordentlich fruchtbar erwiesen hat, noch auf die verschiedenen Einwendungen, die gegen sie erhoben wurden, eingegangen werden. Hier soll nur kurz erörtert werden, wie es kommt, daß die zahlreichen äußeren Schädlichkeiten, zu denen auch noch die zwar körpereigenen, aber doch hirn- und persönlichkeitsfremden kommen, weitgehend gleichartige, nur wenige Syndrome umfassende psychische Krankheitsbilder auslösen, weiter aber auch, wie es kommt, daß äußere Schädigungen keineswegs stets und bei allen Menschen, sondern nur bei einem verhältnismäßig kleinen Bruchteil solche Störungen bewirken und schließlich, wie zu erklären ist, daß die gleiche von außen kommende Schädigung bald dieses, bald jenes Syndrom des exogenen Reaktionstypus, zuweilen aber auch andere, nicht oder nur mangelhaft in den exogenen Reaktionstypus passende Bilder auszulösen vermag.

Was die erstere auffallende Erscheinung, die *Hervorrufung gleichartiger Krankheitsbilder durch die verschiedenartigsten exogenen Schädigungen* anlangt, so kann diese zum Teil daraus erklärt werden, daß im Gehirn des Menschen, auch des gesunden, gewisse Mechanismen vorgebildet sind, die auf die verschiedensten äußeren Einwirkungen hin in Ablauf kommen. Weiterhin ist nach BONHOEFFER zu berücksichtigen, daß die äußeren Noxen vielfach nicht unmittelbar auf das Gehirn einwirken, sondern mittelbar, also etwa Gifte nicht in der Form, wie sie einverleibt werden, sondern nach einem Umbau oder dadurch, daß sie im Körper zur Bildung von Stoffwechselgiften führen, die Blutversorgung des Gehirns stören usw. Es treten also „ätiologische Zwischenglieder" auf, deren Auswirkung auf das Gehirn keinen Rückschluß auf die Art der Schädigung mehr zuläßt. In gewissem Grade kann man zu diesen Zwischengliedern auch die Einwirkung der äußeren Schädlichkeiten auf die Drüsen mit innerer Sekretion rechnen. Manche Gifte, manche Infektionen haben eine gewisse Affinität zu bestimmten inneren Drüsen, so beispielsweise das Morphin zur Schilddrüse, vielleicht auch zu den Keimdrüsen. Eine Veränderung der Funktion dieser Drüsen aber vermag ihrerseits wieder psychische Erscheinungen auszulösen, die nicht für ein bestimmtes Gift kennzeichnend sind.

Bemerkenswert ist nun weiter, daß trotz der auf jeden Menschen während seines Lebens einstürmenden zahlreichen Schädlichkeiten *nur verhältnismäßig wenige Menschen an symptomatischen Psychosen erkranken.* SCHEID ist geneigt, die Bedingungen für das Auftreten einer symptomatischen Psychose in Eigenheiten des körperlichen Geschehens zu suchen; er regt von diesem Gesichtspunkt aus an, eingehender als bisher die pathologische Physiologie der symptomatischen Psychosen zu betreiben. So beachtlich nun diese Anregung für die künftige Forschung sein mag, kann es doch nach den bisher vorliegenden Erfahrungen nicht so sehr auf die Art der Schädigung, etwa auf die Art und Menge des einverleibten Giftes, auf die Giftigkeit des in Betracht kommenden Erregers ankommen, denn auch bei Vergiftungen und Infektionen der gleichen Art erkranken keineswegs alle Geschädigten und keineswegs gerade die am meisten Geschädigten mit psychischen Störungen. Eher könnte man an die Auswirkung einer mehr oder weniger guten Fähigkeit der Ausscheidung, der Unschädlichmachung des Giftes, der Auslösung von Abwehrkräften usw. denken. Diese individuellen Unterschiede und Fähigkeiten hängen mindestens zum Teil von Anlagefaktoren ab. Manches spricht aber auch dafür, daß die Neigung mancher Menschen, an symptomatischen Psychosen zu erkranken, in einer erblich bedingten Anfälligkeit ihres Gehirns auf äußere Schädigungen in bestimmter Weise zu reagieren begründet ist. KLEIST spricht von einer „symptomatischen Labilität" mancher Personen und mancher Familien. BECK stellte an Hand von 135 Fällen symptomatischer Psychosen der Frankfurter Psychiatrischen Klinik fest, daß der Anteil der Frauen fast doppelt so groß ist wie der der Männer. Auch wenn man von 23 Fällen, die mit dem Generationsgeschäft zusammenhingen, absieht, sind die Frauen noch zu einem Drittel mehr beteiligt als die Männer. BECK brachte auch eine Reihe von Beispielen für eine individuelle Anfälligkeit zu symptomatischen Psychosen anläßlich wiederholter körperlicher Erkrankungen wie auch für eine familiäre Disposition zu solchen Geistesstörungen bei.

Der Umstand, daß *auf die gleiche äußere Schädigung zuweilen dieses, zuweilen ein anderes Krankheitsbild* aus dem Rahmen des exogenen Reaktionstypus auftritt, mag sich zum Teil aus der Stärke und Dauer der Schädigung erklären. Es scheint, daß leichtere, kurzdauernde Schädigungen mehr vorübergehende Bewußtseinstrübungen, schwere oder langdauernde dagegen häufiger den amnestischen Symptomenkomplex zur Folge haben. Von Bedeutung ist wohl auch, ob die Schädigung allmählich, langsam, einschleichend einsetzt oder plötzlich, brüsk. Es kommt weiter darauf an, ob die Schädigung das ganze Zentralnervensystem oder nur einen Teil, das Gehirn oder einen Hirnteil, den Hirnstamm oder die Hirnrinde oder wieder nur bestimmte Teile der letzteren betrifft. Es besteht wohl auch ein Unterschied, ob ein gesundes, rüstiges oder ein kindliches, verletzbares, vielleicht auch ein schon seniles oder sonstwie geschwächtes Gehirn betroffen wird.

Es scheint indes, daß die *Art des auftretenden Syndroms auch von der erblichen Veranlagung abhängt.* Es liegen hierüber nur sehr wenige Einzelbeobachtungen und noch weniger systematische Untersuchungen vor. C. BRUGGER konnte in 5,18% der Geschwister von Alkoholikern, die ein Delirium tremens durchgemacht hatten, symptomatische Delirien feststellen, dagegen nur in 1,38% der Geschwister von Alkoholikern, die nie deliriert hatten, eine Häufigkeit von symptomatischen Delirien, die der der Durchschnittsbevölkerung entspricht und die auch H. BOETERS in der Verwandtschaft anderer Kranker gefunden hat. Ebenso sind auch Fälle von Delirium tremens unter den trunksüchtigen Geschwistern der Deliranten viel häufiger als unter den entsprechenden Geschwistern der Alkoholiker ohne Delir. Das gleiche gilt auch für die übrige Verwandtschaft. Diese Befunde BRUGGERs sprechen deutlich für eine spezifische Anlage für Delirien.

Im gleichen Sinne kann man wohl auch die schon früher von KLEIST hervorgehobene und bereits erwähnte Tatsache verstehen, daß bei manchen Menschen die verschiedensten Anlässe symptomatische Psychosen gleichen Gepräges auslösen.

BONHOEFFER selbst hat schon darauf hingewiesen, daß auf exogene Schädigungen zuweilen Zustandsbilder auftreten, die nicht dem Kreis der Bilder des exogenen Reaktionstypus, sondern dem der *endogenen Psychosen* angehören. Häufiger sind Fälle, in denen sich den Erscheinungen des exogenen Reaktionstypus Züge aus dem Bereich der endogenen Psychosen beimischen. Zuweilen lassen sich diese Züge auf psychopathische Besonderheiten der prämorbiden Persönlichkeit zurückverfolgen; man spricht mit KLEIST von „homonomen" Bildern im Gegensatz zu den „heteronomen" des exogenen Reaktionstypus. So neigen manche Menschen schon vor ihrer Erkrankung an einer symptomatischen Psychose zu depressiven, andere mehr zu manisch anmutenden Verstimmungen, zur epileptoid wirkenden Reizbarkeit und Erregbarkeit, zu hysterischen Reaktionen usw., Eigenarten, die sich nach Einwirkung von äußeren Schäden in zirkulären, epileptischen, hysterischen Zügen neben den typischen exogenen Reaktionstypen geltend machen können. Ohne Zweifel wird man diese Züge auf entsprechende endogene Erbanlagen zurückzuführen haben. Das wird insbesondere dann deutlich, wenn sich, wie das nicht selten gelingt, in der verwandtschaftlichen Umgebung der Kranken ausgesprochene endogene Psychosen nachweisen lassen. BECK teilte hierhergehörige Beobachtungen mit: einmal Kranke, die in einer symptomatischen Psychose, selbst in wiederholten derartigen Psychosen, ein ihrer konstitutionellen Anlage entsprechendes Bild zeigten, also nicht eigentlich symptomatische, sondern nur durch die körperliche Krankheit ausgelöste endogene Psychosen, dann auch Kranke mit endogen gefärbten symptomatischen Psychosen, bei denen sich in der Verwandtschaft teils ebensolche, teils einwandfreie endogene Psychosen nachweisen ließen. Die erblich übermittelten Krankheitsanlagen vermögen den exogenen Reaktionstypen eine besondere Färbung zu verleihen, sie wirken sich pathoplastisch aus. Umgekehrt mag es, wenn auch wohl erheblich seltener, vorkommen, daß ein dem exogenen Reaktionstypus angehöriges Syndrom eine endogene Psychose atypisch gestaltet. BONHOEFFER wies selbst einmal darauf hin, es wäre eine große Seltenheit, daß bei der Manie delirante Zustände auftreten. Das komme nur durch Hinzutreten einer andersartigen somatischen Störung, z. B. eines arteriosklerotischen Insultes vor. Häufiger vielleicht sind im Verlaufe schwerer körperlicher Erkrankungen die „verworrenen Manien", die BOSTROEM aus dem Zusammentreffen von manisch-depressiver Anlage mit exogener Reaktion erklärt.

Verlauf und Ausgang der Begleitpsychose sind in weitem Ausmaße von dem jeweils das Krankheitsbild beherrschenden Syndrom abhängig. Manche Beobachtungen lassen aber daran denken, daß der jeweils bestehende *Habitus* oder auch die mit diesem in Beziehung stehende psychische *Verfassung* Verlauf und Ausgang, Erhaltenbleiben oder Zerfall der Persönlichkeit usw. weitgehend mitbestimmen. Zyklothymie hat eine konservierende, Schizothymie dagegen eine destruierende Tendenz. Wir können so vielleicht in manchen Fällen verstehen, wie es kommt, daß trotz Wegfalls der Schädigung oder der Grundstörung ein Delirium oder eine Halluzinose nicht in Heilung ausgeht, andererseits ein amnestisches Syndrom aber trotz Weiterbestehens der Schädigung eine überraschend gute Rückbildung erfährt. Auch insoferne machen sich endogene Faktoren auf den Verlauf der Begleitpsychose geltend, als sie bewirken, daß die Psychose zuweilen schon bei leichtesten Schädigungen auftritt, manchmal aber erst bei schweren oder nach Aufhören der Schädigung.

Aber auch in anderer Weise vermögen sich innerhalb der symptomatischen Psychose besondere, namentlich krankhafte *Erbanlagen* geltend zu machen. Es erscheint durchaus möglich, daß auf äußere Schädigungen Psychosen vom exogenen Reaktionstypus nicht oder vielleicht besser gesagt noch nicht auftreten, während eine rein endogene Störung hervortritt. Die äußere Schädigung mag in solchen Fällen zu den Bedingungen gehören, die zur *Manifestation* führen oder diese fördern. Auch der Mechanismus des „*Dominanzwechsels*", auf den MEGGENDORFER hingewiesen hat und der wohl teilweise, aber nicht durchaus mit den Bedingungen der Manifestation übereinstimmt, kann durch exogene Schädigungen bewirkt werden. Der Unterschied gegenüber typischen endogenen Erkrankungen ist der, daß bei diesen ein für die spontane Erkrankung ausreichender Anlagesatz besteht, während hier nach der Ansicht MEGGENDORFERs ein unvollkommener Anlagesatz vorliegt und die diesen Anlagen entsprechenden Erscheinungen nur durch Schwächung der bisher überdeckenden Anlagen für Gesundheit und Rüstigkeit hervortreten. Freilich wird man in solchen Fällen im Zweifel sein, ob man noch von symptomatischen Psychosen sprechen darf. Hier gibt es, wie bereits BONHOEFFER angedeutet und KEHRER ausdrücklich hervorgehoben hat, einen Punkt, an dem sich die Veranlagung zu symptomatischen Psychosen mit der zu endogenen Psychosen begegnet.

Schließlich ist hier noch darauf hinzuweisen, daß ein Zusammenhang der symptomatischen Psychosen mit erblichen Anlagen auch insoferne gegeben sein kann, als die *Anlage schon für die körperliche Grundlage maßgebend* war. Soferne die Anlage unmittelbar zu einer körperlichen Erkrankung führt, wie etwa bei erblich bedingten Organ- und Stoffwechselerkrankungen, soll hier nicht darauf eingegangen werden, um Wiederholungen aus anderen Abschnitten dieses Handbuches zu vermeiden. Wohl aber muß bei der Besprechung der einzelnen Krankheitsformen auch darauf hingewiesen werden, daß zuweilen *schon die exogenen Schädigungen durch die Auswirkung von bestimmten Anlagen herbeigeführt* werden. Die Veranlagungen, die zum Alkoholismus und zu den anderen Rauschgiftsuchten führen, sind hierfür klassische Beispiele. Zuweilen scheinen auch positive Korrelationen zwischen psychischen Erkrankungen und körperlichen Erkrankungen zu bestehen, so zwischen dem zirkulären Irresein und dem Diabetes, zwischen dem manisch-depressiven Irresein und der Gicht, zwischen der Schizophrenie und der Tuberkulose usw. Treten dann im Verlaufe der körperlichen Krankheiten mehr oder weniger deutliche Züge dieser endogenen psychischen Erkrankungen auf, so dürfen die Erscheinungen wohl nicht im Sinne von symptomatischen Psychosen im engeren Sinne, jedenfalls nicht im Sinne des exogenen Reaktionstypus gewertet werden.

Wir sehen also, daß die Begleitpsychosen körperlicher Erkrankungen *trotz* ihres *exogenen Charakters*, der sich in Erscheinungen des „exogenen Reaktionstypus" kundgibt, *doch mancherlei Beziehungen zur erblich bedingten Veranlagung* haben. Es können schon die an sich rein exogenen Schädlichkeiten infolge einer erblich bedingten seelischen Verfassung aufgesucht und dem Körper beigebracht werden; es ist dann begreiflich, daß neben den entstehenden körperlichen Krankheitserscheinungen die ursprünglichen psychischen Anfälligkeiten weiter hervortreten. Manchmal bestehen auch zwischen einer körperlichen Erkrankung und einer endogenen Psychose gewisse Korrelationen. In anderen Fällen wird durch eine äußere Schädigung, die zu einer körperlichen Erkrankung führt, eine bisher schlummernde Anlage zu einer endogenen Psychose durch den Vorgang des „Dominanzwechsels" oder auf andere Weise zur Manifestation gebracht. Aber auch in den Fällen, in denen dies nicht der Fall ist, in denen also psychische Störungen unmittelbar oder mittelbar durch exogene Hirnschädigungen ausgelöst werden, spielt die erbliche Veranlagung eine erhebliche Rolle. Es muß hier eine erblich bedingte Anfälligkeit angenommen werden. Weiter können den Bildern des exogenen Reaktionstypus „fremde", „akzessorische" Züge beigemischt werden, die ihre Grundlage in Erbanlagen haben, was zuweilen aus der Familiengeschichte zu ersehen ist. Und selbst die typischen, „obligaten" Symptome und Syndrome des exogenen Reaktionstypus sind, wie die Untersuchungen über die Neigung zur Erkrankung an symptomatischen Delirien ergeben haben, höchstwahrscheinlich in der erblichen Anlage verankert; ihr Verlauf und Ausgang wird von der Erbverfassung mitbestimmt.

Im folgenden sollen zunächst die Begleitpsychosen bei Allgemeinerkrankungen und bei Erkrankungen innerer Organe, bei endokrinen Erkrankungen, also die „somatogenen" symptomatischen Psychosen im Sinne KLEISTs, sowie die Generationspsychosen besprochen werden, während die exogenen Erkrankungen im engeren Sinne, die „allogenen", im folgenden Abschnitt behandelt werden. Streng genommen gehen die Begleitpsychosen aber noch darüber hinaus. Auch manche Syndrome an sich endogener Erkrankungen können als symptomatische Psychosen aufgefaßt werden. Die organischen Psychosen wie die senile Demenz, die Hirnarteriosklerose und andere Hirnerkrankungen, auch die Paralyse, die Lues cerebri zeigen ebenfalls die Grunderscheinungen des exogenen Reaktionstypus. Diese treten besonders bei Schwankungen des organischen Geschehens in Erscheinung, während bei Ruhe die Entwicklung der Demenz überwiegt. Daß auch sie bei Belastung endogene Züge bieten können, wurde bereits bei Besprechung der senilen Demenz und der Hirnarteriosklerose hervorgehoben.

Es kann sich in dem hier gegebenen Rahmen nicht um eine Darlegung der Klinik der symptomatischen Psychosen, sondern nur um eine *möglichste Sichtung der vorhandenen Beobachtungen hinsichtlich der Hinweise auf Veranlagung, erbliche Bedingtheit und Ausgestaltung* handeln. Es zeigt sich, daß unsere Kenntnisse in dieser Hinsicht noch recht dürftig sind. Wenn es zunächst auch den Anschein hat, als ob Untersuchungen über die Besonderheit der Psychosen bei den zahlreichen äußeren Schädigungen, körperlichen Erkrankungen und Vorgängen im Hinblick auf die Uniformität der exogenen Reaktionstypen wenig Erfolg versprächen, so eröffnen doch die im vorstehenden dargelegten Gesichtspunkte der künftigen Forschung einen weiten Raum.

1. Psychosen bei Allgemeinerkrankungen und Erkrankungen innerer Organe.

Die „Anlage“ ist hier außerordentlich kompliziert. In vielen Fällen ist hier schon für das zugrunde liegende körperliche Leiden ein Anlagekomplex vorhanden. Soweit dies der Fall ist, wird das Leiden an anderer Stelle von berufener Seite besprochen.

Erschöpfungszustände führen äußerst selten zu schwereren psychischen Störungen. In solchen Fällen erhebt sich zunächst die Frage, ob nicht schon die Erschöpfung die Folge einer psychopathischen Ruhelosigkeit und Haltlosigkeit, eines krankhaften Ehrgeizes bei unzulänglicher Begabung, einer manischen Vielgeschäftigkeit usw. war. Reine körperliche und geistige Erschöpfung führt, wie der Weltkrieg gezeigt hat, nur selten zu schwereren psychischen Störungen. Es kommen optische und akustische Sinnestäuschungen ängstlichen Charakters, die mit den Nachbildern der ermüdeten Netzhaut verglichen wurden oder auch den hypnagogen Halluzinationen gleichgestellt werden, vor. Sie sollen besonders bei optisch oder akustisch Veranlagten, bei Malern, Musikern, bei Eidetikern vorkommen, ohne daß eine besonders krankhafte Anlage vorzuliegen braucht; sie klingen auch nach Ruhe und Schlaf rasch ab. Zu länger dauernden Störungen, Schwerbesinnlichkeit, apathischem Hindämmern, Delirien kommt es bei psychopathisch veranlagten Menschen.

Hunger scheint ebenfalls für sich allein keine schweren und länger dauernden Störungen zu bewirken, wenigstens wurden während der Hungerszeiten in Deutschland im Weltkriege zwar schwere körperliche, kaum aber psychische Störungen beobachtet. In Rußland kam es unter dem Einfluß allerschwersten Hungers zu depressiven und apathischen Zuständen, wohl auch zur Anthropophagie, deren Bedeutung als psychotisches Symptom jedoch zweifelhaft ist. STIEFLER beobachtete während des Weltkrieges unter 6000 schwer Erschöpften während der Belagerung von Przemysl 50 Fälle von psychischen Erkrankungen, Delirien, bei denen ein anderes ätiologisches Moment als Erschöpfung und Hunger nicht ermittelt werden konnte. Diese Delirien schienen sich von anderen nur durch eine geringe psychomotorische Erregung zu unterscheiden. Mit der Annahme einer Manifestationsförderung endogener Psychosen durch Erschöpfung und Hunger wird man sehr vorsichtig sein müssen; die Kriegserfahrungen sprechen entschieden dagegen.

Anämien führen, wie ebenfalls Kriegserfahrungen bei starken Blutverlusten gelehrt haben, nur selten zu psychischen Störungen. Es scheint aber ein Unterschied zwischen äußerer und innerer Verblutung zu bestehen. Bei Magenblutungen werden öfter somnolente, amentiaartige und delirante Zustände beobachtet.

Von *Blutkrankheiten* ist nach zahlreichen neueren Mitteilungen besonders häufig die perniziöse Anämie von psychischen Störungen begleitet. So fanden HERMAN, MOST und JOLLIFFE bei 40 von 255 an perniziöser Anämie Leidenden psychotische Erscheinungen. Die hier vorkommenden Bilder sind außerordentlich verschieden, wie unter anderem auch die Bearbeitung der Geistesstörungen bei perniziöser Anämie durch C. SCHNEIDER zeigt. Danach, wie nach anderen Beobachtungen, kommen neben präterminal auftretender Benommenheit Delirien und paranoide Bilder sowie chronisch verlaufende paranoide Psychosen, auffallend häufig auch melancholische, manische und schizophrene Bilder vor. Es scheint, daß die perniziöse Anämie in hervorragendem Maße imstande sei, latente Anlagen zu endogenen Psychosen zu aktivieren und die Psychose zur Manifestation zu bringen. Gegen eine unmittelbare Auslösung der Psychose durch die Anämie im Sinne des exogenen Reaktionstypus scheint den Beobachtern der Umstand zu sprechen, daß der zeitliche Zusammenhang zwischen Anämie und Psychose vielfach recht locker ist, daß die Psychose zuweilen der Anämie schon lange vorausgeht (HÜBNER und MÜLLER-HESS, FLECK, K. M. BOWMAN) und daß die Psychose von den Schwankungen des Blutbefundes weitgehend unabhängig ist. G. DE MORRIER ist der Meinung, daß sich im Verlaufe der perniziösen Anämie nicht selten manisch-depressive und schizophrene Erkrankungen finden, die sich in nichts von den essentiellen Krankheiten dieser Art unterscheiden. LANGELÜDDEKE bemerkt hierzu jedoch, mindestens zu Beginn anämischer Psychosen seien die Zeichen der exogenen Verursachung erkennbar. Auch ILLING, der annimmt, daß verhältnismäßig häufig endogene Depressionen im Verlaufe der perniziösen Anämien auftreten, die dann unabhängig von der Anämie bestehen, betont, daß aber daneben leichte Symptome exogener Hirnschädigung einhergehen. C. SCHNEIDER hebt als verbindendes Merkmal der verschiedenen Bilder die Bewußtseinstrübung hervor.

Bei der *Krebskachexie* kommen nicht selten besonders präterminal Trübungen des Bewußtseins, amentiaartige Bilder und traumartige Delirien vor.

Diabetes. Es bestehen vielleicht *schon von vornherein innere Beziehungen zwischen dem erblich bedingten Diabetes und Neuropathie und Psychopathie.* FINKE und THEN BERGH, die in ihren Untersuchungen von Diabetikern ausgingen, bestreiten dies allerdings. FINKE fand nur in 1% seiner Diabetiker Depressionen; HILDEGARD THEN BERGH stellte unter den Geschwistern ihrer Diabetiker zwar eine gewaltige Häufung von Suiciden fest, doch bezog sie diese auf die Labilität im Verhalten des Blutzuckers und die vorkommenden hyperglykämischen Zustände. Psychiatrische Untersucher dagegen sind geneigt, Beziehungen der genannten Art anzunehmen. „Häufig, wenn auch nicht immer, sind solche Kranke schon von Haus aus ernst, zu depressiven und ängstlichen Anwandlungen, zu Zwangsgedanken und anderen nervösen Störungen veranlagt", sagt KLEIST. Umgekehrt schreibt J. LANGE den Manisch-Depressiven eine gewisse Neigung zu Diabetes zu. Er gibt an, der Blutzuckerspiegel liege bei Zirkulären verhältnismäßig hoch, auch schieden manche Manisch-Depressive Zucker aus; es gebe Kranke, deren Diabetes sich in jeder manisch-depressiven Phase verschlechtere. Auch *Rasseeinflüsse* spielen hier mit; BONHOEFFER sah die Verbindung von manisch-depressivem Irresein und Zuckerkrankheit besonders bei Juden. Diese Beobachtungen könnten für eine Beziehung der Erbanlagen zueinander sprechen; sie könnten aber auch in dem Sinne gedeutet werden, daß die Hyperglykämie eine Gemütsdepression bewirkt, die lediglich eine äußere Ähnlichkeit mit der Melancholie hat. Sonst kommen Psychosen des exogenen Reaktionstypus, und zwar meist Bewußtseinsstörungen, apathische und amnestische Zustände bei Diabetes verhältnismäßig selten vor.

Hypoglykämie, wie sie nach Überdosierung von Insulin, aber auch spontan vorkommt-geht häufig mit psychischen Störungen, insbesondere Bewußtseinstrübungen und Verwirrtheits- und Dämmerzuständen einher; wiederholt wurde auf ihre Ähnlichkeit mit pathologischen Rauschzuständen hingewiesen. F. K. STÖRRING konnte unter 1200 mit Insulin behandelten Diabetikern in 12 Fällen psychotische hypoglykämische Zustände beobachten. In der überwiegenden Zahl dieser Kranken war eine Belastung mit Psychosen zu ermitteln. Dabei war bemerkenswert, daß die Art der psychotischen Reaktionen mit der Art der psychotischen Belastung übereinstimmte; so lag beispielsweise bei einem Kranken, der in der Hypoglykämie ein katatonieähnliches Bild bot, Belastung mit Katatonie vor, bei einem anderen, der Dämmerzustände aufwies, Belastung mit Epilepsie und Dipsomanie. Man wird jedoch insbesondere Fälle wie den letzterwähnten auch im Sinne eines exogenen Reaktionstypus deuten können.

Gicht. KLEIST verweist auf SYDENHAM, den ersten Beschreiber der Gicht, der lehrte, die Melancholie sei Vorläuferin und stete Begleiterin der Gicht. Seither wurden in fast jedem Lehrbuch der inneren Medizin depressive Verstimmungen als Vorboten des akuten Gichtanfalls beschrieben. Außer den Gichtanfällen sind die Gichtiger nicht selten tüchtige, betriebsame, auch joviale Menschen. Gichtigern und Manisch-Depressiven ist der pyknische Habitus gemeinsam. Nur sehr selten kommen bei Gicht einmal Syndrome des exogenen Reaktionstypus, etwa Delirien, vor. Während BONHOEFFER die Depressionen der Gichtiger als Ausdruck einer mehr zufälligen Verbindung von gichtischer und depressiver Konstitution ansieht, ist KLEIST geneigt, die gewöhnlichen gichtischen

Depressionen als Reaktion des Gehirns auf die Giftschädigung zu betrachten und nur in einzelnen, seltenen Fällen eine Doppelanlage anzunehmen.

Urämie. Nach den Forschungsergebnissen Volhards hat man Urämie und Pseudourämie zu unterscheiden. Die erstere ist gekennzeichnet durch eine Erhöhung des Reststickstoffes und eine Vergiftung mit stickstoffhaltigen Harnbestandteilen. Bei der Pseudourämie gibt es wieder eine akute und eine chronische Form. Die akute Pseudourämie ist infolge gestörter Salzausscheidung durch erhöhten Hirndruck und Neigung zu Krampfanfällen und Herderscheinungen ausgezeichnet, die chronische Pseudourämie durch chronische Angiospasmen bei Blutdrucksteigerung, Anfälle und andere cerebrale Erscheinungen. Die echte Urämie geht mit einer gewissen Benommenheit und Stumpfheit, mit Mangel an Initiative und geistiger Leistungsfähigkeit, schließlich auch mit Koma einher. Bei leichten, besonders chronischen Fällen spielen nach Kleists Erfahrungen die nervöse Anlage und die Belastung stärker mit, es treten dann schon bei geringerer Bewußtseinstrübung mehr Störungen auf dem Gebiete des Gefühlslebens und der Persönlichkeit hervor, besonders Angstzustände, traurige Verstimmungen oder auch ängstlich-paranoide Geistesstörungen. Im Anschluß an den akuten pseudourämischen Anfall kann es außer zu einem Koma auch zu bunteren Bildern, epileptiformen Dämmerzuständen und Delirien kommen. Diese pseudourämischen Delirien sollen sich nach den Darlegungen Ewalds von anderen Delirien besonders durch mürrisch-ablehnendes Verhalten, Abneigung gegen jede Art der Unterhaltung, Klagen über Kopfschmerzen, Reste von erhaltenem Krankheitsgefühl unterscheiden. Kleist und Ewald berichten auch von Fällen mit einer auffallenden Neigung zu Schreianfällen, zu sinnlosem Fortdrängen und einförmigem Brüllen, auch vom Vorkommen katatoner Symptome, Iterationen und Stereotypien, negativistischem und katatonischem Verharren. Bischoff war früher geneigt anzunehmen, daß derartige Bilder besonders bei entsprechend Belasteten vorkämen, Kleist und Ewald bezweifelten dies, aber auch in je einem der von ihnen mitgeteilten Fälle dieser Art war ein Bruder des Kranken offenbar schizophren gewesen. Kahn hat bei einem anscheinend hierhergehörigen Falle den Versuch einer Analyse der ursächlichen Bedingungen gemacht; es schienen ihm ein schizophrener, ein hysterisch-degenerativer und ein manisch-melancholischer Erbfaktor nosoplastisch zusammenwirken. P. H. Esser beschrieb zwei Fälle von Urämie mit einer ängstlichen Psychose, bei denen die psychischen Erscheinungen zeitlich mit einer Steigerung des Reststickstoffs im Blutserum zusammentrafen.

Die *Porphyrie*, bei der der Porphyrinstoffwechsel gestört ist, geht mit erheblicher Lichtempfindlichkeit der Haut, gastrointestinalen Störungen sowie neurologischen und psychischen Störungen einher; es kommt gelegentlich zu Delirien und Halluzinosen ängstlichen Charakters, zu Aufregungszuständen, auch zu Hypochondrie und Depressionen, die von Eichler, Vanotti u. a. beschrieben wurden. Eichler gab der Vermutung Ausdruck, daß sich unter den schwächlichen, empfindlichen, nervösen und erblich belasteten Menschen, dem „Heer der Neuropathen und Psychopathen" viele Porphyriker befänden. Bingel konnte diese Vermutung nicht bestätigen. Er untersuchte eine größere Anzahl von Neuropathen bzw. vegetativ labilen Menschen auf eine vermehrte Porphyrinausscheidung im Urin, doch fand er nur selten eine pathologische Ausscheidung.

Die *Pellagra* ist nach unserer heutigen Erkenntnis wahrscheinlich eine Avitaminose, die mit Hautveränderungen, Verdauungsstörungen, organisch-nervösen Erscheinungen und in etwa 30—40% der Fälle mit psychischen Störungen einhergeht. Die Psychose ist gekennzeichnet durch depressive Färbung mit starkem Krankheitsgefühl und Neigung zum Suicid. Die Symptomatologie wird einigermaßen verständlich, wenn man bedenkt, daß es besonders von Haus aus ruhige, gehemmte, übermäßig sparsame Menschen sind, die sich der einseitigen kümmerlichen Ernährung aussetzen, die zur Pellagra führt. Volpi-Ghirardini machte die Beobachtung, daß es hauptsächlich die psychisch schwer belasteten Pellagrakranken sind, die mit Geistesstörungen erkranken. Die in Deutschland in den letzten Jahrzehnten beobachteten Fälle von Pellagra betrafen vorwiegend Kranke, die in Irrenanstalten an Pellagra erkrankten.

Erkrankungen des Zirkulationssystems. Keineswegs alle psychischen Störungen bei Herzerscheinungen sind symptomatische Psychosen im Sinne des exogenen Reaktionstypus. Herzerkrankungen gehen an sich schon oft mit recht unangenehmen und unheimlichen Sensationen einher. Insbesondere kommt es hier häufig zu Angstzuständen. BREUER, BRAUN u. a. sind der Ansicht, die Angst sei eine spezifische, durch die sensiblen Apparate des Herzens vermittelte Empfindung. Besonders soll auch die verminderte Wasserausscheidung bei gestörter Kompensation unmittelbar, zum Teil durch Kompression des Herzens zur Angst führen, die mit Wiederherstellung der Kompensation auch wieder verschwindet. Auch eine leichtere Mißempfindung, ja schon das Wissen um einen Herzfehler kann einen Zustand ängstlicher Hinlenkung der Aufmerksamkeit und Beunruhigung erzeugen, vor allem *bei von Haus aus ängstlich, hypochondrisch, psychopathisch veranlagten Menschen.* Weiter ist die sogenannte Herzneurose geradezu ein *Symptom von Neurasthenie und Psychopathie.* Die sogenannte Herzneurose ist aber auch nicht selten nur der *Ausdruck einer depressiven Schwankung bei Manisch-Depressiven.* So ist das Vorkommen von ängstlichen und depressiven Verstimmungszuständen bei Störungen der Herztätigkeit ohne weiteres zu verstehen. Es kann aber nicht zweifelhaft sein, daß daneben auch Psychosen des exogenen Reaktionstypus infolge einer durch die Zirkulationsstörung bewirkten Hirnschädigung vorkommen. MICHAEL beobachtete unter 2293 wegen Herzinsuffizienz erfolgten Krankenhausaufnahmen 23 Psychosen. Am häufigsten sind Delirien; aber auch alle anderen Formen, vielleicht mit Ausnahme des amnestischen Syndroms, kommen hier vor. Allen diesen symptomatischen Psychosen bei Herzkrankheiten scheint die Angst, die ängstliche oder verzweifelte Unruhe eine besondere Färbung zu verleihen. Manche Beobachtungen sprechen schließlich auch dafür, daß durch Herzerkrankungen *latente endogene Anlagen* zur Manifestation gebracht werden können. Schon älteren, namentlich französischen Autoren war aufgefallen, daß die Melancholie, die Manie usw. bei Herzerkrankungen gewisse Besonderheiten zeigen, eine Erfahrung, die seither immer wieder bestätigt wurde. Diese Erkrankungen pflegen mit Sinnestäuschungen einherzugehen und so ihre Beziehung zum exogenen Reaktionstyp zu zeigen.

Magen-Darmleiden. Daß *Beziehungen zwischen Erkrankungen der Bauchorgane und psychischen Erkrankungen* bestehen, wurde von altersher angenommen; die Bezeichnungen „Hypochondrie" und „Melancholie" deuten darauf hin. Sicher vermögen Erkrankungen im Bereiche des Verdauungssystems das Wohlbefinden und vor allem die Stimmung erheblich zu beeinträchtigen, doch sind wir heute in vielen Fällen umgekehrt eher geneigt, zeitweise auftretende funktionelle Magen-Darmbeschwerden auf leichte depressive Schwankungen aus dem Bereiche des manisch-depressiven Irreseins zu beziehen. Ausgesprochene Psychosen vom exogenen Reaktionstypus bei organischen Magen-Darmerkrankungen kommen vor, scheinen aber verhältnismäßig selten zu sein. Das amnestische Syndrom wurde hier mehrfach beobachtet.

Bei *Lebererkrankungen* schwerer Art (akuter gelber Leberatrophie, Lebercirrhose, Geschwülsten der Leber, WEILscher Krankheit) kommt es teils im Zusammenhang mit der Cholämie, teils aus der Kachexie heraus zu Verwirrtheitszuständen, Delirien und Koma. Es wurden, besonders bei jugendlichen Kranken, auch Zustände von Initiativelosigkeit, Stupor und kataleptischen Erscheinungen beschrieben, die aus dem Rahmen des exogenen Reaktionstypus herausfallen. Diese Fälle lassen an unmittelbare Beziehungen der Leber zu gewissen Hirnzentren denken, wie ja auch die erblich bedingte WILSONsche Krankheit mit Veränderungen der Leber und der zentralen Ganglien einhergeht.

2. Psychosen bei endokrinen Erkrankungen.

Der Aufbau der bei endokrinen Erkrankungen vorkommenden Psychosen ist außerordentlich kompliziert und unübersichtlich. Diese Erkrankungen haben oft *selbst schon eine recht uneinheitliche Genese:* psychische Traumen, psychopathische und neuropathische Veranlagungen, latente und manifeste Psychosen,

Intoxikationen und Infektionen der verschiedensten Art, Karzinose, Einflüsse anderer Blutdrüsen wirken hier oft in buntem Wechselspiel zusammen. Hierzu kommen dann offenbar bestehende, aber noch nicht klar übersehbare Störungen seitens des Zwischenhirns, das ja das harmonische Zusammenspiel der Blutdrüsen regelt, die endokrinen Funktionen steuert.

Besonders zu Beginn der Erkrankungen treten leichtere „nervöse", „neurotische", „hysterische" Störungen, Züge von endogenen Psychosen, wohl auch die ausgebildeten Formen dieser Psychosen hervor, die dann zuweilen unabhängig von der endokrinen Erkrankung ihren eigenen Ablauf nehmen. In fortgeschrittenen Stadien aber machen sich die verschiedensten Formen des exogenen Reaktionstypus meist deutlich geltend.

Die BASEDOW*sche Krankheit* ist verhältnismäßig oft mit psychischen Störungen verknüpft. Aber die BASEDOWsche Krankheit kann nicht immer als die Ursache, die Grundlage dieser Psychosen angesehen werden. Oft genug läßt sich beobachten, daß die BASEDOW*sche Krankheit selbst aus einer abwegigen psychisch-nervösen Verfassung hervorgeht.* Besonders CHVOSTEK hat auf die Bedeutung der familiären nervösen Disposition bei Basedow hingewiesen. Auf die nervöse Konstitution als Grundlage der BASEDOWschen Krankheit sind seither alle klinischen Bearbeiter dieser Krankheit eingegangen. WEITZ vertritt neuerdings die Ansicht, daß man zwei Gruppen von zum Basedow disponierten Menschen zu unterscheiden habe, solche mit und solche ohne hyperthyreotoxische Konstitution. Die ersteren seien nach den Worten KOCHERS „leicht bewegliche, leicht erregbare, unruhige Typen, bei welchen bei geringster Gelegenheit das Blut in das Gesicht schießt, die Augen glänzen, Schweißausbruch und Zittern eintritt, geringe Ursachen starke psychische Reaktionen hervorrufen", die letzteren aber seien hauptsächlich Frauen in der Involution. Offenbar hat SIEBECK die erstere dieser Gruppen im Auge, wenn er sagt, daß dem hysterischen Basedow eine besonders labile, neuropathische und psychopathische Konstitution zugrunde liege. Auch BONHOEFFER hatte schon früher darauf hingewiesen, daß sich die BASEDOWsche Krankheit gerne mit endogen-neuropathischer Konstitution verbinde. Nun kommt hinzu, daß eine Wechselwirkung auch insoferne besteht, als sowohl der der BASEDOWschen Krankheit zugrunde liegende Hyperthyreoidismus eine gesteigerte nervöse Erregbarkeit hervorrufen kann wie umgekehrt zuweilen auch starke psychische und nervöse Erregungen zu Hyperthyreoidismus führen. Nach SIEBECK spielt neben der erblichen Veranlagung die Psychogenie beim Basedow eine große Rolle. Besonders auf erotischem Gebiete liegende, aber auch andersartige Traumen vermöchten die Krankheit auszulösen. Die Bedeutung derartiger psychischer Traumen werde illustriert durch ein von RIESACK beschriebenes eineiiges Zwillingspaar, zwei Schwestern mit gleicher psychopathischer Anlage, von denen die eine im übrigen gesund geblieben, die andere aber nach einem psychischen Trauma an Basedow erkrankt sei. SIEBECK betont auch, bei der prämorbiden Persönlichkeit der Basedowkranken handle es sich um *hysterische, manisch-depressive und paranoide Persönlichkeiten.* Bei der BASEDOWschen Krankheit kämen *endogene Psychosen* vor, die sehr wohl von den symptomatischen Psychosen bei Basedow zu unterscheiden seien.

Tatsächlich lehrt die Erfahrung, daß man bei Basedow *neben „nervösen", „neurasthenischen" und „funktionellen" Erscheinungen* drei Gruppen von Psychosen unterscheiden kann:

1. *Endogene Psychosen,* namentlich solche *aus dem manisch-depressiven Erbkreis.* Sie hängen wahrscheinlich nur insoferne mit der BASEDOWschen Krankheit zusammen, als diese oder die damit verbundene Thyreotoxikose die schlummernde manisch-depressive Veranlagung weckt. Im übrigen verläuft die manisch-depressive Psychose, die Manie oder die Melancholie, unabhängig

vom Basedow, höchstens durch einige „exogene" Züge ausgestattet. Nicht selten geht die manisch-depressive Psychose der BASEDOWschen Krankheit voraus. J. SCHROEDER wies hierauf mit der Vermutung hin, die latente Veranlagung zum Basedow könnte durch die manisch-depressive Erkrankung geweckt werden. Übrigens können ähnlich wie manisch-depressive Veranlagungen *auch andere endogene Veranlagungen* durch die BASEDOWsche Krankheit zur Manifestation gebracht werden, vielleicht auch umgekehrt.

2. *Basedowpsychosen im engeren Sinne.* Sie sind in ihrem Kommen und Gehen an den Verlauf des thyreotoxischen Prozesses gebunden. Sie entwickeln sich gleichzeitig mit dem Hervortreten der Erscheinungen des Basedow. Manchmal entwickeln sich derartige Psychosen bei Basedow auch im Anschluß an eine Schilddrüsenoperation oder im Anschluß an eine Bestrahlung. Es sind aber auch Fälle bekannt geworden, in denen die Psychose bei Basedow nach der Kropfoperation schlagartig verschwand. Diese gutartigen, vorübergehenden Psychosen äußern sich in leicht deliranten Zuständen.

3. Es gibt aber auch schwere Basedowpsychosen, die mit Inkohärenz, Verwirrtheit, lebhaften optischen und akustischen Sinnestäuschungen und heftiger motorischer Unruhe, auch mit mancherlei neurologischen Erscheinungen einhergehen. Diese Fälle führen meist rasch zum Tode. EWALD wirft die Frage auf, ob es sich bei diesen schweren Basedowpsychosen tatsächlich nur um eine Wirkung des Hyperthyreoidismus handelt und ob hier nicht vielmehr akute Vergiftungen durch Stoffwechselprodukte infolge schweren Abbaus körperlicher Substanz ihren Ausdruck finden. DUNLAP und MOERSCH bezeichnen diese Art von Basedowpsychosen als „toxische Erschöpfungspsychosen".

Was die Häufigkeit der verschiedenen Basedowpsychosen anlangt, so sind die meisten Autoren der Meinung, daß die eigentlichen Basedowpsychosen, und zwar sowohl die leichteren, vorübergehenden wie die schwereren und deletären verhältnismäßig selten sind. Dagegen sind die Psychosen der ersteren Gruppe, namentlich die manisch-depressiven Komplikationen ziemlich häufig. PARHON stellte 86 Basedowpsychosen aus der Literatur zusammen, wovon 57 mit manischen, depressiven und zirkulären Störungen einhergingen. SATTLER zählte unter 150 Basedowpsychosen 70 der manisch-depressiven Krankheitsgruppe zu. Nach KARNOSH und WILLIAMS boten unter 32 hyperthyreotischen Psychosen 23 einen manisch-depressiven Verlauf; alle mit Ausnahme von dreien dieser Kranken waren prämorbid zyklothym gewesen.

Das *Myxödem* kam bekanntlich besonders früher nach Strumaoperationen vor; es tritt gelegentlich aber auch spontan, nach WEITZ wahrscheinlich auf dem Boden einer hypothyreoiden Konstitution auf. Sowohl bei Kachexia strumipriva wie auch bei spontanem Myxödem werden neben der für das Myxödem kennzeichnenden Verlangsamung der psychischen Funktionen und dem phlegmatischen Wesen ausgesprochene psychische Störungen beobachtet. Die Angaben über die Häufigkeit der Myxödempsychosen schwanken stark; wie WEYGANDT berichtet, wurden von der englischen Myxödem-Kommission in 97% der Fälle Apathie, Stumpfheit, Schlafsucht, in 18% Wahnideen, in 16% Halluzinationen und in 16% Psychosen festgestellt. WAGNER VON JAUREGG schätzt die Häufigkeit der Psychosen bei Myxödem auf insgesamt 15%, auch die Amerikaner KARNOSH und WILLIAMS geben die gleiche Zahl an. Ihrer Form nach sind die Myxödempsychosen recht vielgestaltig. Es können alle Grade von Bewußtseinstrübung bis Somnolenz und Koma vorkommen. Weiter kommen mürrisch-depressive Verstimmungen vor, die zum Teil mit Erregungszuständen und choreiformer oder jaktationsartiger Unruhe einhergehen. Dann werden ausgesprochene Halluzinosen mit wenig systematisierten Wahnbildungen und Exaltationszuständen beschrieben. Nicht selten sind *manisch-depressive Bilder* bei Myxödem. — BONHOEFFER berichtete über ein *kataton* anmutendes Bild, das unter Thyreoidinverabreichung in kurzer Zeit ausheilte. KARNOSH und STOUT sind der Meinung, bei jugendlichen schizoiden Myxödemkranken werde der *Ausbruch einer schweren Schizophrenie begünstigt.*

Bei *Kretinismus* kommen nach KRAEPELIN, BLEULER, WAGNER V. JAUREGG nur selten Psychosen vor. Immerhin konnte neuerdings PLATTNER mitteilen, unter 20 Vollkretinen und 26 Kritinoiden der Anstalt Rheinau befänden sich 12 Fälle mit ausgesprochenen Psychosen. In 2 Fällen davon, die PLATTNER ausführlich schilderte, handelte es sich um *Schizophrenien.* PLATTNER ist der Ansicht, daß es sich um Kombinationen von Kretinismus mit Schizophrenie nach Art der Pfropfschizophrenie handle. Ein solcher Fall wurde auch von WILDERMUTH kürzlich veröffentlicht.

Erkrankungen der *Hypophyse* sind selten mit ausgesprochenen psychischen Störungen, verhältnismäßig häufig aber mit kritiklos heiterer Stimmung verknüpft. Es kommen aber auch ausgesprochene Psychosen, namentlich delirante Zustände vor. AALBERS beobachtete eine Frau mit SIMMONDScher Kachexie, Delirium und paranoiden Ideen, CAHANE eine andere Kranke mit SIMMONDScher Krankheit und einem Depressionszustand mit Versündigungsideen. In beiden Fällen trat Heilung nach Verabreichung eines Hypophysenvorderlappenpräparats ein. Bei Akromegalie kommen Apathie und Initiativelosigkeit, gelegentlich aber auch Exaltationszustände vor. Hypophysäre Fettsucht geht häufig mit Schwachsinn einher.

Bei *Tetanie*, sofern man darunter die durch Erkrankung oder Ausfall der Epithelkörperchen bewirkten Störungen versteht, sind Psychosen sehr selten. LANGE und CREUTZFELD beschrieben eine Psychose bei postoperativer Tetanie, die zuerst mit Benommenheit, Sinnestäuschungen, Ablenkbarkeit, Stimmungsschwankungen, dann mit mehr katatonen Zeichen, präterminal mit Bewußtseinstrübung und manischer Stimmungslage einherging. Andere Fälle zeigten transitäre Verwirrtheit, leichte Somnolenz und Charakterveränderungen. Leichtere Störungen psychopathischen, neurotischen, „hysterischen" Gepräges dagegen sind bei latenter Tetanie, die oft nur durch wiederholte Blutcalciumbestimmungen zu diagnostizieren ist, recht häufig.

Bei ADDISON*scher Krankheit* werden fast regelmäßig psychische Störungen beobachtet, und zwar im Beginn Asthenie, Reizbarkeit, Neigung zu Verstimmungen, bei zunehmender Kachexie Angst- und Erregungszustände, präterminal Verwirrtheitszustände und Delirien.

3. Psychosen bei organischen Hirn- und Rückenmarkskrankheiten.

Bei der *Meningitis* liegen nur spärliche Beobachtungen vor, die für eine familiäre Disposition sprechen. In psychischer Hinsicht kommen Bewußtseinstrübungen, Wechsel von Somnolenz und Delirien vor. Auffallend ist manchmal die Neigung zur Perseveration, zur motorischen Unruhe, zum Grimassieren, ein Umstand, der gelegentlich Anlaß zur Fehldiagnose Katatonie gibt. Die epidemische Genickstarre unterscheidet sich von den übrigen infektiösen Meningitiden unter anderem dadurch, daß es nach anfänglichen Zuständen deliranter Unruhe mit halluzinatorischer Verwirrtheit verhältnismäßig schnell zu stärkerer Bewußtseinstrübung, insbesondere zu Komazuständen kommt. Bei der tuberkulösen Meningitis dagegen ist der Verlauf meist viel langsamer; wohl deshalb sind hier psychische Störungen häufiger und formenreicher. In dem oft langen Verlaufe sind anfänglich psychopathische und neuropathische Züge festzustellen, es treten dann zunächst vereinzelt Sinnestäuschungen, delirante Zustände auf; es kann sich auch ein amnestisches Syndrom herausbilden. Im weiteren Verlauf kommt es zu immer stärkerer Bewußtseinstrübung, zu Sopor und Koma. Seltener kommen im Laufe der Erkrankung heitere und traurige Verstimmungen und paranoide Bilder vor; darüber, ob in diesen Fällen eine stärkere Belastung, mit entsprechenden endogenen Erkrankungen vorliegt, ist noch nichts bekannt.

Auch bei *Encephalitis acuta* wurde nur selten familiäres Auftreten beobachtet. Die Encephalitis umfaßt verschiedene Formen auf infektiöser Grundlage, doch werden auch toxische (Blei, Alkohol, Kohlenoxyd, Salvarsan) und traumatisch bedingte Erkrankungen hierher gerechnet. Die Encephalitis setzt oft mit einem traurigen Verstimmungszustand ein, manchmal kommt es zu amentiaartigen Bildern, meist aber entwickelt sich rasch ein Zustand deliranter Benommenheit, der in Koma übergeht. HENNING wies darauf hin, daß bei ausgesprochen psychotischen Bildern, die im Laufe einer Encephalitis auftreten, die persönliche Disposition die Hauptrolle spiele; die verschiedenen Symptombilder seien der Ausdruck einer individuellen Reaktion.

Die Encephalitis in Form der Polioencephalitis haemorrhagica superior WERNICKES, besser als Pseudoencephalitis bezeichnet, ist meist toxischen Ursprungs, kommt vor allem beim chronischen Alkoholismus, aber auch bei Blei- und Schlafmittelvergiftungen vor; auch die bei Botulismus auftretenden Erscheinungen sind wahrscheinlich hierauf zu beziehen; diese Form der Encephalitis geht mit

Bewußtseinstrübung, Delirium, Koma einher. Es handelt sich fast ausschließlich um Bilder des exogenen Reaktionstypus, während homonome Bilder im Sinne KLEISTs hier kaum beobachtet werden.

Die *Encephalitis epidemica* nimmt unter den Encephalitiden in mancher Hinsicht eine Sonderstellung ein. Die akute epidemische Encephalitis geht mit Schlafsucht, organisch-nervösen Erscheinungen, Hirnnervenlähmungen, manchmal mit choreatischen und anderen Hyperkinesen einher. In psychischer Hinsicht finden sich besonders zur Nachtzeit auftretende Delirien, die bei ungünstigem Ausgang in stärkere Bewußtseinstrübungen und Koma übergehen. Die Delirien treten hier oft schon sehr früh auf, gehen schon von Anfang an mit Bewußtseinstrübungen einher; es leiden die perzeptiven Fähigkeiten, auch die Merkfähigkeit und die Orientierung. Es bestehen optische Sinnestäuschungen kleiner, bewegter Dinge wie beim Delirium tremens, doch sind diese Sinnestäuschungen nicht so szenenhaft; auch besteht Beschäftigungsdrang. Selten werden bei der akuten epidemischen Encephalitis *Depressionszustände* beobachtet, häufiger aber *manische Zustände*. RUNGE berichtete über die akute epidemische Encephalitis eines 23jährigen Mannes, der im Februar 1919 mit Sehstörungen, Sprachstörungen, Abschwächung der Mimik und mit Blasenstörungen erkrankte. Bald darauf entwickelte sich ein ausgesprochen manisches Bild, das in Heilung ausging. Der Großvater väterlicherseits des Kranken hatte an „Paranoia halluzinatoria", der Urgroßvater an einer Depression gelitten, im Laufe welcher er Selbstmord begangen hatte.

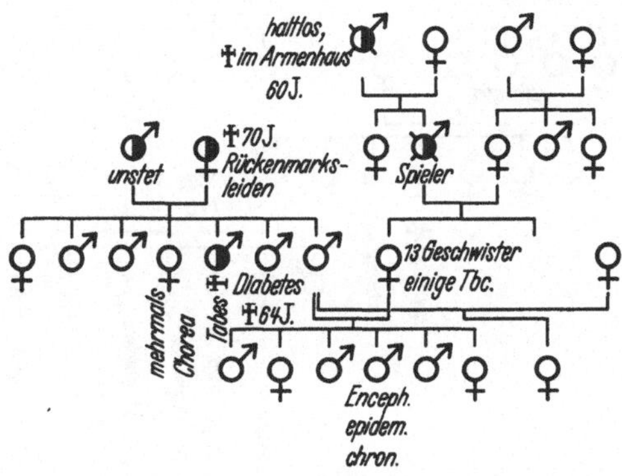

Abb. 11. Sippe bei Encephalitis epidemica chronica. (Nach LÖFFLER.)
◐ Psychopathie; Psychopathie, Alkoholismus.

Die *chronische epidemische Encephalitis*, die sich meist in dem amyostatischen Symptomenkomplex, dem „Parkinsonismus" äußert, geht mit einer psychischen Verfassung einher, deren Hauptkennzeichen wohl die von BOSTROEM sogenannte „psychomotorische Einengung der Persönlichkeit" ist. Es fehlt den Kranken an Vorstellungen oder sie haben die an sich vorhandenen Vorstellungen nicht zur Verfügung; die Vorstellungsverknüpfungen sind erschwert, manchmal zwangsmäßig gebildet oder werden doch als solche empfunden. Das Gefühlsleben ist egozentrisch eingeengt. Manchmal sind die Kranken aber nur unfähig, den Gefühlen Ausdruck zu geben, es fehlt ihnen an Antrieb, an Willensregungen, an Anregbarkeit. Zu Anfang kommen mehr oder weniger deutlich *reaktiv depressive Zustände* vor; später ist die Stimmung öfter euphorisch; gelegentlich kommt es zu Angstzuständen.

Bemerkenswert ist der von THIELE beschriebene Fall eines Kranken mit einem encephalitischen Folgezustand. Der Kranke hatte schon mehrere melancholische Anfälle durchgemacht. Eine neuerdings aufgetretene Depression unterschied sich von den früheren Depressionszuständen vor allem durch das Vorherrschen von Insuffizienzgefühlen, die sich auf die Motorik bezogen, während im Gegensatz zu früher keine Denkhemmung vorlag und ein ausgesprochenes Krankheitsgefühl bestand. Das Krankheitsbild erhielt durch reaktive Momente auf die encephalitische Erkrankung eine besondere Färbung.

Überhaupt kommen bei der chronischen Encephalitis nicht selten *psychogene Reaktionen und Überlagerungen* vor. Diese psychogenen Reaktionen nehmen manchmal paranoide Formen an; sie sind wohl in ähnlicher Weise wie die Psychosen der Schwerhörigen, der Gefangenen usw. aus dem Gefühl der Hilflosigkeit und Ohnmacht heraus zu verstehen. BÜRGER und MAYER-GROSS sind der Meinung, in den von ihnen beobachteten Fällen, die an paranoid-schizophrene Erkrankungen erinnerten, handle es sich weder um Schizophrenien noch um schizoide oder schizophrene Reaktionen, sondern um encephalitische Prozesse, die schizophrene Formen angenommen hätten. In diesen Fällen ließ sich *weder eine schizophrene Belastung noch eine schizoide prämorbide Persönlichkeit* nachweisen. Im übrigen haben auch v. D. SCHEER, FÜNFGELD u. a. auf die große Ähnlichkeit der psychischen Störungen bei und nach Encephalitis mit Schizophrenie hingewiesen.

Bei Kindern und Jugendlichen sind die psychischen Störungen nach Encephalitis epidemica oft gerade im Gegensatz zu dem Verhalten der Erwachsenen durch ungehemmten Bewegungsdrang, durch Ablenkbarkeit der Aufmerksamkeit, durch Altklugheit, Boshaftigkeit, Neigung zum Necken hilfloser Mitpatienten, durch Lästigkeit und Kleben, Aufdringlichkeit und Hartnäckigkeit gekennzeichnet. Manche jugendliche Kranke zeigen eine auffallende Pubertas praecox und eine gesteigerte Sexualität; sie werden häufig als „moral insanes“ angesprochen.

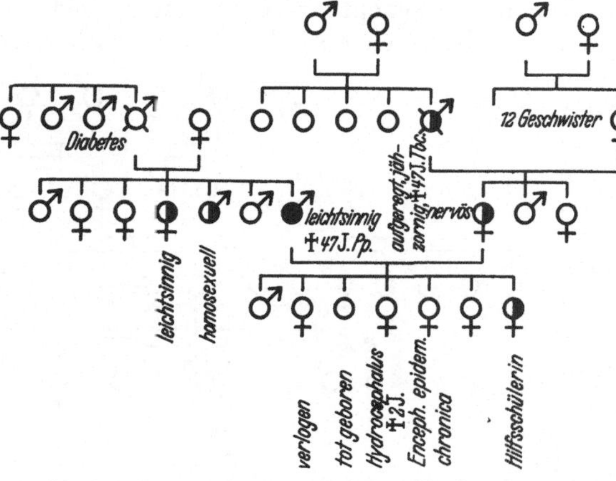

Abb. 12. Belastung bei Encephalitis epidemica chronica. (Nach LÖFFLER.)
◑ Psychopathie; ● Paralyse; ¤ Alkoholismus; Psychopathie, Alkoholismus.

MEGGENDORFER, LÖFFLER, G. BECKER, RUNGE haben bei Kranken mit encephalitischen Folgezuständen und psychischen Störungen fast regelmäßig schwere Belastung mit den verschiedensten psychischen Anomalien gefunden (Abb. 11, 12). MEGGENDORFER war zur Annahme geneigt, daß es schon besonders belastete, minderwertige Gehirne sind, die an encephalitischen Folgezuständen erkranken. BONHOEFFER, ebenso STERN und GROTE konnten dies nicht bestätigen; unter ihren Kranken fanden sich häufiger nicht belastete und nicht psychopathische Persönlichkeiten. FLECK, der eingehende genealogische Untersuchungen anstellte, konnte jedoch nicht selten *Hinweise für eine psychopathische Anlage* feststellen. Freilich scheint nach den Befunden FLECKs eine genotypische Veranlagung für das Auftreten von Störungen nicht etwa Voraussetzung zu sein, doch zeigten die genealogischen Erfahrungen, daß sich Äußerungen psychopathischer Anlagen nicht selten um den Kern der primären durch die Encephalitis bedingten Veränderungen lagerten.

Die *Paralysis agitans* ist ein vorwiegend im Präsenium auftretendes erblich bedingtes Leiden. Der Erbgang ist noch nicht geklärt; nach KEHRERs Untersuchungen kann man an unvollkommene Dominanz denken. Es gibt wahrscheinlich Fälle, die sich nur auf psychischem Gebiete äußern. Im allgemeinen wirkt sich auch hier in ähnlicher Weise wie bei den encephalitischen Folgezuständen die psychomotorische Einengung der Persönlichkeit aus. Meist sind aber die Kranken nicht so schwer geschädigt wie bei der Encephalitis; sie sind mehr in ihrer Aktivität und in der Fähigkeit, ihre Gemütsregungen zu bekunden, behindert; die scheinbar bestehende Initiativelosigkeit und Stumpfheit sind zum großen Teil hierdurch nur vorgetäuscht. Die hier vorkommenden psychischen Störungen, besonders im Anfang, sind *reaktive Verstimmungen. Gelegentlich* mag auch eine *Verbindung mit manisch-depressivem Irresein* vorkommen. OBARRIO beobachtete eine 35jährige Frau, die bereits zwei melancholische Phasen durchgemacht hatte und gleichzeitig mit der Erkrankung an Paralysis agitans eine neue Depression bekam. Aber auch Kombinationen mit arteriosklerotischen, präsenilen und senilen Erkrankungen kommen vor.

Die HUNTINGTON*sche Chorea*, deren Erblichkeit schon von dem ersten Beschreiber betont wurde, geht nach den Feststellungen von ENTRES einen einfach dominanten Erbgang. Sie tritt erst im fortgeschrittenen Alter auf und entwickelt sich nach den Darlegungen MEGGENDORFERs auf der *Grundlage einer allgemeinen Minderwertigkeit des Zentralnervensystems*, die sich in Erregbarkeit, Reizbarkeit, geschlechtlichen und alkoholischen Ausschweifungen und asozialem Verhalten in der prämorbiden Zeit der Kranken selbst wie auch bei ihren kranken Vorfahren und Nachkommen äußert. Auch HUGHES berichtet, $^{2}/_{3}$ von 218 Fällen von HUNTINGTONscher Chorea hätten schon vor ihrer Erkrankung in sozialer Hinsicht Schwierigkeiten gehabt. Neuerdings fand auch PANSE, daß die Erbchoreatiker prämorbid vielfach gemütlose, haltlose und kriminelle Psychopathen

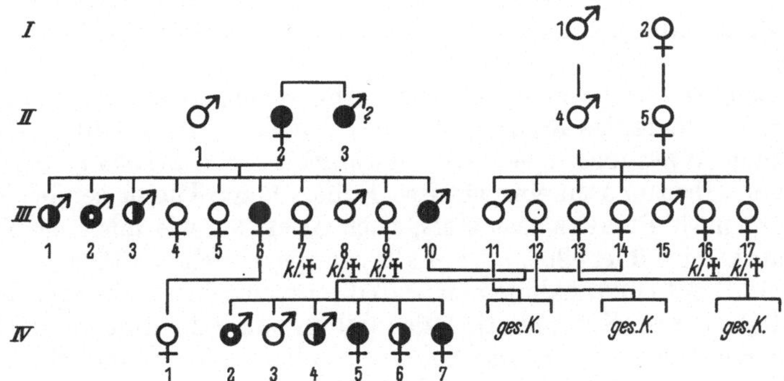

Abb. 13. Verbindung von HUNTINGTONscher Chorea mit Akinesen. (Nach MEGGENDORFER.) Akinetische Form von HUNTINGTON; Psychopathie; HUNTINGTONsche Chorea.

seien und daß solche „organische" Psychopathen auch unter den Kindern und Geschwistern der Kranken, nicht aber unter den Kindern und Geschwistern der gesund gebliebenen Sippenmitglieder vorkommen. Die psychischen Störungen bei ausgebildeter HUNTINGTONscher Chorea sind nach den Feststellungen MEGGENDORFERs gekennzeichnet durch Beeinträchtigung des Erkennens, des Benennens, der Aufmerksamkeit, der Merkfähigkeit, der Verfügung über den Vorstellungsschatz, der geistigen Regsamkeit, Ausfälle, die zu einer Einengung des geistigen Horizonts und zur Unfähigkeit des selbständigen Urteilens führen. Ferner finden sich Steigerung der meist schon vor der Erkrankung vorhandenen Reizbarkeit sowie Vorherrschen mannigfacher Unlustgefühle. Auf dieser Grundlage kommt es oft zu ausgesprochenen Psychosen paranoider Art und zur Demenz. In den Familien der Huntingtonkranken kommen zuweilen auch akinetische Formen (Abb. 13) und Psychosen ohne Chorea vor, die an Schizophrenie erinnern, aber doch auch erheblich von dieser abweichende Züge haben. MEGGENDORFER äußerte die Vermutung, *diese und ähnliche Störungen könnten dadurch entstehen, daß die gleiche erbliche Noxe an verschiedenen Stellen eines cerebralen Systems eingreife.*

Die WILSON*sche Krankheit* ist eine mit einer eigenartigen Veränderung an der Hornhaut des Auges und mit einer Linsenkernerkrankung einhergehende Lebererkrankung, die nach den Feststellungen KEHRERs einen einfach recessiven Erbgang geht. Die Kranken zeigen neurologisch ein akinetisch-hypertonisches Syndrom, in psychischer Hinsicht recht verschiedenartige Bilder. KEHRER, LÜTHY, BOSTROEM und STADLER kamen zu der Auffassung, daß bei der WILSONschen Krankheit die Lebererkrankung das Entscheidende und Hereditäre ausmache. Alle Manifestationen im Gehirn seien in ihrer Ausbreitung und Ausprägung von nicht erblich bedingten Faktoren abhängig und also unsystematisch und daher variierend. Die bei der Krankheit beobachteten *psychischen Abweichungen* seien als *Manifestwerden einer bestimmten latenten Anlage zu geistigen Erkrankungen* aufzufassen. Zu dieser Ansicht kam auch INGE STEINMANN, die 4 Geschwisterpaare mit WILSONscher Krankheit beschrieb. Die 8 Kranken wiesen sowohl im neurologischen Befunde wie auch im psychischen Zustandsbilde große Unterschiede auf, selbst innerhalb der Geschwisterpaare. SCHWYN beobachtete ein Geschwisterpaar, bei dem den organischen Erscheinungen eine Charakterveränderung vorausging. Im übrigen pflegen die Kranken in psychischer Hinsicht Wesenszüge zu bieten, die auf eine mangelhafte seelische Ausreifung hinweisen, ferner Stillstand der geistigen Entwicklung, Fortschreiten bis zu schweren geistigen Schwächezuständen. Nicht selten sind auch schizophrene, epileptoide und manisch-depressive Bilder; vielfach läßt sich auch eine entsprechende Belastung in ihren Familien nachweisen.

Der *Tumor cerebri* kann bekanntlich sehr verschiedener Art sein; manche Formen, insbesondere das Neurofibrom, das Angiom und die Gliome sind *erblich bedingt*. Nach WERNICKE spielt die *psychisch-nervöse Belastung* bei der Entwicklung von Hirntumoren eine gewisse Rolle. Beim Tumor cerebri kommt es recht häufig, nach PFEIFER fast stets, nach CAMPANA wie auch nach STRAUSS und KESCHNER in über 90% der Fälle zu psychischen Störungen. Andere Autoren, wie E. MÜLLER, nahmen an, daß die psychischen Störungen bei Tumor cerebri lediglich eine Komplikation darstellten; deshalb stünden bei fast allen Fällen von Hirntumoren mit angeborener Prädisposition psychische Störungen im Vordergrunde; manchmal aber handelte es sich um Auswirkungen von äußeren Schädigungen wie Alkohol, Syphilis, Traumen. Auch THOMA, BRUNS, SCHUSTER, KRAEPELIN bezogen die psychischen Störungen auf eine bestehende konstitutionelle Bereitschaft; sie waren aber der Meinung, daß diese durch den Tumor geweckt werde. Demgegenüber messen PFEIFER und andere neuere Autoren der erblichen Disposition für das Zustandekommen von psychischen Störungen bei Hirntumoren nur geringe Bedeutung bei. Im wesentlichen kann man zwei Gruppen von psychischen Störungen bei Hirntumoren unterscheiden. Eine Gruppe entspricht dem exogenen Reaktionstypus BONHOEFFERs. Die Geistesstörungen können zu allen Zeiten des Verlaufes auftreten, besonders aber in Zeiten von lebhafterem Krankheitsgeschehen, etwa bei schubhaftem Verlauf, beim Übergang von relativer Ruhe in das Fortschreiten, beim Überschreiten einer gewissen Grenze des intrakraniellen Druckes. Es handelt sich gewissermaßen um Allgemeinerscheinungen, in erster Linie um Folgen der intrakraniellen Drucksteigerung. Bei malignen Tumoren kommen auch toxische Störungen in Betracht. Nach REICHARDT spielt das Lebensalter eine gewisse Rolle; bei jungen und widerstandsfähigen Gehirnen muß der Hirndruck größer sein, um psychische Störungen auszulösen. Es kommt vor allem zu Trübungen des Bewußtseins von leichtester Art bis zum schweren Koma mit allen Folgen hinsichtlich der Auffassung, des Vorstellungsablaufs, der Merkfähigkeit und des Gedächtnisses wie auch der Denkfunktionen. Daneben kann man aber auch amentielle Bilder verschiedenen Gepräges, Delirien und Halluzinosen und ausgesprochene Korsakowbilder beobachten. Nach den Erfahrungen PFEIFERs kommen Korsakowbilder in 25% und bei Tumoren fast jeglichen Sitzes vor. Manchmal entwickeln sich diese Bilder schon früh und noch ohne jede Bewußtseinstrübung. Aber auch die Verbindung eines Korsakowbildes mit deliranten Zuständen ist nicht selten, findet sich nach PFEIFER in etwa 33% der Fälle. Eine weitere Gruppe von psychischen Störungen bei Hirntumor stellen diejenigen dar, die als Herdsymptome aufzufassen sind. Sie treten oft am deutlichsten im Beginn zutage. Hierher gehören beispielsweise die sogenannte Witzelsucht, die Charakterveränderungen, die Halluzinationen des Gleichgewichtssinnes bei Stirnhirnerkrankungen, Gehörs-, Geruchs- und Geschmackstäuschungen bei Schläfenlappentumoren, Gesichtstäuschungen und andere Sehstörungen bei Affektionen des Tractus opticus und des Occipitalhirns usw. Außer diesen beiden Gruppen psychischer Störungen kommen *Bilder endogenen Gepräges nur selten* vor. Einzelne manische, melancholische, paranoiaartige Züge sind wohl häufig, aber sie wechseln, wirken sich auch mehr oder weniger nur in Verbindung mit exogenen Erscheinungen aus. Vielfach täuscht die Bewußtseinstrübung eine Stumpfheit oder Teilnahmslosigkeit vor.

Neuerdings analysierte L. BENEDEK in mehreren Fällen die psychischen Störungen nach Röntgenbestrahlungen bei Gehirntumoren. Es zeigte sich hier deutlich das Zusammenwirken verschiedener pathogenetischer und pathoplastischer Faktoren, unter denen offenbar auch die *Veranlagung eine wichtige Rolle* spielt.

Auch beim *Hirnabsceß* kommen psychische Störungen besonders in den Zeiten der „Bewegung" vor, d. h. in der Entwicklung oder bei Wiederfortschreiten nach einem Stadium der Ruhe. Im letzteren Falle können seelische Störungen auch vollkommen fehlen oder nur in neurasthenischen und hypochondrischen Zuständen angedeutet sein. In den Zeiten des Fortschreitens dagegen sind besonders Bilder des exogenen Reaktionstypus zu beobachten, besonders Bewußtseinstrübungen aller Grade, denen amentielle, delirante, amnestische Züge beigemischt sind. Besonders KRAEPELIN berichtet von *ausgeprägt melancholischen, manischen* oder *katatonischen Krankheitsbildern* und der Neigung zu hysterischen Anfällen; Sitz und Ausdehnung des Eiterherdes dürften hier wohl kaum eine Rolle spielen, eher die *persönliche, prämorbide Eigenart* der Kranken.

Die Ätiologie der *multiplen Sklerose* ist noch nicht geklärt. CURTIUS fand in der verwandtschaftlichen Umgebung der Kranken psychopathische Charaktere der verschiedensten Art und schloß daraus, daß sich hier vielleicht exogene Schäden auf dem Boden einer allgemeinen konstitutionellen Minderwertigkeit auswirken. Die Zwillingsuntersuchungen THUMS' sprechen aber jedenfalls gegen eine ausschlaggebende Bedeutung der Erblichkeit. Die bei der multiplen Sklerose vorkommenden psychischen Störungen entsprechen im wesentlichen dem exogenen Reaktionstypus. Es kommen aber auch, besonders im Beginn, reaktiv-psychogene Störungen vor, hysteriforme Überlagerungen, Launenhaftigkeit, Übertreibungssucht, Verstimmungen. In späteren Abschnitten des Leidens stehen die Zeichen der organischen Hirnschädigung, ausgesprochene Demenz, Euphorie, kindlich-läppische Züge mit Neigung zum Witzeln im Vordergrunde. Selten sind schizophrenieartige Bilder mit paranoiden, auch stuporösen Erscheinungen, manie- und melancholieartige Zustände. KRAEPELIN verwies auf entsprechende Beobachtungen REDLICHs mit der Bemerkung, man werde hier wohl an die Wahrscheinlichkeit *manisch-depressiver Veranlagung* denken müssen, deren Erscheinungsformen durch den ausgebreiteten Krankheitsvorgang zur *Auslösung* gebracht würden. Besonders nahegelegt würde eine derartige Deutung, wenn, wie bei einem von REDLICH beobachteten Kranken, schon einmal ein Gemütsleiden mit ängstlicher Unruhe voraufgegangen war.

Die psychischen Störungen bei Hirnerkrankungen lassen sich nach Vorstehendem nur zum Teil auf allgemeine Hirnreaktionen im Sinne BONHOEFFERs und auf die Auslösung von „endogenen" Erkrankungen oder Zügen von solchen beziehen. Zum großen Teile handelt es sich hier um eine unmittelbare Auslösung von psychischen Störungen durch Erkrankungen einzelner Hirnteile und Hirnsysteme. Die Hirnpathologie hat in der Erkenntnis dieser unmittelbaren Bedingtheit der psychischen Störungen durch das Studium zahlreicher

Einzeltatsachen, namentlich der Kriegserfahrungen in den letzten Jahrzehnten unter der Führung KLEISTs große Fortschritte gemacht. Es kann hier nicht auf Einzelheiten eingegangen werden. Es genügt hier, darauf hinzuweisen, daß in weitem Umfange gewissen Hirnteilen und -systemen ganz bestimmte psychische Erscheinungen, bei einer Schädigung bestimmte psychische Störungen und psychotische Syndrome entsprechen. Daneben kommt es allerdings ohne Zweifel auch auf den Allgemeinzustand des Hirns und des ganzen Menschen an. Besonders die Hirntumoren zeigen im Beginn oft die nach der Lokalisation wechselnden psychischen Störungen, auch die extrapyramidalen Erkrankungen lassen das hierfür kennzeichnende psychische Syndrom meist deutlich erkennen. Die HUNTINGTONsche Chorea ist weiterhin ein Beispiel dafür, daß diese *Systemerkrankungen und die damit verknüpften Syndrome erblich bedingt* sein können. Dabei scheint *der gleiche erblich bedingte Prozeß an verschiedenen Punkten eines Systems, vielleicht auch darüber hinaus eingreifen* und sich auswirken zu können; eine Vermutung, die MEGGENDORFER 1924 angesichts verschiedener von ihm beobachteter Wandlungen des klinischen Bildes der HUNTINGTONschen Chorea geäußert hat. Neuerdings legte PANSE an Hand des BARDET-BIEDLschen Symptomenkomplexes die Möglichkeit dar, daß der *hereditäre Prozeß zu verschiedenen Zeitpunkten der ontogenetischen Entwicklung an einem bestimmten Punkt* — im besprochenen Falle im Zwischenhirn in seiner Eigenschaft als Organisationszentrum oder auch als Organ — *eingreifen* könne und eine um so größere Streuungsbreite der betroffenen Organe und Erscheinungen (Pleiotropie) bewirke, je früher er einsetze.

Schließlich ist hier noch auf die psychischen Störungen einzugehen, die bei *Erkrankungen des Rückenmarks und der peripheren Nerven* vorkommen. Es handelt sich vor allem um die seelischen Abweichungen bei den Heredoataxien, den erblich bedingten Muskeldystrophien und -atrophien und den Entwicklungsstörungen des Nervensystems. So kommen bei der FRIEDREICHschen Krankheit häufig die verschiedenen Grade des Schwachsinns und auch eigenartige Psychopathien mit sexuellen Anomalien vor. Nach den Darlegungen H. CURSCHMANNs findet sich bei Kranken mit Dystrophia musculorum progressiva (ERB) oft intellektuelle Minderwertigkeit, hysterische Reaktivität, Imbezillität und Idiotie. Kürzlich berichtete URBAN über 7 Kranke, bei denen das gleiche Leiden in 5 Fällen mit depressiven, periodischen Verstimmungszuständen, in je einem Falle mit Debilität und mit Pfropfhebephrenie verbunden war. Der gleiche Autor teilte auch einen Fall von spinaler Muskelatrophie (DUCHENNE-ARAN) mit Imbezillität mit. Nach HÜBNER, BOETERS, KNAUR u. a. findet sich bei an myotonischer Dystrophie und THOMSENscher Krankheit Leidenden und in ihren Familien verhältnismäßig häufig Schwachsinn. Die Kranken sind auch oft reizbare, mürrische und gemütlich sehr labile Psychopathen. Die Neurofibromatose (RECKLINGHAUSEN) und die Syringomyelie gehen ebenfalls gelegentlich mit Schwachsinn und Psychopathie einher. *Zum Teil wird man diese psychischen Abwegigkeiten als Ausdruck der allgemeinen Minderwertigkeit des gesamten Nervensystems* bewerten dürfen. In anderen Fällen dürfte es sich um ein *Zusammentreffen von verschiedenen Erkrankungen* handeln. So zeigte in einem der von URBAN kürzlich veröffentlichten Fälle ein Kranker mit neuraler Muskelatrophie transitorische Charakterveränderung, periodisch auftretende Verstimmungen und poriomane Züge. Während sein Vater ebenfalls an neuraler Muskelatrophie gelitten hatte, lag bei der Mutter genuine Epilepsie vor. Dieses Zusammentreffen braucht keineswegs „zufällig" zu sein; es ist durchaus möglich, ja wahrscheinlich, daß es die *Folge ganz bestimmter Auslesevorgänge* ist.

4. Generationspsychosen.

Die mit den Generationsvorgängen zusammenhängenden Geistesstörungen dürfen nur mit einigem Vorbehalt als „symptomatische Psychosen" bezeichnet werden. Es liegen ihnen nicht wie den übrigen Psychosen dieser Art körperliche Erkrankungen zugrunde, sondern an sich physiologische Vorgänge, die allerdings vielfach mit besonderen Umstellungen des Organismus einhergehen.

Bei der *Menstruation* ist nicht selten die Stimmung beeinträchtigt. Bemerkenswert ist auch die Tatsache, daß manche Delikte wie Beleidigungen, Warenhausdiebstähle und Brandstiftungen, auch Selbstmorde und Selbstmordversuche der Frauen besonders häufig gerade in diese Zeit fallen. Andererseits wird der Menstruation heute im Gegensatz zu früher keine ursächliche Bedeutung für die Entstehung von ausgesprochenen Psychosen mehr zuerkannt. Als Menstruationspsychosen werden wohl auch heute noch gelegentlich *Psychosen des schizophrenen, manisch-depressiven und epileptischen Irreseins* bezeichnet, wenn sie zur Zeit der Menstruation einsetzen. HASCHE-KLÜNDER hat eine Kranke mit „Ovulationspsychose" beschrieben, die vor Einsetzen der ersten Menses in periodischen Rhythmen, die den späteren Menstruationsperioden entsprachen, eine eigentümliche Wesensveränderung und Unruhe zeigte. Sie ist später verblödet und zeigte einen typisch schizophrenen Endzustand. Neuerdings teilte VENCOVSKÝ eine Menstruationspsychose mit, bei der es sich um schwerst psychotische Störungen während der Menses handelte. VENCOVSKÝ kam schließlich zur Annahme von periodisch auftretenden, streng in die Menstruationsphase eingebauten epileptischen Dämmerzuständen deliranten Charakters; er führte zur Begründung seiner Ansicht an, eine Schwester der Kranken litte an echt epileptischen, ebenfalls an die Menstruationszeiten gebundenen Anfällen und bei der Kranken selbst hätte eine systematisch durchgeführte Brommedikation im Gegensatz zu anderen erfolglosen Behandlungsarten zu einem überraschend guten Erfolg geführt. Andere Fälle von sogenannter Menstruationspsychose mögen mehr psychogener Natur sein; für sie treffen wohl die Darlegungen HAUPTMANNS zu, daß weniger der biologische Vorgang der Menstruation mit seiner hormonalen Umstellung als das Erlebnis für das Individuum eine Rolle spiele. Aber auch in diesen Fällen ist wie in den vorerwähnten *die Anlage* wohl von *entscheidender* Bedeutung.

In der *Gravidität* gehen zwar außerordentlich schwere Umstellungen und Veränderungen im mütterlichen Organismus vor sich, doch sind Psychosen, die auf die Schwangerschaft und die damit verbundenen Umstellungen zu beziehen sind, recht selten. Gewiß kommen auch in der Schwangerschaft gelegentlich *endogene Psychosen* zum Ausbruch, doch geschieht das kaum häufiger als sonst im gleichen Lebensalter, auch stehen sie nicht mit der Gravidität ätiologisch im Zusammenhang, was unter anderem daraus hervorgeht, daß eine Unterbrechung der Schwangerschaft keinen Einfluß auf den Ablauf der Psychose hat. Einen ursächlichen Zusammenhang, allerdings nur einen solchen subjektiver Art mit dem Erlebnis der Schwangerschaft, kann man dagegen bei psychogenen, reaktiven Verstimmungen, namentlich bei unerwünschter Schwangerschaft annehmen. Diese Verstimmungen können manchmal einen erheblichen Grad erreichen und dann unter Umständen eine echte Melancholie vortäuschen. Mit den inneren Umstellungen und Stoffwechselstörungen der Schwangerschaft hängen die gelegentlich dabei vorkommenden Neuritiden und die in einem Bruchteil derselben vorkommenden psychischen Störungen vom Charakter des amnestischen Syndroms zusammen. Auch die Chorea gravidarum und die dabei zuweilen auftretenden seelischen Störungen, die dem exogenen Reaktionstypus angehören und oft recht schwere, amentiaartige Psychosen darstellen, sind vielleicht auf toxische Stoffwechselprodukte, vielleicht aber auch auf infektiöse Schädigungen zu beziehen.

Die *Eklampsie* hängt in noch nicht näher geklärter Weise mit der Schwangerschaft zusammen; sie geht in 6—10% der Fälle mit psychischen Störungen von der Art des exogenen Reaktionstypus einher, die meist im Anschluß an die Krampfanfälle einsetzen.

Im *Geburtsakt* selbst kommen kaum ausgesprochene Psychosen vor; jedenfalls stehen sie nicht mit ihm in einem ursächlichen Zusammenhang. Dagegen kommen psychogene Erregungen, Verwirrtheits- und Dämmerzustände vor, besonders wenn äußere Umstände wie uneheliche Geburt oder andere Erschütterungen des seelischen Gleichgewichtes ihr Auftreten begünstigen.

Auch das *Puerperium* ist nur selten Anlaß zum Ausbruch von Psychosen; immerhin sind die Puerperalpsychosen die häufigsten von allen Generationspsychosen. Die Bezeichnung „Puerperalpsychose" besagt aber weiter nichts, als daß eine Psychose im Puerperium aufgetreten ist; sie kann im übrigen recht verschiedener Natur sein. Früher waren die Wochenbettpsychosen noch erheblich häufiger als heute, offenbar infolge der früher häufigeren fieberhaften

Komplikationen. Heute sind nach RUNGE etwa 25%, nach INGE STEINMANN etwa 18% der Puerperalpsychosen auf fieberhafte Wochenbettskomplikationen zu beziehen. Es handelt sich um Fieberpsychosen, bei denen vielleicht nur das eine auffallend ist, daß sie fast stets ein amentiaartiges, nur selten ein delirantes Bild bieten. Aber auch ohne fieberhafte Komplikationen sollen Psychosen vom Amentiatyp gar nicht selten sein, nach I. STEINMANN machen sie sogar etwa 27% der Puerperalpsychosen aus. H. ROEMER glaubt gerade das Zusammentreffen von Puerperium und Infektion, d. h von endokriner und Stoffwechselumstellung als disponierend für die Entwicklung der Amentia im Wochenbett ansehen zu können. Von Interesse ist aus der aus der KRETSCHMERschen Klinik hervorgegangenen Arbeit ROEMERs die Beobachtung, daß die an symptomatisch reiner Amentia Erkrankten und ihre Familienangehörigen ausschließlich *pyknisch-athletische Mischformen* sind. Hier treffe die exogene Schädigung oder Psychose auf eine *Konstitution*, die die geringste Möglichkeit bietet, psychisch eigenartig im Sinne des manisch-depressiven Irreseins oder der Schizophrenie zu reagieren. Doch leiten diese zunächst exogenen Erkrankungen häufig eine *endogene Erkrankung* ein, was auch den Erfahrungen ROEMERs entspricht. *Endogene Erkrankungen können aber auch unmittelbar durch das Puerperium ausgelöst* werden, und zwar *schizophrene Prozesse* nach RUNGE in etwa 37%, nach I. STEINMANN in etwa 18% der Fälle, *manisch-depressives Irresein*, meist Depressionen, nach RUNGE in etwa 20%, nach I. STEINMANN in etwa 15% der Fälle. Unter den schizophrenen Wochenbettpsychosen sind besonders *katatone Bilder* häufig. Zwar neigt die Katatonie an sich schon von allen schizophrenen Formen am meisten zu Remissionen, doch hat man den Eindruck, daß gerade die Wochenbettschizophrenien einen besonders kurzen und gutartigen Verlauf nehmen. MEGGENDORFER hat die Vermutung ausgesprochen, daß es sich um Schizophrenien handle, die genotypisch nur unvollständig determiniert und deshalb für gewöhnlich nur latent vorhanden seien. Unter dem schwächenden Einfluß des Puerperiums träten die überdeckenden Anlagen für Gesundheit zurück und ließen die krankhaften Anlagen hervortreten. Mit zunehmender Erholung dagegen gewännen die Anlagen für Gesundheit wieder die Oberhand. Eine ähnliche Ansicht wurde von BONHOEFFER vertreten, indem er ausführte, die im allgemeinen günstige Prognose der puerperal-infektiös ausgelösten Schizophrenien könnte durch Abnahme der Manifestationstendenz mit dem Abklingen der exogenen Schädigung bis zur Wiederherstellung des vorherigen Latenzzustandes erklärt werden. Außer ihrer im allgemeinen günstigen Prognose sind die endogenen Psychosen des Puerperiums auch dadurch gekennzeichnet, daß sie häufig exogene Züge zeigen. Neben den genannten Formen kommen im Wochenbett auch reaktiv-psychogene Störungen vor; RUNGE stellte zu etwa 8% hysterische Seelenstörungen fest, I. STEINMANN fand zu etwa 24% depressive Krankheitsbilder bei Psychasthenischen und psychopathische Erregungszustände.

Auch die in der *Lactation* vorkommenden Psychosen sind nur Lactationspsychosen insoferne, als sie in der Stillperiode zum Ausbruch kommen. Meist handelt es sich um *endogene Psychosen.* Auffallend ist jedoch, wie EWALD dargelegt hat, der Umstand, daß diese Psychosen gerade um den dritten Monat nach der Geburt besonders häufig auftreten, ein Umstand, der auf gewisse psychoseauslösende Umstellungen im Organismus zu diesem Zeitpunkte hinweist.

Die Generationspsychosen zeigen deutlich, daß die Generationsvorgänge, und zwar wahrscheinlich die damit verbundenen endokrinen Umstellungen *auslösend auf endogene Erkrankungen* wirken können.

III. Exogene Psychosen.

1. Körperliche.

a) Paralyse.

Von den Psychosen bei Infektionen ist praktisch bei weitem die wichtigste die progressive Paralyse. Sie nimmt gegenüber der Hirnsyphilis hinsichtlich ihres Auftretens, ihrer Erscheinungen, ihrer therapeutischen Beeinflußbarkeit und ihres anatomischen Substrates eine Sonderstellung ein. Es hat lange gedauert, bis sie als eine Sonderform echter Syphilis des Gehirns erkannt wurde.

Der Umstand, daß von allen Syphilitikern nur knapp 10% an Paralyse erkranken, mindestens 90% aber davon verschont bleiben, legt die Annahme nahe, daß außer der Syphilis noch irgendwelche besonders disponierende Faktoren wirksam sein müssen. Diese Faktoren können auf Seite des Syphiliserregers, des erkrankten Menschen oder in der Art des Kampfes zwischen Erreger und erkranktem Individuum liegen.

Man war besonders früher geneigt, anzunehmen, daß es bestimmte Syphilisspirochätenstämme gäbe, die besonders oft zur Paralyse führen, Spirochätenstämme, die eine „leichte", d. h. eine symptomarme Syphilis bewirken; man sprach im Hinblick auf solche Stämme von einer „Lues nervosa". Man nahm auch an, daß diese Stämme in manchen Ländern und unter manchen Völkern besonders verbreitet wären. Es hat sich jedoch gezeigt, daß die Theorie der Lues nervosa in dieser Form nicht haltbar ist.

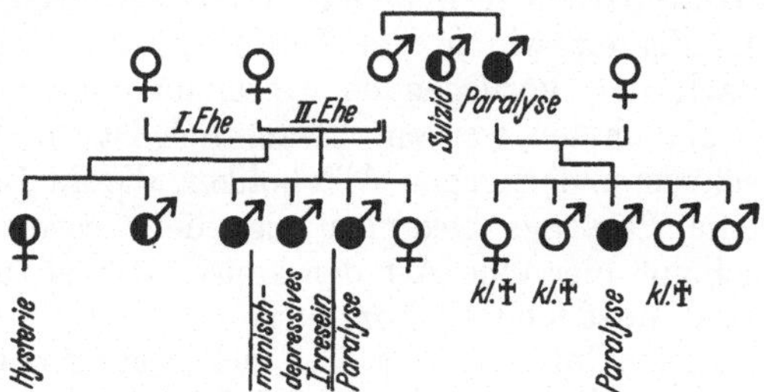

Abb. 14. Familie mit gehäuftem Vorkommen von Paralyse. (Nach MEGGENDORFER.) ◐ Psychopathie; ● Paralyse.

Für die Annahme dagegen, daß die Besonderheit, die die Erkrankung an Paralyse bewirkt, auf Seiten des kranken Menschen liegt, sprechen verschiedene Gesichtspunkte. Es gibt Familien, bei denen die syphilitische Erkrankung eines jeden Mitgliedes fast mit Sicherheit zur Paralyse zu führen scheint, auch wenn die Syphilis verschiedener Mitglieder aus verschiedenen Quellen stammt. SPIELMEYER, MEGGENDORFER, JAHNEL, WAWRZIK u. a. haben solche Familien beobachtet und mitgeteilt (Abb. 14). Es liegt hier die *Annahme* nahe, *daß die Disposition zur Erkrankung an Paralyse in einer erblichen Verfassung begründet sei.* NONNE hat über zwei Zwillingsbrüder berichtet, die eine Lues aus verschiedener Herkunft erworben haben und beide nach 5 und 6 Jahren an Paralyse erkrankt sind. LUXENBURGER und TROEGER fanden in den Geschwisterschaften von Paralytikern mehr Paralyse als im Durchschnitt der Bevölkerung.

Die Bemühungen, die konstitutionelle Disposition zur Paralyse näher zu umschreiben, wandten sich verschiedenen Gebieten zu. Da die Paralyse eine Erkrankung ist, die sich am sinnfälligsten auf psychischem Gebiete äußert, dachte man zunächst daran, eine schwere Belastung mit Geisteskrankheiten im allgemeinen oder mit einer bestimmten Geisteskrankheit könnte die Anfälligkeit darstellen, auf deren Grundlage eine erworbene Syphilis zur Paralyse führe. Zunächst waren die hierauf gerichteten Belastungsuntersuchungen mit zahlreichen Mängeln und Fehlerquellen belastet. Aber auch Untersuchungen, die unseren heutigen Erkenntnissen nach einwandfrei sind, führten nur zu einem negativen Ergebnis. KALB und PERNET stellten unabhängig voneinander fest, daß die Paralytiker zwar etwas mehr als die Geistesgesunden, aber erheblich weniger als die Geisteskranken im engeren Sinne mit Geisteskrankheiten belastet sind. Die geringe Mehrbelastung der Paralytiker suchte MEGGENDORFER dadurch zu erklären, daß vielleicht schon gewisse Haltlosigkeiten und andere Anfälligkeiten, die mit Geisteskrankheiten in innerem Zusammenhang stehen, etwas mehr zum Erwerb einer Syphilis disponieren. So fand in einer neueren Untersuchung TROEGER unter den präpsychotischen Persönlichkeiten seiner Paralytiker 25% Psychopathen, Trinker und schwierige Charaktere und 15% Vorbestrafte. In den Geschwisterschaften der Paralytiker TROEGERs waren Psychopathen, psychogene Reaktionen und Trinker zusammen zahlreicher vertreten als in dem Vergleichsmaterial. Diese Feststellung ist — allerdings entgegen der Ansicht TROEGERs — wohl geeignet, die erwähnte Vermutung MEGGENDORFERs zu stützen. KEHRER wies darauf hin, daß bei den Paralytikern als Belastung auch Fälle von Paralyse und Idiotie mitgezählt wurden, die auf der gleichen Ursache wie die Paralyse beruhen oder doch beruhen können. KALB und PERNET haben weiterhin im besonderen gezeigt, daß weder die Anlage zum manisch-depressiven Irresein noch die zur Schizophrenie zur Erkrankung an Paralyse disponiert. Auch in den Geschwister- und Elternschaften der paralytischen Probanden TROEGERs treten diese Psychosen nur in gleicher Häufigkeit wie in der Durchschnittsbevölkerung auf. Noch weniger können nach den vorliegenden Untersuchungen positive Beziehungen zur Epilepsie angenommen werden. Beachtlich ist die Feststellung BRUGGERs, daß die Geschwister derjenigen Alkoholiker, die an Delirium tremens erkrankten, häufiger eine Paralyse bekamen als die Geschwister der übrigen Alkoholiker. Es scheint hier eine Art der konstitutionell bedingten symptomatischen Labilität zum Ausdruck zu kommen.

Die Untersuchung hat sich weiter der sogenannten *Organminderwertigkeit* zugewandt. Insbesondere F. CURTIUS hat gezeigt, daß es eine erblich bedingte Organminderwertigkeit gibt, die sich in der Weise zeigt, daß die verschiedensten exogenen und endogenen Schädlichkeiten sich an den minderwertigen Organen auswirken. Gewisse Befunde von ALZHEIMER und REICHARDT scheinen dafür zu sprechen, daß bei der Paralyse eine angeborene cerebrale Minderwertigkeit vorliegt. Sie würde erklären, wie es kommt, daß die Syphilis hier gerade das Gehirn und nicht so sehr andere Körperorgane befällt. Insbesondere aber liegen Beobachtungen vor, die für *eine konstitutionelle Minderwertigkeit des Gefäßsystems* sprechen, Beobachtungen, die deshalb besonders wichtig erscheinen, weil sich der für die Paralyse kennzeichnende organische Prozeß vorwiegend an den Hirngefäßen abspielt, vielleicht sogar hiervon seinen Ausgang nimmt (SPATZ), und weil bei der Paralyse auch das übrige Gefäßsystem (Aorta, Coronargefäße) sehr häufig mitbeteiligt ist. Von französischen, aber auch deutschen Beobachtern wurde schon lange angegeben, Apoplexien kämen auffallend häufig unter den Eltern der Paralytiker vor. Diese Behauptungen waren allerdings mehr eindrucksmäßig gewonnen und nicht einwandfrei nachgewiesen. SVEN DONNER kam in sorgfältiger Untersuchung zu dem Ergebnis, daß die Eltern, genauer gesagt die Väter, der Paralytiker tatsächlich häufiger an Arteriosklerose und Schlaganfällen sterben als die Eltern der übrigen Geisteskranken. Auch PANSE kam im wesentlichen zu dem gleichen Ergebnis. Die neuere Untersuchung TROEGERs über die Eltern- und Geschwisterschaften der Paralytiker konnte diese Feststellungen bestätigen, mit der Maßgabe allerdings, daß nicht die Väter, sondern die Mütter der Paralytiker eine erhöhte Sterblichkeit an Gehirnschlag aufweisen. Ganz überzeugend erscheinen diese Feststellungen allerdings nicht, weil die Angaben „Hirnschlag“ und „Hirnarteriosklerose“ nicht genügend, insbesondere nicht pathologisch-anatomisch gesichert waren. Gerade hier kommen aber erfahrungsgemäß häufig Fehldiagnosen vor, wobei gerade die Lues eine erhebliche Rolle spielt (Lues cerebri, Paralyse, Endarteriitis luica usw.).

Aber auch wenn der Paralyse eine *„topische“ Disposition in Form einer konstitutionellen cerebralen oder vasalen Minderwertigkeit* zugrunde liegen sollte, würde das nur begreiflich machen, warum sich der Prozeß im Gehirn, und zwar in erster Linie an den Gehirngefäßen lokalisiert, nicht aber, weshalb gerade die eigenartige Verlaufsform der Syphilis, die wir neuerdings als die „quartäre“ bezeichnen, in Gang kommt. Man hat hierfür früher die verschiedensten äußeren Schädlichkeiten: unstetes, ausschweifendes Leben, Alkoholmißbrauch usw. verantwortlich gemacht. Es hat sich aber gezeigt, daß diese Schädigungen mindestens nicht von ausschlaggebender Bedeutung sind, denn auch bei ihrem Nichtvorhandensein kann es zur Paralyse kommen. Ein Teil dieser Umwelteinflüsse steht nur insoferne in ursächlichen Beziehungen zur Paralyse, als sie den Erwerb einer Syphilis begünstigen. Auch Hirntraumen vermögen bei Syphilitikern eine Erkrankung an Paralyse nicht auszulösen, wie insbesondere der Weltkrieg gelehrt hat; trotz zahlreicher schwerer Schädel- und Gehirnverletzungen im Kriege hat die Zahl der Paralyse nicht zugenommen. Eine Zeitlang glaubte man auch den Einflüssen der Zivilisation, der Lebensgewohnheiten und des Bodens neben der Syphilis ursächliche Bedeutung zuerkennen zu müssen, doch haben sich diese Annahmen als nicht haltbar erwiesen. Im Zusammenhang mit den soeben angedeuteten Theorien wurden auch bestimmten Behandlungsmethoden (von DARASZKIEWICZ der Pockenschutzimpfung), insbesondere der antiluischen Behandlung mit Quecksilber und Salvarsan (WILMANNS, GÄRTNER) eine ätiologische Bedeutung zugeschrieben. Aber auch diese Meinungen sind offenbar nicht zutreffend. BERINGER hat in seinen eingehenden Untersuchungen bei den Burjato-Mongolen, VAN DER SCHAAR bei den Javanen festgestellt, daß hier trotz fehlender Syphilisbehandlung Tabes und Paralyse nicht selten vorkommen. Übrigens wurde auch bei uns in vergangenen Zeiten die Syphilis vielfach nicht behandelt; SPIETHOFF berichtet, daß unter den Paralytikern Thüringens in 74% eine Luesbehandlung nicht erfolgt war; trotzdem war es bei ihnen zur Paralyse gekommen. Es hat sich aber umgekehrt gezeigt, daß die Salvarsanbehandlung die Entstehung der Paralyse auch nicht zu begünstigen, nicht einmal den Ausbruch der Paralyse zu beschleunigen vermag (F. MEGGENDORFER, H. MEGGENDORFER). Die Feststellungen BERINGERS u. a. lassen übrigens auch an die Möglichkeit einer Rassendisposition zur Paralyse denken.

Die ärztlichen Erfahrungen, daß es hauptsächlich die sogenannte leichte, d. h. symptomarme Lues ist, die zur Paralyse führt, daß die Paralyse der gewöhnlichen antiluischen Behandlung gegenüber unzugänglich, der unspezifischen Fieberbehandlung gegenüber dagegen zugänglich ist, und andere Überlegungen veranlaßten MEGGENDORFER zu der Annahme, *das Wesentliche für das Zustandekommen der Paralyse sei neben der syphilitischen Infektion ein Versagen der Schutzvorrichtungen des Organismus* gegen Infektionen. Im Zusammenhang mit den oben besprochenen Hinweisen auf eine familiäre Disposition äußerte MEGGENDORFER die Annahme, der Paralyse liege eine auf dem Gebiete der körperlichen Abwehrvorrichtungen gegen Infektionen liegende *familiäre Disposition* zugrunde. Infolge seiner Feststellung, daß die später an Paralyse Erkrankenden anläßlich ihrer in der Kindheit durchgemachten Schutzpockenimpfung nicht schwächer als der Durchschnitt reagiert hatten, schränkte MEGGENDORFER diese Hypothese insoferne ein, als es sich seiner Ansicht nach nicht um eine konstitutionell bedingte Abwehrschwäche gegen Infektionen überhaupt als vielmehr um eine Abwehrschwäche gegen die syphilitische Infektion handelt. Diese Annahme kann bei dem jetzigen Stande unseres Wissens über die immunbiologischen Verhältnisse bei der Syphilis nicht weiter bewiesen werden; sie findet aber eine gewisse Stütze in der Analogie mit anderen, leichter übersehbaren chronischen Infektionskrankheiten, etwa der Tuberkulose. Auch hier ist, wie unter anderem aus den Zwillingsuntersuchungen von DIEHL und v. VERSCHUER hervorgeht, neben der Infektion die individuelle Konstitution weitgehend bestimmend für Lokalisation, Art und Verlauf des Prozesses.

Anregend ist die biologische Betrachtungsweise, in der die oben angedeutete Theorie der „Lues nervosa“ weitergeführt wird. Danach ist es wohl möglich, daß scharfe Abwehrvorgänge seitens des kranken, aber nicht zur Paralyse disponierten Organismus einerseits und lahme Abwehr seitens des zur Paralyse neigenden Syphilitikers Auslese- und Anpassungsvorgänge unter den Erregerstämmen bewirken, so daß unter anderem therapieresistente und mit anderen für den Träger deletären Eigenschaften ausgestattete Stämme hervorgehen.

Die *Belastung mit endogenen Psychosen* hat nach den bisherigen Darlegungen zwar keine ätiologische Bedeutung für das Zustandekommen der Paralyse, sie *wirkt sich* aber *hinsichtlich der Gestaltung des Krankheitsbildes aus.* Schon FAUSER, später KALB, SEELERT, PERNET haben gezeigt, daß insbesondere eine manisch-depressive Veranlagung von Einfluß auf das Symptombild der Paralyse sein kann. KRAEPELIN, POENITZ, KEHRER haben den Einfluß der prämorbiden Persönlichkeit auf die Gestaltung des späteren Krankheitsbildes hervorgehoben. MEGGENDORFER hat wiederholt die Eigenarten des Verlaufes, so besonders langsamen oder kurzen Ablauf, die Neigung zu Remissionen oder zu Anfällen auf konstitutionelle Momente zurückzuführen versucht. Kürzlich veröffentlichte WAWRZIK zwei Fälle von juveniler Tabesparalyse bei zwei Geschwistern. Die beiden Fälle zeigten fast identische Verlaufsformen; es stand bei ihnen im Vordergrund des klinischen Bildes eine Sehnervenatrophie, die dem eigentlichen Krankheitsprozeß längere Zeit vorausging. Vielleicht finden auch die von LUXENBURGER gefundenen leichten korrelativen Beziehungen zwischen manisch-depressivem Irresein und Paralyse und zwischen Epilepsie und Paralyse in der Gestaltung des Krankheitsbildes wie in den Eigenarten des Verlaufes ihren Ausdruck. Erheblich weiter in der Annahme von Auswirkungen der vorhandenen Anlagen für endogene Geistesstörungen im Krankheitsbild der Paralyse geht BOSTROEM. BOSTROEM schließt sich der Auffassung HOCHEs an, daß die Paralyse eine organische Gehirnerkrankung ist, deren Haupterscheinung auf psychischem Gebiete die fortschreitende Verblödung ist. Diese Haupterscheinung tritt jedoch erst in späteren Stadien in Erscheinung. *Die Paralyse vermag* aber *endogene Krankheiten und latente Erbanlagen aller Art zu wecken,* die dann ihren eigenen Ablauf nehmen, bis sie in der nach und nach sich entwickelnden Demenz wieder untergehen. Fügt man hinzu, daß schon von Anfang an eine gewisse Bewußtseinstrübung als Ausdruck des exogenen Reaktionstypus auftritt, so kann man in der Tat den Aufbau der meisten paralytischen Zustandsbilder wohl verstehen; denn die Bewußtseinstrübung täuscht schon in den ersten Stadien eine Demenz vor und verleiht auch den manischen und depressiven Zuständen das der Paralyse eigentümliche Gepräge geistiger Schwäche. H. MEYER kam auf Grund seiner Untersuchungen zu dem Ergebnis, daß bei dem gelegentlich vorkommenden Zustandekommen der paranoid-halluzinatorischen Zustandsbilder nach der Malariabehandlung eine endogene Anlage wahrscheinlich zur Manifestation komme.

Die *Tabes dorsalis* ist eine spätsyphilitische oder quartärsyphilitische Erkrankung des Rückenmarks, bei der insbesondere die Hinterstränge befallen sind. Etwa 3—5% aller Syphilitiker erkranken an Tabes. Auch für die Tabes gelten die bei der Besprechung der Paralyse erörterten Fragestellungen und Annahmen. CURTIUS, SCHLOTTER und SCHOLZ fanden ein gehäuftes Auftreten von Tabes in den Familien der Tabiker. In seltenen Fällen geht die Tabes mit ausgesprochenen psychischen Störungen, sogenannten *Tabespsychosen,* einher. Mit der Tabes selbst haben aber diese Psychosen wahrscheinlich nichts zu tun; entweder handelt es sich um hinzukommende, „aufsteigende“ Paralysen, um gleichzeitig bestehende hirnsyphilitische Prozesse oder um *manifest gewordene Schizophrenien.*

Die *Hirnsyphilis* kann außerordentlich verschiedene anatomische Veränderungen im Gehirn, an den Hirngefäßen und an den Hirnhäuten machen, Veränderungen, die teils dem Sekundär-, teils dem Tertiärstadium der Syphilis angehören. Weshalb im einzelnen Falle das Gehirn und hier wieder vorzugsweise bald die Hirngefäße, bald die Hirnhäute oder die Hirnsubstanz selbst befallen wird, warum bald diese, bald jene Form der Lues auftritt, wissen wir nicht. Es sind die gleichen Probleme, wie sie bei der Besprechung der Paralyse behandelt wurden. Auch hier mögen die topische Disposition und die *konstitutionelle Reaktionsbereitschaft* auf die syphilitische Infektion wirksam sein. Manches spricht aber dafür, daß hier mehr als bei der Paralyse auch äußere Schädigungen mitwirken können. In psychischer Hinsicht ist das Bild ebenfalls sehr bunt; die Störungen decken sich jedoch keineswegs mit den verschiedenen anatomischen Veränderungen und ihrer Lokalisation. Teils handelt es sich um Zustände des exogenen Reaktionstypus, teils um *Auswirkungen bisher latenter Erbanlagen* und zu alledem kommen die Zeichen der organischen Hirnschädigung, eine mehr oder weniger deutliche Demenz, die auch bei anatomischer Ausheilung der Erkrankung zurückbleiben kann.

b) Andere Infektionspsychosen.

Insbesondere ist hier auf die von KLEIST herausgestellte „*symptomatische Labilität*“ zu verweisen. Es hat sich gezeigt, daß manche Menschen die Neigung haben, bei Infektionskrankheiten wie auch bei anderen exogenen Schädigungen mit psychischen Störungen zu erkranken, während bei anderen das nicht der Fall ist. So erkranken manche Menschen im Laufe ihres Lebens wiederholt mit Psychosen, wenn sie eben eine Infektionskrankheit durchmachen. Die Infektionskrankheit selbst braucht dabei gar nicht besonders schwer zu sein. Auch in einer gewissen Unabhängigkeit von der Schwere der Grundkrankheit äußert sich die symptomatische Labilität. OSERETZKY berichtet, er habe sowohl bei einem schweren und lange dauernden Paratyphus B wie im Flecktyphus und in drei Rekurrenserkrankungen Delirien durchgemacht; allerdings hätten sich die im Rekurrensfieber durchgemachten Delirien, die völlig gleichartig gewesen seien, von den deliranten Erlebnissen bei den beiden anderen Erkrankungen unterschieden. Hier mag auch eine andere Beobachtung erwähnt werden, obwohl es sich bei ihr nicht um eine Infektion, sondern lediglich um Temperatursteigerung handelt. Die Amerikaner EBAUGH, FRANKLIN, CLARKE und JACK beobachteten delirante Zustände bei therapeutischer Überhitzung im Heißluftkasten. Traten bei einer Person im Verlaufe der Behandlung wiederholt Delirien auf, so glichen sich diese auffallend. *Die symptomatische Labilität tritt auch im Verwandtschaftskreise der an Infektionspsychosen Erkrankten hervor*, manchmal in überraschender Übereinstimmung. So berichtet neuerdings NORMAN über einen Fall von psychischen Störungen in der Rekonvaleszenz nach Masern, ein Ereignis, das an sich selten ist. Besonders auffällig ist jedoch, daß auch die Schwester des Kranken ganz ähnliche Störungen nach Masern gehabt hatte.

Die hier vorkommenden psychotischen Bilder sind ziemlich einförmig. Es handelt sich fast stets um die Erscheinungen des exogenen Reaktionstypus, meist Bewußtseinstrübungen im Beginn, Delirien auf der Höhe der Erkrankung, hyperästhetisch-emotionelle Schwächezustände nach Abklingen der Erkrankung. Diese Einförmigkeit ist bei der Vielzahl von Infektionen mit ihren verschiedenen klinischen Bildern, bei den starken Schwankungen, die auch bei der gleichen Krankheit die Erreger hinsichtlich ihrer Virulenz in örtlicher und zeitlicher Hinsicht zeigen, recht auffällig. Welches psychotische Bild im einzelnen Falle auftritt, hängt kaum von der Art der Infektion ab. G. SPECHT hat schon früher die Ansicht geäußert, daß es mehr auf den Grad und die Art der Einwirkung, ob langsam, schleichend oder schnell, mit Gewalt, ankomme. EWALD weist in Annäherung an den Standpunkt SPECHTs darauf hin, daß bei langsamer, schleichender Schädigung, bei subakuter Erkrankung exaltative, depressive und paranoische Zustandsbilder häufiger seien als die ausgesprochenen exogenen Reaktionstypen. Im wesentlichen aber wird das Bild durch die persönliche Eigenschaft des Erkrankten bestimmt. Alter und Geschlecht spielen eine erhebliche Rolle. *Vor allem aber hängt es von Anlagemomenten ab*, ob im gegebenen Falle ein Delirium, eine Halluzinose, ein korsakowartiges Bild usw. auftritt. *Verhältnismäßig selten wird bei Infektionskrankheiten von einer Manifestation endogener Psychosen berichtet.* Manchmal treten zunächst Bilder des exogenen Reaktionstypus auf, die dann in endogene Psychosen übergehen.

Auch unter den postfebrilen Psychosen sind endogen anmutende Psychosen häufiger als unter den im Fieber auftretenden; hier spielen auch Belastung und prämorbide Psychopathie eine größere Rolle. Im allgemeinen wird man sagen können, daß die im zeitlichen Zusammenhang mit dem Fieber und den anderen Erscheinungen der Infektion auftretenden Psychosen, die vorwiegend das Bild des exogenen Reaktionstypus bieten, auf die Infektion selbst zu beziehen sind, während die im größeren zeitlichen Abstand, nach Abklingen des Fiebers und der anderen körperlichen Erscheinungen auftretenden psychischen Störungen, die ein atypisches Gepräge oder ein endogenes Bild bieten, mehr für die Manifestation von endogenen Anlagen sprechen. Anlagen, die zum Erwerb von Infektionskrankheiten besonders disponieren, sind nur von untergeordneter Bedeutung. Immerhin mag es vorkommen, daß sich Schwachsinnige, Haltlose usw. gerade infolge mangelhaften Verständnisses oder sonstiger Außerachtlassung von hygienischen Gesichtspunkten leichter Infektionskrankheiten zuziehen als Vollwertige. Die Schizophrenie scheint, wie noch ausgeführt wird, eine besondere Disposition zur Erkrankung an Tuberkulose zu bilden.

Bemerkenswert ist, daß die im Gehirn selbst sich vorwiegend abspielenden Infektionskrankheiten wie die Encephalitis, die Meningitis, die Chorea außer den damit verbundenen neurologischen Herderscheinungen bezüglich der psychotischen Symptome keine Abweichungen von dem Gesagten bieten. Von den übrigen Infektionskrankheiten geht am häufigsten der Typhus mit psychischen Störungen einher; es folgen dann die septischen Erkrankungen, der Gelenkrheumatismus, die Influenza und die Pneumonie. Auffallenderweise führen am seltensten gerade Diphtherie, Ruhr und Tetanus, die doch sonst eine große Affinität zum Nervensystem zeigen, zu psychischen Störungen.

Beim *Typhus* ist die *Neigung zu psychischen Störungen besonders stark verbreitet*, ja fast allgemein (KEHRER). Zählt man auch leichtere Grade von Bewußtseinstrübungen mit, so kann man sagen, daß so gut wie jede Typhuserkrankung mit psychischen Störungen einhergeht. Auch nach den im Kriege ausgiebig angewandten Typhusschutzimpfungen wurden öfter psychische Störungen, selbst kurzdauernde Delirien, beobachtet. KRAEPELIN hat bei Typhus den Ausgang in offenbar schizophrene Verblödung beobachtet; sonst werden endogene Erkrankungen erfahrungsgemäß nur selten durch Typhus ausgelöst. Dagegen ist vorübergehende neurasthenieartige Erschöpfung in der Rekonvaleszenz nach Typhus sehr häufig, besonders bei neuropathisch veranlagten Individuen, wie STERTZ darlegt.

Auch bei *Sepsis* sind psychische Störungen, die oft nur in leichten Bewußtseinstrübungen, ruhigem Dahindämmern bestehen, fast stets vorhanden. Oft ist gerade bei schweren Erkrankungen die Euphorie sehr auffallend.

Beim akuten *Gelenkrheumatismus* kommen verhältnismäßig häufig Bilder vor, die zur Diagnose Melancholie oder Katatonie Anlaß geben können, zumal bei den hier vorkommenden Psychosen wohl infolge der von KNAUER mit Recht betonten „narkoseartigen Umdämmerung" die Gelenkschmerzen zurücktreten, so daß der Gelenkrheumatismus übersehen werden kann. Die Psychosen dauern auch oft sehr lange an, auch noch nach Abklingen des Gelenkrheumatismus. Im Kindesalter sind die Rheumatismuspsychosen häufig von Chorea begleitet.

Chorea minor (SYDENHAM). Der Chorea minor liegen zwar infektiöse Prozesse in den zentralen Ganglien zugrunde, doch spielen auch erbliche Momente eine große Rolle. Schon die Lokalisation läßt eine topische Disposition vermuten, die auch in den besonders von KEHRER erwiesenen Erbbeziehungen zu extrapyramidalen Erkrankungen ihren Ausdruck finden. Nach WOLLENBERG zeigen 5—9% der Geschwister der Kranken wieder Chorea minor. Ferner ist hier eine allgemein-neuropathische Belastung sehr häufig, nach WOLLENBERG in 37% der Fälle. Im einzelnen fanden KEHRER und in ähnlicher Weise B. SCHULZ in den Familien besonders oft Migräne, Bettnässen, Stottern, epileptiforme Anfälle, letzterer auch überdurchschnittlich häufig Schizophrenie, erregbare, reizbare Psychopathie und Alkoholismus. Alter und Geschlecht spielen schon bei der Chorea selbst eine erhebliche Rolle; das jugendliche Alter ist bevorzugt, Mädchen erkranken nochmal so häufig als Knaben. Psychische Störungen kommen bei Kindern jedoch nur ziemlich selten, im jugendlichen Alter und in der Pubertät dagegen häufig vor. Von psychischen Störungen besonders betroffen sind die neuropathisch und psychopathisch veranlagten und belasteten Individuen.

Influenza. Grippepsychosen sind, absolut genommen, häufig, weil in Zeiten einer Grippeepidemie fast die ganze Bevölkerung erkrankt. Außer ursächlichem Zusammenhang mit der Grippe wird in solchen Zeiten auch zufälliges Zusammentreffen beider Erkrankungen vorkommen. Berücksichtigt man diese Umstände, so wird man die *Veranlagung zu psychischen Störungen bei Influenza nicht allzu häufig* einschätzen. Die Grippepsychosen sind durch ihre depressiv-ängstliche Färbung ausgezeichnet; doch ist das Bild nicht eigentlich das einer endogenen Melancholie. Nach den Untersuchungen von KLEIST und RUNGE scheint die Grippe aber auch endogene Psychosen häufiger zur Manifestation bringen zu können. Diese endogenen Psychosen treten besonders als postfebrile Psychosen in Form von Depressionen, katatonen Erregungszuständen und epileptoiden Dämmerzuständen auf. Entsprechende Belastung ist hier oft nachzuweisen.

Bei *Malaria* werden gelegentlich Psychosen des exogenen Reaktionstypus beobachtet, und zwar sollen die zur Zeit der Fieberanfälle auftretenden Psychosen rasch vorübergehende Dämmerzustände und Delirien sein, während die nach lange bestehender Malaria oder während der Rekonvaleszenz auftretenden Erkrankungen länger dauernde Formen wie Halluzinosen, infektiöse Wahnbildungen und postinfektiöse Schwächezustände darstellen. Endogene Psychosen scheinen zuweilen von länger dauernder Malaria ausgelöst zu werden.

Das *Maltafieber* und die ihm verwandte BANG-*Infektion* verursachen nicht selten Meningitiden. Es kommen in ihrem Gefolge, und zwar zuweilen erst in der Rekonvaleszenz, amentiaartige Bilder, ängstliche Ratlosigkeit vor, die sehr lange anhalten, auch in dauernde schizophrenieähnliche Bilder übergehen können.

Bei *Pneumonie* kommen insbesondere Delirien vor. CURTIUS und WALLENBERG fanden bei 9 unter 50 Pneumoniekranken delirante Zustände. Bei allen Pneumoniekranken mit Delir konnten sie neuropathische Erscheinungen in irgendeiner Lebensphase feststellen; ob und wieweit sie auch bei den 41 Pneumoniekranken ohne Delir danach gefahndet haben, teilen sie nicht mit. So sehr die von den Autoren vorgetragene Meinung, daß das Pneumoniedelirium kein spezifisches Produkt des Pneumonieerregers sei, unserer heutigen Kenntnis vom Wesen der Infektionspsychosen nach einleuchtet, kann doch der aus der Feststellung gezogene Schluß, daß das Pneumoniedelirium auf dem Boden einer allgemeinen neuropathischen Veranlagung erwachse, noch nicht als erwiesen und erschöpfend behandelt angesehen werden. Die Pneumonien der Alkoholiker gehen erfahrungsgemäß gerne mit Delirien einher.

Die *Tollwut*, die *Lyssa*, führt nach einer langen Inkubationszeit zu Atemnot und quälenden Schlingbeschwerden mit Erregung, planlosem Fortlaufen und verzweifelten Angstzuständen; schließlich kommt es zu deliranter Bewußtseinstrübung und zum Koma. Bei psychopathisch veranlagten Menschen können durch einen Hundebiß psychogene Zustände ausgelöst werden, die je nach den Kenntnissen des Verletzten von der Tollwut einige Züge dieser Erkrankung aufweisen können, aber sonst nichts mit ihr zu tun haben.

Tuberkulose. Es wurde schon lange vermutet, daß Tuberkulose und bestimmte Psychopathien und Psychosen Beziehungen zueinander haben. Insbesondere haben französische Autoren auf das häufige gleichzeitige Vorkommen von Lungentuberkulose und Schizophrenie hingewiesen. Man nahm dann an, das Bindeglied zwischen den beiden Erkrankungen wäre der leptosome oder asthenische Habitus. DIEHL und v. VERSCHUER gingen in ihren Zwillingsforschungen bei Tuberkulose der Frage nach, inwieferne Tuberkulose und asthenischer Habitus zusammenhängen. Sie gewannen aus den Zwillingsbefunden keine Stütze für die Ansicht, daß der asthenische Thorax eine wichtige Ursache für die Lungentuberkulose ist; sie schlossen aus ihren Befunden vielmehr, daß der Thorax durch die Tuberkulose verändert werde. Es ist danach nicht wahrscheinlich, daß der asthenische Habitus die Erkrankung an Lungentuberkulose begünstige. Andere Autoren bezogen die Häufigkeit der Lungentuberkulose bei Schizophrenen auf die Unterbringung der Schizophrenen in überfüllten Anstalten, auf die unhygienische Lebensweise vieler Schizophrener, auf unsaubere und unappetitliche Manieren, auf ihre einförmigen Haltungsanomalien, ihr mangelhaftes Durchatmen, ihre Unterernährung infolge Nahrungsverweigerung usw. Aber auch diese Gesichtspunkte können nicht von ausschlaggebender Bedeutung sein, denn LUXENBURGER wies neuerdings nach, daß auch die nichtgeisteskranken Geschwister der Schizophrenen eine deutlich erhöhte Tuberkulosesterblichkeit gegenüber der Durchschnittsbevölkerung zeigen. Die Untersuchung LUXENBURGERS erstreckte sich auch auf die nichtgeisteskranken Geschwister von Manisch-Depressiven; diese verhielten sich hinsichtlich der Tuberkulosesterblichkeit wie die Durchschnittsbevölkerung. LUXENBURGER ist geneigt, eine verhältnismäßig starke Letalauslese durch Tuberkulose unter den Geschwistern der Schizophrenen im 2. Lebensjahrzehnt anzunehmen. LUXENBURGER ist ferner der Meinung, daß zwischen der Anlage zur schizophrenen Erkrankung einerseits und der erblichen Schwäche des mesodermalen Stützgewebes, dem leptosomen Körperbau und der Pigmentarmut andererseits enge genische Wechselbeziehungen, möglicherweise in Form von Faktorenkoppelung, bestehen, deren phänotypisches Resultat die größere Zahl letaler Tuberkuloseerkrankungen bei denjenigen Personen darstellt, die mit der schizophrenen Erbanlage behaftet sind, wenn auch nur als Heterozygote.

Bemerkenswert ist dann weiterhin die eigentümliche psychische Verfassung vieler Tuberkulöser, der sogenannte „tuberkulöse Charakter“, der mit sensitivem, empfindsamem Wesen, oft mit unbegreiflicher Euphorie, manchmal aber mit Mißlaunigkeit und Hypochondrie einhergeht. Viele Tuberkulöse zeigen Hypererotismus und gesteigerten Sexualdrang. Zum Teil mögen hier Umwelteinflüsse von Bedeutung sein, so die erzwungene Untätigkeit, die Mastkuren, das Sanatoriumsleben. Wahrscheinlicher ist, daß diese Erscheinungen ganz oder doch teilweise toxisch bedingt sind; hierfür sprechen auch mancherlei auf toxische Einflüsse hinweisende Erscheinungen seitens des vegetativen Nervensystems. Andererseits stehen gute Kenner der Tuberkulose wie JESSEN, KOLLARITS, STERN, EVERSBUSCH, GAUTER, AMREIN, BRUCHANSKY, DAMAYE, neuerdings auch KLOOS und NÄSER auf dem Standpunkt, daß bei der Lungentuberkulose bisher latente Anlagen in Erscheinung treten, daß es sich um eine „Enthüllung des Charakters“ infolge nachlassender Selbstdisziplin handle; toxische Einflüsse bewirkten nur eine Steigerung der Erscheinungen.

Symptomatische Psychosen sind bei Lungentuberkulose nur selten. Gelegentlich werden amentiaartige Bilder beobachtet. Besonders präterminal kommen Delirien mit ängstlicher oder auch heiterer Grundstimmung vor. Sonst sind auch bei Meningitiden und Pneumonien Tuberkulöser Delirien zu beobachten, die Miliartuberkulose bietet psychische Störungen wie bei Sepsis. Bemerkenswert sind die Mitteilungen STEFANS, die zeigen, daß sich hebephrene und paranoide Formen der Schizophrenie nach dem Manifestwerden einer offenen Lungentuberkulose in katatone zu verwandeln vermögen.

c) Intoxikationspsychosen.

Als Intoxikationspsychosen bezeichnet man Geistesstörungen, die mit der von außen erfolgten Zufuhr von Giften, d. h. in bestimmten Mengen gesundheitsschädlichen Stoffen, ursächlich zusammenhängen. Die Störungen der Geistestätigkeit sind nur ein Teil der durch die Vergiftung bewirkten Krankheitserscheinungen; meist sind auch mehr oder weniger deutliche körperliche Begleiterscheinungen festzustellen. So kann man auch die Intoxikationspsychosen zu den „symptomatischen Psychosen“ rechnen. Die meisten der für die symptomatischen Psychosen geltenden allgemeinen Gesichtspunkte gelten auch hier. Für das Verständnis der Intoxikationspsychosen ist die Erkenntnis wichtig, *daß es sich hier nicht um ein einfaches Wechselspiel zwischen dem betreffenden Gift und dem Gehirn handelt.* Es kommt bei dem Zustandekommen und bei der Art der Psychose auch auf die *Menge des Giftes*, auf die *Art und die Dauer der Einverleibung*, auf die *Möglichkeit der Ausscheidung oder des Abbaues* des Giftes an usw. Weiter kommt es besonders bei chronischen Vergiftungen zur Bildung von *Stoffwechselprodukten*, vielleicht auch zur *Abänderung der Drüsensekrete*, die dann ihrerseits als *„ätiologische Zwischenglieder“* vergiftend auf das Gehirn einwirken. *Vor allem aber spielt hier die Erbverfassung eine große Rolle.* Schon bei der Einverleibung, insbesondere aber bei dem wiederholten und chronischen Gebrauche eines Giftes, namentlich eines Rausch- oder Genußgiftes, ist die *Verfassung eines Individuums*, die selbst wieder das Ergebnis einer Wechselwirkung zwischen Erbanlagen und Umwelteinflüssen ist, von ausschlaggebender Bedeutung. Die Erscheinungen der *Toleranz* und der *Intoleranz* und insbesondere der *Suchtbildung* sind weitgehend von inneren, *anlagemäßig gegebenen Eigentümlichkeiten* abhängig. *Die psychischen Störungen selbst stellen das Ergebnis eines ungemein komplizierten Wechselspieles zwischen der Wirkung von exogenen Giften, von intermediären Stoffwechselprodukten und psychischen Bereitschaften dar.* Bei den exogenen Reaktionstypen handelt es sich wahrscheinlich nicht durchweg um präformierte Mechanismen für psychische Reaktionen, die allen Menschen in völlig gleicher Weise eigen sind. Sicher spielen auch hier anlagemäßig, erblich bedingte Eigentümlichkeiten eine bedeutende Rolle. Noch mehr aber tritt der Einfluß der Erbanlagen bei der Entstehung jener Psychosen hervor, die zwar in einem offenbaren Zusammenhang mit einer Intoxikation entstehen und auch ihre Züge und Färbung an sich tragen, im übrigen aber das Gepräge einer endogenen Psychose bieten.

Es erscheint uns nach unseren heutigen Erkenntnissen im Gegensatz zur Meinung bedeutender Psychiater früherer Zeiten *unmöglich*, die *Intoxikationspsychosen als die direkte, geradlinige Folge von Vergiftungen aufzufassen.* Die Entwicklung der Erkenntnisse drängte immer mehr dazu, dem Gift nur mehr eine nebensächliche, der persönlichen Veranlagung des Individuums dagegen die wesentliche Bedeutung für das Zustandekommen dieser Psychosen beizumessen. So ist es auch nur in sehr beschränktem Ausmaße möglich, aus der in einem gegebenen Falle vorliegenden psychischen Störung auf die Verursachung durch ein bestimmtes Gift zu schließen. Man wird zwar bei Vorliegen eines der BONHOEFFERschen exogenen Reaktionstypen mit großer Wahrscheinlichkeit eine von außen auf das Gehirn einwirkende Schädlichkeit, unter Umständen ein Gift, annehmen können, doch wird ein sicherer Rückschluß auf ein bestimmtes Gift nur mit großen Vorbehalten, wohl auch nur unter Zuhilfenahme von körperlichen Hinweisen möglich sein.

Die Herausarbeitung der verschiedenen ätiologischen Gesichtspunkte beim Zustandekommen der Intoxikationspsychosen ist nicht nur von wissenschaftlich-theoretischem Interesse. *Ärztlich ist die Erkenntnis von der wesentlichen Mitwirkung erblicher Komponenten für die Therapie und Prognose von erheblichem Belang. Es genügt nicht, die Behandlung allein auf die Beseitigung oder auf die Entziehung des Giftes abzustellen.* Es genügt auch nicht, die unmittelbare und mittelbare Auswirkung des Giftes im Körper zu bekämpfen, so wichtig dies im Einzelfalle auch sein mag. Die Behandlung muß tiefer gehen, muß insbesondere die persönliche Veranlagung berücksichtigen, muß unter Umständen eine zum Ausgleich einer anfälligen Veranlagung geeignete Erziehung und Wiedererziehung, eine Willensstärkung und sonstige Korrektur anstreben, muß in der Gestaltung der ganzen Umweltverhältnisse diese Veranlagung berücksichtigen. Aber wenn die anlagemäßig, erblich bedingte Anfälligkeit überwiegt, werden alle diese Maßnahmen auch bestenfalls nur eine symptomatische Therapie darstellen. Eine *kausale Therapie ist nur in der Ausschaltung der ganz oder teilweise verursachenden Erbanlagen aus dem Erneuerungsprozesse des Volkskörpers möglich*, wie dies das Gesetz zur Verhütung erbkranken Nachwuchses vom 14. Juli 1933 bezüglich des schweren Alkoholismus vorsieht. Die Durchführung dieser rassenhygienisch ungemein wichtigen Maßnahme setzt aber eine genaue Kenntnis des exogenen und endogenen Anteils am Zustandekommen dieser Geistesstörungen voraus. Alle Heilmaßnahmen, seien sie nun symptomatischer oder kausaler Art, sind von erheblichen, einschneidenden Folgen für das Leben des Einzelnen und seiner Familie, aber auch wegen der damit verbundenen mannigfachen Aufwendungen und Weiterungen auch für die Allgemeinheit. Gesichtspunkte der Prognose werden hier vielfach heranzuziehen sein. Gerade für die Prognose aber lassen sich aus der hier angedeuteten Unterscheidung der verschiedenen ätiologischen Faktoren wichtige Hinweise gewinnen.

Die Intoxikationspsychosen, insbesondere die bei Rausch- und Genußgiftmißbrauch recht häufig vorkommenden, vermögen sich weit über das Wohl und Weh des Einzelnen hinaus auszuwirken. Durch die oft lang dauernden, nicht selten sogar irreparablen körperlichen und geistigen Gesundheitsschädigungen, die dadurch bewirkte Beeinträchtigung der Arbeitsfähigkeit, durch die mit diesen Psychosen verbundenen Störungen des öffentlichen Lebens, die Vermehrung der Unfälle und Straftaten, den Niedergang und die Verwahrlosung stellen sie eine erhebliche moralische und wirtschaftliche Belastung der Allgemeinheit dar. Ja, ihre *Auswirkung geht über die lebende Volksgemeinschaft hinaus*; sie haben *Beziehungen zur Entartung*, indem sie aus der Entartung hervorgehen und vielleicht auch wieder zur Entartung führen. Auch deshalb ist die *Erkenntnis der Zusammenhänge dieser Störungen mit ihren erblich bedingten Wurzeln von der allergrößten, Wohl und Bestand des Volkes betreffenden Bedeutung.*

Alkoholismus. Von allen Intoxikationspsychosen kommt dem Alkoholismus bei weitem die größte Bedeutung zu. Die Ursachen des Alkoholismus sind komplexer Natur. Zahlreiche äußere wie *innere* Ursachen kommen hier in Betracht. An Umwelteinflüssen sind vor allem der allgemeine Gebrauch alkoholischer Getränke und die Trinksitten zu nennen. Alkohol ist tatsächlich überall und immer zu haben; es ist sogar erheblich leichter, alkoholische Getränke zu genießen als sie abzulehnen. Zu den Umwelteinflüssen muß man auch manche Einflüsse des Elternhauses und der Erziehung rechnen, besonders diejenigen, denen ein aus einer Trinkerfamilie stammendes Kind ausgesetzt ist. Zu den allgemeinen Eindrücken kommt die Schwächung der körperlichen, geistigen und moralischen Widerstandsfähigkeit, der ein solches Kind in der Not und dem Elend, in der Einsichtslosigkeit und Verkommenheit der Trinkerumwelt ausgesetzt ist. Besonders bedenklich ist diese Umwelt, wenn die Mutter während der Schwangerschaft und während des Stillens trinkt, wenn schon die Kinder selbst von klein auf alkoholische Getränke bekommen. Aber auch andere von außen an den erwachsenen Menschen herantretende ungünstige Einflüsse, Beispiel und Verführung, auch Schwierigkeiten im Leben, im Beruf, in Ehe und Familie können in ihm ein erhöhtes Bedürfnis nach Alkohol schaffen. Schädel- und Hirnverletzungen und Hirnerkrankungen können die Widerstandskraft gerade dem Alkohol gegenüber herabsetzen. Aber irgendwelchen Schwierigkeiten ist schließlich jeder Mensch im Laufe seines Lebens ausgesetzt, während doch nur ein Bruchteil der gesamten Bevölkerung zu Trinkern wird. Gerade dieser Umstand wie auch die Überlegung, daß alkoholische Getränke überall und immer zu haben sind, legen die Annahme nahe, daß doch *auch innere Umstände und Bereitschaften für die Entwicklung des Alkoholismus maßgebend* sein müssen.

Zu diesen inneren Umständen kann man zunächst *Geschlecht* und *Alter* zählen. Erwachsene Männer sind empfänglicher für Alkohol als die empfindlicheren Frauen und Kinder, die im allgemeinen nur wenig vertragen, nicht nur leicht berauscht, sondern auch von Übelkeit befallen werden und im Alkoholgebrauch keinen Genuß finden. Die erhöhte Toleranz der Männer führt leicht zum Alkoholmißbrauch.

Weiter sind es dann offenbar *bestimmte Veranlagungen*, die eine besondere Disposition zum Alkoholismus begründen. Es liegen zahlreiche Beobachtungen vor, aus denen eine *erhebliche Belastung der Trinker mit Trunksucht* hervorgeht. Am bekanntesten sind in dieser Hinsicht die Feststellungen von TH. RYBAKOW und E. RIEG. TH. RYBAKOW fand unter den nahen Verwandten seiner Alkoholiker wieder Alkoholismus in 76,7%. E. RIEG stellte unter 2000 Trinkerfamilien in 88% der Trinker wieder Alkoholismus bei den Eltern und nächsten Verwandten fest. Deutsche Autoren fanden bei etwa 50% ihrer Alkoholiker Belastung mit Alkoholismus seitens der Eltern. So stellte J. ROSENBERG unter den Trinkern eines Vorstadtdorfes fest, daß 45% von ihnen wieder von Trinkern abstammten, während sich unter ihren Söhnen in mehr als 50% wieder Trinker fanden. Von den 114 Alkoholikern der Bremer Irrenanstalt, bei denen MENG Familienerhebungen anstellte, waren 51 oder 45% mit Alkoholismus schwer belastet. Von neueren Untersuchern fand GABRIEL bei fast der Hälfte seiner Trinker elterliche Trunksucht, POHLISCH bei 47% der Väter und 2% der Mütter. Es gibt nun freilich auch Feststellungen, die eine erheblich geringere Belastung mit Alkoholismus erweisen. So gab beispielsweise KRAEPELIN nur in 22,6% seiner Fälle von Trunksucht der Eltern an, andere Autoren noch weniger. Diese Unterschiede sind aus der Art der untersuchten Trinker und der Stelle, an der die Untersuchungen vorgenommen wurden, zu erklären. Fürsorgeärzte, die auch leichtere Fälle von Alkoholismus betreuen, kommen zu niederen, Ärzte von Heil- und Pflegeanstalten, die nur die schwersten Krankheitsfälle sehen, zu hohen Belastungszahlen.

Ferner sind die *Trinker in hohem Grade mit Geisteskrankheiten belastet*. So berichtete Rybakow, seine Alkoholiker wären zu 88,8% mit Geistes- und Nervenkrankheiten (offenbar unter Einschluß des Alkoholismus) in der nahen Verwandtschaft belastet gewesen. Fast die gleiche Zahl, 88,5%, waren nach den Feststellungen L. Binswangers an Sanatoriumsalkoholikern irgendwie psychopathisch belastet. Gabriel wies bei seinen Trinkern der Heil- und Pflegeanstalt „Am Steinhof" in 77,5% Belastung mit Trunksucht, Geisteskrankheit und Selbstmord nach. C. Brugger stellte eine besonders sorgfältige Untersuchung über die Belastung der Trinker mit Geisteskrankheiten und psychopathischen Zügen in den verschiedenen Verwandtschaftsgraden an. Er ging von einfachen Alkoholikern unter Ausschluß der Deliranten und Halluzinanten aus und fand, daß sie seitens der Eltern besonders mit Alkoholismus,

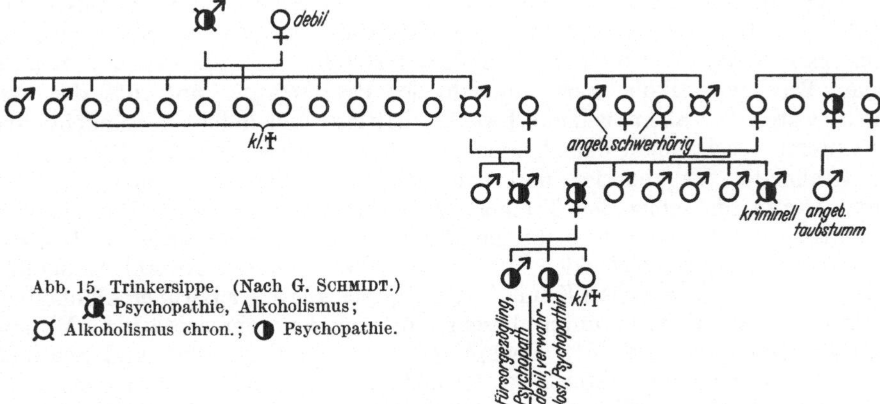

Abb. 15. Trinkersippe. (Nach G. Schmidt.) Psychopathie, Alkoholismus; Alkoholismus chron.; Psychopathie.

aber auch mit Schizophrenie und Suicid mehr belastet waren als die Durchschnittsbevölkerung. Die Geschwister dieser Trinker zeigten eine erheblich größere Häufigkeit an Alkoholismus, Schizophrenie, zirkulärem Irresein, Epilepsie, Schwachsinn und Suicid als die gleichaltrige Durchschnittsbevölkerung.

Übrigens kann man auch *bei den Trinkern selbst schon in der Zeit vor ihrer Trunksucht mancherlei abwegige, ja krankhafte Züge* feststellen, noch mehr freilich in den Zeiten des Alkoholismus. So lenkten insbesondere die Schweizer Irrenärzte A. Kielholz, Diem und K. Graeter vor etwa 30 Jahren die Aufmerksamkeit auf die Tatsache, daß sich bei zahlreichen Trinkern der Alkoholismus auf Grund einer Geisteskrankheit entwickelt habe. W. Stöcker kam 1910 zu der Erkenntnis, *daß es einen Alkoholismus als Krankheit überhaupt nicht gebe, daß der Alkoholismus vielmehr nur das Symptom einer Geisteskrankheit*, der Epilepsie, des manisch-depressiven Irreseins, der Schizophrenie, der Hysterie usw. sei. Allerdings ist zu berücksichtigen, daß Stöcker nur Alkoholiker allerschwerster Art untersuchen konnte. Heilig konnte bei 55 Alkoholkranken, d. h. bei über 25% der Alkoholiker der Straßburger Psychiatrischen Klinik feststellen, daß ihr Alkoholismus aus ausgesprochen psychotischem oder psychopathischem Boden erwachsen war. Unter den 55 Alkoholkranken Heiligs befanden sich 20 Schwachsinnige und Psychopathen, 12 vorwiegend Senildemente und Arteriosklerotiker, 10 Epileptiker, 9 Manisch-Depressive und 4 Schizophrene. M. Boss fand bei 25% von 909 männlichen und 36% von 166 weiblichen Alkoholikern Anzeichen einer anderen geistigen Erkrankung. Gerade der Schwachsinn bietet häufig die Grundlage, auf der sich der Alkoholismus entwickelt, und zwar handelt es sich dabei meist um leichtere Schwachsinnsformen. E. Meyer berichtete, bei weit über einem Fünftel seiner Fälle von Alkoholismus habe sich angeborene geistige, verstandesmäßige Minderwertigkeit gefunden. Auch die Epilepsie und die epileptische Veranlagung sind sicher in größerem Umfange an der Entwicklung des Alkoholismus beteiligt. Viele Trinker zeigen in ihrer Reizbarkeit und Brutalität, ihrer Schwerfälligkeit und Einsichtslosigkeit deutliche epileptoide Züge. Man findet umgekehrt auch in der verwandtschaftlichen Umgebung der Epileptiker verhältnismäßig oft Trinker, ein Umstand, der schon zur irrtümlichen Annahme geführt hat, die Epilepsie entstehe aus dem väterlichen Alkoholismus. Wenn man darauf achtet, findet man ferner unter den Trinkern nicht selten leichtere, selbst schwerere Formen des manisch-depressiven Irreseins. Schizophrene werden heute vielleicht früher als zu Diems und Graeters Zeiten erkannt und ausgeschieden, doch begegnet man auch heute noch unter den Trinkern allerlei autistischen, verschrobenen und verkommenen Persönlichkeiten, die mindestens verdächtig auf einen schizophrenen Prozeß sind.

Leichtere Abweichungen von der geistigen Gesundheit, krankhafte Züge in der Richtung auf eine bestimmte Krankheit, *psychopathische Wesenszüge kann man ungemein häufig bei Trinkern* feststellen. Bonhoeffer gab unter seinen Breslauer Alkoholikern die Zahl der Psychopathen auf 70% der Fälle an, es waren vor allem willensschwache, haltlose und debile Persönlichkeiten. Kraepelin beschrieb die dem Alkohol gegenüber haltlosen Trinker, Bonhoeffer die trinkenden Vagabunden und haltlosen Schwindler und Betrüger, Kurt Binswanger die schizoiden Trinker. Neuerdings betonte auch Pohlisch die Bedeutung der Psychopathie für die Entwicklung des Alkoholismus. Um eine einseitige Auslese zu vermeiden, untersuchte Pohlisch eine Anzahl Alkoholiker teils aus der psychiatrischen Klinik in Berlin, teils aus einer Berliner Alkoholiker-Beratungsstelle; er fand unter diesem einigermaßen repräsentativen Material 75% Psychopathen und 10% Epileptiker, endogen Depressive und Schwachsinnige. Dabei rechnete Pohlisch die nicht seltenen Zyklothymen, aus denen zum großen Teile die Deliranten hervorgehen, noch zu den „Normalen". Schließlich ist auch auf die inneren, anlagemäßigen Beziehungen hinzuweisen, die der Alkoholismus zum Verbrechen, zur Verwahrlosung, zur Prostitution hat. Das geht aus den von Goddard, Dugdale, Jörger, Lundborg, Schweighöfer mitgeteilten Familien, nicht minder eindrucksvoll aus der von Tandler und Kraus gezogenen „Sozialbilanz" der Alkoholikerfamilie hervor. Den erblich bedingten Anteil des Alkoholismus an der Verursachung des Verbrechens hat besonders F. Stumpfl herausgestellt.

Freilich kommt es bei derartigen Feststellungen auch auf die Art des Alkoholismus an. Die leichteren Formen des Alkoholismus, der Berufsalkoholismus des Alkoholgewerbes, der Vereins- und Stammtischalkoholismus hängen, im ganzen betrachtet, ohne Zweifel weitgehend, ja überwiegend von Umwelteinflüssen, insbesondere von den Trinksitten ab. Der schwere Alkoholismus dagegen, der zum sozialen Niedergang und zum körperlichen und geistigen Siechtum führt, ist ohne Zweifel Folge, vielfach sogar Ausdruck einer endogenen psychischen Erkrankung. Hier kann kaum ein Zweifel darüber bestehen, daß die Veranlagung das Meiste ist und die Umwelt nur wenig.

Was nun weiter die Disposition zu den einzelnen Erscheinungen des Alkoholismus und zu den aus dem chronischen Alkoholismus hervorgehenden Erkrankungen anlangt, so ist zunächst noch einmal auf die geringe *Alkoholtoleranz* der Frauen und Kinder und auf die ungleich größere der Männer hinzuweisen, eine Tatsache, die auf die *konstitutionelle Gebundenheit der Toleranz* hinweist. Es liegen auch Beobachtungen vor, die an die *rassenmäßige Bedingtheit der Toleranz* und anderer Sonderstellungen zum Alkohol denken lassen. Die Neger vertragen nach Da Rocha, Révécz, Plehn den Alkohol besser als die Weißen und insbesondere als die Indianer. Die Juden verfallen, obwohl unter ihnen psychopathische Veranlagungen wie auch die Neigung zu sonstigen Suchten keineswegs fehlen, nur selten dem chronischen Alkoholismus. Dieser Umstand und die noch zu besprechenden Beobachtungen und Untersuchungen von POHLISCH und WUTH an Trinkern und Morphinisten zeigen, daß nicht jede abwegige Veranlagung, nicht jede Psychopathie und Neigung zu süchtigem Verhalten auch eine Disposition zur Trunksucht darstellt.

Die *Alkoholpsychosen* stellen vom einfachen unkomplizierten Rausch bis zur KORSAKOWschen Psychose die klarsten Beispiele für Syndrome des exogenen Reaktionstypus dar. Immerhin zeigen sie Besonderheiten, die vielfach den Einfluß individueller Erbanlagen erkennen lassen.

Schon beim *einfachen Rausch* gibt es zahlreiche von dem gewöhnlichen Bilde abweichende Spielarten, mehr depressive oder psychomotorisch agitierte, andererseits auch von vornherein die Zeichen der Lähmung bietende Formen, Räusche mit Sinnestäuschungen usw. Die Slaven zeigen nach WLASSAK in der Trunkenheit eine ausgesprochene Rührseligkeit, im weiteren Verlaufe des Rausches starke Reizbarkeit.

Dem sogenannten *pathologischen Rausch* kann eine erworbene und eine *erblich bedingte Disposition* zugrunde liegen. Während zur ersteren die schwächenden und erschöpfenden Auswirkungen von akuten und chronischen Krankheiten, von Strapazen und Entbehrungen, die Folgen von Hirnverletzungen und Hirnerkrankungen, die zermürbenden Einflüsse von Kummer und Sorgen, die aufwühlende Erregung starker Affekte gehören, liegt der erblich bedingten Disposition eine psychopathische Verfassung und Belastung zugrunde, die in Debilität, epileptoiden, schizoiden und hysterischen Psychopathien ihren Ausdruck finden können.

Der *periodische Alkoholismus* in seiner weitesten Fassung kann durch äußere Veranlassungen verursacht oder doch mitbedingt sein; die eigentliche *Dipsomanie* dagegen ist wohl stets der Ausdruck einer periodischen, aus inneren Ursachen entstehenden Verstimmung. Während GAUPP u. a. sie auf eine epileptische Veranlagung bezogen, ja wohl als eine Form der Epilepsie selbst ansahen, waren PAPPENHEIM und GRUHLE mehr geneigt, ihre Grundlage in einer psychopathischen Verfassung mit Neigung zu Erregbarkeit, Haltlosigkeit und hysterischen Reaktionen zu sehen. ZIEHEN, BONHOEFFER, MEGGENDORFER u. a. beschrieben Dipsomanien auf manisch-depressiver Grundlage. Neuere Untersuchungen über die Erblichkeitsverhältnisse bei der Dipsomanie von DOBNIGG und v. ECONOMO kamen zu dem Ergebnis, daß sich die Dipsomanie zu etwa einem Drittel aus der Gruppe des *manisch-depressiven Irreseins*, zu einem weiteren Drittel aus der Gruppe *epileptischer Entartung* ergebe, während ein letztes Drittel nicht näher umschrieben werden könne und zunächst als *neuropathische oder psychopathische Veranlagung* zu bezeichnen sei.

Wenn auch die Entwicklung des *chronischen Alkoholismus* nicht einheitlich in einer kurzen Formel zu erfassen ist und über die tieferen Ursachen der eigentlichen *Trunksucht* unter den Autoren noch keine Übereinstimmung besteht, so sind sich doch alle darin einig, daß sich diese Einstellung zum Alkohol vorwiegend bei Menschen findet, die *entweder selbst psychotisch oder psychopathisch oder doch Träger von abwegigen Erbanlagen* sind. Es bestehen erbbiologische Beziehungen zwischen der Trunksucht und allen Gruppen endogener Psychosen.

Da die Alkoholpsychosen im eigentlichen Sinne, das Delirium tremens, die Alkoholhalluzinose und die KORSAKOWsche Psychose aus dem chronischen Alkoholismus hervorgehen, ist auch für sie im allgemeinen die hierfür bestimmende Veranlagung anzunehmen.

Zur Erkrankung an *Delirium tremens* sind die Männer anscheinend mehr disponiert als die Frauen, denn es erkrankt daran unter den alkoholischen Männern ein erheblich größerer Anteil als unter den alkoholischen Frauen. Ob dieser Umstand, wie KRAEPELIN vermutete, mit dem stärkeren Schnapspotatorium der Männer zusammenhängt, erscheint fraglich. Manches spricht dafür, daß das Delirium tremens von allen Alkoholpsychosen am wenigsten eine minderwertige, krankhafte Veranlagung zur Voraussetzung hat. Es entwickelt sich verhältnismäßig häufig bei sonst gesunden, kräftigen Männern, aus einem Berufspotatorium heraus. POHLISCH untersuchte die Alkoholdeliranten der Charité von 1912 bis 1925 hinsichtlich ihrer Veranlagung; er fand unter ihnen im Gegensatz zu den sonstigen Alkoholikern verhältnismäßig viele körperlich und psychisch Gesunde, vielfach Männer von *pyknischem Habitus* und *zyklothymer Art*, meist Wirte und sonstige Angehörige des Alkoholgewerbes. Auch die bereits erwähnten erbbiologischen Feststellungen von C. BRUGGER, der bei den Angehörigen der Alkoholdeliranten eine erheblich größere Bereitschaft zur Erkrankung an Delirium tremens fand als bei den Angehörigen der übrigen Alkoholiker und ferner bei den Geschwistern der Alkoholdeliranten etwa siebenmal so oft Delirien verschiedener Art feststellen konnte als unter den Verwandten von Alkoholikern, die nie Delirien durchgemacht haben, sprechen in diesem Sinne. Es scheint die *Veranlagung zum Delirium tremens* weniger auf psychopathischem und sonst krankhaftem Gebiete zu liegen als mit einer *eigentümlichen, erblich bedingten Reaktionsweise auf Hirnschädigungen* zusammenzuhängen.

Bei der *Alkoholhalluzinose* dagegen spielt neben dem langdauernden schweren Alkoholmißbrauch die *krankhafte Veranlagung* offenbar eine *wichtige Rolle*. Hier werden besonders *Beziehungen zur Schizophrenie* angenommen. Bei 10 von 14 Alkoholikern, die STÖCKER in seiner erwähnten Untersuchung als trinkende Schizophrene aufgefaßt hatte, war klinisch eine Alkoholhalluzinose angenommen worden. BLEULER wies ebenfalls schon früh auf ätiologische Beziehungen der Alkoholhalluzinose zur Schizophrenie hin; er meinte, vielleicht spielten schizophrene Teilanlagen bei ihrem Zustandekommen eine Rolle. WOLFENSBERGER faßte das Ergebnis seiner Untersuchung dahin zusammen, daß die Alkoholhalluzinose die Reaktion eines schizophrenen Gehirns auf eine bestimmte Alkoholvergiftung sei. POHLISCH, der das Schicksal der Alkoholhalluzinanten der Charité weiter verfolgte, stellte fest, daß zwei Drittel von ihnen eine schizophrene Weiterentwicklung genommen hatten, und daß auch die „Geheilten" den Eindruck von mehr oder weniger deutlich schizoiden Psychopathen machten. BRUGGER glaubt auf Grund seiner erbbiologischen Untersuchungen innere Beziehungen des Alkoholwahnsinns zur Schizophrenie ausschließen zu können, doch erscheint dem klinischen Beobachter die krankhafte Verfassung der Halluzinanten offenkundig.

Die chronischen Alkoholpsychosen, die als „*Alkoholparanoia*" und „*halluzinatorischer Schwachsinn der Trinker*" beschrieben wurden, werden heute der Ansicht BLEULERS folgend fast allgemein als alkoholisch gefärbte *Schizophrenien* aufgefaßt; doch wurde diese Auffassung in den letzten Jahren im Sinne der KRAEPELINschen Lehre von den exogenen Alkoholpsychosen auch wieder bestritten.

An alkoholischer KORSAKOW*scher Psychose* erkranken besonders körperlich etwas schwächliche und heruntergekommene Alkoholiker, namentlich ältere Trinker. Die KORSAKOWsche Psychose ist auch bei Frauen verhältnismäßig häufiger als bei Männern. Auch bei Kindern, denen aus verkehrten Anschauungen heraus längere Zeit hindurch Alkohol beigebracht wurde, wird nicht so selten eine KORSAKOWsche Psychose beobachtet. Die Korsakowkranken sind recht häufig auch schon *präpsychotisch schwere Psychopathen* gewesen und sind meist *schwer* mit Alkoholismus, Psychopathie und anderen psychischen Anfälligkeiten *belastet*.

Die viel erörterte Frage, ob der Alkoholmißbrauch imstande ist, die *Neuentstehung krankhafter und minderwertiger Erbanlagen* zu bewirken, ist noch nicht eindeutig zu beantworten. FOREL berücksichtigte in der Beurteilung der von ihm zur Begründung seiner „*Blastophthorielehre*" angeführten Tatsachen nicht oder zu wenig die schwere Belastung der Trinker und die häufige erblich bedingte Minderwertigkeit ihrer Ehefrauen. Auch hielten frühere Autoren die

Neuentstehung minderwertiger Erbanlagen und die Schädigung der Keimzellen und der Frucht durch den Alkohol nicht genügend scharf auseinander. Heute ist man geneigt, eine Keimzellen- und Fruchtschädigung durch chronischen Alkoholmißbrauch anzunehmen, doch erscheinen die früheren Annahmen in dieser Hinsicht, namentlich auch bezüglich der Wirkung einzelner Exzesse („Rauschkinder") sehr übertrieben. Was die Neuentstehung krankhafter und minderwertiger Erbanlagen anlangt, so ist die Möglichkeit nach den experimentellen Erfahrungen bei Pflanzen und Tieren zwar gegeben, doch ist der Beweis noch nicht erbracht. C. BRUGGER stellte fest, daß die Kinder der Alkoholiker nicht häufiger seelische Abweichungen zeigen als ihre Neffen und Nichten, und daß die Enkel seltener derartige Störungen bieten als die Kinder. Dieser Befund spricht entschieden gegen eine Erbänderung. Der Alkoholismus wirkt sich wohl weniger hierdurch als durch die ungünstige Gattenwahl der Trinker, ihren Kinderreichtum und andere *kontraselektorische Momente* ungünstig auf die Rasse aus. Nicht wegen der noch unbestimmten Möglichkeit einer Neuentstehung krankhafter oder sonst minderwertiger Erbanlagen ist der „schwere Alkoholismus" im Gesetz zur Verhütung erbkranken Nachwuchses den Erbkrankheiten gleichgestellt, sondern wegen der nachgewiesenen Tatsache, daß der schwere *Alkoholismus selbst schon Ausdruck einer erblich bedingten Minderwertigkeit* ist.

Bei der *Trunksucht*, die sich der Alkoholersatzmittel *Methylalkohol, Paraldehyd, Äther, Chloroform* usw. bedient, spielt die *minderwertige und krankhafte Veranlagung* eine noch größere Rolle als beim Alkoholismus. Die Methylalkoholsäufer insbesondere sind entweder *von Haus aus schwachsinnig* oder durch den langdauernden Mißbrauch geistig geschwächt und heruntergekommen. Bei den Süchtigen, die die übrigen Mittel gebrauchen, handelt es sich fast durchweg um *schwere Psychopathen.* Meist haben sie die Mittel anläßlich eines Aufenthaltes in einer Anstalt oder dergleichen kennengelernt.

Morphinismus. Beim Morphinismus wie bei den übrigen *Opiatsuchten* ist eine gewisse innere, *konstitutionelle Anfälligkeit von erheblicher Bedeutung.* Hunderttausende bekommen ja anläßlich chirurgischer Eingriffe und aus anderen Anlässen Morphium und doch werden nur verhältnismäßig wenige süchtig. Andererseits genügt bei manchen schon eine Spritze, um ein mächtiges Verlangen nach Wiederholung derselben zu erwecken. Die meisten Autoren sehen die tiefere Ursache des Morphinismus in einer eigenartigen nervösen oder psychopathischen Verfassung. SCHWARZ fand in 44% seiner Fälle erbliche Belastung mit psychopathischer Konstitution verschiedener Art. MEGGENDORFER wies ebenfalls darauf hin, daß man in den Familien der Morphinisten die verschiedensten Psychopathen treffe. Besonders häufig fänden sich unter den Blutsverwandten wieder Giftsüchtige, namentlich Morphinisten, und zwar unter Umständen, die es nicht wahrscheinlich machten, daß äußere Einflüsse wie Nachahmung, Verführung, Abhängigkeit vom gleichen Arzt und dergleichen eine Rolle spielten. Die Morphinisten selbst sind nach BUMKE meist von Haus aus hysterische, nervöse, psychopathische, besonders haltlose Menschen, vielfach große Egoisten, nicht selten arrogante Besserwisser. Auch SCHWARZ schilderte sie als weiche, stimmungslabile, willensschwache, insuffiziente, dabei lebenshungrige Psychopathen, zuweilen auch Blender und Phantasten. MEGGENDORFER fügte dem hinzu, die *Morphinisten wären wohl kompliziertere, empfindsamere, noch deutlicher krankhaft anmutende Persönlichkeiten als die Alkoholiker.*

POHLISCH suchte in ausgedehnten Untersuchungen, die sich auch auf die Familien ausdehnten, und durch Vergleiche mit den Alkoholikern die Veranlagung der Morphinisten noch näher zu erfassen. Ein Vergleich der männlichen Alkoholiker und Morphinisten ergab bei 22% der Brüder und 47% der Väter der chronischen Alkoholiker gewohnheitsmäßigen Alkoholmißbrauch, aber völliges Fehlen von Morphinismus; bei den Brüdern und Vätern der Morphinisten fand sich in 3—4% der Fälle Morphinismus und ebenso oft gewohnheitsmäßiger Alkoholmißbrauch. In einer anderen Untersuchung fand POHLISCH bei den

Geschwisterschaften der Morphinisten in 1,9% Morphinismus und in 1,3% gewohnheitsmäßigen Alkoholismus, bei den Elternschaften 6,1% Morphinisten gegenüber 3,7% Alkoholikern. Diese Ergebnisse weisen, wie POHLISCH darlegte, auf eine konstitutionell verschiedene Genese der beiden Suchten hin. Bei dem Versuch, *die dem Morphinismus zugrunde liegende Psychopathie* zu umschreiben, stellte sich heraus, daß hier nicht Beziehungen zu endogenen Psychosen, sondern *im wesentlichen zwei ganz bestimmte Psychopathieformen* in Betracht kommen. Die Morphinisten der einen Gruppe sind empfindsam, wehleidig, weichlich. Sie neigen zu vegetativen Störungen; es sind schlaffe Astheniker, leptosome Typen, vereinzelt auch schwammig-pastöse Pykniker. Ihre Wehleidigkeit läßt sich bis in die früheste Kindheit zurückverfolgen. Körperlich und seelisch sind sie alles andere als robust, vielmehr untauglich zu anstrengenden körperlichen Leistungen. Sie lernen nicht, ihre Unzulänglichkeit zu korrigieren, zeigen auch gar keine Neigung dazu. Die Morphinisten der zweiten Gruppe dagegen sind äußerst aktiv, jedoch nicht ausdauernd, intellektuell gut begabt aber ungezügelt, anschlußbedürftig, um eine Rolle spielen zu können, aber gemütsarm. Auch sie zeigen die der ersten Gruppe eigenen vegetativen und motorischen Unzulänglichkeiten. Bemerkenswert ist, daß die im Vorstehenden geschilderten psychopathischen Komplexe als Ganzes erblich übertragen werden. Wenn bei einem Elter einer der beiden Psychopathentypen vorliegt, so tritt bei etwa der Hälfte der Kinder, sofern sie überhaupt psychopathisch sind, der gleiche Typ zutage. POHLISCH *vermutet, daß es sich bei den geschilderten Psychopathieformen um dominanten Erbmodus handelt.*

PILCZ gab an Hand von 432 Fällen ebenfalls einen Beitrag zur Konstitution der Süchtigen. Neben anderen wertvollen erbcharakterologischen Hinweisen enthält die Untersuchung die Feststellung, daß Melancholische trotz langdauernder Opiumkuren niemals süchtig werden. Umgekehrt kommen in der Aszendenz der Morphinisten ausgesprochene Fälle von manisch-depressivem Irresein kaum vor. Manisch-depressive Teilanlagen scheinen also beim Zustandekommen der Morphiumsucht keine Rolle zu spielen. Ebenso fand ZOLLIKER unter den Vorfahren der Morphinisten fast keine Zirkulären, wohl aber viele Psychopathen. Er wies übrigens auch darauf hin, daß beim Morphinismus im Gegensatz zu den anderen Giftsuchten die Leptosomen überwiegen.

Diese Untersuchungen zeigen deutlich, daß es *keine Disposition zur Sucht schlechthin* gibt. In einer bemerkenswerten Studie stellte POHLISCH die alkoholische und die morphinistische Süchtigkeit einander gegenüber. Danach ist der Alkoholiker im allgemeinen robust, aktiv, mehr gemütlich erregbar, der Morphinist, wenigstens der der einen Gruppe, von Haus aus empfindlich und empfindsam, hastig, nervös, dabei mehr verstandesmäßig bestimmt, immer irgendwie leidend. Der Alkoholiker ergeht sich gerne in geräuschvoller Geselligkeit, der Morphinist jedoch sucht Beschwichtigung der inneren Unruhe.

Auch O. WUTH kam auf Grund eingehender, namentlich die Belastungsverhältnisse berücksichtigenden Untersuchungen zu dem Ergebnis, daß beide Suchten, der *Alkoholismus wie der Morphinismus in einer verschiedenen Erbverfassung begründet sind.* WUTH stellte allerdings bei seinen Morphinisten einen erheblich stärkeren gleichzeitigen Alkoholismus fest als POHLISCH, doch erklärt sich dieser Unterschied zum Teil daraus, daß WUTH seine Beobachtungen an wohlhabenden Kranken einer internationalen Kuranstalt, POHLISCH dagegen an den einfacheren Patienten einer Universitätsklinik gemacht hatte. Bei den ersteren liegt, anscheinend als Folge eines Auslesevorgangs, neben der Belastung mit Morphinismus erheblich stärkere Belastung mit Alkoholismus vor als bei den letzteren. Die „Polytoxikomanen“ vereinigen danach in sich mehrere Veranlagungen zu verschiedenen Giftsuchten.

Kokainismus. Soferne der Kokainismus als „Spritzkokainismus" aus dem Morphinismus hervorgeht, betrifft er die gleichen Persönlichkeiten, die bereits dem Morphinismus anheimgefallen sind. Anders ist es beim „Schnupfkokainismus". Dieser herrschte besonders in den genußsüchtigen und ungeordneten Nachkriegszeiten in unsoliden Künstler- und Artistenkreisen, unter den Schiebern und Spielern, dem Publikum der Nachtkneipen samt Straßenmädchen und Zuhältern. Nach BONHOEFFER handelte es sich um „*meist unstete, renommistische, oft unsoziale und kriminelle, meist jugendliche Psychopathen*". Jetzt ist der Kokainismus in Deutschland nahezu völlig verschwunden; er spielt jedenfalls praktisch gar keine Rolle mehr.

Der *Haschischismus* ist eine im islamschen Orient sehr verbreitete Rauschgiftsucht. Das benützte Rauschgift ist in dem Harz der Blätterspitzen von Canabis indica enthalten. Das Mittel wird gegessen, besonders aber geraucht und führt zu Rauschzuständen. Bei gewohnheitsmäßigem Gebrauche entwickeln sich Geistesstörungen und eine schwere Verwahrlosung. Die Geistesstörungen bestehen in Delirien, im paranoiden Psychosen, vor allem aber in katatonieartigen Bildern. Zur Haschischsucht neigen von *vornherein belastete und psychopathische Persönlichkeiten.* Die erwähnten Psychosen werden von manchen Autoren als spezifische Haschischpsychosen angesehen, von anderen aber als *echt schizophrene Psychosen,* die lediglich durch die Sucht zur Manifestation gebracht worden seien.

Die *Schlafmittelsuchten* sind außerordentlich verbreitet. Begreiflicherweise kommen sie *besonders bei Neuropathen und Psychopathen* vor, die nach den Erfahrungen von POHLISCH und PANSE ihrer Veranlagung nach den Morphinisten ähneln. Die am meisten gebrauchten Mittel sind die der *Barbitursäuregruppe.* Diese können bei chronischem Gebrauch schläfriges Wesen, paralyseähnliche Schwächezustände, zuweilen auch Delirien bewirken. Von diesen Mitteln führt am häufigsten das Phanodorm, offenbar wegen seiner euphorisierenden Eigenschaft, zu einer Sucht. Phanodormpsychosen wurden in den letzten Jahren verhältnismäßig oft beschrieben. Meist handelte es sich dabei um Delirien, die zuweilen auch in der Abstinenz nach plötzlichem Entzug des Mittels eintreten.

Brom kann Bromräusche und bei längerem Gebrauch dauernde Bewußtseinstrübungen, amentielle Verwirrtheitszustände und paranoide Zustände bewirken.

Scopolamin wird in kleinen Mengen bei Paralysis agitans und bei chronischer Encephalitis gegeben, in größeren Mengen bei erregten Geisteskranken. Selten kommt es zur Scopolaminsucht. Bei den Parkinsonkranken geht diese ohne weitere psychische Störungen einher; bei anderen Kranken kann es zu Delirien und Halluzinosen kommen. Bei den bisher bekannt gewordenen Fällen dieser Art handelte es sich stets um Personen, bei denen *entweder eine hysterische oder epileptische Veranlagung oder gleichzeitig Morphium- oder Alkoholmißbrauch* vorlag.

Das *Atropin* wird in der Augenheilkunde gebraucht; es wird auch bei chronischer Encephalitis manchmal in ziemlich großen Mengen angewandt. Über psychische Störungen ist dabei nichts bekannt geworden. Gelegentlich kommen aber auch Atropinvergiftungen durch Tollkirschengenuß bei Kindern und aus suicidaler Absicht auch bei Erwachsenen vor. Es handelt sich dabei meist um delirante Erregungszustände und um Bewußtseinstrübungen bis zum Koma.

Während bei den im Vorstehenden besprochenen Vergiftungen und den in ihrem Gefolge auftretenden psychischen Störungen der Belastung und der prämorbiden Persönlichkeit insoferne eine erhebliche Bedeutung zukommt, als die psychische Abwegigkeit häufig Anlaß zu der Vergiftung ist, trifft dies begreiflicherweise bei den sogenannten *gewerblichen Vergiftungen* in viel geringerem Umfange zu. *Blei-, Quecksilber-, Mangan-, Arsen-, Kohlenoxyd-, Schwefelwasserstoff-* usw. -vergiftungen kommen häufiger infolge ungenügender hygienischer Einrichtungen in den Betrieben und infolge von Unglücksfällen vor. Immerhin spielt auch hier die *prämorbide Veranlagung* manchmal eine gewisse Rolle insoferne, als diese Vergiftungen bei Arbeitern vorkommen, die infolge *intellektueller Unzulänglichkeit,* aus *Gleichgültigkeit* und *Stumpfheit,* auch infolge von *Alkoholismus* die gebotene Vorsicht außer acht lassen. Gelegentlich werden einzelne dieser Mittel, besonders das Kohlenoxyd, in der Form von Leuchtgas von *vorwiegend psychopathisch veranlagten Menschen* auch zu Suicidversuchen benützt. Die psychischen Störungen selbst halten sich meist im Rahmen des exogenen Reaktionstypus; nur selten kann man eine Manifestierung von endogenen Psychosen annehmen.

d) Traumatische Psychosen.

Die Angaben über die Häufigkeit psychischer Störungen nach Hirnverletzungen gehen außerordentlich stark auseinander. Zum Teil rührt das daher, daß die Hirnverletzten zunächst in der Obhut von Chirurgen und anderen psychiatrisch nicht interessierten Ärzten stehen, die ihre Aufmerksamkeit mehr den Verletzungen selbst zuwenden, so daß ihnen leichtere und feinere psychische Störungen entgehen. Es ist hier auch ein großer Unterschied hinsichtlich der Erscheinungen und des Verlaufes je nach dem Alter der Hirnverletzten. Kindliche und jugendliche, rüstige Gehirne überstehen erfahrungsgemäß unter Umständen selbst schwere Verletzungen ohne dauernden Schaden zu nehmen, während ältere Gehirne auch schon durch leichtere Traumen vielleicht dauernd beeinträchtigt bleiben.

Man unterscheidet nach der Art der Verletzung und ihrer Folgen Kommotions-, Kontusionspsychosen und die traumatische Epilepsie. Diese Psychosen weisen die Bilder des exogenen Reaktionstypus auf. Die Hirnerschütterung geht mit Bewußtlosigkeit, Erbrechen und Pulsverlangsamung einher. Das Erwachen aus der Bewußtlosigkeit erfolgt meist nicht plötzlich, sondern über einen Zustand von Bewußtseinstrübung, Benommenheit. Nach dem Erwachen kann retrograde Amnesie bestehen. In den meisten Fällen treten sonst außer länger dauernden „nervösen“ Beschwerden psychische Störungen nicht auf. Es können aber auch, manchmal nach einem relativ freien Intervall, Unruhezustände und Delirien auftreten, die dann meist von einem mehr oder weniger deutlichen amnestischen Symptomenkomplex abgelöst werden. Diese Korsakowbilder können Monate lang anhalten, doch ist ihre Prognose im ganzen gut; sie pflegen über neurasthenieähnliche Zustände in Heilung auszugehen. Bei Hirnquetschung und gröberen Hirnverletzungen kommt es ebenfalls zu Bewußtseinsverlust und den übrigen erwähnten Störungen, außerdem aber auch zu körperlichen und psychischen Herderscheinungen je nach dem Sitze der Verletzung. So gehen besonders Stirnhirnverletzungen häufig mit einem etwas faselig-redseligen, albernen, distanzlosen Wesen, zuweilen auch mit Mangel an Initiative einher. Bei schweren Verletzungen, Durchschüssen, Zerstörungen von Hirnsubstanz kann es zu dauernden Ausfällen umschriebener Art, bei allgemeiner irreparabler Schädigung zur „posttraumatischen Hirnleistungsschwäche“ (POPPELREUTER) oder zur „traumatischen Hirnschwäche“ (KRETSCHMER) kommen.

Diese Folgeerscheinungen der Hirnverletzungen, die in ihrer Schwere im wesentlichen von der Schwere der Verletzung abhängen, können bei allen Menschen eintreten; K. SCHNEIDER bezeichnet sie als „obligate Erscheinungen“. Ihnen stellt SCHNEIDER die „fakultativen“ gegenüber, die sich in paranoiden, schizophrenen, depressiven Bildern äußern können. Bemerkenswert ist, daß depressive Bilder besonders bei Pyknikern und Syntonen vorkommen.

Vereinzelt wurde auch über das Auftreten von endogenen Psychosen im Gefolge von Hirnverletzungen berichtet, so von Schizophrenie (SCHULTZ, FEUCHTWANGER, B. PFEIFER, CONSTANTINESCO), von manisch-depressivem Irresein (SIGG, DZIEMBROWSKI). Derartige Vorkommnisse sind aber offenbar sehr selten und müssen mit großer Kritik beurteilt werden. *Im allgemeinen trifft die Lehre* REICHARDTs *zu, daß endogene Psychosen durch traumatische Hirnschädigungen nicht entstehen und durch sie auch nicht wesentlich verschlimmert werden können.* Meist handelt es sich, wie B. PFEIFER darlegt, um Zustandsbilder, die endogenen Psychosen lediglich deshalb ähneln, weil besonders bei Stirnhirnverletzungen Stimmungsanomalien häufig vorkommen, die schizophrene, manische und melancholische Psychosen vortäuschen können.

Geburtsläsionen des Gehirns kommen wegen der großen Empfindlichkeit des unreifen Gehirns besonders oft bei Frühgeburten vor. Bleiben derartige Früchte am Leben, so zeigen sie mehr oder weniger schweren Schwachsinn. Von ZIEHEN, POPHAL u. a. wurden bei Kindern nach Gehirnerschütterung eigentümliche Charakterveränderungen, besonders im Sinne der Moral Insanity beschrieben, ähnlich wie sie später nach Encephalitis epidemica beobachtet wurden. Allerdings haben kürzlich SSONHAREVA und EINHORN festgestellt, daß 67% der von ihnen untersuchten Kinder mit Kopftraumen bereits vor dem Unfall Charakter- oder Intelligenzdefekte geboten hatten. Diese auffallend hohe Zahl schon vor dem Unfall defekter Kinder erklären die Autoren damit, daß solche Kinder ja auch mehr Unfälle erleiden, weil sie aus sehr verschiedenen Gründen häufiger in Gefahr kommen.

Die im Gefolge von Hirnverletzungen auftretenden Störungen sind nicht selten von eigenartigen primitiven Störungen überlagert, die auch als hysterische Überlagerungen bezeichnet werden. K. SCHNEIDER lehnt für diese primitiven, infantilen Reaktionen die Bezeichnung „hysterisch" ab. Er führt an Hand einleuchtender Beispiele aus, daß in diesen Fällen der allgemeine defekte Hintergrund den Boden für solche Reaktionen, die er deshalb als „Hintergrundsreaktionen" bezeichnet, darstelle.

Zu den Spätfolgen nach Hirnverletzungen gehört auch die *traumatische Epilepsie*. Epileptiforme Anfälle treten, wie der Weltkrieg mit seinen zahlreichen schweren Schädel- und Gehirnverletzungen gezeigt hat, verhältnismäßig selten auf, dagegen sind Wesenszüge, die man als „epileptisch" bezeichnen kann, nach Hirnverletzungen häufig (POPPELREUTER). Voraussetzung zur Entwicklung einer ausgesprochenen traumatischen Epilepsie sind schwere Verletzungen des Gehirns; die Entwicklung nimmt auch eine gewisse Zeit, Monate bis Jahre, in Anspruch. Meist lassen sich aus der Entwicklung des Leidens und aus der Art der Anfälle Hinweise auf die Hirnschädigung gewinnen, doch können die Anfälle von vornherein oder nach längerem Bestehen auch vollkommen denen der genuinen Epilepsie gleichen. Die Kranken können auch die gleichen psychischen Störungen, Dämmer- und Verstimmungszustände, Demenz und Wesensveränderung wie die Genuinepileptiker bieten. *Besonders bemerkenswert ist, daß sich bei ihnen verhältnismäßig häufig Belastung mit genuiner Epilepsie nachweisen läßt.* So liegt die Annahme nahe, daß *auch bei der traumatischen Epilepsie neben dem Trauma epileptische Anlagen von ursächlicher Bedeutung* sind (KEHRER, BUMKE, LUXENBURGER).

2. Psychogene (krankhafte psychische Reaktionen).

Bei den hier zu besprechenden seelischen Störungen handelt es sich ebenfalls um exogene Erkrankungen, doch ist die Schädigung psychischer Natur. Die Störungen stellen sich als unmittelbare Reaktionen auf gemütserschütternde Erlebnisse oder auf eine als untragbar empfundene Lage dar. Eine genauere Beschäftigung mit diesen Störungen zeigt aber, daß das aufwühlende Erlebnis oder die quälende äußere Lage allein kaum die ausschlaggebenden Ursachen sein können. Dem körperlich und geistig gesunden und rüstigen Menschen stehen mannigfache Abwehr- und Ausgleichsmöglichkeiten zur Verfügung, so daß er selbst schwere seelische Erschütterungen und Belastungen ohne wesentliche Störungen seiner seelischen Gesundheit zu ertragen vermag. Erfahrungsgemäß unterliegen hier nur verhältnismäßig kleine Gruppen von Menschen.

Zunächst ist zu berücksichtigen, daß schon *nicht alle Menschen in völlig gleicher Weise den hier in Betracht kommenden äußeren Schädigungen ausgesetzt* sind. So gibt es ängstliche, umständliche, übervorsichtige Menschen, die gerade infolge dieser ihrer Eigentümlichkeiten, die vielfach konstitutionell verankert sind, überall anstoßen und dadurch unliebsame Zwischenfälle herbeiführen. Die „Unglücksmenschen" und „Pechvögel" von Hause aus erleben mehr als andere Menschen peinliche, traurige, angst- und schreckenerregende Dinge, sie setzen sich beschämenden Situationen aus. Manche erfahren gerade wegen ihrer Ängstlichkeit und Gehemmtheit Unfälle, andere im Gegenteil wegen ihrer Unbekümmertheit und Unvorsichtigkeit, wieder andere, weil sie der Ehrgeiz zu gewagten Unternehmungen treibt. Noch mehr trifft das bei ausgesprochenen Psychopathen und Geisteskranken, bei Schwachsinnigen, Alkoholikern, sonstigen Giftsüchtigen usw. zu.

Sodann ist die *Eigenart der Persönlichkeit auch in weitem Ausmaße dafür verantwortlich zu machen, daß ein bestimmtes Erlebnis oder eine bestimmte Situation imstande ist, eine krankhafte psychische Reaktion auszulösen.* Meist sind es mehr oder weniger psychopathische Persönlichkeiten, die unter dem Einfluß von aufregenden und aufwühlenden Erlebnissen psychisch erkranken; und zwar werden bei geringen Abweichungen von der Norm nur schwere Erschütterungen krankhafte Reaktionen auslösen können, während bei erheblicher psychopathischer Veranlagung vielleicht schon die Aufregungen des Alltags dazu imstande sind. So kommen hier *alle Übergänge von den leichtesten bis zu den schwersten psychischen Anfälligkeiten der Persönlichkeit, die verschiedensten charakterologischen Variationen, ausgesprochen psychopathische und psychotische Veranlagungen und Erkrankungen als Grundlagen von psychogenen Reaktionen und Entwicklungen* in Betracht. Hieraus und aus der Mannigfaltigkeit der Erlebnisse ergibt sich eine Vielheit von Zustandsbildern, die alle Syndrome mit Ausnahme vielleicht der organischen Defektzustände umfaßt. Die *Art der auftretenden Reaktionen und ihre Ausgestaltung hängen ebenfalls weitgehend von der Verfassung der betroffenen Persönlichkeit* ab.

Auch die Zwillingsforschung hat auf dem Gebiete der krankhaften psychischen Reaktionen die überwiegende Bedeutung der Anlage gegenüber der Umwelt ergeben. J. Lange führt aus, wenn auch die Zwillingsforschung gezeigt habe, daß die Sachlage hier verwickelter sei als sie anfangs erschienen sei, so könne man doch heute schon behaupten, daß die Anlage stärker sei als das Schicksal.

Psychogene Depressionen als Reaktionen auf schwere Verluste, Enttäuschungen usw. können recht verschiedene Bilder bieten. Einerseits kann es zu kurzdauernden, übertriebenen und demonstrativen Affektreaktionen kommen, andererseits zu traurigen Verstimmungen mit Hemmung. Die letzteren können weitgehend den endogenen Melancholien ähneln, sie zeigen aber eine deutliche Abhängigkeit von dem Erlebnis und sind auch von kürzerer Dauer. Sie weisen, wie Ewald betont, im Gegensatz zu den endogenen Melancholien in der Regel keine Belastung mit zirkulären Psychosen auf, lassen aber erheblich häufiger andersartige psychopathische Züge erkennen. Meist fehlt diesen Verstimmten auch der für das zirkuläre Irresein doch recht kennzeichnende pyknische Habitus. Schwer oder unmöglich kann freilich die Abgrenzung in den Fällen werden, in denen zyklothym Veranlagte mit pyknischem Habitus eine stärkere Reaktion auf ein trauriges Erlebnis oder auf eine zermürbende Situation, etwa eine unglückliche Ehe oder einen unbefriedigenden Beruf zu haben scheinen.

Angst- und Schreckreaktionen, wie man sie vereinzelt gelegentlich jederzeit, in größerer Anzahl aber besonders anläßlich von Katastrophen, etwa von Erdbeben, beobachten kann, äußern sich in sogenannten Kurzschlußreaktionen, ferner in Verwirrtheits- und Stuporzuständen und Delirien. Hier zeigt sich besonders deutlich, daß trotz der Schwere des äußeren Anlasses und der damit verbundenen seelischen Erschütterung nur die dafür disponierten Menschen in krankhafte Reaktionen verfallen. Stierlin fand anläßlich eines schweren Erdbebens in Süditalien nur bei etwa einem Viertel der Überlebenden solche Erscheinungen leichter oder schwerer Art. Brussilowski machte während eines Erdbebens in der Krim die Beobachtung, daß zwar Psychopathen besonders disponiert zu Schreckreaktionen sind, daß aber keineswegs alle Psychopathen in gleicher Weise reagieren. Manche sonst Hysterische und Nervöse fanden gerade nach dem Erdbeben auffallend rasch ihr seelisches Gleichgewicht wieder und erwiesen sich sogar imstande, die erschreckten und verängstigten Massen zu leiten.

Der *sensitive Beziehungswahn* (Kretschmer) stellt die psychische Reaktion des „sensitiven" Charakters auf gewisse Erlebnisse, besonders solche sexueller Art dar. Die Erlebnisse werden als Kränkungen, Beleidigungen, Demütigungen verarbeitet; die dadurch bewirkte innere Spannung wird unerträglich und äußert sich schließlich trotz Erhaltenbleibens der Besonnenheit in unsinnigen Beziehungs- und anderen Wahnideen. In klinischer wie erbbiologischer Hinsicht ist der sensitive Beziehungswahn nicht einheitlich. Die meisten Fälle gehören wohl zur Schizophrenie; sie gehen schließlich, wenn auch spät, in typische Endzustände aus. Der Rest von nichtschizophrenen Fällen teilt sich in solche, die dem zirkulären Formenkreis angehören oder zu den psychogenen Depressionen, den hysterischen oder psychasthenischen Reaktionen zu rechnen sind. Der sensitive Charakter selbst ist zwar häufig bei schizoiden Psychopathen, kommt aber auch bei anderen Psychopathen und Neuropathen vor.

Von dem großen Krankheitsbild der *Paranoia* der älteren Psychiatrie ließ Kraepelin nur noch eine kleine Gruppe gelten, die er den psychogenen Erkrankungen zurechnete. Bei diesen sehr seltenen Fällen soll sich aus inneren Ursachen in Reaktion auf bestimmte Erlebnisse bei vollkommener Klarheit des Denkens und Ordnung des Wollens und Handelns ein festgefügtes und dauerhaftes Wahnsystem entwickeln, etwa Eifersuchts-, Abstammungs-, Erfinder-, Entdecker-, Prophetenwahn. Nach Bleuler handelt es sich hierbei um eine verständliche Reaktionsform auf innere und äußere Konflikte bei einer bestimmten, in der Regel schizophrenen Disposition. Kolle konnte auch für die Kraepelinschen Fälle von Paranoia nachweisen, daß sich in ihren Sippen nahezu ebensoviele Schizophrene finden wie in den Sippen einwandfrei Schizophrener. Trotz dieser Feststellung hält Bleuler den Schluß Kolles, daß es sich um wirklich Schizophrene handle, nicht für gerechtfertigt; es könnte ja auch so sein, daß die Anlage zur Paranoia eine oder mehrere der zur Schizophrenie erforderlichen Anlagen nicht enthält, oder daß bei der Paranoia noch irgendeine gegenwirkende Anlage, etwa eine zyklothyme, hinzukommt. Nach G. Specht handelt es sich bei der Paranoia um chronische Manie. Auch Kolle konnte bei einer Gruppe von Paranoikern, die durch manisch-depressive Züge gekennzeichnet waren, nachweisen, daß in ihren Sippen das manisch-depressive Irresein gegenüber der Schizophrenie hervortrat.

Der Querulantenwahn oder vielleicht besser das *Querulantentum* entwickelt sich im Anschluß an ein wirklich erlittenes oder vermeintliches Unrecht, namentlich im Anschluß an einen verlorenen Rechtsstreit. Der Querulant vertritt nachdrücklich, ebenso betriebsam wie unbelehrbar sein Recht. Im Laufe der Zeit eignet er sich eine gewisse Gesetzeskunde und anwaltliche Formen an. Manche Querulanten sind wie manche Paranoiker chronisch Manische im Sinne von G. Specht. Bleuler dagegen ist geneigt, beim Querulantentum Beziehungen zur Schizophrenie anzunehmen. Auch Luxenburger fand in 80% der Sippen von Querulanten schizophrene Erkrankungen. Kolle, der sich neuerdings eingehend mit den Querulanten beschäftigt hat, fand zwar, daß manche Querulanten seelisch und körperlich dem pyknisch-thymopathischen Formenkreis angehören, daß aber andere athletisch gebaut sind und daß sich in ihren Familien weder manisch-depressive noch schizophrene Psychosen, noch auch Tuberkulose und Arteriosklerose als Todesursache häufiger finden als in der Durchschnittsbevölkerung. KOLLE schließt hieraus wie auch aus klinischen Überlegungen auf eine gewisse Selbständigkeit des Querulantentums. Doch spricht der Umstand, auf den KOLLE hinweist, daß die meisten Querulanten schon vor ihrer abnormen Entwicklung Konflikte mit dem Strafgesetz in Form von Affektvergehen aufgewiesen haben, für ihre von Haus aus abwegige Verfassung. BUMKE findet von den Querulanten auch Übergänge zu den hysterischen Persönlichkeiten, denen das Querulieren die Art sei, dem Leben einen Inhalt zu geben.

Die *Psychose der Schwerhörigen* ist durch Benachteiligungs- und Verfolgungsideen gekennzeichnet. Es wurde versucht, diese Wahnideen aus dem Mißtrauen der Schwerhörigen abzuleiten. Aber die Schwerhörigkeit führt an sich nicht zu Mißtrauen; die Schwerhörigen sind nicht generell mißtrauisch. Nur die Schwerhörigen, die eben krankhaft mißtrauisch sind, bekommen die erwähnten Wahnideen. Die Veranlagung spielt hier offenbar eine besondere Rolle.

Die *Psychosen der Strafgefangenen* sind ihrer Entstehung wie auch ihrer Form nach recht verschieden. Man kann zunächst mit KIRN zwei Gruppen unterscheiden, echte, endogene Psychosen und Störungen, die als abnorme seelische Reaktionen auf die Strafhaft aufzufassen sind.

Was die erstere Gruppe anlangt, so handelt es sich vorwiegend um Schizophrenien, ferner um epileptische, manisch-depressive und senile Psychosen. Daß derartige Psychosen auch bei Strafgefangenen vorkommen, ist nicht weiter auffallend; fraglich ist, ob sie hier erheblich häufiger als unter der Durchschnittsbevölkerung vorkommen. Die Untersuchungen STUMPFLs über schwer kriminelle Rückfallsverbrecher und einmalige Verbrecher haben gezeigt, daß die *Veranlagung zu kriminellem Verhalten und die Veranlagung zu endogenen Psychosen im allgemeinen nichts miteinander zu tun* haben. Möglich ist indessen wohl, daß die *innere und die äußere Situation der Strafgefangenen bei bestehender Veranlagung die Entwicklung, die Manifestation der entsprechenden Erkrankungen zu begünstigen* vermögen. Als sicher darf man annehmen, daß die *Gefangenschaft den Psychosen nach Form und Inhalt ein besonderes Gepräge* zu verleihen vermag. So mögen sich besonders unter den verschiedenen Psychosen mit Wahnbildungen, dem präsenilen Begnadigungswahn RÜDINs und dem Gefangenenwahnsinn KRAEPELINs manche Schizophrenien befinden. Bei einigen Formen sprechen wohl auch Arteriosklerose und andere körperliche Erkrankungen mit.

Mit der Strafhaft selbst hängen ursächlich die Störungen der zweiten der oben genannten Gruppen, die psychogenen Haftstörungen zusammen. Nach einer Verhaftung, vielleicht unmittelbar nach der Straftat oder auch nach einer Verurteilung beobachtet man leichtere oder schwerere Dämmer-, Verstimmungs- und Erregungszustände. Heftige Gemütserregungen, aber auch das Bestreben, die Lage irgendwie zu verbessern, sind die Grundlagen dieser Störungen, die oft bedenklich nahe der Simulation stehen. Außer diesen Abwehrbestrebungen gegen die Strafe beobachtet man im weiteren Verlaufe der Strafverbüßung verhältnismäßig häufig die besonders von WILMANNS bezeichneten Reaktionen abnormer Persönlichkeiten im Sinne eines Sichhineinsteigerns in Gereiztheit und Erbitterung. Es kommt zum Querulieren oder zu paranoiden, hysterischen, hypochondrischen und asthenisch-nervösen Erscheinungen. *Die psychogenen Haftstörungen kommen nach den Feststellungen* STUMPFLs *recht häufig, in 15—20% der Fälle bei den Schwerkriminellen, erheblich seltener dagegen bei den Leichtkriminellen vor.* STUMPFL erklärt diese seine bemerkenswerte Feststellung so, daß der kriminellen Neigung der Rückfallsverbrecher nicht die Veranlagungen zu endogenen Psychosen, wohl aber die von ihm näher umschriebenen abnormen, psychopathischen Charaktere zugrunde liegen. Da es sich bei den psychogenen

Haftstörungen nicht um echte Psychosen, sondern um Reaktionen abnormer, psychopathischer Persönlichkeiten handelt, ist leicht begreiflich, warum sie besonders häufig gerade bei den Rückfallsverbrechern vorkommen.

Als *induziertes Irresein* bezeichnet man die psychischen Störungen, die bei Personen der Umgebung von Geisteskranken durch psychische Übertragung zustande kommen. Als Ausgangskranke kommen Schizophrene, besonders paranoide, ferner Paranoiker und Querulanten, seltener Manische und Hysteriker in Betracht. Es sind meist aktive Geisteskranke und im Vergleich zu der induzierten Umgebung starke Persönlichkeiten. Die Induzierten sind meist die Ehegatten, Kinder und Geschwister der primär Erkrankten, seltener sonstige Personen ihrer Umgebung. Die wirkliche oder gefühlsmäßige Abhängigkeit und der Nachahmungstrieb spielen hier eine große Rolle. Doch entsteht trotz alledem keine Psychose, wenn nicht die Persönlichkeit des Induzierten über nur geringe psychische Widerstandskraft verfügt. Die Induzierten sind häufig intellektuell schwach, dabei aber gemütlich leicht erregbar und aufwühlbar, Eigenschaften, die meist konstitutionell verankert sind. Handelt es sich um Geschwister, Kinder und andere Blutsverwandte der primär Erkrankten, so liegt die Annahme nahe, daß sich die gleichen krankhaften Anlagen oder Teile derselben wie bei jenen reaktiv äußern.

Ähnliche Vorgänge wie beim induzierten Irresein, aber in größerem Ausmaße liegen den *Massenpsychosen* und *psychischen* Epidemien zugrunde.

Beim *impulsiven Irresein* treten auf verschiedene Erlebnisse psychische Reaktionen auf, die sich in triebhaften, vielfach antisozialen Handlungen äußern. So kommen als Reaktionen auf unangenehme Erlebnisse und auf untragbare Lebenslagen sinnloses Weglaufen, zielloses Wandern, Brandstiftungen, unter Umständen auch anonymes Briefschreiben, Diebstähle, Giftmorde usw. vor. Den Reaktionsbereitschaften liegt eine angeborene oder eine erworbene Disposition zugrunde; erstere in Form von epileptischer, schizophrener oder sonstiger krankhafter Veranlagung, letztere als Hirnschädigung durch Traumen, Intoxikationen oder Infektionen.

Man pflegt jetzt im Gegensatz zu früher nicht mehr so sehr von einer Krankheit „Hysterie“ als vielmehr vom hysterischen Charakter und von den hysterischen Reaktionen zu sprechen. Ersterer ist den Psychopathien zuzurechnen. An dieser Stelle sollen nur die *hysterischen Reaktionen* kurz besprochen werden. Diese äußern sich in Bewußtseinsstörungen, insbesondere in Anfällen und Dämmerzuständen, ferner in abnormen Reaktionen im Bereiche des Körperlichen. Hysterische Reaktionen sind mehr oder weniger unbewußte Ausweich- oder Abwehrmaßnahmen bei unangenehmen Erlebnissen und belastenden Lebenslagen; sie stellen „Zweckreaktionen“ dar und werden wegen des „Krankheitsgewinnes“ festgehalten. Im Kriege wurde der Ausdruck geprägt, jeder sei hysteriefähig. Aber es zeigte doch nur ein Bruchteil der den schwersten Belastungen ausgesetzten Kriegsteilnehmer hysterische Erscheinungen. Auch bestand keine Abhängigkeit von der Schwere des die hysterische Reaktion auslösenden Traumas; im Gegenteil, es kamen hysterische Erscheinungen und Überlagerungen gerade bei leichteren, kaum aber bei schweren Verwundungen vor. LÖWENSTEIN stellte an Hand seiner Beobachtungen fest, daß sich hysterische Reaktionen nur bei solchen Menschen einstellen, denen die besondere Artung psychogener Reaktionsfähigkeit eigen ist. KRAULIS konnte feststellen, daß mindestens bei stärkeren Graden hysterischer Reaktionsbereitschaft die Erbverfassung von entscheidender Bedeutung ist. Unter den Geschwistern der wegen hysterischer Reaktionen Internierten war die Wahrscheinlichkeit, an einer hysterischen, zur Asylierung führenden Reaktion zu erkranken, 45mal so groß wie unter der Durchschnittsbevölkerung. Der von KRAULIS festgestellte Anteil Schizophrener und Manisch-Depressiver unter den Geschwistern der wegen hysterischen Reaktionen Internierten entsprach etwa dem Durchschnitt der Bevölkerung. Die hysterische Reaktionsbereitschaft gehört also offenbar nicht in das Randgebiet der endogenen Psychosen. Dagegen war der Anteil Epileptischer etwa fünfmal so groß als in der Durchschnittsbevölkerung. LUXENBURGER fand umgekehrt in den Familien von Epileptikern achtmal soviel Hysterische als dem Durchschnitt entsprach. Soferne die Feststellungen nicht mit diagnostischen Irrtümern zusammenhängen, könnte man aus ihnen auf eine gewisse Verwandtschaft zwischen Epilepsie und hysterischer Reaktionsbereitschaft schließen. Gleichartiges Auftreten bei Eltern und Kindern ließ sich in dem Material von KRAULIS vielfach feststellen. Die Eltern der hysterisch Reagierenden hatten in 9,43% selber die hysterische Reaktionsweise; unter den Nachkommen der Probanden waren 27,59% „aufgeregt, nervös"; 14,94% hatten hysterische Anfälle. Die Anlage zur hysterischen Reaktionsbereitschaft soll sich nach den Feststellungen von KRAULIS besonders bei asthenischen Persönlichkeiten manifestieren. Auch WEYGANDT fand bei seinen Hysterikern, die allerdings mehr den hysterischen Psychopathen zugerechnet werden müssen, schwere erbliche Belastung und einen erheblichen Einfluß der Veranlagung.

Immerhin zeigen die hysterischen Störungen, wie J. LANGE an Hand von Zwillingsuntersuchungen feststellen konnte, die größte Wandelbarkeit. Aber LANGE beobachtete auch Zwillingspaare von erstaunlicher Gleichartigkeit, Zwillinge, die getrennt und ohne Kunde voneinander aufgewachsen waren und doch auf die gleichen Ausdrucksformen hysterischer Reaktionen verfielen. LANGE glaubt aus diesen Beobachtungen schließen zu dürfen, daß auch die Symptomwahl nicht selten durch die Anlage bestimmt wird.

Die *neurotischen Reaktionen* sind vielgestaltig. Man unterscheidet Neurotiker vom Typ der Neurastheniker, der Unfallneurotiker, der Erwartungsneurotiker, der Zwangsneurotiker usw. KRETSCHMER wies darauf hin, daß die *Konstitution etwas Wesentliches beim Zustandekommen der Neurose* sei. Nicht jedes starke und eindrucksvolle Erlebnis führe bei jedem zur Neurose. Den Neurosen lägen Persönlichkeiten zugrunde, bei denen bestimmte psychophysische Konstitutionstypen, Entwicklungshemmungen und -störungen zur Unangepaßtheit an den ihnen zur Verfügung stehenden Lebensraum führten. MARIA GEBBING untersuchte 10 Neurotikerfamilien mit 466 Personen. Es fand sich bei ihnen eine erheblich größere Belastung als in der Durchschnittsbevölkerung mit Psychopathien, Neurosen, Psychosen, Debilität, organischen Nervenkrankheiten, Kinderkrämpfen und Enuresis. Dagegen konnte die Erwartung einer Beziehung zwischen Neurose und vegetativer Labilität nicht bestätigt werden. Nach den Befunden ist eine erbliche Disposition des Nervensystems am Zustandekommen der neurotischen Reaktionsweise beteiligt.

Zwangsvorstellungen kommen beim manisch-depressiven Irresein und bei verschiedenen Psychopathien, aber auch als Ausdruck einer eigenen *Zwangsneurose* vor. KRAFFT-EBING, OPPENHEIM, J. PILTZ u. a. beobachteten Fälle von Zwangsneurose bei Geschwistern und Eltern und Kindern. MEGGENDORFER teilte eine Sippe mit gleichartigen Zwangsneurosen mit, deren verschiedene Linien auf einen gemeinsamen 1678 geborenen Ahnen zurückgehen (s. Abb. 16). Der Zwangsneurose scheint jedoch eine einheitliche, spezifische Erbanlage nicht zugrunde zu liegen. Die eingehenden, zahlreiche wertvolle Einzelheiten fördernden Forschungen des letzten Jahrzehnts haben zu abschließenden Ergebnissen nicht geführt. LUXENBURGER nimmt einen aus schizoiden Anlagen und zyklothymen Einflüssen resultierenden „anankotropen Typus" als Grundlage der Zwangsneurose an. Aber erst beim Hinzutreten einer abnormen Sexualkonstitution und vielleicht unter Mitbeteiligung gewisser Sexualkonflikte soll sich auf dieser Grundlage die Zwangsneurose entwickeln. Auch nach HOFFMANN bestehen bei der Zwangsneurose Erbbeziehungen zum manisch-depressiven sowie zum schizophrenen und paranoiden Formenkreise; außerdem aber liegt eine Besonderheit der somatischen Konstitution vor.

Unter der Bezeichnung „*traumatische Neurose*“ werden sehr verschiedene „nervöse“ Erscheinungen zusammengefaßt, die darin übereinstimmen, daß sie sich an Traumen anschließen und keine Zeichen einer organischen Schädigung des Zentralnervensystems bieten. Bemerkenswert ist, daß nicht alle Traumen neurotische Erscheinungen zur Folge haben, sondern im allgemeinen nur solche, bei denen irgendeine Entschädigungspflicht besteht, und ferner auch nicht so sehr die schweren Traumen als vorwiegend die leichteren Verletzungen und die an sich kurzdauernden Folgen. Diese Umstände zeigen, daß es weniger auf das Trauma als auf die näheren Umstände und auf die *Persönlichkeit des Verletzten* ankommt. Man kann die traumatischen Neurosen weiter je nach den Motiven, die unbewußt oder bewußt für die Neurotiker maßgebend sind, in pseudo-neurasthenische und hypochondrische, in Rechts- und Rentenneurosen einteilen. Diese Skala leitet über zur ausgesprochenen Simulation. Außer der Situation spielt die *somatische und psychische Konstitution* eine wesentliche Rolle beim Zustandekommen der traumatischen Neurose. Sie ist, wie oben dargelegt wurde, schon für die Entstehung von Unfällen von einer gewissen Bedeutung insoferne, als sowohl die Überängstlichen wie auch die Unvorsichtigen, die Schwachsinnigen, die Alkoholiker usw. eben durch ihre Eigenart die Unfälle geradezu herbeiführen. Nach dem Unfall sind die Schwächlichen, die Ermüdbaren, die zur Fettsucht Neigenden schwer wieder an die Arbeit zu bekommen. Besonders W. ENKE, ferner CASTELLINO und SCALA wiesen auf endokrin-vegetative Typen unter den Unfallneurotikern hin. Weiter stellte neuerdings A. HANSE in einer konstitutionsbiologischen Studie fest, daß sich Rentenneurosen nur selten bei Pyknikern, häufig dagegen bei Asthenikern und Dysplastikern finden. Auf die schon früher geäußerte Ansicht KRETSCHMERS, daß den Neurosen bestimmte psychophysische Konstitutionsvarianten zugrunde liegen, wurde bereits oben hingewiesen. MARIA WAGNER stellte eingehende Untersuchungen über die Erbanlagen von 15 Rentenneurotikern an. Danach zeigte die prämorbide Persönlichkeit sehr oft psychopathische und oligophrene Züge. Schon früher hatte v. WEIZSÄCKER hervorgehoben, daß nach seinen Beobachtungen vielfach vor Ausbruch der Neurose mehr oder weniger tiefgreifende Lebenskonflikte bestanden hatten. M. WAGNER fand in den Familien ihrer Rentenneurotiker eine mehr als doppelt so starke Belastung mit organischen Nervenkrankheiten, Geisteskrankheiten, Psychopathien und Schwachsinn als in der Durchschnittsbevölkerung. Die Erkenntnis, daß *die sogenannten traumatischen Neurosen weniger Folgen des Unfalls sind als vielmehr Zeichen körperlicher und seelischer Unvollkommenheiten darstellen,* die im Zusammenhang mit dem Versichertsein reaktiv hervortreten, ist, wie kürzlich REICHARDT betont hat, von der allergrößten praktischen Bedeutung.

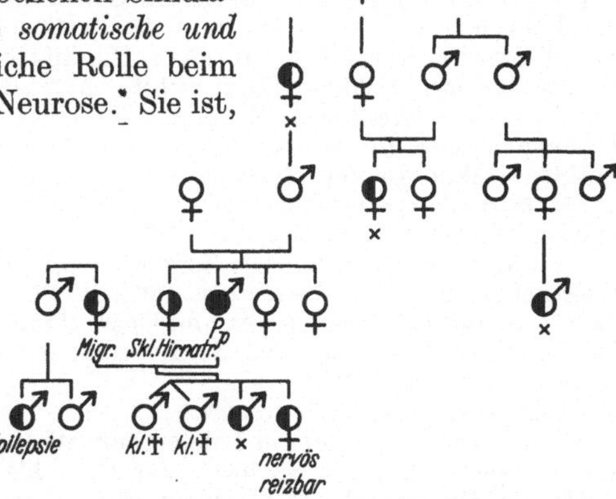

Abb. 16. Familie mit Zwangsneurose. (Nach MEGGENDORFER.) ◐ Psychopathie und Neuropathie; ◑ organische Hirnerkrankung; ● Paralyse; ◐× Zwangsneurose.

Schrifttum.

I. Alterspsychosen.

Zusammenfassende Darstellungen.

ENTRES, L.: Vererbung, Keimschädigung. BUMKES Handbuch der Geisteskrankheiten, Bd. 1. Berlin: Julius Springer 1928.

KEHRER, F. u. E. KRETSCHMER: Die Veranlagung zu seelischen Störungen. Berlin: Julius Springer 1924.

RUNGE, W.: Die Geistesstörungen des Umbildungsalters und der Involutionszeit. BUMKES Handbuch der Geisteskrankheiten, Bd. 8. Berlin: Julius Springer 1928. — Die Geistesstörungen des Greisenalters. BUMKES Handbuch der Geisteskrankheiten, Bd. 8. Berlin: Julius Springer 1928.

STERN, F.: Arteriosklerotische Psychosen. BUMKES Handbuch der Geisteskrankheiten, Bd. 8. Berlin: Julius Springer 1928.

Einzelarbeiten.

ALBRECHT: Manisch-depressives Irresein und Arteriosklerose. Allg. Z. Psychiatr. **60** (1906). — Die funktionellen Psychosen des Rückbildungsalters. Z. Neur. **22** (1913.) — AYMAN, D.: Heredity in arteriolar (essential) hypertension. Arch. int. Med. **53** (1934).

BAUER, J.: Konstitutionelle Disposition zu inneren Krankheiten, 3. Aufl. Berlin. Julius Springer 1924. — BINSWANGER, O. u. J. SCHAXEL: Beiträge zur normalen und patho: logischen Anatomie der Arterien des Gehirns. Arch. f. Psychiatr. **58** (1917). — BLEULER, E.: Lehrbuch der Psychiatrie, 6. Aufl. Berlin: Julius Springer 1937. — BRAUNMÜHL, A. v.: Die PICKsche Krankheit. BUMKES Handbuch der Geisteskrankheiten, Bd. 11. Berlin: Julius Springer 1930. — BRAUNMÜHL, A. v. u. K. LEONHARD: Über ein Schwesternpaar mit PICKscher Krankheit. Z. Neur. **150** (1934). — BROCKHAUSEN, K.: Über erbbiologische Untersuchungen involutiver Psychosen. Z. Neur. **157** (1937). — BUMKE, O.: Lehrbuch der Geisteskrankheiten, 4. Aufl. München: J. F. Bergmann 1936.

CREUTZFELD: Über eine eigenartige herdförmige Erkrankung des Zentralnervensystems. Nissl-Alzheimers Arb., Erg.-Bd. **1921**.

DE MONCHY, S. J. R.: Die Zergliederung des psychischen Krankheitsbildes der Arteriosclerosis cerebri. Abh. Neur. usw. **1922**, H. 17. — DIEM, O.: Die psychoneurotische erbliche Belastung der Geistesgesunden und Geisteskranken. Arch. Rassenhyg. **2** (1905). — DONNER SVEN: Über Belastung mit Schlag und Arteriosklerose bei den Paralytikern usw. Z. Konstit.lehre. **12** (1926).

FERENCZI: Zit. nach STERN.

GRÜNTHAL, E.: Über ein Brüderpaar mit PICKscher Krankheit. Z. Neur. **129** (1930). — Klinisch-genealogischer Nachweis der Erblichkeit bei PICKscher Krankheit. Z. Neur. **136** (1931). — Die erworbenen Verblödungen. Fortschr. Neur. **1** (1929); **4** (1932). — Präsenile und senile Erkrankungen des Gehirns und Rückenmarks. BUMKE-FOERSTERS Handbuch der Neurologie, Bd. 11. Berlin: Julius Springer 1936. — GRÜNTHAL, E. u. O. WENGER: Nachweis von Erblichkeit bei der ALZHEIMERschen Krankheit. Mschr. Psychiatr. **101** (1939). GUTSTEIN, R.: Über vorzeitiges und gehäuftes Vorkommen von Arteriosklerose bei manisch-depressivem Irresein. Inaug.-Diss. Erlangen 1917. — GUTTMANN, E.: Die Arteriosklerose des Gehirns und des Rückenmarks. KRAUS-BRUGSCH' Handbuch der speziellen Pathologie und Therapie, Erg.-Bd. Berlin 1927.

HERZ, M.: Über die Ätiologie der Arteriosklerose. Münch. med. Wschr. **1911 II**. — HOFFMANN, H.: Grundsätzliches zur psychiatrischen Konstitutions- und Erblichkeitsforschung. Z. Neur. **97** (1925).

KAHN, E.: Über die Kombination von manisch-depressivem Irresein und Schizophrenie. Jkurse ärztl. Fortbildg **1926**. — KANT: Zur Strukturanalyse der klimakterischen Psychosen. Neur. Zbl. **104** (1926). — KEHRER, F.: Die Psychosen des Um- und Rückbildungsalters. Zbl. Neur. **25** (1921). — Die Veranlagung zu Psychosen. Monographien Neur. **1924**, H. 4. — KISCH: Zit. nach STERN. — KLEIST, K.: Über chronisch wahnbildende Psychosen des Rückbildungsalters. Allg. Z. Psychiatr. **69** (1912). — Die Involutionsparanoia. Allg. Z. Psychiatr. **70** (1913). — KRAEPELIN, E.: Psychiatrie, 8. Aufl. Leipzig: Johann Ambrosius Barth 1910. — KRAMER: Zit. nach STERN. — KYLIN, ESKIL: Die Hypertoniekrankheiten. Berlin 1926.

LANGE, J.: Über die Paranoia und die paranoische Veranlagung. Z. Neur. **94** (1925). — Die endogenen und reaktiven Gemütserkrankungen. BUMKES Handbuch der Geisteskrankheiten, Bd. 6. Berlin: Julius Springer 1928. — Leistungen der Zwillingspathologie für die Psychiatrie. Allg. Z. Psychiatr. **90** (1929). — LEONHARD, K.: Involutive und idiopathische Angstdepression in Klinik und Erblichkeit. Leipzig: Georg Thieme 1937. — LUTHER, A.: Erblichkeitsbeziehungen der Psychosen. Z. Neur. **25** (1914). — LUXENBURGER, H.: Psychiatrisch-neurologische Zwillingspathologie. Zbl. Neur. **56** (1930). — Erblichkeit etc. Fortschr. Neur. **4** (1932), **5** (1933).

MEGGENDORFER, F.: Über familiengeschichtliche Untersuchungen bei arteriosklerotischer und seniler Demenz. Zbl. Neur. **40** (1925). — Über die hereditäre Disposition zur Dementia senilis. Z. Neur. **101** (1926). — Zur Ätiologie der Dementia senilis und der Arteriosclerosis cerebri. Psychiatr.-neur. Wschr. **1928 I**. — Familiengeschichtliche Untersuchungen bei Hirnarteriosklerose. Zbl. Neur. **51** (1929). — Klinische und genealogische Beobachtungen bei einem Fall von spastischer Pseudosklerose JAKOBS. Z. Neur. **128** (1930).

PEARL, R.: The biology of death. Philadelphia u. London 1922.

REHM, O.: Das manisch-melancholische Irresein. Berlin: Julius Springer 1919. — ROMBERG: Lehrbuch der Krankheiten des Herzens und der Blutgefäße, 1925. — RUBNER, M.: Das Problem der Lebensdauer. München 1922.

SCHEELE, H.: Über ein konkordantes zweieiiges Zwillingspaar mit seniler Demenz. Z. Neur. **144** (1933). — SCHNITZENBERGER, H.: Die Erbanlage in der nächsten Verwandtschaft von 30 Fällen klimakterischer bzw. involutiver Melancholie. Z. Neur. **159** (1937). — SCHOTTKY, J.: Über präsenile Verblödungen. Z. Neur. **140** (1932). — SCHÜKRI-AKSEL: Histologische Untersuchungen am Gehirn des ältesten Mannes der Welt Zaro-Aga. Verh. Ges. dtsch. Neurologen u. Psychiatr. **1937**. — SCHULZ, B.: Über die hereditären Beziehungen zur Hirnarteriosklerose. Z. Neur. **120** (1929). — Über die hereditären Beziehungen paranoid gefärbter Alterspsychosen. Z. Neur. **129** (1930). — SPIELMEYER, W.: Die Psychosen des Rückbildungs- und Greisenalters. ASCHAFFENBURGS Handbuch der Psychiatrie, Bd. 5. 1912.

TAMARIN, A.: Zur Kenntnis der arteriosklerotischen Psychosen. Z. Neur. **19** (1913). — TEILHABER: Zit. nach STERN.

WEBER, L. W.: Zur Klinik der arteriosklerotischen Seelenstörungen. Mschr. Psychiatr. **23**, Erg.-H. (1908). — WEINBERGER, H. L.: Über die hereditären Beziehungen der senilen Demenz. Z. Neur. **101** (1926). — WEITZ: Über die Bedeutung der Erbmasse für die Ätiologie der Herz- und Gefäßkrankheiten. Leipzig: Georg Thieme 1926. — WINDSCHEID: Die Beziehungen der Arteriosklerose zu Erkrankungen des Gehirns. Münch. med. Wschr. **1902 I**.

II. Symptomatische Psychosen.

Zusammenfassende Darstellungen.

BLEULER, E.: Lehrbuch der Psychiatrie, 6. Aufl. Berlin: Julius Springer 1937. — BONHOEFFER, K.: Die symptomatischen Psychosen. ASCHAFFENBURGS Handbuch der Psychiatrie. Leipzig u. Wien: Franz Deuticke 1910. — BUMKE, O.: Lehrbuch der Geisteskrankheiten, 4. Aufl. München: J. F. Bergmann 1936.

EWALD, G.: Psychosen bei akuten Infektionen, bei Allgemeinleiden und bei Erkrankung innerer Organe. Die Generationspsychosen des Weibes. BUMKES Handbuch der Geisteskrankheiten, Bd. 7. Berlin: Julius Springer 1928.

KLEIST, K.: Psychosen bei Stoffwechselstörungen. Berlin: S. Karger 1927. — KRAEPELIN, E. u. J. LANGE: Psychiatrie, Bd. 2. Leipzig: Johann Ambrosius Barth 1927.

PFEIFFER, B.: Psychosen bei Gehirnerkrankungen. Die peripheren Störungen nach Hirnverletzungen. Psychosen bei Hirntumoren. BUMKES Handbuch der Geisteskrankheiten, Bd. 7. Berlin: Julius Springer 1928.

REICHARDT, M.: Allgemeine und spezielle Psychiatrie. Jena 1918. — RUNGE, W.: Psychosen bei Hirnerkrankungen. BUMKES Handbuch der Geisteskrankheiten, Bd. 7. Berlin: Julius Springer 1928.

WEITZ, W.: Die Vererbung innerer Krankheiten. Stuttgart: Ferdinand Enke 1936.

Einzelarbeiten.

AALBERS, A. J.: Psychosen bei Endokrinopathie. Arch. f. Psychiatr. **101** (1933).

BECK, E.: Zur Frage des Erbfaktors bei den symptomatischen Psychosen. Mschr. Psychiatr. **77** (1930). — BECKER, G.: Konstitution und Pathogenese bei der epidemischen Encephalitis. Z. Konstit.lehre **9** (1924). — BENEDEK, L.: Psychotische Symptome nach Röntgenbestrahlungen bei cerebralen Tumoren. Wien. med. Wschr. **1937 I**. — Konkrete psychotische Symptome nach Röntgenbestrahlungen bei Gehirntumoren. Berlin: S. Karger 1937. — BINGEL, A.: Über Porphyrie. Fortschr. Neur. **9** (1937). — BOETERS, H.: Über Myotonie. Klinische und erbpathologische Beiträge. Leipzig: Georg Thieme 1935. — BONHOEFFER, K.: Zur Frage der Klassifikation der symptomatischen Psychosen. Berl. klin. Wschr. **1908 II**. — Die exogenen Reaktionstypen. Arch. f. Psychiatr. **58** (1917). — Die Bedeutung der exogenen Faktoren bei der Schizophrenie. Mschr. Psychiatr. **88** (1934). — BOSTROEM, A.: Zit. nach STEINMANN. — BOWMANN, K. M.: Psychoses with pernicious anemia. Amer. J. Psychiatry **92** (1935). — BRAUN, L.: Die Psyche der Herzkranken. Z. Psychol. **106** (1928). — Herz und Angst. Wien 1932. — BREUER: Zit. nach SCHOTTKY. Fortschr. Neur. **5** (1933). — BRUGGER, C.: Familienuntersuchungen bei Alkoholdeliranten. Z. Neur. **151** (1934). — BRUNS: Geschwülste des Nervensystems. Berlin 1908. — BÜRGER u. MAYER-GROSS: Schizophrene Psychosen bei Encephalitis lethargica. Z. Neur. **106** (1926).

CAHANE, M.: Sur un cas de manie confusionelle postpuerpérale chez une basedowienne. Ref. Zbl. Neur. **75** (1935). — CAMPANA, A.: Sulla sintomatologia dei tumori cerebrali. Riv. Pat. nerv. **45** (1935). — CHVOSTEK, F.: Morbus Basedowi und die Hyperthyreosen. Enzyklopathie der klinischen Medizin. Innere Sekretion. Berlin: Julius Springer 1917. — COSACK, H.: Homonome Zustandsbilder bei perniziöser Anämie. Z. Neur. **152** (1935). — CURSCHMANN, H.: Klinik der Myopathien. BUMKE-FOERSTERS Handbuch der Neurologie, Bd. 16. Berlin: Julius Springer 1936. — CURTIUS, F.: Multiple Sklerose und Erbanlage. Leipzig: Georg Thieme 1933.

DUNLAP and MOERSCH: Psychic manifestations associated with hyperthyroidism. Amer. J. Psychiatry **91** (1935).

EICHLER, P.: Zur Kenntnis der akuten genuinen Hämatoporphyrie. Psychotische Störungen und anatomische Befunde. Z. Neur. **141** (1932). — ENTRES, J. L.: Zur Klinik und Vererbung der HUNTINGTONschen Chorea. Berlin: Julius Springer 1921. — ESSER, P. H.: Gibt es symptomatische Psychosen bei Urämie? Arch. f. Psychiatr. **106** (1937).

FINKE, W.: Über Diabetes mellitus als Erbkrankheit und seine konstitutionellen Beziehungen zu anderen Krankheiten. Z. klin. Med. **114** (1930). — FLECK, U.: Über die psychischen Folgezustände nach Encephalitis epidemica bei Jugendlichen. Arch. f. Psychiatr. **79** (1927). — Erbbiologische Untersuchungen im Hinblick auf die psychischen Folgezustände der Encephalitis epidemica. Arch. f. Psychiatr. **79** (1927). — Tetanien und Nervensystem. Fortschr. Neur. **6** (1934).

GAMPER: Paralysis agitans. Handbuch der Neurologie, herausgeg. von BUMKE-FOERSTER, Bd. 16. Berlin: Julius Springer 1936.

HAUPTMANN, A.: Menstruation und Psyche. Arch. f. Psychiatr. **71** (1924). — HENNING, G.: Über seltenere Formen der akuten nichteitrigen Encephalitis. Arch. f. Psychiatr. **53** (1914). — HERMAN, MOST, JOLLIFFE: Psychosis associated with pernicious anemia. Arch. of Neur. **38** (1937). — HÜBNER: Zit. nach URBAN. — HÜBNER u. MÜLLER-HESS: Zit. nach SEELERT. Fortschr. Neur. **6** (1934). — HUGHES: Social significance of Huntingtons Chorea. Amer. J. Psychiatry **4** (1925). — HUTTER: Psychose infolge von perniziöser Anämie. Nederl. Tijdschr. Geneesk. **1933**.

ILLING, E.: Über Psychosen bei perniziöser Anämie Mschr. Psychiatr. **78** (1931).

JOSEPHY, H.: Chorea Huntington. BUMKE-FOERSTERS Handbuch der Neurologie, Bd. 16. Berlin: Julius Springer 1936.

KAHN, E.: Über die Bedeutung der Erbkonstitution für die Entstehung, den Aufbau und die Systematik der Erscheinungsformen des Irreseins. Z. Neur. **74** (1922). — KARNOSH, L. and R. STOUT: Psychoses of Myxedema. Amer. J. Psychiatry **91** (1935). — KARNOSH, L. and WILLIAMS: The psychoses of hypothyroidism and hyperthyroidism. Ref. Zbl. Neur. **74** (1935). — KEHRER, F.: Zur Ätiologie und Nosologie der Pseudosklerose WESTPHAL-WILSON. Z. Neur. **129** (1930). — Der Ursachenkreis des Parkinsonismus. Arch. f. Psychiatr. **91** (1930). — KLEIST, K.: Episodische Dämmerzustände. Leipzig: Georg Thieme 1926. — Bericht über die Gehirnpathologie in ihrer Bedeutung für Neurologie und Psychiatrie. Verh. Ges. dtsch. Neurologen u. Psychiater **1936**. — Z. Neur. **158** (1937). — KNAUR, E. A.: Erbforschung in einer schlesischen Bauernfamilie mit THOMSENscher Krankheit. Arch. f. Psychiatr. **105** (1936). — KRAPF, E.: Die Seelenstörungen der Blutdruckkranken. Leipzig u. Wien: Franz Deuticke 1936.

LANGE u. CREUTZFELD: Fall Klara Jehle. Nissls Beitr. **2**, H. 1 (1923). — LANGE, J.: Die endogenen und reaktiven Gemütserkrankungen und die manisch-depressive Konstitution. BUMKES Handbuch der Geisteskrankheiten, Bd. 6. Berlin: Julius Springer 1928. — Leistungen der Zwillingspathologie für die Psychiatrie. Allg. Z. Psychiatr. **90** (1929). — LANGELÜDDEKE, A.: Ein Fall von perniziöser Anämie mit Psychose. Dtsch. med. Wschr. **1936 I**. — LIGTERINK, J. A. u. CH. H. SIMONS: Schizophrenie und Diabetes mellitus bei Juden. Acta psychiatr. (Københ.) **11** (1936). — LÖFFLER, H.: Familiengeschichtliche Untersuchungen bei Encephalitis epidemica. Arch. f. Psychiatr. **71** (1924). — LUCKE, H.: Vererbung ausgedehnter angeborener Anomalien bei einem Fall von RECKLINGHAUSENscher Krankheit. Klin. Wschr. **1931 II**. — LÜTHY, F.: Über die hepato-lentikuläre Degeneration. Dtsch. Z. Nervenheilk. **123** (1932).

MEGGENDORFER, F.: Die psychischen Störungen bei der HUNTINGTONschen Chorea. Z. Neur. **87** (1923). — Eine interessante Huntington-Familie. Z. Neur. **92** (1924). — Intoxikationspsychosen. BUMKES Handbuch der Geisteskrankheiten, Bd. 7. Berlin: Julius Springer 1928. — Über die Bedeutung des Dominanzwechsels in der Psychiatrie. Psychiatr.-neur. Wschr. **1934 I**. — MICHAEL, J.: Psychosis with cardiac decompensation. Amer. J. Psychiatry **93** (1937). — MORSIER, G. DE: Les syndromes pseudo-anémiques. Ann. méd.-psychol. **95 I** (1937). — MÜLHENS, P.: Die russische Hunger- und Seuchenkatastrophe in den Jahren 1921/22. Berlin: Julius Springer 1923. — MÜLLER, E.: Zur Symptomatologie und Diagnostik der Geschwülste des Stirnhirns. Dtsch. Z. Nervenheilk. **22** (1902).

OBARRIO, J. M.: Der melancholische Stupor und seine Beziehungen zur PARKINSONschen Krankheit. Ref. Zbl. Neur. **47** (1927).

PANSE, F.: Über erbliche Zwischenhirnsyndrome. Z. Neur. **160** (1937). — PARHON, C.: Über das Vorkommen von verworrener Manie bei einer Kranken mit Schilddrüsenhypertrophie. Wien. klin. Wschr. **1915 I**. — PEUST, E.: Konstitution etc. bei Encephalitis epidemica. J. Psychol. u. Neur. **37** (1928). — PLATTNER, W.: Psychosen bei Kretinismus. Z. Neur. **153** (1935).

RIESACK: Zit. nach SIEBECK. — ROEMER, H.: Zur nosologischen und erbbiologischen Beurteilung der Puerperalpsychosen. Z. Neur. **155** (1936).

SATTLER, H.: BASEDOWsche Krankheit. Leipzig: Wilhelm Engelmann 1909. — SCHEID, K. F.: Zur Differentialdiagnose der symptomatischen Psychosen. Z. Neur. **162** (1938). — SCHNEIDER, C.: Über Geistesstörungen bei perniziöser Anämie. Nervenarzt **2** (1929). — SCHUSTER: Psychische Störungen bei Hirntumoren. Stuttgart 1902. — SCHWYN, W.: Über zwei Fälle von WILSONscher Krankheit bei einem Geschwisterpaar. Schweiz. Arch. Neur. **40** (1937). — SIEBECK, R.: Über Thyreotoxikosen und BASEDOWsche Krankheit. Dtsch. med. Wschr. **1937 I**. — STADLER, H.: Histopathologische Untersuchungen zur Frage der Beziehung zwischen Leber- und Gehirnveränderungen. Z. Neur. **154** (1936). — STEINMANN, J.: Die Verursachung der Wochenbettpsychosen. Arch. f. Psychiatr. **103** (1935). — Genealogische Ermittlungen in 4 Familien mit WESTPHAL-WILSONscher Pseudosklerose. Arch. f. Psychiatr. **105** (1936). — STERN u. GROTE: Bemerkungen über die Konstitutionsfrage bei der epidemischen Encephalitis. Arch. f. Psychiatr. **75** (1925). — STERN, F.: Psychische Störungen nach Encephalitis epidemica. Allg. Z. Psychiatr. **93** (1930). — STIEFLER: Über Psychosen und Neurosen im Kriege. Jb. Psychiatr. **38** (1917). — STÖRRING, F. K.: Psychotische Insulinreaktion und Erbgut. Dtsch. med. Wschr. **1937 I**.

THEN BERGH, H.: Zur Frage der psychischen und neurologischen Erscheinungen bei Diabeteskranken und deren Verwandten. Zbl. Neur. **91** (1939). — THIELE: Demonstration eines Falles von postencephalitischer Späterkrankung mit psychischen Störungen. Zbl. Neur. **32** (1923). — THOMA, E.: Drei Fälle von Hirntumor. Allg. Z. Psychiatr. **52** (1896). — THUMS, K.: Neurologische Zwillingsstudien. Zur Erbpathologie der multiplen Sklerose. Z. Neur. **155** (1936).

URBAN, H.: Psychosen bei peripheren Nervenkrankheiten. Psychiatr.-neur. Wschr. **1937 I**.

VANNOTTI: Klinik und Pathogenese der Porphyrien. Erg. inn. Med. **49** (1935). — VENCOVSKÝ, E.: Menstruationspsychose. Ref. Zbl. Neur. **86** (1937). — VOLHARD: Über Urämie. Zbl. **20** (1920). — VOLPI-GHIRARDINI, G.: Sulla pellagra nel Friuli nel 1916. Sulla pellagra in Friuli dopo l'invasione. Riv. Pellagrol. ital. **1918**; **1919**; **1920**.

WAGNER v. JAUREGG, J.: Myxödem, Kretinismus. ASCHAFFENBURGs Handbuch der Psychiatrie. Leipzig u. Wien: Franz Deuticke 1912. — WERNICKE: Lehrbuch der Gehirnkrankheiten. Berlin 1883. — WEYGANDT, W.: Endokrine Vererbung. Dtsch. Z. Nervenheilk. **107** (1929). — Selbstvergiftung als ursächlicher Faktor bei Psychosen. Allg. Z. Psychiatr. **90** (1929). — WILDERMUTH, H.: Kretinenpsychose. Z. Neur. **156** (1936).

III. Exogene Psychosen. (1. Körperliche.)

Zusammenfassende Darstellungen.

BLEULER, E.: Lehrbuch der Psychiatrie, 6. Aufl. Berlin: Julius Springer 1937. — BONHOEFFER, K.: Die alkoholischen Geistesstörungen. Deutsche Klinik, Bd. 6. 1905. — BOSTROEM, A.: Die progressive Paralyse. BUMKEs Handbuch der Geisteskrankheiten, Bd. 8. Berlin: Julius Springer 1930. — BUMKE, O.: Lehrbuch der Geisteskrankheiten, 4. Aufl. München: J. F. Bergmann 1936.

EWALD, G.: Psychosen bei akuten Infektionen, bei Allgemeinleiden und bei Erkrankung innerer Organe. BUMKEs Handbuch der Geisteskrankheiten, Bd. 7. Berlin: Julius Springer 1928.

JAHNEL, F.: Die progressive Paralyse. BUMKE-FOERSTERs Handbuch der Neurologie, Bd. 12. Berlin: Julius Springer 1935.

KEHRER, F. u. E. KRETSCHMER: Die Veranlagung zu seelischen Störungen. Berlin: Julius Springer 1924. — KLEIST, K.: Die Influenzapsychosen und die Anlage zu Influenzapsychosen. Berlin: Julius Springer 1920. — KRAEPELIN, E. u. J. LANGE: Psychiatrie, 9. Aufl., Bd. 2. Leipzig: Johann Ambrosius Barth 1927.

MEGGENDORFER, F.: Intoxikationspsychosen. BUMKEs Handbuch der Geisteskrankheiten, Bd. 7. Berlin: Julius Springer 1928.

NONNE, M.: Syphilis und Nervensystem, 5. Aufl. Berlin: S. Karger 1924.

PFEIFFER, B.: Die psychischen Störungen nach Hirnverletzungen. BUMKEs Handbuch der Geisteskrankheiten, Bd. 7. Berlin: Julius Springer 1928.

WLASSAK, R.: Grundriß der Alkoholfrage, 2. Aufl. Leipzig: S. Hirzel 1929.

Einzelarbeiten.

AMREIN, O.: Die Tuberkulose in ihrer Wirkung auf Psyche und Charakter. Korresp.bl. Schweiz. Ärzte **49** (1919). — Aus den Zauberbergen. Münch. med. Wschr. **1928 I**. — ASCHNERI, G.: Sindrome schizofrenica consecutiva a brucellosi. Note Psichiatr. **66** (1937).

BERINGER, K.: Die syphilidogenen Erkrankungen des Nervensystems bei den Burjatomongolen. Arch. f. Psychiatr. **103** (1935). — BINSWANGER, HERBERT: Klinische und charakterologische Untersuchungen an pathologischen Berauschten. Z. Neur. **152** (1935). — BINSWANGER, KURT: Über schizoide Alkoholiker. Z. Neur. **60** (1920). — BLEULER, E.: Lehrbuch der Psychiatrie, 6. Aufl. Berlin: Julius Springer 1937. — BOETERS, H.: Familienuntersuchungen bei einer Durchschnittsbevölkerung unter Berücksichtigung symptomatischer und deliranter Zustandsbilder. Z. Neur. **153** (1935). — BONHOEFFER, K.: Zur Frage der fortschreitenden und stationären Wahnbildungen bei narkotischen Dauervergiftungen. Allg. Z. Psychiatr. **84** (1926). — Chronischer Alkoholismus und Vererbung. Alkoholismus 1906. — Einige Schlußfolgerungen aus der psychischen Krankenbewegung während des Krieges. Arch. f. Psychiatr. **60** (1919). — BORTNIK, N. W.: Erblich-familiäre Verletzbarkeit und Nervensyphilis. Nevropat. it. **130** (1937). Zbl. Neur. **87** (1937). — BOSTROEM, A.: Über die Auslösung endogener Prozesse durch beginnende paralytische Hirnprozesse und die Bedeutung dieses Vorgangs für die Prognose der Paralyse. Arch. f. Psychiatr. **86** (1929). — BRUCHANSKY, N.: Die nervös-psychischen Störungen im Zusammenhang mit Tuberkulose. Allg. Z. Psychiatr. **85** (1926). — BRUGGER, C.: Familienuntersuchungen bei chronischen Alkoholikern. Z. Neur. **151** (1934). — Familienuntersuchungen bei Alkoholdeliranten. Z. Neur. **151** (1934). — Untersuchungen an Kindern, Neffen, Nichten von chronischen Trinkern. Z. Neur. **154** (1936). — BÜRGER, H.: Beitrag zur Ätiologie und Symptomatologie exogener Vergiftungen. Mschr. Psychiatr. **72** (1929).

CIMBAL, W.: Trinkerfürsorge als Teil der Verwahrlostenfürsorge. Allg. Z. Psychiatr. **84** (1926). — CONSTANTINESCO: MITROFAN et STOICESCO: Troubles mentaux à réactions antisociales, survenus tardivement à la suite d'un traumatisme cérébral. Zbl. Neur. **88** (1938). — CURTIUS u. WALLENBERG: Über die Entstehung des Pneumoniedelirs. Dtsch. Arch. klin. Med. **176** (1933). — CURTIUS, F.: Organminderwertigkeit und Erbanlage. Klin. Wschr. **1932 I**. — CURTIUS, SCHLOTTER, SCHOLZ: Tabes dorsalis. Leipzig: Georg Thieme 1939.

DAMAYE, H.: Lungentuberkulose und Gehirnkrankheiten. Zbl. Neur. **55** (1930). — DARASZKIEWICZ, L.: Zum Rätsel der Paralyse. Allg. Z. Psychiatr. **83** (1926). — DA ROCHA, F.: Bemerkungen über das Vorkommen des Irreseins bei den Negern. Allg. Z. Psychiatr. **55** (1898). — DOBNIGG u. v. ECONOMO: Die hereditäre Belastung der Dipsomanen. Allg. Z. Psychiatr. **76** (1920). — DONNER, S.: Die arteriosklerotische Belastung der Paralytiker und anderer Geisteskranker. Z. Neur. **89** (1924).

EBAUGH, FRANKLIN, CLARKE, JACK: Delirions episodes associated with artificial fever. Zbl. Neur. **83** (1937). — EVERSBUSCH: Nervensystem und Psyche bei Tuberkulösen. Z. Tbk. **5** (1925).

GABRIEL, E.: Persönliche und soziale Vorbedingungen des erworbenen Alkoholismus. Wien. med. Wschr. **1932 II**. — GÄRTNER: Über die Häufigkeit der progressiven Paralyse bei kultivierten und unkultivierten Völkern. Z. Hyg. **92** (1921). — GANTER, R.: Über die Todesursachen und andere pathologisch-anatomische Befunde bei Geisteskranken. Allg. Z. Psychiatr. **66** (1909). — Psyche und Lungentuberkulose. Z. Tbk. **6** (1926). — GAUPP, R.: Die Dipsomanie. Jena 1901. — GOKAY, F. K.: Durch Mißbrauch von Heroin und Haschisch entstandene Geisteskrankheiten in der Türkei. Z. Neur. **158** (1937). — GRAETER, K.: Dementia praecox mit Alkoholismus chron. Leipzig: Johann Ambrosius Barth 1909.

HANSE, A.: Nervöse und psychische Störungen bei Tuberkulose. Arch. f. Psychiatr. **69** (1923). — HEILIG: Über Alkoholpsychosen. Z. Neur. **10** (1912).

JESSEN, F.: Lungenschwindsucht und Nervensystem. Jena 1905.

KALB, W.: Beiträge zur Belastungsfrage bei Paralyse. Z. Neur. **34** (1916). — KEHRER, F.: Erblichkeit und Nervenleiden. I. Ursachen und Erblichkeitskreis von Chorea, Myoklonie und Athetose. Berlin: Julius Springer 1928. — KIELHOLZ, A.: Die Alkoholiker der Pflegeanstalt Rheinau. Inaug.-Diss. Zürich 1905. — KLEIST, K.: Über die psychischen Störungen bei Chorea minor. Allg. Z. Psychiatr. **64** (1907). — Psychische und nervöse Störungen bei Influenza. Zbl. Neur. **38** (1919). — KLOOS, G. u. E. NÄSER: Die psychische Symptomatik der Lungentuberkulose. Berlin: Julius Springer 1938. — KNAUER, A.: Die im Gefolge des akuten Gelenkrheumatismus auftretenden psychischen Störungen. Z. Neur. **21** (1914). — KOLLARITS, J.: Über die angebliche Euphorie der Tuberkulösen. Arch. f. Psychiatr. **91** (1930).

LANGELÜDDEKE, A.: Ein Fall von Phanodormpsychose. Dtsch. med. Wschr. **1932 I**. — LEWENSTEIN u. SCHMITZ: Grippepsychosen während der Epidemie 1932/33. Psychiatr.-neur. Wschr. **1933 I**. — LUXENBURGER, H.: Tuberkulose als Todesursache in den Geschwisterschaften Schizophrener, Manisch-Depressiver und der Durchschnittsbevölkerung. Z. Neur. **109** (1927). — Demographische und psychiatrische Untersuchungen in der engeren biologischen Familie von Paralytikerehegatten. Z. Neur. **112** (1928). — Über weitere Untersuchungen zur Frage der Korrelation von schizophrener Anlage und Widerstandsschwäche gegen tuberkulöse Infektion. Z. Neur. **122** (1929). — Der wesentliche Fortschritt der psychiatrisch-neurologischen Erbforschung. Fortschr. Neur. **10** (1938).

MEGGENDORFER, F.: Über den Ablauf der Paralyse. Z. Neur. **43** (1921). — Über die Rolle der Erblichkeit bei der Paralyse. Z. Neur. **45** (1921). — Die Rolle der Konstitution bei der Spätlues des Nervensystems. Z. Neur. **139** (1936). — Was ist schwerer Alkoholismus? Dtsch. med. Wschr. **1936 I**. — MEGGENDORFER, H.: Luesbehandlung und Inkubationszeit der Paralyse. Inaug.-Diss. Erlangen 1938. — MEYER, E.: Trinkertypen, ihre Beurteilung und ihre Behandlung. Med. Welt **1932**, H. 51. — MEYER, H.: Untersuchung über erbliche Belastung bei Paralytikern, die nach Malariabehandlung paranoid-halluzinatorische Zustandsbilder bieten. Mschr. Psychiatr. **94** (1936). — MOSBACHER, F. W.: Über Phanodormdelirien. Psychiatr.-neur. Wschr. **1932 I**.

NAEGELI, O.: Die Beziehungen des Herpesvirus zu den Erfolgen der Fiebertherapie der Paralyse. Schweiz. med. Wschr. **1933 I**. — NORMAN, H. R. B.: Über die Beziehungen zwischen Tuberkulose und Psychose. Lancet **1936 II**.

ÖDEGAARD, ÖRNULV: Zur Klinik und Ätiologie des periodischen Alkoholismus. Z. Neur. **153** (1935). — OSERETZKY, N.: Die Psyche bei Paratyphus B. Z. Neur. **131** (1931). OSTMANN: Untersuchungen über die Tuberkulose als Todesursache in der Heilanstalt Schleswig. Allg. Z. Psychiatr. **85** (1926).

PANSE, F.: Alkohol und Nachkommenschaft. Allg. Z. Psychiatr. **92** (1929). — Delir und chronischer Somnifenmißbrauch. Nervenarzt **4** (1931). — Beitrag zur Belastungsstatistik einer Durchschnittsbevölkerung. Z. Neur. **154** (1935). — PAPPENHEIM, M.: Über Dipsomanie. Z. Neur. **11** (1912). — PERNET, J.: Über die Bedeutung der Erblichkeit und Vorgeschichte für das klinische Bild der progressiven Paralyse. Abh. Neur. usw. **1917**, H. 2. — PILCZ, A.: Zur Konstitution der Süchtigen. Jb. Psychiatr. **51** (1934). — POHLISCH, K.: Zur Pathogenese der akuten Halluzinose der Trinker. Mschr. Psychiatr. **63** (1927). — Die Nachkommenschaft Delirium tremens-Kranker. Mschr. Psychiatr. **64** (1927). — Über psychische Reaktionsformen bei Arzneimittelvergiftungen. Mschr. Psychiatr. **69** (1928). — Z. Neur. **121** (1929). — Soziale und persönliche Bedingungen des chronischen Alkoholismus. Leipzig: Georg Thieme 1933. — Die Kinder männlicher und weiblicher Morphinisten. Leipzig: Georg Thieme 1934. — POHLISCH, K. u. F. PANSE: Schlafmittelmißbrauch. Leipzig: Georg Thieme 1934. — POPHAL, R.: Über exogene Charakterveränderungen im Sinne der „moral insanity". Mschr. Psychiatr. **53** (1923). — POPPELREUTER, W.: Über psychische Ausfallserscheinungen nach Hirnverletzungen. Münch. med. Wschr. **1915 I**.

REICHARDT, M.: Über akute Geistesstörungen nach Hirnerschütterung. Allg. Z. Psychiatr. **61** (1904). — RÉVÉCZ, B.: Die rassenpsychiatrischen Erfahrungen und ihre Lehren. Arch. Schiffs- u. Tropenhyg. **15**, Beih. (1911). — Rieg, E.: Alkoholische Heredität bei individuellem Alkoholismus. Ref. Z. Neur. **2** (1911). — ROSENBERG, J.: Familiendegeneration und Alkohol. Z. Neur. **22** (1914). — RUNGE, W.: Chorea minor mit Psychose. Arch. f. Psychiatr. **46** (1910). — Über Psychosen bei Grippe. Arch. f. Psychiatr. **62** (1920). RYBAKOW, TH.: Alkoholismus und Erblichkeit. Mschr. Psychiatr. **20**, Erg.-H. (1906).

SCHAAR, P. J. V. D.: Die Paralyse bei der Bevölkerung von Java. Z. Neur. **151** (1934). — SCHMIDT, GG.: Über die Nachkommen bei Potatorium beider Eltern. Diss. Erlangen 1938. — SCHNEIDER, E.: Über erbliche Belastung bei atypischen Paralysen. Z. Neur. **97** (1925). — SCHNEIDER, K.: Suchten. Dtsch. med. Wschr. **1933 II**. — Psychosen nach Kopfverletzungen. Nervenarzt 8 (1935). — SCHULTZ, J. H.: Zur Klinik der Nachbehandlung Kopfverletzter. Mschr. Psychiatr. **42** (1917). — Dtsch. Ver. Psychiatr. Würzburg 1918. Allg. Z. Psychiatr. **74** (1918). — SCHULZ, B.: Beitrag zur Genealogie der Chorea minor. Z. Neur. **117** (1928). — SCHWARZ, H.: Über die Prognose des Morphinismus. Mschr. Psychiatr. **63** (1927). — SELZER, H.: Studi genealogici in famiglie di paralitici progr. Neo psychiatr. **2** (1936). — SIGG: Im Nervenlazarett. Schweiz. ärztl. Korresp.bl. **1917**. — SKLAR, N. I.: Zur Klinik der Malariapsychosen. Zbl. Neur. 87 (1937). — SKLIAR, N.: Über Anaschapsychosen. Allg. Z. Psychiatr. **102** (1934). — SPATZ, H.: Zur Eisenfrage, besonders bei der progressiven Paralyse. Zbl. Neur. **27** (1922). — SPIELMEYER, W.: Die progressive Paralyse. LEWANDOWSKYS Handbuch der Neurologie, Bd. 3. Berlin 1912. — SPIETHOFF, B.: Die Ergebnisse der Syphilisbehandlung in den Jahren 1910—1930. Arch. f. Dermat. **169** (1933). — SSONHAREVA, G. u. D. EINHORN: Psychisch-nervöse Folgen von Kopftraumen bei Kindern. Z. Kinderpsychiatr. **1/2** (1935). — STEFAN, H.: Über die Beziehungen zwischen Tuberkulose und Psychose. Klin. Wschr. **1935 I**. — STERTZ, G.: Typhus und Nervensystem. Berlin: S. Karger 1917. — STOCKERT, F. G.: Zur Frage der Disposition zur Alc. chron. Z. Neur. **106** (1926). — STÖCKER, W.: Klinischer Beitrag zur Frage der Alkoholpsychosen. Jena: Gustav Fischer 1910. — STRINGARIS, M. G.: Zur Klinik der Haschischpsychosen. Arch. f. Psychiatr. **100** (1933).

TROEGER, K.: Eltern- und Geschwisterschaften von 100 paralytischen Probanden. Z. Neur. **156** (1936).

WAWRZIK, F.: Die Bedeutung des endogenen Momentes bei der Metalues. Arch. f. Psychiatr. **108** (1938). — WOLFENSBERGER, M.: Der Alkoholwahnsinn und seine Beziehungen zu den Schizophrenien. Z. Neur. **82** (1923). — WOLLENBERG: Infektiöse Chorea. NOTHNAGELS

Handbuch der speziellen Pathologie und Therapie, Bd. 12. 1897. — WUTH, O.: Zur Erbanlage der Süchtigen. Z. Neur. **153** (1935).

ZIEHEN: Über das Bild der sog. Moral insanity nach Hirnerschütterung bei Kindern. Jugendfürs. **11** (1910). — ZOLLIKER, A.: Wesen und Ursachen der Suchten. Schweiz. med. Wschr. **1937 I**.

Exogene Psychosen. [2. Psychogene (krankhafte psychische Reaktionen).]

Zusammenfassende Darstellungen.

BLEULER, E.: Lehrbuch der Psychiatrie, 6. Aufl. Berlin: Julius Springer 1937. — BUMKE, O.: Lehrbuch der Geisteskrankheiten, 4. Aufl. München: J. F. Bergmann 1934.

HOFFMANN, H. F.: Über die Zwangsneurose. Tübingen 1934.

KOLLE, K.: Die primäre Verrücktheit. Leipzig 1931. — Über Querulanten. Berlin 1931. — KRAEPELIN, E.: Psychiatrie, 8. Aufl., Bd. 4. Leipzig: Johann Ambrosius Barth 1913.

WEIZSÄCKER, V. v.: Soziale Krankheit und soziale Gesundung. Berlin: Julius Springer 1930.

Einzelarbeiten.

BRUSSILOWSKI, L.: Beeinflussung der neuropsychischen Sphäre durch das Erdbeben in der Krim 1927. Z. Neur. **116** (1928). — BRAUN, E.: Psychogene Reaktionen. BUMKES Handbuch der Geisteskrankheiten, Bd. 5. Berlin: Julius Springer 1928.

CASTELLINO e SCALA: Diagnosi differenziale tra nevrosi viscerali ed organiche. Fol. med. (Napoli) **1930**.

ENKE, W.: Unfallneurose und Konstitution. Allg. ärztl. Z. Psychother. **2** (1929). — EWALD, G.: Endogene und reaktive Verstimmungszustände. Allg. ärztl. Z. Psychother. **2** (1929).

FÖRSTERLING: Über die paranoiden Reaktionen in der Haft. Berlin 1923.

GEBBING, M.: Die Erbanlage bei Neurotikern. Dtsch. Z. Nervenheilk. **125** (1932).

HANSE, A.: Die Rentenneurotiker. Münch. med. Wschr. **1935 I**. — HOFFMANN, H.: Reaktive Psychosen und Neurosen. Fortschr. Neur. **2** (1930); **4** (1932).

KIRN: Die Psychosen in der Strafanstalt. Allg. Z. Psychiatr. **45** (1889). — KNIGGE, F.: Über psychische Störungen bei Strafgefangenen. Arch. f. Psychiatr. **96** (1932). — Haftpsychosen bei weiblichen Straf- und Untersuchungsgefangenen. Arch. f. Psychiatr. **97** (1932). — KOLLE, K.: Die Beteiligung der manisch-melancholischen Anlage am Aufbau paraphrener und paranoider Psychosen. Z. Neur. **131** (1930). — Über paranoide Psychopathen. Z. Neur. **136** (1931). — Über Querulanten. Arch. f. Psychiatr. **95** (1931). — Paraphrenie und Paranoia. Fortschr. Neur. **3** (1931). — KRAULIS, W.: Zur Vererbung der hysterischen Reaktionsweise. Z. Neur. **136** (1931). — KRETSCHMER, E.: Über Hysterie, 2. Aufl. Leipzig: Georg Thieme 1927. — Erlebniswirkung und Neurosenentstehung. Dtsch. med. Wschr. **1931 II**. — KREYENBERG: Psychische Regelwidrigkeiten bei Taubstummen und deren Sippe. Zbl. Neur. **83** (1936).

LANGE, J.: Leistungen der Zwillingspathologie für die Psychiatrie. Allg. Z. Psychiatr. **90** (1929). — Zum Problem des Persönlichkeitsaufbaus. Med. Klin. **1931 I**. — LÖWENSTEIN, O.: Hysterische Konstitution und Psychose. Mschr. Psychiatr. **75** (1930). — LOTTIG, H.: Psychopathische Persönlichkeiten und psychopathische Reaktionen. Fortschr. Neur. **6** (1934). — LUXENBURGER, H.: Heredität und Familientypus der Zwangsneurotiker. 5. allg. ärztl. Kongr. Psychother. Leipzig 1930. — Zur Frage der erblichen Stellung der Zwangsneurose. Allg. Z. Psychiatr. **93** (1930).

MEGGENDORFER, F.: Über spezifische Vererbung einer Angst- und Zwangsneurose. Ärztl. Ver. Hamburg, Sitzg 4. Juli 1922.

REICHARDT: Eröffnungsansprache 12. Tagg dtsch. Ges. Unfallheilk. Arch. orthop. Chir. **38** (1937).

SCHÖNFELD, M.: Über das induz. Irresein. Arch. f. Psychiatr. **26** (1894). — STIERLIN, E.: Nervöse und psychische Störungen nach Katastrophen. Dtsch. med. Wschr. **1911 I**. — STUMPFL, F.: Erbanlage und Verbrechen. Berlin: Julius Springer 1935. — SZONDI, L.: Konstitutionsanalyse. Zbl. Neur. **61** (1931).

TRUNK, H.: Die Verhütung der Haftreaktionen. Mschr. Kriminalpsychol. **27** (1936).

WAGNER, M.: Die Erbanlage bei Rentenneurotikern. Dtsch. Z. Nervenheilk. **123** (1932). — WEIZSÄCKER, V. v.: Über Rechtsneurosen. Nervenarzt **2** (1929). — WEYGANDT, W.: Hysterie als Erbkrankheit. Z. Neur. **155** (1936). — WILMANNS, K.: Die Abhängigkeit der Haftpsychosen vom Zeitgeist. Mschr. Kriminalpsychol. **15** (1924).

Erbpathologie der Psychopathien.

Von **Friedrich Panse**, Bonn.

Ein Abriß über die Erbvorgänge, die den Psychopathien zugrunde liegen, würde sehr kurz sein, wenn man sich beschränken wollte auf die Darlegung feststehender und womöglich endgültig erarbeiteter Tatbestände. Verglichen mit dem, was die Erbforschung im Bereich einfacher somatischer Merkmale oder gar in dem der experimentellen Genetik an klar überblickbaren Ergebnissen gezeitigt hat, wirkt der Forschungsstand in jenem Grenzbezirk zwischen normalem und pathologischem psychischen Geschehen, der gemeinhin als „Psychopathie" bezeichnet wird, geradezu entmutigend.

Die Ursachen für diesen Rückstand in unserer Kenntnis der genetischen Grundlagen psychopathischer Wesensabweichungen leiten sich her aus der schwierigen Abgrenzbarkeit des Begriffes „Psychopathie", aus der Vielfalt der Betrachtungsweisen, denen er seiner Natur nach unterworfen werden kann, aus seiner Verwurzelung mit der cerebralen und außercerebralen Physiologie und Pathologie auf der einen und mit der Psychologie und Charakterologie auf der anderen Seite, schließlich aus seiner Untrennbarkeit von der gesamten Persönlichkeitsstruktur mit ihren konstitutionellen Gegebenheiten überhaupt.

Wenn trotz dieser Schwierigkeiten an die Bearbeitung der Erbbiologie psychopathischer Erscheinungsformen herangegangen wurde, so verdienen solche mutigen Versuche unsere volle Anerkennung, wenn auch die bisherigen Ergebnisse noch nicht befriedigend sein mögen. Und wenn im folgenden zur Klarstellung der Grenzen unserer bisherigen Erkenntnis auf die Verschiedenheiten in der Ausgangsstellung der Untersucher und die dadurch bedingte Unvereinbarkeit der Ergebnisse oder auf Lücken unserer Kenntnisgrundlagen hingewiesen werden muß, so sollte dabei stets vor Augen bleiben, daß es die Schwierigkeiten in der Materie sind, welche zur Unzulänglichkeit führten. Die Bearbeiter selbst waren sich dieser Unzulänglichkeit der Voraussetzungen ihres Bemühens zum großen Teil bewußt; um so höher ist dieses Streben nach Erkenntnis zu bewerten.

Zur Gewinnung einer gesicherten Ausgangsbasis ist es unerläßlich, *Klarheit darüber zu gewinnen, was unter „Psychopathie" zu verstehen ist, oder besser, was von den verschiedenen Sachkennern darunter verstanden wird.*

Bei einer geschichtlichen Betrachtung der Entwicklung des Psychopathiebegriffes zeigt sich sogleich, daß diese Abhandlung hier eigentlich zu keinem ungünstigeren Zeitpunkt als ausgerechnet jetzt in Auftrag gegeben und niedergeschrieben werden konnte. Kaum daß sich der Psychopathiebegriff, von sehr verschwommenen und uferlosen Definitionen herkommend, einer gewissen anscheinenden Klärung, Abgrenzung und Säuberung durch klinische und erbbiologische Bemühungen erfreuen durfte, wird er bereits wieder in seiner Gesamtheit als überholter Übergangsbegriff ad acta gelegt. Und zwar geschieht das von durchaus kompetenter Seite, nämlich von Psychiatern, die sich von denjenigen, welche den zur klinischen Handhabung gedachten und auch brauchbaren Begriff geschaffen haben, durch ihre von der psychologisch fundierten Charakterologie her bestimmte Forschungsrichtung unterscheiden.

Ein kurzer *Überblick über die geschichtliche Entwicklung der Psychopathieauffassungen* soll dies deutlich machen, wobei von vornherein Bedacht auf die hier notwendige erbbiologische Blickrichtung genommen werden soll.

Die Erkenntnis, daß seelische Vorgänge, Auffälligkeiten und Erkrankungen zu Hirnvorgängen in enger Beziehung stehen, ist bekanntlich — jedenfalls als Grundlage medizinischer Forschung — noch nicht so alt. Bis zum Anfang des vorigen Jahrhunderts konnte sich auch der Arzt, der mit Geisteskranken zu tun hatte, von altüberlieferten Begriffen theologisch-moralisierender Prägung nicht völlig freimachen. Das galt vor allem für die nicht manifest psychotischen Dauerzustände, die abnormen Charaktere im heutigen Sinne. War das gehäufte Auftreten von Charakterauffälligkeiten in einer Familie augenscheinlich, so wurde eher an Erbsünde und bewußtes und schuldhaftes familienweises Abweichen vom Pfade der Tugend gedacht, als an die eigentliche Erblichkeit. Gaupp hat dies 1905 anläßlich einer kritischen Auseinandersetzung mit dem „deliquente nato" von Lombroso eindrucksvoll dargelegt. Gaupp weist zwar darauf hin, daß schon in den religiös-philosophischen Lehren von der Erbsünde ein dunkles Gefühl für die endogene, schon bei der Geburt bestimmte Natur sittlicher Fähigkeiten dämmere. Mehr läßt sich aber noch nicht erkennen.

Noch Heinroth (1818) erschien das Auftreten selbst einer Seelenstörung nur dann möglich, wenn der Mensch sich freiwillig dem Abfall von der Vernunft hingibt, was etwa das gleiche bedeutet, wie die Hingabe an die Sünde. Er charakterisiert die Störungen des Seelenlebens als „Vernunftlosigkeit" und trennt von ihnen ab die „Hypochondrie", die„Hysterie", sowie die „psychischen Verwöhnungen," in denen wir wohl zu einem Teil psychopathische Zustände und Reaktionsweisen erblicken dürfen. Hinweise auf die Erblichkeit der „Verwöhnungen" finden wir bei ihm nicht; was nicht verwundert, da schon der Terminus die vermeintliche reine Selbst- oder Fremdverschuldung erkennen läßt.

Zu gleicher Zeit und zum Teil schon lange vorher, finden sich aber auch eindeutige Hinweise auf die Kenntnis der Vererbbarkeit psychischer Anomalien. Friedreich (1832) ist in seiner allgemeinen Diagnostik der psychischen Erkrankungen allerdings noch recht vorsichtig und meint: „Manche nehmen an, daß die Seelenkrankheiten sich per saltum fortpflanzen..." und beruft sich dabei auf den Spanier Ludovicus Mercatus. Seine eigene Erfahrung habe ihm bestätigt, daß der „Wahnsinn sich auch aus den Seitenlinien vererben" könne. Mit den Charakteranomalien befaßt sich Friedreich nicht. — Dagegen finden wir 1835 bei Ideler die gesamte Psychopathologie von einer heute schwer begreifbaren und unübersichtlichen *Charakterologie* her aufgeteilt, ohne daß allerdings die hier interessierenden Zustände besondere Beachtung fänden. — Leupoldt (1837) grenzt „freie geistige Abnormitäten und Normwidrigkeiten" als da sind „Sünde, Lasterhaftigkeit usw.", aber auch „Leidenschaftlichkeit in allen Richtungen und Stufen, Übermacht und Idiosynkrasie einzelner Gefühle und Triebe, Sonderbarkeiten, Unarten, Abnormitäten der Sphäre des Geschlechtslebens" scharf von den psychischen Krankheiten ab und warnt vor einer Verwechslung mit ihnen. Immerhin läßt seine Darstellung erkennen, daß diese „freien Abnormitäten" immer näher in das Blickfeld des Psychiaters zu rücken „drohen".

Einen entscheidenden Schritt tat Maximilian Jacobi, der 1825 die Leitung der rheinischen Irrenanstalt Siegburg übernahm. Jacobi — und mit ihm übrigens Friedreich — sahen in den psychischen Erkrankungen „Abnormitäten der somatischen Lebenssphäre", und dementsprechend behandelten sie ihre Kranken auf das energischste so, wie in jener Zeit eben körperlich Kranke behandelt wurden. Zwar war auch Jacobi (1830) noch der Ansicht, daß „moralische Deflexe und verkehrter Gebrauch der psychischen Eigenschaften und Gaben" den Psychiater gar nichts angingen, da dies keine Krankheiten seien; höchstens interessierten sie den Arzt insofern, als sie psychische Erkrankungen bedingten. Der Suche Jacobis nach den Bedingungen und Ursachen des Irreseins verdanken wir meisterhaft geführte Krankheitsgeschichten mit jeweils systematischem Überblick über die engere biologische Familie bis zu den Großeltern, die zur Zeit zum wertvollsten Bestand des *Rheinischen Provinzial-Instituts für psychiatrisch-neurologische Erbforschung* in Bonn gehören. Wir finden hier äußerst reizvolle und wirklichkeitsnahe Charakter- und Persönlichkeitsschilderungen, die *das Heraustreten von Psychosen aus bestimmt geprägtem psychopathischem Familienmilieu* noch heute klar erkennen lassen und zu genealogischer Bearbeitung zur Verfügung stehen.

Taucht in jener Zeit der Terminus „Psychopathie" auf, so in der weiten Bedeutung der psychischen Krankheit überhaupt. Alles, was von der Norm abweicht und als krankhaft angesehen wird, ist psychopathisch schlechthin; psychopathisch höchstens mit einem gewissen Akzent hinsichtlich hervorstechender Merkmale, so z. B. HEINRICH KAAN (1844) in seiner „Psychopathia sexualis", in der er die sexuellen Triebstörungen abhandelt, einschließlich ihres Auftretens im Verlaufe von Psychosen. KRAFFT-EBING nahm 1866 diese Bezeichnung wieder auf.

Ganz allmählich löst sich der Begriff Psychopathie dann nach der Richtung der psychiatrischen Grenzzustände ab. So verwendet ihn GRIESINGER, der ihn 1845 in seiner berühmten „Pathologie und Therapie der psychischen Krankheiten" noch gar nicht benutzt, in einer nachgelassenen, 1868 veröffentlichten Studie (Vortrag): „Über einen wenig bekannten psychopathischen Zustand". GRIESINGER beschäftigt sich hier mit 3 Fällen von Zwangsneurosen, wobei ihm in 2 Fällen die direkte Belastung durch eine „sehr nervöse" Mutter auffiel. Der erste eindeutige und bewußte Hinweis auf die erbliche Grundlage der Zwangsneurose und, man kann heute sagen, der psychopathischen Zustände überhaupt.

Damit waren jetzt auch die psychiatrischen Grenzzustände in das Licht der *klinischen* Betrachtungsweise gerückt, und auch der Weg zur erbbiologischen Einordnung lag offen, ohne allerdings sogleich benutzt zu werden.

Beschritten wurde er von klinischer Seite durch I. L. A. KOCH und von erbbiologischer Seite durch MAGNAN und dessen Schüler.

KOCH, weiland Direktor der Anstalt Zwiefalten, prägte 1889 in seinem Leitfaden der Psychiatrie den Begriff der *„psychopathischen Minderwertigkeiten"* und widmete diesen Zustandsbildern 1891 eine eigene, für die weitere klinische Entwicklung der Psychopathiefragen absolut wegweisende Studie, auf der noch heutige Einteilungen, Abgrenzungen und Begriffsbestimmungen basieren. KOCH definierte: „Unter dem Ausdruck psychopathische Minderwertigkeit fasse ich alle, sei es angeborenen, sei es erworbenen, den Menschen in seinem Personleben beeinflussenden psychischen Regelwidrigkeiten zusammen, welche auch in schlimmeren Fällen doch keine Geisteskrankheit darstellen, welche aber die damit beschwerten Personen auch im günstigsten Falle nicht als im Vollbesitze geistiger Normalität und Leistungsfähigkeit stehend erscheinen lassen." Und sagt dann weiter: „Die *angeborenen* psychopathischen Minderwertigkeiten haben ihre Ursache zunächst in der *Ererbung* einer Schädigung des Nervensystems. In besonderen Fällen bestand bei den Vorfahren psychopathische Minderwertigkeit, Geisteskrankheit oder sonstige breitere Nervenleiden und wurden auf dem Wege der Vererbung einer Schädigung des Nervensystems auf die Nachkommen übertragen, die sich nun in der psychopathischen Minderwertigkeit ausspricht." Bemerkenswert ist, daß KOCH hier vornehmlich den *angeborenen* psychopathischen Minderwertigkeiten Vererbbarkeit zuspricht, nicht aber den erworbenen, unter denen er sehr Verschiedenes, etwa Schädelverletzungs- und Vergiftungsfolgen, Begleiterscheinungen erschöpfender Krankheiten, aber auch Defektzustände nach Psychosen versteht.

Die angeborenen psychopathischen Minderwertigkeiten teilt KOCH der Schwere nach ein in 1. „psychopathische Disposition" (z. B. „psychische Zartheit, vulnerable Konstitutionen"), 2. „psychopathische Belastung" (z. B. Reizbarkeit, Impulsivität, eitle und hochmütige Sucht, sich bemerkbar zu machen und Aufsehen zu erregen, widerspruchsvolle psychische Zerrbilder, etwas Periodisches in Stimmungen, Antrieben usw., Zwangsvorstellungen), 3. „psychopathische Degeneration" (wo wieder zwischen intellektueller angeborener Degeneration und moralischer angeborener Degeneration unterschieden wird, also zwischen Schwachsinnszuständen und ethischen Defekten). 1891 teilt KOCH den mittleren Grad, die angeborene psychopathische Belastung, in bestimmter umrissene Gruppen auf: 1. das Anormale in der psychischen Erregbarkeit, 2. ein Mangel an Ebenmaß auf psychischem Gebiet, 3. ein ungebührlich in den Mittelpunkt gestelltes Ich, 4. die Verschrobenheit, 5. das Widerspruchsvolle im Wesen, 6. Seltsamkeiten und Verkehrtheiten, 7. primordialinstinktive

Regungen und Ausbrüche (darunter Zwangsdenken, sexuelle Triebanomalien), 8. etwas Periodisches. Man sieht hier also schon Psychopathengruppen auftauchen, die in gleicher oder ähnlicher Abgrenzung bis heute gültig, jedenfalls klinisch verwendbar geblieben sind.

KOCH will seine angeborenen psychopathischen Minderwertigkeiten durchaus klinisch aufgefaßt wissen und verwahrt sich dagegen, etwa in dem Ausdruck „Minderwertigkeit" etwas „Anrüchiges" zu sehen. Bis dahin gebräuchliche moralisierende Bezeichnungsweisen, wie „Schlechtigkeit, rohes Saufen" oder auch „gute Regungen", lehnt er als hergebrachte Schablone ab.

Immer wieder fesselt KOCH die Erblichkeit der Minderwertigkeiten: „... namentlich denjenigen derselben, welche hereditär bedingt sind, bei den Einzelnen und in ganzen Familien näher nachzugehen, erregt auch ein großes allgemeines menschliches Interesse. Man gewinnt da manche ungeahnte Einblicke in das Leben der Menschen und die in demselben wirksamen Motive, verschafft sich Aufschlüsse über die Zusammenhänge menschlichen Treibens, die man auf keinem anderen Wege erlangen kann; man lernt sehen ..., warum Schwäche und Genialität sich oft so wunderbar mischen, man wird milde und hilfsbereit in Fällen, an denen man sonst vielleicht ... mit pharisäischem Hochmut vorüberging."

V. MAGNAN stellte etwa gleichzeitig mit KOCH auf Grund des in der französischen Psychiatrie entwickelten, allgemein und progressiv gemeinten Entartungsbegriffs ein *Stufensystem der erblich Entarteten* auf. Er kommt also geradezu von — wenn auch verschwommenen, vormendelistischen — Erblichkeitsvorstellungen her zu klinischen Einteilungen: 1. die *Idioten,* 2. die *Blödsinnigen,* 3. die *Schwachsinnigen,* deren Fähigkeiten auch noch ungenügend sind, die aber unter Umständen eine Stelle im Leben ausfüllen können, und schließlich 4. die *Instabilen,* die oberste Klasse der Entarteten, denen das innere Gleichgewicht fehlt, bei denen neben zuweilen glänzenden Fähigkeiten intellektuelle und moralische Lücken bestehen. Bei ihnen treffe man auch die Zwangsvorstellungen und -triebe, die krankhafte Trunksucht, Stehlsucht, die geschlechtlichen Abweichungen, die „vorübergehenden Zufälle der Entarteten" und ähnliches an. MAGNAN *sieht in diesen Entartungsstufen den Ausdruck des Gleichen in verschiedener Quantität.* Man erkennt in seinen Graden 1—3 unschwer die heutigen Idioten, Imbezillen und Debilen und im 4. Grade die psychopathischen Charaktere von heute wieder. Als „Dégénérés supérieurs" werden auch jetzt noch manche besonderen Psychopathentypen, vor allem manche Haltlose und Schwindler, bezeichnet.

Auch diese alte, inzwischen lange verlassen gewesene Auffassung MAGNANs, in Schwachsinn und Psychopathie etwas Wesensgleiches zu sehen, kommt neuerdings, wenn auch in abgewandelter Form und von anderem Standpunkt aus, wieder zur Geltung. Insofern nämlich, als manche Charakterologen auch im Schwachsinn eine Schwäche des Charakters sehen, nur mit anderer Schwerpunktlage als etwa bei der Gemütsleere mancher Psychopathen.

Als wichtig aus jener Zeit ist noch hervorzuheben die Aufstellung des Krankheitsbildes der *Heboidophrenie* oder des *Heboids* durch KAHLBAUM (1890). Dieser verstand darunter ein Krankheitsbild, bei dem nach bis dahin unauffälliger Entwicklung in den Jugendjahren, besonders um die Pubertät, Änderungen des Charakters, der Persönlichkeit und des Temperaments auftraten, ohne daß es zu einem eigentlich psychotischen Prozeß kam. Es fanden sich Gemütsabstumpfung, Ungewöhnlichkeiten des Trieblebens, verbrecherische Neigungen. KAHLBAUM rückt diese Heboiden nosologisch und pathogenetisch in die Nähe der Hebephrenie (Schizophrenie) und verweist damit zum ersten Male auf erbgenetische Beziehungen bestimmter Charakterartungen zu den endogenen Psychosen. J. LANGE hat später diesen Begriff wieder aufgenommen und klinisch belebt. Auch in M. A. WIZELs „formes frustes de la schizophrénie" erkennt man zum Teil die Heboidophrenen KAHLBAUMs wieder.

Hier muß ein kurzer Überblick eingeschoben werden über die Herkunft und Entwicklung des Begriffes „*Moral insanity*", schlecht übersetzt in „moralischer

Schwachsinn", der von soziologischen Phänomenen, nämlich den psychischen Auffälligkeiten der „schlecht Erzogenen" und der Verbrecher, seinen Ausgang nahm, später aber seinen Eingang in die rein nosologische Typologie fand. Ich folge hier im wesentlichen der guten historischen Studie des Dalldorfer Anstaltsarztes ERDMANN MÜLLER (1899).

PINEL (1809) grenzte eine „Manie sans délire" ab, einen wütenden Instinkt, verursacht durch schlechte Erziehung, und ESQUIROL (1838) ersetzte diese Beobachtungsformen um in die affektiven und instinktiven Monomanien. Gemeint sind im wesentlichen Charakterauffälligkeiten, die teils als umweltbedingt, teils als Ausdruck einseitiger Strebungen angesehen werden.

In Deutschland beschäftigte sich GROHMANN (1818/19) mit den „inneren krankhaften Affektionen des Willens, welche die Unfreiheit verbrecherischer Handlungen bestimmen." Der Terminus „moral insanity" geht auf PRICHARD (1835) zurück, der in ihr ein Syndrom „consisting in a morbid perversion of the natural feelings, affections, inclinations, temper, habits, moral disposition and natural impulses" sah, ohne Störungen des Intellekts und ohne eigentliche Geistesstörung. MOREL (1857) bezog diese Charaktertypen in seinen ganz allgemein und progressiv fortwirkend gedachten Degenerationsbegriff mit hinein. Und unter MORELS damals beherrschendem Einfluß charakterisiert KRAFFT-EBING (1868) sie als Naturen, die, unter krankhaften hereditären Bedingungen gezeugt, ab ovo zum Bösen prädestiniert seien.

Die weitere Entwicklung kann hier übergangen werden, zumal die „moral insanity", wenn auch in den letzten Jahrzehnten ihrer inneren Struktur und ihren erbgenetischen Wurzeln nach näher analysiert, noch in der heutigen Psychologie der Charakterabweichungen figuriert und an entsprechender Stelle erörtert wird. Es hat sich ergeben, daß es sich bei den ethischen Defekten, und das beinhaltet ja der Begriff „moral insanity", genetisch um sehr Verschiedenartiges handeln muß.

Nach den fruchtbaren Konzeptionen von KOCH, MAGNAN und auch KAHLBAUM, die zum Teil auch Zugänge zur Erforschung der Hereditätsverhältnisse eröffneten, folgt eine längere *Periode*, die sich vornehmlich mit *der nosologischen Neu- und Umordnung* gesammelter Erfahrungen und — bezüglich der Psychopathie — mit den sozialen Auswirkungen der Auffälligkeiten befaßt. Erbfragen treten zurück. Die vom Mendelismus angeregte, rasch sich entwickelnde Erbbiologie war selbst erst im Entstehen und hatte das psychiatrische Arbeitsgebiet noch nicht erreicht.

Die Stagnation der genetischen Vorstellungen in der gesamten Psychopathologie kennzeichnet das Kapitel „Entartungsirresein" im Lehrbuch von WEYGANDT (1902), in dem die MAGNANsche Degenerationslehre mit polymorpher erblicher Belastung noch fortwirkt. Nicht weiter fördernd wirkte auch der von ZIEHEN (um 1900) geprägte Begriff der psychopathischen Konstitutionen, in dem wir sehr Verschiedenartiges — z. B. auch im Leben erworbene Zustände — zusammengestellt finden. In etwa deckt sich ZIEHENS „erblich-degenerative psychopathische Konstitution" mit dem, was wir heute unter Psychopathie verstehen. Allerdings ist auch bei ihm der „Hereditarier", d. h. der Erbträger, als Überbringer einer allgemeinen Belastung ohne jede Grenze zu den Psychosen und zu bestimmten Erbkreisen gedacht.

Große Unklarheit herrschte ferner über das Ausmaß und die Richtung einer ganz allgemein als vorhanden angenommenen *Keimschädigung* durch Lues oder durch Alkohol und andere Genußgifte, für die FOREL (1911) das Wort „Blastophthorie" prägte. Schwachsinn, Epilepsie, aber auch Psychopathien verschiedenster Form wurden als neuentstandene Folge toxischer Beeinflussung der Keimzellen angesehen und als zu den Erbfaktoren neu hinzutretende Ursache einer allgemeinen Entartung betrachtet. Es kann in diesem Zusammenhang nicht näher hierauf eingegangen werden, es ist aber so, daß bis in die allerjüngste Zeit hinein die Frage der Keimschädigung auch für die genetischen Psychopathiebetrachtungen von — allerdings durch exakte Forschungen stark eingeschränkter — Bedeutung geblieben ist (s. S. 1111, 1158).

Einen ausgezeichneten Überblick über den Stand der Lehre von der „nervösen Entartung" mit umfassender Literaturübersicht gibt die bekannte Studie von

BUMKE (1912)[1]. Sie enthält zugleich eine eindeutige Ablehnung einer quantitativ und qualitativ fortschreitenden pathologischen Vererbung.

Von Autoren, die in den Jahren vor Einsetzen der exakteren statistischen Methoden speziellere Fragestellungen im Psychopathiebereich angingen oder die auch in neuerer Zeit soziologische Erhebungen mit erbbiologischem und rassehygienischem Akzent anstellten, seien die Vagabundenfamilienuntersuchungen von MÖNKEMÖLLER (Familie Viktoria) und von JÖRGER (Familien Markus und Zero) hervorgehoben, in denen es ähnlich wie in dem „Menschenschlag" RITTERS (vgl. Beitrag: Verwahrlosung und Kriminalität) durch adäquat negativ ausgelesene Gattenwahl zu ganzen Sippenverbänden mit ähnlicher asozial und rassebiologisch ungünstig sich auswirkender Charakterartung, vermischt mit Schwachsinn und anderen pathologischen Erbmerkmalen, gekommen war. Auch das große, von LUNDBORG durchforschte, schwedische Bauerngeschlecht in Blekinge hat im ganzen ein sehr mäßiges soziales Niveau und zeigt eine Häufung abnormer Charaktere, die in einigen Zweigen, besonders im Umkreis von Dementia-praecox-Kranken, auftreten. In ähnlicher Weise konnte WILMANNS an Lebensläufen von Landstreichern zeigen, daß es sich bei den von diesen gebotenen psychischen Auffälligkeiten um nicht erkannte schizophrene Prozesse handelte, daß also schizophrene Anlagen sich äußerlich in psychopathieähnlicher Weise auswirken können. T. KEMP fand — um eine neuere Arbeit zu nennen — 500 Kopenhagener Prostituierte zu einem erheblichen Teil ausgesprochen psychopathisch und mit Psychopathie belastet. 18,6% der Väter waren Trinker und 5% der Schwestern waren auch Prostituierte. Über die Häufung von psychopathischen Charakteren und sonstwie abnormen Anlagen in einem Schweizer Inzuchtgebiet konnte J. MÜLLER im Rahmen einer erbbiologischen Bestandsaufnahme Erhebungen anstellen.

GEELVINK (1907) prüfte 600 Trinker und 100 Gewohnheitstrinkerinnen auf erbliche Belastung hin und fand die letzteren (mit 53%) stärker belastet als die ersteren (mit 44,4%), darunter zahlreiche Psychopathen aller Typen, aber auch viel Schwachsinn. Eine erste Hervorkehrung der pathologischen Erbanlagen vieler Trinker und besonders der Trinkerinnen. — E. STIER (1912) beschrieb bei 5 Mitgliedern einer Familie einen psychopathischen Wandertrieb, der sich auf die Jahre der späteren Kindheit und Pubertät beschränkte und den STIER deshalb auch mit der Geschlechtsreife in Zusammenhang bringt. Diese Beobachtung kann als früher Hinweis darauf gelten, daß die psychopathischen Konstitutionen sich nicht während des ganzen Lebens unabänderlich gleichbleibend zu manifestieren brauchen, daß es auch bei ihnen Entwicklungen, frühe und späte Gipfel des phänotypischen Hervortretens je nach Art der Psychopathie geben kann.

Daß auch die Psychopathien, obwohl sie an sich anlagebedingt sind, ihre *Manifestationszeiten* haben, haben HOMBURGER und andere geschildert, wird aber noch heute oft vernachlässigt. — H. HOFFMANN hat diese Beobachtungen über die „persönliche Entwicklungskurve" des Menschen erbtheoretisch weiter ausgebaut in Ableitung von Experimentalergebnissen GOLDSCHMIDTS über die Vererbung des Geschlechts bei Schmetterlingen und die Genese intersexueller Zwischenstufen. Näher kann hierauf in diesem Zusammenhang nicht eingegangen werden. Jedenfalls führten die Überlegungen H. HOFFMANN zu Erklärungsmöglichkeiten der Tatsache, daß das Individuum in seiner biologischen und damit auch psychischen Struktur keine Konstante darstellt, sondern einer genisch bedingten fließenden Persönlichkeitsentwicklung unterliegt. Diese geht, entsprechend dem heterogenen Erbgut des Menschen von seinen Eltern her, so weit, daß zunächst Erbgut aus der einen Ahnenreihe phänotypisch durchschlagen kann, bis dann im weiteren Verlauf des Lebens psychische Charakter-

[1] Auf diese Zusammenstellung des Schrifttums bis 1912 sei derjenige verwiesen, der sich über die älteren Erblichkeitsuntersuchungen näher informieren will. Da sie mit den heutigen Auffassungen durchweg nicht vergleichbar sind, muß hier auf Wiedergabe im einzelnen verzichtet werden.

seiten anderer Prägung von der gleichen oder der anderen Aszendentenseite her sich äußerlich manifestieren. HOFFMANN zieht hier zunächst den nicht zutreffenden Begriff des Dominanzwechsels für seine Auffassungen heran. Nicht zutreffend insofern, als es sich ja nicht um allele Gene handelt, die ihre Durchschlagskraft ändern. HOFFMANN hat deshalb auch später besser von Erscheinungswechsel gesprochen und läßt schließlich die Auffassung dieser Phänomene ausmünden in eine dynamische (anstatt statische) Betrachtungsweise der Charakterologie. Auch in einer Familienübersicht von S. PETERSEN findet sich bei dem psychopathischen Probanden ein gut herausgearbeiteter Wechsel des Vorwiegens schizoider und cycloider Wesenszüge. KRETSCHMER hat solche „Lebenskurven" psychopathischer Persönlichkeiten in plastischer Schilderung herausgearbeitet, sowohl im Bereich seiner schizoiden wie auch cycloiden Persönlichkeiten (vgl. S. 1096). Ebenso wie Charaktere von innen heraus reifen, und wir es bei diesen als selbstverständlich ansehen, können auch jugendliche Psychopathen — man denke an pseudologische Kinder — ausreifen und sich ausgleichen, während andere — etwa die echten Paranoiker, die Fanatischen, aber auch manche endogen Alkoholsüchtigen — sich erst im späteren Leben als das entpuppen, was sie sind. *Auch die Psychopathien haben* bei aller anlagemäßigen und erbbedingten Verankerung als Typus und als individuelle Erscheinungsform *ihre Prognose,* die, soweit sie durch die Umweltbedingungen beeinflußt werden kann, unsere Erziehung und unser therapeutisches Handeln und — soweit dies unmöglich ist — unsere Abwehrmaßnahmen bestimmt. Darauf wird noch einzugehen sein. Der Zeitpunkt des stärksten Hervortretens psychopathischer Wesenszüge ist erblich in ähnlicher Weise mitbestimmt wie etwa das Manifestationsalter der Schizophrenie, der erblichen Epilepsie oder anderer, nicht von Geburt an erkennbarer Erbleiden, wenn auch bei den Psychopathien Umwelteinflüsse stärker formend eingreifen können.

In diesem Zeitabschnitt der Forschung finden wir also das weite Gebiet der Psychopathien unter klinischen Aspekten *eingeschoben — aber noch nicht eigentlich eingeordnet* — in den bisherigen weißen Fleck der psychiatrischen Karte zwischen psychischer Krankheit und äußerer Unauffälligkeit, d. h. anscheinender Norm. Diese braucht, wie wir heute wissen, mit genotypischer Norm, d. h. mit Unbeschwertheit durch krankhafte psychische Erbanlagen, nicht übereinzustimmen. BLEULER sagt zu diesem Zeitpunkt charakteristischerweise: „Als Psychopathien bezeichnen wir die Masse psychischer Abweichungen vom Normalen, die noch nirgends eingereiht ist und sich hauptsächlich im Grenzgebiet zwischen Gesundheit und Krankheit bewegt. Manche glauben, einen scharfen Begriff mit dem Ausdruck zu verbinden, täuschen sich aber sicherlich." Lediglich KRAEPELIN hob einige Psychopathieformen als erblich besonders durchschlagskräftig hervor, so die hysterischen Störungen, das „Zwangsirresein" und die „geschlechtlichen Verirrungen". Er kennzeichnet die Psychopathien als „umschriebene" Entwicklungshemmungen und rückt sie insofern in die Nähe des Schwachsinns, als er in diesem eine „allgemeine" Entwicklungshemmung sieht. Wir werden ähnliche Auffassungen bei Autoren der jüngsten Zeit, die sich an die Charakterologie von KLAGES anlehnen, wiederfinden.

Erbbiologisch gesehen, war naturgemäß mit dieser Begriffsbegrenzung nicht sehr viel anzufangen, wie man sich ja auch im wesentlichen auf die Vermutung *quantitativer* Erbabweichungen vom gesunden Durchschnitt nach der negativen Seite — bei der Betrachtung irgendwie auffälliger Hochbegabter auch nach der positiven Seite — beschränken mußte. Auch KRAEPELIN, der damals die Grundlagen für unsere heutige Nosologie planmäßig und gewissermaßen voraussetzungslos auf dem Boden empirischer klinischer Ordnungen entwickelte, beließ es im großen und ganzen bei der oben gekennzeichneten Absteckung des Psychopathiebereiches.

Die Einleitung einer neuen und nunmehr fruchtbaren Ära in der genetischen Psychopathieforschung erfolgte von zwei Seiten. Rüdin unternahm (1911) mit seiner Arbeit: „Einige Wege und Ziele der Familienforschung, mit Rücksicht auf die Psychiatrie" den entscheidenden Vorstoß *mit der Forderung einer planmäßigen mendelistischen und mathematisch unterbauten psychiatrischen Erbforschung.* Er gab unter anderem der Vermutung Ausdruck, daß „manche Psychopathien, Entartungs- und Defektzustände" dem dominanten Erbgang zu folgen schienen. Abgesehen davon, daß sich diese Vermutung bestätigt hat, schlug sie die Quelle wichtigster Forschungen an. Von der klinischen Psychiatrie her brachte die Studie von Berze (1910) über die hereditären Beziehungen der Dementia praecox neue Erkenntnisse. Es deutet sich hier der Versuch an, Psychopathen bestimmter Prägung von den endogenen Psychosen her aufzugliedern. Nach Berze ist der von ihm so genannte „abnorme Charakter" oft nichts anderes als ein Ensemble von in geringem Grade ausgebildeten, psychopathischen Erscheinungen, die als Ausdruck der „Praecoxanlage" anzusehen sind. Es wird also hier die Erfahrung der Psychiater, daß sich gerade bei Eltern und Geschwistern Schizophrener (Dementia praecox-Kranker) ein „Maß an Einsichtslosigkeit, Unbelehrbarkeit, Affenliebe, Überempfindlichkeit, Zimperlichkeit und Schrullenhaftigkeit" finde, das weit über das durchschnittliche Maß hinausgehe, eingebaut in ein genetisches System, das diese Charaktere dem Erbkreis der Schizophrenie zuordnet. Auch Bleuler kennt diese Typen und bezeichnet sie (1911) als „latente Schizophrenien", und Medow, der an sich zu ganz abwegigen Erklärungen der Erblichkeitsverhältnisse bei der Schizophrenie kommt, kennt ebenfalls gewisse Psychopathentypen in der Verwandtschaft der Ausgangsfälle.

Übrigens geschah ein ähnlicher Vorstoß von der Seite des Manisch-Depressiven her durch E. Reiss (1919), in dessen Studie „Über die konstitutionelle Verstimmung und das manisch-depressive Irresein" das konstitutionelle charakterliche Milieu dieser Kranken aufgehellt wurde.

In das helle Rampenlicht einer bis heute nicht zum Abschluß gekommenen Diskussion brachte Kretschmer dann diesen ganzen Fragenkomplex durch seine bekannten Untersuchungen zum Konstitutionsproblem, betitelt *„Körperbau und Charakter"*. Obwohl bis heute strittig geblieben ist, ob gerade für die Aufhellung der genetischen Struktur der psychopathischen Charaktere die Konzeptionen Kretschmers in allen Teilen glücklich sind, haben seine Untersuchungen ganz entscheidenden Anteil an den Einsichten, die seither gewonnen werden konnten. Von Kretschmer geht der schöpferische Anstoß dazu aus. Schließlich allerdings versiegte dieser Quell unter dem Eindruck einer — über Kretschmer selbst hinausgehenden — Interpretation, welche die Welt des endogenen psychischen Geschehens in einen schizothymen und einen cyclothymen Erbkreis aufteilte und für die übrigen psychopathischen Erscheinungsformen nichts übrig zu lassen schien.

Die Ideen Kretschmers gehören ihrem Wesen nach zur Erblehre der endogenen Psychosen. Sie können hier nur insoweit kurz umrissen werden, als ihre Problematik zur Durchleuchtung der Psychopathiestruktur unentbehrlich ist.

Es ist am zweckmäßigsten, Kretschmer in einigen wichtigen Ausführungen wörtlich zu folgen, zumal er ohnehin in der Eleganz und Plastizität der Darstellung nicht zu übertreffen ist.

Kretschmer bezeichnet „als schizoid und cycloid die zwischen krank und gesund fluktuierenden *abnormen* Persönlichkeiten, die die psychologischen Grundsymptome der schizophrenen und der zirkulären Psychosen in dem leichteren Grade einer Persönlichkeitsspielart widerspiegeln. Solche schizoiden bzw. cycloiden Typen finden wir zunächst vielfach als präpsychotische Persönlichkeit der Geisteskranken selbst, so dann unter ihren nächsten Blutsverwandten." Wie diese Schizoiden und Cycloiden phänotypisch gedacht sind, erfährt man eindrucksvoll aus der folgenden Gegenüberstellung: „Das was in sprunghaften Krisen und abrupten Launen unserer katatonischen Patienten als Verfolgungswahn, als absurdes System, als verzweifelte Sperrung, als versteinerte Starre, als feindseliger Autismus, Negativismus und Mutismus katastrophal hindurchbricht, *dasselbe Etwas* durchwebt als spiritus familiaris in den verschiedensten Tönungen, in gesunden und psychopathischen Varianten die ganze Sippe von Pedanten und soliden, gewissenhaften Sparern, unstet durchs Leben zuckenden Verstimmten, Erfindern, Sinnierern in ihrer menschenscheuen, zarten Ängstlichkeit, ihrem Mißtrauen, ihrer Schweigsamkeit, ihrer mürrisch abweisenden Menschenfeindschaft.

Kommen wir aus dem psychischen Milieu schizophrener Familien in das der Zirkulären, so treten wir wie aus einem kühlen, verschlossenen Gewölbe in den offenen warmen Sonnenschein. Was den .... zirkulären Familien gemeinsam ist, ist eine gewisse Gutherzigkeit, Wärme und Weichheit des Gemüts, eine aufgeschlossene, gesellige, menschlich-natürliche Art, die bald mehr heiter, frisch und witzig, tätig und umtriebig, bald mehr schwerblütig, weich und still, dort an den hypomanischen, hier an den depressiven Pol des zirkulären Formenkreises in unmittelbarem Übergang sich anschließt."

Eine wahrhaft künstlerische Schau. Es wird zu untersuchen sein, inwieweit sich fester fundierte erbgenetische Schlüsse mit Bezug auf die psychopathischen Charaktere daraus ableiten lassen.

Die Verdünnungen der schizoiden und cycloiden Temperamente, die ja immerhin noch als *abnorm* charakterisiert sind, nach der Seite der Gesundheit hin, werden mit schizothym und cyclothym gekennzeichnet. — Als bekannt vorausgesetzt werden darf hier auch, daß KRETSCHMER seinen seelischen Anlagegruppen gewisse Körperbautypen zuordnet; und zwar die Pykniker den Zirkulären und die Astheniker (und in geringerem Grade die Athletiker und Dysplastiker) den Schizophrenen. KRETSCHMER bringt seine Temperamente in ihren korrelativen Beziehungen in einer Übersicht zur Darstellung, die sich im Beitrag „Körperbau und Charakter" in Band II dieses Handbuches findet.

An *psychopathischen Charaktertypen aus dem cycloiden Bereich* werden von KRETSCHMER hervorgehoben:

1. Der flott hypomanische Typus,
2. der stillvergnügte Typus,
3. der schwermütige Typus

und *aus dem schizoiden Bereich:*

I. Vorwiegend hyperästhetische Temperamente
   1. Der empfindsam-affektlahme Typus (präpsychotisch),
   2. der feinsinnig-kühle Aristokratentypus,
   3. der pathetische Idealistentypus,

II. Vorwiegend kalte und stumpfe Temperamente
   1. kalter Despotentypus (moralischer Schwachsinn),
   2. jähzornig-stumpfer Typus,
   3. zerfahrener Bummler.

Die cyclothymen Durchschnittsmenschen werden von KRETSCHMER unterteilt in die geschwätzig-heiteren, ruhigen Humoristen, stillen Gemütsmenschen, die bequemen Genießer und die tatkräftigen Praktiker; die charakterlich an sich normalen Schizothymen in die vornehm Feinsinnigen, die weltfremden Idealisten, kühlen Herrennaturen und Idealisten, die Trockenen und Lahmen (deren Einzelschilderung aber schon wieder recht pathologisch anmutende Züge hervortreten läßt).

Diese konstitutionelle Typenschau KRETSCHMERs enthielt viel Bestechendes; sie brachte manches von dem, was andere unklar empfunden hatten, in psychologischer Ziselierung in einem abgerundeten System. *Die psychische Welt war, wie gesagt worden ist, zwischen Schizoid und Cycloid aufgeteilt.* Damit auch der Bereich der Psychopathien. Man hatte sich nur noch zu fragen, welche der beiden Wesensseiten bei einem zur Beurteilung stehenden Psychopathen stärker formbildend war, welcher Typ einer Legierung vorlag, oder ob er etwa als reiner Typus dem einen oder dem zweiten Formenkreis zugeteilt werden konnte. Allerdings ist gerade dieses vollständige Aufgehenlassen der Psychopathentypen in die endogenen Erbkreise zuerst Widerspruch begegnet (BOSTROEM, J. LANGE, SCHRÖDER, A. SCHNEIDER u. a.). Eine ausgezeichnete Übersicht über die Stellungnahme der psychiatrischen Kliniker zur Frage des „Schizoids" gibt die Darstellung von K. BERINGER im Handbuch von BUMKE (1932).

Eine wesentliche Stütze erhielt das Lehrgebäude KRETSCHMERs durch die weitgehende Zustimmung BLEULERs und zahlreicher weiterer Psychiater. BLEULER führte die Gedanken weiter. Schizoid ist bei ihm ein Typus psychischen Seins und psychischer Reaktion, der, bei *jedem* (!) mehr oder weniger vorhanden, in seinen krankhaften Steigerungen als Schizophrenie in Erscheinung tritt, in seiner mittleren Ausbildung aber bei den als „Schizoide" bezeichneten Psychopathen auffällt. Den Ausdruck „cyclothym" hält BLEULER für mißverständlich, da ihm in seiner gleichbleibenden Grundform nichts Cyclisches anhafte, und schlägt stattdessen vor, die entsprechenden Charaktertypen als „synton", gleichgestimmt, zusammentönend, zu bezeichnen, was sich auch weitgehend in der psychiatrischen Literatur eingebürgert hat. Die Affektivität der Syntonen klinge nach außen mit der der umgebenden Menschen mit, entspreche den Verhältnissen der Außenwelt, und auch innerlich klängen die aktuellen Gefühle zusammen und die Strebungen seien einheitlich.

Bei den schon von KRETSCHMER geschilderten Temperamentslegierungen handelt es sich nach BLEULER nicht um eigentliche Mischungen, sondern um ein Nebeneinandergehen ohne wesentliche gegenseitige Beeinflussung. Die Frage laute nicht: Manisch-depressiv oder schizophren?, sondern: Inwiefern manisch-depressiv und inwiefern schizophren?

Auch die verschiedenen Psychopathieformen — von ihm unter dem Eindruck der psychoanalytischen Ära auch als „Neurosen" bezeichnet — sieht BLEULER unter diesen Gesichtspunkten an. Er sieht bei ihnen vielfältige hereditäre Beziehungen zur Schizophrenie, allenfalls mit besonderer Stellung oder Entwicklungsstufe im weiten Rahmen des Schizophreniebegriffs. So ist beispielsweise die Hysterie bei BLEULER eine schizoide Reaktion bei gehobenem Selbstgefühl und manieähnlicher Beweglichkeit der Affektivität, wobei die letztere Komponente hereditär auf einen synton-submanischen Typus zurückzuführen sei. Die Neurasthenie sei vielleicht eine schizoide Reaktion bei depressiver Syntonie. Auch TUCZEK fand in Familien, in denen sowohl Schizophrenie wie manisch-depressives Irresein vorkam, gehäuft Psychopathentypen mit „degenerativer Labilität" und einer Neigung zu hysterischen Reaktionsweisen, die er als durch die doppelte Belastung entstanden erklärt.

Welche mendelistischen Vorgänge diesen Verdünnungen der Erbkrankheiten in fließenden Übergängen bis in die allgemeine Norm hinein zugrunde liegend gedacht werden, darüber fehlen zunächst empirische Belege und klarere Formulierungen. Bei BLEULER sprechen noch Vorstellungen über die Vererbung erworbener Eigenschaften mit. Er hält es für denkbar, daß eine durch irgendeinen äußeren Einfluß gesetzte Störung des chemischen Gleichgewichts sich vererbe — und zwar in verschiedenem Grade —, wodurch sich auch die Übertreibungen der Schizoidie bis zur Schizophrenie erklärten.

Bei BLEULER löst sich aber der Begriff „schizoid" trotz der Annahme ihm zugrunde liegender, doch wohl abnormer (da durch Schädlichkeiten entstandener) chemischer Vorgänge ganz von der Vorstellung des Krankhaften, da ja schließlich jeder ohne Ausnahme eine gewisse Dosis Schizoidie mit auf den Lebensweg bekommt. Fehlt sie etwa, so ist dies nach BLEULERs Auffassung ohne Zweifel ein Mangel, denn er sieht das Aktive und Kulturfördernde in der schizoiden Komponente beim Menschen und sagt dies ausdrücklich unter Hinweis darauf, daß die Kulturfortschritte fast ganz von Männern stammten, die allgemein geringere syntone Eigenschaften hätten als Frauen.

Bei diesem Durchgangsstadium der genetischen Psychopathieforschung muß kurz verweilt werden. Liegen die Dinge wirklich so, wie sie KRETSCHMER und BLEULER damals sahen, so liegen auch die erbbiologischen Grundlagen der Psychopathien — wenn auch im Einzelfall nicht exakt greifbar — offen zu Tage: Es wären anzunehmen zwei große psychische Konstitutionskreise, die sich in ihren Zentren zu den endogenen Psychosen, manisch-depressives Irresein und Schizophrenie verdichten, in ihrer Peripherie in die völlige psychische Norm hin ausbreiten, sich dabei überschneiden und die verschiedensten Kombinationen entstehen lassen, die dann in prononzierter Ausprägung des einen oder anderen Ausstrahlungspunktes die unterschiedlichen Psychopathentypen in Erscheinung treten lassen.

Es fehlt in dieser Konzeption die Vorstellung eines grundsätzlich neuen, und zwar krankhaften Prozesses in den extremen Ausprägungen, der erst die Aufstellung und Abgrenzung einer umschriebenen Erbkrankheit rechtfertigen würde. Schizophrenie und manisch-depressive Phasen wären danach lediglich besonders akzentuierte psychische Reaktionsformen, die an sich auch bei jedem psychisch Gesunden vorhanden sind. KRETSCHMER, der inzwischen sein System fester fundiert und durch epxerimentell-psychologische Untersuchungen zusammen mit MAUZ und ENKE — z. B. nach der Seite der viscösen Temperamente der Athletiker — ausgebaut hat, hält auch heute noch grundsätzlich an diesen Auffassungen fest. Er ist der Ansicht, daß die endogenen Erbpsychosen nicht „sprunghaft" auftreten (etwa in Form von krankhaften Mutationen), sondern erkennbar als Varianten der Persönlichkeiten.

Unterlegt man dieser Auffassung mendelistische Vorstellungen — was KRETSCHMER m. W. selbst nicht tut — so lassen sich nur Vermutungen äußern, da exakte Untersuchungen hierüber nicht vorliegen. Eine Möglichkeit wäre die der multiplen Allelie. Die Genabweichung „schizoid" (oder „cycloid") wäre als bei jedem Menschen vorhanden vorzustellen, jedoch interindividuell in stark verschiedenen Mutationsstärken mit der phänotypischen Manifestation von der Schizothymie bis zur schweren Prozeßschizophrenie (und entsprechend im cycloiden Konstitutionsbereich).

Die Gene für Schizophrenie und zirkuläre Psychose (mit den jeweiligen somatischen, körperbaulichen Abweichungen) wären danach auch vorstellbar als Hauptgene, die in ihrer Manifestierung beeinflußt werden durch Nebengene. Sieht man einmal von anderen Störungsmöglichkeiten von Seiten des genotypischen Milieus ab, so könnte, vom präsumptiven Hauptgen für „Schizophrenie" aus gesehen, das Hauptgen (oder die Hauptgene) „zirkuläre Psychose", ein Nebengen darstellen, das die Manifestierung der Schizophrenie bis zur Unerkennbarkeit behindert und umgekehrt. Die Gesamtheit der Nebengene würde dann den Mutterboden darstellen, der entweder der Manifestierung des Hauptgens entgegenkommt oder diese behindert. Etwa die Untersuchungen von MAUZ über die Abschwächung des schizophrenen Prozesses und die Beimischung zirkulärer Züge in somatisch-konstitutionell pyknischem Milieu könnten solche Überlegungen stützen. Zu denken wäre schließlich noch an Poly- oder Homomerie, also an die Beteiligung verschiedener, nicht alleler Gene am Zustandekommen der verschiedengradigen Manifestierungen. Überhaupt ist mit G. JUST zu sagen, daß man sich das Zustandekommen von Konstitutionszusammenhängen als genisch kompliziert gelagert vorzustellen hat.

Wie gesagt, ist diese kurze Darstellung, die nicht mehr als ein Schlaglicht geben soll, abgestellt auf die Auffassungen der KRETSCHMERschen Schule. Sie gelten nicht für andere erbbiologische Forscher und Kliniker, die, etwa wie die RÜDINsche Schule, in der schizophrenen Prozeßpsychose etwas grundsätzlich dem gesunden Menschen Fremdes und Krankhaftes sehen. Von dieser Seite her wird neuerdings — nach langjähriger Annahme von Dimerie bei der Schizophrenie — an ein monomeres rezessives Merkmal mit wechselnder Penetranz gedacht. *Für die Psychopathiefrage ist dies insofern von Wichtigkeit und prinzipiell etwas anderes*, als nach der RÜDINschen Schule, besonders vertreten durch LUXENBURGER, im klaren „Schizoid" in der Erbnähe von Schizophrenen krankhafte, von der Norm eindeutig abweichende Genotypen, nämlich manifestationsbehinderte Schizophrene oder heterozygote Schizophrenie-Merkmalsträger, zu sehen wären. Die Schizothymen aber und solche Menschen, die nach KRETSCHMER als Schizoide imponieren, aber keine im Erbgang erkennbaren Beziehungen zur Schizophrenie haben, würde man vorläufig mit keiner schematischen Rubrizierung vorbelasten dürfen. Davon wird noch des öfteren zu sprechen sein. Erst recht würde der Kreis der zur Schizophrenie genetisch zugehörigen Charakterprägungen eingeengt werden, wenn man LENZ folgt, der die Dominanz der Schizophrenie vertritt und demnach im „Schizoiden“ in der Erbnähe Schizophrener nur einen nicht voll manifestierten Schizophrenen sehen kann.

Auch die Auffassung KAHNS, der für das Zustandekommen der Schizophrenie eine dominante Anlage zum Schizoid (phänotypisch sich in der Form schizoider Psychopathie manifestierend) annahm, zu der eine rezessive, schizophrene Prozeßanlage hinzutreten sollte, ist in diesem Zusammenhang zu nennen. Sie hat in dieser Form allerdings keine weiteren Vertreter gefunden.

Wir brechen hier ab und gehen zu der durch KRETSCHMER und BLEULER geschaffenen Ausgangssituation zurück.

Die Lehren KRETSCHMERS sind bei allem noch heute fortwirkenden Wert, den sie für die klinische und konstitutions-biologisch orientierte Psychiatrie haben, nicht unwidersprochen geblieben. Die Einwendungen kamen von verschiedenen Seiten. Zunächst sind hier zu nennen EWALD und BOSTROEM, die beide daran Anstoß nehmen, daß der schizophrene, doch irgendwie tief organisch fundierte Krankheitsprozeß lediglich eine quantitative Abweichung von der Norm sein sollte. BOSTROEM räumte zwar ein, daß Derartiges für das manisch-depressive Irresein in Frage kommen könne, daß aber die Einteilung aller menschlichen Temperaments- und Charaktereigentümlichkeiten in die beiden Wesensarten schizoid und cycloid nicht erwiesen sei. Beispielsweise sei die hysterische Konstitution von Grund auf anders als die schizoide, wie schon aus dem starken Gegensatz des hysterischen Geltungsbedürfnisses zu dem autistischen Verhalten Schizoider hervorgehe. Ebenso wandte sich J. LANGE nachdrücklich gegen die schrankenlose Ausweitung der vom Krankhaften herkommenden Begriffe in die breite Norm. Um die im Begriff „Schizoid“ liegende Nebenbedeutung der Zuordnung zum Schizophrenen zu vermeiden, schlug BOSTROEM stattdessen in Abgrenzung von „synton“ (BLEULER) die nichts vorwegnehmende Bezeichnung „dyston“ vor, was sich, wie viele Veröffentlichungen zeigen, durchgesetzt hat. Man könne höchstens annehmen, daß die dystone Wesensart weniger widerstandsfähig gegen die Einwirkung eines schizophrenen Prozesses sei, sie sei aber keine Voraussetzung für das Zustandekommen dieser Psychose.

EWALD verbindet seine Kritik, die in gleicher Richtung geht, mit einer neuen Auffassung der Temperaments- und Charaktergrundlagen, die sich in ihrer Klassifizierung psychischer und psychopathologischer Phänomene bewußt von überkommenen psychopathologischen Vorstellungen fernhalten will und an deren Stelle eine Orientierung an den somatischen Grundlagen, d. h. an den Reaktionen des Zentralnervensystems sucht.

Da die EWALDschen Formulierungen schon wegen ihrer hirnphysiologischen Ausrichtung heuristisch von grundsätzlicher Bedeutung für die Fragen der Psychopathie gewesen sind, muß etwas näher darauf eingegangen werden.

Im Gegensatz zu KRETSCHMER, der Temperament und Charakter geradezu synonym behandelt, arbeitet EWALD scharf einen Temperamentsbegriff heraus, den er den übrigen Funktionsbereitschaften der zentralnervösen Substanz gesondert an die Seite stellt.

Das Temperament ist für EWALD der individuell gegebene, von ganz umschriebenen biologischen Vorgängen abhängende *Biotonus*. Von diesem sind auf seiten der Psyche vorzugsweise Intensität, psychisches Tempo und Vitalgefühle bestimmt. Dieser Biotonus hat zeitlebens innerhalb einer geringen Schwankungsbreite eine konstante Höhe.

Die Temperamente lassen zwei Endpole erkennen: 1. Das sanguinische oder hypomanische Temperament mit straffem Biotonus und einer das psychische Tempo beschleunigenden, die anderen psychischen Qualitäten an Intensität steigernden Wirkung; es ist meist verbunden mit lustbetonten Vitalgefühlen und heiterem Stimmungshintergrund. 2. Das melancholische oder depressive Temperament mit entsprechenden negativen Auswirkungen.

In der Mitte liegt 3. das besonnene oder normale Temperament mit durchschnittlichem Biotonus, psychischem Tempo usw.

Temperament ist bei EWALD ungefähr gleichbedeutend der „Triebkraft" in der KLAGESschen Charakterologie, doch geht EWALD, in starkem Gegensatze zu KLAGES, nicht wie dieser von rein psychologisch gewonnenen Begriffen aus. Die *hirnphysiologische* Orientierung EWALDs wird dadurch besonders beleuchtet, daß er eine Lokalisation dieser Temperamentsgrundlagen, der biotonischen Zentren andeutet; er denkt an das Höhlengrau um den 3. Ventrikel, in der Nähe der biologisch verwandten Wärmeregulationszentren unter Mitwirkung des Systems der inneren Drüsen. Überhaupt räumt EWALD der gesamten somatischen Konstitution eine Mitwirkung auf die seelischen Vorgänge ein.

Den Charaktereigenschaften hingegen liegt nach EWALD die individuell gegebene Funktionsbereitschaft des Zentralnervensystems zugrunde, abhängig von dem spezifischen Bau der nervösen Elemente. Von diesem Bau hängt auf seiten der Psyche die Gesamtheit der Triebrichtungen und Reaktionen ab, die im Rahmen der Gesamtpersönlichkeit den angeborenen Charakter ausmachen. Allerdings, und in Unterschied vom Temperament, entfaltet der Charakter seine Anlagen erst während des Heranwachsens und ist insofern nicht konstant. Der Charakter ist es auch, der durch äußere Faktoren, wie Milieu und Erlebnis, modifiziert wird. — EWALD führt nun den Charakteraufbau (hier in begrifflicher Anlehnung an KRETSCHMER) auf wenige psychische Grundeigenschaften zurück: 1. Eindrucksfähigkeit für höhere Gefühlswerte (E), 2. Eindrucksfähigkeit für triebbetonte, an das niedere Ich sich wendende Erlebnisse (Tr), 3. Retentionsfähigkeit für Gefühlswerte (R), 4. Intrapsychische Verarbeitung und intellektuelle Steuerung (I. A.) und schließlich 5. Ableitungsfähigkeit von Erlebnissen (L). In eine Charakterformel gebracht, sehen die Beziehungen bei einem Normalcharakter so aus:

$$\begin{matrix} E_{10} - R_{10} \\ Tr_{10} - R_{10} \end{matrix} \rangle \text{I. A.}_{10} - L_{10}.$$

Die Ziffer 10 kennzeichnet die Durchschnittsintensität jedes Radikals, sie kann nach unten bis 0 abfallen, sich aber nach oben unbegrenzt steigern.

Natürlich werden auch psychopathische Charaktere in diesen Formeln dargestellt. Der empfindsam-affektlahme Typ KRETSCHMERs stellt sich in der EWALDschen Strukturformel beispielsweise dar als

$$\begin{matrix} E_{25} - R_{18} \\ Tr_{12} - R_{18} \end{matrix} \rangle \text{I. A.}_{15} - L_{5}.$$

Es ist hierbei gedacht an einen sehr empfindsamen Jungen, der gleich weinte, wenn man ihn schalt. Vor Kameraden fürchtete er sich, litt unter Hänseleien, wagte aber nicht aufzubegehren. Folgsam, aber initiativelos, sehr schüchtern.

Die Eindrucksfähigkeit des Empfindsamen ist naturgemäß hoch; hoch aber auch die Retentionsfähigkeit, die dazu führt, daß alles innerlich verarbeitet wird. Sehr gering ist die Ableitungsfähigkeit. Das Temperament wird daneben besonders charakterisiert. — Auf weitere Beispiele muß hier verzichtet werden. Die Formeln sind natürlich recht farblos und ersetzen die Persönlichkeitsschilderung des einzelnen gerade bei Psychopathen in keiner Weise. Es liegt wohl auch in der Abneigung der Psychiater, ihre Befunde in ein Schema zu zwängen, daß diese Charakterformeln kaum von anderen Autoren übernommen worden sind.

Dennoch hat EWALD bei seinen Charakteranalysen den nicht zu unterschätzenden Vorteil der Ausgangsstellung von biologischen Vorgängen aus. Er denkt dabei ausdrücklich an ein Zuordnungsverhältnis der psychischen Grundradikale zu bestimmten lokalen Hirnstellen und verweist z. B. bezüglich der Eindrucksfähigkeit für Gefühls- und Trieberlebnisse auf die Beziehungen zur Erregbarkeit bestimmter Stammhirnapparate (Thalamusgegend bzw. Medulla oder zentrales Höhlengrau), während die intellektuelle Steuerung der Hirnrindenfunktion entspreche. Zwar wird man dem KRETSCHMERschen Charakter- und Konstitutionsschema auch seine biologische Fundierung in keiner Weise absprechen können. Was aber die EWALDsche Auffassung ganz grundsätzlich unterscheidet, ist *die bewußte Vermeidung einer Zuordnung zu den endogenen Psychosen und ihre sehr viel engere Anlehnung an das Somatische,* insbesondere an die Hirnphysiologie. Die schizoiden Temperamente KRETSCHMERs sind für

EWALD nichts anderes als „ausgeprägte Charaktere" oder, nach der pathologischen Seite hin, Charaktere, deren einzelne Elemente untereinander in irgendeiner Form disharmonieren. Die cycloide Seite KRETSCHMERS läßt EWALD im wesentlichen in die Temperamentsäußerungen aufgehen, wie er denn auch im manisch-depressiven Irresein eine Temperamentspsychose sieht. Die Charakterradikale haben hier mehr eine pathoplastische Bedeutung.

Erbbiologisch gesehen bedeutet das selbstverständlich auch eine ganz wesentlich andere Ausgangsstellung. Es würde hier zu prüfen sein, ob und in welcher Weise die Unausgeglichenheiten im Charaktergefüge sich vererben, inwieweit sie durch Umweltreize prägbar sind oder nicht, in welchen Beziehungen sie zu erblichen, organisch greifbaren Hirneigentümlichkeiten stehen. Und erst in zweiter Linie wäre zu prüfen, ob bestimmte Charakteranomalien vielleicht in erblichen Beziehungen zu den endogenen Psychosen stehen. Die eine Fragestellung schließt die andere nicht aus; aber die Ausgangsposition ist auch erbbiologisch gesehen ganz verschieden. Lediglich die konstitutionell hypomanischen und depressiven Charaktere werden von beiden Forschern in fließender Beziehung zum manisch-depressiven Formenkreis belassen, wie denn überhaupt Anhaltspunkte dafür, daß hier etwa ein krankhafter fremdartiger Prozeß in das psychische Geschehen eingriffe und die Erkrankten scharf von den Gesunden trennte, sich nicht so aufzeigen lassen wie beim schizophrenen Formenkreis. Andererseits — davon wird noch zu sprechen sein — hat sicher nicht jedes hypomanisch anmutende Temperament genetische Beziehungen zum manisch-depressiven Irresein.

In wohl noch stärkerem Maße als EWALD hat KLEIST eine hirnbezogene Aufteilung der psychopathischen Charaktere entwickelt.

KLEIST wandte sich in einem Referat, in dem diese Fragen in eindeutiger Sprache erörtert werden, gegen überkommene Vorstellungen, daß man mit allen Fortschritten der Herdpathologie des Gehirns nur in den „Vorhof" der Seele eindringen könne, daß aber der Bereich der reinen Psychiatrie der nur psychologischen Durchdringung vorbehalten bleiben solle. Er ist der Auffassung und vertritt sie entsprechend seiner ganzen Arbeitsrichtung mit Nachdruck, daß nicht nur die Erkrankungen mit grob nachweisbaren Hirnstörungen, sondern auch die sog. funktionellen Psychosen ebenso wie die Psychopathien organische Gehirngrundlagen haben. KLEIST ist der Exponent der *neurologischen Forschungsrichtung in der Psychiatrie,* die auch die endogenen Psychosen, insbesondere die Schizophrenie und deren Einzelsyndrome (beispielsweise die katatonen Bewegungsstörungen und den Sprachzerfall) unter hirnlokalisatorischen Gesichtspunkten einzuordnen sich bemüht. Hinsichtlich der Ichstörungen, in die auch unsere psychopathischen Charaktere in ihrem Wesenskern einzureihen sind, gehen diese Bemühungen auf REICHARDT zurück, der — und mit ihm KLEIST — „den Sitz des Ichs" in den Hirnstamm verlegt. KLEIST kommt mit anderen zu der Überzeugung der Notwendigkeit einer „strukturellen Psychologie", welche ihre Beobachtungen in ein den Gehirngrundsätzen entsprechendes System einordnet und lehnt Psychologien, denen jede Beziehung auf das Hirn fehlt, strikte ab. In logischer Weiterführung älterer Anschauungen der Psychiater MEYNERT, STRANSKY und vor allem WERNICKE nimmt KLEIST einen dreistöckigen Aufbau des Ichbewußtseins an:

zu unterst: Somatopsyche (vegetatives Ich) im Höhlengrau des 3. Ventrikels,
darüber: Thymopsyche (Affektivität),
und zu oberst: Autopsyche (Charakter);
letztere beide im Thalamus und Pallidostriatum lokalisiert zu denken.

Im Temperament sieht auch KLEIST, ähnlich wie EWALD, etwas Funktionelles, nicht an Gewebsstrukturen Gebundenes. KLEIST kommt von dieser Basis aus auch zu *Aufteilungen der psychopathischen Erscheinungsformen,* der Pathologie des Ich-Bewußtseins, wie er sich ausdrückt, und sieht z. B. in den hysterischen Menschen solche, die einen Defekt in der *Somatopsyche* haben, mit einer reaktiven Labilität in diesem Felde. Daher komme es zu ihren ständigen Ausstrahlungen der Gemütsbewegungen und der sittlichen Konflikte ins Körperliche und Vegetativ-Nervöse. Auch die triebhaften, impulsiven und sexuell abnormen Psychopathen gehörten zu diesen somatopsychisch Mißbildeten.

Auf *thymopsychischem* Gebiet lägen die Mängel der Stimmungslabilen, der habituell Ängstlichen, der Zornmütigen und Gemütlosen. Hier zugeordnet seien die motorischen Anlagen der Grazie und der Plumpheit, der Filmdiva und des Tollpatsches.

Anlagemängel in der *Autopsyche* schreibt KLEIST schließlich den Menschen mit Ausfällen und Abartigkeiten in den sittlichen Gesinnungen zu und nennt hier die Mitleidlosen (die allerdings von den thymopathischen Gemütlosen schwer abtrennbar sein werden), die Selbstsüchtigen, die Haltlosen, die Süchtigen (die auch sehr wohl somatopsychisch — Stoffwechselzentren! — geschädigt sein könnten), die Zwangskranken (die aber auch nahe Beziehungen zu den sexuell Abnormen haben), die Psychopathen mit labilem Persönlichkeitsbewußtsein (schwer zu trennen von manchen Hysterischen), die Expansiven und Kleinmütigen (von denen schwer einzusehen ist, warum sie nicht auch Thymopathen sein könnten). Ich habe schon durch die eingeklammerten Zusatzbemerkungen zu kennzeichnen gesucht, daß einer klaren Aufteilung der Psychopathien nach diesem Schema Schwierigkeiten entgegenstehen, daß zum mindesten völlig fließende Übergänge zwischen den drei Ichstockwerken und gleichzeitige Beeinträchtigung aller in manchen Fällen angenommen werden müßte.

Gleichwohl hat die KLEISTsche Typologie gerade für den psychiatrischen Kliniker, der nie vergißt, daß er es auch bei den psychopathischen Wesenszügen mit Hirnanlagen und -reaktionen zu tun hat, und vor allem auch für den Erbbiologen, der die phänotypischen Erscheinungsformen auf genbedingte Somaveränderungen zu beziehen gewohnt ist, sehr viel Befriedigendes. Sie würde noch befriedigender sein, wenn unsere hirnphysiologischen und -pathologischen Kenntnisse der Kühnheit der KLEISTschen Konzeptionen kongruent wären. Leider ist das noch nicht der Fall. Immerhin kann heute schon auf manches verwiesen werden — nicht zuletzt dank KLEISTS langjähriger planmäßiger Forschungsarbeit und der von ihm überall hingehenden Anregungen —, was seine Lehre weithin stützt.

Das Stamm- und Zwischenhirn, auf das sich KLEIST bezieht, ist spät in den Arbeitsbereich der Klinik getreten. Wesentliche Erkenntnisse verdanken wir erst der Durchforschung der Encephalitis epidemica.

Den ersten wesentlichen Hinweis hierauf verdanken wir BONHOEFFER, der bei der Erörterung der neu zur Beobachtung kommenden, sehr *psychopathieähnlichen Wesensveränderungen encephalitischer Kinder* mit aller Kritik zu dem Schluß kommt, daß es nahe liege, hier an das Ergebnis einer gestörten Konkordanz zwischen neencephalen und paläencephalen Hirnteilen zu denken. Und weiter sagt BONHOEFFER, die Bilder ergäben insofern noch eine besondere Perspektive, als sich greifbarere Vorstellungen in bezug auf pathogenetische Beziehungen bestimmter psychopathischer Konstitutionen und ihrer Lokalisation ergäben.

Von Gegnern einer „Psychopathielokalisation", vor allem von charakterologischer Seite her, ist immer wieder betont worden, daß die Charakterstörungen der encephalitischen Kinder sich von angeborenen Charaktermängeln durch viele Einzelzüge wesentlich unterschieden. An sich ist dies z. B. hinsichtlich der von THIELE herausgehobenen Drangzustände sicherlich richtig, aber doch kein unbedingt stichhaltiger Gegeneinwand, da ja auch die Art des pathologischen Prozesses eine ganz andere ist. Bei der Encephalitis sind es schwere entzündliche Veränderungen, bei der erblichen Psychopathie könnten es lediglich strukturell kaum faßbare Abweichungen sein. Wenn trotzdem so wesentliche Übereinstimmungen bestehen, ist dies eigentlich um so bemerkenswerter. Aber noch andere, sonst den Psychopathien eigentümliche Syndrome, sind uns als von organischen Stammhirnerkrankungen herrührend bekannt geworden. So etwa von den endogenen, nur durch organische Begleitsymptome unterscheidbare Zwangszustände, die auch H. HOFFMANN in seinem Referat über das Wesen der Zwangsneurosen Veranlassung geben, auf die Möglichkeit einer organischen Grundlage für diese Störungen hinzuweisen. Neuauftretende sexuelle Triebanomalien bei bis zur Encephalitis sexuell Unauffälligen sind nichts ganz Seltenes, und manche der von Encephalitikern gebotenen motorischen Äußerungsformen sind so stark affektiv gesteigert, daß sie oft lange, gelegentlich bis zum Tode an diesem Hirnprozeß als hysterische Mechanismen verkannt werden.

Das Beobachtungsmaterial reichert sich, befruchtet durch die Encephalitiserfahrungen, weiter an. Ähnliches ist aus dem Bereich der *Chorea Huntington* und anderer Stammhirnerkrankungen bekannt geworden (KEHRER: Choreopathie), so daß schon durchaus eine gut begründete Berechtigung besteht, in manchen Fällen von „organischen" Psychopathien zu sprechen.

Es war also notwendig, etwas näher auf diese Forschungsrichtung einzugehen, da sie gerade für erbbiologische Fragestellungen einen sehr fruchtbaren Boden und eine verhältnismäßig gesicherte Ausgangsposition darstellen kann, besonders dann, wenn die klinische Forschung noch mehr zur exakten Kenntnis der Lokalisation der psychischen Funktionen beigetragen haben wird.

Die Notwendigkeit der Berücksichtigung phylo- und ontogenetischer Hirnvorgänge als Grundlage der psychischen Vorgänge und deren naturgegebener „Schichtung" hat auch in einer ganzen Reihe weiterer Persönlichkeitsanalysen ihren Niederschlag gefunden. EDINGER unterschied hinsichtlich der Beziehungen der vergleichenden Anatomie zur vergleichenden Psychologie bereits palä- und neencephale Reaktionen. F. KRAUS traf seine bekannte Aufteilung in Tiefen- und corticale Person. Auch v. MONAKOWS komplizierter, biologisch-somatischer Aufbau der Persönlichkeit ist hier zu nennen. Die „Schichttheorie" H. HOFFMANNS, die dieser neuerdings als besondere philosophisch-biologische Anschauungsform von Natur- und Lebensvorgängen aufgebaut hat, verwendet ebenfalls insofern hirnanatomische Erfahrungen, als die horizontale Schichtung als Ergebnis phylo- und ontogenetischer Vorgänge (Hirnreifestadien) gedacht ist; eine hinzukommende vertikale Schichtung kompliziert jedoch das System derart, daß sich — wie H. HOFFMANN übrigens selbst betont — pathogenetische Schlüsse daraus nicht ziehen lassen. Es ist deshalb unnötig, die vorliegende Darstellung der erbbiologischen Grundlagen mit einer Auswertung der an sich heuristisch wertvollen Gedanken HOFFMANNS zu beschweren. — Neuerdings dringt übrigens auch in die beschreibende, geisteswissenschaftlich orientierte Psychologie der biologische Geist mit Macht ein, wie die Schrift von E. ROTHACKER über die Schichten der Persönlichkeit zeigt. ROTHACKER wendet sich mit Schärfe gegen die traditionelle Aufzählung der seelischen Grundfunktionen des Menschen, wie Empfindung, Vorstellung, Denken, Fühlen, Wollen, in einer Form, die die Vorstellung erwecke, als ob diese nacheinander auf einer Ebene lägen. Er setzt an deren Stelle eine biologisch begründete Schichtung mit einer untersten vegetativen und emotionalen Schicht und überlagernden Personenschichten, wobei ausdrücklich Anlehnung an phylo- und ontogenetische Erkenntnisse über den Hirnaufbau (DE CRINIS, F. KRAUS u. a.) erfolgt.

Alles das sind Ansätze in der psychologischen Forschung, die auch für erbbiologische Fragestellungen fruchtbar werden können und aus diesem Grunde hier registriert seien. Dies gilt auch für die psychologischen Typen von E. R. JAENSCH, die sich bisher für die Erbpathologie der Psychopathien noch nicht als verwertbar erwiesen haben.

Gelingt es der Klinik — vielleicht gemeinsam mit der Histopathologie — hirnorientierte Charakterradikale zu isolieren und zu sichern, so würden wir in der Erbforschung nicht mehr abhängig sein von ständig wechselnden und die Hirnforschung zum Teil negierenden psychologischen Systemen, sondern würden auch in der Psychopathieforschung Erbkomplexe verfolgen können mit ähnlicher Bestimmtheit, wie wir das heute etwa bei der Chorea Huntington bereits können. Die Vorteile solcher biologischen Fundierung der Charakteranomalien wären evident. Allerdings sind gegenüber den verständlichen Bestrebungen, Einzeleigenschaften zu isolieren, gewisse Einschränkungen am Platze, die G. JUST in besonders klarer Weise formuliert hat. JUST sieht darin nur eine Behelfsmethodik. Keineswegs könne die Beziehung zwischen Erbanlage und (psychischer) Eigenschaft so verstanden werden, als ob von der ersteren zur letzteren gewissermaßen eine gerade Linie führe, indem sich aus der Anlage eben das Fertige entwickle. Die Erbanlagen entfalteten sich nicht isoliert, sondern in lebendiger Zusammenwirkung mit den übrigen Erbanlagen; was aus ihnen werde, werde von der Erbanlagengesamtheit bestimmt. Erbanlagen seien potentielle Energien, und in lebendiger Auseinandersetzung des Anlagegefüges mit den — teils hemmenden, teils fördernden — Kräften der Umwelt forme sich das Individuum.

Man wird diese Erinnerung an das tatsächliche, in jedem Falle das ganze Individuum ergreifende Erbgeschehen im folgenden ständig vor Augen haben müssen, auch wenn — in gleichsam abgekürzter Form — die Ausführungen auf Einzelmerkmale und bestimmte Charakterkomplexe abgestellt sind.

Lokalisationsversuche nach dem Vorgange KLEISTs und auch EWALDs sind für JASPERS und andere Forscher, die von der Hirnforschung exaktere Belege für Arbeitshypothesen verlangen, „Hirnmythologie". Sie wenden sich deshalb den *Ergebnissen der reinen Charakterforschung* zu und versuchen von dieser Seite her Licht in den Erbgang der Psychopathie zu bringen. Hier finden sie die biologische Lücke in unseren Kenntnissen ersetzt durch scharfsinnige Gedankengebäude und vermissen daher dann gar nicht weiter die fehlende Beziehung dieser psychologischen Systeme zum Gehirn.

Es wäre übrigens grundfalsch, etwa den Wert der Charakterforschung für die Aufhellung der klinischen und hereditären Grundlagen der Psychopathien leugnen oder auch nur verkleinern *zu wollen.* Es ist im Gegenteil so, daß wir ganz wesentliche Erkenntnisse der Charakterologie verdanken, und es hat sich bisher noch kaum ein Einteilungsprinzip bei den Psychopathien als brauchbar erwiesen, das sich nicht an charakterologischen Begriffen orientierte. Auch KLEIST und EWALD lehnen ja Begriffe charakterologischer Herkunft keineswegs ab. Sie fordern nur, und das ist für den Kliniker und Erbbiologen sehr verständlich, daß die Beziehung zum Hirn nie fehlen darf. Daß dies den rein geisteswissenschaftlich orientierten Charakterforschern selbst nicht liegt, daß es ihnen fremd ist, dürfen wir ihnen nicht übelnehmen. Der Kliniker ist hier berufen, die rechte Verbindung zum lebendigen und vor allem zum abartigen Menschen herzustellen.

Es kann hier nicht meine Aufgabe sein, die Verwendbarkeit verschiedener charakterologischer Systeme für die Klinik und ihre Geeignetheit für die Offenlegung von Erbvorgängen zu prüfen. Entsprechende Ausführungen finden sich in dem Beitrag von STUMPFL.

Eine Charakterologie hat vor allen anderen Eingang in die psychiatrische Klinik gefunden, nämlich die schon mehrfach erwähnte Charakterkunde von L. KLAGES. Die Anlehnung an KLAGES ist sehr verschieden eng. Manche Autoren verdanken ihm nur gewisse Anregungen hinsichtlich Klärung und Formulierung der Begriffe; andere aber folgen ihm ganz. Besonders in der modernen Zwillingsvergleichung haben sich Abgrenzungen nach KLAGES sehr eingebürgert in der Erwartung, auf diese Weise näheren Einblick in das Ausmaß und den Akzent der Konkordanz- und Diskordanzverhältnisse zu bekommen. *Eine solche uneingeschränkte und bedingungslose Gefolgschaft ist nicht ohne ernste*

Gefahren für die klinische und erbbiologische Forschung. Klages ist reiner Geisteswissenschaftler, schaltet jede Beziehungsetzung zum Gehirn bewußt aus und baut sein System des Charakters auf einer intuitiv gewonnenen Gliederung der psychischen Vorgänge auf. Irgendeine Gewähr dafür, daß die von Klages gefundenen Charaktergrundzüge funktionellen Einheiten entsprechen, besteht also nicht. Da wir aber annehmen dürfen, daß erblich überkommene psychische Eigenarten sich in bestimmten Hirnfunktionen und -reaktionen manifestieren, entsteht hier eine Lücke zwischen psychologischer Deutung und hirnphysiologischer Prämisse, die sich schwer überbrücken läßt. Kleist vergleicht den Kliniker, der sich der reinen, vom Biologischen losgelösten Psychologie anvertraut, einem Schiffer, der ohne Kompaß, Karten und Signale unter einem sternenlosen Himmel sein Schiff zu steuern sucht.

Dennoch hat sich die Psychologie von Klages als Mittel der Orientierung, Beschreibung und gegenseitigen Verständigung bewährt. Sie hat im Kapitel der Vererbung des Charakters eine eingehende Würdigung erfahren. Hier sei nur das Wesentliche kurz erörtert.

Klages unterscheidet drei Zonen oder Bezirke des Charakters, die unbeschadet ihrer Zusammenhänge gesondert zu beachten sind: *1. den Stoff* oder das Insgesamt der persönlichen Gaben (des Verstandes, des Gefühls, des Willens), *2. das Gefüge* oder das Insgesamt der Anlagen des persönlichen Mediums, das die Verlaufsform der inneren Vorgänge bestimmt. Hierher gehört das Temperament, die Schnelle und Langsamkeit des Handelns; *3. die Artung* oder das Insgesamt der persönlichen Triebfedern oder Gefühlsanlagen. Es sind die Richtungen, in denen sich die vorhandenen Kräfte entfalten.

Es fragt sich nun, inwieweit sich diese Charakterteilanlagen mit den Erfahrungen der Klinik und unseren Vorstellungen über das Erbgeschehen in Einklang bringen lassen. Bei der Besprechung der Befunde bei psychopathischen Zwillingen wird davon noch zu sprechen sein.

Es fällt zunächst auf, daß das „Gefüge" nach Klages wesentliche Übereinstimmungen mit dem klinischen — vor allem dem Ewaldschen — Temperamentsbegriff hat, und daß hier auch die Möglichkeit besteht, biologisch etwas Einheitliches und Greifbares darin zu sehen.

„Stoff" und „Artung" lassen sich nicht ohne starken Zwang in biologisch orientierte Charakterdeutungen einordnen, wenn auch Einzelzüge sich gemeinsam gruppieren lassen, wie das selbstverständlich ist, da ja Biologen und Charakterologen schließlich das gleiche seelische Geschehen beobachtet, nur verschieden gedeutet haben.

Ein wesentlicher Unterschied gegenüber der biologischen Auffassung liegt auch darin, daß Klages unter Charakter die Gesamtheit der psychischen Funktionen einschließlich der intellektuellen Anlagen versteht, während in der Psychiatrie die intellektuellen Anlagen im allgemeinen gesondert betrachtet werden, wenn auch von manchen Forschern nur noch „übereinkunftsgemäß", d. h. ohne innere Überzeugung; modifikatorische Wirkungen des Intellekts auf den Charakter werden jedoch allgemein angenommen.

Die Sonderstellung des Intellekts in der klinischen Psychiatrie hat ihre guten Gründe. Man sieht in ihr den Ausdruck von Großhirnrindenfunktionen, die entweder in einzelnen Sparten (Partialdefekte) oder allgemein Defekte aufweisen können, während im Charakter im engeren biologischen Sinne die Funktionen anderer Hirngebiete in Zusammenwirkung mit der Rinde gesehen werden. Dem klinischen Empfinden widerspricht es, im angeborenen Schwachsinn lediglich eine Charakterschwäche zu sehen, ohne ihn prinzipiell unterscheiden zu müssen, etwa von den Auffälligkeiten eines begabten pseudologischen Psychopathen. So aber kann Klages doch nur verstanden werden, daß nämlich beim Imbezillen die Auffälligkeiten mehr im Bereich des Stoffes, beim Pseudologen mehr in dem der Artung und des Gefüges liegen.

Gerade erbbiologisch gesehen, sind die obigen kurzen Überlegungen von großer Wichtigkeit. Es wird zu zeigen sein, in welchem Maße die bisherige Erbforschung bei der Bearbeitung von Psychopathiefragen charakterologisch gewonnene Leitsyndrome zugrunde gelegt hat, und in welchem Umfange die erbbiologischen Fragestellungen dadurch befruchtet wurden.

Die charakterologische Richtung in der Psychiatrie hat es unternommen, den Psychopathiebegriff aufzulösen in der Überzeugung, auf diese Weise den genetischen Radikalen der Charakterstrukturen näher zu kommen. SCHRÖDER und mit ihm H. HEINZE sind an erster Stelle zu nennen. Wir verdanken den beiden Forschern psychologische Studien an charakterabnormen Kindern. Der kindliche Charakter ist als Studienobjekt ja vielleicht auch in besonderem Maße geeignet, die Dinge einfacher zu sehen und die Grundelemente zu erfassen.

SCHRÖDER und HEINZE kommen zu dem Ergebnis, daß der Begriff Psychopathie nur ein vorläufiger gewesen sei, den man kaum noch gutheißen könne. Er solle gewöhnlich alle diejenigen Abartigkeiten vom Durchschnitt erfassen, die nicht eine einfache intellektuelle Schwäche darstellten. Dieser vorwiegend negativ bestimmte Sammelbegriff habe allmählich seine Bedeutung verloren; es komme nicht auf den Grad, sondern auf die Art der Abweichung an. Trotz enger Anlehnung an die Charakterlehre von KLAGES und an andere psychologische Systeme ist die Ausgangsposition SCHRÖDERs eine ärztlich-naturwissenschaftliche, im Speziellen psychiatrische; er läßt auch biologischen Erkenntnissen wie der phylogenetischen Entwicklungsgeschichte des Seelischen bei der Betrachtung von Intellekt und Charakter eindeutig Raum. Die Befunde sind ihrem Ursprung nach orientiert an Beobachtungen seelisch Abartiger. Eine lediglich gedanklich-konstruktive Betrachtungsweise wird ausdrücklich abgelehnt. Auf der anderen Seite erfolgt aber auch eine negative Bewertung einer hirnanatomischen Fundierung der Erforschung des Psychisch-Ungewöhnlichen im Bereich des noch Charakterologischen. „Für die Charakterologie ergibt sich aus diesen Feststellungen und Lehren nichts.“ Aber auch für die Zukunft wird wenig von dieser Richtung her erwartet. Nicht ganz so schroff, doch im ganzen gleichfalls negativ wird die Aussicht gewertet, in der Art KRETSCHMERs eine Charaktertypologie aufzustellen, die sich an die derzeitig gültigen, großen psychiatrischen Krankheitsgruppen anlehnt; zum mindesten für den kindlichen Charakter wird der Wert gering eingeschätzt.

SCHRÖDER geht (mit HEINZE) somit einen selbständigen Weg, der gerade auch von erbbiologischen Aspekten her Beachtung verdient, zumal hier der Versuch vorliegt, möglichst selbständige Seiten des Charakters aus den psychischen Gesamtvorgängen herauszuschälen, „genische Radikale“ im Sinne HOFFMANNs.

Dabei betont SCHRÖDER jedoch eindringlich, daß es falsch wäre, die herausgehobenen Seiten des Psychischen isoliert zu betrachten, daß an jeder seelischen Leistung alle Seiten des Seelischen beteiligt seien. Und auch in den von HEINZE gegebenen eindrucksvollen Beispielen zeigt sich mit Regelmäßigkeit, daß die hervorgehobene Abweichung nie völlig abgesondert greifbar ist, sondern sich mit den übrigen Qualitäten des Charakters eng verquickt.

Streng abgelehnt wird schließlich, in den Abweichungen vom Durchschnittscharakter etwas im Kern Krankhaftes oder Wesensfremdes zu sehen. Alle Wesenszüge der abartigen Kinder könne man — nur eben quantitativ ausgewogen — auch bei jedem charakterlich unauffälligen Kinde finden.

Welches sind nun die von SCHRÖDER auf dem Boden dieser theoretischen Grundlagen, aber auch auf Grund großer psychiatrischer Kenntnis der Kinderseele, gewonnenen „Seiten und Richtungen des Seelischen“?

1. *Verstand,* die intellektuellen Anlagen.

2. *Gemüt.* Ein wesentliches Kernstück der Schröderschen Typologie. Gemeint ist etwas, wofür die deutsche Sprache eigentlich keine ganz zutreffende Bezeichnung hat. Der griechische Begriff „Agape“, also etwa Menschenliebe, Gemeinschaftsgefühl, Altruismus, Mitgefühl, Anhänglichkeit umreißt nach Schröder das Gemeinte am besten. Gemüt kann quantitativ sehr verschieden entwickelt sein. Am schwächsten ist dies der Fall bei den „gemütsbaren“ Kindern, die weder Anhänglichkeit an Menschen, noch — was besonders kennzeichnend ist — an Dinge erkennen lassen, rücksichtslos und grausam zerstören. Da Gemüt die notwendige Vorbedingung für ein Gemeinschaftsleben ist, stehen diese Kinder außerhalb der Gemeinschaft und erweisen sich praktisch als unerziehbar. Sie stellen einen Teil der Typen, die unter „moral insanes“ zusammengefaßt werden.

3. *Halt.* Haltlosigkeit steht gegenüber der Haltstärke, die auch Kinder schon charakterlich besonders geprägt erscheinen läßt und sich in geringer Beeinflußbarkeit äußern kann.

4. *Phantasie*; von sachlicher Nüchternheit bis zum beängstigend phantastischen Fabulieren und Lügen.

5. *Geltungsstreben*; an sich bei jedem Kinde irgendwie entwickelt, gesteigert aber dann bis zur Geltungssucht.

6. *Antrieb*; etwa sich deckend mit dem Ewaldschen Temperamentsbegriff: Lebhaftigkeit, Beweglichkeit, Aktivität, Schwung, psychisches Tempo.

7. *Gefühle, Stimmungen*; die Grundstimmungen gehen von Fröhlichkeit zur Traurigkeit; die Gefühle wechseln mit den zugehörigen Erlebnissen, bilden Sekundärkurven auf der weitschwingenden Kurve der Stimmungen.

Schon für Phantasie und Geltungsstreben läßt Schröder offen, ob es sich hier um letzte, nicht aufteilbare Gegebenheiten handelt. Gleiche Einschränkungen gelten wohl für

8. das motorische Verhalten;

9. die Triebe, insbesondere beim Kinde. Der Begriff ist hier eingeengt gemeint auf die Vitaltriebe, Nahrungs- und Sexualtrieb.

10. Wollen (Wille) geht schon zum Teil im Begriff des Haltes auf.

Die Betrachtungsweise Schröders ist, wie man sieht, keine genetische, vielmehr eine beschreibende in enger Anlehnung an die klinische Erfahrung und unter kritischer Nutzanwendung charakterologischer Radikale.

Darüber, wie sich die aufgezeigten Charakterabartigkeiten im Erbgang verhalten mögen, spricht sich Schröder in kritischer Beschränkung nicht im einzelnen aus. Daß sie im Grunde endogener Herkunft sind und durch erzieherische Beeinflussung nur in ihren Auswüchsen beschnitten werden können, steht außer Zweifel. Schröder selbst sieht in der Erbbiologie eines der wichtigsten Ziele und eine wesentliche Grundlage für die Charakterforschung. Besonders leicht im Erbgang verfolgbar erscheint ihm die charakterliche Teilerscheinung der Haltlosigkeit. Andererseits weist Schröder auf die Beobachtung hin, daß Charaktereigenschaften im Erbgang durch andere überdeckt und abgeschwächt werden können. Der etwa durch viel Geltungssucht, reiche Phantasie, viel Antrieb und wenig Gemüt gekennzeichnete „Hochstapler“ könne z. B. infolge charakterlichen Einschlags vom Ehepartner her Kinder mit weniger grober Geltungssucht und mehr Gemüt haben, die dann etwa Künstlernaturen repräsentieren. — In den plastischen, kasuistischen Analysen Heinzes wird die Erblichkeit belegt durch den Nachweis ähnlicher Charakterabweichungen in der engsten Blutsverwandschaft besonders der Gemütlosen, Haltlosen und Geltungsbedürftigen. Allerdings tritt hier schon recht deutlich die Schwierigkeit zutage, die an Kindern gesehenen Charakterzüge etwa in gleicher Reinheit oder Mischung bei den erwachsenen Blutsverwandten wiederzufinden. Es zeigt sich vor allem auch, daß die Charakterabartigkeiten nicht notwendig Dauerzustände sind, daß Ausreifung erfolgt (gutes Beispiel: Vater in Beobachtung 5 von Heinze) und der Nachweis der Erblichkeit bei mangelhaften Persönlichkeitsschilderungen und Mangel objektiver Unterlagen dadurch sehr erschwert wird.

An anderer Stelle geht Heinze etwas näher auf die Erblichkeitsverhältnisse bei den gemütsbaren Kindern ein. Bei einzelnen fand sich schwere Belastung mit charakterlich abartigen Eltern und Verwandten; gelegentlich konvergente Belastung mit Gemütsarmen, auch sonst trat Kaltherzigkeit und Gemütsarmut in der Erbnähe solcher Kinder in Erscheinung.

Bei den lediglich ethisch verkümmerten und auf Grund von Vernachlässigung und Lieblosigkeit der Erzieher gemütlich abgestumpften Kindern erschien die Erbmasse schwer durchdringlich. Sie waren oft außerehelich geboren. Manche der Väter waren als charakterlich abnorm geschildert, aber auch die Mütter zeigten nicht selten ungenügendes mütterliches Gefühl.

HEINZE räumt aber in diesen letzten Fällen trotz des nicht seltenen Nachweises der Belastung mit Gemütsarmut der Milieuwirkung auf die Kinder wesentlichen Einfluß ein.

Diesen „ethisch Verkümmerten" im Sinne HEINZES entsprechen wohl die gemütlosen Kinder, die F. KRAMER und RUTH V. DER LEYEN katamnestisch verfolgten. Auf Grund günstiger Entwicklung vorher prognostisch ungünstig Beurteilter kommen sie zur Annahme einer abnormen Anlage, die nur unter bestimmten äußeren Bedingungen zu brutal-egoistischem Verhalten führt.

Die Aufgliederung psychopathischer Erscheinungskomplexe in Charakterradikale nach der Art SCHRÖDERS kommt an sich den Bedürfnissen der Erbforschung sehr entgegen. Wir finden deshalb überall da, wo ernsthaft eine Analyse der erblichen Grundlagen psychopathischer Charaktere angestrebt wird, die Suche nach solchen Kernelementen. Wertvolle Erkenntnisse verdanken wir auf diesem Gebiet H. HOFFMANN, der in immer wiederholten Bemühungen, zunächst in enger Anlehnung an KRETSCHMER, später unter Zuhilfenahme anderer Möglichkeiten den „genischen Radikalen des Charakters und seiner psychopathischen Dysharmonien" nachspürt. Am ausführlichsten dargestellt hat H. HOFFMANN dies in seinem „Problem des Charakteraufbaues". Es kommt ihm auf die Auffindung solcher psychischer Kategorien an, die biologische Selbständigkeit besitzen, auf die Aufstellung eines „Anlagekanons". Den von ihm herausgehobenen Eigenschaftskomplexen: Gemütsanlage, Lebensgrundstimmung, Willensveranlagung, mißt HOFFMANN selbst nur vorläufigen Wert bei. Er ging aus von Familien, in denen 1. die Eltern stark kontrastierende Wesensartungen aufwiesen und 2. eine große Kinderzahl vorhanden war, und analysiert auf dieser Grundlage die historischen Persönlichkeiten Napoleon und Friedrich den Großen, ferner geeignete Personenschilderungen aus der psychiatrischen Literatur und eigenem Erfahrungsmaterial. Ein wesentliches Ergebnis ist, daß antinomische, d. h. in sich widerspruchsvoll aufgebaute Charaktere, die engsten Beziehungen zur Pathologie haben. Hinsichtlich der Genese solcher Charaktere greift HOFFMANN auf den Begriff der *Keimfeindschaft* zurück, der an sich älteren erbbiologischen Anschauungen entspringt. Gemeint ist eine mangelhafte Übereinstimmung der Eltern in der Genstruktur.

HOFFMANN (1926) erwähnt hier die Häufung psychischer und somatischer Auffälligkeiten in einer Geschwisterschaft mit an sich gesunden, aber verschiedenen *Rassen* angehörenden Eltern und nimmt für solche Fälle Keimfeindschaft als wahrscheinlich an. Er schneidet damit ein Thema an, das unserem heutigen Denken und unserem Erkenntnisbedürfnis besonders naheliegt, aber durchaus noch exakter Durchforschung harrt: die Frage der *psychischen Auswirkung der Rassenmischung.* Da auf der einen Seite kein Zweifel besteht, daß den einzelnen Menschenrassen, neben der Gesamtmenschheit gemeinsamen Wesenszügen, spezifische Charakterzüge wesenseigen sind, die sie von anderen Rassen unterscheiden, *so ist* auf der anderen Seite *zu erwarten, daß Mischungen zwischen Rassen, die in psychischer Hinsicht stark differieren, Diskrepanzen im Charakteraufbau ergeben.*

Ein treffendes Beispiel ist das Volk der Zigeuner, das ein Rassengemisch mit sehr starker Abweichung vom Rassengefüge der Deutschen darstellt. Würden Deutsche die Unstetheit, die Triebhaftigkeit und Affektivität von Zigeunern aufweisen, so würde man sie ohne weiteres als abartig, d. h. psychopathisch, bezeichnen. Dies selbe Charaktergefüge entspricht jedoch dem zigeunerischen Durchschnitt, d. h. einer Norm, die für die Deutschen nicht gilt. Zigeunermischlinge haben sich entsprechend der stark divergierenden Charaktere der Eltern als durchweg disharmonisch, asozial, nicht vom deutschen Volkskörper absorbierbar erwiesen (Ritter).

Aber auch innerhalb der gleichen Rassen oder des gleichen Rassengefüges sind natürlich Charaktere denkbar, die zwar in sich ausgeglichen, jedoch nach verschiedenen Richtungen hin extrem geprägt sind. Die Nachkommen solcher Charaktere können dann gerade hinsichtlich der divergierenden Charaktermerkmale der Eltern disharmonieren und präsentieren sich als „Psychopathen". Es können also die Zufälligkeiten der Gattenwahl sein, die zum Neuauftreten psychopathischer Charaktere führen. Und es wäre eigentlich ein dankbares (aber natürlich schwieriges) Feld für Psychologen und Psychiater, zu untersuchen, nach welcher Richtung und in welchem Umfang sich etwa Kinder aus eindeutigen Neigungsehen auf Grund harmonierender Charaktereigenschaften unterscheiden von Kindern, die aus reinen Geld- oder Heiratsannoncenehen stammen. Die Vermutung, daß sich unter den letzteren Kindern mehr charakterlich unausgeglichene, d. h. auch psychopathische Menschen befinden als unter den ersteren, läßt sich nicht ohne weiteres von der Hand weisen.

Bei allen solchen Untersuchungen treten Schwierigkeiten zutage, die immer Erblichkeitsuntersuchungen im Bereich des Charakters und der Psychopathien anhängen, von welcher Grundauffassung über das Wesen dieser psychischen Ausdrucksformen und von welchen Einteilungsprinzipien auch ausgegangen werden mag. Jedenfalls zur Zeit noch, wo wir, wie die aufgezeichnete Entwicklung dieses Arbeitsgebietes zeigt, noch nicht über gesicherte naturwissenschaftliche Voraussetzungen verfügen. Luxenburger (1933) hat dies in beinahe sarkastischer Form dahin ausgedrückt, daß jeder genealogischen Untersuchung so lange der Charakter eines Glücksspiels anhafte, in dem Gewinn oder Nieten gezogen werden, als die Klinik dem Erbforscher keine Psychopathentypen vorweise, die Anspruch auf biologischen Wert erheben können. „Man mag die Ausgangsfälle einteilen wie man will, die Wahrscheinlichkeit, positive, charakteristische Ergebnisse zu erhalten, bleibt immer niedrig, da sie ganz davon abhängt, ob man zufällig eine Einteilung getroffen hat, die nicht nur klinisch, sondern auch biologisch gerechtfertigt ist." Wenn trotz solcher entmutigenden Feststellungen weitergearbeitet wird, so rührt das her aus dem Vertrauen vieler Psychiater zu dem immer fester sich fügenden Gebäude unserer klinischen Erkenntnisse. Denn bei aller Vielfalt der beschrittenen Wege läßt sich nicht verkennen, daß seit Koch im Jahre 1888 ein gewaltiges Stück klinischer Arbeit geleistet, und auch der Boden für die genealogische Forschung schon weitgehend freigelegt ist.

Von einem Eingehen auf weitere Typologien des Charakteraufbaues und seiner Abweichungen muß hier Abstand genommen werden. Es gibt deren noch viele; einen besonders hervorstechenden Wert für die Erbbiologie haben sie nicht erlangt. Sie sind sorgfältig zusammengestellt bei K. Schneider und besonders H. Hoffmann, der sie gerade auch unter erbbiologischen Gesichtspunkten überprüft hat. Unter den psychologischen Systemen ist noch das von Gruhle zu nennen, das in freier und zwangloser Ordnung „Aktivität, Grundstimmung, Affektansprechbarkeit, Willenssphäre, Eigenbeziehung, Umweltverarbeitung, Selbstgefühl" als Wurzeln und Grundeigenschaften des Charaktergefüges heraushebt. Anwendung in erbbiologischen Arbeiten hat es bisher, soweit ich sehe, nicht gefunden.

Wenn auch bei den bisherigen Ausführungen Wert darauf gelegt wurde, auf die sich ergebenden erbbiologischen Folgerungen zu verweisen, so könnte doch der Eindruck entstehen, der ganze Weg durch die Entwicklungsgeschichte des Psychopathiebegriffs gehöre nicht zum eigentlichen Thema. Ein solcher

Eindruck würde aber trügen. Es wäre zwar möglich gewesen, sich auf die Schilderung der wichtigsten naturwissenschaftlichen und psychologischen Ausgangsstellungen zu beschränken, nämlich auf diejenigen, die ihrerseits Rückhalt für die in der Folge zu besprechenden Einzeluntersuchungen wurden. Der wissenschaftlich an diesen Fragen Interessierte muß aber die Möglichkeit haben, sich selbst ein Urteil über den Grad der Sicherung und über die Art der Arbeitsrichtung, die angewandten Einteilungs- und Ausgangsprinzipien zu bilden. Das Bild würde sonst zu verworren, und die Einzelresultate wären gar nicht vergleichbar. Was nützen Belastungsziffern, und wie wenig sind sie deutbar, wenn beispielsweise schon hinsichtlich relativ einfacher klinisch-psychologischer Grundradikale, wie etwa des Komplexes „Hyperthymie", verschiedene genetische und nosologische Anschauungen möglich sind und vertreten werden. Es wird angestrebt, hier unter Hinweis auf die historischen Ausführungen einen objektiven Standpunkt einzunehmen und so eine Annäherung der Ergebnisse zu erreichen.

Die Entdeckung dieser Kalamitäten liegt weit zurück. Sie waren jedem Untersucher, der sich überhaupt darüber Gedanken machte, bewußt, und man hat deshalb Ausschau gehalten nach einem Einteilungsprinzip, das möglichst viele befriedigt und möglichst wenige abstößt. Es muß dies ein Prinzip sein, das sich weder nach der somatischen noch nach der konstitutionspathologischen, noch auch nach der rein psychologischen Seite hin einseitig festlegt, aber dennoch den psychiatrisch-klinischen Erfahrungen und Bedürfnissen gerecht wird. Solche Einteilungen und Abgrenzungen der Psychopathien sind vorhanden; als die brauchbarste erwies sich diejenige von KURT SCHNEIDER.

Dieser Forscher bezeichnet selbst seine Übersicht als systemlose Typenlehre, als konstitutionell neutral; und diese Bescheidung bedeute zugleich ihre Unangreifbarkeit. Damit scheint SCHNEIDER recht zu haben, jedenfalls hat sich seine Typologie als durchschlagend und langlebig erwiesen. Er behauptet nicht, in seinen Typen scharf umrissene Einzelzüge herausgegriffen zu haben; man sehe im Gegenteil fast nie reine Bilder, sondern meist Kombinationen und Überschneidungen.

Aus dem weiteren Begriff der abnormen Persönlichkeiten, d. h. solcher, die von einer nicht näher bestimmbaren Durchschnittsbreite abweichen, grenzt SCHNEIDER aus praktischen Gründen die *psychopathischen Persönlichkeiten* als solche abnormen Persönlichkeiten ab, die an ihrer Abnormität leiden oder unter deren Abnormität die Gesellschaft leidet. (Eine ähnliche Abgrenzung hat schon KOCH für seine angeborenen Minderwertigkeiten angenommen.) SCHNEIDER rechnet zu den psychopathischen nur die angeborenen Abweichungen, läßt dabei aber die Möglichkeit offen, daß neben anlagemäßigen Anomalien auch intrauterin oder in der Geburt erworbene Schädigungen das Erscheinungsbild der Psychopathie hervorrufen können; etwa ebenso wie angeborener Schwachsinn diese beiden Entstehungsgrundlagen haben kann. Allerdings räumt SCHNEIDER diese Möglichkeit nur auf Grund theoretischer Überlegungen ein und mißt ihr praktisch keine größere Bedeutung zu.

K. SCHNEIDER unterteilt nun die so von ihm abgegrenzten psychopathischen Persönlichkeiten in beschreibender „systemloser" Form in 10 große Gruppen, die ihrerseits wieder jeweils mehrere Untergruppen und Schattierungen aufweisen.

Da diese Typen sehr lebendig und aus einem großen klinischen Erfahrungsmaterial heraus konzipiert sind, erscheint es zweckmäßig, sie hier ausführlicher in enger Anlehnung an die Eigenschilderungen des Autors aufzuführen. Sie bilden die Ausgangsbasis für viele Einzelarbeiten, sollen jedoch keineswegs als alleingültiger Kanon gelten. Das ist schon deswegen nicht angängig, *weil in diesen Typen nichts — oder jedenfalls nichts Bindendes — über ihre erbgenetische Herkunft ausgesagt ist.* Es ist aber auch nichts vorweggenommen, was erst noch der erbbiologischen Analyse bedarf; und das ist eben ihr Vorzug etwa gegenüber den KRETSCHMERschen Psychopathentypen, die sowohl nach der somatischen wie nach der psychischen Seite systematisiert sind, ohne daß die exakte Erbforschung mit diesen Konzeptionen bereits Schritt gehalten hat.

1. Die *Hyperthymiker* nach K. SCHNEIDER sind aktive, regsame Menschen mit heiterer Grundstimmung, die je nach der Ausprägung von Einzelzügen ausgeglichen, aufgeregt, gehetzt, betriebsam, streitsüchtig, aber auch haltlos und infolge ihres gehobenen Selbstgefühls pseudologisch sein können.

Sie stehen wohl nur zu einem Teil in genetischen Beziehungen zum manisch-depressiven Formenkreis. Jedenfalls sind nach SCHNEIDER auch andere innere Zusammenhänge denkbar. Von rheinischen psychiatrischen Erfahrungen her kann man sagen, daß es ganz sicher zahlreiche, sehr ausgesprochene Hyperthymiker gibt, die keine Verwandtschaft zu Zirkulären erkennen lassen. Solche Menschen, auch mit psychopathischen Zügen, sind beispielsweise in der mittelrheinischen Bevölkerung um Köln, Aachen und Bonn sehr zahlreich, sie bestimmen das Gepräge des Verkehrstons, der Volksfeste weitgehend, sie spielen auch bei forensischen Beurteilungen eine erhebliche Rolle, ohne daß der geringste Anhaltspunkt für eine größere Häufigkeit des manisch-depressiven Irreseins am Mittelrhein vorhanden wäre. Manische sind in den rheinischen Anstalten sogar recht selten, wahrscheinlich seltener als in den schwäbischen Anstalten, die mit Angehörigen der schwerblütigen schwäbischen Bevölkerung belegt werden.

Die Hyperthymie kann schon in der Kindheit deutlich sein und sich durch das ganze Leben hinziehen. Über die Häufigkeitsverteilung auf die Geschlechter ist wenig bekannt. In ihren stark psychopathischen Steigerungen kommen sie leicht in Konflikte der verschiedensten Art.

2. Die depressiven Psychopathen mit einem dauernd unter der Norm liegenden Stimmungsniveau. Es sind Menschen mit pessimistischer oder wenigstens skeptischer Lebensauffassung; sie nehmen alles schwer, können sich nicht harmlos freuen, neigen zu Grübeleien und hypochondrischer Selbstbeobachtung; trübe Lebenserfahrung führt oft zu reaktiven Krisen und Verstimmungen. Ihre Grundstimmung kann rein schwermütig, aber auch mehr mißmutig oder schließlich mißtrauisch (paranoisch) gefärbt sein.

Innere Beziehungen zum manisch-depressiven Irresein sind auch hier nur für einen Teil der Fälle gesichert. Es bestehen fließende Übergänge zu den „selbstunsicheren Psychopathen" SCHNEIDERS.

Über ihre Lebenskurve ist noch nicht viel bekannt. Ausgeprägt und auch als Dauerkonstitution findet man sie bei Kindern wohl sicher seltener als bei Erwachsenen. SCHNEIDER nimmt für die Pubertät eine besondere Anfälligkeit bezüglich schwerer depressiver Reaktionen an. Über Bevorzugung eines Geschlechts ist nichts bekannt.

3. Die selbstunsicheren Psychopathen, die durch innere Unsicherheit und Insuffizienz gekennzeichnet sind. Diese Gruppe ist zu den depressiven Psychopathen hin nur unscharf abgrenzbar, aber auch in sich nicht ganz einheitlich. K. SCHNEIDER hebt zwei Untergruppen heraus. Zunächst die *Sensitiven,* mit denen er Typen meint mit erhöhter Eindrucksfähigkeit für alle Erlebnisse und mit Unmöglichkeit der Entladung (der Ableitung nach EWALD). Es sind Menschen mit ethischem Ehrgeiz, „Gewissensmenschen", häufig mit sexualethischen Konflikten. Diese Gewissensskrupel können sich auf dem geschilderten Boden bis zur „Gewissensparanoia" (KEHRER) oder zum sensitiven Beziehungswahn (KRETSCHMER) steigern. Infolge dauernder Selbstunsicherheit kommt es zwangsläufig zu Kompensationen und Überkompensationen, die dann auch nach außen hin stark in Erscheinung treten.

Die andere Untergruppe ist die der Anankasten, der *Zwangsneurotiker,* von deren erbgenetischer psychischer Struktur im weiteren noch ausführlicher zu sprechen sein wird.

Über die Verteilung der Selbstunsicheren auf die beiden Geschlechter ist wiederum nichts bekannt. KRAEPELIN (zit. nach SCHNEIDER) glaubt, sie etwas seltener bei Frauen anzutreffen.

Es ist anzunehmen, daß vor allem die Anankasten bei Kindern seltener angetroffen werden, da sich die Zwangsneurosen öfters erst nach der Pubertät entwickeln. Sie fehlen aber bei Kindern keineswegs, können bei diesen sogar besonders stark nach außen in Erscheinung treten, da den Kindern die Kritik gegenüber den Zwangsimpulsen (im Gegensatz zum Erwachsenen) meist fehlt. — In gehobenen Ständen sind die Anankasten deutlich häufiger als in einfachen Kreisen, ihre Entwicklung setzt wohl durchweg „kompliziertere" Persönlichkeiten voraus.

4. Die fanatischen Psychopathen, bei denen überwertige Gedankenkomplexe mit starker Gefühlsbetonung zur kämpferischen Demonstration führen (Querulanten, Sektierer, manche Erfindertypen).

Sie werden überwiegend vom männlichen Geschlecht gestellt, doch finden sie sich auch unter Frauen (Suffragetten). Bei Kindern finden sie sich noch nicht, auch bei Jugendlichen meist nur infolge Induktion durch die Umgebung. Die ausgesprochenen Fanatiker stehen alle im reiferen Lebensalter. Die Altersrückbildung wirkt meist mildernd infolge Absinkens der Aktivität, doch pflegt die innere Grundhaltung auch im hohen Alter noch korrigiert zu werden.

5. *Die geltungsbedürftigen Psychopathen,* die ihrerseits wieder exzentrisch oder renommistisch bis extrem-pseudologisch sein können (Pseudologia phantastica). Sie bilden ein Kernstück dessen, was auch als „hysterischer Charakter" bezeichnet wird.

Ob wirklich, wie Kraepelin annahm, die Männer wesentlich häufiger diese Charakteranomalien aufweisen, steht wohl noch dahin. Es könnte auch so sein, daß die Männer, da sozial stärker exponiert, leichter in Konflikte und damit in psychiatrische Beurteilung kommen. Der geltungsbedürftige Charakter tritt bei Kindern schon deutlich in Erscheinung, doch ist das auf die Kindheit begrenzte tendenzlose Phantasieren und Fabulieren abzugrenzen.

6. *Die stimmungslabilen Psychopathen,* die sich durch unvermutet auftretende und wieder verschwindende Affektschwankungen herausheben. Zu ihnen gehören die sog. „epileptoiden" Psychopathen, von denen aber nicht feststeht (darüber vgl. S. 1125), ob sie, worauf die Bezeichnung hinweisen könnte, wirklich — oder wenigstens zum Teil — zum epileptischen Formenkreis gehören. Es fallen darunter Menschen mit Neigung zum periodischen Fortlaufen oder Trinken auf Grund von Verstimmungen, mit Anfälligkeit für pathologische Räusche.

K. Schneider subsummiert hier auch die *Unsteten* mit raschem Satthaben von allem, mit triebhafter Sucht zur Veränderung, und die eigentlichen *Triebmenschen,* bei denen der Stimmungshintergrund ihrer Auffälligkeiten zurücktritt gegenüber primären „süchtigen" Strebungen.

7. *Die explosiblen Psychopathen;* es sind die Erregbaren mit explosibler Reizbarkeit und Neigung zu impulsiven Gewaltakten und jähen „Kurzschlußreaktionen".

K. Schneider selbst ist hinsichtlich der Einheitlichkeit dieser Gruppe etwas skeptisch. Ihre Beziehungen zu anderen Psychopathentypen sind zahlreich.

8. *Die gemütlosen Psychopathen,* die ohne Mitleid, Scham, Ehrgefühl, Reue und Gewissen, in ihren Handlungen brutal, grausam und triebhaft sind. Sie bilden nach Schneider den Kern der Antisozialen und sind die Großformate der gemütsbaren Kinder Schröders, sind also bereits in früher Jugend erkennbar.

Sie werden häufiger unter Männern als unter Frauen auffällig, was aber wieder durch die sozial exponiertere Stellung der Männer vorgetäuscht sein könnte. Schneider nimmt nahe Beziehungen zu den Hyperthymikern an, aber auch beispielsweise zu den Willenlosen und in bestimmten Formen zur Schizophrenie.

9. *Die willenlosen Psychopathen,* die den Haltlosen anderer Terminologien (Kraepelin, Schröder) entsprechen. Es sind Charaktere ohne Widerstand, verführbar und unzuverlässig. Bleuler nennt sie „wechselwarme Milieumenschen".

Die Willen- oder Haltlosigkeit ist im jugendlichen postpubertären Alter am ausgesprochensten, wenn auch in der Kindheit (Schröder) schon nachweisbar. Im späteren Alter können sie weitgehend ausreifen, an Halt gewinnen. Sie kommen wohl bei beiden Geschlechtern in gleicher Häufigkeit vor.

10. *Die asthenischen Psychopathen;* es sind die aus charakterlichen Gründen körperlich leicht versagenden, die Psychastheniker. Liegt die Schwäche mehr auf körperlich-nervösem Gebiet, was schon bei kleinen Kindern deutlich sein kann, so spricht Schneider auch von Physasthenikern. Somatopathie und Psychopathie können Ausdruck der gleichen abnormen Gesamtkonstitution sein. Die Beziehungen zu anderen Psychopathien sind wieder zahlreich. Hysterische Reaktionen erwachsen gern auf diesem Boden.

Die Schneiderschen Typenschilderungen sind hier nur in fast aphoristischer Form, in keiner Weise erschöpfend, wiedergegeben; es soll ja aber auch hier nicht die *Klinik* der Psychopathie dargestellt werden, sondern nur das, was zum Verständnis erbbiologischer Fragen notwendig ist.

Das Charakteristische und die erbbiologischen Untersuchungen so Erschwerende ist, daß die 10 Schneiderschen Typen selten rein zur Beobachtung kommen, sondern, wie er selbst betont, in irgendwelchen Legierungen mit anderen Psychopathieformen. Man kann bei klinischen Beobachtungen die Einzelfälle meist nur als „vorwiegend" nach der einen oder anderen Seite stigmatisiert kennzeichnen; andere abnorme Wesenszüge klingen fast immer an. Die Beurteilung erhält dadurch oft eine subjektive Note, da dem einen Beobachter diese, dem anderen jene abnormen Charaktermerkmale als wesentlich entgegentreten. Verfolgt man das Schicksal eines mehrfach klinisch behandelten Psychopathen an Hand von Krankenbuchblättern, so tritt dieser Wechsel in der Beurteilung der gleichen Persönlichkeit oft recht kraß zutage.

Manche abnormen Charaktere, die uns die Klinik präsentiert, sind in die obige Einteilung vielleicht schwer einzuordnen. E. KAHN hat deshalb in Anlehnung an SCHNEIDER eine weitergehende Unterteilung in 16 Typen vorgenommen: Nervöse, Ängstliche, Empfindsame, Zwangsmenschen, Erregbare, Hyperthyme, Depressive, Stimmungslabile, Gemütskalte, Willensschwache, Triebhafte, sexuell Perverse, Hysterische, Phantastische, Verbohrte, Verschrobene. Daran angeschlossen hat KAHN eine eingehende Betrachtung seiner Typen jeweils von der Trieb-, der Temperaments- und der Charakterseite her.

Ich vermag darin keinen Vorteil zu sehen, gerade auch nicht für erbbiologische Aspekte und meine, daß jede neue Einteilung so lange keinen über die SCHNEIDERsche klinisch brauchbare Typenlehre hinausgehenden Wert hat, als nicht wirkliche Charakterradikale aufgezeigt werden können. Das aber ist bisher nicht eindeutig gelungen, und es ist deshalb schon das Zweckmäßigste, sich, wie SCHNEIDER es tut, mit der klinisch deskriptiven Methodik zu bescheiden.

Eines grundsätzlichen Einwandes, der von KRETSCHMER gegen die obigen Psychopatheneinteilungen erhoben wird, muß hier allerdings noch Erwähnung getan werden. KRETSCHMER sieht in diesen Einteilungsprinzipien nur *äußere*, und zwar soziologische Gesichtspunkte wirksam — soziologisch insofern, als sie orientiert sind aus der Auffälligkeit der Charakterabnormen als Störende oder an ihrer Abnormität Leidende. An Stelle dessen hält KRETSCHMER *innere* Gesichtspunkte, die sich an den Zusammenhängen mit der Körperkonstitution und dem hereditären Aufbau ausrichten, für die gegebenen. Äußere, klinisch greifbare Kennzeichen und soziale Auffälligkeit seien kein Maßstab für den Grad der inneren Charakterstörung. Schon eine Neigung zu leichtem unmotiviertem Stirnrunzeln, zusammen mit gewissen Eigentümlichkeiten des sprachlichen und gedanklichen Ausdruckes könne eine abnorme innere Struktur der Persönlichkeit verraten, die nahe an einem schweren schizophrenen Zusammenbruch vorbeigestreift sei. Umgekehrt sei grundsätzlich denkbar, daß jemand in soziologischem Sinne ein schwerer Psychopath sei, ohne daß seine Erbmasse ebenso schwer morbid oder zerfallsgeneigt zu sein brauche. KRETSCHMER denkt hier an unharmonische Charakterbilder ohne engere Beziehung zu den endogenen Psychosen, in Sonderheit zur Schizophrenie.

Gewissermaßen zufällig gebe es freilich auch soziologische Merkmalsgruppen, die auch strukturell zusammengehörten, so den „Sonderling", ein soziologisch einheitlicher Typ mit den bekannten von KRETSCHMER angenommenen genetischen Beziehungen zum schizophrenen Formenkreis, und eine Kerngruppe der „Explosiven", die KRETSCHMER (mit ENKE) geneigt ist, mit endogenen vasomotorisch-epileptoiden Konstitutionsformen in innere Beziehung zu setzen. Soziologische Gruppen, wie „Haltlose" oder „Geltungsbedürftige", entsprechen nach KRETSCHMERs Meinung keiner typischen endogenen Gruppierung, sie können durch zufällige Merkmalskoppelung entstehen.

Der Einwand KRETSCHMERs ist aus seiner Forschungsrichtung heraus sehr verständlich und trifft sich in seiner Zielsetzung mit den Bedürfnissen der Erbforschung. Er setzt aber voraus, daß wir bereits gesicherte Kenntnis über solche „inneren Maßstäbe" haben. Und darüber wiederum besteht keine Übereinstimmung. Wir wissen, daß durchaus nicht alle Forscher KRETSCHMER folgen können. Und darum ist eine klinisch deskriptive Terminologie zur Zeit wenigstens auch für den Erbbiologen am unverfänglichsten.

LOTTIG verlangt sogar für die Psychopathieforschung „eine klar ausgesprochene Wertbeziehung auf den Nutzen oder Schaden für die Volksgemeinschaft".

Er möchte also die gesamte Psychopathenfrage auf das rassenbiologische Ziel ausgerichtet sehen. So wesentlich selbstverständlich eine solche Zweckforschung zur Aufhellung praktisch-rassenhygienischer Fragen ist, so wenig wird doch — wie überall in der exakten Naturwissenschaft — eine gewissenhafte, nicht unmittelbar zweckgerichtete Grundlagenforschung auch im Psychopathiebereich entbehrt werden können.

Die psychoanalytische Schule S. Freuds und noch mehr die Individualpsychologie (A. Adler) sind für die Erbforschung weitgehend unfruchtbar geblieben und mußten es ihrer ganzen Natur nach sein. Beide Richtungen fußen zwar ganz vorwiegend auf Erfahrungen an Psychopathen mit abnormen Erlebnisreaktionen und -verarbeitungen; doch wollen sie die von ihnen angegangenen Phänomene allein von der Umweltwirkung her erklären. Dabei hat S. Freud zwar die konstitutionelle Grundlage anerkannt und in ihr eine gewisse Vorbedingung für das Entstehen der Neurosen gesehen. Doch fehlt ihm seiner ganzen Einstellung nach das Organ für die Erkenntnis der auch in jeder neurotischen Reaktion durchschlagenden Erbwirkung. Vollends aber verlor A. Adler den gesicherten Boden des erblichen Geschehens und wurde zum Apostel einer reinen Umwelttheorie, in der das Machtstreben und dessen Niederlagen alles, das Erbe gar nichts im seelischen Ablauf war. Höchstens in seiner Konzeption einer „Organminderwertigkeit“, an welche die neurotischen Symptome anknüpften, kann man eine gewisse (vielleicht ungewollte) Anerkennung des Konstitutionellen sehen.

Nach dieser Übersicht über den heutigen Stand der Auffassungen über die Struktur der Psychopathien bleibt die Aufgabe, über das *Ergebnis genealogischer Untersuchungen* zu referieren. Dieses Ergebnis erscheint — was Endgültiges und Gesichertes anbelangt — so mager, daß es z.B. K. Schneider (1934) in seiner eingehenden Monographie in wenigen Sätzen zusammenfaßt: „In der Tat kann man Erblichkeitsuntersuchungen an psychopathischen Persönlichkeiten fast nur da treiben, wo man ganz grob äußerlich und sozial Auffallendes in Händen hat. Allen anderen genealogischen Untersuchungen an Psychopathen stehen selbst bei größter Sorgfalt kaum überwindbare Schwierigkeiten entgegen. Die fließenden Übergänge zwischen psychopathischen und ‚normalen‘ Persönlichkeiten, die Unmöglichkeit, Psychopathen auf Grund von Angaben Dritter charakterologisch einigermaßen treffend zu fassen, die weitgehende Willkür in der Auffassung und Bezeichnung der einzelnen Psychopathen sind hier schwerlich je überwindbare Grenzen.“

Erhebungen über die Häufigkeit der Psychopathien (speziell in unserem Volkskörper) haben wegen der Schwierigkeiten der Abgrenzung und Erfassung naturgemäß nur den Wert grober Schätzungen. Sie werden variieren entsprechend der Verschiedenheit der Ausgangsstandpunkte. Auch die Art der Erhebungen ist ganz verschieden, besonders ältere Untersuchungen sind mit neueren schon wegen der Differenzen in den statistischen Arbeitsmethoden schwer in Beziehung zu bringen.

A. Cramer schätzte den Prozentsatz an „Neurasthenikern“ (d. h. also wohl im wesentlichen Psychopathen) unter Göttinger Studenten auf 4—6%. Mairet und Ganjoux (zit. nach Prinzing) fanden unter 550 Knaben der öffentlichen Schulen in Montpellier 32 Psychopathen, das sind etwa 5,8%. Diem stellte bei den Eltern Geistesgesunder 5,9% Psychopathen fest. Prinzing, der an die notwendige Berücksichtigung von Selbstmord und Trunksucht, die oft Psychopathie zur Grundlage haben, erinnert, nimmt etwa 5% Psychopathen in der erwachsenen Bevölkerung als Durchschnittswert an.

Zieht man den Kreis weiter und bezieht, wozu z. B. Lenz neigt, alle leichteren seelischen Anomalien einschließlich der leichten Schwachsinnszustände mit hinein, so steigt der Prozentsatz natürlich entsprechend auf etwa 10% an.

Ob Psychopathen unter Deutschen häufiger oder seltener sind, als unter anderen Völkern, ist schwer zu sagen. Lenz beobachtete unter kriegsgefangenen Russen ausgesprochene hysterische Reaktionen entschieden häufiger als unter Franzosen. Da man auch bei uns grob-hysterische Reaktionen verhältnismäßig häufig bei primitiv-struktuierten Menschen findet, erklärt sich die von

LENZ gefundene Differenz vielleicht aus ähnlichen Tatbeständen. Wir wissen zudem, daß das Auftreten hysterischer Reaktionen weitgehend von Umweltverhältnissen abhängt. Hysterische Epidemien, wie sie in früheren Jahrhunderten auch in Westeuropa — zuletzt noch unter CHARCOTS Schule (nicht ohne Mitwirkung der ärztlichen Einstellung) — häufig waren, sind bei uns selten geworden; noch nicht in gleichem Maße aber wohl bei den Russen. Für häufigeres Vorkommen von Psychopathie überhaupt spricht ein solcher Befund aber nicht. Immerhin bleibt möglich, daß beispielsweise die Slaven in stärkerem Maße zu neurotischen Reaktionen neigen. Auch von Nervenärzten, die in Oberschlesien Erfahrungen sammeln konnten, kann man hören, daß unter der dortigen, stark slawisch untermischten Bevölkerung hartnäckige Rentenneurosen, aus dem dortigen Volkscharakter entspringend, wesentlich häufiger und von anderer (nörgelig-querulatorischer) Färbung seien als im übrigen Reich. Als besonders häufig psychopathisch und neurotisch gelten auf Grund zahlreicher Beobachtungen die Juden. SCHOTTKY hat das über diese Frage bekannte Material — auch in bezug auf andere Rassen und Völker — sorgfältig und kritisch zusammengestellt. PETERMANN (zit. nach SCHOTTKY) glaubt, daß neurasthenisch gefärbte Psychopathien mehr bei den nördlicheren Völkern, hysterische Prägung dagegen mehr bei den südlicheren Völkern Europas vorkommen. Diese Hinweise mögen hier genügen. Sie sollten nur illustrieren, daß offenbar Häufigkeit und Färbung der Psychopathien unter den verschiedenen Völkern — sogar innerhalb des deutschen Volkes — recht verschieden sein mögen, daß jedenfalls mit örtlichen Differenzen gerechnet werden muß.

Kurz Stellung genommen sei zu der Auffassung W. HILDEBRANDTS, daß Geisteskrankheiten bei reinen Rassen nicht vorkommen, sondern Folge von Rassenmischung seien, und daß die von ihm vermutete Vermehrung der Psychopathien eine Folge der mit 1871 (Beginn der Industrialisierung und starken Verstädterung) erfolgenden Ferndurchmischung in unserem Volke sei (zit. nach SCHOTTKY). Die Behauptung bezüglich der Geisteskrankheiten ist durch nichts bewiesen; für die Psychopathien läßt sich soviel entnehmen, als durch die Vermischung charakterlich sehr verschiedener Angehöriger der gleichen — und noch mehr verschiedener — Rassen auch mit dem Auftreten disharmonischer und damit als psychopathisch imponierender Charaktere zu rechnen ist.

Nur mit äußerster Zurückhaltung können Ziffern über *Selbstmordhäufigkeit* für die Frage der Dichte der Durchsetzung unseres Volkes mit psychopathischen Charakteren ausgewertet werden. Wir wissen zwar aus ärztlicher Erfahrung, daß Psychopathen infolge ihrer Unausgeglichenheit und ihrer Anpassungsschwierigkeiten besonders zum Selbstmord neigen. Fest steht aber auch, daß es nicht etwa nur Psychopathen sind. Echte Depressionen, schizophrene Prozesse, Altersrückbildungen sind stark beteiligt und last not least spielen die sozialen Bedingungen eine nicht zu unterschätzende Rolle, wie die Jahresschwankungen bei den Selbstmordziffern und die starken Unterschiede gegenüber anderen Völkern zeigen.

Der Einfluß des Altersversagens und der Zunahme wirtschaftlicher Sorgen tritt in der Statistik besonders scharf hervor. Die Selbstmordziffern auf 100000 Lebende steigt nach PRINZING beim männlichen Geschlecht von 3,3 im Alter von 10—15 Jahren auf über 100 (mit Schwankungen zwischen 106—125 in verschiedenen Jahren) im Alter über 80 Jahre ganz stetig an. In den Jahren der deutlichsten Manifestierung psychopathischer Abartigkeiten, etwa zwischen dem 20. und 40. Lebensjahre, liegen die entsprechenden Ziffern bei Männern zwischen 20 und 40 auf 100000. Die Selbstmordziffern bei Frauen liegen bei rund 30% derjenigen bei Männern, und doch wird man nicht annehmen können, daß es etwa nur ein Drittel soviel psychopathische Frauen wie Männer gibt, ein Zeichen für die Verwickeltheit der Beziehungen zwischen Suicid und Psychopathie.

Auch innerhalb Deutschlands schwanken die Ziffern, z. B. 1927—28 (nach PRINZING) auf 100000 Lebende, auf beide Geschlechter und alle Altersklassen berechnet, zwischen 37,6 in Sachsen (dichtbevölkertes Industrieland) und 18,1 in Württemberg (recht ausgeglichene Wirtschaftsstruktur). Daneben mögen natürlich auch endogene psychische Differenzen eine Rolle spielen. Es fällt aber doch auf, daß gerade in Schwaben (Württemberg) mit seiner nach psychiatrischer Erfahrung so schwerblütigen und zu Depressionen neigenden Bevölkerung die Ziffern so niedrig liegen.

Noch größer — und durch noch zahlreichere Faktoren beeinflußt — sind die Differenzen unter verschiedenen Völkern Europas. Hier weist z. B. die Schweiz eine Selbstmordhäufigkeit von 24,5, die Niederlande aber nur eine solche von 7,1 auf 100000 Lebende auf.

Es würde hier zu weit führen, auf die Ursachen dieser Unterschiede, soweit sie überhaupt aufdeckbar sind, näher einzugehen.

Was gezeigt werden sollte, ist, daß sich aus den Selbstmordziffern keine bindenden Schlüsse auf die Durchsetzung der betreffenden Populationen mit Psychopathie ziehen lassen.

Gleiches gilt für den *Alkoholismus.* Ganz gewiß kann er uns in vielen Fällen ein Indikator für Art und Schwere der zugrundeliegenden psychopathischen oder sonstwie abwegigen Anlage sein. Sicher ist auch, daß psychopathische Menschen stärker zum Alkoholmißbrauch neigen als psychisch ausgeglichene Charaktere; davon wird noch zu sprechen sein. Ebenso sicher ist aber auch der starke Einfluß von Trinksitten, Trinkgelegenheit, Änderungen der Lebensführung, der sozialen Ordnung in einem Volke. Der Alkoholismus, insbesondere der Schnapsmißbrauch, ist bekanntlich in Deutschland in den letzten vier Jahrzehnten mit leichten Schwankungen in erfreulichem Umfang zurückgegangen. Alkoholdelirien, die früher in zahlreichen Fällen die Anstalten füllten, sind zur Seltenheit geworden. Diese Erscheinung ist natürlich nicht etwa Folge des Verschwindens der Psychopathen in unserer Mitte. Der schwere Alkoholismus hat sich infolge seiner Umstellung der Lebensumstände eingeengt auf die besonders „alkoholaffinen“ Konstitutionen, worunter sich nun wirklich ungemein viele stark charakterlich Abnorme finden.

Dazu kommt, daß der Selbstmord wenigstens noch ein klar umrissenes Vorkommnis ist. Selbst das kann man vom Alkoholismus nicht sagen. Die subjektiven Auffassungen, was bereits Alkoholismus ist und was noch nicht, sind von Beurteiler zu Beurteiler und von Landschaft zu Landschaft verschieden. Es soll deshalb hier überhaupt auf die Wiedergabe von Häufigkeitsschätzungen verzichtet werden.

Betreffs der Beziehungen zwischen Psychopathie- und Kriminalitätshäufigkeit verweise ich auf den Beitrag von STUMPFL.

Ziffern darüber, ob im Laufe der Jahre und Jahrhunderte eine *Anreicherung an Psychopathien* stattgefunden hat, lassen sich naturgemäß nicht geben. Hier sind nur Vermutungen möglich. Schon die erst allmählich sich entwickelnde Klärung des Begrifflichen gestattet uns keinen Vergleich der heutigen Verhältnisse mit früheren Epochen. Dazu kommt der tiefgehende Wandel der sozialen Struktur. Nicht, daß man zu der Annahme berechtigt wäre, die Verstädterung, die Gedrängtheit im engen Lebensraum, die Zunahme des Verkehrs und die Komplizierung der wirtschaftlichen Verhältnisse „*verursache*“ Psychopathien. Das ist oft von Milieutheoretikern behauptet worden, trifft aber nicht den Kern des Problems. Wohl aber ist eine Häufung des Inerscheinungtretens von Psychopathien durch äußere Umstände denkbar. Die Umweltverhältnisse der letzten

Jahrzehnte mit ihren großen Reibungsflächen sind sicherlich geeignet, charakterlich mangelhaft angepaßte Menschen eher zu abnormen Reaktionen und zum psychischen Scheitern zu bringen, als dies früher der Fall war. Die Ansprüche an den Einzelnen sind größer, die jungen Mädchen und Frauen sind in früher von Männern besetzte Berufe gekommen und sind hier den gleichen oder ähnlichen Milieubeanspruchungen ausgesetzt, was früher nicht der Fall war. Die Psychopathien fallen mehr auf als früher. Ein Schulbeispiel dafür ist der Krieg, wo Tausende unter den stärksten Beanspruchungen psychopathisch reagierten, die sonst sicherlich zeitlebens unauffällig geblieben wären und es nach dem Kriege auch wieder geworden sind. Die Anlagen sind in diesen Fällen die gleichen geblieben, nur die Reagibilität ist stärker provoziert.

Daneben ist aber auch eine *echte Häufigkeitssteigerung* psychopathischer Anlagen durch Auslesevorgänge *denkbar*, ja in gewissem Ausmaß wahrscheinlich: unter anderem hat LENZ auf solche Vorgänge hingewiesen. Er sagt: Psychopathen ziehen einander an. In der Tat wird diese Erfahrung jeder Psychiater bestätigen. Mit zunehmender Freizügigkeit, namentlich mit der Verschiebung der Bevölkerungsschwerpunkte vom Lande auf die Stadt, sammelten sich neben begabten und besonders rührigen psychisch ausgeglichenen Menschen auch Psychopathen verschiedenster Prägung in den Großstädten an. Bei drohendem Versagen setzen sofort Fürsorge und soziale Hilfsmaßnahmen der verschiedensten Art ein. Während sie in einfachen Verhältnissen ohne besondere Hilfsmaßnahmen stranden oder verkommen würden und gar nicht zur Familiengründung kämen, ist das in den großen Städten möglich. Es fehlt die auf dem Lande gewöhnliche genaue Kenntnis der Lebensführung, z. B. des Vorlebens; und manche Anhaltspunkte, die sonst den Verlobten von der Eingehung der Ehe abgehalten hätten, bleiben unbekannt. Die Psychopathen kommen relativ stärker zur Fortpflanzung als früher, wenn auch wohl im ganzen noch in geringerem Maße als der psychisch gesunde Durchschnitt. Dazu kommt die Art der Ehewahl, daß nämlich Psychopathen besonders gern Psychopathen heiraten, wie vielfache klinische Erfahrung gezeigt hat (u. a. POHLISCH, H. RIEDEL). Um so mehr wird man mit Anhäufung psychopathischer Wesenszüge unter den Nachkommen rechnen müssen.

Allerdings merzen sich manche Psychopathentypen auch wiederum selbst aus. Sei es durch Selbstmord — das ist, wie wir sahen, nicht allzu häufig —, sei es durch zur Unfruchtbarkeit führende Genitalinfektionen. Gehäufte Kriminalität mit langen Freiheitsstrafen setzt natürlich auch die Fruchtbarkeit herab (STUMPFL). Dazu treten die Willenlosen, Unsteten, manche der Selbstunsicheren und in stärkstem Maße die sexuell Abnormen, die zum großen Teil nicht zur Eheschließung kommen. Die gegenüber dem gesunden Durchschnitt wohl häufigeren unehelichen Verbindungen schlagen zahlenmäßig kaum zu Buche.

Es wäre eine dankenswerte Aufgabe, nach dem Vorgange ESSEN-MÖLLERS an den endogenen Psychosen, die Fruchtbarkeit der verschiedenen Psychopathengruppen genau zu beforschen (vgl. auch RIEDEL, S. 1151).

Um zu greifbaren Ergebnissen bezüglich der Psychopathenhäufigkeit zu kommen, hat man — wie zur Ermittlung der Psychosenhäufigkeit — verschiedentlich versucht, unter Anwendung exakterer statistischer Methoden „Durchschnittsbevölkerungen" zu gewinnen und „erbbiologische Bestandsaufnahmen" ganzer Populationen durchzuführen.

Die einzelnen Untersuchungen sind zwar nur unter Einschränkungen miteinander vergleichbar, da sie unter zum Teil voneinander abweichendem methodischen Vorgehen gewonnen wurden. Dazu kommt, daß die verschiedenen Autoren den Begriff Psychopathie, der Schwierigkeit der Materie und ihrer

Ausgangsstellung entsprechend, abweichend abgegrenzt haben. Die zahlenmäßigen Ergebnisse differieren deshalb ziemlich stark.

Die folgende Übersicht mag zunächst einmal über die rohen, zahlenmäßigen Ergebnisse orientieren.

Psychopathiehäufigkeit, ermittelt in „Durchschnittsbevölkerungen“.

Kattentidt (1926) 898 Neffen und Nichten von 93 Münchener Paralytikerehegatten: 3 = 0,33% (asyliert), 80 = 8,88% (nicht asyliert).

Schulz (1927) 547 Geschwister und 198 Eltern von 100 Münchener Arteriosklerotikerehegatten: 1 = 0,29% (asyliert) (Geschwister) und 0 = 0% (Eltern).

Göppel (1928) 669 Geschwister, 303 Eltern und 319 Kinder von 155 Allgäuer Reichsbahnangestellten: 2 = 0,45% (asyliert) (Geschwister), 0 = 0% (Eltern) und 1 (asyliert) (Kinder).

Luxenburger (1928) 580 Geschwister und 199 Eltern von 100 Münchener Paralytikerehegatten: 1 = 0,17% (asyliert) (Geschwister) und 0 = 0% (Eltern).

Brugger (1929) 594 Geschwister und 228 Eltern von 117 Baseler exogen Hirnkrankenehegatten: 2 = 0,43% (asyliert) (Geschwister), 26 = 5,9% (nicht asyliert) (Geschwister) und 1 = 0,43% (asyliert) (Eltern), 20 = 8,8% (nicht asyliert) (Eltern).

Magg (1929) 688 Geschwister und 282 Eltern von 141 ins Allgäu eingewanderten Oberpfälzern und Franken (viele Beamte und Akademiker): 10 = 0,3% (asyliert) (Geschwister) und 0 = 0% (Eltern).

Brugger (1931) Auszählung einer 37561 Köpfe zählenden Wohnbevölkerung in Thüringen: 19 = 0,06% (asyliert) und 59 = 0,15% (nicht asyliert).

Schulz (1931) 603 Geschwister und 198 Eltern von 100 Münchener Krankenhauspatienten: 3 = 0,8% (asyliert) (Geschwister) und 0 = 0% (Eltern).

Bleuler (1932) 1111 Geschwister und 400 Eltern von 200 ländlichen Krankenhauspatienten aus dem Kanton Basel: 17 = rd. 2,0% (nicht asyliert) (Geschwister) und 6 = 1,5% (nicht asyliert) (Eltern).

Klemperer (1933) 1000 von 1881—1890 in München Geborene: 29 = etwa 5,23% (einschließlich Charakterauffällige, alle nicht asyliert).

Berlit (1935) 1807 Geschwister und 724 Eltern von 362 sächsischen Beamten und Angestellten: 40 = 7,47% (einschließlich 4,8% „Psychopathieähnl.“) (nicht asyliert) (Geschwister) und 22 = 6,9% (einschließlich 4,8% „Psychopathieähnl.“) (nicht asyliert) (Eltern).

Boeters (1935) 579 Geschwister und 200 Eltern von 100 Münchener chirurgisch Kranken; sowie 110 Kinder von 41 Probanden: 3 = 0,79% (asyliert) (Geschwister), 1 = 0,5% (asyliert) (Eltern) und 0 = 0% (Kinder).

Panse (1935) 558 Geschwister und 200 Eltern von 100 Berliner Paralytikerehefrauen: 26 = 7,45% (nicht asyliert) (Geschwister) und 10 = 5% (nicht asyliert) (Eltern).

D. Boeters (1936) 890 Geschwister und 411 Eltern von 211 Breslauer Probanden, die beim Standesamt Geburten anmeldeten: 3 = 0,41% (asyliert) (Geschwister), 12 = 1,66% (nicht asyliert) (Geschwister) und 2 = 0,49% (asyliert) (Eltern) und 7 = 1,7% (nicht asyliert) (Eltern).

Dittel (1936) 419 Geschwister und 200 Eltern von 100 schlesischen Paralytikerehefrauen: 9 = 2,79% (nicht asyliert) (Geschwister) und 3 = 1,5% (nicht asyliert) (Eltern).

H. Bormann (1937) 490 Geschwister und 195 Eltern von 100 Liegnitzer (Schlesien) Krankenhauspatienten: 2 = 0,55% (asyliert) (Geschwister) und 3 = 2,05% (nicht asyliert) (Eltern).

Das Ausgangsmaterial ist verschieden, es wird zum Teil durch gewisse Auslesefaktoren gestört. So stellen die Ausgangsprobanden von Göppel und Magg, die teils ausschließlich, teils überdurchschnittlich von Beamten und Angestellten ausgingen, eine gewisse positive Auslese dar, während z. B. die körperlich Kranken M. Bleulers eine Auslese nach körperlicher Auffälligkeit und Behandlungsbedürftigkeit bedeuten. Die Ziffern Bruggers (1931) sind auf Grund eines Zensus gewonnen, die Ziffern Klemperers beziehen sich auf andersartig altersgeschichtete Probanden. Immerhin haben die in der Tabelle zusammengetragenen Ziffern den Vorteil, daß sie sich alle statistisch an die von Luxenburger angegebene Methodik anschließen.

Schulz und Luxenburger haben geglaubt, den Abgrenzungsschwierigkeiten am besten zu begegnen und Einheitlichkeit zu erreichen, wenn sie nur die „asylierten“ — also einmal irgendwie in Anstaltsbehandlung gewesenen — Fälle auszählen. Sehr wahrscheinlich sind damit wirklich gröber sozial auffällige

Psychopathen erfaßt, aber natürlich nicht alle. Die Tatsache der Asylierung hängt von vielen Zufälligkeiten ab, wie Stadtnähe, Vorhandensein entsprechender Einrichtungen und Einstellung der Umwelt. Es ist sicherlich kein Zufall, daß sich unter den (jüngeren) Geschwisterserien mehr asylierte Psychopathen finden als unter den (älteren) Eltern, wo sie praktisch nur in je einem Fall bei BRUGGER und H. BOETERS und D. BOETERS in Erscheinung treten.

Auch die Schwierigkeit einer genetischen Überlegungen gerechtwerdenden Unterteilung tritt stark zutage. Die Sonderlinge sehen wir oft gesondert behandelt wegen ihrer vermuteten Beziehungen zur Schizophrenie. Man hat aber längst erkannt, daß Sonderlinge nur dann als „schizoid", d. h. als Träger von Teilanlagen zur Schizophrenie angesprochen werden können, wenn sie auch wirklich im Umkreis von Schizophrenen auftreten. Es gibt sicherlich auch „Sonderlinge" (welche Menschen können nicht alle als Sonderlinge imponieren!), die genetisch nichts mit der Schizophrenie zu tun haben.

Daß die Ziffern für die Elternschaften durchweg niedriger sind als bei den Geschwistern, liegt natürlich an der Unvollständigkeit der Erfassung.

Interessant ist (hier nicht im einzelnen aufgeführt), daß aber im Gegensatz dazu die Ziffern für den Alkoholismus bei den Eltern allgemein höher liegen, ein Hinweis auf die schon erwähnte Abnahme der schweren Alkoholismusformen in den letzten Jahrzehnten. — Beachtenswert sind die auch jetzt noch hohen Alkoholismusziffern für die Schweiz (BRUGGER, M. BLEULER).

Das Ergebnis dieser rohen Statistiken soll nicht weiter zerpflückt werden. So unvollkommen sie auch sind, sie bilden doch gewisse Vergleichsmöglichkeiten zu anderen Arbeiten, die mit den gleichen statistischen Mitteln von anderem Material aus die Häufigkeit der Psychopathien beforscht haben. Man ist aber nicht berechtigt, die so gewonnenen ziffernmäßigen Resultate mit bestimmten erbpathologischen Vorstellungen zu verbinden.

Eines geht jedoch aus diesen rohen Berechnungen hervor, *daß* nämlich *die korrigierten Prozentziffern* auch bei jenen Autoren, die offensichtlich in dem Bemühen auch leichtere, jedoch deutliche Charakteranomalien zu erfassen, die höchsten Psychopathieziffern errechnet haben (KATTENTIDT, BERLIT, BRUGGER, PANSE), *10% nicht erreichen,* sondern zwischen etwa 5%—7,5% liegen. Selbst TROEGER, der von Paralytikern (nicht deren Ehegatten) ausging (um deren Belastung zu prüfen), fand unter den Paralytikergeschwistern nur 8,16% Psychopathen und psychogene Reaktionen; dazu 1,65% Trinker. Unter den Eltern waren bloß 5% Psychopathen erfaßbar, und (wieder in erhöhtem Maße) 4,5% Trinker. Dabei darf angenommen werden, daß die Paralytiker schon insofern eine gewisse Auslese nach der Richtung der Psychopathen darstellen, als sich unter ihnen mehr Menschen mit geringem Halt und überdurchschnittlicher Triebstärke befinden als in der Durchschnittsbevölkerung.

Einen ersten Versuch, mit den in der Forschungsanstalt für Psychiatrie in München (RÜDIN) geschaffenen statistischen Methoden Erblichkeitsuntersuchungen bei Psychopathen anzustellen, machte BERLIT. Die Arbeit sollte einen Überblick über die erbliche Belastung aller solcher Psychopathen geben, die in eine psychiatrische Klinik kommen. Auf die Heraushebung von Gruppen, bei denen wir biologische Einheitlichkeit oder Verwandtschaft vermuten, verzichtete BERLIT. 225 Probanden bilden die Basis. Es fehlen unter ihnen Süchtige und Zwangsneurotiker.

Wie man erwarten konnte, erwies sich die Psychopathiehäufigkeit gegenüber den Befunden in den verschiedenen Durchschnittsbevölkerungen erhöht. Es waren bei den Geschwistern 9,1% und bei den Eltern 16,1%. Auch asylierte Psychopathen waren doppelt so häufig, ebenso Selbstmörder (letztere nur bei den Eltern).

Die Erhöhung der Belastungsziffer für manisch-depressives Irresein auf das Dreifache weist darauf hin, daß sich unter den Ausgangsfällen solche befanden (weiche und cycloide), die in genetischen Beziehungen zu dieser Psychose standen. Entsprechend ist zu deuten die Erhöhung der Schizophreniebelastung auf das Doppelte der Durchschnittserwartung. Nicht erfaßt waren offenbar solche Psychopathen, die dem epileptischen Erbkreis angehören, denn die Epilepsieziffer war normal bei den Geschwistern und nur leicht erhöht bei den Eltern. In der Verwandtschaft der Haltlosen zeigte sich eine Häufung von wieder haltlosen Psychopathen, im Gegensatz zu einer geringen Häufigkeit der Erbpsychosen, ein Befund, der hervorgehoben sei. In der Verwandtschaft der „Erregbaren" schienen sich wiederum „Erregbare und Nervöse" zu häufen, doch ist der Befund wegen zu ungenauer Persönlichkeitsschilderungen nicht eindeutig.

Die Arbeit Berlits bringt somit kein Licht in die Pathogenese der Psychopathien. Sie bestätigt lediglich die durchschlagende Wirkung erblicher Faktoren und die Zugehörigkeit mancher Psychopathien zum Erbkreis der beiden großen endogenen Psychosen Schizophrenie und manisch-depressives Irresein.

Noch ergebnisloser sind Untersuchungen wie etwa von Paskind, der lediglich zu dem Schluß kommt, daß „Psychastheniker" stärker mit „nervösen Störungen" belastet sind als Normale. Weder der Begriff „Psychasthenie" noch der der „nervösen Störungen" kann genetisch irgendwie befriedigen.

Unter dem starken Eindruck der Kretschmerschen Lehre wurden die Psychopathien in zahlreichen Arbeiten mehr oder weniger ausschließlich auf ihre Zugehörigkeit zum schizothymen oder cyclothymen Konstitutionskreis geprüft und entsprechend eingeordnet. Eine Resterscheinung dieser Tendenzen hat sich gehalten in der isolierten Behandlung der „Sonderlinge", von denen, wie schon gesagt, nur eine Kerngruppe Träger von Schizophrenieanlagen ist. Davon, daß nunmehr allgemein eine Einengung dieser beiden Erbkreise üblich geworden ist, wird noch zu sprechen sein.

Doch ist es wohl notwendig, wenigstens kurz die Erbpathologie der Psychopathien von der Psychosenforschung her zu betrachten. Das Wesentliche darüber bringen die Darstellungen von J. Lange (manisch-depressives Irresein), Luxenburger (Schizophrenie) und Conrad (Epilepsie). Darauf muß hier im ganzen auch verwiesen werden, da zur Vermeidung von Überschneidungen die fließende Grenze der Psychopathien zu den Psychosen irgendwo abgesteckt sein muß.

Doch ist eine Darstellung unumgänglich, aus der ersichtlich ist, in welchem Maße sich in der Erbnähe der endogenen psychischen Erkrankungen Psychopathien anreichern und welche Psychopathieformen dies tun.

Es ist ausgeführt worden, daß schon seit längerem abnorme Charaktere in der Erbnähe Schizophrener aufgefallen waren, die Kretschmer dann als Schizoide heraushob und fließend als Schizothyme in die breite Norm ausmünden ließ. Diese Frage der genischen Zuordnung schizoider Psychopathen zur Schizophrenie ist auch mit den zur Zeit üblichen statistischen Methoden angegangen worden; übrigens mit ziffernmäßig divergierenden Ergebnissen, die Luxenburger in einem eingehenden Übersichtsreferat dargestellt und erläutert hat. Wir können uns hier mit der Anführung der jüngsten, an sehr großem Material (rund 1000 Schizophrene) gewonnenen Ziffern begnügen, die Kallmann ermittelte. Unter den erwachsenen Kindern dieser Schizophrenen waren 16,4% wieder schizophren, daneben fand sich noch etwa die doppelte Anzahl, nämlich 30,2% schizoide Psychopathen. Die für die drei großen schizophrenen Untergruppen ermittelten Zahlen schwanken zwischen 30,2% Schizoiden unter den Kindern Katatoner und 31,9% bzw. 35,6% unter den Kindern Hebephrener und Paranoider. *Rund ein Drittel der Kinder Schizophrener erwies sich als schizoid.* In Durchschnittsbevölkerungen fanden sich nach LUXENBURGER demgegenüber nur 2,9% Schizoide, so daß also mit einer Anreicherung auf etwa das Zehnfache unter den Kindern Schizophrener zu rechnen wäre. Unter den Enkeln sind es (wieder nach LUXENBURGER) noch 13,8%, unter Vettern und Basen noch 10,2%. Die Zahlen fallen dann in den entfernteren Verwandtschaftsgraden (Neffen und Nichten noch 5,1%) zur Norm von rund 3% ab. Bezüglich der näheren genetischen Analysen der Befunde muß hier auf die Darstellung von LUXENBURGER in diesem Handbuch verwiesen werden. Aus diesen Ergebnissen ist zu schließen, daß sich unter den Psychopathen mit ziemlicher Sicherheit Persönlichkeitsprägungen finden, „Schizoide“, die in genetischer Beziehung zur Schizophrenie stehen. Damit ist jedoch nicht festgelegt, daß nun etwa alle jene Persönlichkeiten, die KRETSCHMER der schizothymen Seite der psychischen Erscheinungswelt zurechnet, ausnahmslos Träger von Schizophrenieanlagen wären. Die RÜDINsche Schule nimmt Rezessivität der Schizophrenie an und sieht in den Schizoiden heterozygote Schizophrenieanlageträger. Auch die Kinder und Eltern würden demnach in jedem Falle Heterozygoten sein, auch dann, wenn sie äußerlich nicht als „schizoid“ imponieren. LUXENBURGER rechnet in solchen Fällen mit mangelhafter phänotypischer Manifestierung der heterozygoten Anlage. Wir würden also auch über die 2,9% Schizoide in unserer Bevölkerung hinaus noch mit Schizophrenieanlageträgern zu rechnen haben, die äußerlich nicht als solche erkennbar, also charakterlich unauffällig sind. LENZ hat nun mit beachtenswerten Einwänden (vgl. Beitrag Schizophrenie) dieser Auffassung widersprochen und vertritt die Dominanz jedenfalls für einen Teil dessen, was wir heute unter Schizophrenie zusammenfassen. Dominanz in dem Sinne, daß gewisse pathogene Erbeinheiten schon heterozygot das Bild einer schizophrenen Psychose bedingen oder doch mitbedingen können. Die Schizophrenie ist für LENZ im übrigen nichts erwiesen Einheitliches, sondern heterogen, d. h. es haben nicht alle Schizophrenen die gleiche Erbformel. Bei angenommener Dominanz würden unsere schizoiden Psychopathen in der Erbnähe Schizophrener nichts anderes sein als — infolge Nebengenwirkung — unvollständig zur Manifestierung gekommene Schizophrenien, d. h. nicht lediglich Charakterabnorme, sondern zum mindesten genotypisch am schizophrenen Krankheitsprozeß Leidende. Die Unauffälligen aber wären auch dann, wenn sie Kinder oder Eltern von Schizophrenen sind, genotypisch gesund, jedenfalls frei von Schizophrenieanlagen.

Es zeigt sich somit, daß die um die genotypische Grundlage der Schizophrenie entbrannte Auseinandersetzung auch für die Psychopathiefrage von entscheidender Wichtigkeit ist.

Nun fragt sich, welche Phänotypen unter den Psychopathen es denn sind, die wir als „schizoid“ im engeren genotypischen Sinne auffassen müssen. Die SCHNEIDERsche Einteilung gibt uns nach dieser Richtung wenig Hilfen. Man wird sie vielleicht am ehesten unter seinen Selbstunsicheren, Fanatischen, unter manchen Gemütlosen zu suchen haben. Kaum in greifbare Beziehungen lassen sie sich bringen zu den SCHRÖDERschen kindlichen Charakteren. Das mag daran liegen, daß man das „schizoide“ Wesen ja überhaupt erst in der Regel beim Erwachsenen klinisch erkennbar werden sieht. Vielleicht manifestiert sich die Schizoidie entscheidend erst um die Zeit und jenseits der Pubertät, wie das ja für das vollentwickelte Krankheitsbild der Schizophrenie ebenfalls zutrifft. Auch die von KRETSCHMER an psychopathischen Typen aus dem schizoiden Bereiche hervorgehobenen Charaktere, die Empfindsam-Affektlahmen, Feinsinnig-Kühlen, pathetisch-kalten Despoten, Jähzornig-Stumpfen und Zerfahrenen sind bei Kindern, abgesehen von Einzelfällen, selten zu finden. Wir wissen wohl, daß sich prämorbide Persönlichkeitsprägungen Schizophrener oft retrospektiv bis in die Kindheit verfolgen lassen (Empfindsamkeit, Scheu, mangelnde Kontaktfähigkeit), doch machen wir immer wieder die Erfahrung, daß im aktuellen Fall, etwa wenn die Kinder Schizophrener im Schulalter dem Psychiater zur Untersuchung gebracht werden, die Feststellung, ob nun erkennbare schizoide Wesenszüge vorliegen, auf größte Schwierigkeiten stößt. Man findet die gleichen empfindsamen und schüchternen Kinder auch fern aller schizophrenen Belastung und ohne den Verdacht haben zu müssen, daß sie sich einmal zu echten Schizoiden oder gar Schizophrenen entwickeln werden.

Einige Sicherheit bezüglich der genotypischen Einordnung auffälliger Charaktere nach der Seite der Schizoidie besteht somit nur dann, wenn diese Charaktere nachweislich Schizophrene in der engeren Blutsverwandtschaft haben. Auch Kleist, der in den Schizophrenien psychische Systemerkrankungen (Heredodegenerationen) sieht, fordert naturgemäß diese Einengung des Schizoidiebegriffes auf das nachweislich genotypisch Verwandte.

Eine andere Frage wäre, ob etwa die schizothyme Anlage selbständig neben der Anlage für Schizophrenie besteht, aber gewissermaßen eine Vorbedingung oder wenigstens einen günstigen Mutterboden für das Durchschlagen der Schizophrenieanlage bildet. Dieser Mutterboden, das genotypische Milieu, wäre dann die Gesamtheit der Nebengene, welche das Hauptgen für Schizophrenie beeinflussen, und dieses genotypische Milieu könnte — wenigstens zum Teil — zusammenfallen mit dem, was wir heute „Schizothymie" nennen und was sich vielleicht somatisch im asthenischen oder dysplastischen Habitus und möglicherweise außerdem (das steht aber noch gar nicht fest) in einer allgemeinen Bindegewebsschwäche und Anfälligkeit für Tuberkulose (Luxenburger) äußert. Ähnliches, nur im einzelnen nicht so entwickelt, hat sich E. Kahn (1923) vorgestellt, als er im Erbgang der Schizophrenie ein dominantes Gen für Schizoidie neben einer rezessiven Anlage für Schizophrenie annahm. Beide müßten zusammentreffen, damit es zum Manifestwerden eines schizophrenen Prozesses kommt.

Die eingehendere Beschäftigung mit diesem Grenzgebiet zur Erbpathologie der schizophrenen Psychosen (und im folgenden noch zum manisch-depressiven Irresein und der erblichen Fallsucht) ist notwendig, da für viele Forscher ein großer Teil der Psychopathien genotypisch gesehen nur „Spaltungsprodukte" der endogenen Psychosen sind.

Es wird nützlich sein, das Ergebnis weiterer Untersuchungen abzuwarten, ehe man allzu weitgehend solchen Auffassungen folgt. Auf die von Ewald, J. Lange und Bostroem gemachten Einschränkungen wurde bereits hingewiesen. Andererseits sagte Kretschmer noch ganz kürzlich: „Die Psychosen treten nicht sprunghaft auf, sondern erkennbar als Varianten der Persönlichkeiten". In die mendelistische Sprache übersetzt würde man hier wohl am ehesten auf eine sehr weitgehende Polymerie zurückgreifen müssen. Damit stimmt das Ergebnis mit mendelistischen Vorstellungen arbeitender Forscher aber nicht überein. Es klafft hier also offensichtlich noch eine Lücke, die durch weitere Forschungen noch auszufüllen sein wird.

Mindestens die gleiche Vorsicht ist nun vonnöten bei der Zuordnung cyclothymer Charaktere zum manisch-depressiven Erbkreis. Zwar finden sich auch hier nach dem derzeitigen Stand der Untersuchungen (das Material ist bislang kleiner als bei der Schizophrenie) unter den Kindern Manisch-Depressiver neben 24—25% manisch-depressiv Erkrankten etwa 13—17% cycloide Psychopathen, wie einer Zusammenstellung Luxenburgers auf Grund von Ergebnissen von Hoffmann, Röll und Entres, Rehm zu entnehmen ist. Die Ziffer steigt zwar nicht so hoch an wie die der Schizoiden im Umkreis Schizophrener, ist aber doch beträchtlich, zumal die echt Cycloiden entsprechend der größeren

Seltenheit des manisch-depressiven Irreseins auch in der Durchschnittsbevölkerung weniger als die angenommenen rund 3% Schizoider ausmachen werden. Luxenburger rechnet hier unter Auswertung der vorliegenden Untersuchungen mit nur 0,8% cyclothymen Psychopathen. Biologische Zusammenhänge der Cycloiden im engen Sinne mit dem manisch-depressiven Formenkreis wird man also annehmen dürfen. Welcher Art diese Beziehungen aber sind, ist noch völlig offen. Kretschmer sieht auch hier in den ausgeprägten manisch-depressiven Psychosen lediglich Kulminationspunkte in dem weiten Bereich des cyclothymen Kreises, in dem die cycloiden Psychopathen gewissermaßen die Mittellagen darstellen. Auch hier hat die mendelistisch und statistisch arbeitende Forschung diesen Kretschmerschen Konzeptionen noch nicht folgen können. Es wurde ja auch schon erwähnt, daß es (z. B. im mittleren Rheinland gehäuft) als rein hyperthym imponierende Konstitutionen gibt, die mit hoher Wahrscheinlichkeit nicht biologisch den zirkulären Psychosen zugehören. Die gleiche Erfahrung machte Stumpfl bei der genealogischen Durchforschung seiner „hyperthymischen“ Kriminellen, bei denen sich keine Anreicherung von Manisch-Depressiven in der Blutsverwandtschaft fand. Stumpfl trennt deshalb die Anlage zu heiterer Grundstimmung streng von der angeborenen Neigung zu abnormen Stimmungsschwankungen und will darüber hinaus selbst abnorme Stimmungsschwankungen bei den Verwandten Manisch-Depressiver nicht ohne weiteres gleichgesetzt wissen rein erscheinungsmäßig ähnlichen Schwankungen bei Gesunden.

Enger ist vielleicht die biologische Verwandtschaft der konstitutionell und reaktiv Depressiven zum Zirkulären.

Die Kretschmersche Konzeption, daß der pyknische Körperbau in genetischen Beziehungen zu den zirkulären Psychosen steht, hat die klinische Erfahrung bekanntlich weitgehend bestätigt. Ob es aber z. B. auch die pyknischen Cycloiden sind, welche die anzunehmende biologische Affinität zu den Zirkulären haben, wissen wir nicht.

Die statistischen Befunde an Hand eines allerdings noch nicht sehr großen Materials, auch die Zwillingsbefunde, lassen zur Zeit noch gar keine Schlüsse bezüglich der erbbiologischen Stellung der cycloiden Psychopathen in der Erbnähe Manisch-Depressiver zu. Es läßt sich noch nicht sagen, ob sie — was an sich naheläge — Teilanlageträger für die zirkuläre Psychose sind. Neuere Untersuchungen (etwa die von Stumpfl) scheinen auch dagegen zu sprechen.

Phänotypisch sind zu ihnen zu rechnen ein Teil der ausgesprochen depressiven Psychopathen, der Hyperthymiker und der Selbstunsicheren Schneiders. Es sind die Gemütsreichen unter den Thymopathen Kleists, überhaupt diejenigen Psychopathen, deren Wesen beherrscht wird von Gemütsreichtum, die aber nach der einen oder anderen Richtung hin oder aber in Form ungewöhnlicher Schwankungen die Grenzen einer nicht exakt zu definierenden Norm überschreitet (s. auch S. 1137 über Zwangsneurosen).

Ein besonders unklares Kapitel bilden schließlich die biologischen Beziehungen bestimmter Psychopathieformen zum Erb- und Konstitutionskreis der erblichen Epilepsie — oder vielleicht besser — der erblichen *Epilepsien*, da auch hier sehr wohl mit der Möglichkeit der Heterogenie dieses meist als Einheit betrachteten erblichen Krankheitsbildes gerechnet werden muß. Conrad formuliert hier beispielsweise: „Vererbt wird nicht ‚die‘ Epilepsie, sondern vererbt werden gewisse Anlagen zu noch weitgehend unbekannten Veränderungen auf mannigfachen Gebieten des cerebrospinalen, endokrinen, vegetativen und Stoffwechselsystems, welche sich ihrerseits klinisch in epileptischen Anfällen und dem übrigen Bild der idiopathischen Epilepsie äußern.“ Obwohl schon seit langem in Anlehnung an die Termini „schizoid“ und „cycloid“ mit dem Begriff der

„*epileptoiden Psychopathie*“ umgegangen wird, herrscht noch keine Klarheit über dessen Abgrenzung und auch darüber nicht, ob überhaupt charakteristisch geprägte Psychopathieformen genisch mit „der Epilepsie“ verwandt sind. Das ist kein Wunder, wenn man sieht, wie klärungsbedürftig die Epilepsien selbst hinsichtlich ihrer biologischen Grundlagen sind, und an diesen Epilepsien soll sich doch die Umgrenzung des „Epileptoids“ orientieren.

Nun, Ziffern sind auch hier zur Hand. Man ist etwa so vorgegangen, daß man von Menschen mit cerebralen Krampfanfällen ausging, und zwar von solchen, bei denen Anhaltspunkte für eine exogene Entstehung dieser Krampfanfälle nicht zu finden waren. Im Umkreis dieser Menschen wurde dann die Häufigkeit von Psychopathien, Schwachsinn usw. errechnet. Die Ergebnisse waren — wie von vornherein zu erwarten — so unterschiedlich, daß mit ihnen wenig anzufangen ist. LUXENBURGER hat sich bemüht, unter Anwendung komplizierter rechnerischer Manipulationen etwas Klarheit in die Verhältnisse zu bringen. Der Erfolg mußte ausbleiben, da auch noch so sorgfältige Berechnungen klinische Mängel des Ausgangsmaterials nicht ausgleichen konnten. Es ist deshalb hier wohl zulässig, ältere Arbeiten dieser Art zu übergehen, zumal sie im Beitrag von CONRAD über die Erbpathologie der Epilepsie ausführliche Erörterung finden.

Es gibt natürlich erbliche Epilepsie; das ist durch die genealogischen Befunde, besonders durch Zwillingsuntersuchungen (SCHULTE, CONRAD), erwiesen, *und es bleibt die Fragestellung, ob bestimmte Psychopathieformen hierzu in biologischem Konnex stehen.*

Am sorgfältigsten, und mit den heutigen Fragestellungen vertraut, hat CONRAD neuerdings Art und Häufigkeit der abnormen Persönlichkeiten in einem Material ermittelt, das sich auf 994 Kinder von 306 idiopathischen Epileptikern bezieht, und diese Befunde außerdem mit den Kindern symptomatischer Epileptiker und einer heterogenen Zwischengruppe (die meist ungeklärte oder ungewöhnliche Fälle enthält) verglichen.

Im Ergebnis fanden sich unter den

911 Kindern der idiopathischen Epileptiker	77 = 8,4%	abnorme Persönlichkeiten
408 Kindern der Zwischengruppe	14 = 3,4%	
275 Kindern der symptomatischen Epileptiker	2 = 0,7%	

Es ist ein Vorzug dieses Materials, daß es in sich Vergleiche zwischen den verschiedenen Gruppen zuläßt. Es wurde bei allen 3 Gruppen der gleiche Maßstab angelegt. An sich ist die Ziffer von 8,4% abnormen Persönlichkeiten nicht besonders hoch, wenn man bedenkt, daß sich in manchen der sog. Durchschnittsbevölkerungen (BRUGGER, PANSE) etwa ebensoviele fanden. Doch war der Maßstab CONRADs offenbar ein sehr strenger, er richtete sich weniger nach den ermittelten Charaktereigenschaften, als nach Verhaltensweisen, unter denen naturgemäß nur die gröber auffälligen, sozial irgendwie störend hervortretenden erfaßt wurden. Wenn man demnach für das Auswahlprinzip CONRADs die 0,7% abnorme Persönlichkeiten bei den Kindern der symptomatischen Epileptiker etwa als Durchschnitt gelten läßt, würden wir eine Anreicherung auf das Zwölffache unter den Kindern der Idiopathischen annehmen können. Der Art nach überwogen die stimmungslabilen und explosiblen Psychopathen im Sinne SCHNEIDERs; Menschen mit frühpsychopathischen Erscheinungen (Bettnässen, Pavor, Stottern), frühem sozialen Absinken, triebhaftem Wesen. Sie boten gesteigerte und vermehrte mürrisch-gereizte Reaktionen mit sekundären Triebhandlungen, periodischem triebhaften Trinken, neigten zu Sexualdelikten und Gewaltverbrechen. Den Nachweis, daß es sich hierbei um gesicherte „epileptoide“ Teilanlagen handele, sieht CONRAD noch nicht erbracht. Einen hypersozialen

Charaktertypus (mit Pedanterie, Haften, Bigotterie usw.) vermißte Conrad unter seinem Kindermaterial.

Obwohl pathologisch-anatomische Untersuchungen vermuten lassen, daß den epileptischen Anfällen vasomotorische Erscheinungen im Hirn parallel laufen oder vielleicht zugrunde liegen, fand sich unter den Kindern abnorme Vasolabilität nicht in besonderer Häufung (0,5%), Migräne in 1,5%, d. h. gegenüber dem Vergleichsmaterial kaum erhöht. Deutlich häufiger (3%) war Stottern. Bei der niedrigen Migräneziffer mag das nicht sehr hohe Durchschnittsalter der erfaßten Kinder (20—30 Jahre) eine Rolle spielen, da sich die echte Migräne erst später manifestiert oder jedenfalls als Migräne erkannt wird.

Die Frage, ob die Häufung der Psychopathien unter den Kindern erblich Epileptischer uneingeschränkt auf genischen Zusammenhang zu schließen berechtigt, läßt Conrad offen unter Hinweis auf die Möglichkeit, daß es sich hier auch um die Folge selektiver Paarung handeln könne. Es ist durchaus denkbar, daß die Aussichten erblich Epileptischer, durchweg psychisch vollwertige Ehepartner zu bekommen, geringer sind als bei ganz gesunden Menschen. Dieser Einfluß auf die Ehewahl muß sich naturgemäß auch bei den Kindern auswirken.

Dieser sehr vorsichtigen Einschätzung der Möglichkeit, Gesichertes über die Beziehungen psychopathischer Abweichungen zum endogen epileptischen Formenkreis auszusagen, stehen nun gegenüber *weitreichende konstitutionspathologische Überlegungen,* die Kretschmer und Enke, *sowie besonders* Mauz *entwickelt haben.* In Fortführung der Problemstellungen, die sich aus der Herausarbeitung der Beziehungen zwischen Körperbau und psychischer Konstitution ergeben hatten, eröffnete sich die Aussicht, für den körperlichen Konstitutionskreis der *Athletiker* — trotz dessen Verflechtung mit dem Aufbau des schizophrenen Formenkreises, wie sie von Kretschmer und seiner Schule angenommen wird — eine psychische Sonderzuordnung zu versuchen. — Die Konstitutionsuntersuchungen sind inzwischen durch Einschaltung experimental-psychologischer Tests ausgebaut worden mit dem Ziel, auf diesem Wege zu primären, elementaren Anlagefaktoren, zu „nicht weiter zerlegbaren Dispositionen und Reaktionsneigungen der Persönlichkeit" vorzudringen. Ferner sollten gesichert werden die Beziehungen solcher Radikale zu bestimmten körperlichen Konstitutionen.

Gerade solche primären Anlagekomplexe aber sind es ja, nach denen auch der Erbbiologe fahndet; und deswegen sind die Untersuchungen von Kretschmer und Enke von hohem Interesse, und zwar in Verbindung mit der Frage des „Epileptoids" deshalb, weil schon von jeher ein athletischer Habitus vieler erblich Epileptischer aufgefallen ist.

Die Verarbeitung der Untersuchungen führte zu einer *Theorie der athletischen Temperamente,* die als vorwiegend „viskös", d. h. zähflüssig, gekennzeichnet werden.

Diese Viskosität der seelischen Abläufe sei sowohl den phlegmatisch-indolenten wie den ruhig-energischen Naturen eigen, sie äußere sich in ruhiger Gemessenheit der Bewegung, wortkarger Sprache, Begrenztheit der Phantasie, gesteigertem Beharrungsvermögen, Tenazität der Aufmerksamkeit, in Ausgeglichenheit des Gemütslebens, Torpidität und geringer Affizierbarkeit, mangelhafter Wendigkeit, mäßiger geistiger und sozialer Aktivität, aber auch in Treue und Zuverlässigkeit. Dies ist der Kerntypus der viskösen Temperamente, der nun Zumischungen von cyclo- und schizothymer Seite her erhalten kann.

Der polare Aufbau, den Kretschmer für seine beiden anderen Temperamentstypen annahm (s. S. 1096), tritt beim viskösen Temperament nicht so hervor, doch kann unter den empirisch gefundenen Eigenschaften die *Explosivität* als *Gegenpol der ruhigen Tenazität* betrachtet werden, die aber beim gesunden Athletiker meist nur geringgradig hervortritt, mehr jedoch im Zusammenhang mit „epileptoiden Störungen" (Mauz, vgl. S. 1128).

Nach einer Zusammenstellung von K. WESTPHAL (1931) über alle bis dahin erschienenen einschlägigen Arbeiten wiesen von 1505 Epileptikern 28,9% einen athletischen Habitus auf, während unter den Schizophrenen nur 16,9%, und unter den Manisch-Depressiven nur 6,7% Athletiker waren. Eine etwa gleiche Rolle spielen bei den Epileptikern aber auch die dysplastischen Habitusformen (29,5%), unter denen sehr Verschiedenartiges zusammengefaßt ist, und auch die Leptosomen sind mit 25,1% vertreten. Es ist also keineswegs so, daß etwa die Beziehung des athletischen Habitus und somit des viskösen Temperaments zu erblichen Epilepsieformen obligat wäre. Eine solche Annahme ist für denjenigen, der in erblicher Epilepsie nichts Einheitliches, sondern Heterogenes sieht, ja auch von vornherein nicht akzeptabel.

Daß man die Zusammenhänge zwischen athletischem Habitus und psychischer Konstitution auch ganz anders sehen kann, zeigen die etwa gleichzeitigen Untersuchungen von STUMPFL an Kriminellen. Der Forscher fand unter seinen Rückfallsverbrechern in großer Zahl Psychopathen, die ihm durch „Gemütlosigkeit" auffielen. Und diese Gemütlosen nun hatten nach seinen Beobachtungen häufig einen athletischen Habitus mit besonders derber, lederartiger, schlecht durchbluteter Haut. Auch STUMPFL sieht in seinen Befunden einen Grundstock für ein Wissen von der konstitutionellen Eigenart gemütloser Psychopathen.

Diese Gegenüberstellung erhellt schlaglichtartig, daß wir vorläufig bei der Aufstellung von Konstitutionskorrelationen mit vielen subjektiven Momenten zu rechnen haben. Bei allem Wert, der solcher Typenschau beizumessen ist, weil sie dem Kliniker die Augen für die Konstitutions- und Rassengrundlagen öffnet — und deswegen wird auch an dieser Stelle so ausführlich darauf eingegangen —, wäre es doch falsch, sich den Unsicherheitsmomenten, die vorläufig diesen Forschungsrichtungen noch anhaften, zu verschließen.

Die abweichenden Feststellungen STUMPFLs habe das Gute, daß sie eine voreilige Festlegung auf bestimmte Arbeitshypothesen verhindern und den Eindruck zerstören, als ob in der Konstitutionsforschung bereits alles Wesentliche getan sei. Das ist aber sicherlich trotz der Suggestivkraft der großartigen KRETSCHMERschen Ideen und der bisherigen Ausrichtung danach noch nicht der Fall.

Die Korrelationsdifferenz in den Befunden STUMPFLs zeigt aber auch etwas anderes, was vor allem aus den kritischen Anmerkungen J. LANGEs zu dem Buche STUMPFLs zu entnehmen ist, daß es nämlich wirklich selten ist, wenn zwei Psychiater — es mögen recht erfahrene sein — bei dem gleichen Psychopathen die gleiche Grundstörung als die ausschlaggebende oder kennzeichnende ansehen. Das liegt an der notwendig verschiedenen subjektiven Blickrichtung und Grundauffassung, mit der die Beurteilenden an den Fall herantreten.

Die Ausführungen von J. LANGE lassen z. B. erkennen, daß er bei Verwendung des gleichen Begriffs und auch unter Anlehnung an K. SCHNEIDER unter „Hyperthymie" etwas anderes versteht als STUMPFL. J. LANGE erwartet bei Hyperthymen eigentliche Heiterkeit, der auch die Wärme nicht fehlt, zu finden. Und solche Heiterkeit ist nach seinen großen Erfahrungen bei Kriminellen selten. STUMPFL fand unter seinen Rückfallsverbrechern (und deren Blutsverwandten) recht viele Hyperthyme und schildert diese als unbeschwert, von großer Selbsteinschätzung, beweglich, Typen, die J. LANGE (mit K. SCHNEIDER) eher als „Unruhige" bezeichnen möchte.

Bei den Athletikern und ihrem psychischen Korrelat könnte es umgekehrt so sein, daß STUMPFL auf der einen Seite und KRETSCHMER und ENKE auf der anderen die gleichen körperlichen und psychischen Typen im Auge haben. Es steht nicht etwa fest, daß dem so ist, sondern es soll nur als Möglichkeit erörtert werden. Dem einen Beobachter scheint das Gemütsleben nur durch

Zähflüssigkeit gedämpft und überdeckt, der andere vermißt es überhaupt. Es ist aber natürlich auch möglich, ja im vorliegenden Fall sogar wahrscheinlich (zumal Stumpfl von Kriminellen ausging, Kretschmer und Enke dagegen nicht), daß die Forscher wesensverschiedene Fälle im Auge haben, was dann wieder zeigen würde, daß der athletische Habitus bei Menschen verschiedener psychischer Struktur und nicht nur bei solchen mit viskösem Temperament (Kretschmer und Enke behaupten das natürlich auch nicht) selbst vorkommt.

Wie dem auch sei, es bleibt die Frage übrig und klärungsbedürftig, ob sich doch gewisse Psychopathentypen mit visköser Temperamentsgrundlage in der Erbnähe von — vielleicht späterhin als Sondergruppe charakterisierbaren — Epilepsien anreichern.

Dieser Frage nun geht Mauz nach, wenn auch mit etwas anderer Ausgangsstellung. Den *viskösen* Temperamenten Kretschmers und Enkes in der psychischen Struktur sehr ähnlich — im ganzen wohl identisch — ist die von Mauz so genannte *enechetische Konstitution*. Der Autor sieht in dieser Konstitution eine auf einer bestimmten und besonders gearteten Stufe der Hirnentwicklung stehengebliebene und nicht ausdifferenzierte, leib-seelische Einheit. Diese mangelhafte Differenzierung nun wieder macht sich auf körperlichem Gebiet kenntlich — nun nicht durch den athletischen Habitus, wie man annehmen möchte, sondern — durch eine körperliche Dysplasie mit mangelhafter Durchentwicklung (breites, amorphes Gesicht, „gutmütiger Tierblick"), eine Dysplasie allerdings, die mit ihren „derben trophischen Akzenten in der Gegend der Jochbogen, über den Augen, an den Schultern, Hand- und Fußgelenken" wesentliche Einzelzüge des athletischen Habitus Kretshmers wiedererkennen läßt. — Das psychische, leitende Kennzeichen der enechetischen Konstitution ist das Kleben, das Haftenbleiben. In Anlehnung an Auffassungen Kleists kommt Mauz zu der Vorstellung, daß die psychischen Besonderheiten der Enechetiker Ausdruck einer auf bestimmter Stufe und in besonderer Art in der Entwicklung stehengebliebener Hirnanlage seien, bei der, durch mangelhafte Hirnrindenentwicklung, die feineren Differenzierungen des im Hirnstamm verankerten instinktiven, affektiven usw. Erbgutes ausbleiben. In Kongruenz damit wird, wie schon kurz gestreift, auch der körperliche Habitus als in der Differenzierung steckengeblieben bezeichnet.

Es liegt bei Mauz also nicht, wie bei Kretschmer und Enke, der Versuch vor, auf experimental-psychologischem Wege genische Charakterradikale aufzufinden, sondern man findet bei ihm eine neue Theorie, die sich eng an hirnstrukturelle Vorstellungen und Befunde anschließt, die aber auch entwicklungsphysiologische Vorstellungen verwertet (mangelhafte Ausreifung). Dieser Weg, diese Arbeitshypothese — um mehr kann es sich ja kaum handeln — ist auch erbbiologisch von Interesse, da er einen Versuch bedeutet, den bei psychischen Zustandsbildern immer sehr großen Abstand zwischen Anlage und Phänotypus wenigstens insoweit zu verkürzen, als hirnanatomische Besonderheiten die Voraussetzung für die Richtigkeit der gewonnenen Vorstellungen wären.

Erbbiologisch ist die Konzeption von Mauz auch weiterhin deshalb von Wichtigkeit, als ihm die körperlichen und psychischen Vertreter der Enechetiker nicht etwa nur bei Epileptikern selbst, sondern gerade auch bei deren engeren Blutsverwandten entgegentraten. Und dies mit solcher Konstanz, daß Mauz in 52 Fällen, wo er bei ihm bis dahin Unbekannten aus dem psychischen Verhalten und dem somatischen Typus auf das Vorhandensein von epileptischen Erkrankungen in der Blutsverwandtschaft schloß, in 90% der Fälle seine Vermutung bestätigt fand. Als besondere Kenntypen werden herausgehoben: der euphorisch Betriebsame, der gravitätische Bürokrat, die freundlich Schwunglosen, der bedächtige Wichtigtuer.

Nun ist für MAUZ die enechetische Konstitution nur eine Teilkomponente der übergeordneten *iktaffinen Konstitution,* der Veranlagung zu Krampfanfällen überhaupt.

Wir finden als deren 2. Hauptgruppe die kombinierten „Defektkonstitutionen", die auch nach MAUZ „alles andere als einheitlich" sind. Gemeint ist hier „Schwachsinn in jeder Form", mannigfaltige neurologische Minderwertigkeiten, Status dysraphicus, gehäufte Dysplasien usw. Und die Heredität „weist Trunksüchtige, Gewalttätige, Laute und Aufgeregte, Mißgestaltete und Verwachsene, Schwachsinnige und ‚Verblödete' auf."

Hierhin kann der Erbbiologe mit gutem Gewissen nicht mehr folgen. Während man bei den Enechetikern den Eindruck einer gut herausgearbeiteten somatopsychischen Einheit haben konnte, ist unter den „kombinierten Defektkonstitutionen" alles noch so Heterogene zusammengefaßt, was schließlich auch einmal epileptische oder nichtepileptische Anfälle haben kann. Hier findet sich alles das, was sich am Bodensatz einer Bevölkerung an verschiedenen krankhaften Erbanlagen ansammelt, aber beileibe doch nicht als etwas genisch Einheitliches angesprochen werden darf.

Man darf zwar sicherlich nicht an der Tatsache der Polyphänie vieler Erbleiden vorübergehen. CURTIUS, BENDER, PANSE und andere haben gerade darauf verwiesen. Es kann jedoch nicht ohne exakte erbbiologische Analyse alles das in einen Defektkonstitutionskomplex hineingebracht werden, was sich infolge besonderer Konnubialverhältnisse oder auch zufällig in einer Menschengruppe ansammelt.

Über die reflexhysterische Konstitution von MAUZ wird bei der Besprechung der Erbgrundlagen der hysterischen Reaktionen noch zu sprechen sein.

Eine schärfer umrissene Konstitution ist dann die der „Explosiven". Sie sind nach MAUZ als Kinder eher kümmerlich, ängstlich und schreckhaft, neigen zu exsudativer Diathese, bekommen später eindeutig athletische Stigmata, bis sich dann etwa vom 20. Lebensjahr ab die explosive Konstitution mit jäher Reizbarkeit aus nichtigen Anlässen manifestiert. Der Gefäßapparat, besonders der des Kopfes, ist sehr labil, es kommt zu jähem Farbwechsel. Am ehesten vergleichbar scheinen sie zu sein den „Affektepileptikern" älterer Terminologie. Sie sinken infolge ihrer explosiven Affekterregbarkeit meist zu Gelegenheitsarbeitern, Händlern, Hausierern und Jahrmarkstypen herab. Ob nun die Explosiven von MAUZ zum engeren Bereich der erblichen Epilepsien in genetischen Beziehungen stehen, erscheint wenig gesichert, ist für MAUZ selbst aber auch von geringer Bedeutung, da er den Kreis der Krampfkrankheiten sehr viel weiter zieht, auf der einen Seite bis in stark exogen bestimmte, traumatische Epilepsien (mit angenommener Anlagekomponente) hinein; auf der anderen Seite bis weit in die reaktiven motorischen Entäußerungen Hysterischer.

Die Aufstellung der iktaffinen Konstitution, vor allem die Herausarbeitung der enechetischen Typen unter den psychopathischen Varianten sowie der viskösen Temperamente mehr im Bereich einer breiteren Norm, haben die Erbuntersuchungen um die Epilepsie mit angeregt. TROEGER hat 1937 über umfangreiche Familienuntersuchungen an einem scharf nach Reinheit und Isoliertheit erblicher Epilepsie ausgelesenen Material vorläufig berichtet. Es lag auch ein großes Vergleichsmaterial an traumatischen Epileptikern vor. Die Untersuchungen sind an sich unter Leitung von POHLISCH noch im Gange. Das vorläufige Ergebnis ist, daß das Sippenbild der erblich Fallsüchtigen, auch das der traumatisch Epileptischen, weder ein eindeutiges Gepräge nach der iktaffinen Seite aufwies, noch daß eine überdurchschnittliche Häufigkeit sonstiger somatischer und psychischer Defektsymptome vorhanden war. Vielleicht fand sich ein gewisses leichtes Überwiegen etwas schwerfälliger, gebundener, haftender (visköser) Charaktere in den Sippen der endogenen Ausgangsfälle.

Auch die Ziffern von CONRAD, die sich dazu auf charakterlich Auffällige überhaupt beziehen, sind ja nicht sehr hoch; und auch CONRAD läßt erkennen, daß er die iktaffine Konstitution viel eher als durch Ehepartnerauslese entstanden sich erklärt.

Auffallend ist, daß gerade diejenigen Psychopathentypen, die man in der psychiatrischen Klinik seit langem als „epileptoid“ bezeichnete, nämlich die explosiven, alkoholintoleranten, zu endogenen triebhaften Verstimmungen neigenden, im epileptischen Erbkreis ganz zurücktreten und — abgesehen von dem immerhin noch in Erwägung gezogenen Explosiven — kaum noch als wesentlich erwogen werden.

Man kann bei diesem Stand der Dinge noch nichts Endgültiges über die dem epileptischen Erbkreis etwa zugehörigen abnormen Charaktertypen aussagen. Soviel Bestechendes auch die Auffassungen von KRETSCHMER und ENKE über die viskösen Temperamente und die von MAUZ bezüglich der enechetischen Typen an sich haben, so wird das Ergebnis statistisch genauer Erblichkeitsuntersuchungen und weiterer klinischer Erfahrungen auf dem so vorbereiteten Boden abzuwarten sein.

Kurz zu besprechen sind schließlich noch die *Berührungen, welche die Schwachsinnsformen mit den psychopathischen Charakterprägungen haben.*

Die Problemlage ist hier eine andere als gegenüber den endogenen Psychosen und der Epilepsie. Es ist kaum jemals ernstlich vermutet worden, daß den genotypischen Randerscheinungen des Schwachsinns zur Norm hin phänotypisch Charaktertypen bestimmter Prägung entsprächen.

Wohl aber ist von der klinischen Betrachtungsweise her zu erörtern, ob eine abnorme Hirnanlage, welche die intellektuellen Ausfälle bedingt, lediglich in diesen umschriebenen Ausfällen in Erscheinung tritt oder ob nicht vielmehr die Anlage- und Entwicklungsstörung eine viel ausgebreitetere sein und damit auch Störungen des Gemüts-, Willens- und Trieblebens zur Folge haben, d. h. also auch in „psychopathischen“ Wesenszügen sich äußern kann.

Auf der anderen Seite ist aber auch von den charakterologisch orientierten Forschern her die Frage ernsthaft aufgeworfen worden, ob man nicht die ihnen künstlich erscheinende Grenze zwischen Verstandesanlagen und Charakter fallen und an deren Stelle die Auffassung treten lassen müsse, daß auch im Intellekt nur eine Seite des Charakters (Stoff nach KLAGES) zu sehen sei.

In der praktischen Erbpflege haben diese Überschneidungen eine verhältnismäßig große Wichtigkeit erlangt bei der Diskussion um den sog. „moralischen Schwachsinn“ und um dessen Zugehörigkeit zu den Erbkrankheiten im Sinne des Gesetzes zur Verhütung erbkranken Nachwuchses vom 14. 7. 1933. In die divergierenden Auffassungen hat hier DUBITSCHER mehrfach klärend eingegriffen, zuletzt in der zusammenfassenden Darstellung des Schwachsinnskomplexes im Handbuch der Erbkrankheiten von GÜTT.

DUBITSCHER stellt die „ethische Defektuosität“ als den Kern dessen heraus, was unter „moralischem Schwachsinn“ verstanden wird, und fragt, welcher Anlaß eigentlich vorliegen solle, Fälle mit Defekten der ethischen Wertsphäre, bei denen ein Zurückbleiben auf dem Gebiet der Intelligenz nicht so offensichtlich, aber bei eingehender Untersuchung nachweisbar sei, anders zu beurteilen als die Fälle mit vorwiegend intellektuellen Defekten. Er selbst kenne keinen Fall mit sicheren ethischen Defekten, der nicht gleichzeitig auch bei eingehender Untersuchung intellektuelle Ausfälle zeigte, *vorausgesetzt, daß es sich nicht um eine abnorme Persönlichkeit im Sinne einer Psychopathie gehandelt habe.*

Die Fälle, die DUBITSCHER dabei im Auge hat, sind meist Antisoziale, Kriminelle, Fürsorgezöglinge, Landstreicher und ähnliche Typen, bei denen die Unfruchtbarmachung erwogen wurde. Da es sich hier besonders häufig um

Angehörige der untersten, aus erbbiologischen Gründen abgesunkenen sozialen Schichten unseres Volkskörpers handelt, kann es nicht wundernehmen, daß in diesen Fällen sowohl die ethische als auch die intellektuelle Seite der psychischen Funktion defekt angetroffen wurde. Wie schon erörtert, reichert sich gerade in diesen Schichten infolge negativer Auslesevorgänge das verschiedenartigste krankhafte und minderwertige Erbgut an; das Ergebnis sind Defekte auf den verschiedenen somatischen und psychischen Sphären. Man wird Dubitscher, der praktisch rassenpflegerische Fälle im Auge hat, darin voll und ganz zustimmen müssen, daß bei diesen Antisozialen die Gesamtpsyche defekt erscheint und daß es für erbpflegerische Maßnahmen von geringem Belang ist, wenn einmal der intellektuelle Defekt nur in geringerem Ausmaß in Erscheinung tritt, obwohl die Erbanalyse der Familie das Vorkommen eindeutiger Schwachsinnsfälle in seiner engsten Blutsverwandtschaft nachweist und für ihn die genotypische Belastung mit Schwachsinn wahrscheinlich macht.

Aber auch Dubitscher räumt ein, daß es daneben Fälle gibt, die sich aus der Erbanalyse heraus — vorläufig wenigstens — nur unter die Psychopathen einreihen lassen; hier wiederum werden sie den verschiedensten Standorten zugewiesen, je nachdem welche genische Herkunft man ihnen zumißt.

An diesem Ort kann verwiesen werden auf die klinischen und genealogischen Untersuchungen Meggendorfers (1921) zur „Moral insanity". Er verfolgte katamnestisch Psychopathen mit gesellschaftswidrigem Verhalten, deren psychiatrische Beurteilung 20—40 Jahre zurücklag, bei denen sich also weite Lebensabschnitte überblicken ließen. Aus den rund 100 Ausgangsfällen hoben sich ihm dabei zwei große Gruppen ab, die „Affektepileptiker" und die „Parathymiker".

Die ersteren machten meist schon als Kinder Erziehungsschwierigkeiten, sie waren unruhig, reizbar, boshaft, quälten die Mitschüler, waren unstet und abenteuerlustig, waren eine Plage ihrer Lehrer bei übrigens durchweg nicht schlechter Begabung. Häufig waren bei ihnen Säuglingskrämpfe verzeichnet. Im Nachkindesalter reagierten sie gerne mit „affektepileptischen" Anfällen, bei denen Meggendorfer keine idiotypischen Beziehungen zur erblichen Epilepsie annimmt und auch nicht nachweisen konnte. Obwohl sie zur Zeit der Beurteilung als „aussichtslos" bezeichnet worden waren, zeigte sich, daß sie nach 2—4 Jahrzehnten sich weitgehend ausgeglichen hatten, ausgereift waren. Nur begannen mehrere, später zu trinken.

In keinem dieser Fälle fand sich Belastung mit endogenen Psychosen, wie ja auch — wie schon erwähnt — nicht mit Epilepsie. Meggendorfer nimmt deshalb 1. (mit Kraepelin) an, daß die Affektepilepsie (ein übrigens nie klar abgegrenzter und wohl auch nicht einheitlicher Behelfsbegriff) keine genischen Beziehungen zur Epilepsie habe, und 2. daß diese Gruppe von Psychopathen auch keine erkennbaren Beziehungen zu den Erbkreisen der endogenen Psychosen, eher — wenn auch nicht gerade häufig — solche zur Hysterie, d. h. zu den hysterischen Reaktionsweisen habe.

Die 2. Gruppe, die Parathymiker, schienen ganz anders geartet. Sie entwickelten sich zunächst körperlich und psychisch befriedigend, konnten bei mäßiger bis guter Begabung sogar als Musterschüler gelten. Die Leistungen wurden dann aber von Jahr zu Jahr mittelmäßiger, sie wurden nachlässig und zerfahren, unbotmäßig, verschlossen. Dabei fiel auf ihre sprachliche Gewandtheit, Überhöflichkeit und Aalglätte. Sie kamen früh zu Onanie und Sexualverkehr, die Mädchen unter ihnen ließen sich leicht verführen und verfielen zum Teil der Prostitution. Von den Angehörigen entfremdeten sie sich, kalte Brutalität kam zum Vorschein, sie wurden blasiert und interesselos ohne den leisesten Gemütsanklang.

Bei diesen „Parathymikern“ nun fand sich eine stärkere Belastung mit Schizophrenie, besonders in den Seitenlinien. Auffallend häufig waren in ihrer Blutsverwandtschaft abnorme Charaktere anzutreffen, wie sie aus dem Erbkreis der Schizophrenie bekannt sind. MEGGENDORFER vermutet deshalb, daß diese Parathymiker auch selbst wesensmäßig etwas mit der Schizophrenie zu tun haben, und weist auf das Heboid KAHLBAUMs hin, in dem gleichliegende Fälle subsummiert sind.

Erinnert sei auch an die Schilderungen der kindlichen und pubertären Gemütsbaren durch SCHRÖDER und HEINZE, von denen ein gut Teil sicherlich auch hierher zu rechnen ist, wie auch die gemütlosen Psychopathen K. SCHNEIDERs. Allerdings scheint es so, daß sowohl von SCHRÖDER und HEINZE wie auch von K. SCHNEIDER mit dem Mangel an Gemüt auch Typen gekennzeichnet sind, die außerhalb der Reichweite des Heboids und der Parathymie, d. h. des Bereiches schizophrener genotypischer Mitwirkung stehen. Der Mangel an Gemüt ist also nicht etwa ohne weiteres ein Charakteristikum der Schizoidie im Sinne KRETSCHMERs.

Besonders eindrucksvoll gegen die Richtigkeit einer wahllosen Einreihung der Gemütlosen in den schizothymen Kreis sprechen die Ergebnisse von STUMPFL. Dieser fand bei den von ihm beforschten Rückfallsverbrechern (und in deren Blutsverwandtschaft) zwar einen hohen Prozentsatz Gemütloser. Doch waren die gemütlosen Probanden (im ganzen 95) nicht stärker (nämlich zu 7,3%) durch schizophrene Verwandte belastet als die 100 nicht gemütlosen Vergleichsfälle, die zu 8% belastet waren. Unter den Geschwistern aller Rückfallsverbrecher (einschließlich der Gemütlosen) fand sich überhaupt kein Fall von Schizophrenie.

Diese Untersuchungen und Überlegungen lassen erkennen, daß die „Moral insanity“, die „ethische Defektuosität“ (DUBITSCHER) genotypisch auch nichts mit mangelhafter intellektueller Anlage zu tun zu haben braucht, worauf DUBITSCHER selbst schon hinweist.

Das besagt natürlich nicht, daß auf der anderen Seite auch enge idiotypische Beziehungen zwischen intellektuellen Ausfällen und Mängeln des ethischen Empfindens in anderen Fällen bestehen können. Aber selbst wenn es so wäre, daß es sich um den Ausdruck der Kombination mehrerer Erbmängel infolge Ausleserscheinungen handelt, läge natürlich nicht der geringste Anlaß vor, auf erbpflegerische Maßnahmen zu verzichten, eher ist das Gegenteil der Fall.

Der „moralische Schwachsinn“ ist also ein unglücklicher, schlecht aus dem Englischen übersetzter Begriff, der genetisch sehr Verschiedenes beinhaltet und deshalb am besten aus der klinischen Terminologie verschwindet. „Es gibt ihn nicht“, sagt STUMPFL folgerichtig.

Unter Zugrundelegung klinisch orientierter erbbiologischer Betrachtungen *ergibt sich somit nicht die Notwendigkeit, die Grenzen zwischen Schwachsinn und Psychopathie aufzuheben.* Nun kommt aber ein kräftiger Anstoß von der Charakterologie her, der das Problem mit neuen Argumenten aufgreift. KLAGES rechnet die Intelligenz zum Charakter, und seinen Wegen folgen auch viele Psychiater in der Hoffnung, hier dem Erbgefüge der Charakteranlagen auf die Spur zu kommen. STUMPFL hat z. B. diesen von KLAGES gezeichneten Weg anläßlich seiner bekannten ausgezeichneten Studien über Erbanlage und Verbrechen gewählt und ist dabei zu äußerst fesselnden, klar durchdachten, eigenständigen Ergebnissen gekommen, mit denen wir uns hier nur insoweit beschäftigen wollen, als sie sich mit dem Psychopathieproblem befassen.

STUMPFL ist Psychiater und kennt die Gefahren, die eine rein psychologisch gewonnene Charakterologie für ihre Anwendung in der Klinik in sich trägt. Er ist skeptisch bezüglich der Aufstellung von Charakterradikalen, vor allem insoweit man darunter etwas versteht, was weder erscheinungsbildlich noch irgendwie körperlich festgestellt werden kann. STUMPFL gibt ferner zu, „daß zwischen den Charaktereigenschaften" — d. h. dem, was wir heute als solche zu isolieren uns bemühen —, „und den in der Tiefe liegenden physiologischen und morphologischen Merkmalen körperlicher Natur" — das wäre also Gengefüge, Hirnstruktur und körperliche Konstitution — „eine tiefe Kluft liegt, die bisher noch niemand durchschritten hat, ohne den Faden, der diese oder jene — vermeintlichen — Einzelmerkmale miteinander verbindet, vollkommen aus der Hand zu verlieren". Dennoch begibt sich STUMPFL auf diesen etwas gefahrvollen Weg in der Erkenntnis, daß nicht die Psychopathie als solche vererbt wird, sondern eine unübersehbare Zahl von Charakteranlagen, deren verschiedenartiges Zusammenvorkommen erst das Zustandekommen solcher Reaktionsweisen ermöglicht oder bedingt, die ihren Träger zum Psychopathen werden lassen.

Nun, man wird und darf nicht verkennen, daß der von STUMPFL beschrittene Weg sich als sehr fruchtbar erwiesen hat. Das ist bereits im voraufgegangenen gewürdigt worden.

An dieser Stelle nur noch einige Worte zur Einbeziehung der intellektuellen Anlage, der „Fähigkeiten", in den Charakter. STUMPFL begegnet selbst dem von ihm erwarteten Einwand der Unzulässigkeit und verweist auf SCHNEIDER, der trotz grundsätzlicher Trennung die innigen Beziehungen zwischen Intelligenz und Charakter betont hat. Es sei also nur ein Streit um Worte. Man kann aber doch die Auffassung vertreten, daß es sich um mehr handele, um Auffassungsdifferenzen über das Wesen der Befunde. Zwischen einem Idioten, der natürlich Verstandesmängel aufweist, und einem lediglich willenlosen Charakter bestehen wohl nicht nur Unterschiede vom Grade einer Akzentverlagerung innerhalb *einer* wesensmäßigen Einheit, sondern es handelt sich um, genetisch und klinisch gesehen, kaum auf derselben Ebene Vergleichbares. Gewiß ist dies Beispiel kraß, aber es deckt wohl doch das auf, was andere Kliniker — z. B. SCHNEIDER, aber auch SCHRÖDER — hindert, die Intelligenzdefekte gänzlich im Charakter aufgehen zu lassen, bei aller Einsicht in die Wichtigkeit der Fähigkeiten für die Ausprägung des Charakters. Somit zwingen auch die Ergebnisse der charakterologisch gebundenen psychiatrischen Forschung nicht zur Annahme eines Durcheinanderfließens der Erbkreise des Schwachsinns und der psychopathischen Charaktere. Wohl müssen sehr enge Berührungen und gegenseitige Beeinflussungen als gegeben unterstellt werden.

Schließlich sei noch eine Sonderfrage angeschlossen, die sich auf *die somatopsychischen Korrelationen der Psychopathien,* auf ihr Verhältnis zu *ZNS. und vegetativem System bezieht.*

In seinen bekannten Untersuchungen über die Rolle der Erbanlage bei der multiplen Sklerose hat F. CURTIUS auch die alte, schon längst überholt erschienene Frage der „neuropathischen Familie" wieder aufgerollt. Wie im einleitenden Teil dargelegt wurde, ging die erbbiologische Arbeit im neurologischen und psychiatrischen Bereich ja aus von der Annahme einer allgemeinen degenerativen Matrix. Die Untersuchungen von CURTIUS kehren, nun allerdings mit neuen Fragestellungen und unter anderen Gesichtspunkten, gewissermaßen im Kreise zu dieser Ausgangsstellung zurück.

CURTIUS fand im Gegensatz zu einer mit gleichen statistischen Mitteln beforschten Durchschnittsbevölkerung in der Blutsverwandtschaft Multiple-Sklerose-Kranker solche Anomalien besonders gehäuft, die nach seiner Ansicht auf eine allgemeine, zur Zeit nicht näher bestimmbare „cerebrale Minderwertigkeit" hinweisen. So fand er erhöhte Ziffern für senile und arteriosklerotische Demenz, für Epilepsie, für manisch-depressives Irresein, für Oligophrenie, für mancherlei Affektionen des Zentralnervensystems, auch exogene Erkrankungen wie Meningitis und schließlich auch, was hier besonders interessiert, für Suicid (1,55% :0) und für schwere Psychopathie (5,15% :2,09%), mit anderen Worten: er fand über doppelt so viel schwere Psychopathen im Umkreis der Herdsklerotiker als in einer in gleicher Weise gewonnenen Durchschnittsbevölkerung.

CURTIUS wird durch diese Befunde zu der Auffassung geführt, daß die Psychopathie der Herdsklerotikerverwandten mit einer abnormen Anlage des Gehirns verbunden, d. h. Ausdruck dieser abnormen Gehirnanlage sei. Als biologische Grundlage dieser Korrelation sind ihm chromosomale Beziehungen denkbar. Die chromosomale Fixierung eines solchen Merkmals, also auch die phänotypisch in Erscheinung tretende Psychopathie, setzt aber irgendein somatisches Substrat, d. h. eine organische Hirnabweichung voraus. CURTIUS glaubt, daß durch die Aufdeckung der engen genetischen Beziehungen zwischen ,,Psychopathie" und ,,Organopathie" die anatomische Bearbeitung von Psychopathenhirnen einen neuen Antrieb erhalten werde, zweifelt allerdings selbst, ob die heutigen morphologischen Methoden bereits für eine erfolgreiche Analyse ausreichen. CURTIUS verweist dabei — und hier auf fester fundiertem, histopathologisch vorbereitetem Boden stehend — auf die Befunde organisch bedingter psychopathieähnlicher Erscheinungen in den Familien von Chorea-Huntington-Kranken, welche andere Autoren, z. B. MEGGENDORFER und SCHEELE, erheben konnten.

In der Tat bilden gerade die Beobachtungen, die bei Stammhirnerkrankten gemacht werden konnten, immer wieder den Ansatzpunkt für Überlegungen hinsichtlich der Hirnabhängigkeit und der Lokalisation gewisser psychopathischer Äußerungsformen und Komplexe psychopathischer Strukturen. Auf die Auffassungen von KLEIST, auf die Überlegungen von BONHOEFFER bei der Beobachtung jugendlicher Encephalitiker ist bereits verwiesen. FLECK, der erbbiologische Erhebungen im Umkreis encephalitisch-charakterveränderter Kinder anstellte und dabei eine erhöhte Belastung mit psychopathischen Zügen fand, sieht die wesentliche Ursache im Hirnprozeß und leitet aus der Belastung nur pathoplastische Züge her. Die Chorea Huntington ist ein weiteres Modell, an dem greifbar organisch fundierte, psychische Äußerungsformen studiert werden können, die sich phänotypisch von schweren Psychopathien nicht unterscheiden lassen. PANSE hat kürzlich bei systematischen Erblichkeitsuntersuchungen im Umkreis einer großen Serie von Erbchoreatikern die Frage erörtert, inwieweit die hier auftretenden ,,Psychopathen" als Ausdruck einer Sondermanifestation des choreatischen Prozesses angesehen werden können. Es fiel in seinem Material eine Gruppe von abnormen Persönlichkeiten heraus: gemütlos-triebhafte Typen mit früher und gehäufter Kriminalität, Neigung zu Roheitsdelikten und Vagabundieren. Diese Typen, die untereinander sehr ähnlich waren, fanden sich 1. bisher nur bei den Kindern und Geschwistern von Choreatikern, nicht aber in den Vergleichsgeschwisterschaften von Kindern sicher choreafreier Sippenmitglieder, und 2. als prämorbide Persönlichkeitsprägungen. PANSE schließt aus diesen Befunden, daß hier Charakteranomalien organischer Genese vorliegen, eben bedingt durch den heredo-degenerativen Prozeß. Es handelt sich also nach seiner Auffassung um sozusagen ,,organische" Psychopathien.

Derartige lokale Beziehungen bestimmter psychopathischer Äußerungsformen zu wiederum bestimmten Hirngegenden (Stammhirn) schweben allerdings CURTIUS nicht vor. Es handelt sich auch nicht etwa um einen einheitlichen Psychopathentypus, den er unter den Eltern und Geschwistern und sonstigen Verwandten seiner Herdsklerotiker fand, sondern um Psychopathen verschiedenster Prägung: Haltlose mit infantilen Zügen, hysterische Reaktionen und Zwangsvorstellungen, brutale psychopathische Trinker, um einige Beispiele zu geben. Derartige eindeutige Beziehungen sind bei dem Herdcharakter der multiplen Sklerose mit verschiedenster Lokalisation ja auch nicht zu erwarten. Es ist aber festzuhalten die Tatsache, daß CURTIUS mit den von ihm angewandten statistischen Methoden eine Häufung psychopathischer Charaktere im Umkreis der Herdsklerotiker fand, und insoweit sind seine Befunde auch für das Psychopathieproblem von großem Interesse. Irgendwelche greifbaren Vorstellungen über die genetischen Zusammenhänge vermag auch CURTIUS, wie er selbst sagt, noch nicht zu vermitteln. Auch der Typus der eindeutig organischen Abweichungen des Zentralnervensystems im Umkreis der Herdsklerotiker bietet keine Einheitlichkeit und somit auch keine Anhaltspunkte für eine weitergehende Klärung des Phänomens.

Eine gewisse Stütze erfahren die Ergebnisse von CURTIUS durch die Untersuchungen von MARIA WAGNER über die Erbanlage bei Rentenneurotikern und MARIA GEBBING über die Erbanlage bei Neurotikern überhaupt. In der Methodik lehnen sich beide Untersucherinnen eng an CURTIUS an. Weder die Rentenneurosen noch die Neurosen im ganzen können zwar genetisch als etwas Einheitliches angesehen werden, denn wir kennen die verschiedenartigsten psychischen Grenzzustände, auf denen neurotische Reaktionen erwachsen können. Das Grundmaterial ist aber insofern einheitlich, als es von Trägern psychogener Reaktionen aus bei den Familienerhebungen in das Gebiet der organisch-neurologischen Erscheinungen vorstößt. Der gewählte Weg ist der gleiche wie der von CURTIUS, nur wird er in umgekehrter Richtung begangen. Besonders M. WAGNER fand eine hochgradige Häufung psychiatrisch-neurologischer Anomalien bei den Verwandten ihrer Rentenneurotiker. Daneben auch, wie man erwarten wird, eine Häufung von Psychopathien (denn die Probanden waren zum großen Teil Psychopathen) und einen hohen Prozentsatz von Debilität (auch die Debilitas ist ein fruchtbarer Boden für rentenneurotische Reaktionen). GEBBING hebt die ausgesprochene Polyphänie der Erscheinungen in den Familien hervor und glaubt eine Erklärung dafür in einer komplizierten polymeren Vererbung suchen zu können.

Die Frage, ob es sich nicht um den Ausdruck von Konnubialverhältnissen oder von besonderer sozialer Schichtung handelt und ob überhaupt ein genetischer Zusammenhang aller der erhobenen Befunde anzunehmen ist, bleibt wohl bei diesen Arbeiten völlig offen.

Es erhebt sich hier, wie auch bei den Ergebnissen von CURTIUS, die schon bei der Besprechung der „iktaffinen Konstitution" von MAUZ aufgeworfene Frage der genotypischen Einheitlichkeit oder Uneinheitlichkeit der in der Blutsverwandtschaft der Ausgangsfälle gefundenen Merkmale.

Von Interesse ist, daß M. GEBBING im Umkreis ihrer Neurotiker einen Zusammenhang zwischen vegetativer Labilität im Sinn von BERGMANN und neurotischer Reaktion nicht finden konnte.

Im übrigen soll hier auf die Unfall- oder besser Rentenneurosen nicht eingegangen werden, da sie im Beitrag von MEGGENDORFER Erwähnung finden. Hingewiesen sei hier nur darauf, daß W. ENKE im Gegensatz zu den obigen Befunden die Unfallneurotiker selbst in hohem Grade vegetativ-nervös und endokrin stigmatisiert, also mit Anlagestörungen behaftet fand. Es sind also noch weitere klärende Untersuchungen notwendig.

Überhaupt bedürfen die genischen *Beziehungen der „Neuropathie" oder der „konstitutionellen Nervosität" zu den psychopathischen Charakterabartigkeiten* noch sehr der Bearbeitung. Die Forschung ist hier noch nicht viel über Voruntersuchungen und klinische Einzelerhebungen und Systematisierungen ohne exakte genealogische und statistische Sicherung hinausgekommen. Es gehört bei vielen Klinikern zum diagnostischen Rüstzeug, daß bei Psychopathen nach vegetativen Funktionsstörungen — besonders solchen vasomotorischer Art —

gefahndet wird. Manche Forscher ziehen zwischen Neuropathie und Psychopathie keine Grenze, sie brauchen die Bezeichnungen nahezu oder ganz synonym; so z. B. J. H. SCHULTZ, wenn er bei 200 Ausgangsfällen mit „konstitutioneller Nervosität" Belastung mit 162 Fällen „gleichsinniger Psychopathie" feststellt. Und in der Tat ist es schwierig, hier irgendwo einen Grenzstrich zu ziehen. Der Kliniker sieht immer wieder, daß seine Patienten etwa in der Kindheit (gelegentlich schon vom Säuglingsalter an) neuropathische Züge aufweisen, sich aber später charakterlich zu Psychopathen entwickeln unter Zurücktreten der neuropathischen Merkmale im Erscheinungsbild. Viele Pädiater allerdings sehen im neurotischen Kind, insbesondere in der vasoneurotischen Konstitution, fast ausschließlich die somatisch vegetative Seite (z. B. L. DOXIADES).

Gegen solche Befunde und Auffassungen wird aber eingewandt, daß man dort viel finde, wo man intensiv danach suche, und viel übersehe, wo man nichts erwarte. Außerdem kann natürlich darauf verwiesen werden, daß Psychopathen mit verstärkter Neigung zur Selbstbeobachtung auch den vegetativen Körpervorgängen und Sensationen mehr Beachtung schenken und stärker unter ihnen leiden als der psychisch Robuste, der imstande ist, vegetative Dysharmonien zu meistern und ihnen deshalb keinen Krankheitswert beimißt.

Von neueren Autoren haben sich K. SCHNEIDER, E. BRAUN und H. BINDER um eine begriffliche und nosologische Ordnung bemüht. K. SCHNEIDER ist einer Trennung der Somato- von den Psychopathen abgeneigt und lehnt eine Alternativentscheidung ab. Er stellt eine fließende Reihe von klinischen Möglichkeiten auf:

a) Somatopathie ohne seelische Abnormität und ohne seelische Verursachung.

b) Somato- und Psychopathie sind ohne inneren Zusammenhang Ausdruck der gleichen abnormen Gesamtkonstitution.

c) Hypochondrische und depressiv-ängstliche Reaktionen einer an sich nicht psychopathischen Persönlichkeit auf Störungen einer somatopathischen Konstitution.

d) Die gleichen Reaktionsformen und somatischen Grundkonstitutionen bei psychopathischen Persönlichkeiten.

e) Das Primäre ist das Psychische. Normale Erlebnisse einer psychisch normalen Persönlichkeit haben abnorme vegetative Reaktionen zur Folge.

f) Eine psychopathische Persönlichkeit fördert durch hypochondrische Selbstbeobachtung abnorme vegetative und funktionelle somatopathische Reaktionen bei an sich fehlender oder geringgradiger konstitutioneller, vegetativer Labilität.

Die Verquickung der somato- und psychopathischen Konstitution ist demnach nach K. SCHNEIDER sehr eng. Eine Differenzierung wäre wohl nur durch Erbgangsanalysen denkbar. Auch E. BRAUN führt die „nervöse Konstitution" auf ein Zusammenwirken einer somatischen Regulationsschwäche im vegetativen System mit einer psychischen Dysharmonie zurück.

H. BINDER, um noch einen neueren Autor zu nennen, differenziert klinisch schärfer. Er sieht (in Anlehnung an E. und W. JAENSCH u. a.) in der Integrationsstörung der physiologischen Funktionen des vegetativen Systems die Folge einer spezifischen konstitutionellen Entwicklungshemmung, in den Psychopathien aber den Integrationsmangel einer anderen „Schicht", nämlich der psychischen. Die Zugesellung gelegentlicher vegetativer Funktionsstörungen bei den Psychopathien erkennt auch er als gegeben an.

Ganz im Sinne einer Unabhängigkeit der beiden erörterten Konstitutionskreise sprechen Untersuchungen, die K. BERINGER in Gemeinschaft mit H. DENNIG und K. FISCHER durchführte. Die Autoren verglichen 22 psychisch unauffällige Personen mit 19 Psychopathen auf ihre Neigung zu Erröten, Erblassen, Tränen-, Speichel- und Schweißsekretion, Durchfälle nach Aufregungen, Verstopfung, kalte Finger, Ohnmachten, Tremor, Heuschnupfen, Urticaria, Herzreflexe (Schlagfolge bei tiefem Atmen, Carotisdruck, Bulbusdruck), Dermographie,

Pupillenweite, also auf möglichst alle vegetativen Stigmata hin (übrigens auch mit pharmakologischen Reizen). Es ergab sich, daß keine Besonderheiten im vegetativen Nervensystem gefunden werden konnten, die als Korrelat zu psychopathischen Eigenarten auftraten. Die Psychopathen hatten nur zum Teil etwas labilen Blut- und Pulsdruck, unterschieden sich aber sonst in ihren vegetativen Reaktionen nicht erkennbar von den unauffälligen Vergleichspersonen. Auch innerhalb hysterischer Ausnahmezustände änderte sich die vegetative Reaktionsweise nicht. Im Ergebnis meinen deshalb die Untersucher, daß der Psychopath lediglich die von der vegetativen Sphäre herrührenden Mißempfindungen und Syndrome mehr beachte. Die gleiche Erklärungsmöglichkeit liegt auch bei den von J. HEMPEL als Sonderformen geschilderten Depressionszuständen bei Vegetativ-Stigmatisierten vor, wenn es sich hier auch auf der anderen Seite um den gemeinsamen Ausdruck einer Stamm- und Zwischenhirnfunktionsstörung handeln könnte. HEMPEL sieht in den vegetativen Störungen das Primäre, wenn ich ihn recht verstehe.

Im Gegensatz übrigens zu den Befunden von K. BERINGER und Mitarbeitern fand D. JAHN bei ausgesprochen psychasthenischen Psychopathen — also bei einer ausgewählten Sondergruppe — starke vegetative Stigmatisierung, vielseitige Stoffwechselstörungen, und er sieht hierin den Beweis für enge körperlich-seelische Verknüpfungen, die konstitutionell gegeben sind.

Es läßt sich aus diesen Anfangsergebnissen erkennen, daß weitere Untersuchungen auf breiter Basis, streng differenziert nach konstitutionellen Sondertypen und genealogisch ausgewertet, notwendig sind, ehe man von gesicherten Befunden sprechen kann.

Daß bei der verwickelten Struktur und Genese der einzelnen Psychopathieformen Versuche, eine Koppelung eines Gens „Psychopathie" an bestimmte Blutgruppen oder physiologische Bluteigenschaften (Senkung) nachzuweisen, fehlschlagen mußten, liegt auf der Hand. Befunden an ganz heterogenem Material, wie sie OLGA HERING (Blutgruppen) und LISELOTTE RANGE (Senkungsgeschwindigkeit) erheben, kann deshalb kein Wert zugesprochen werden.

Nach dieser Erörterung der Grundlagen- und Konstitutionsforschung im Psychopathiebereich wird es möglich, auf die Arbeiten einzugehen, die von psychopathischen Sonderformen, charakteristischen Teilerscheinungen, umschriebeneren psychopathischen Syndromen ausgehen oder aber — wie die Arbeit von RIEDEL — den Versuch machen, den konstitutionsbiologischen und klinischen Arbeitsergebnissen Rechnung zu tragen und dennoch den ganzen Psychopathiekomplex zu erfassen.

Klinisch verhältnismäßig gut abgrenzbar ist zunächst das *Zwangssyndrom,* wie es uns bei den *Anankasten (Zwangsneurotikern)* entgegentritt. BUMKE hat die Zwangsvorstellungen definiert als: „Vorstellungen, die, ohne daß ihre durchschnittliche oder durch die Stimmung des Kranken verstärkte Gefühlsbetonung das erklärt, unter dem subjektiven Gefühl des Zwanges in das Bewußtsein treten, sich durch Willensanstrengungen nicht verscheuchen lassen und deshalb den Ablauf der Vorstellungen hindern und durchkreuzen, obwohl sie vom Kranken stets als ohne Grund dominierend und meist auch als inhaltlich falsch und als krankhaft entstanden erkannt werden." Man findet solche Zwangsvorstellungen nun nicht nur unter den selbstunsicheren Psychopathen im Sinne K. SCHNEIDERs, wohin dieser die Anankasten subsummiert; man findet echte Zwangsvorstellungen auch gelegentlich im Beginn eindeutiger schizophrener Prozesse, und namentlich findet man sie passager, von periodischem Charakter, im Verlauf und als Begleitsyndrom — meist leichterer — endogener Depressionen. Neben anderen verdanken wir BONHOEFFER die Kenntnis dieser Tatsache. Es war angezweifelt worden, daß wirkliche innere Beziehungen zwischen Zwangssyndrom und zirkulärer Psychose bestünden — BONHOEFFER selbst hat dies auch für nur ganz bestimmte Fälle behauptet —, doch treten einem in längerer klinischer Tätigkeit immer wieder Fälle entgegen, die unbedingt für die Richtigkeit der Bonhoefferschen Auffassung sprechen. Bonhoeffer und nach ihm Stöcker haben auch auf die Häufigkeit des Vorkommens leichterer manisch-depressiver Erkrankungen in Aszendenz und Konsanguinität der von ihm gemeinten periodischen und immer wieder spontan abklingenden Zwangserkrankungen hingewiesen. Auch H. Hoffmann erkennt neben anderen Wurzeln des anankastischen Syndroms ebenso die oben genannten als vorkommend an.

Schließlich ist von größtem Interesse, daß auch im Verlaufe eindeutig organischer Stammhirnerkrankungen Zwangssyndrome auftreten können, die sich von den endogen entstandenen klinisch nicht zu unterscheiden brauchen. Schon Oppenheim (zit. nach Hoffmann) kannte die Beziehung zwischen Paralysis agitans und Zwang; schließlich ergaben die Erfahrungen an postencephalitischen Parkinsonismuskranken zahlreiche Fälle mit abnormen Zwangssyndromen, die sich nur als aus dem organischen Hirnprozeß entstanden und nicht etwa nur als endogen gefärbte Hirnreaktion besonders prädisponierter Persönlichkeiten erklären lassen.

Man sieht schon beim Registrieren dieser Sachlage, daß das Zwangssyndrom genisch schwerlich etwas Einheitliches oder einfach Struktuiertes sein kann. Eines nur könnte man aus den Encephalitiserfahrungen schließen, daß nämlich das Zwangssyndrom — wenigstens in manchen, auch psychopathischen Fällen — Ausdruck einer lokalisierbaren Stammhirnreaktion sein kann und daß man in manchen solcher endogenen Fälle dort eine erbliche Hirnabweichung zu vermuten berechtigt ist. Es könnten auch andere Gründe herangezogen werden, die für eine solche Auffassung sprechen: nämlich die so sehr häufige Kombination und Durchflechtung der Zwangssyndrome mit sexuellen Triebstörungen, die sich viele Forscher ja auch von tieferen Hirnstammvorgängen (Zwischenhirn) abhängig und gesteuert vorstellen.

Die auffällige Verquickung zwischen Sexualität und Zwangsneurose ist Ausgangspunkt für verschiedene strukturanalytische Hypothesen geworden. Strohmeyer sieht in den sexuellen Perversionen eine Art innersekretorischen Mischungsfehlers, der — bei entsprechend disponierten Menschen mit Skrupulosität, Pedanterie und Gewissensangst von Jugend auf — zur psychischen Dysharmonie mit dem Resultat der Zwangsneurose führt. Dieser Skrupelsucht schreibt Strohmeyer masochistische Wurzeln zu, die sich aber mit ihrer sadistischen Gegenkomponente mehr oder weniger eng verflechten können. Natürlich liegt auf der Hand, daß bei den Anankasten auch für die pansexualistische psychoanalytische Richtung Freuds ein reiches Betätigungs- und Deutungsfeld lag und noch heute mancherorts liegt. In Abweichung von Strohmeyer, der in den Zusammenhängen zwischen Perversion und Neurose mehr die Wirkung organischer Vorgänge sieht und dies auch ausdrücklich betont, sieht die Freudsche Richtung, wie bekannt, in den Neurosen das Endergebnis unbewußter, fehllaufender psychischer Verarbeitung der abnormen Trieberlebnisse.

Auch der uneingeschränkte Bejaher der rein psychogenen Genese der Zwangsneurosen wird anerkennen müssen, daß Erbfaktoren zum mindesten insofern eine maßgebliche Rolle spielen, als die unbewußt-psychische Verarbeitung der Trieberlebnisse bei verschiedenen Blutsverwandten immer wieder den gleichen Ablauf nehmen kann, und zwar in familiären Häufungen, die weit über dem Durchschnittsvorkommen der doch nicht gerade so besonders häufigen Anankasten liegen.

Seit Griesinger drängte sich immer wieder die starke — und zwar oft gleichsinnige — Belastung der Zwangsneurotiker auf. Von wichtigen Stammbaumforschungen seien hier einige aufgeführt. Krafft-Ebing beobachtete

Zwangsvorstellungen bei 2 Schwestern, OPPENHEIM bei 3 Schwestern, BLEULER betont die hereditäre Anlage, die sich oft in der Familie in gleicher Weise äußere; J. PILCZ beschrieb gleichzeitiges Vorkommen von Zwangsphänomenen bei Eltern und Geschwistern in 4 Fällen, MEGGENDORFER bei 2 entfernt Verwandten, deren gemeinsamer Ahn vor etwa 250 Jahren gelebt hatte. Die Neurose trat trotz der entfernten Blutsverwandtschaft in der gleichen Form auf. FUCHS sah eine schwere anankastische Erkrankung bei einem Epileptiker, dessen Mutter ebenfalls vorübergehend sowohl epileptisch als auch zwangsneurotisch erkrankt gewesen war. Es sind vielen Psychiatern Fälle mit gleichartiger Vererbung des Zwangssyndroms bekannt, ohne daß sie veröffentlicht wurden.

So einfach allerdings, wie es nach solchen Beobachtungen scheinen könnte, liegen die Verhältnisse nun nicht. Die gleichsinnige Vererbung des vollausgebildeten Syndroms, wenn auch mit interfamiliär wechselndem Gepräge, bleibt ein Sonderfall. Auf das nicht seltene Vorkommen manisch-depressiver Belastung (BONHOEFFER, STÖCKER) wurde schon hingewiesen. Schon 1923 machte H. HOFFMANN darauf aufmerksam, daß auch auf das Auftreten sexuell Abnormer in der Blutsverwandtschaft Anankastischer besonders zu achten sei („Fall Anna Reimer"). KEHRER berichtete über auffallend starke schizophrene Belastung bei 2 Zwangsneurotikern, während andererseits, ausgehend von (schizophrenen) Wahnkranken, sich Zwangsneurosen in deren Familien nicht fanden. KEHRER hält (1924) die Erbgrundlagen der Zwangsneurosen noch für nicht ausreichend geklärt und forderte für zukünftige Erhebungen, auch dem Sexualleben der Blutsverwandten Zwangskranker ebensolche Aufmerksamkeit zu schenken wie dem Auftreten des skrupulösen Charakters. Die Annahme, daß irgendeine Anomalie der Sexualkonstitution eine der Grundbedingungen der Zwangskrankheiten sei, hielt KEHRER für „beinahe gesichert". Es spricht ja auch in der Tat vieles dafür.

Wesentlich neue Einsichten brachten die beiden Referate von H. HOFFMANN (klinisch) und von LUXENBURGER (erbbiologisch) auf dem Psychotherapeutenkongreß in Baden-Baden 1930.

Eine echte Zwangsneurose entsteht nach HOFFMANN nur auf dem Boden des zwangsneurotischen Charakters mit ängstlich-depressivem Stimmungshintergrund; es sind von vornherein skrupulöse Grübler, Menschen des chronisch schlechten Gewissens. Daneben ist nach HOFFMANN der zwangsneurotische Charakter ein Schulbeispiel für einen antinomischen, in sich widerspruchsvollen Persönlichkeitsaufbau. Die Anankasten würden hin- und hergezerrt von Kontrasttendenzen und gerieten so in extreme Unentschlossenheit. Jedem Zwangsneurotiker schreibt HOFFMANN Leidenssucht, Masochismus zu, der auch aus den inneren Zwiespältigkeiten Nahrung zieht und in Buß- und Sühnemechanismen ausläuft. Die Antinomien werden akzentuiert durch sexuelle Abwegigkeiten, Triebtendenzen, die der sittenstrengen übrigen Charaktertendenz entgegentreten. Für die Aufdeckung der Erblichkeitsverhältnisse wird Berücksichtigung der am Aufbau des zwangsneurotischen Charakters beteiligten Elemente bei den genealogischen Erhebungen gefordert.

LUXENBURGER hat dann erstmalig über das Ergebnis solcher genealogischer Untersuchungen berichtet, die er selbst nur als „vorläufige Richtlinien und Fixpunkte" gewertet zu sehen wünscht, nicht aber als gesicherte Ergebnisse. Die Untersuchungen waren sehr erschwert durch das ablehnende Verhalten der Familien, durch Totschweigen von Anfragen, abgelehnte Besuche, grobe Briefe, Ausdruck von Wesenseigentümlichkeiten, die für die Familien der Anankasten charakteristisch schienen.

Unter einem bezüglich Belastung unausgelesenen Material von 124 klinischen Fällen waren 33 Schizophrenien und 17 Fälle von manisch-depressivem Irresein mit Zwangssyndrom. Diese Fälle konnten aus äußeren Gründen nicht näher untersucht werden. Luxenburger hat den Verdacht, daß es sich bei einem Teil der Manisch-Depressiven auch um Fälle handelt, die sich nach der Richtung einer Schizophrenie entwickelten. Näher genealogisch beforscht werden konnten 71 Ausgangsfälle, die sich in zwei abgrenzbare Gruppen einteilen ließen: 1. Die Fälle mit vorübergehenden Zwangsneurosen, die als Erkrankung imponierten, welche als etwas Neues, aber wieder Vorübergehendes zur Grundpersönlichkeit hinzutrat; die Gruppe der „Zwangsneurosen“ (21 Fälle); und 2. eine Gruppe, bei der sich die Zwangserscheinungen meist in der Pubertät schleichend aus der Persönlichkeit heraus untrennbar entwickelten: die „anankastischen Psychopathien“ (50 Fälle). 34 von diesen 71 Ausgangsfällen konnten hinreichend ausführlich erforscht werden, 37 Familien nur in unzureichendem Maße. Das vorläufige Grundmaterial ist also noch klein. Eindrucksmäßig war das Familienbild in allen Fällen ziemlich übereinstimmend: gute Intelligenz und beachtenswertes wirtschaftliches Niveau, dabei aber dystone, unfrohe und problematische Wesensart. In der engeren und weiteren Familie fanden sich dementsprechend vorwiegend pedantische Pflichtmenschen, übergewissenhafte, ans Skurrile streifende Ordnungsfanatiker, religiös-weltanschauliche und politische Schulmeisternaturen, Musterpatienten mit hypochondrischen Zügen, nörglerische und querulatorische Rechthaber, Haustyrannen und Quälgeister mit sadistischen Zügen, kleinliche Streber, aber auch sexuell reizbare Triebmenschen; daneben empfindsame, mimosenhafte, feinfühlige Charaktere, weichherzige, nachgiebige Persönlichkeiten, ängstlich-selbstquälerische Naturen, die schwer unter einen Hauptnenner einzureihen waren.

Überblickt man diese Schilderung der „anankotropen“ Persönlichkeitstypen Luxenburgers, so findet man sich im wesentlichen im Bereich der Schizothymen Kretschmers wieder, wie denn auch Luxenburger nahe Beziehungen zu schizophrenen Familienbildern annimmt. Die Zahl der Schizophrenien in der Blutsverwandtschaft war hoch; Sekundärfälle von anankastischer Psychopathie und Zwangsneurose ließen sich häufig feststellen; die Zwangsinhalte waren dabei von den Ausgangsfällen durchweg verschieden. Die anankastischen Psychopathen schienen aus schwerer belasteten Familien zu stammen als die Zwangsneurosen. Die mittlere Geschwisterzahl betrug 3,97 gegenüber 5,64 in einer Durchschnittsbevölkerung. Neben der Wirkung der sozialen Auslese (gehobene, kinderärmere Schicht) denkt Luxenburger an mangelnde Fortpflanzungsfreudigkeit. Von den erwachsenen Geschwistern waren 46% abnorm, von diesen Abnormen wieder 68% „schizoid“. Weitere 22% der Abnormen werden von Luxenburger als cycloid oder schizoid-cycloide Legierungen aufgefaßt. Die Eltern waren in noch stärkerem Grade abnorm, nämlich in 66%. Von diesen waren wieder 62% „schizoid“. Sadistische Züge waren nicht selten, einer der Väter hatte päderastische Neigungen. Über die Bedeutung von Sexualanomalien im Erbgang konnte das Material noch keinen Aufschluß geben. Isolierte Perversitäten ohne Zwangserscheinungen fanden sich unter den Blutsverwandten nicht. Unter den Müttern schien das cyclothyme Element etwas stärker hervorzutreten. Die Väter waren zu 15%, die Mütter nur zu 6% Anankasten. Luxenburger spricht die Vermutung aus, daß vielleicht ein Vergleich der Geschwister mit Halbgeschwistern unter Berücksichtigung der Elternkombination die Frage der Bedeutung der Konstitutionslegierungen bei den Anankasten wird fördern können.

Diese sehr wertvollen Untersuchungen sind leider nicht weitergeführt worden. Auch an anderer Stelle nicht, so daß wir zunächst nur diese Unterlagen besitzen.

Eine Ergänzung wäre auch deshalb wünschenswert, als heute die Feststellung von Konstitutionslegierungen, lediglich orientiert am KRETSCHMERschen Konstitutionsschema, nicht mehr ganz befriedigen würde, und auch der Abstand zu den damals noch stark diskutierten FREUDschen Sexualmotiven in den Neurosen unvergleichlich größer geworden ist.

Es muß auch *einiges zur Erblichkeit der „Hysterie"* gesagt werden, obwohl gerade hier am wenigsten Gesichertes erwartet werden kann, da sich heute weniger denn je genau definieren läßt, was unter „hysterisch" verstanden werden soll.

Auf die besonders interessante historische Entwicklung und Wandlung der Hysterieauffassung kann hier nicht eingegangen werden.

Den sog. „hysterischen Charakter" gibt es als greifbare nosologische Einheit nicht. K. SCHNEIDER hat recht treffend gesagt, daß schließlich jeder Charakterzug, der dem Arzt oder der Umwelt unangenehm zu sein pflege, etwa Launenhaftigkeit, Schwärmerei, Erregbarkeit, Pseudologie, Beeinflußbarkeit, Verleumdungssucht, Egoismus, fehlender Gesundungswille, Mangel an Ausdauer, erotisches Benehmen gelegentlich als hysterisch bezeichnet werde. Alle diese Wesenszüge haben kaum etwas Einheitliches, das sie zusammenhält, ein homogenes Krankheitsbild „Hysterie" läßt sich nicht erfassen. Schon seit langem ist der Begriff eingeengt auf spezifisch gefärbte Reaktionsweisen, die auf sehr verschiedener Basis erwachsen können.

Der weitere Begriff ist der des „Psychogenen", der psychologisch fundierten seelischen Reaktion auf äußere Reize, Erlebnisse und Erlebnisverarbeitungen hin.

Eine erste Klärung brachte BONHOEFFER (1911) in seinem klassischen Referat: „Wie weit kommen psychogene Krankheitszustände und Krankheitsprozesse vor, die nicht der Hysterie zuzurechnen sind?" Als charakteristische Färbung des Hysterischen hat BONHOEFFER die Abspaltung der psychischen Komplexe unter *dem Einfluß einer bestimmt gearteten Willensrichtung,* das Durchscheinen einer Tendenz der Krankheitsdarstellung hervorgehoben. Diese Konzeption hat sich als überaus fruchtbar erwiesen und den Hysteriebegriff klinisch in gut abgegrenzter Weise handhaben lassen. Sie gilt in ihren Grundzügen noch heute.

Für erbbiologische — aber natürlich auch für klinische — Fragestellungen bleibt aber zu klären, auf welchem konstitutionellen Boden derart gekennzeichnete hysterische Reaktionen zu erwachsen pflegen. Auch bleibt wichtig, zu wissen, wie man sich die feineren psychologischen Vorgänge zu denken hat, deren Endergebnis die hysterische Reaktion ist.

Derartige psychologische Deutungen gibt es viele. Die Auffassung JASPERS im „mehr zu scheinen, als man ist" den wesentlichen Grundzug des Wesens des Hysterischen zu sehen, weist schon auf die Tatsache hin, daß es zum guten Teil die geltungsbedürftigen und pseudologischen Psychopathen, nächstdem die Willensschwachen und somatisch Insuffizienten sind, die besonders zu hysterischen Reaktionen neigen. Die vorn charakterisierte psychologische Grundsituation kann zwar auch vorübergehend oder dauernd bei den endogenen Psychosen (besonders im Beginn) und organischen cerebralen Abbauprozessen eintreten, auch bei diesen kann es zu hysterischen Reaktionen kommen; auch psychisch Gesunde können unter besonders psychisch oder körperlich belastenden und erschöpfenden Einwirkungen solche Reaktionen zeigen. Das Gros der hysterisch Reagierenden stellen aber die oben genannten Psychopathen, dazu auch intellektuell dürftige bis debile Menschen. Einzelerfahrungen, wie etwa die von M. H. GÖRING (1910), mit Häufung von hysterisch Reagierenden in einer Familie ließen an eine gewisse Selbständigkeit der Anlage zu diesen Reaktionen denken.

Besonders bemüht um die Kennzeichnung der feineren Anlagestruktur der Hysterischen hat sich u. a. Kretschmer und hier zunächst als bemerkenswert hervorgehoben, daß sie offenbar keine Affinität zu einer der Körperbaugruppen: leptosom, pyknisch, athletisch haben. Diesem Befund entspricht die Erfahrung anderer Autoren, die auch psychisch keine erkennbare Zugehörigkeit der Hysterischen zu den Randgebieten der endogenen Psychosen fanden (Kleist, Persch u. a.). Rüdin hob schon früh die Möglichkeit eines einheitlichen (und zwar selbständigen) Erbkreises der Psychopathen mit hysterischen Reaktionen hervor. Weiter nennt Kretschmer starke Stigmatisierung im vegetativen System, gehäufte Störungen in der Sexualkonstitution und — mit Bezug auf Auslösung der gröberen hysterischen Erscheinungen (motorische Entladungen, Tremor) — Labilität und leichte Schaltbarkeit der reflektorischen und halbreflektorischen Apparate. Mauz spricht hier von „reflektorischer Konstitution" und findet bei ihr körperlich den asthenischen Typ vorherrschend, wenn auch nicht in voll entwickelter Form. Eine Flügelgruppe bilden nach ihm die somatisch asthenischen Schwindler mit geschmeidigen Bewegungen und salopper Eleganz. v. Weizsäcker nennt das Gebiet, auf dem Hysterische somatisch besonders gern ansprechen, Koordinations- und Konfliktszone der willkürlichen und unwillkürlichen Motorik, der quergestreiften und glatten Muskulatur, der cerebrospinalen und autonomsympathischen Innervation. Hirnphysiologisch gesehen, würde man an eine Labilität und gesteigerte Ansprechbarkeit der Stamm- und Zwischenhirnfunktionen zu denken haben („vegetatives Ich" nach Kleist).

H. Hoffmann stellt bei diesem noch schwer überschaubaren Kenntnisstande fest, daß über den Erbgang der verschiedenen hysterischen Phänotypen noch wenig auszusagen sei. Wenn Luxenburger unter den Geschwistern von Epileptikern empirisch-erbprognostisch 1,1% Hysterische, etwa 8mal soviel, als bei einer Durchschnittsbevölkerung zu erwarten wären, ermittelte, wird man an die Möglichkeit einer Verkennung abortiver und atypisch epileptischer Vorgänge als hysterisch denken müssen. Auch der Kliniker hat ja oft bei genauer Kenntnis und langer Beobachtung des Einzelfalles Schwierigkeiten, Psychogenes von Organischem zu trennen. Weit mehr gilt dies für erbstatistische Erhebungen. Dennoch bleiben auch genotypische Beziehungen denkbar; ihre Annahme hat ja Mauz zur Aufstellung einer alles Anfallsartige (Organische und Psychogene) umfassenden iktaffinen Konstitution (vgl. S. 1129) geführt. Auch Kraulis fand unter den Geschwistern Hysterischer die Ziffer für Epilepsie mit 1,53% auf etwa das Fünffache gegenüber dem Durchschnitt erhöht.

W. Kraulis ging bei seinen Untersuchungen aus von a) sozial abnormen Persönlichkeiten mit groben hysterischen Reaktionsweisen und b) „episodischen Hysterien". Unter den sozial Abnormen waren Geltungssüchtige, Haltlose, Erregbare, fanatische Sonderliche, Triebschwache; 9% waren debil, 19% schwach begabt. Das Ausgangsmaterial ist also recht heterogen, etwas einheitlicher die Gruppe der Episodiker. Von Interesse ist, daß trotz der nicht zu leugnenden Uneinheitlichkeit der Probanden, die nur die Tatsache der hysterischen Reaktionsbereitschaft gemeinsam hatten, unter Eltern und Geschwistern die Ziffern für Schizophrenie und manisch-depressives Irresein *nicht* erhöht waren. Die Probanden waren also durchweg Konstitutionsabnorme ohne erkennbare genische Beziehungen zu den endogenen Psychosen (bezüglich Epilepsie s. oben). Dagegen betrug die Wahrscheinlichkeit, hysterisch zu reagieren, für die Geschwister 6,25% (asylierte Fälle) gegenüber 0,14% des Durchschnittes, d. h. das 45-fache. Bei der Untergruppe der sozial Abnormen waren es sogar 10,69% (bei den Episodikergeschwistern 4,1%). 9,43% der Eltern reagierten hysterisch, und 15,1% der Eltern waren wieder sozial abnorme Psychopathen (18,38%

der Eltern der Gruppe a; 7,9% der Eltern der Gruppe b). Unter den Kindern der Probanden waren 27,59% Aufgeregte und Nervöse; 14,94% der Kinder hatten wieder hysterische Anfälle. Die folgenden, der Arbeit KRAULIS' entnommenen Tabellen (s. S. 1144 u. 1145) geben einen genauen zahlenmäßigen Überblick über die gefundenen Verhältnisse.

KRAULIS nahm auf Grund dieser Ergebnisse für viele Fälle eine gleichartige erbliche Anlage zu hysterischer Reaktionsweise an, die besonders bei haltlosen, geltungssüchtigen und asthenischen Persönlichkeiten vorkommt.

Die geltungsbedürftigen Psychopathen und Pseudologen bis zur Ausprägung der Pseudologia phantastica sind nahe verwandt den Hysterischen insofern, als gerade diese Typen wegen der Eigenart ihrer psychologischen Struktur besonders leicht und intensiv hysterisch reagieren. Sie bildeten auch den Kern des sonst heterogenen Materials von KRAULIS. Auch für die Pseudologen wird von verschiedenen Seiten ein selbständiger Erbgang angenommen oder doch eine die Pseudologen verbindende Grundeigenschaft, die sich als eigenes Radikal einheitlich vererbt. Es kann hier an die Gruppe der Affektepileptiker von MEGGENDORFER erinnert werden, deren Abenteuerlust, Neigung zum Lügen und Übertreibungen in ihrem Wesenskern hervorstach. Auch hier fand sich die genische Selbständigkeit insofern, als erbliche Beziehungen zu den endogenen Psychosen nicht nachweisbar waren, wohl aber häufig Hysteriker in der Blutsverwandtschaft auftraten. E. REISS fand unter den von ihm untersuchten Schwerverbrechern vier, die den Affektepileptikern MEGGENDORFERs klinisch nahestanden und genealogisch nahe Beziehungen zu hysterischen Äußerungsformen boten. Schon vorher hatte K. HILDEBRANDT die Ansicht geäußert, daß aus der Vielzahl psychopathischer Erscheinungsformen eine „erblich-degenerative Psychopathie“ als erbliche Einheit herausgeschält werden könne. Es schwebten ihm dabei wahrscheinlich Typen vor, die den Geltungsbedürftigen und Pseudologen sehr nahe stehen. Gerade auf sie bezog sich in der älteren Psychiatrie der Typ des „Dégénéré“. PANSE teilte eine eingehende Familienanalyse mit, bei der in der Blutsverwandtschaft eines schwer pseudologischen Psychopathen mit ausgesprochenen hysterischen Reaktionen abwegige, vor allem haltlose Charaktere, hysterische Reaktionen, Morphinismus und Alkoholismus, reaktive Suicide auftraten — aber keine endogenen Psychosen nachweisbar waren. Die Beobachtung führte ihn dazu, an die Annahme eines selbständigen „degenerativen“ Erbkreises zu denken, als dessen Kerngruppe die Haltlosen, Pseudologen und besonders leicht hysterisch Reagierenden anzusehen wären. Bemerkenswert war an dieser (allerdings Einzel-) Beobachtung, daß beim Probanden infolge naher Blutsverwandtschaft der Eltern gleichgerichtete Anlagen von beiden Seiten her zusammenkamen und erst das volle Bild der Pseudologia phantastica ergaben. Eine ähnliche Stammbaumanalyse mit sehr ähnlichem Resultat nahm M. LUTZ vor. Sie fand in der Verwandtschaft ihrer phantastisch pseudologischen Probandin gehäuft abnorme Charakterzüge, wie periodische (reaktive) Hemmungs- und Spannungsschwankungen, lebhafte, realitätsabgewandte Phantasie, starkes Geltungsbedürfnis und Energieschwäche. Aber erst das Zusammentreten dieser Charakterzüge von Vaters- und Muttersseite her führte zum typischen Bilde der Pseudologia phantastica. Zu erwähnen ist noch die im ganzen schwer auszuwertende Studie J. SCHWEIGHOFERs an der Bevölkerung des „Dürnberg“. Auch hier finden wir als sehr wahrscheinlich bezeichnet, daß die Pseudologia phantastica sich vererbe ohne Korrelation zu schizoiden, paraphrenen oder cycloiden Merkmalen.

Eine wertvolle monographische Studie über die Genealogie psychopathischer Charaktere der hier zur Erörterung stehenden Prägung, nämlich über *psychopathische Schwindler und Lügner*, verdanken wir in jüngster Zeit W. VON BAEYER.

Tabelle 1.

Übersicht über die Geschwister der Probanden des Materials von W. KRAULIS.

Geschwister der sozialabnormen Probanden.

Alter	Lebend		Verstorben		Auffallende Charaktere	Leichtere Psychopathen	Sozialabnorme Persönlichkeiten	Nicht heruntergekommene Trinker	Darunter hysterisch reagierend	Dementia praecox	Progressive Paralyse	Psychosis man.-depr.	Epilepsie	Oligophrenien	Sonstige Geisteskrankheiten
	♂	♀	♂	♀											
0—5	—	—	39	48	—	—	—	—	—	—	—	—	—	1	—
6—10	—	—	1	2	—	—	—	—	—	—	—	—	—	—	—
11—20	2	3	3	1	—	—	2	—	—	—	—	—	—	—	—
21—30	10	8	2	3	—	6	5	1	4	1	—	—	—	1	—
31—40	18	16	2	3	—	19	5	—	12	—	—	—	—	—	—
41—50	19	16	—	—	2	12	5	—	6	—	—	—	3	—	—
51—60	10	7	—	1	—	2	3	—	4	—	1	—	—	—	—
61 und mehr	2	1	—	1	—	—	—	—	—	—	—	—	—	—	—
Zus.	61	51	47	59	2	39	20	1	26	1	1	—	3	2	—
	218				1,53%	29,77%	15,27%	0,76%	19,87%	1,08%	1,69%	—	2,34%	1,54%	—

Geschwister der episodischen Hysteriker.

Alter	Lebend		Verstorben		Auffallende Charaktere	Leichtere Psychopathen	Sozialabnorme Persönlichkeiten	Nicht heruntergekommene Trinker	Darunter hysterisch reagierend	Dementia praecox	Progressive Paralyse	Psychosis man.-depr.	Epilepsie	Oligophrenien	Sonstige Geisteskrankheiten
	♂	♀	♂	♀											
0—5	—	—	65	60	—	—	—	—	—	—	—	—	—	—	—
6—10	1	—	1	2	—	1	—	—	—	—	—	—	—	—	—
11—20	5	5	6	1	1	2	2	—	1	—	—	—	—	—	—
21—30	27	31	14	7	4	18	3	1	1	1	—	—	—	1	1
31—40	25	45	7	3	—	27	8	—	13	2	—	1	1	2	—
41—50	23	27	5	—	—	9	4	—	5	1	—	—	2	—	—
51—60	9	11	1	—	3	4	2	—	4	—	1	—	—	—	—
61 und mehr	6	5	1	—	1	1	—	—	—	—	—	—	—	—	—
Zus.	96	124	100	73	9	62	19	1	24	4	1	1	3	3	1
	393				3,36%	22,13%	7,09%	0,37%	9,96%	2,38%	1,0%	1,0%	1,13%	1,1%	—

Unter den Psychopathen waren:

		Kriminell	Selbstmörder	Selbstmordversuche	Trinker	Andere Narkomanen	Asylierte akute Psychopathien	Asylierte Sozialabnorme	Darunter asylierte Hysteriker
Geschwister der Sozialabnormen . . .	Absol. Zahl	16	—	4	9	1	5	10	14
	%	12,33	—	3,07	6,87	0,76	3,83	7,64	10,69
Geschwister der Episodiker	Absol. Zahl	11	7	4	6	—	5	7	11
	%	4,10	2,61	1,49	2,24	—	1,86	2,61	4,10
Geschwister beider Gruppen	Absol. Zahl	27	7	8	15	1	10	17	25
	%	6,75	1,75	2,0	3,75	0,25	2,5	4,25	6,25

Tabelle 2.

Übersicht über die Eltern der Probanden des Materials von W. KRAULIS.

Eltern der sozialabnormen Probanden.

Alter	Lebend		Verstorben		Auffallende Charaktere	Leichtere Psychopathen	Sozialabnorme Psychopathen	Nicht heruntergekommene Trinker	Darunter hysterisch reagierend	Dementia praecox	Progressive Paralyse	Psychosis man.-depr.	Epilepsie	Oligophrenien	Sonstige Geisteskrankheiten
	♂	♀	♂	♀											
0—5	—	—	—	—	—	—	—	—	—	—	—	—	—	—	—
6—10	—	—	—	—	—	—	—	—	—	—	—	—	—	—	—
11—20	—	—	—	—	—	—	—	—	—	—	—	—	—	—	—
21—30	—	—	—	—	—	—	—	—	—	—	—	—	—	—	—
31—40	—	—	1	3	—	1	3	—	—	—	—	—	—	—	—
41—50	1	1	4	6	1	3	3	1	—	—	—	—	—	—	—
51—60	3	3	5	3	3	1	3	—	1	—	1	—	—	—	—
61 und mehr	6	6	15	17	2	17	12	3	4	—	—	—	—	—	2
Zus.	10	10	25	29	6 8,11%	22 29,73%	21 28,38%	4 5,4%	5 6,76%	— —	1 1,52%	— —	— —	— —	2 —
	74														

Eltern der episodischen Hysteriker.

Alter	Lebend		Verstorben		Auffallende Charaktere	Leichtere Psychopathen	Sozialabnorme Psychopathen	Darunter hysterisch reagierend	Dementia praecox	Progressive Paralyse	Psychosis man.-depr.	Epilepsie	Oligophrenien	Sonstige Geisteskrankheiten	Nicht heruntergekommene Trinker
	♂	♀	♂	♀											
0—5	—	—	—	—	—	—	—	—	—	—	—	—	—	—	—
6—10	—	—	—	—	—	—	—	—	—	—	—	—	—	—	—
11—20	—	—	—	—	—	—	—	—	—	—	—	—	—	—	—
21—30	—	—	—	—	—	—	—	—	—	—	—	—	—	—	—
31—40	—	—	2	7	—	1	1	—	—	1	—	—	—	—	—
41—50	—	1	2	5	3	7	1	3	—	—	—	—	—	—	—
51—60	14	12	8	5	5	12	5	5	—	—	1	—	—	1	3
61 und mehr	23	24	20	15	6	29	4	7	—	—	—	—	—	2	9
Zus.	37	37	32	32	14 10,14%	49 35,51%	11 7,97%	15 10,87%	— —	1 0,77%	1 0,77%	— —	— —	3 —	12 8,70%
	138														

Unter den Psychopathen waren:

		Kriminell	Selbstmörder	Selbstmordversuche	Trinker	Asylierte leichte Psychopathen	Asylierte Sozialabnorme	Darunter asylierte Hysteriker
Eltern der Sozialabnormen	Absol. Zahl	11	1	2	19	—	—	—
	%	14,86	1,35	2,70	25,67	—	—	—
Eltern der episodischen Hysteriker	Absol. Zahl	1	2	—	23	2	3	5
	%	0,72	1,45	—	16,67	1,45	2,17	3,62
Eltern zusammen	Absol. Zahl	12	3	2	42	2	3	5
	%	5,68	1,41	0,94	19,81	0,94	1,41	2,35

Tabelle 3. Übersicht über die Probanden-

	Lebensalter in Jahren	Probandengeschwister				Schizophrenie		Manisch-depressives Irresein		Symptomatische Psychosen		Epilepsie		Oligophrenie		Psychopathen überhaupt		Kriminelle		Trinker	
		lebend		tot																	
		♂	♀	♂	♀	♂	♀	♂	♀	♂	♀	♂	♀	♂	♀	♂	♀	♂	♀	♂	♀
Gruppe I	16—20	1	—	1	—	—	—	—	—	—	—	—	—	—	—	—	—	—	—	—	—
	21—30	6	3	6	—	—	—	—	—	—	—	—	—	—	—	1	—	1	—	—	—
	31—40	16	19	2	1	—	—	—	—	—	—	—	—	—	—	6	1	7	1	1	—
	41—50	13	22	3	3	—	—	—	—	—	—	1	—	—	—	5	3	4	—	4	—
	51—60	9	9	—	1	—	—	—	—	—	—	—	—	—	—	4	—	4	—	—	—
	61—70	1	2	1	1	—	—	—	—	—	—	—	—	—	—	—	—	—	—	—	—
	71—80	1	—	—	—	—	—	—	—	—	—	—	—	—	—	—	—	—	—	—	—
	81—90	—	—	—	1	—	—	—	—	—	—	—	—	—	—	—	—	—	—	—	—
	Zus.	47	55	13	6	—	—	—	—	—	—	1	—	—	—	16	4	16	1	5	—
												0,7%				17,2%		14,1%		4,2%	
Gruppe II	16—20	—	—	1	—	—	—	—	—	—	—	—	—	—	—	—	—	—	—	—	—
	21—30	5	4	—	1	—	—	—	—	—	—	—	—	—	—	1	—	2	—	—	—
	31—40	9	11	1	1	—	1	—	—	—	—	—	—	—	1	2	1	2	2	—	—
	41—50	8	8	1	4	1	1	—	—	—	1	—	—	1	—	3	—	2	—	—	—
	51—60	5	3	1	2	—	—	—	—	—	—	—	—	—	—	3	—	—	—	2	—
	61—70	1	1	—	—	—	—	—	—	—	—	—	—	—	—	—	1	—	—	—	—
	71—80	2	—	2	2	—	—	—	—	—	—	—	—	—	—	—	—	—	—	—	—
	81—90	—	—	1	—	—	—	—	—	—	—	—	—	—	—	—	—	—	—	—	—
	Zus.	30	27	7	10	1	2	—	—	—	1	—	—	1	1	9	2	6	2	2	—
						5,21%								2,7%		15,2%		10,8%		2,7%	
Gruppe I und II	Zus.	77	82	20	16	1	2	—	—	—	1	1	—	1	1	25	6	22	3	7	—
						2,01%						0,5%		1,0%		16,4%		12,7%		3,6%	

Die 125 Ausgangsfälle ließen sich in zwei Gruppen unterteilen, die Gruppe I schwindelte in phantasievoller Weise, getrieben von abnormem Geltungsbedürfnis, und stand dem klassischen Bilde der Pseudologia phantastica nahe *(pseudologische Schwindler)*; die Gruppe II schwindelte zu banalen, materiellen Zwecken, bot auch sonst Charakterabnormitäten und war im ganzen weniger homogen *(sonstige abnorme Schwindler)*. Beiden gemeinsam war der hysterisch-geltungsbedürftige Charakter. Bemerkenswert ist wieder, daß sich für die Kerngruppe der pseudologischen Schwindler endogene Beziehungen zur Schizophrenie nicht fanden. Bei den Geschwistern der Gruppe II, die strukturell weniger einheitlich war, fand sich zwar die Schizophrenieziffer erhöht, doch rechnet v. Baeyer auch hier mit der Möglichkeit der Mitwirkung des Faktors der Gattenauslese. Stark gehäuft fanden sich dagegen abnorme, psychopathische Charakteranlagen. Eltern und Geschwister waren im Durchschnitt rund 17% bis zu 20% wieder psychopathisch, dabei war die Anhäufung unter den Verwandten der Gruppe I besonders eindrucksvoll. Auch die Kriminalität erwies sich auf das 4- bis 5fache gegenüber den Vettern einmaliger Rechtsbrecher im Material Stumpfls erhöht. Erhöht war unter den nahen Blutsverwandten der pseudologischen Schwindler auch die Zahl der Persönlichkeiten mit konstitutionellen Stimmungsanomalien, also der leicht Hypomanischen, der konstitutionell Depressiven und Cyclothymen, und zwar bei den Geschwistern der Gruppe I auf das 8fache gegenüber dem Durchschnitt. Daß es sich dabei um

geschwister des Materials von v. Baeyer.

Endogene Stimmungsanomalien		Endogene Stimmungsanomalien im Zusammenhang		Ungebundene Psychopathen		Ungebundene Gefährdungsstruktur		Ungebundene überhaupt		Syntone		Sonderlinge usw.		Abnorme Persönlichkeiten im Zusammenhang		Todesursache: Tuberkulose		Todesursache: Carcinom		Todesursache: Arterieller Herz- und Hirnschlag		Suicid		Sonstiger gewaltsamer Tod	
♂	♀	♂	♀	♂	♀	♂	♀	♂	♀	♂	♀	♂	♀	♂	♀	♂	♀	♂	♀	♂	♀	♂	♀	♂	♀
—	—	—	—	—	—	—	—	—	—	1	—	—	—	—	—	—	—	—	—	—	—	—	—	—	—
—	—	—	—	1	—	—	1	1	1	1	—	2	—	1	1	1	—	—	—	—	—	—	—	2	—
1	3	—	3	4	1	2	3	6	4	2	4	1	—	6	7	—	—	—	—	—	—	—	—	1	—
—	3	—	3	5	1	1	2	6	3	2	5	1	—	6	6	—	—	—	2	1	—	—	—	—	—
—	—	—	—	4	—	2	—	4	2	—	4	4	1	4	2	—	—	—	—	—	—	—	—	—	—
—	—	—	—	—	—	—	—	—	—	—	—	1	—	—	—	—	—	—	1	—	—	—	—	—	—
—	—	—	—	—	—	—	—	—	—	—	—	—	—	—	—	—	—	—	—	—	—	—	—	—	—
—	—	—	—	—	—	—	—	—	—	—	—	—	—	—	—	—	—	—	—	—	—	—	—	—	—
1	6	—	6	14	2	5	6	17	10	6	13	9	1	17	16	1	—	—	3	1	—	—	—	3	—
6,4%		5,5%		13,7%		10%		23,2%		34,5%		8,6%		28,4%											
—	—	—	—	—	—	—	—	—	—	—	—	—	—	—	—	—	—	—	—	—	—	—	—	1	—
—	—	—	—	1	—	2	1	3	1	1	—	—	—	3	1	—	—	—	—	—	—	—	—	—	—
—	—	—	—	2	1	1	1	3	2	1	3	—	1	3	2	—	—	—	—	—	—	—	—	1	—
—	—	—	—	2	—	—	—	2	—	2	3	1	2	2	—	—	—	—	2	—	—	1	—	—	—
—	1	—	1	2	—	—	—	2	—	1	—	1	—	2	2	—	—	—	1	—	—	—	—	—	—
—	—	—	—	—	1	—	—	—	1	—	—	—	—	—	1	—	—	—	—	—	—	—	—	—	—
—	—	—	—	—	—	—	—	—	—	—	—	—	—	—	—	—	—	—	—	1	—	—	—	—	—
—	—	—	—	—	—	—	—	—	—	—	—	—	—	—	—	—	—	—	—	—	—	—	—	—	—
—	1	—	1	7	2	3	2	10	4	5	6	2	3	10	6	—	—	—	3	1	—	1	—	2	—
1,3%		1,3%		12,5%		7,8%		19,4%		15,6%		7,8%		9,3%								1,9%			
1	7	—	7	21	4	8	8	27	14	11	19	11	4	27	22	1	—	—	6	2	—	1	—	5	—
4,2%		3,6%		13,2%		9,3%		21,8%		15,9%		7,4%		26,0%								0,72%			

Angehörige des cycloiden Kreises gehandelt hätte, ließ sich allerdings nicht feststellen, denn die Zahl der Manisch-Depressiven war nicht erhöht. Eine genaue zahlenmäßige Übersicht geben die Tabellen 3 und 4 v. Baeyers.

Auf Grund dieser eindrucksvollen Ergebnisse nimmt v. Baeyer ein einheitlich sich vererbendes Charaktermerkmal an, das den Pseudologen und einem großen Teil ihrer engeren psychopathischen Blutsverwandten gemeinsam ist: die „*Ungebundenheit*". Der ungebundene Charakter ist als Mantelbegriff gedacht mit Unterarten: willenlos, abnorm beeinflußbar, haltlos-süchtig, geltungsbedürftig-unecht (hysterisch), phantastisch, mit Abstand aber von den Gemütlosen und Explosiblen. Einzelzüge des ungebundenen Charakters fand v. Baeyer in besonderer Häufung in den verschiedensten Gradausprägungen und Kombinationen bei den Eltern und Geschwistern der Schwindler; und zwar bei Eltern und Geschwistern etwa gleich häufig, so daß der Forscher an die Möglichkeit des dominanten Erbgangs denkt. Zum mindesten aber sei nachgewiesen eine starke Erbkraft der Ungebundenheit. Der Anlagekomplex, der phänotypisch zum ausgesprochenen Bilde der phantastischen Pseudologie führt, findet sich in dieser besonderen Zusammensetzung der Einzelzüge des ungebundenen Charakters allerdings meist nur einmalig in den Sippen, d. h. beim Probanden. Die Arbeit enthält noch manche interessante Einzelheit, auf die einzugehen zu weit in Details hineinführt. Jedenfalls handelt es sich um eine beachtliche Konzeption, deren Weiterbearbeitung zweifellos lohnt, zumal

Tabelle 4. Übersicht über die Eltern

	Lebensalter in Jahren	Probandeneltern lebend ♂	lebend ♀	tot ♂	tot ♀	Schizophrenie ♂	♀	Manisch-depressives Irresein ♂	♀	Paralyse ♂	♀	Senile Demenz ♂	♀	Unklare Psychosen ♂	♀	Oligophrenie ♂	♀	Psychopathen überhaupt ♂	♀	Kriminelle ♂	♀	Trinker ♂	♀
Gruppe I	21—30	—	—	—	—	—	—	—	—	—	—	—	—	—	—	—	—	—	—	—	—	—	—
	31—40	—	—	2	2	—	1	—	—	—	—	—	—	—	—	—	—	1	—	—	—	—	—
	41—50	1	3	4	3	—	—	—	—	—	1	—	—	—	—	—	—	3	1	—	1	1	1
	51—60	1	3	6	10	—	—	—	—	—	—	—	—	—	—	—	—	2	4	1	1	—	—
	61—70	7	3	9	7	—	—	—	—	—	—	—	—	—	—	—	1	2	—	1	—	2	1
	71—80	1	3	8	4	—	—	—	—	—	—	—	1	—	—	1	—	1	—	—	—	1	—
	81—90	1	1	1	3	—	—	—	—	—	—	—	—	—	—	—	—	1	1	—	—	—	—
	Zus.	11	13	30	29	—	1	—	—	—	1	—	1	—	—	1	1	10	6	2	2	4	2
						1,2%				1,2%		2,1%				2,4%		20,0%		5,0%		7,2%	
Gruppe II	21—30	—	—	1	—	—	—	—	—	—	—	—	—	—	—	—	—	—	—	—	—	—	—
	31—40	—	—	1	3	—	—	—	—	—	—	—	—	—	—	—	—	—	1	—	—	—	1
	41—50	—	1	—	2	—	—	—	—	—	—	—	—	—	—	—	—	—	—	—	—	—	—
	51—60	—	2	2	2	1	—	—	1?	—	—	—	—	—	1	—	—	—	2	—	1	1	—
	61—70	4	3	5	5	—	—	—	—	—	—	—	—	—	—	—	—	1	1	—	—	1	—
	71—80	3	1	6	2	—	—	—	—	—	—	—	—	—	—	—	—	—	—	—	—	—	—
	81—90	—	—	1	4	—	—	—	—	—	—	—	—	—	—	—	—	—	—	—	—	—	—
	Zus.	7	7	16	18	1	—	—	1	—	—	—	—	—	1	—	—	1	4	—	1	2	1
						2,4%		2,5%										11,1%		2,1%		6,3%	
Gruppe I und II	Zus.	18	20	46	47	1	1	—	1	—	1	—	1	—	1	1	1	11	10	2	3	7	2
						1,57%		0,83%		0,8%		1,2%				1,5%		16,8%		4,0%		6,9%	

die Ergebnisse in schönem Einklang mit den bisherigen, obzwar auf dürftigerem Beobachtungsmaterial fußenden klinisch-erbbiologischen Erfahrungen stehen.

v. Baeyer nimmt übrigens auch zu eugenischen Folgerungen, die sich aus seinen Resultaten ergeben, Stellung. An der starken Erbkraft der Teilanlagen und an der Unerwünschtheit der pseudologischen Schwindler, die ja durchweg schwer kriminell sind, für den Volkskörper ist kein Zweifel. Es fehlen aber noch Nachkommenschaftsuntersuchungen; die Zahl der Kinder dieser oft lange Internierten ist überhaupt gering. Gewisse Züge der Ungebundenheit können auch für sozial wertvolle Leistungen (z. B. künstlerische) förderlich sein. Hinsichtlich eugenischer Schlußfolgerungen ist also vorläufig Vorsicht am Platze.

In die psychische und somatische Struktur der *sexuell abnormen Psychopathen* hineinzuleuchten, begegnet naturgemäß sehr großen Schwierigkeiten. Es ist schon bei den Ausgangsfällen selbst schwierig, Aufschluß über ihre Triebrichtung in allen Nuancen zu bekommen, kaum überwindbar werden die Schwierigkeiten bei der Exploration der Sippenangehörigen auf Sexualanomalien hin. Luxenburger ist auf ähnliche Schwierigkeiten bei den Familienuntersuchungen von Zwangskranken gestoßen, bei denen auch nach sexuellen Auffälligkeiten zu fahnden war wegen der vermuteten Beziehungen des anankastischen Syndroms zu Triebstörungen (vgl. S. 1139).

Am ehesten greifbar ist noch die *Homosexualität* bei Männern wegen ihrer gemeinschaftsstörenden Auffälligkeit und Strafbarkeit. Jedenfalls können hier eindeutig charakterisierte Ausgangsfälle gesichert werden. Auch hier ist allerdings der Probanden des Materials von v. Baeyer.

Endogene Stimmungsanomalien		Endogene Stimmungsanomalien im Zusammenhang		Ungebundene Psychopathen		Ungebundene Gefährdungsstruktur		Ungebundene überhaupt		Syntone		Sonderlinge usw.		Abnorme Persönlichkeiten im Zusammenhang		Todesursache						Suicid		Sonstiger gewaltsamer Tod	
																Tuberkulose		Carcinom		Arterieller Herz- und Hirnschlag					
♂	♀	♂	♀	♂	♀	♂	♀	♂	♀	♂	♀	♂	♀	♂	♀	♂	♀	♂	♀	♂	♀	♂	♀	♂	♀
—	—	—	—	—	—	—	—	—	—	—	—	—	—	—	—	—	—	—	—	—	—	—	—	—	—
—	—	—	—	—	—	—	—	—	—	—	2	1	—	—	—	—	—	1	—	—	—	—	—	—	1
—	—	—	—	1	1	—	—	1	1	2	2	1	—	1	1	1	—	1	—	—	—	2	—	—	—
—	2	—	—	2	2	—	2	2	4	1	2	—	1	2	4	—	2	3	2	1	—	—	1	—	1
—	—	—	—	2	—	1	—	3	—	3	7	2	—	3	—	—	—	—	1	4	2	—	—	—	—
—	1	—	1	1	—	—	1	1	1	2	1	1	—	1	2	—	—	—	—	1	1	—	—	—	—
—	—	—	—	—	1	—	1	—	2	—	2	1	—	—	2	—	—	—	1	—	1	—	—	—	—
—	3	—	1	6	4	1	4	7	8	8	16	6	1	7	9	1	2	5	4	6	4	2	1	—	2
4,4%		1,4%		12,5%		7,4%		18,7%		35,8%		10,4%		21,2%											
—	—	—	—	—	—	—	—	—	—	—	—	—	—	—	—	—	—	—	—	—	—	—	—	—	—
—	—	—	—	—	1	—	—	—	1	—	—	—	—	—	1	—	2	—	—	—	—	—	—	1	—
—	—	—	—	—	—	—	—	—	—	—	1	—	—	—	—	—	—	—	—	—	—	—	—	—	—
—	1	—	1	—	1	—	—	—	1	—	—	—	—	1	1	1	—	—	—	1	—	—	1	—	—
—	—	—	—	1	—	2	—	3	—	2	5	1	1	3	—	—	1	1	2	1	1	—	—	—	—
1	—	1	—	—	—	—	—	—	—	2	1	—	1	·1	—	—	—	1	1	1	—	—	—	—	—
—	—	—	—	—	—	—	—	—	—	—	2	1	—	—	—	—	—	—	2	—	—	—	—	—	—
1	1	1	1	1	2	2	—	3	2	4	9	2	2	5	2	1	3	2	6	3	1	—	1	1	—
6,2%		6,2%		8,8%		6,2%		11,1%		40,6%		12,5%		17,7%											
1	4	1	2	7	6	3	4	10	10	12	25	8	3	12	11	2	5	7	10	9	5	2	2	1	2
5,0%		3,0%		10,4%		7,0%		16,0%		37,3%		11,1%		18,4%								4,3%			

strenge Kritik am Platze. Wir wissen aus vielfältigen Erfahrungen, daß homosexuelle Betätigung — besonders vorübergehender Art — nicht gleichbedeutend ist mit homosexueller Triebrichtung.

Auch sicher Heterosexuelle kommen unter Umwelteinflüssen, die eine homosexuelle Betätigung begünstigen oder heterosexuelle Beziehungen unmöglich machen (lange Schiffsreisen, Strafhaft), zu homosexuellen Akten. Sowie sich die sittlichen Auffassungen über die Zulässigkeit oder gar die „Gleichberechtigung" der Homosexualität lockern, nimmt der Kreis derer, die *auch* in der gleichgeschlechtlichen Betätigung eine ausreichende Ersatzbefriedigung finden, in erstaunlichem Umfang zu. Besonders Jugendliche in oder kurz nach der Pubertät sind hinsichtlich der Art der sexuellen Reaktions- und Handlungsweisen noch weitgehend beeinflußbar und erliegen abnormen Anreizen leichter als der Erwachsene, der seinen weiblichen Sexualpartner schon seit langem gefunden hat. In einer gewissen Scheu vor der Anbahnung heterosexueller Beziehungen oder auch wegen starker Erschwerung durch die Umwelt wird der Weg des geringsten Widerstandes gegangen — und das ist in vielen Fällen der homosexuelle Verkehr.

Solche Fälle aber wird man nicht als Ausgangsmaterial für Erblichkeitsuntersuchungen über die genischen Grundlagen der Homosexualität machen dürfen. Die Materialauslese muß eingeengt werden auf die Anlagehomosexuellen, die auch psychisch und somatisch in bestimmter Weise charakterisiert, aber bei weitem nicht so häufig sind, wie oft angenommen wird (F. Kehrer). Allerdings zeigen neuere Zwillingsuntersuchungen, daß auch bei eineiigen Zwillingen die Gradausprägung der homosexuellen Anlage so verschieden sein kann, daß der eine Paarling eindeutig homosexuell, der andere dagegen nur gewisse Unausgeglichenheiten in seiner Triebstruktur aufweist, aber bisexuell ausgerichtet ist. J. Sanders beschrieb 7 Fälle von konkordanten eineiigen Zwillingen, auch hier mit verschiedener Gradausprägung bis zur vorübergehenden Bisexualität. Einer der Fälle betraf weibliche eineiige Zwillinge. Ein eineiiges Zwillingspaar war diskordant. Solche leichten Diskordanzen, die aber in Wirklichkeit nur Ausprägungsdifferenzen konkordanter Merkmale sein können, finden wir natürlich auch bei eineiigen Zwillingen mit anderen Sexualabweichungen, wie wir etwa der Zwillingsanalyse Cronins entnehmen können, in der der eine eineiige Zwilling in seiner (normalen) psychosexuellen Entwicklung ausgereift war, der andere dagegen vorübergehend unausgereift, was sich dann später ausglich. v. Roemer (zit. nach Sanders) hat in etwa 35% der homosexuellen Ausgangsfälle familiäres Auftreten gefunden. W. Wolf meinte, in Familien Homosexueller gehäuft „psychosexuelle Übergangsformen" auftreten zu sehen, d. h. Menschen, die zwar heterosexuell empfinden, aber in Wesen und Motorik Züge des anderen Geschlechtes aufweisen. Die Untersuchungen basieren lediglich auf Angaben der Homosexuellen und haben die entsprechenden Fehlerquellen.

Interessante Untersuchungen über die genetische Bedingtheit der Homosexualität hat Th. Lang vorgenommen. Lang knüpft an eine früher von Goldschmidt geäußerte Auffassung an, nach der die männlichen Homosexuellen zu einem bestimmten Teil als Intersexe aufgefaßt werden können, und zwar entweder als mehr oder weniger effeminierte Männchen oder als sog. Umwandlungsmännchen, die genetisch Weibchen sind, aber alle weiblichen Geschlechtsmerkmale bis auf die Keimformel verloren haben. Goldschmidt hatte diese Vorstellung entwickelt beim Studium von Intersexualitätsstufen bei Schmetterlingen und — unter Vorbehalten — auch auf den Menschen übertragen, die Auffassung dann aber später wieder revidiert (zit. nach Th. Lang). Lang knüpfte nun aber doch an die Ausgangsauffassung von Goldschmidt an. Ist, so folgerte Lang, ein Teil der männlichen Homosexuellen genetisch tatsächlich als Weibchen aufzufassen, so muß sich, da das Geschlechtsverhältnis im ganzen festgelegt ist (106 Knaben- zu 100 Mädchengeburten), unter den Geschwistern von männlichen Homosexuellen eine Verschiebung des Geschlechtsverhältnisses zugunsten der männlichen Geschwister finden. Es wäre ja dann zu vermuten, daß sich unter den männlichen Probanden eine Reihe von genetischen Weibchen versteckt haben. Umgekehrt müßte es sein, wenn man von weiblichen Homosexuellen ausginge; doch ist hier naturgemäß die Materialbeschaffung kaum möglich.

Lang ging von 500 Homosexuellen aus, die der Polizei als homosexuell bekannt geworden waren. Familienuntersuchungen konnten nicht durchgeführt werden, da es sich um diskretes Material handelte. Lediglich auf Grund der polizeilichen Listen erwiesen sich schon 7,32% der Väter als auffällig (geisteskrank, kriminell, suicidal). Es ist also eine erhebliche psychopathische Belastung anzunehmen, über deren Grad und Art das Material allerdings keinen Aufschluß bringen kann. — Die 1651 Vollgeschwister der Probanden bestanden aus 884 Brüdern und 767 Schwestern. Das Geschlechtsverhältnis war mit 115,25:100 eindeutig zugunsten der männlichen Geschwister verschoben. Allerdings ist die Zahl nur hinsichtlich des einfachen, nicht aber des dreifachen mittleren Fehlers gesichert. Bei den 219 Probanden, die beim letzten Auffälligwerden über 25 Jahre alt waren, also am ehesten zu den echten, weitgehend milieuunabhängigen Homosexuellen gehörten, war das Verhältnis sogar 122,64:100 (bezogen auf 757 Geschwister). Unter den 132 Probanden, die wegen eines Vergehens gegen § 175 StGB. bestraft worden waren, war das Verhältnis 121,80:100. Hingegen war das Verhältnis bei den Geschwistern derjenigen als homosexuell auffällig gewesenen 133 Probanden, die aber verheiratet waren, somit wahrscheinlich nicht zu den Homosexuellen im engeren Sinne gehörten (bei 450 Geschwistern), 101,6:100. Die Zahl der erfaßbaren Halbgeschwister war nur klein, aus dem gefundenen Verhältnis 111,68:100 lassen sich deshalb weitergehende Schlüsse nicht ziehen.

Th. Lang schätzt auf Grund seiner ziffernmäßigen Ergebnisse, daß sich unter den männlichen Homosexuellen etwa 10—20% „Umwandlungsmännchen" befinden dürften. Erwähnt werden von ihm Untersuchungen von Jane Gay, die in New York 150 homosexuelle weibliche Probanden explorierte und unter deren 177 Geschwistern 76 Brüder und 101 Schwestern, also ein Geschlechtsverhältnis von 75,24:100 feststellte, d.h. das von Lang erwartete umgekehrte Verhältnis.

In einer zweiten Untersuchung, ausgehend von 151 weiteren Homosexuellen, fand Th. Lang die an der ersten Serie gefundenen Ergebnisse in ungefähr gleicher Weise bestätigt mit der einen Einschränkung, daß die nunmehr etwas größeren Halbgeschwistererfahrungen (146,3:100 bei gleichem Vater und 93,1 zu 100 bei gleicher Mutter) mit großen Differenzen nach Vater- und Muttergemeinsamkeit an kompliziertere genische Verhältnisse — und nicht nur einfach an Umwandlungsmännchen — denken lassen.

Diese wichtigen Ergebnisse Th. Langs bedürfen einer Nachprüfung an ganz großem Material. Es kommt ihnen jedoch das besondere Verdienst zu, eine von der experimentellen Genetik aufgeworfene Fragestellung neu der menschlichen Erbpathologie zugeführt zu haben[1].

Natürlich haben die sexuellen Triebanomalien nicht nur erbbiologische Beziehungen zu den rein psychopathischen Charakterabartigkeiten. Sie können als Begleiterscheinung fast jeder endogenen psychischen Auffälligkeit, auch der endogenen Psychosen, auftauchen und von deren genischer Struktur untrennbar sein. Bekannt ist die Triebschwäche vieler Schizophrener, die primitiv-abnormen sexuellen Äußerungen vieler erblich Schwachsinniger und Epileptischer, die sexuelle Hemmungslosigkeit bei auffallend vielen Huntington-Choreatikern. Auch exogene Hirnerkrankungen (senile Involution, progressive Paralyse, Encephalitis epidemica) können sexuelle Triebstörungen zeitigen, ohne daß man etwa in der Mehrzahl der Fälle den Nachweis erbringen könnte, daß es sich nur um eine erleichterte Auslösung an sich endogen bereitliegender, durch die intakte Persönlichkeit lediglich bis dahin überdeckter Triebanomalien handelte.

Mehrfach, zuletzt von T. Kemp, wurde hervorgehoben, daß die Prostitution nicht — oder nur sehr selten — primäre Triebstörungen (etwa Hypersexualität) zur Grundlage hat. Es sind andere psychische Auffälligkeiten, meist charakterliche und intellektuelle Mängel, die sekundär zur Prostitution führen.

Eine eingehende Besprechung erfordert die kürzlich aus dem Rüdinschen Institut in München hervorgegangene Arbeit über die *Nachkommen von Psychopathen* von H. Riedel. Sie stellt einen großzügig angelegten und systematisch durchgeführten Versuch dar, *mit der Methodik der empirischen Erbprognose die generationsweise Wiederkehr seelischer Struktureigenschaften zu studieren,* die erblichen Grundlagen des Psychopathiebegriffes schärfer zu fassen. Wenn auch

[1] Inzwischen hat Lang sein Material um 364 (Hamburger) Probanden mit 925 Vollgeschwistern vermehrt und hier bei den unter 25 Jahre alten ein Geschlechtsverhältnis von 115,7, bei den über 25 Jahre alten ein solches von 140,1, für das gesamte Hamburger Material von 130,1 ermittelt. Bei Zusammenfassung der 3 Teilsammlungen (1015 Probanden; 3166 Vollgeschwister) fand sich das Verhältnis 121,1 : 100, das nunmehr als statistisch gesichert angesprochen wird. Lang weist auf die Möglichkeit hin, durch Auszählen des häufigen geschlechtsgebundenen Merkmals Rotgrünblindheit die Hypothese zu stützen, daß sich unter den homosexuellen „Umwandlungsmännchen" befinden. Rotgrünblindheit müßte bei ihnen seltener sein als im Durchschnitt.

für diese Arbeit das Bedenken gelten mag, daß wir die wahren genischen Radikale der Psychopathiestrukturen noch nicht kennen, so hebt sie sich doch durch ihr Bemühen, immer wieder möglichst eindeutig überschaubare und abgrenzbare Eigenschaftskomplexe in Ziffern zu fassen, sehr vorteilhaft von dem Gros der Vorläuferarbeiten heraus.

Das Ausgangsmaterial RIEDELs bilden 104 Probanden (55 Männer und 49 Frauen), das sind Münchener Psychopathen, ausgewählt aus einem etwa 12mal größeren Grundmaterial klinischer Fälle mit „schwerer" Psychopathie verschiedener Prägung. Die engere Auslese erfolgte nach dem Gesichtspunkt der Erreichbarkeit in München und des Alters: es mußten Kinder über 18 Jahre vorhanden sein. Typologisch lehnte sich RIEDEL an K. SCHNEIDER an und übernahm dessen 10 Gruppen.

Die 104 Probanden wurden insgesamt 264mal psychiatrisch klinisch behandelt. Es handelte sich also um ausgesprochene Fälle mit erheblichen Anpassungsschwierigkeiten, die auch in sonstigen sozialen Auffälligkeiten, wie Fürsorgeerziehung, Zuerkennung des § 51 StGB., Gewerbeunzucht (bei 3 Frauen), hohen Kriminalitätsziffern (54,5% der Männer und 26,5% der Frauen, insgesamt 41,3%) deutlich wurden.

Diese 104 Probanden hatten 431 Kinder (Auslese nach Fruchtbarkeit), von denen 49 außerehelich und 45 vorehelich geboren waren. 258 dieser Kinder waren über 18 Jahre alt (mit einem Durchschnittsalter von 28,9 Jahren), also in einem Alter, in dem psychopathische Wesenszüge schon deutlich zu sein pflegen. Diese wurden zum größten Teil von RIEDEL selbst untersucht. Von den über 18 Jahre alten männlichen Nachkommen waren bereits 21,9%, von den weiblichen 4,4%, insgesamt 12,8% bestraft (gegenüber 3% im Durchschnitt).

Zur Beurteilung der psychischen Struktur der Nachkommen im einzelnen mußte RIEDEL eine Bewertung der (ehelichen und unehelichen) Partner vornehmen und zog zum Vergleich außerdem noch „Dritte", d. h. frühere oder spätere Partner der Partner, heran und die Nachkommen aus diesen Verbindungen, das sind also die Halbgeschwister der Probandennachkommen. Auf diese Weise ist es RIEDEL möglich gewesen, ein gut abgestuftes Material den Ergebnissen an sog. Durchschnittsbevölkerungen gegenüberstellen zu können.

Dem Grade der charakterlichen Unangepaßtheiten nach unterscheidet RIEDEL:

1. Unauffällige = normale Durchschnittspersönlichkeiten,
2. *Auffällige* = von der Norm mehr oder weniger stark abweichende „abnorme" Persönlichkeiten,
3. *Psychopathen* = Träger von Abnormitäten, die selbst oder deren Umgebung an ihrer Abnormität leiden (entsprechend der Definition K. SCHNEIDERs).

Die 104 Probanden waren, wie schon gesagt, sämtlich Psychopathen in diesem Sinne. Deren 154 „Partner" (Ehegatten, „Verhältnisse", uneheliche Verbindungen) waren nun ihrerseits zu 11,7% Psychopathen und zu 32,5% Auffällige, im ganzen also 44,2% charakterlich abnorm, eine wichtige Bestätigung der alten klinischen Erfahrung, daß Psychopathen — auch bei der Gattenwahl — einander anziehen. Ihnen stehen gegenüber die „Dritten" (Partner der Partner), die nur zu 1,6% psychopathisch und zu 16,1% auffällig, also immerhin noch zu 17,7% charakterlich abweichend waren. Die Zahl liegt sicher noch deutlich über dem Durchschnitt, was nicht weiter verwunderlich ist, da ja auch die „Partner", wenn auch in geringerem Ausmaße, psychopathisch waren und ihrerseits wieder charakterlich Abnorme in überdurchschnittlichem Maße anzogen.

Die 258 Probanden und Partner (104 + 154) waren zusammengerechnet in 47,3% Psychopathen und in 19,4% Auffällige, d. h. in 66,7% charakterlich abnorm. Die (zufällig auch) 258 über 18 Jahre alten Kinder aus diesen Verbindungen (Probanden + Partner), also die Probandenkinder, setzten sich folgendermaßen zusammen:

30,2% Psychopathen }
43,4% Auffällige } 73,6% charakterlich Abnorme.

Hingegen boten die 51 über 18 Jahre alten Halbgeschwister der Probandenkinder aus Verbindungen der 154 Partner mit 62 „Dritten“ folgendes Bild:

9,8% Psychopathen }
25,5% Auffällige } 35,3% charakterlich Abnorme.

Es zeigt sich also deutlich ein wesentlich niedrigerer Prozentsatz an charakterlich Abnormen unter diesen Halbgeschwistern, der zu erwarten war, da die Elternkombination mehr der Norm angeglichen war. Besonders groß ist der Unterschied hinsichtlich der Psychopathen, die sich unter den Halbgeschwistern nur $^1/_3$ so häufig finden als unter den Probandenkindern selbst.

Wenngleich es nicht immer ohne einen gewissen Zwang abgegangen sein mag, um zu den schematisierenden — aber notwendigen — graduellen Unterteilungen zu kommen, geben diese Ziffern doch ein gutes Übersichtsbild über die Auswirkungen graduell abnormer Charakteranlagen in der nächsten Generation und über die Auslesewirkungen hinsichtlich Gattenwahl der Psychopathen.

Noch weniger ohne Willkür abgehen kann es, wenn RIEDEL nun den mutigen Versuch unternimmt, alle von ihm untersuchten Personengattungen, also außer den Probanden auch die Partner, „Dritten“, Probandenkinder und deren Halbgeschwister, in die 10 K. SCHNEIDERschen Untergruppen aufzuteilen. Wir wissen ja, daß die Psychopathen meist „Mischtypen“ sind, von denen nur jeweils eine Seite ihrer Charakterabnormitäten mehr hervorzustechen oder auch nur dem Beobachter mehr aufzufallen pflegt. RIEDEL macht sich alle diese Einwendungen übrigens in durchaus kritischer Weise selbst, er kennt die Schwierigkeiten, sieht nur keinen anderen Weg zur Aufbereitung des Materials. Und auch der Kritiker wird vorläufig keinen anderen Weg aufzeigen können, es sei denn, er riete überhaupt zum Verzicht.

Um die Psychopathen nicht unter Zwang unter eine „Nummer“ pressen zu müssen, konstruiert RIEDEL Psychopathenformeln mit der Unterteilung K. SCHNEIDERs, gestaffelt nach der Intensität des Hervortretens. Ein Beispiel ist folgendes: $\text{VI}^{\text{a b}}$ X IX II = Astheniker (VI) in einer Mischform des psychasthenischen (a) mit dem somatopathischen (b) Typus; daneben Züge anderer psychopathischer Strukturen, vor allem Explosivität (X), aber auch Willenlosigkeit (IX) und in geringerem Grade Geltungssucht (II). Dieser Versuch soll hier nicht weiter verfolgt werden. Er ist eine Folge des Schematisierens, welche das eingeschlagene statistische Verfahren aufzwingt.

Trotz mancher klinischer Bedenken also sei die Tabelle (Nr. 18) von RIEDEL, welche diese Aufteilung bringt, hier wiedergeben (s. Tabelle 5, S. 1154).

Es kann hier nicht das ganze ziffernmäßige Ergebnis interpretiert werden, die Zahlen sind zum Teil auch sehr klein wegen der starken Aufsplitterung in 10 Gruppen und gegen Zufallseinflüsse nicht gesichert. Bemerkenswert ist vielleicht, daß die 45 (43,3%) geltungssüchtigen Probanden mit nur 7 geltungssüchtigen Partnern 31 (39,7%) geltungssüchtige Kinder hatten, wohingegen die 26 (25,0%) Astheniker nur 5 (6,4%) asthenische Kinder hatten (allerdings war hier keiner der Partner asthenisch). Bei den Willenlosen, einer kleineren Gruppe (10 = 9,6%), waren sogar 13 = 16,7% wieder willenlos.

Diese Befunde lassen sich hinsichtlich der Geltungsbedürftigen mit Untersuchungen in Parallele setzen, die für die pseudologischen Psychopathen etwa eine genisch einheitliche Zusammengehörigkeit annehmen (MEGGENDORFER, PANSE). Das Ergebnis bei den Willenlosen deckt sich mit den Erfahrungen SCHRÖDERs, der bei seinen Haltlosen (den Willenlosen SCHNEIDERs nahe verwandt) die Erblichkeit besonders deutlich hervortreten sah.

Tabelle 5. Verteilung sämtlicher Psychopathen und Auffälligen auf die Untergruppen des K. SCHNEIDERschen Schemas in Prozenten (schräge Ziffern) und absoluten Zahlen (normale Ziffern). Nach RIEDEL.

	I[1]	II	III	IV	V	VI	VII	VIII	IX	X	nicht einzuordnen	Summe
Psychopathen:												
Probanden	*7,7* 8	*43,3* 45	*1,0* 1	*3,8* 4	*2,9* 3	*25,0* 26	*1,9* 2	*1,0* 1	*9,6* 10	*3,8* 4	—	104
Partner	*22,2* 4	*38,9* 7	—	*11,1* 2	*11,1* 2	—	—	*5,6* 1	*5,6* 1	*5,6* 1	—	18
„Dritte“	—	—	—	*100,0* 1	—	—	—	—	—	—	—	1
Probanden + Partner	*9,8* 12	*42,6* 52	*0,8* 1	*4,8* 6	*4,1* 5	*21,3* 26	*1,6* 2	*1,6* 2	*9,0* 11	*4,1* 5	—	122
Probandenkinder über 18 Jahre	*1,3* 1	*39,7* 31	—	*6,4* 5	*24,4* 19	*6,4* 5	—	*3,8* 3	*16,7* 13	*1,3* 1	—	78
Partner + „Dritte“	*21,1* 4	*36,8* 7	—	*15,8* 3	*10,5* 2	—	—	*5,3* 1	*5,3* 1	*5,3* 1	—	19
Halbgeschwister über 18 Jahre	—	*40,0* 2	*20,0* 1	—	—	—	—	—	*40,0* 2	—	—	5
Auffällige:												
Probanden	—	—	—	—	—	—	—	—	—	—	—	0
Partner	*14,0* 7	*16,0* 8	—	*26,0* 13	*16,0* 8	*10,0* 5	—	*2,0* 1	*8,0* 4	*8,0* 4	—	50
„Dritte“	*20,0* 2	*20,0* 2	—	*10,0* 1	*10,0* 1	—	—	*10,0* 1	—	*10,0* 1	*20,0* 2	10
Probanden + Partner	*14,0* 7	*16,0* 8	—	*26,0* 13	*16,0* 8	*10,0* 5	—	*2,0* 1	*8,0* 4	*8,0* 4	—	50
Probandenkinder über 18 Jahre	*9,8* 11	*28,6* 32	—	*16,1* 18	*23,2* 26	*8,0* 9	—	*0,9* 1	*6,3* 7	*3,6* 4	*3,6* 4	112
Partner + „Dritte“	*15,0* 9	*16,7* 10	—	*23,3* 14	*15,0* 9	*8,3* 5	—	*3,3* 2	*6,7* 4	*8,3* 5	*3,3* 2	60
Halbgeschwister über 18 Jahre	—	*23,1* 3	—	*7,7* 1	*23,1* 3	*15,4* 2	—	—	*7,7* 1	*7,7* 1	*15,4* 2	13
Psychopathen und Auffällige:												
Probanden	*7,7* 8	*43,3* 45	*1,0* 1	*3,8* 4	*2,9* 3	*25,0* 26	*1,9* 2	*1,0* 1	*9,6* 10	*3,8* 4	—	104
Partner	*16,2* 11	*22,1* 15	—	*22,1* 15	*14,7* 10	*7,4* 5	—	*2,9* 2	*7,4* 5	*7,4* 5	—	68
„Dritte“	*18,2* 2	*18,2* 2	—	*18,2* 2	*9,1* 1	—	—	*9,1* 1	—	*9,1* 1	*18,2* 2	11
Probanden + Partner	*11,0* 19	*34,9* 60	*0,6* 1	*11,0* 19	*7,6* 13	*18,0* 31	*1,2* 2	*1,7* 3	*8,7* 15	*5,2* 9	—	172
Probandenkinder über 18 Jahre	*6,3* 12	*33,2* 63	—	*12,1* 23	*23,7* 45	*7,4* 14	—	*2,1* 4	*10,5* 20	*2,6* 5	*2,1* 4	190
Partner + „Dritte“	*16,5* 13	*21,5* 17	—	*21,5* 17	*13,9* 11	*6,3* 5	—	*3,8* 3	*6,3* 5	*7,6* 6	*2,5* 2	79
Halbgeschwister über 18 Jahre	—	*27,8* 5	*5,6* 1	*5,6* 1	*16,7* 3	*11,1* 2	—	—	*16,7* 3	*5,6* 1	*11,1* 2	18

[1] I Hyperthyme, II geltungsbedürftige, III fanatische, IV depressive, V selbstunsichere, VI asthenische, VII stimmungslabile, VIII gemütlose, IX willenlose, X explosible Psychopathen.

Weitere Details können der Originalarbeit RIEDELs entnommen werden. Von Interesse ist noch die Psychosenhäufigkeit unter den Probandenkindern, in nach WEINBERG korrigierten Prozentziffern ausgedrückt: Schizophrenie 3,6% (gegenüber 0,85 in einer Durchschnittsbevölkerung), Zyklothymie 0,8% (gegenüber 0,4%), Epilepsie 0,7% (gegenüber etwa 0,3%). Die Ziffern sind zwar — besonders für Schizophrenie — erhöht, lassen aber eindeutig erkennen, daß nicht etwa das Gros der Ausgangsfälle zu einem der drei großen Erbkreise in Beziehung stand. Immerhin waren offenbar einige mit entsprechenden inneren Beziehungen (also „Schizoide", „Cycloide" und „Epileptoide") darunter. Auch die Schwachsinnsziffern (2,3% Debile, 1,0% Imbezille und 0,5% Idioten) waren bestimmt nicht nennenswert erhöht, was für weitgehendere genische Selbständigkeit spricht und gegen die Einbeziehung der Intelligenzmängel in das Charakterologische und damit in den Psychopathiebereich.

Was den erbbiologischen Wert der K. SCHNEIDERschen Abgrenzung anlangt, so kommt hier RIEDEL zu dem Ergebnis, daß diese Typen erbbiologisch anscheinend untereinander weder als gleichwertig noch als „gleicheinheitlich" zu betrachten seien, d. h. also mit anderen Worten, daß ihnen nicht ohne weiteres der Wert „genischer Radikale" zugesprochen werden kann.

Unter die psychopathischen Äußerungsformen wird man auch den *chronischen Alkoholismus und die übrigen Suchtformen,* den Opiat- und den Schlafmittelmißbrauch, den Cocainismus einbeziehen müssen.

Was zunächst den chronischen Alkoholmißbrauch betrifft, so ist dieser häufig Ausdruck einer psychopathischen Persönlichkeit: BONHOEFFER (1901) hob schon früh die Haltlosigkeit und Willensschwäche als Grundlagen des Alkoholismus hervor. SCHRÖDER betonte das passive Verhalten gegenüber Verführung, Nachahmungstendenzen, Gewohnheiten, das Vorliegen einer besonders abartigen psychischen Verfassung, die das Immerweitertrinken, das Nichtaufhörenkönnen trotz sich geltend machender Gegenmotive bewirkt. Mit diesen Hinweisen war die Aufmerksamkeit auf die psychischen Eigenarten der Alkoholiker gelenkt. Auf die Belastungsuntersuchungen GEELVINKs im Umkreis von chronischen Alkoholisten wurde schon verwiesen (S. 1094). Solche und ähnliche Belastungsuntersuchungen aus früherer Zeit sind mit neueren Erhebungen kaum vergleichbar wegen der sehr verschiedenen und jetzt sehr verbesserten statistischen Methoden und des Wandels der begrifflichen Abgrenzungen. Einzelheiten finden sich hier z. B. in dem hinsichtlich einschlägigen Quellenmaterials sehr ergiebigen „Grundriß der Alkoholfrage" von R. WLASSAK. Ältere, überholte Auffassungen, wie etwa die Theorie einer progressiven Deszendentendegeneration von LEGRAIN (zit. nach M. BOSS) können hier außer Betracht bleiben. Oder, wenn etwa DELBRÜCK (zit. nach BOSS) noch 1913 sagt: Mäßige Trinker erzeugen mittelmäßige, mittelmäßige unmäßige, unmäßige Epileptiker und Idioten, so läßt sich daran heute nur noch erkennen, wie notwendig das Einsetzen erbbiologischer Untersuchungen mit exakter Methodik gerade im Gebiet des affektiv und weltanschaulich stark besetzten Alkoholproblems war.

L. BINSWANGER fand bei 100 Alkoholismusfällen des Materials eines geschlossenen Sanatoriums in 17% $\pm$ 3,7% Alkoholismus des Vaters, in 8% $\pm$ 2,7% solchen der Mutter, wobei der Begriff Alkoholismus eng gefaßt wurde. 88,5% seiner Ausgangsfälle waren irgendwie psychopathisch belastet. M. BOSS stellte an einem großen Material von 909 männlichen und 166 weiblichen Alkoholikern fest, daß bei 25% der Männer und 36% der Frauen die Trunksucht eine sekundäre Komplikation einer anderen psychischen Störung war. In diesem Schweizer Material spielen Umwelteinflüsse offenbar eine sehr große Rolle, was ja schon wegen des noch heute sehr verbreiteten Alkoholismus in der Schweiz ohnehin zu vermuten ist. Die nicht psychopathischen Kinder waren zu $^4/_5$ (die entsprechenden Frauen zu $^2/_3$) synton, was mit den Erfahrungen von POHLISCH übereinstimmt. Unter den Trinkerinnen fand sich auffallend häufig ein „primärer moralischer Defekt", übrigens auch eine stärkere Belastung durch ebenfalls trinkende Mütter.

Die Arten der psychopathischen Anlagen, die in erster Linie zum chronischen Mißbrauch des Alkohols disponieren, die Persönlichkeitstypen der Trinker hat neuerdings POHLISCH näher analysiert. Sein Grundmaterial entstammte der psychiatrischen Klinik der Charité in Berlin und der Alkoholfürsorgestelle des Berliner Verwaltungsbezirkes Wedding und bezog sich ausschließlich auf Bier- und Schnapsmißbrauch. Es ist also möglich, daß die Weintrinker Süd- und Westdeutschlands sowie die Biertrinker in Bayern, wie auch andere soziale Schichten, sich hinsichtlich der prozentualen Beteiligung der Persönlichkeitstypen etwas anders verhalten als die Berliner Alkoholisten. Sehr unwahrscheinlich jedoch ist, daß sich etwa in anderen Gegenden Deutschlands überhaupt andere psychopathische Strukturen am Zustandekommen des Alkoholismus beteiligen, als dies für Berlin gilt. Die Befunde von POHLISCH haben deshalb allgemeine Bedeutung.

Unter insgesamt 310 chronischen Trinkern des Charitématerials fanden sich 91 = 29% Normale, 193 = 63% Psychopathen, 26 = 8% Epilepsie, Schwachsinn und endogene Depression.

Von diesen waren unter den *chronischen Alkoholisten ohne Delir:* 15% Normale, 75% Psychopathen, 10% Epileptiker, Schwachsinnige und endogen Depressive.

Die Delirium-tremens-Kranken aber waren ihrer Konstitution nach zu 66% Normale (durchweg Cyclothyme), 32% Psychopathen, 2% Epileptiker und Schwachsinnige.

Diese Ergebnisse POHLISCHs sind für die Konstitutions- und Erbforschung von großem Interesse. Sie belegen zunächst mit exaktem Zahlenmaterial die alte psychiatrische Annahme, daß die Mehrzahl der chronischen Alkoholisten ihrer Anlage nach abnorm, und zwar überwiegend psychopathisch sind. POHLISCH war schon in einer früheren Arbeit (1926) zu dem Ergebnis gekommen, daß die Alkoholdeliranten im Gegensatz zur landläufigen Auffassung konstitutionell nicht etwa besonders unterdurchschnittlich sind, daß vielmehr der Anteil an Psychopathen und anders Abnormen unter den Deliranten geringer ist als unter den chronischen Alkoholisten im ganzen. Zum Entstehen des Alkoholdelirs ist eine jahrelange regelmäßige Zufuhr großer Mengen hochprozentiger alkoholischer Getränke Voraussetzung. Dazu gehört aber eine gute, auch somatisch zu verstehende Toleranz, eine gewisse Stetigkeit in der Lebensführung, welche Psychopathen sehr häufig nicht aufweisen. Diese Auffassung POHLISCHs wurde durch die neuen statistischen Ergebnisse bestätigt, wie die obigen Zahlenübersichten zeigen. Unter den „normalen" chronischen Trinkern waren die meisten cyclothymen Temperamentes innerhalb der Gesundheitsbreite. Dem entspricht die Erfahrung ZIELINSKIs an polnischem Material, bei dem der pyknisch-vagotonische Typus in den unkomplizierten Alkoholismusfällen überwog. Hinsichtlich der Unterteilung der Psychopathen hat POHLISCH in bewußter Zurückhaltung (wegen der Schwierigkeit wirklich eindeutiger Zuordnung) nur die Hyperthymen und Depressiven herausgehoben, der große — zahlenmäßig überwiegende — Rest wurde als andere, nicht scharf abgrenzbare Psychopathieformen nicht getrennt. Unter den chronischen Alkoholisten (ohne Delir) ist die Zahl der Explosiblen verhältnismäßig hoch, beträgt etwa $^1/_3$ der Gesamtzahl der Psychopathen. Unter den Gewohnheitstrinkern aus Berlin-Wedding (Material der Fürsorgestelle) war der Prozentsatz an Erregbaren noch höher. Ein großer Teil von ihnen ist alkoholintolerant, neigt zu pathologischen Räuschen, was sie besonders früh und stark auffällig macht.

Es ist also unter den Gewohnheitstrinkern mit einem sehr hohen Prozentsatz von Psychopathen und sonstwie Abnormen zu rechnen, welche diese Anlagen oder Anlagekomponenten naturgemäß im Erbgeschehen überkommen haben und weitergeben. Besonders ausgeprägt ist die Schwere der Psychopathie unter den *Gewohnheitstrinkerinnen.* Wohl kaum eine Trinkerin ist — wenigstens nach den für Deutschland vorliegenden Erfahrungen — frei von abnormen Charakteranlagen, also von Psychopathie. Milieueinflüsse, Trinksitten spielen eine sehr viel geringere Rolle als bei den Männern. Anlagefaktoren treten dementsprechend bei trunksüchtigen Frauen viel stärker hervor und beherrschen die Struktur der Gesamtpersönlichkeit der Trinkerinnen. Das Herausheben besonders zum Alkoholismus disponierender Psychopathieformen bei Frauen ist bis jetzt nicht gelungen (POHLISCH), zumal die bisherigen Untersuchungen nur auf kleinem Ausgangsmaterial basiert werden konnten. Auch zu der Frage, ob etwa in dem Zurücktreten der Frauen unter den Gewohnheitstrinkern Anhaltspunkte für eine Geschlechtsgebundenheit der Anlagen zur Trunksucht zu sehen sind, läßt sich Abschließendes nicht sagen, zumal es, wie schon aus dem Vorausgehenden erhellt, keine spezifische Anlage zur „Trunksucht“ gibt. Insofern läßt sich eine Sonderstruktur der Frauen erkennen, als sie allgemein weniger alkoholtolerant sind und somit einen natürlichen Schutz gegen den Verfall in chronischen Alkoholmißbrauch besitzen (POHLISCH). Man wird zu berücksichtigen haben, daß Anlagefaktoren wie Halt- und Willenlosigkeit, sowie Süchtigkeit (s. aber S. 1160), Reizhunger, oder wie man es nennen mag, im weiblichen psychischen Gesamt ihre spezifisch weibliche Prägung erhalten und eine entsprechende Wandlung erfahren.

Möglicherweise liegen hier in anderen Ländern und bei anderen Rassen abweichende Verhältnisse vor, wie ja überhaupt eine gewisse rassische Disposition zu „adäquaten“ Reiz- und Genußgiften sicherlich vorhanden ist. Es kann hier auf bekannte Beispiele verwiesen werden. Die Juden sind ganz zweifellos wesentlich weniger zum chronischen Alkoholismus disponiert als etwa ihre germanischen und — mehr noch — slavischen Wirtsvölker, neigen aber andererseits mehr als diese zum Morphinismus (PILCZ u. a.). Der Umfang, den das Opiumrauchen unter den Chinesen und Indern angenommen hat, ist für die europäischen Völker nicht vorstellbar; er entspricht der mehr kontemplativen Wesensart dieser Rassengruppen und nicht der des arischen Europäers. Die indianischen berauschenden Pflanzengifte, die heute noch unter den stark indianisch untermischten süd- und mittelamerikanischen Völkern eine Rolle spielen (REKO), haben keine Bedeutung unter den Europäern — auch nicht unter den in diesen Ländern lebenden — erlangt. Das Haschischrauchen ist im wesentlichen auf die Völker am Süd- und Ostrande des Mittelmeers beschränkt.

Aber auch unter rassisch nahe verwandten Völkern — etwa den Engländern und den Deutschen — sind gewisse Unterschiede feststellbar. In England haben z. B. bis in die letzte Zeit hinein — jedenfalls bis zum Weltkrieg — auch die Frauen einen nennenswerten Anteil zum chronischen Alkoholismus gestellt, was in Deutschland nicht der Fall war. In den Nachkriegsjahren scheint sich das nach persönlichen Informationen auch in England geändert zu haben.

Diesen rassischen Dispositionen liegen Unterschiede in den feineren charakterlichen Strukturen und ihren Abartigkeiten zugrunde und bilden somit einen Gegenstand der Psychopathieforschung, der erst ganz oberflächlich in Bearbeitung genommen ist.

Zu den Erbgrundlagen des Alkoholismus liegen eine Reihe von Untersuchungen vor. In einer schon erwähnten Studie hat POHLISCH die Kinder Delirium-tremens-Kranker untersucht und — entsprechend der durchschnittlich nicht schlechten Anlagestruktur der Deliranten selbst — unter diesen Kindern keine Häufung von Psychopathie und anderen Anlagedefekten gefunden. Das Material ist allerdings, worauf besonders KOLLE hingewiesen hat, klein und verhältnismäßig jung. Die Befunde werden aber bestätigt durch weitere Arbeiten. Zu ähnlichen Ergebnissen kam z. B. BOSS, der 1264 Kinder von 572 möglichst erbgesunden Trinkern untersuchte und unter diesen nur wenige körperlich und psychisch Minderwertige fand.

Von einem andersgearteten Material ging PANSE aus, nämlich von 200 schweren Gewohnheitstrinkern (Schnaps und Bier), die in einer geschlossenen Anstalt (Wittenauer Heilstätten in Berlin) zur klinischen Behandlung kamen. Diese Trinker waren selbst zu einem erheblichen Teil anlageabnorm: 90 waren Psychopathen (davon 26 kriminell), 22 debil (davon 4 kriminell), 5 waren epileptisch und einer litt an Pfropfhebephrenie. Auch deren 218 Ehefrauen bildeten eine negative Auslese: 27 waren Psychopathinnen (davon 1 Trinkerin, 1 Puella, 1 Kindsmörderin), 17 imbezill (davon 1 Trinkerin), 34 debil, 1 schizophren, 1 litt an Paralyse. Auch BRUGGER fand übrigens bei den Ehefrauen der Alkoholiker überdurchschnittlich häufig Schwachsinn, Psychopathie oder auch Schizophrenie. Es wird nicht wundernehmen, wenn sich unter den 721 Kindern dieser Trinker von PANSE und der von ihnen gewählten Ehefrauen wieder zahlreiche Anlageabnorme befinden, nämlich rund 20%: 4 Epileptiker, 5 Idioten, 28 Imbezille, 75 Debile und 38 Psychopathen (wobei nur schwere Fälle erfaßt wurden) und schließlich 1 Schizophrene. Und BRUGGER ermittelte u. a.: 6,8% Debile + Imbezille, 5% Psychopathen, 3% Potatoren, im ganzen 18% psychisch Auffällige unter den Kindern seiner chronischen Alkoholisten. Die Befunde stimmen also gut überein. Leichte Vermehrung psychisch Auffälliger unter Trinkerkindern im Vergleich zur Durchschnittsbevölkerung stellte auch M. BLEULER fest.

Die Untersuchungen von POHLISCH, BOSS und PANSE, auch von GABRIEL, waren übrigens von der Absicht geleitet, die Frage der *Keimschädigung* durch den chronischen Alkoholmißbrauch zu überprüfen, ein Problem, das hier nebenbei kurz miterörtert sei.

1911 hatte FOREL den Begriff der „Blastophthorie" geprägt, mit dem vor allem auch idio- und parakinetische Beeinflussungen der Keimzellen durch direkte Alkoholeinwirkung auf diese bezeichnet werden sollten. Diese Lehre von der Keimschädigung hat lange Zeit das ätiologische Denken in der Psychiatrie beherrscht. Es wurde — unter Vernachlässigung der erblichen Anlagemängel der Alkoholiker selbst — angenommen, daß die Abartigkeiten der Alkoholikernachkommen Ausdruck einer Keimvergiftung seien. An sich ist mit der Möglichkeit mutativer Erbänderungen durch exogene Beeinflussung der Keimzellen zu rechnen, wie wir von exakten Versuchen in der experimentellen Genetik her wissen.

Es ist z. B. einwandfrei gelungen, durch Röntgenbestrahlung von Drosophilakeimzellen krankhafte Mutationen (Flügel- und Augendefekte, letal und lebensverkürzend wirkende Körperbau- und Funktionsänderungen) hervorzurufen. Sehr bekannt geworden sind auch die an Mäusen vorgenommenen Alkoholversuche von AGNES BLUHM. Es kann hier — da nicht zum engeren Thema gehörig — nicht auf Einzelheiten eingegangen werden. Eine sehr schöne und kritische Übersicht über den gegenwärtigen Stand der Keimschädigungsfrage hat kürzlich BÜRGER-PRINZ gegeben[1].

Nicht erwiesen ist jedoch bisher, daß der chronische (noch weniger der einmalige, „Zeugung im Rausch") Alkoholmißbrauch beim Menschen Erbänderungen (Mutationen) verursacht. BOSS, der von möglichst anlagegesunden Trinkern ausging, fand auch deren Kinder nicht überdurchschnittlich abnorm. POHLISCH fand auch unter denjenigen Kindern der Deliranten, die in den Jahren kurz vor Ausbruch des Delirs, also zu einer Zeit sicherer schwerer und chronischer

[1] Vgl. auch Bd. I dieses Handbuches.

Alkoholintoxikation gezeugt waren, keine Häufung von Anlagemängeln. Und PANSE differenzierte seine Trinkerkinder in solche, die sicher vor und sicher während des chronischen Alkoholismus der Väter gezeugt waren, und fand beide Gruppen in übereinstimmendem Ausmaß mit Anlagemängeln behaftet. Eine entsprechende Untersuchung führte E. GABRIEL durch. Auch er konnte hinsichtlich der Häufigkeit der verschiedenen Abwegigkeiten keinen Unterschied zwischen „voralkoholisch" und „alkoholisch" gezeugten Kindern feststellen. Im Gegensatz zu PANSE fand GABRIEL bei den „alkoholischen" Kindern die Säuglingssterblichkeit erhöht, ein Befund, der vielleicht ebenso wie die von PANSE festgestellte Erhöhung der Spasmophilie und Rachitisanfälligkeit unter den „alkoholischen" Kindern weitgehend von den ungünstigen Pflegebedingungen während der Trunkfälligkeit des Vaters abhängt. BRUGGER verglich die Erkrankungsziffern der Kinder und Enkel mit denen der Neffen und Nichten von chronischen Alkoholisten und fand keine Unterschiede, was natürlich auch gegen Keimschädigung spricht. Zu ähnlichen Schlußfolgerungen kam M. BLEULER. Der Keim- und Fruchtschädigung durch Morphinismus der Eltern ist POHLISCH nachgegangen; auch hier war Keim- oder Fruchtschädigung nicht nachweisbar, wie sich aus dem Vergleich der während und außerhalb des zeitlich scharf abgrenzbaren Morphinismus gezeugten Kinder ergibt. Auch Versuche, die Alkoholwirkung in einer Abänderung des Geschlechtsverhältnisses nachzuweisen, wozu entsprechende tierexperimentelle Ergebnisse Veranlassung gaben, müssen als fehlgeschlagen angesehen werden (F. KRUSE).

Mit diesen Arbeitsergebnissen ist zwar die Frage noch nicht endgültig entschieden. Es ist — entsprechend den experimentell-genetischen Befunden — mit der Möglichkeit des Auftretens rezessiver Mutationen zu rechnen, die erst homozygot in Erscheinung treten würden, wenn zwei rezessiv-mutativ geschädigte Anlageträger miteinander Kinder zeugen würden. Ein solches Material (Nachweis der Zeugung beider Eltern während des Alkoholismus der beiderseitigen Großväter) hat sich bisher nicht beschaffen lassen.

Wenn deshalb der Gesetzgeber in Deutschland auch den „schweren Alkoholismus" im Gesetz zur Verhütung erbkranken Nachwuchses in die Reihe der Unfruchtbarzumachenden einbezieht, so hat ihn dabei nicht in erster Linie der Gedanke der Keimschädigung geleitet. Es ist vielmehr die wissenschaftlich gesicherte Erfahrung gewesen, daß sich unter den schweren Alkoholisten in erschreckender Häufung schwer psychopathische Anlagen befinden, deren Übertragung auf die Nachkommenschaft für das Volk in hohem Grade unerwünscht ist. In dieser Richtung hat sich die Praxis des Erbgesundheitsgerichts auch in eindeutiger Weise entwickelt. Es ist somit auf dem Wege über die schweren — durchweg asozialen bis antisozialen — Trinker möglich geworden, auch an die schweren und komplexen psychopathischen Anlagen mit dem Mittel der Ausmerze heranzugehen (GÜTT-RÜDIN-RUTTKE, POHLISCH, PANSE, FRIESE-LEMME, M. KÜPER).

Wertvolle Familienuntersuchungen bei Alkoholikern verdanken wir ferner C. BRUGGER. Das Ausgangsmaterial bildeten in der ersten Arbeit 40 Münchener und 44 Baseler Trinker, bei denen jahrzehntelang Alkoholismus (*ohne* Delirium tremens oder Alkohol-Halluzinose) vorgelegen hatte. Die Belastung mit endogenen Psychosen, Epilepsie, Schwachsinn, auch Potatorium, erschien im ganzen gegenüber einer Durchschnittsbevölkerung erhöht. BRUGGER schließt daraus — im Gegensatz zu PERSCH — daß es eine spezifische Belastung mit einer speziellen Alkoholsucht nicht gebe. Die größere Häufigkeit aller Psychosen (unter Eltern und Geschwistern der Probanden) spreche unbedingt gegen eine einheitliche Veranlagung zum Alkoholismus. Ob es vielleicht eine somatische spezielle Konstitution gebe, die zur Alkoholsucht disponiere, könne an Hand des nur psychiatrisch durchforschten Materials nicht entschieden werden. Nicht erhöht war übrigens unter den Verwandten der nicht delirierenden Alkoholiker die Zahl der Deliranten oder an Alkoholhalluzinose Erkrankten. Wohl aber fand BRUGGER in den Familien der Alkoholdeliranten die Anfälligkeit für Alkoholdelir unter den Alkoholikern — auch für symptomatische (infektiöse, toxische) Delirien bei den Nichtalkoholikern unter den Geschwistern und Eltern — deutlich erhöht. Bestätigt werden konnte die Auffassung von POHLISCH über die relative Anlagegesundheit der Alkoholdeliranten gegenüber den durchschnittlichen nicht delirant gewesenen Alkoholisten. Das Vorkommen von Schizophrenie (1,87% : 0,79%), manisch-depressivem Irresein (0,52% : 0), Epilepsie (1,32% : 0,24%) und Schwachsinn (2,51% : 1,8%) war unter den Geschwistern der Deliranten viel seltener. BRUGGER nimmt, über POHLISCH hinausgehend, auf Grund seiner Befunde eine besondere erbliche Veranlagung zur deliranten (symptomatischen im Sinne BONHOEFFERs) Reaktionsform an, der er übrigens die Veranlagung zur Halluzinose gleichsetzt. POHLISCH nimmt wieder in Abweichung von dieser späteren Auffassung BRUGGERs eine individuelle Anlage oder Disposition zur Alkoholhalluzinose an und erwägt die Möglichkeit von Beziehungen zum schizophrenen Formenkreis, ohne sich aber nach dieser Richtung festzulegen. KOLLE fand, wie nach den obigen Ziffern BRUGGERs nicht überraschen wird, unter den Kindern nichtdeliranter chronischer Alkoholisten mit Eifersuchtswahn mehr Abnorme, als den Ziffern von POHLISCH entsprechen würde, da die Ausgangsfälle ihrer Anlage nach schlechter waren.

Diese Untersuchungen liegen anscheinend schon sehr am Rande des hier zu besprechenden Psychopathieproblems, sind aber doch nur schwer davon zu trennen, da sie sich ja alle bemühen, neue Erkenntnisse über die Anlagegrundlagen des Alkoholismus und damit einer eng mit psychopathischer Wesensart verknüpften klinischen und sozialen Erscheinungsform zu bringen.

Dazu gehört auch die Frage nach den psychischen Grundlagen der „Suchten“ oder der „*Süchtigkeit*“. Die „Sucht“ ist unter psychologischen — oder besser gesagt psychologisierenden — Gesichtspunkten als einheitliches psychisches Grundradikal mit verschiedener Richtungsprägung oder Zielsetzung aufgefaßt worden. So wurde nicht nur etwa Alkoholismus und Morphinismus als Ausdruck derselben primären „Sucht“, sondern dazu auch die „Stehlsucht“, die Sucht zu lügen, fortzulaufen, als Endergebnis der gleichen süchtigen Grundstrebung gewertet. In der psychoanalytischen Literatur vor allem kann man solche Deutungen antreffen. Auch in der Auffassung der Sucht von E. SPEER als einer „Haltungsanomalie“ mag man zwar eine psychologische Vertiefung sehen; genetisch ist mit der Aufstellung dieses neuen Grundbegriffes nichts gewonnen, es sei denn, es gelänge, genische Wurzeln solcher „Haltungsanomalien“ aufzudecken.

Daß die psychologischen Zusammenhänge nicht so einfach sind, daß die „Sucht“ verschiedene charakterliche Wurzeln haben kann, hat POHLISCH mit klinischen und erbbiologischen Vergleichsuntersuchungen an chronischen Alkoholisten und Morphinisten nachweisen können. Bei 22% der Brüder und 47% der Väter von chronischen Alkoholisten fand sich gewohnheitsmäßiger Alkoholmißbrauch, aber völliges Fehlen von Morphinismus. Bei den Geschwistern von Morphinisten dagegen fand sich 1,9% Morphinismus (angesichts dessen relativer Seltenheit von 1 : 10000 in der Durchschnittsbevölkerung eine sehr hohe Prozentziffer) und 1,3% gewohnheitsmäßiger Alkoholmißbrauch. Bei den Eltern waren die entsprechenden Ziffern 6,1% (!) und 3,7%. Es sind also verschiedene psychopathische Wurzeln der Disposition (Sucht) zum chronischen Alkoholismus und zum Morphinismus anzunehmen, wobei es sich weder bei der Alkoholismus- noch bei der Morphinismusdisposition um etwas Einheitliches zu handeln braucht.

Für die Anlage zum Alkoholismus wiesen POHLISCH, PANSE und BRUGGER schon darauf hin, wie bereits angeführt wurde. Für die Anlage zum Morphinismus hat POHLISCH dies wahrscheinlich gemacht, indem es ihm gelang, zwei psychologisch verschiedene Gruppen von Morphinisten herauszuschälen. Die erste Gruppe ist empfindsam, wehleidig, weichlich. Sie ist disponiert zu vegetativen Störungen, unfähig, diese Störungen auszugleichen, und stimmt in vielem überein mit den asthenischen Psychopathen K. SCHNEIDERS. Körperlich sind es schlaffe Leptosome oder vereinzelt Pykniker mit dysplastischem (schwammig-pastösem) Einschlag. Die zweite Gruppe ist aktiv (antriebsreich) und selbstbewußt, daneben unbeständig und gemütsarm. Hinzu kommt gesteigertes Geltungsbedürfnis bis zur Pseudologia phantastica. Intellektuell sind sie gut beanlagt. Körperliche Unzulänglichkeiten vegetativer und vasomotorischer Art sind auch hier vorhanden. Dieser komplizierte Strukturaufbau läßt sich nicht ohne Zwang in einen der in der Einteilung aufgeführten Typen einreihen.

POHLISCH konnte nun nachweisen, daß dieser komplizierte Strukturkomplex von abwegigen Charaktereigenschaften (und nicht nur einzelne Charakterzüge isoliert) sich in gleicher Form bei den Kindern der Morphinisten fand. Diese Kinder waren erschreckend frühreif, vorwitzig und altklug, zum Teil prahlerisch bis pseudologisch, dabei gewandt und aktiv. In Kontrast zu einer formalen Glätte und Verbindlichkeit stand die schon früh zu Tage tretende Gemütskälte. Sozial gesehen, waren diese Psychopathen wegen ihrer starken Aktivität durchaus unerwünscht.

Das Material war nicht groß genug, um schon exakte Belastungsziffern errechnen zu können. Doch ging der bestimmte Eindruck dahin, daß bei Vorliegen dieser Psychopathieform bei einem Elter etwa bei der Hälfte der Kinder der gleiche Typ zutage tritt. Für die 1. Gruppe der asthenischen Psychopathen trat die gleiche Charakterabartigkeit auch bei den Kindern zutage, wenn auch nicht in derselben Häufigkeit. POHLISCH ist deshalb geneigt, bei den beiden geschilderten komplexen Psychopathieformen dominanten Erbgang anzunehmen. Eine der großen Häufung der Psychopathien etwa entsprechende Anreicherung von endogenen Psychosen fand sich übrigens nicht, was auch für die Selbständigkeit dieser Psychopathieformen spricht. Genische Zugehörigkeit zu einem der endogenen Erbkreise (Schizoidie oder Cycloidie) ist somit nicht anzunehmen. Was die 2. Gruppe anlangt, so deckt sich diese Erfahrung gut mit Erfahrungen anderer Autoren (SCHRÖDER, RIEDEL) an gemütsarmen, geltungsbedürftigen, pseudologischen Psychopathen, wenn es sich hier auch mehr um die Verfolgung einfacherer Typen oder auch ausschließlich von Wesensseiten des Charakters handelte. Für die asthenischen Psychopathen liegen ähnliche Erfahrungen noch nicht vor.

Die Morphinisten selbst waren übrigens ganz überwiegend ausgesprochene Psychopathen, und zwar die männlichen zu 78,8%, die weiblichen zu 89,2%; aber auch bei den Eltern der Morphinisten lag in 25,3% und bei den Geschwistern in 22,8% Psychopathie vor, während die Ziffern bei den (auch noch nach der Richtung der Psychopathie ausgelesenen) Ehepartnern bei den Eltern 7,1% und bei den Geschwistern 8,6% ausmachten. Die im Umkreis der Morphinisten und bei diesen selbst gefundenen Ziffern liegen also zweifellos weit über dem Durchschnitt. A. PILCZ konnte die klinische Erfahrung, daß opiumbehandelte Melancholiker so gut wie niemals süchtig werden, nach der erbbiologischen Seite dahin erweitern, daß in der Aszendenz Opiat- und Cocainsüchtiger ausgesprochen Manisch-Depressive kaum jemals vorkommen. PILCZ nimmt einen Antagonismus zwischen der erblichen Veranlagung zum manisch-depressiven Irresein und zur Rauschgiftsüchtigkeit an.

Die chronischen Schlafmittelmißbraucher sind nach POHLISCH und PANSE psychisch im ganzen den Morphinisten sehr ähnlich; zu den chronischen Alkoholisten bestehen nur entferntere Beziehungen. Entsprechend den Erfahrungen von PILCZ an Depressiven zeigte sich, daß auch Epileptiker kaum je zum Luminalmißbrauch kommen, auch dann nicht, wenn sie jahrelang regelmäßig Luminal in therapeutischen Dosen nehmen, während von disponierten Psychopathen gerade Luminal nicht selten als Suchtmittel mißbraucht wird.

Zu wertvoller Ergänzung der Ergebnisse POHLISCHs führten die Untersuchungen von O. WUTH zur Erbanlage der Süchtigen. WUTH ging aus von Fällen mit kombiniertem Morphium- und Alkoholmißbrauch, von „heterotrop Süchtigen", wie er sie nennt, oder von Polytoxikomanen, wie sie sonst meist bezeichnet werden. Es handelte sich um Angehörige wohlhabenderer, international versippter Kreise, Patienten desselben Privatsanatoriums, aus dem auch L. BINSWANGER sein Material hatte. Bei den 100 Ausgangsfällen O. WUTHs bestand in 22,4% $\pm$ 5,5% der männlichen und in 21,2% $\pm$ 7,2% der weiblichen Morphinisten zugleich gewohnheitsmäßiger Alkoholmißbrauch (gegenüber 1,5% $\pm$ 1,06% bzw. 5,4% $\pm$ 3,71% bei POHLISCH). Es schien also im Material WUTHs eine viel stärkere Affinität des Morphinisten zum chronischen Alkoholmißbrauch vorzuliegen. Unterteilte aber WUTH nun sein Material in monotrope Morphinisten und Alkoholisten (die ihm auch zur Verfügung standen) auf der einen und in heterotrop Süchtige auf der anderen Seite, so erwies sich wieder — in voller Übereinstimmung mit POHLISCHs Resultaten —, daß die Alkoholisten ganz vorwiegend mit Alkoholismus, die Morphinisten mit Morphinismus der Eltern und Geschwistern belastet waren. WUTH folgert daraus mit Recht, daß beide Suchtformen eine konstitutionell verschiedenartige Genese haben. Die heterotrop Süchtigen waren entsprechend mit beiden Suchten belastet. Bei ihnen fand sich in der Elternschaft der Alkoholismus 6mal und in den Geschwisterschaften 3mal so häufig als bei den monotropen Morphinisten. Die heterotropen Morphinisten vereinigten konstitutionell die Anlage zu beiden Suchtformen in sich. In allen Gruppen ließ sich wieder die relative Seltenheit einer Belastung mit Schizophrenie, manisch-depressivem Irresein und Epilepsie feststellen; wiederum ein Hinweis auf die genetische Selbständigkeit dieser Suchtformen, für deren konstitutionellen Abstand von den großen endogenen Erbkreisen. Auch WUTH fiel wieder die Häufigkeit der Juden unter den Morphinisten auf, es waren 23% gegenüber 16% Durchschnittsbelegung des betreffenden Sanatoriums mit Juden. Dazu kommt, daß 78,3% $\pm$ 8,6% der Juden und 63,8% $\pm$ 5,5% der Nichtjuden eine endogene Verursachung des Morphinismus aufwiesen. Exogene Momente (vor allem körperliche Erkrankungen, Schmerzzustände) traten also bei den Juden überdurchschnittlich stark als Ursachenfaktor zurück. WUTH nimmt hier biologische Arteigenheiten der Juden an.

Daß rassische Eigenarten der Psyche den einzelnen Psychopathieformen ihr Sondergepräge geben, darf man mit Bestimmtheit annehmen. Für die Ostjuden hat es ein guter Kenner von deren Psychologie und Psychopathologie, H. HIGIER, betont. Er fand unter ihnen Neur- und Psychasthenien (wohl oft mit hypochondrischem Gepräge) besonders verbreitet.

Ein höchst interessantes und für die Psychopathologie ebenso wichtiges Grenzgebiet der Psychopathieforschung war von jeher die Lehre von der *Paranoia*. Es ist in einer erbbiologisch orientierten Abhandlung nicht möglich, auf die Geschichte des Paranoiabegriffs einzugehen, die enge Beziehungen zur Entwicklung der klinisch -nosologischen Typenlehre im Bereich der endogenen Psychosen und ihrer Randgebiete überhaupt hat. Als Quellenwerk muß hier auf die ausgezeichneten und eingehenden Darstellungen der paranoischen Zustände von R. GAUPP (1914), J. LANGE (1927) und KEHRER (1928) verwiesen werden. Bekanntlich umfaßt die Paranoia in der älteren Psychiatrie (vor KRAEPELIN) den Großteil der endogenen Psychosen mit paranoiden Wahnbildungen; es fiel also auch das, was wir heute als Schizophrenie aussondern, darunter. Der Begriff engte sich dann ein auf alle originären Wahnbildungen, die nicht erkennbare sekundäre Begleiterscheinungen von Prozeßpsychosen waren, und KRAEPELIN definierte ihn schließlich als: „aus inneren Ursachen erfolgende schleichende Entwicklung eines dauernden unerschüttlichen Wahnsystems, das mit vollkommener Erhaltung der Klarheit und Ordnung im Denken, Wollen und Handeln einhergeht". Der *charakterogene* Ursprung der paranoischen Wahnbildung wurde damit immer deutlicher, und das klinische Interesse konzentrierte sich immer stärker auf die Erfassung der abnormen Charakterstrukturen, auf deren Boden derartige Wahnbildungen entstehen konnten. Unter dem damaligen Gesichtswinkel führte E. v. ECONOMO (1914) erstmalig genealogische Erhebungen im Umkreis von Paranoikern durch (Paranoia querulans) mit dem Ergebnis sehr enger erblicher Beziehungen zur Schizophrenie. Besonders unter den Kindern der Paranoiker (Querulanten), aber auch unter den Geschwistern waren Schizophrenien, paranoide Charaktere und „Schrullenhaftigkeit" häufig.

Eine wesentliche Vertiefung in der psychologischen Wesensschau brachte KRETSCHMER mit seiner Einteilung *Sensitiv-*, *Wunsch-* und *Kampf*paranoiker, zu denen er noch paranoische Primitivreaktionen (wie wahnhafte Einbildungen der Degenerierten) treten ließ. Die letzteren sind genetisch wenig einheitlich und können hier außer Betracht bleiben, da sich auch über die erbbiologischen Grundlagen nur allgemein sagen läßt, daß eine abnorme konstitutionelle Grundlage, zumeist psychopathischer Art, die Hauptvoraussetzung für ihr Entstehen ist.

Es handelt sich also bei der Paranoia um *reaktive Wahnbildungen*, bei denen die charakterliche Artung der Grundpersönlichkeit und deren spezifische Erlebnisverarbeitung maßgebend für Inhalt und Richtung der Wahnbildung ist. Ist die Grundpersönlichkeit psychasthenisch-sensitiv, so kommt es zu sensitiv-paranoischen Reaktionen, etwa im Sinne des sensitiven Beziehungswahns (KRETSCHMER), ist sie dagegen sthenisch, aktiv, selbstsicher, so kann — immer ausgelöst durch geeignete Erlebnisse — der Kampfparanoiker (Querulantenwahn) entstehen; der phantasiereiche realitätsabgewandte Wachträumer wird sich in einen wunschparanoischen Wahn hineinsteigern können. Diese kurzen Kennzeichnungen haben natürlich nur den Wert orientierender Richtpunkte. Es sind übrigens zahlreiche Einzelbeobachtungen bis in feine psychologische Feinheiten hinein liebevoll analysiert.

Hinsichtlich der quantitativen Beteiligung von Charakterkonstitution und Reaktivität (Erlebniswirkung) bestehen sicherlich Unterschiede. An dem einen Pol der Möglichkeiten stehen Fälle, in denen das Erlebnis sowohl für Auslösung als auch Inhalt des Wahnes ausschlaggebend ist, während am anderen Pol derartig prädisponierte Konstitutionen stehen, daß die Erlebnisse nur noch der spontanen und endogen fortschreitenden Entwicklung eine bestimmte Färbung und Richtung geben (H. HOFFMANN). Dies sind die Fälle, die in praxi oft schwer von schleichenden schizophrenen Prozessen zu trennen sind oder doch oft schließlich in eindeutige paranoide Schizophrenien ausmünden. Hier liegt auch die genische Beziehung zum schizophrenen Formenkreis auf der Hand.

Doch ist diese Beziehung durchaus nicht immer so eindeutig, es braucht sich weder um atypische Schizophrenien noch auch nur um schizoide Psychopathen im engeren Sinne, d. h. mit klarer genischer Zuordnung zur Schizophrenie zu handeln. Auf SPECHT geht die Auffassung zurück, daß vielen paranoischen Psychopathen, vor allem den sthenischen Querulanten, ein konstitutionell hypomanischer Wesenskern („chronische Manie") innewohne, daß also hier enge genische Verbindungen zum manisch-depressiven Formenkreis bestünden. EWALD hat auch späterhin diese Auffassung unter Belegung mit zahlreichen Fällen und unter Einbau in seine Temperamentslehre vertreten, und J. LANGE brachte in einer überaus sorgfältigen klinisch-genealogischen Charakterstudie (Fall Bertha Hempel) den Nachweis des Zusammentreffens (genealogisch gesicherter) hypomanischer und schizoider Wesenszüge in seinem Ausgangsfall. Auch somatisch erschien im pyknischen Körperbau die cycloide Konstitutionsseite erkennbar.

Zu gleichen Ergebnissen kam K. KOLLE beim Querulantenwahn. H. HOFFMANN hat im Fall Bertha Hempel von J. LANGE den Versuch gemacht, zu erblich fundierten Charakterradikalen, die am Aufbau der Paranoia beteiligt sind, vorzudringen. Es ließen sich unter anderem isolieren: Sucht nach Extravaganzen, Unstetheit, erotische Veranlagung, Despotismus, zielbewußt-aktive Lebenseinstellung, schwärmerische, überschwengliche Phantasie, Neigung zu Wachträumen, eifersüchtiger Liebesegoismus. Abgesehen davon, daß es sich hier wohl nicht immer um nicht weiter aufspaltbare Radikale handelt, zeigt diese Analyse, wie verwickelt — und zweifellos von Fall zu Fall verschieden — der Aufbau einer paranoischen Persönlichkeit ist oder sein kann, wenn ihnen auch gewisse, sehr allgemeine Charakterzüge gemeinsam sind (J. LANGE). Von Massenstatistiken wird man gerade hier nicht allzu viel Aufschluß erwarten dürfen.

Die „chronischen Wahnbildungen", die KEHRER (1924) genealogisch durchforschte, sind entsprechend dem damaligen Stand der erbbiologischen Methodik und der nosologischen Abgrenzung nicht eindeutig nach der Richtung der psychopathisch-reaktiven Wahnbildungen charakterisiert. Die idiotypischen Beziehungen zur Schizophrenie waren hier wesentlich enger als etwa zu manisch-depressiven Psychosen. Abgegrenzter sind wohl die „paranoiden Psychopathen", die K. KOLLE erbbiologisch untersuchte. Es sind im ganzen 19 Fälle: 8 „Weltverbesserer", 4 „Erfinder", 5 Eifersüchtige, 2 paranoische Reaktionen. Schon die klinisch-psychopathologische Untersuchung ergab keine restlose Sicherheit hinsichtlich der nosologischen Einordnung. Das erbbiologische Ergebnis mußte wegen der Kleinheit des Materials mit großer Zurückhaltung ausgewertet werden. Immerhin nimmt KOLLE an, daß die paranoischen Persönlichkeiten größtenteils in den schizophrenen Erbkreis gehören, und die Paranoia (KRAEPELIN) läßt er als Paraphrenien mit den Schizophrenien identisch werden. Auf rassische Verschiedenheiten macht KEHRER aufmerksam mit dem Hinweis auf die Seltenheit echter Paranoiker unter den Juden, denen an sich weder Empfindlichkeit noch Unduldsamkeit (Shylock) wie auch Mißtrauen und räsonnierende Züge fehlten. Die hübsche Beobachtung CARRIERES von eigenartigem familiären — recht paranoisch anmutenden — Starrsinn unter norwegischen Bauern läßt daran denken, daß hier wiederum Charakterzüge vorliegen, die bei vorwiegend nordrassischen Menschen die Entwicklung paranoischer Zustände begünstigen. Auch für manche, natürlich gleich der Paranoia vereinzelte, norddeutsche Bauerntypen ist deren Starrsinn, Rechthaberei und Prozessiersucht bekannt. Ob besondere Berufe (Lehrer, mittlere Beamte) oder soziale Schichten besonders zu paranoischer Entwicklung, vor allem zum Querulantenwahn, disponiert sind, bedürfte wohl noch statistischer Sicherung. KEHRER denkt an die Möglichkeit, daß schon die Berufswahl und das Nichtloskommen von einem nicht geliebten Beruf auf prämorbide Charakterzüge hindeuten können, daß also die Ursachenverknüpfung möglicherweise umgekehrt sei, als oft angenommen werde (Unbefriedigtsein durch den Beruf)[1].

Die bisher angeführten Forschungen dienten der Herausarbeitung und Sicherung der *Anlagefaktoren* und ihrer Erbbedingtheit bei den Psychopathien. Diese Arbeit war dringlich, da sie Umwelttheorien mit stärkstem weltanschaulichem Einfluß zu begegnen hat. Wenn auch bezüglich Art, Herkunft und Erbgang der genotypischen Struktur der Psychopathien die Forschung noch in den Anfängen steht, kann die Tatsache der durchschlagenden Wirkungskraft erblicher Faktoren als gesichert gelten.

Einen ganz wesentlichen Beitrag zu dieser Sicherstellung *lieferte die Zwillingsforschung,* die trotz der frühzeitigen Anregungen FR. GALTONS in dieser Richtung lange nicht die notwendige Beachtung fand. Erst die Einführung der somatischen Ähnlichkeitsdiagnose durch v. SIEMENS und v. VERSCHUER, die Abkehr von der unsicheren Bewertung von Eihautbefunden, brachte die notwendige methodische Sicherheit und damit den Einbau der Zwillingspathologie in unsere Forschungsmethoden, wo sie heute einen ersten Rang einnimmt. Für die Psychopathielehre gab bekanntlich die grundlegende Bearbeitung krimineller Zwillinge durch J. LANGE (Verbrechen als Schicksal, 1929) den entscheidenden Anstoß, wenn auch vorher schon gelegentlich wichtige Mitteilungen das Interesse geweckt hatten. Hier sind zu nennen die berühmt gewordenen, von frühester Jugend getrennt aufgewachsenen weiblichen eineiigen Zwillinge von POPENOE (1922), die MULLER später (1925) psychologisch untersuchte. Es trat hier schon ein wesentlicher Befund in Erscheinung, der späterhin wiederholt Bestätigung fand; nämlich die weitgehende Konkordanz hinsichtlich der intellektuellen Anlagen und deren Entfaltung, bemerkbare Unterschiede jedoch hinsichtlich des Temperaments und der Interessenrichtung (von MULLER soziale Haltung genannt). Es wird davon noch zu sprechen sein.

Die nach dem heutigen Stande des Wissens anzunehmende Erbgleichheit der eineiigen Zwillinge und die dadurch bedingten weitgehenden Übereinstimmungen im Konstitutionellen hatte zunächst den Blick stark und einseitig auf das Konkordante gelenkt, die Ähnlichkeiten zuungunsten der Unterschiede betonen lassen. Fanden sich dann aber doch deutlichere Unterschiede, so wurde bereits von Diskordanz gesprochen. Erst der systematische Vergleich der zweieiigen Zwillinge und der dabei vorkommenden *starken* Diskordanzen gab den Maßstab dafür, was man bei eineiigen Zwillingen bereits als Diskordanz anzusehen hat, was noch als relative Konkordanz gedeutet werden muß. J. LANGE meinte schon sehr bald: je mehr Zwillinge man vor Augen bekomme, die sich äußerlich zum Verwechseln ähnlich sehen, um so eindrucksvoller werde deutlich, daß vollkommen Gleichartige in Wirklichkeit sehr selten seien. STUMPFL hat diese Erkenntnisse bei seinen kriminal-biologischen Zwillingsuntersuchungen zu einem System von Konkordanzstufen vertieft, um auf diese Weise eine feinere psychologische Gliederung seines Materials zu erreichen. Die Ähnlichkeiten der eineiigen Zwillinge sind aber so gut wie immer durch alle Verschiedenheiten hindurch erkennbar (LOTTIG), besonders dann, wenn zum Vergleich immer wieder Erfahrungen an zweieiigen Zwillingen herangezogen werden. Größte Sorgfalt in der Abwägung des primär vorhandenen Übereinstimmungsverhältnisses ist von besonderer Wichtigkeit, da sich die Zwillingsforschung immer mehr zu *der* Methodik zur Abgrenzung genotypischer von paratypischen Merkmalen herausentwickelt hat.

[1] Jüngst hat R. GAUPP eine eingehende Epikrise des in der Paranoiaforschung bekannten Falles „Hauptlehrer Wagner" gegeben. Beide Eltern dieses Mannes waren charakterlich abnorm: der Vater ein großsprecherischer, wenig arbeitsamer Trinker, die Mutter unzufrieden, gehässig und sexuell haltlos. Von 2 Brüdern der Mutter war der eine sicher, der andere möglicherweise schizophren.

Es wurde oben gesagt, daß sich die Erbforschung bisher vordringlich mit der Heraushebung der Anlagefaktoren befassen mußte. Die Frage der Umweltwirkung entzog sich lange exakter Beantwortung und war ein Spielball wissenschaftlicher und weltanschaulicher Richtungen. Eine objektive Schlichtung des Streites der Meinungen war nicht zu erwarten. Erst die Zwillingsforschung hat nunmehr in zunehmendem Maße die Möglichkeit solcher reinlicher Abwägung von endogen und exogen — übrigens nicht Gegensätze, sondern polare Endpunkte einer Kausalreihe — geschaffen.

Wie wichtig diese Fragen für das Psychopathieproblem sein müssen, liegt auf der Hand. Für Ärzte, Erzieher, Richter und manche andere Beurteiler ist die Frage, inwieweit bei störenden Charaktermängeln anlagemäßig feste Bindung oder aber Beeinflußbarkeit vorliegt, von oft entscheidender Wichtigkeit. LOTTIG hat es Schicht der modifikatorischen Möglichkeiten genannt, was durch Zwillingsforschung erkannt werden muß.

Man hat dabei anfangs die phänotypische Konstitution erblich zu starr fixiert gesehen, absolute Anlage- und Reaktionsgleichheit als gegeben vorausgesetzt und in jeder Unterschiedlichkeit eine Wirkung der nach der Geburt einwirkenden Umwelteinflüsse sehen zu müssen geglaubt.

Demgegenüber hat G. JUST auf die enge Verflechtung des Anlagegesamts hingewiesen. Es vererben sich ja keine endgültig geprägten Eigenschaften, sondern nur Reaktionsbereitschaften und -möglichkeiten. Und auch diese nicht als Einzelmerkmale, sondern in physiologischem Kontakt und Wechselwirkung mit dem übrigen Anlagegesamt. Auch bei zahlen- und artmäßiger Gleichheit dieser Anlagen kann im Laufe der ontogenetischen Entwicklung ein verschiedener Gleichgewichtszustand erreicht werden, der nach außen hin als Diskordanz wirkt. Vom Morphologischen her sei an eineiige Zwillinge mit Wolfsrachen und Hasenscharte erinnert, die bei dem einen Paarling voll zur Ausprägung kommt, bei dem anderen aber nur in der Größenreduktion eines Schneidezahnes erkennbar ist. Die stärker sich entfaltenden Gegenanlagen haben zwar beim zweiten Paarling die Manifestierung behindert. Dennoch liegt natürlich nicht eigentlich Diskordanz vor, sondern zum mindesten eine *Richtungskonkordanz* mit nur verschiedener Expressivität. Das Spiel der Entfaltungsvorgänge in der ontogenetischen Entwicklung wird hier erkennbar. Natürlich können hier schon exogene Momente mitspielen — Differenzen in der Blutversorgung, in der Lagerung der Foeten. Aber auch ohne mechanische oder chemische äußere Einflüsse sind Entwicklungsdifferenzen denkbar, lediglich aus den — sagen wir ruhig — Zufällen der Embryonalentwicklung heraus. Dazu kennen wir die Spiegelbildlichkeit in der Morphologie, aber auch der Organfunktion. Ist der eine eineiige Zwilling Rechts-, der andere Linkshänder, so dürfen wir auch eine Spiegelbildlichkeit der Hirnanlagen annehmen, was sich gewiß auch in der Gesamtheit der übrigen so überaus feinen psychischen Hirnreaktionen ausdrückt (STUMPFL).

Wir werden also nicht verwundert sein, wenn sich auch psychisch bei eineiigen Zwillingen Verschiedenheiten herausstellen, die sogar als Diskordanzen imponieren, ohne dies ihrem Wesen nach sein zu müssen.

Wie weitreichend die Anlagen das psychische Gesamtverhalten oft bestimmen, wirkt oft geradezu verblüffend. So etwa, wenn zwei von J. LANGE beobachtete eineiige Zwillinge weit voneinander getrennt auf das gleiche Erlebnis (Verschüttung) hin an schweren psychogenen Erscheinungen erkranken, die noch dazu die gleiche Symptomatologie (kontrakte Haltung, Schütteln) aufweisen, in gleicher Weise therapeutisch schwer beeinflußbar sind und schließlich die gleiche innere Stellungnahme zu der durchgemachten Reaktion zeigen.

Das sind aber Sonderfälle, und auch J. LANGE, der wohl das größte psychologisch durchforschte Zwillingsmaterial persönlich übersieht, hebt die Seltenheit des Vorkommens solcher vollkommener Konkordanz hervor.

In gewisser Hinsicht das andere Extrem bilden Fälle, in denen es zu einer polaren Ausprägung der gleichen Reaktionsweise kommt. LE GRAS hat solche Beobachtungen besonders betont unter Hinweis auf die häufige Spiegelbildlichkeit der eineiigen Zwillinge überhaupt: etwa Paarling I ist lebhaft, aufgeweckt, flott, heftig, Paarling II dagegen ruhig, selbstbeherrscht, beständig, stetig, besonnen. Oder bei den eineiigen Zwillingen von KRANZ, von denen der eine als hypomanischer Leichtfuß, der heiter durchs Leben tänzelt, geschildert wird, während der andere schwer am Leben trägt, einen Suicidversuch hinter sich hat und eine depressive Dauerkonstitution zeigt.

Die Unterschiede — man spricht vielleicht besser nicht gleich von Diskordanzen, weil dieser Begriff mehr beinhaltet, als gemeint ist — beziehen sich nicht nur in den Fällen von MULLER, LE GRAS und KRANZ besonders oft auf das Temperament (Gefüge des Charakters im Sinne von KLAGES). Das ist von verschiedenen Seiten übereinstimmend gefunden worden (LOTTIG, J. LANGE). Hier liegen offensichtlich Verschiedenheiten vor, was aber nicht besagt, daß sie ausschließlich umweltbedingt seien. Es handelt sich hier um psychische Seiten, die von der Funktion der inneren Drüsen (EWALD) beeinflußt werden, um den Ausdruck sehr komplexer Regulationen, die sehr wohl auch durch Differenzen in der ontogenetischen Entwicklung zu verschiedengradigen Entfaltungsmöglichkeiten geführt werden können.

Gerade der Sonderfall der Temperamentsdiskordanzen bei eineiigen Zwillingen erscheint geeignet für den Hinweis, daß die Abgrenzung der „modifikatorischen Zone“ mit Kritik geschehen muß. Denn es steht ja wohl außer Zweifel, daß beispielsweise die Temperamentsbeeinflussung nicht gerade eine Domäne der Psychotherapie ist.

STUMPFL hebt deshalb mit Recht hervor, daß die milieuabhängigen Diskordanzen bei den Unterschieden des Verhaltens und der psychischen Reaktionen zu suchen sind, bei den Anpassungserscheinungen an äußere Schicksale, und daß nun Untersuchungen, die hier ansetzen, den modifikatorischen Einfluß der Umwelt gut erkennen lassen. Daß die oben geschilderten eineiigen Zwillingsbrüder J. LANGEs so völlig konkordant waren, auch bezüglich ihrer psychogenen Reaktionen, verdanken sie natürlich auch dem Umstande, daß sie beide zufällig das gleiche auslösende Erlebnis, nämlich eine Verschüttung im Felde, hatten. Wirkt das äußere Schicksal aber nicht in so übereinstimmender Weise ein, begrenzt sich auch die Möglichkeit zu gleichen Reaktionen. So erwähnt wieder J. LANGE zwei pseudologische eineiige Zwillinge, von denen nur der eine im Flugdienst in ihm unangenehme Situationen geriet, denen er sich durch hysterische Anfälle entzog, während der andere Paarling gleich einen seinem Charakter angemessenen Druckposten fand und auch nicht hysterisch reagierte. Auch in einem Falle STUMPFLs ist die auslösende Wirkung der Berufsbeanspruchungen des einen weiblichen eineiigen Zwillingspaarlings mit Bezug auf psychogene Reaktionen deutlich erkennbar. Die Schwester blieb nur deshalb verschont, weil sie konfliktfrei den Haushalt führte. Aber auch diese Schwester war abnorm mit Neigung zu hypochondrischer Selbstbeobachtung, und man hat den unbedingten Eindruck, daß sie bei entsprechendem Anlaß in gleicher Weise reagiert hätte. Vielleicht können auch so starke Verschiedenheiten wie im Falle der eineiigen Zwillinge *Eib* von KRANZ sich auch großenteils durch die Differenzen der Umwelt erklären lassen. Der eine ist Hochstapler, hysterisch und haltlos, unfähig zur Verwurzelung. Der andere verwurzelte sich auch nicht, ist Matrose auf See und hat hier vielleicht mehr seinem Charakter adäquate

Entfaltungsmöglichkeiten. J. Lange meint, daß es jeweils der dümmere (auch hinsichtlich des Intellekts können bei eineiigen Zwillingen kleinere Differenzen bestehen) der eineiigen Zwillinge und vasomotorisch labilere sei, der hysterisch reagiere. Es wäre dies, wenn es sich allgemein bestätigen sollte, ein wichtiger Hinweis auf die somatische Grundlage der hysterischen Bereitschaften.

Die Mitteilungen von Lebensläufen psychopathischer Zwillinge sind inzwischen so zahlreich geworden, daß nur das Wesentliche herausgestellt werden kann. Bezüglich Einzelheiten sei auf die großen Zwillingsauswertungen von J. Lange, Lottig, Stumpfl und Kranz verwiesen.

Sehr lehrreich waren die Erfahrungen an zwangsneurotischen Zwillingen. Galt doch die Zwangsneurose unter psychoanalytischen Aspekten als Prototyp für neurotische Erlebnisverarbeitungen, und trat doch gerade hier der Anlagefaktor in der Strukturanalyse stark, wenn nicht ganz zurück. Höchstens wurden von dieser Seite sexuelle Unausgeglichenheiten als konstitutioneller Boden anerkannt, erst die sich daraus ergebenden Erlebniskonflikte sollten zum anankastischen Syndrom führen. Die Zwillingsforschung sicherte auch hier den durchschlagenden Einfluß der Anlage. Selbst bei polaren Typen mit anscheinend größerer Verschiedenheit klingt die anankastische Anlage, wenn sie vorhanden ist, bei beiden Paarlingen an. Von zwei weiblichen eineiigen Zwillingen J. Langes war die eine zwangsneurotisch und depressiv-innenlebig; die andere war (ähnlich wie in dem Falle von Kranz) weltoffen und heiter, aber auch sie hatte eine gewisse Ängstlichkeit beim Posteinwerfen und Lichtauslöschen. Le Gras fand bei einem weiblichen eineiigen Zwillingspaarling Fluchzwang, bei dem anderen das Zwangsgefühl, sich mit den Knien an elektrische Drähte und Querbalken hängen zu müssen. Es war also nur der Inhalt der Zwangsvorstellungen verschieden, und nur für die pathoplastische Färbung des Syndroms kam Erlebnisverarbeitung in Frage. Von den eineiigen Zwillingen Tamm, die Kranz beschrieb, waren beide unsichere Zwangsmenschen und beide allerdings auch sexualabnorm. Doch lag die Verschiedenheit hier mehr auf dem sexuellen Gebiet. Der eine eineiige Zwilling war von Jugend auf Fetischist, der andere verging sich an Mädchen und seine Stupra hatten lediglich fetischistische Färbung.

Bei deutlicheren Diskordanzen fand J. Lange mehrfach frühkindliche Hirnschädigungen oder später erlittene exogene Hirnschäden, denen er ursächliche Bedeutung für die Differenzen beimißt. So auch in dem oben zitierten Falle der verschiedengradig zwangsneurotischen Zwillingsschwestern. Die schwerer anankastische Schwester hatte im Gegensatz zur anderen starken Strabismus und noch am Ende des 1. Lebensjahres athetoide Handhaltungen, Symptome, die Lange an einen frühkindlichen, ventrikelnahen Hirnschaden denken läßt. Auch bei den kriminellen Zwillingen fanden sich exogene Entstehungsmöglichkeiten von Diskordanzen. J. Lange verlangt deshalb für alle Fälle die Beachtung exogener Erkrankungen. Auch Kranz widmet solchen Vorkommnissen seine Aufmerksamkeit und findet einige Belege für die Wirksamkeit exogener Erkrankungen auf die Konkordanzverhältnisse (z. B. multiple Sklerose, Parkinsonismus des einen Paarlings).

Manche Diskordanzen bei eineiigen Zwillingen werden auch nur durch vorübergehende Differenzen im Entwicklungstempo vorgetäuscht oder wenigstens verstärkt. Das wird besonders bei psychopathischen Sexualanomalien deutlich. Als Beispiel seien die eineiigen Zwillinge von Cronin angeführt, von denen der eine in seiner psychosexuellen Entwicklung ausgereift, der andere unausgereift geblieben war. Der letztere glich sich im Laufe der Analyse dem ersten in der Reifung an, was Cronin als Erfolg der Analyse bucht und deshalb veröffentlicht hat. Die Anlagebedingtheit zeitlich verschiedener Pubertätsentwicklung ist in einem eineiigen Zwillingsfalle J. LANGEs erkennbar, wo röntgenologisch nachweisbare Differenzen in der Sellaweite auf verschiedene Entwicklung der Hypophyse schließen ließen. Es sind auch bei Sexualanomalien *Dauer*verschiedenheiten in Form differenter Gradausprägung nicht selten (HARTMANN und STUMPFL, SANDERS). Der eine Paarling kann etwa bisexuell, der andere betonter homosexuell sein. SCHULTE meint, daß bei dem eineiigen Zwillingspaarling, dem die sexuelle Objektbeziehung schwerer falle, eine Bereitschaft zu neurotischen Reaktionen geschaffen werde. Es ist hier an die Formulierung HARTMANNs zu erinnern, daß gewisse Charakterdispositionen gewisse (neurotisierende) Erlebnisse geradezu provozieren, daß also auch im Erlebnis die Anlage berücksichtigt werden muß.

Ein Merkmal, bei dem oft Schwierigkeiten in der Abwägung endogener und exogener Faktoren bestehen, ist der *Alkoholismus*. Auch hier liegen Zwillingsbeobachtungen vor, die stark für die ausschlaggebende Rolle der Anlage sprechen. Zwar spielen hier Gelegenheit und Lebensumstände, wie niemand anders erwarten wird, eine deutlich erkennbare Rolle. So ist es verständlich, wenn der eine von eineiigen Zwillingsbrüdern, die LE GRAS beschreibt, zum alkoholischen Eifersuchtswahn kommt, während der andere unter dem Einfluß einer energischen Frau zwar auch trinkt, sich aber doch besser hält. In entsprechenden Fällen von STUMPFL ist der eine eineiige Zwilling Gastwirt, der andere führt ein Café; und der Gastwirt kommt früher und stärker zum Trinken. Beide sind sich aber auch charakterlich sehr ähnlich und auch in ihren Trinkgewohnheiten. Sie trinken beide heimlich im Keller. Diskordant gegenüber dem Alkohol verhalten sich die eineiigen Zwillingsbrüder *Mock* von KRANZ; allerdings handelt es sich nicht um eigentlich chronischen Alkoholismus. Der eine ist nüchtern, der andere trinkt gern einmal reichlich, er lebt in gänzlich anderem Milieu. Sie gehören überhaupt zu den eineiigen Zwillingen mit stärkeren Wesensunterschieden, so daß KRANZ sie, ganz abgesehen von der Haltung gegenüber dem Alkohol, als diskordant behandelt.

Ein besonders wichtiger Test für Anlage- und Umweltwirkung ist das Verhalten von Zwillingen gegenüber dem Gesetz, der Volksgemeinschaft. Hier, an kriminellen Zwillingen, erschlossen sich uns die ersten bahnbrechenden Erkenntnisquellen (J. LANGE). Da der Kriminalität ein besonderer Beitrag gewidmet ist, soll hier diese Frage übergangen werden.

Das Stottern ist von LE GRAS und HARTMANN und STUMPFL als erheblich diskordant beschrieben worden. Ob es sich hier wirklich um den Ausdruck paratypischer Umstände, neurotisierender Konflikte handelt, wird sich erst nach Vorliegen eines größeren Erfahrungsmaterials entscheiden lassen, zumal die Erblichkeit des Stotterns für viele Fälle erwiesen ist.

Allerdings können schon leichte Wesensverschiedenheiten sich in der Form ausprägen, daß der eine eineiige Zwillingspaarling gerade in der Richtung vom anderen abweicht, daß er leichter in neurotische Konfliktslagen und Fluchtreaktionen gerät als der andere. LOTTIG hat dies an einem Falle besonders schön herausgearbeitet. Die eine eineiige Zwillingsschwester ist frisch und fröhlich und robust, die andere ihr sehr ähnlich, aber zarter, empfindlicher, weniger aktiv und unabhängig. Und diese ist es auch, die vor Hindernissen und Unannehmlichkeiten kapituliert und des Psychiaters bedarf. Bei aller Wesensähnlichkeit ist die Zone der psychotherapeutischen Beeinflußbarkeit — und der Therapiebedürftigkeit — bei der einen größer als bei der anderen.

Es ist das Bestreben der Zwillingsforschung, auch noch dem Einwand zu begegnen, die weitgehende Konkordanz der untersuchten eineiigen Zwillinge sei nicht nur Ausdruck der gleichen Erbmasse, sondern ebensosehr des meist gemeinsamen Lebensweges, der gemeinsamen Umwelt. Man weiß von durchaus verschiedenen Ehepaaren, daß sie sich im Laufe langer, gemeinsam erlebter Jahre bei Beanspruchung durch die gleichen Interessen, durch gegenseitiges Einfühlen, im psychischen Gesamtverhalten aneinander angleichen. Erst recht muß dies für erbgleiche Zwillinge gelten, die sich ja oft selbst weitgehend als Einheit empfinden (identifizieren). Streng getrennt aufwachsende Zwillinge — wie die von POPENOE und MULLER — sind selten. Häufiger sind schon langjährige Trennungen im späteren Leben, Differenzierung der Interessenrichtungen durch verschiedene Berufe, Verschiedenheiten im Lebensgang (Beruf des einen weiblichen Paarlings — Ehe des anderen). Schon aus diesen kleineren Schicksalsverschiedenheiten lassen sich wesentliche Schlüsse ziehen. Es steht ja immer das sehr viel größere Vergleichsmaterial ebenfalls gemeinsam aufgewachsener zweieiiger Zwillinge mit seinen *groben* Diskordanzen und Charakterverschiedenheiten zur Verfügung, und dieses Material wird dazu beitragen, den Umweltfaktor richtig einzuschätzen.

Weiteres wichtiges Material für die Scheidung von Anlage- und Umweltwirkung stellen *Adoptionsfälle* dar. H. REITER hat 1930 zahlreiche Fälle unter erbbiologischen Gesichtspunkten in einer grundlegenden Arbeit statistisch durchforscht. Die von ihm erhobenen Befunde sprachen klar dafür, daß für die Adoptiveltern bei der Adoption die größte Vorsicht geboten war, wenn sich in der Aszendenz des Adoptivkindes psychische und körperliche Minderwertigkeiten erkennen ließen. H. REITER betonte schon damals die Pflicht der staatlichen Adoptivstellen, den Adoptiveltern nach Möglichkeit Aufschluß über die Aszendenz des Adoptivkindes zu geben. Einen weiteren wertvollen Beitrag hierzu lieferte LOTTIG. In 5 Adoptivfällen war ein ungünstig veranlagtes Kind in einer guten, einwandfreien Umwelt groß geworden, und in sämtlichen 5 Fällen trat trotz bester Erziehung die ungünstige Anlage in Erscheinung. Nur in einem Falle war umgekehrt ein günstig veranlagtes Kind in ein sehr ungünstiges Adoptivmilieu gekommen, und hier setzte sich die gute Anlage des Kindes durch.

Muß nun der *Erzieher*, muß der Psychotherapeut vor den Tatbeständen, die uns die Zwillingsforschung im Psychopathiebereich erschloß, resignieren? Sicherlich nicht. Wir haben zwar lernen müssen, daß die Reichweite der Erbanlagen sehr viel weiter geht, als man früher annehmen wollte. Wir haben aber weiter gelernt, daß die Anlagen sich nicht fix und fertig vererben. Die Anlagen sind entwicklungsfähig, sie können durch das Milieu gefördert oder unterdrückt werden. Nur solche zwar, die vorhanden sind, und diese nur insoweit, als das Erbgefüge eine Beeinflussung zuläßt. Dieser Bereich ist kleiner, als man annahm, aber er ist vorhanden. Von der Fürsorgeerziehung von Psychopathen wird man keine Wunder mehr erwarten. Als schwer anlageabnorm Erkannte gehören nicht hinein. Es bleiben aber zahlreiche Fälle übrig, in denen der Pädagoge mit Aussicht auf Erfolg eine Beeinflussung der anlagegegebenen Möglichkeiten in ausgleichendem Sinne betreiben kann.

Das gleiche gilt für den Psychotherapeuten. Das Charakteranlagegefüge der von ihm betreuten Psychopathen ist abnorm, und gerade diese Abnormität führt zu Reibungen und Konflikten mit der Umwelt und entsprechenden abnormen Reaktionen. Diese aber sind therapeutisch beeinflußbar und zurückführbar auf die — allerdings abnorme — Grundhaltung, aus der die Reaktionen erwachsen sind, zu der die Reagierenden selbst aber ohne ärztliche Hilfe oft genug nicht zurückfinden würden.

Rassenhygienisch gesehen ist kein Zweifel, daß sich unter den Psychopathen viele befinden, welche die Gemeinschaft empfindlich stören und deren psychische Struktur so beschaffen ist, daß man gleiche oder ähnliche Nachkommen von ihnen unserem Volke nicht wünschen möchte. Es sind dies vor allem die antisozialen, zu gehäufter Kriminalität neigenden, gemütskalten, erzieherischen Einflüssen unzugänglichen, ethisch defekten Typen. Daneben auch manche phantastische Pseudologen, schwere Betrüger und Schwindler, „Ungebundene" im Sinne von v. BAEYER. Soweit diese schweren, antisozialen Psychopathen außerdem einen — wenn auch vielleicht leichten — endogenen Schwachsinn erkennen lassen, fallen sie unter die Bestimmungen des Gesetzes zur Verhütung erbkranken Nachwuchses. Auch die „Schwere" des Alkoholismus wird zum ausschlaggebenden Teil an dem Umfang der charakterlichen oder psychischen Abnormität gemessen, der dem Alkoholmißbrauch zugrunde liegt. Darüber hinaus wird in manchen — besonders ernsten — Fällen die Notwendigkeit vorliegen, ein Eheverbot auf Grund des Ehegesundheitsgesetzes auszusprechen. Es liegt auf der Hand, daß aus ihrer abnormen Anlage heraus sozial störende Psychopathen keinen Anspruch auf die fördernden Maßnahmen, die Erbgesunden zukommen, haben sollten. In der Eheberatung bietet sich die Möglichkeit, auffälligen Psychopathen in der unmittelbaren Erbnähe erblich Geisteskranker (z. B. Schizophrener) je nach Lage des Falles zur Unterlassung oder Einschränkung der Fortpflanzung zu raten. Das sind die gesetzlichen Handhaben, die der heutige Staat für die rassenhygienische Arbeit geschaffen hat. Zusätzliche Möglichkeiten, die Fortpflanzung der anlagebedingt schwer Antisozialen vollkommener zu unterbinden, werden von mancher Seite gefordert. Damit aber dürften die Möglichkeiten rassenhygienischen Eingreifens erschöpft sein. Sie sind orientiert an äußeren, sozialen Auffälligkeiten und basieren noch nicht auf vertiefter, biologischer Durchforschung der genischen Struktur. Kritische Beschränkung ist deshalb am Platze. Unsere Kenntnisse bezüglich des Erbganges der Grundabweichungen, welche die Psychopathen formen, sind noch unvollkommen. Weiteres eingehendes Studium des genischen Aufbaues der Psychopathien ist notwendig bis zur Aufhellung dieses Erbgefüges zu einem Wissensstande, der uns die Erkenntnis der wahren biologischen Wurzeln des psychischen Geschehens im Psychopathiebereich vermittelt.

Schrifttum.

I. Zusammenfassende Darstellungen.

BAEYER, W. v.: Zur Genealogie psychopathischer Schwindler und Lügner. Leipzig 1935. — BAUR-FISCHER-LENZ: Menschliche Erblehre, Bd. 1. München 1936. — BERINGER, K.: Das Schizoid. BUMKES Handbuch der Geisteskrankheiten. Berlin 1932. — BLEULER, E.: Lehrbuch der Psychiatrie. Berlin 1916. — BUMKE, O.: Über nervöse Entartung. Berlin 1912.

EWALD, G.: Temperament und Charakter. Monographien Neur. **1924**, H. 41.

FRIEDREICH, J. B.: Allgemeine Diagnostik der psychischen Krankheiten. Würzburg 1832.

GAUPP, R.: Zur Psychologie des Massenmords. Berlin 1914. — GRUHLE, H. W.: Psychopathie. W. WEYGANDTS Lehrbuch der Nerven- und Geisteskrankheiten. Halle 1935.

HEINROTH, F. C. A.: Lehrbuch der Störungen des Seelenlebens oder der Seelenstörungen. Leipzig 1818. — HILDEBRANDT, K.: Norm und Entartung des Menschen. Dresden 1920. — HOFFMANN, H.: Die individuelle Entwicklungskurve des Menschen. Berlin 1922. — Das Problem des Charakteraufbaus. Berlin: Julius Springer 1926. — Charakter und Umwelt. Berlin 1928. — Vererbung und Seelenleben. Berlin 1929. — Die Schichttheorie. Stuttgart: Ferdinand Enke 1935. — HOMBURGER, A.: Psychopathologie des Kindesalters. Berlin 1926.

JUST, G.: Probleme der Persönlichkeit. Schriften zur Erblehre und Rassenhygiene. Berlin 1934.

KEHRER, F.: Paranoische Zustände. BUMKES Handbuch der Geisteskrankheiten, Bd. 6, Teil II. — KEHRER, F. u. E. KRETSCHMER: Die Veranlagung zu seelischen Störungen. Monographien Neur. **1924**. — KLAGES, L.: Die Grundlagen der Charakterkunde. Leipzig

1926. — KOCH, I. L. A.: Die psychopathischen Minderwertigkeiten. Ravensburg 1891. — KRETSCHMER, E.: Körperbau und Charakter. Berlin 1921 u. 1936. — KRETSCHMER, E. u. W. ENKE: Die Persönlichkeit der Athletiker. Leipzig 1936.

LANGE, J.: Die Paranoiafrage. ASCHAFFENBURGS Handbuch der Psychiatrie, Spez. Teil. Leipzig u. Wien 1927. — Verbrechen als Schicksal. Studien an kriminellen Zwillingen. Leipzig 1929. — Psychopathie und Erbpflege. Berlin 1934.

LOTTIG, H.: Hamburger Zwillingsstudien. Leipzig 1931.

PANSE, F.: Erbfragen bei Geisteskrankheit. Leipzig: Johann Ambrosius Barth 1936. POHLISCH, K.: Soziale und persönliche Bedingungen des chronischen Alkoholismus. Leipzig 1933. — Die Kinder männlicher und weiblicher Morphinisten. Leipzig 1934.

RITTER, R.: Ein Menschenschlag. Leipzig 1937.

SCHNEIDER, K.: Die psychopathischen Persönlichkeiten. Leipzig u. Wien 1934. — SCHRÖDER, P.: Kindliche Charaktere und ihre Abartigkeiten. Breslau 1931. — STUMPFL, F.: Erbanlage und Verbrechen. E. RÜDINS Studien über Vererbung und Entstehung geistiger Störungen. Berlin 1935.

II. Einzelarbeiten.

BAUER, J.: Konstitutionelle Disposition zu inneren Krankheiten. Berlin 1924. — BERLIT, B.: Erblichkeitsuntersuchungen bei Psychopathen. Z. Neur. **134** (1931). — Beitrag zur Belastungsstatistik einer Durchschnittsbevölkerung. Z. Neur. **152** (1935). — BERZE, J.: Die hereditären Beziehungen der Dementia praecox. Leipzig u. Wien 1910. — Beiträge zur psychiatrischen Erblichkeits- und Konstitutionsforschung, II. Schizoid, Schizophrenie, Dementia praecox. Z. Neur. **96** (1925). — BINDER, H.: Was ist Nervosität? Schweiz. med. Wschr. **1934 II**. — BINSWANGER, S.: Alkoholismus. Neue deutsche Klinik, Bd. 1. 1928. — BLEULER, E.: Dementia praecox oder Gruppe der Schizophrenien. G. ASCHAFFENBURGS Handbuch der Psychiatrie. Leipzig u. Wien 1911. — Die Probleme der Schizoidie und der Syntonie. Z. Neur. **78** (1922). — Psychotische Belastung von körperlich Kranken. Z. Neur. **142** (1932). — BOETERS, D.: Belastungsstatistik einer schlesischen Durchschnittsbevölkerung. Untersuchungen an 211 Familien. Z. Neur. **155** (1930). — BOETERS, H.: Familienuntersuchungen bei einer Durchschnittsbevölkerung unter besonderer Berücksichtigung symptomatischer und deliranter Zustandsbilder. Z. Neur. **153** (1935). — BONHOEFFER, K.: Wie weit kommen psychogene Krankheitszustände und Krankheitsprozesse vor, die nicht der Hysterie zuzurechnen sind? Allg. Z. Psychiatr. **48** (1911). — Über die Beziehungen der Zwangsvorstellungen zum Manisch-Depressiven. Mschr. Psychiatr. **33** (1913). — Psychische Residuärzustände nach Encephalitis epidemica. Klin. Wschr. **1922 II**. — BORMANN, H.: Zur Belastungsstatistik der Durchschnittsbevölkerung. Z. Neur. **159** (1937). — BOSS, M.: Zur Frage der erbbiologischen Bedeutung des Alkohols. Mschr. Psychiatr. **1929**. — BOSTROEM, A.: Zur Frage des Schizoids. Arch. f. Psychiatr. **77** (1926). — BRAUN: Zur Frage der nervösen Konstitution. Zbl. Neur. **60** (1931). — BRUGGER, C.: Zur Frage einer Belastungsstatistik der Durchschnittsbevölkerung. Z. Neur. **118** (1929). — Versuch einer Geisteskrankenzählung in Thüringen. Z. Neur. **133** (1931). — Familienuntersuchungen bei chronischen Alkoholikern. Z. Neur. **151** (1934). — Familienuntersuchungen bei Alkoholdeliranten. Z. Neur. **151** (1934). — Untersuchungen an Kindern, Neffen, Nichten und Enkeln von chronischen Trinkern. Z. Neur. **154** (1936). — Untersuchungen über die Häufigkeit von Geisteskranken in der Durchschnittsbevölkerung. Gesdh. u. Wohlf. **1937**, H. 2. — BÜRGER-PRINZ: Die Frage der Keimschädigung. Nervenarzt **1935**, H. 8. — BUMKE, O.: Was sind Zwangsvorgänge? ALTS Zwanglose Abhandlungen, Bd. 6. 1906.

CARRIERE, R.: Eigenartiger familiärer Starrsinn — keine Paranoia? Allg. Z. Psychiatr. **86** (1927). — CONRAD, K.: Erbanlage und Epilepsie. IV und V. Z. Neur. **159** (1937), **162** (1938). — CRAMER, A.: Die Neurasthenie. LEWANDOWSKYS Handbuch der Neurologie, Bd. 5. Berlin 1914. — CRINIS, DE: Über die Entwicklung des menschlichen Geistes. Med. Welt **1935**, Nr 39. — CRONIN, J.: An Analysis of the neuroses of identical twins. Psychoanalytic. Rev. **20** (1933). — CURTIUS, F.: Multiple Sklerose und Erbanlage. Leipzig 1933.

DENNIG, H., K. FISCHER u. K. BERINGER: Psyche und vegetatives Nervensystem. Dtsch. Arch. klin. Med. **167** (1930). — DITTEL, R.: Belastungsstatistik einer schlesischen Durchschnittsbevölkerung. Z. menschl. Vererbgslehre **20** (1937). — DUBITSCHER, F.: Der Schwachsinn. GÜTTS Handbuch der Erbkrankheiten, Bd. 1. Leipzig 1937.

ECONOMO, C. v.: Die hereditären Verhältnisse bei der Paranoia querulans. Jb. Psychiatr. **36** (1914). — Über den Wert der genealogischen Forschung für die Einteilung der Psychosen — speziell der Paranoia — und über die Regel vom gesunden Drittel. Münch. med. Wschr. **1922 I**. — Die Encephalitis lethargica, ihre Nachkrankheit und ihre Behandlung. Berlin u. Wien 1929. — EDINGER, L.: Die Beziehungen der vergleichenden Anatomie zur vergleichenden Psychologie. Ber. 3. Kongr. exper. Psychol. Frankfurt a. M. Herausgeg. von F. SCHUMANN. Leipzig 1909. — ENKE, W.: Unfallneurose und Konstitution.

Allg. ärztl. Z. Psychother. 2 (1929). — Psychomotorik der Konstitutionstypen. Z. angew. Psychol. 36 (1930). — Erbbiologische Bedingtheiten der Persönlichkeit. Med. Klin. 1934 I. ENTRES, J. L.: Die Ursachen der Geisteskrankheiten. Vererbung, Keimschädigung. BUMKES Handbuch der Geisteskrankheiten, Bd. 1, Allg. Teil I. — EWALD, G.: Paranoia und manisch-depressives Irresein. Z. Neur. 49 (1919). — Das manische Element in der Paranoia. Arch. f. Psychiatr. 75 (1925). — Schizophrenie, Schizoid, Schizothymie. (Kritische Bemerkungen.) Z. Neur. 77 (1922). — Persönlichkeitsaufbau unter verschiedenen Aspekten. Nervenarzt 1934, H. 6.

FLECK, U.: Erbbiologische Untersuchungen in Hinblick auf die psychischen Folgezustände der Encephalitis epidemica. Arch. f. Psychiatr. 79 (1927). — FUCHS, A.: Schwere progressive anankastische Entwicklung bei einem Fall von genuiner Epilepsie. Arch. f. Psychiatr. 80 (1927).

GABRIEL, E.: Die Nachkommenschaft von Alkoholikern. (Eine erbbiologische Untersuchung.) Arch. f. Psychiatr. 102 (1934). — GAUPP, R.: Über den heutigen Stand der Lehre vom „geborenen Verbrecher". Mschr. Kriminalpsychol. 1 (1905). — Krankheit und Tod des paranoischen Massenmörders Hauptlehrer Wagner. Z. Neur. 163 (1938). — GEBBING, M.: Die Erbanlage bei Neurotikern. Dtsch. Z. Nervenheilk. 125 (1932). — GEELVINK: Über die Grundlagen der Trunksucht. Allg. Z. Psychiatr. 64 (1907). — GERUM: Über die erblichen Beziehungen epileptoider Erkrankungen zur Epilepsie. Zbl. Neur. 75 (1935). — GERUM, K.: Beitrag zur Frage der Erbbiologie der genuinen Epilepsie, der epileptoiden Erkrankungen und der epileptoiden Psychopathie. Z. Neur. 115 (1928). — GÖPPEL, W.: Untersuchung der näheren Verwandtschaft von Allgäuer Reichsbahnangestellten auf Psychosenhäufigkeit und Kropfbefallenheit. Z. Neur. 113 (1928). — GÖRING, M. H.: Ein hysterischer Schwindler. Z. Neur. 1 (1910). — GRIESINGER, W.: Pathologie und Therapie der psychischen Krankheiten. Stuttgart 1845. — Über einen wenig bekannten psychopathischen Zustand. Arch. f. Psychiatr. 1 (1868). — GROTE u. HARTWICH: Primordiale Nanosomie und hysterische Störung bei eineiigen Zwillingen. Z. Neur. 10 (1925). — GRUHLE, H. W.: Die abnormen und unverbesserlichen Jugendlichen in der Fürsorgeerziehung. Z. Neur. 1 (1910). — Die Ursachen der jugendlichen Verwahrlosung und Kriminalität. Berlin 1912.

HARTMANN, H.: Psychiatrische Zwillingsstudien. Jb. Psychiatr. 50 (1933). — Zur Charakterologie erbgleicher Zwillinge. Jb. Psychiatr. 52 (1935). — HARTMANN, H. u. F. STUMPFL: Ein zwillingspathologischer Beitrag zur Frage, Idiotypus, Paratypus und Neurose. Wien. med. Wschr. 1928 II. — Ein Beitrag zum Thema: Zwillingsprobleme der Schizophrenie und zur Frage der Vererbung musikalischer Begabung. Z. Neur. 143 (1933). HEINZE, H.: Zur Phänomenologie des Gemüts. Z. Kinderforsch. 40 (1932). — Psychopathie und Charakterologie. Zbl. Neur. 80 (1936). — HEMPEL, J.: Depressionszustände bei Vegetativ-Stigmatisierten. Z. Neur. 158 (1937). — HERING, O.: Untersuchungen über Zusammenhänge zwischen den 4 klassischen Blutgruppen in Verbindung mit den Blutkörpercheneigenschaften M und N und psychopathischer Veranlagung. Z. exper. Med. 99 (1936). — Zbl. Neur. 84 (1937). — HIGIER, H.: Zur Pathologie des Nervensystems und der Psychopathologie der Juden. Zbl. Neur. 70 (1934). — HOFFMANN, H.: Die konstitutionelle Struktur und Dynamik der „originären" Zwangsvorstellungsneurose. Z. Neur. 80 (1923). — Erbbiologische Persönlichkeitsanalyse. Z. Neur. 88 (1924). — Reaktive Psychosen und Neurosen. Fortschr. Neur. 1929. — Psychopathologie und Klinik der Zwangsneurose. Bericht des allgemeinen ärztlichen Kongresses für Psychotherapie. Leipzig 1930. — Die erbbiologischen Ergebnisse in der Neurosenlehre. ERNST E. RÜDINS Erblehre und Rassenhygiene im völkischen Staat. München 1934. — Die Fragen der Erblichkeit bei der Hysterie. Erbarzt 4 (1934). — HOMBURGER, A.: Versuch einer Typologie der psychopathischen Konstitution. Nervenarzt 2 (1929).

IDELER, K. W.: Grundriß der Seelenheilkunde. Berlin 1835.

JAKOBY, M.: Beobachtungen über die Pathologie und Therapie der mit Irresein verbundenen Krankheiten. Elberfeld 1830. — JAENSCH, E. R.: Studien zur Psychologie menschlicher Typen. Leipzig 1930. — JAENSCH, W.: Konstitutions- und Erbbiologie in der Praxis der Medizin. Leipzig 1934. — JAHN, D.: Die körperlichen Grundlagen der psychasthenischen Konstitution. Nervenarzt 7 (1934). — JÖRGER, J.: Die Familie Markus. Z. Neur. 43 (1918). — Psychiatrische Familiengeschichten. Berlin 1919. — JUST, G.: Vererbung und Erziehung. Berlin 1930. — Probleme des höheren Mendelismus beim Menschen. Z. Abstammgslehre 67 (1934).

KAAN, H.: Psychopathia sexualis. Leipzig 1844. Ref. Allg. Z. Psychiatr. 2 (1845). — KAHLBAUM: Über Heboidophrenie. Allg. Z. Psychiatr. 46 (1890). — KAHN, E.: Erörterungen über die Beziehungen zwischen Erbbiologie und klinischer Psychiatrie. Ref. Z. Neur. 22 (1920). — Studien über Vererbung und Entstehung geistiger Störungen (IV. Schizoid und Schizophrenie im Erbgang). Monographien Neur. 1923. — Die psychopathischen Persönlichkeiten. Handbuch der Geisteskrankheiten, Spez. Teil, Teil I. Berlin 1928. —

KATTENTIDT, B.: Zur Frage einer Belastungsstatistik der Durchschnittsbevölkerung. Z. Neur. **103** (1926). — KEHRER, F.: Über Wesen und Ursachen der Homosexualität. Dtsch. med. Wschr. **1924 I**. — KEMP, T.: Prostitution. Kopenhagen u. London 1936. — KLEIST, K.: Berichte über endogene Verblödungen. Allg. Z. Psychiatr. **75** (1919). — Die Auffassung der Schizophrenien als psychische Systemerkrankungen (Heredodegenerationen). Klin. Wschr. **1923 II**. — Die gegenwärtigen Strömungen in der Psychiatrie. Allg. Z. Psychiatr. **82** (1925). — KLEMPERER, J.: Zur Belastungsstatistik der Durchschnittsbevölkerung: Psychosenhäufigkeit unter 1000 stichprobenmäßig aus den Geburtsregistern der Stadt München (Jahrgang 1881—1890) ausgelesenen Probanden. Z. Neur. **146** (1933). — KOCH, I. L. A.: Kurzgefaßter Leitfaden der Psychiatrie. Ravensburg 1889. — Die Frage nach dem geborenen Verbrecher. Ravensburg 1894. — KÖHN, W.: Die Vererbung des Charakters. Studien an Zwillingen. Arch. Rassenbiol. **29** (1935). — KOLLE, K.: Die primäre Verrücktheit. Leipzig 1931. — Paraphrenie und Paranoia. Fortschr. Neur. **3** (1931). — Die Beteiligung der manisch-melancholischen Anlage am Aufbau paraphrener und paranoischer Psychosen. Z. Neur. **131** (1930), — Über „paranoische" Psychopathen. Z. Neur. **136** (1931). — Die Nachkommenschaft von Trinkern mit „Eifersuchtswahn". Mschr. Psychiatr. **83** (1932). — KRAFFT-EBING: Psychopathia sexualis. Stuttgart 1886. — KRAMER, F. u. R. V. D. LEYEN: Entwicklungsläufe „anethischer, gemütloser", psychopathischer Kinder. Z. Kinderforsch. **43** (1934). — KRANZ, H.: Lebensschicksale krimineller Zwillinge. Berlin 1936. — KRAULIS, W.: Zur Vererbung der hysterischen Reaktionsweise. Z. Neur. **136** (1931). — KRAUS, F.: Allgemeine und spezielle Pathologie der Person, Bd. 1. Leipzig 1919. Bd. 2. Leipzig 1926. — KRETSCHMER, E.: Über Hysterie. Leipzig 1927. — Psychopathie nach inneren und äußeren Maßstäben. Mschr. Kriminalpsychol. **27** (1936). — Die Rolle der Heredität und der Konstitution in der Ätiologie der geistigen Störungen. Vortr. internat. Kongr. psych. Hyg. Paris, 21. Juli 1937. — KRUSE, F.: Das Geschlechtsverhältnis der Kinder aus Alkoholikerehen. Dtsch. Ärztebl. **1935**.

LANG, TH.: Beitrag zur Frage nach der genetischen Bedingtheit der Homosexualität. Z. Neur. **155** (1936). — Weiterer Beitrag zur Frage nach der genetischen Bedingtheit der Homosexualität. Z. Neur. **157** (1937). — Dritter Beitrag zur Frage nach der genetischen Bedingtheit der Homosexualität. Z. Neur. **162** (1938). — LANGE, J.: Über Paranoia und paranoide Psychopathen. Zbl. Neur. **36** (1924). — Ein schizophrenes Bauerngeschlecht. Zbl. Neur. **40** (1925). — Der Fall Bertha Hempel. Z. Neur. **85** (1923). — Über die Paranoia und die paranoische Veranlagung. Z. Neur. **94** (1925). — Über Anlage und Umwelt. Zwillingsbiologische Betrachtungen. Z. Kinderforsch. **34** (1928). — Leistungen der Zwillingspathologie für die Psychiatrie. Allg. Z. Psychiatr. **90** (1929). — Psychopathie und Eugenik. Z. Morph. u. Anthrop. **34**, 207—212 (1934). — Bemerkungen zu STUMPFL: Erbanlage und Verbrechen. Mschr. Kriminalpsychol. **27** (1936). — Über die Grenzen der Umweltbeeinflußbarkeit erblicher Merkmale beim Menschen. Ber. 12. Jverslg dtsch. Ges. Vererbgswiss. Leipzig **1937**. — LE GRAS, A. M.: Psychose und Kriminalität bei Zwillingen. Z. Neur. **144** (1933). — LENZ, F.: Wer wird schizophren? Dtsch. Ärztebl. **1937**, H. 47. — LEUPOLD, J. M.: Lehrbuch der Psychiatrie. Leipzig 1837. — LIEBOLD, F.: Erblichkeit und „Psychopathie". Mschr. Psychiatr. **86** (1933). — LOTTIG, H.: Zwillingsstudien zur Frage der psychopathischen Reaktionsbreite. Z. Nervenheilk. **117/119** (1931). — Anlage und Umwelt bei Adoptionsfällen. Verh. Ges. dtsch. Neurologen u. Psychiater. Frankfurt a. M. **1936**. [Sonderdruck der Z. Neur. **158** (1937)]. — Psychopathische Persönlichkeiten und psychopathische Reaktionen. Fortschr. Neur. **1937**, H. 8. — LUNDBORG, H.: Medizinisch-biologische Familienforschungen innerhalb eines 2232 köpfigen Bauerngeschlechtes in Schweden. Jena 1913. — Bevölkerungsfragen, Bauerntum und Rassenhygiene. Berlin 1934. — LUTZ, M.: Über einen Fall von Pseudologia phantastica und seine Heredität. Arch. Klaus-Stiftg. **4** (1929). — LUXENBURGER, H.: Demographische und psychiatrische Untersuchungen in der engeren biologischen Familie von Paralytikerehegatten. Z. Neur. **112** (1928). — Heredität und Familientypus der Zwangsneurotiker (anankastischen Psychopathen). Ber. allg. ärztl. Kongr. Psychother. Leipzig **1930**. — Erblichkeit, Keimschädigung, Konstitution 1931. Fortschr. Neur. **1933**. — Der heutige Stand der empirischen Erbprognose in der Psychiatrie als Grundlage für Maßnahmen der praktischen Erbgesundheitspflege. Zbl. Neur. **81** (1936) (Fortsetz. in **82**, **83**, **84**). —

MAGG, F.: Beitrag zur Belastungsstatistik der Durchschnittsbevölkerung. Z. Neur. **119** (1929). — MAGNAN, V.: Psychiatrische Vorlesungen. Deutsch von MOEBIUS. Leipzig 1891. — MAUZ, H.: Die Veranlagung zu Krampfanfällen. Leipzig 1937. — MEDOW, W.: Zur Erblichkeitsfrage in der Psychiatrie. Z. Neur. Orig. **26** (1914). — MEGGENDORFER, F.: Klinische und genealogische Untersuchungen über „Moral insanity". Z. Neur. **66** (1921). — Über spezifische Vererbung einer Angst- und Zwangsneurose. Zbl. Neur. **30** (1922). — MEUMANN, I.: Ein Beitrag zur Vererbungsfrage. Arch. f. Psychol. **93** (1935). — MÖNKEMÖLLER, M.: Eine Vagabundenfamilie. Mschr. Kriminalpsychol. **4** (1908). — MÜLLER: Mental traits and heredity. The extent to which mental traits are independent of heredity, as testet in a case of identical twins reared apart. J. Hered. **16** (1925). — MÜLLER, E.: Über „Moral insanity". Arch. f. Psychiatr. **31** (1899). — MÜLLER, J.: Erforschung eines voralpinen Inzuchtgebietes mit familiärer Häufung von Schizophrenie, Psychopathie und Oligophrenie sowie anderen heredodegenerativen Merkmalen. Arch. Klaus-Stiftg 8 (1933).

NEUMANN: Lehrbuch der Psychiatrie. Erlangen 1859.

PANSE, F.: Ein Fall von „moral insanity“ mit besonderer Berücksichtigung der Aszendenz. Z. Neur. **97** (1925). — Alkohol und Nachkommenschaft. Allg. Z. Psychiatr. **92** (1927). — Was ist „schwerer Alkoholismus“ im Sinne des Gesetzes zur Verhütung erbkranken Nachwuchses vom 14. Juli 1933? Erbarzt, 21. Juli 1934, Nr 2. — Beitrag zur Belastungsstatistik einer Durchschnittsbevölkerung. Z. Neur. **154** (1936). — Huntington-Sippen des Rheinlandes. Zbl. Neur. **87** (1937/38). — PASKIND, H. A.: Heredity of patients with psychasthenia (Janet, Raymond). II. Comparison with heredity of persons in good mental health (Heredität bei Patienten mit Psychasthenie [Janet, Raymond]. II. Vergleich mit der Heredität bei seelisch Gesunden). — III. Comparison of the heredity of psychasthenic patients with that of schizophrenic patients and persons with manic-depressive psychosis. [Heredität von Patienten mit Psychasthenie (Janet, Raymond)]. III. Vergleich der Heredität bei psychasthenischen Patienten mit der bei Schizophrenen und Manisch-Depressiven. Zbl. Neur. **69** (1934). — PERSCH, R.: Über die erblichen Verhältnisse in Psychopathenfamilien. Allg. Z. Psychiatr. **83** (1926). — PETERSEN, S.: Eine Krankengeschichte und ein Stammbaum. Acta psychiatr. (Københ.). **7** (1932) — PILCZ, A.: Zur Konstitution der Süchtigen. Jb. Psychiatr. **51** (1934). — PILTZ, J.: Über homologe Heredität bei Zwangsvorstellungen. Z. Neur. **43** (1918). — POHLISCH, K.: Die Nachkommenschaft Delirium-tremens-Kranker. (Ein Beitrag zur Frage: Alkohol und Keimschädigung.) Mschr. Psychiatr. **54** (1927). — Zur Pathogenese der akuten Halluzinose der Trinker. Mschr. Psychiatr. **58** (1927). — Konstitution und Rauschgifte. JAENSCH' Konstitutions- und Erbbiologie in der Praxis der Medizin. Leipzig 1934. — POHLISCH, K. u. F. PANSE: Schlafmittelmißbrauch. Leipzig 1934. — PRINZING, F.: Handbuch der medizinischen Statistik. Jena 1931.

RAECKE: Psychopathien und Defektprozesse. Arch. f. Psychiatr. **68** (1923). — RANGE, L.: Über die Erniedrigung der Senkungsgeschwindigkeit der Erythrocyten bei Neurotikern und Psychopathen. Dtsch. Z. Nervenheilk. **131** (1933). — REISS, E.: Konstitutionelle Verstimmung und manisch-depressives Irresein. Z. Neur. Orig. **2** (1910). — Über erbliche Belastung bei Schwerverbrechern. Klin. Wschr. **1922 II.** — REITER, H.: Auswirkung von Anlage und Milieu, untersucht an adoptierten unehelich Geborenen. Klin. Wschr. **1930 II.** REKO, V. A.: Magische Gifte. Stuttgart 1936. — RIEDEL, H.: Zur empirischen Erbprognose der Psychopathie. (Untersuchungen an Kindern von Psychopathen.) Z. Neur. **159** (1937). ROEMER, H.: Über psychiatrische Erblichkeitsforschung. Arch. Rassenbiol. S. 292 (1912). — ROTHACKER, E.: Die Schichten der Persönlichkeit. Leipzig: Johann Ambrosius Barth 1938. — RÜDIN, E.: Einige Wege und Ziele der Familienforschung mit Rücksicht auf die Psychiatrie. Z. Neur. Orig. **7** (1911). — Studien über Vererbung und Entstehung geistiger Störungen. (1. Zur Vererbung und Neuentstehung der Dementia praecox.) Monographien Neur. **1916**. — Über Vererbung geistiger Störungen. Z. Neur. **81** (1923). — Wege und Ziele der biologischen Erforschung der Rechtsbrecher mit besonderer Berücksichtigung der Erbbiologie. Mschr. Kriminalpsychol. **22** (1931).

SANDERS, J.: Homosexuelle Zwillinge. Genetica ('s-Gravenhage) **16** (1934). — SCHEELE, H.: Über psychopathieähnliche Zustände und Selbstmordneigung bei der Huntingtonschen Krankheit. Z. Neur. **137** (1931). — SCHNEIDER, A.: Über Psychopathen in Dementia-praecox-Familien. Allg. Z. Psychiatr. **79** (1923). — Untersuchungen über den Körperbau der Psychopathen. Mschr. Psychiatr. **59** (1925). — SCHNEIDER, K.: Die Lehre vom Zwangsdenken in den letzten 12 Jahren. Z. Neur. Ref. **16** (1918). — Die Neurasthenie- und Hysteriefrage. Dtsch. med. Wschr. **1933 II.** — Patho-Psychologie der Gefühle und Triebe. Leipzig 1935. — SCHOTTKY, J.: Rasse und Krankheit. München 1937. — SCHROEDER, P.: Die geistig Minderwertigen und die Jugendfürsorgeerziehung. Z. Neur. **3** (1910). — Der Begriff der Psychopathie bei Kindern. Verh. Ges. Heilpädag., 4. Kongr. Berlin **1929**. — Charakter-Erb-Lehre. Nervenarzt **8**, H. 4 (1935). — SCHRÖDER, P. u. H. HEINZE: Die Beobachtungsabteilung für jugendliche Psychopathen in Leipzig. Allg. Z. Psychiatr. **88** (1928). — SCHULTE, H.: Psychopathische Anlage und neurotische Reaktion im Lichte der Zwillingsforschung. Zbl. Neur. **76** (1935). — SCHULTZ, J. H.: Die konstitutionelle Nervosität. BUMKEs Handbuch der Geisteskrankheiten, Bd. 5, Spez. Teil I. — SCHULZ, B.: Zur Frage einer Belastungsstatistik der Durchschnittsbevölkerung. Z. Neur. **109** (1927). — Zur Belastungsstatistik der Durchschnittsbevölkerung. Z. Neur. **136** (1931). — SCHWEIGHOFER, J.: Die nervöse Anlage. Fortsetzung von: „Der Dürnberg“. Z. Neur. **109** (1927). SPECHT, G.: Chronische Manie und Paranoia. Zbl. Nervenheilk. **28** (1905). — Über die klinische Kardinalfrage der Paranoia. Zbl. Nervenheilk. **1908**, Nov.-H. — SPEER, E.: Das Problem der Sucht. Z. Neur. **157** (1937). — STERN, F.: Die epidemische Encephalitis. Berlin 1928. — STIER, E.: Über familiären Wandertrieb. Charité-Ann. **1912**. — STÖCKER, W.: Über Genese und klinische Stellung der Zwangsvorstellungen. Z. Neur. **23** (1914). —

STROHMEYER, W.: Über die ursächlichen Beziehungen der Sexualität zu Angst- und Zwangszuständen. J. Psychol. u. Neur. **12** (1909). — Über die Rolle der Sexualität bei der Genese gewisser Zwangsneurosen. Z. Neur. **45** (1919). — STUMPFL, F.: Die Ursprünge des Verbrechens, dargestellt am Lebenslauf von Zwillingen. Leipzig 1936. — Über Diskordanz bei psychopathischen Zwillingen. Nervenarzt **8** (1936). — Über erbliche Bedingtheit von schwerem Alkoholismus: Ein Zwillingsfall. Mschr. Kriminalpsychol. **27** (1936). — Erbanlage und Verbrechen. Ref. Zbl. Neur. **79** (1936). — Untersuchungen an psychopathischen Zwillingen. Verh. dtsch. Neurologen u. Psychiater Frankfurt a. M. **1936**. [Sonderdruck der Z. Neur. **158** (1937)]. — Psychopathenforschung und Kriminalbiologie. Fortschr. Neur. **9** (1937). — Ergebnisse von Untersuchungen an einer lückenlosen Serie psychopathischer, nichtkrimineller Zwillinge. Z. Neur. **165** (1939).

TROEGER, K.: Eltern und Geschwisterschaften von 100 paralytischen Probanden. Z. Neur. **156** (1936). — TUCZEK, K.: Die Kombination des manisch-depressiven und schizophrenen Erbkreises. Arch. Klaus-Stiftg 8 (1933).

VERSCHUER, O. Frhr. v.: Zur Frage der Häufigkeit von Erbkrankheiten. Erbarzt **1937**, H. 9. — Erbpathologie. Dresden u. Leipzig 1937.

WAGNER, M.: Die Erbanlage bei Rentenneurotikern. Dtsch. Z. Nervenheilk. **123** (1937). — WEIZSÄCKER, v.: Über den neurotischen Aufbau bei inneren Krankheiten. Dtsch. Z. Nervenheilk. 88 (1926). — Der neurotische Aufbau bei den Magen- und Darmerkrankungen. Verh. Ges. Verdgskrkh., 6. Tagg Berlin **1927**. — WESTPHAL, K.: Körperbau und Charakter der Epileptiker. Nervenarzt **3** (1931). — WEYGANDT, W.: Atlas und Grundriß der Psychiatrie. LEHMANNS medizinische Handatlanten, Bd. XXVII. München 1902. — Hysterie als Erbkrankheit. Z. Neur. **155** (1936). — WILMANNS, K.: Zur Psychopathologie des Landstreichers. Leipzig 1906. — WIZEL, M. A.: Les formes frustes de la schizophrénie. Ann. méd.-psychol. S. 425 (1926). — WLASSAK, R.: Grundriß der Alkoholfrage. Leipzig 1929. WOLF, W.: Erblichkeitsuntersuchungen zum Problem der Homosexualität. Arch. f. Psychiatr. **73** (1925). — WUTH, O.: Zur Erbanlage der Süchtigen. (Kombinierte Süchtigkeit.) Z. Neur. **153** (1935).

ZIEHEN, TH.: Psychiatrie für Ärzte und Studierende bearbeitet, 2. Aufl. Leipzig 1902. ZIELINSKI, M.: Konstitution und Alkoholismus. Zbl. Neur. **61** (1932.)

Verwahrlosung und Vererbung.

Von ADALBERT GREGOR, Heilbronn.

I. Einleitung.

Die Fürsorgeerziehung für verwahrloste Kinder und Jugendliche hat, durch wissenschaftliche Fragen unbeschwert, segensreiche Arbeit geleistet. Einzeldarstellungen ihrer örtlichen Entwicklung in Weimar (CURT ELSTER), Baden (OTTO SCHELL), durch den Guten Hirten (SCHELLER), in Beuggen (E. ZELLER) und die Betrachtungen von bedeutungsvollen Persönlichkeiten, wie DON BOSCO, EUPHRASIA PELLETIER, FALK, WICHERN, CH. H. ZELLER, BACKHAUSEN, V. WESSENBERG, HIRSCHER werden jeden mit staunender Bewunderung erfüllen. An die Objekte dieser Betreuung sind aber auch forensische, pädagogische und psychiatrische Interessen geknüpft. So konnte sich um dieses Material eine besonders von medizinischer Seite gepflegte Forschungsrichtung entwickeln, und wenn STUMPFL beim Entwurf der Linien für seine bedeutsamen Studien über Erbanlage und Verbrechen diese Literatur als Muster anführt, so bezeugt dies die Geltung, welche der junge Forschungszweig in der wissenschaftlichen Welt gefunden hat.

Eine neue Bearbeitung dieses Gebietes im gegenwärtigen Zeitpunkt muß gerade im Hinblick auf den Zusammenhang mit der heute mächtig emporblühenden erbbiologischen Forschung begrüßt werden, den GREGOR (7) schon seit 1918 entschieden vertreten hat. Ferner ist die neueste Gesetzgebung zwar vielfach bereits über das Jugendwohlfahrtsgesetz von 1922 auf unserem Gebiet hinausgegangen, eine neue Bearbeitung ist aber noch zu erwarten, und für diese bildet eine nähere Befassung mit dem Objekte ein wesentliches Erfordernis. Endlich sei noch ein in dieser lapidaren Fassung neuer Gesichtspunkt herausgestellt: jede Zeit hat ihre Verwahrlosung. GREGOR (1, 2) konnte in der Nachkriegszeit aus der damaligen Geisteshaltung spezifische Formen von Verwahrlosung herauswachsen sehen. Allgemein ist der gigantische Anstieg kindlicher Verwahrlosung im heutigen Rußland bekannt. Welche Erfolge und Wandlungen hat das machtvolle Eingreifen des deutschen Staates auf unserem Gebiet hervorgerufen?

Es wird später auf die Umschichtung des Materiales hinzuweisen sein, welche durch die Novembergesetzgebung von 1932 bewirkt wurde und die naturgemäß Vergleichen hinderlich im Wege steht. Die Frage ist aber viel zu wichtig, um an solchen Schwierigkeiten zu scheitern. Ihre Lösung kann in dieser Arbeit nicht erfolgen, da sie nur auf der Basis von breiten Detailuntersuchungen möglich ist. Wie aber die Hygiene von den Erfahrungen der Klinik Direktiven für prophylaktische Maßnahmen empfängt, so muß auch die Pädagogik und Jugendführung aus den Erscheinungen der Verwahrlosung und ihren zeitbedingten Wandlungen Anregungen schöpfen.

II. Begriff der Verwahrlosung.

In dem 1918 erschienenen Werke „Die Verwahrlosung" hatten GREGOR-VOIGTLÄNDER (1) den Begriff undefiniert gelassen, da sie als viel zu verzweigter Komplex erschien, um in einer kurzen Definition erfaßt zu werden. Diese

Zurückhaltung, welche wir auch bei GRUHLE, HOMBURGER (1) und SCHRÖDER finden, ist nicht immer geübt worden. Da sich die einzelnen Autoren aber von verschiedenen Seiten der Forschung näherten, ergibt sich auf diese Weise eine Reihe von Teilfassungen, welche das Wesen der Sache genügend erhellen. REICHER (1, 2) sieht in der Verwahrlosung „einen Zustand der Erziehungsbedürftigkeit infolge vernachlässigter Erziehung durch die Eltern bzw. deren Vertreter, der sich darin äußert, daß das verwahrloste Kind es an der in seinem Alter sonst üblichen Reife fehlen läßt und damit zu einer Gefahr für weitere Kreise und die Allgemeinheit wird".

TÖBBEN (1, 2) unterscheidet zwischen körperlicher und sittlicher Verwahrlosung. Letztere besteht in einer „Erschütterung des seelischen Gleichgewichtes in dem Sinne, daß das Triebleben aus den verschiedensten Ursachen heraus die Gesamtpersönlichkeit richtunggebend und einseitig beeinflußt und eine Entgleisung von dem geraden Wege der geordneten Lebensführung herbeigeführt hat".

Vom erziehungswissenschaftlichen Standpunkt sucht WIESE die Verwahrlosung als Summe der Begriffe Unbildung, Verbildung und Mißbildung zu erfassen, und zwar gilt Unbildung als ein Bildungsprozeß, der noch nicht begonnen, Verbildung als eine Erziehung, welche einzelne Seiten nicht zureichend gefördert hat, Mißbildung als falsche oder verkehrte Ausbildung.

Speziell wegen ihres forensischen Interesses sei die von richterlicher Seite gegebene Definition von FRANCKE genannt, wonach Verwahrlosung eine rückläufige Bewegung ist, die zur Entfesselung der niederen Triebe und damit Entformung der Seele führt. Das Kammergericht bestimmte früher den Begriff als ein erhebliches Hinabsinken des körperlichen, geistigen und sittlichen Zustandes unter den Normalzustand.

In seiner neuesten Rechtsprechung zieht das Kammergericht den Kreis der durch die Fürsorgeerziehung zu betreuenden Jugendlichen noch weiter, indem es die Verwahrlosung als einen dem Erziehungsziel des § 1 JWG. entgegengesetzten Prozeß bestimmt; danach hätten als verwahrlost Minderjährige zu gelten, die in einem beachtenswerten Maße hinter dem Zustand zurückstehen, welchen Minderjährige gleichen Alters und gleicher Umgebung bei sachgemäßer körperlicher und geistiger Ausbildung gewöhnlich erreichen. Die damit bezeichnete Erweiterung des Rahmens der Fürsorgeerziehung ist wohl begrüßenswert, wenn auch der subjektiven Schätzung durch eine derartige Fassung ein zu großer Spielraum gewährt wird. In der Kritik des Urteils wurde von PEILECKE mit Recht auf den Schaden hingewiesen, den eine zu große Ungleichartigkeit der von der Fürsorgeerziehung erfaßten Jugendlichen für den Einzelfall bedeuten kann.

Für die ärztliche Betrachtungsweise konnte die Überschätzung des pathologischen Momentes zur Gefahr werden. Tatsächlich finden wir sogar eine Gleichsetzung von Verwahrlosung und Neurose. Eine Auffassung, die von GREGOR abgelehnt wurde und der dann besonders SCHRÖDER entgegentrat, da er in der Bezeichnung der Verwahrlosung als soziale Neurose eine Überspannung des an sich unklaren Begriffes Neurose sieht.

Die wohl zur Genüge, aber nicht vollständig aufgezählten Definitionen lassen klar die Momente erkennen, auf welche beim Studium der Verwahrlosung das Gewicht zu legen ist, nämlich die Erziehung und deren positive und negative Resultate — ihren Bildungseffekt dürfte man lieber aus dem Spiel lassen; ferner eine von der Norm abweichende moralische Verfassung bzw. ein Tiefstand des sittlichen Niveaus. Hiefür wird in der seelischen Artung eine Erklärung gesucht und auf pathologische Momente zurückgegriffen. In einer heute wohl motivierten Weise wird die Geltung des Trieblebens betont und endlich auf die soziale Schädigung als Verwahrlosungsfolge hingewiesen. So vollständig mit diesen Definitionen das Gebiet umrissen ist, so schwierig muß sich die Lage des verantwortlichen Jugendamtsbeamten oder Amtsrichters gestalten, der mit ihnen praktisch arbeiten wollte. Aus diesem Grunde war GREGOR bemüht, eine möglichst einfache Definition zu bieten, welche die vom Jugendwohlfahrtsgesetz geforderte Feststellung zu treffen erleichtert. Er ist dabei von der praktischen Erfahrung ausgegangen, welche lehrt, daß eine abweichende moralische Verfassung an sich, sei sie auch pathologisch, zu keinen Verstößen gegen Recht, Sitte und Gesetz führen muß, die ja der Anlaß zum Eingreifen des Richters werden; ferner, daß eine Einzelhandlung den Tatbestand der Verwahrlosung im allgemeinen noch nicht ausmacht, andererseits aber doch das Symptom einer solchen sein kann. Endlich schien das Herausstellen eines entscheidenden Momentes aus der praktischen Erfahrung angebracht, nämlich daß der Jugendliche sich selbst in diesem Zustande nicht helfen kann, woraus sich die vom Gesetz in der Fürsorgeerziehung bezweckte Hilfeleistung ergibt. Unter diesem Gesichtspunkte wurden von GREGOR (4) in HELLERs Handbuch des Kinderschutzes den Richtern *zwei Definitionen* zur Wahl gestellt:

1. Unter Verwahrlosung ist ein moralisch abwegiges Verhalten zu verstehen, das aus eigenen Kräften des Individuums nicht mehr korrigierbar ist, weil es bereits die Form des Gewohnheitsmäßigen angenommen hat.

2. Die Verwahrlosung bildet eine durch äußere und innere Ursachen entstandene seelische Verfassung, aus der sich fortgesetzt sittliche Verfehlungen ergeben, die ihrerseits wieder zu tieferem moralischen Absinken der Persönlichkeit führen.

Schwierigkeiten für die richterliche Entscheidung entstehen meist bei ungenügenden sachlichen Unterlagen und werden noch gesteigert, wenn die tiefere psychologische Erfassung der Eigenart des Falles durch ungewöhnliche oder gar pathologische Mechanismen behindert wird. Eine weitere Schwierigkeit ergibt sich ferner dadurch, daß das Gesetz außer der von uns bisher wesentlich ins Auge gefaßten oberen Grenze noch eine untere festzustellen zwingt, nämlich durch die Abtrennung jener Fälle, bei denen die Erziehung als aussichtslos anzusehen ist. Zur Erläuterung diene der typische Fall weiblicher Verwahrlosung. Man wird bei der weiblichen Seelenstruktur nach einer schnellen Entgleisung vielfach das vom Kammergericht hervorgehobene Hinabsinken des sittlichen Zustandes zu sehen glauben; die von TÖBBEN als Kriterium verwendete „Erschütterung des seelischen Gleichgewichtes" wird durch das affektive Verhalten nahegelegt, während die richtunggebende Beeinflussung durch das Triebleben in der Entgleisung selbst zutage liegt. Und doch wird eine tiefere psychologische Erfassung zu dem Urteil führen können, daß Verführung und nicht Verwahrlosung vorliegt. Das Entscheidende bleibt neben dem Vorhandensein sittlicher Werte die moralische Haltung, die im Falle der Verführung vielleicht nur einmal temporär verloren ging oder durchbrochen wurde. Die feste Bindung an einen Partner läßt die tiefere gemütliche Beteiligung erkennen. Auf der anderen Seite liegen Fälle, bei denen das Fehlen moralischer Werte auf Gefühlskälte beruht, und der dadurch bedingte Mangel seelischer Beteiligung an der Hingabe dem Mädchen Züge des Dirnentums aufprägt. Wer psychologische Beobachtung verwahrloster Mädchen geübt hat, weiß die Schwierigkeit der in Frage stehenden Entscheidung zu bewerten. Es ist deshalb kaum möglich, bei dem einem Richter zur Verfügung stehenden Materiale in allen Fällen ein sicheres Urteil zu fällen. Einen Ausweg bietet der § 65, Abs. 4 des Jugendwohlfahrtsgesetzes, welcher die Möglichkeit einer Beobachtung vorsieht. Das Gesetz hat dabei naturgemäß zunächst an pathologische Faktoren gedacht und deshalb die Beteiligung des Psychiaters vorgeschrieben. Das von GREGOR besonders vertretene und auch bereits allgemein anerkannte Prinzip der Beobachtung stellt aber nicht nur eine diagnostische Frage, sondern schließt auch organisatorische Aufgaben im Rahmen der Bekämpfung der Verwahrlosung ein, weshalb das hier berührte Thema von uns später wieder aufgenommen werden muß.

III. Erscheinungsweise der Verwahrlosung.

Verwahrlosung stellt in letzter Linie ein asoziales Verhalten dar. Tatsächlich ist der Mensch in seinem frühesten Lebensalter ein Wesen, welches erst durch die Erziehung eine soziale Entwicklung erfährt, daher muß es in der Kindheit zur Verwahrlosung kommen, wenn es an der Erziehung ganz oder teilweise fehlt. Die Auswirkung dieses Mangels tritt zunächst als äußere Verwahrlosung infolge vernachlässigter Körperpflege zutage. Auf der anderen Seite sieht man ausreichende oder selbst sorgfältige Erziehung ihr Ziel einer sozialen Entwicklung des Kindes verfehlen, wenn es bei ihm an den inneren Vorbedingungen fehlt. Die Vorboten späterer Verwahrlosung treten uns in diesem Falle als sog. Erziehungsschwierigkeiten entgegen. Von einer tatsächlichen Verwahrlosung im oben definierten Sinne kann man erst dann reden, wenn das Kind sittlichen Anforderungen gegenüber versagt, welche in einem bestimmten Alter an das Normalindividuum gestellt werden müssen. Eine derartige zeitliche Grenze ist mit dem Beginne des Schulalters gegeben. Das im allgemeinen sozialen Interesse gelegene Bestreben, Eltern in ihren Bemühungen um schwer erziehbare Kinder zu unterstützen, sowie das spezielle Studium der Entwicklung von Verwahrlosung hat zur Kenntnis ihrer *Frühsymptome* geführt. Eine eingehende Studie darüber verdanken wir Weil aus dem Arbeitskreise von Alois Fischer. Das Material wurde mittels eines sorgfältig zusammengestellten Fragebogens gewonnen, der an verschiedene (24) Jugendorganisationen verschickt und durch Aktenstudium und persönliche Untersuchung ergänzt wurde. Weil glaubt, dadurch zur Auffindung von 7 Haupt- oder Kernsymptomen gelangt zu sein, um die sich die anderen Fehler gruppieren. Als solche Kernsymptome führt er auf:

1. Sprachstörungen, 2. Gehstörungen, 3. Anfälle, 4. Vasomotorisch-endokrine Störungen, 5. Enkoprose, 6. Enuresis, 7. Onanie.

Es handelt sich also um körperliche Mängel, die zweifellos der Beachtung wert sind und wohl als alarmierende Symptome einer gestörten Entwicklung bedeutungsvoll erscheinen. Es ist auch ohne weiteres zuzugeben, daß aus einer derartigen körperlichen Minderwertigkeit im Sinne der bekannten Adlerschen Gedankengänge psychische Effekte resultieren können, die weiter zur Verwahrlosung führen. Eine entscheidende Bedeutung ist nach meiner Erfahrung den erwähnten Symptomen *nicht* zuzumessen.

Um ein plastisches Bild der in Frage kommenden Frühsymptome der Verwahrlosung zu gewinnen, sei eine der von Weil entworfenen Tabellen wiedergegeben (Tabelle 1). Alle Fälle zeigen gestörte Sprachentwicklung, welche wohl auf eine mangelhafte intellektuelle Anlage zurückzuführen ist. Die uns interessierenden Frühsymptome treten schon im Säuglingsalter hervor. In 2 von 3 Fällen Gefräßigkeit, einmal, und zwar bei einem Mädchen, Schreien, Toben, Unruhe. Es ist bemerkenswert, daß diese Eigenschaft sich beim gleichen Kinde bis ins Vorschulalter verfolgen läßt. In anderen Fällen, welche nicht in dieser Tabelle verzeichnet sind, fiel bei später Verwahrlosten unordentliches Trinken im Säuglingsalter auf. Ausgeprägte Erscheinungen können natürlich erst im *frühen Kindesalter* erwartet werden; als solche sind Eigensinn, Trotz, Bosheit, Zerstörungslust, Zorn anzuführen, welche allgemein als Zeichen abnormer

Tabelle 1. **Konstellationsverhältnisse psychischer Entartungserscheinungen in Wechselwirkung zu dem körperlichen Symptom gehemmter Sprachentwicklung.**

Fall		Erziehungs-verhältnisse	Säuglingsalter	Frühes Kindesalter	Vorschulalter	Schulalter	Jugendalter
1	Hauptsymptom: Gehemmte Sprachentwicklung	Schlecht	Auffallende Gefräßigkeit	Trotz, Eigensinn (schwer erziehbar)	Hemmungslose Eßgier	Verstockt, hinterlistig, bösartig, unsittlich	Hetzer, Rädelsführer, Diebstähle, Landstreicherei
2		Nicht ungünstig	—	Auffallend ruhig, boshaft beim Spiel, Eingänger	Naschhaft, depressiv, fragt wenig, Eingänger	Schwierigkeiten in allen Denkfächern, verstockt, faul	Hinterlistig, diebisch, Streunen
3		Schlecht	—	Boshaft, streitsüchtig, jähzornig	Trotzig, fragt wenig, Tauschhandel, Sammeltrieb	Schwierigkeiten in allen Denkfächern, verstockt, lügenhaft, jähzornig	Streunen, Diebstahl
4		Schlecht	—	Empfindlich, trotzig unverträglich	Trotzig, faul, unverträglich, überempfindlich	Wenig regsam, willensschwach, unehrlich, nicht anpassungsfähig	Streunen, prahlerisch, nicht kontaktfähig, Diebstähle
5		Schlecht	—	—	Zur Beseitigung der Verwahrlosung Überstellung in Kinderheim	Hilfsschüler, faul	Verwahrlost
6		Sehr schlecht	—	—	Geistig wenig rege, weinerlich, überempfindlich, bequem	Schwierigkeiten in Denkfächern, verstockt, lügenhaft, gefallsüchtig	Diebstähle, Streunen, willensschwach
7		Gut	—	Auffallend lebhaft, empfindlich, ängstlich	Eingänger, unflätig, jähzornig, hetzerisch	Streitsüchtig, jähzornig, nicht kontaktfähig	—
8		Sehr schlecht	Schreien, Toben unruhig	Eigensinn, zerstörungslustig, scheu, Eingänger	Schreien, Zerstörungswut, naschhaft	Eingänger, mißtrauisch, Schwierigkeiten in Denkfächern	Diebstähle, Putzsucht, Unsittlichkeiten
9		Nicht günstig	Vielfraß, eigensinnig	Eigensinnig, zerstörungslustig, Tauschhandel	Eigensinnig, Tierquälerei, jähzornig, Nimmersatt	Streunen, Diebstähle	—

seelischer Anlage gelten und bedenklich für die spätere Zukunft stimmen müssen. In verschiedenen Fällen läßt sich die Kontinuität der Symptome bis in das spätere Alter verfolgen. Hemmungslose Eßgier und Naschhaftigkeit im vorschulpflichtigen Alter sind als Vorboten späterer Eigentumsdelikte zu werten, während Trotz, Faulheit, Unverträglichkeit, Jähzorn, Zerstörungswut nur als allgemeine Eigenschaften bedenklicher Qualität anzusehen sind, über die Form der späteren Verwahrlosung aber noch kein bestimmteres Urteil ermöglichen.

Im *schulpflichtigen Alter*, in dem bereits bestimmtere Forderungen an das moralische Verhalten des Kindes gestellt werden, nehmen die Zeichen von Verwahrlosung bereits konkretere Formen an. Eine Zusammenstellung derselben ist von Gregor-Voigtländer (2) nach einem größeren Materiale von 729 Kindern des Heilerziehungsheims Kleinmeusdorf bei Leipzig getroffen worden, in welches Fälle bestehender oder drohender Verwahrlosung zur Beobachtung kamen (Tabelle 2).

Tabelle 2.

Verwahrlosung	Schulpflichtige			
	Knaben 537		Mädchen 192	
	absolut	prozentual	absolut	prozentual
Eigentumsvergehen	434	81,3	120	62,5
Dasselbe allein	61	11,3	17	8,9
Schulschwänzen	207	38,5	53	27,6
Herumtreiben	132	24,0	34	17,7
Ausreißen	74	13,8	23	12,0
Vagabundieren	85	15,8	24	12,5
Betteln	25	4,7	9	4,7
Faul, arbeitsscheu	52	9,7	10	5,2
Verlogen	142	26,4	67	34,9
Phantastereien	12	2,2	12	6,2
Frech, unbotmäßig	68	12,7	17	8,9
Roh, gewalttätig	56	10,4	5	2,6
Unfug	61	11,3	6	3,1
Unsauber, liederlich	26	4,8	28	14,6
Naschhaft	31	5,8	28	14,6
Unsittlich	36	6,7	20	10,4
Schundlektüre, Kino	16	3,0	3	1,5
Rauchen	2	0,4	—	—
Brandstiftung	7	1,3	—	—
Kein Delikt	83	15,5	53	27,6

Aus der Tabelle ist zu ersehen, daß das Eigentumsdelikt bei beiden Geschlechtern weitaus dominiert. Dies hängt allerdings auch damit zusammen, daß ein Diebstahl das ausschlaggebende Zeichen ist, welches zu behördlichem Eingreifen führt. Hinter diesem alarmierenden Symptome treten andere Erscheinungen der Verwahrlosung, die ihm meist längere Zeit vorangegangen sind, in den Hintergrund. Als solche sind in erster Linie Verlogenheit und Naschhaftigkeit zu nennen, die zu den Frühsymptomen der Verwahrlosung gehören. Gewohnheitsmäßiges Lügen tritt insbesondere bei verwahrlosten Schulmädchen stark hervor, von denen $^1/_3$ des Materials diesen Fehler zeigte, während von den Knaben nur $^1/_4$ als lügenhaft eingeschätzt wurde. Einen weiteren Symptomenkomplex bildet Schulschwänzen und Herumtreiben, das ebenfalls eine Vorstufe von Eigentumsdelikten darstellt. Der Zahlenwert für Herumtreiben müßte eine Erhöhung erfahren, da seine schwerere Form als Vagabundieren besonders herausgestellt ist. Werden beide Werte addiert, dann ist die Summe mit der für Schulschwänzen fast identisch, was einen Ausdruck dafür bildet, daß es sich hier um die gleiche Wurzel und kein gewöhnliches und entschuldbares Schulschwänzen gehandelt hat. Bemerkenswerterweise tritt im Verhältnis zu diesen Zahlen Faulheit und Arbeitsscheu stark zurück. Das ist als Zeichen dafür anzusehen, daß das Schulschwänzen und Herumtreiben nicht aus dieser Quelle stammt. Auf einer anderen Linie liegt das Ausreißen, dem meist eine elementare Bedeutung beizumessen ist, welche vielfach durch die Zwecklosigkeit dokumentiert wird, indem das Kind ein behagliches Heim mit Kälte, Nässe und Obdachlosigkeit tauscht. Im gleichen Sinne spricht auch die Resistenz erzieherischen Beeinflussungen gegenüber. Derartige Beobachtungen lassen an Beziehungen zu epileptischen Verstimmungen denken, die dem Ausreißen aber nur in einer verschwindenden Zahl von Fällen zugrunde liegen. Der Zahlenwert für Betteln ist zweifellos zu niedrig; dieses Verhalten wird bei Kindern nicht genügend beachtet, verschwindet vielfach hinter den Eigentumsdelikten und geht als dazugehörig im Herumtreiben und Vagabundieren auf. Ebenso muß es dahingestellt bleiben, ob wirklich nur eine so geringe Zahl verwahrloster Kinder geraucht hat; gleiches gilt für Schundlektüre und unerlaubten Kinobesuch. Der kleine Wert für Brandstiftung bezeugt, daß dieses Delikt den Kindern der sächsischen Bevölkerung fremd ist.

Beachtenswerte Merkmale Verwahrloster bringt eine andere Gruppe von Werten, nämlich frech-unbotmäßig, roh-gewalttätig, Unfug, Eigenschaften, die keineswegs im sächsischen Volkscharakter liegen. Der Prozentsatz ist für alle drei Kategorien bei Knaben recht erheblich, bei Mädchen naturgemäß wesentlich geringer. Demgegenüber weisen die Mädchen eine dreimal so starke Häufigkeit von unsauber und liederlich auf, wobei freilich zu berücksichtigen ist, daß Knaben und Mädchen hier mit verschiedenem Maßstabe gemessen werden. Zum Teil dürfte dies auch für sexuelle Unarten gelten, welche unter der Bezeichnung unsittlich zusammengefaßt sind.

So kann man das Bild kindlicher Verwahrlosung dahin entwerfen, daß Mädchen durch Unsauberkeit, Liederlichkeit und Naschhaftigkeit, Schulknaben durch Frechheit und Roheit, beide aber durch Verlogenheit auffällig werden. Nicht selten tritt auch sexuelle Triebhaftigkeit auf. Die Schule wird häufig geschwänzt und die Zeit mit Herumtreiben ausgefüllt. Als alarmierendes Symptom tritt Ausreißen auf, während Diebstähle die bereits fortgeschrittene Verwahrlosung erweisen.

Die körperlich-seelische Altersentwicklung bringt im psychischen Bilde Jugendlicher fundamentale Veränderungen hervor. Wir werden uns noch später mit der Unterscheidung von Verwahrlosungsformen auf verschiedenen Altersstufen zu beschäftigen haben, müssen aber gleich hier in der Darstellung der Erscheinungsweise der in oder jenseits der Pubertät stehenden Fälle Mädchen und Jungen gesondert betrachten.

Das Urteil über *schulentlassene Jungen* stützt sich wieder auf die in Kleinmeusdorf an 440 Fällen vorgenommene Beobachtung (Tabelle 3). Wir finden bei ihnen eine enorme Frequenz der Eigentumsvergehen, was nach anderweitiger Kenntnis keineswegs örtlich bedingt ist, man kann vielmehr allgemein sagen, daß die Verwahrlosung des schulentlassenen Jungen wesentlich im Diebstahle zutage tritt. Dabei haben wir es aber tatsächlich mit dem Gipfel einer sich vorbereitenden Verwahrlosung zu tun, was schon die Tatsache beweist, daß nach der Tabelle 3 nur $^1/_8$, also 12,5% der Fälle lediglich wegen des Stehlens in die Anstalt gebracht wurden und nur 9,8% überhaupt kein Delikt begangen hatten. Das Betteln tritt auch hier stark zurück, der Wert für Brandstiftung ist verschwindend klein, auch für Unfug ist nur eine kleine Zahl verzeichnet, so daß *Eigentumsvergehen, im besonderen Diebstahl, das typische Delikt verwahrloster Jugendlicher* bleibt.

Tabelle 3.

Verwahrlosung	Schulentlassene			
	Jungen 440		Mädchen 532	
	absolut	prozentual	absolut	prozentual
Eigentumsvergehen	384	87,3	339	63,7
„ allein	55	12,5	—	—
Schulschwänzen	46	10,4	36	6,8
Herumtreiben	34	7,7	248	46,6
Ausreißen	83	18,9	108	20,3
Vagabundieren	55	12,5	20	3,8
Betteln	13	2,9	—	—
In Arbeit nicht aushalten	100	22,7	115	21,6
Faul, arbeitsscheu	70	15,9	117	22,0
Verlogen	59	13,4	192	36,1
Phantastereien	5	1,1	—	—
Frech, unbotmäßig	84	19,1	102	19,2
Roh, gewalttätig	39	8,9	14	2,6
Unfug	25	5,7	10	1,9
Unsauber, liederlich	30	6,8	70	13,1
Naschhaft	21	4,8	60	11,2
Mädchenverkehr	20	4,5	—	—
Männerverkehr	—	—	243	45,7
Schundlektüre, Kino	10	2,2	26	4,5
Rauchen	13	2,9	1	0,2
Kneipenbesuch	21	4,8	—	—
Brandstiftung	1	0,2	—	—
Kein Delikt	43	9,8	106	19,9

Die anderen Werte vervollständigen das Bild; etwa $^1/_4$ dieser Jungen hat die Arbeitsstelle verlassen; erfahrungsgemäß geht dieser endgültigen Aufgabe geordneter Beschäftigung mehrfacher Stellenwechsel voraus. Den Grund dieses Versagens läßt die Tabelle unschwer in der Rubrik faul-arbeitsscheu, aber auch in dem hohen Prozentsatz für frech und unbotmäßig erkennen; während die unmittelbaren Folgen des Verlassens der Arbeit im Herumtreiben, Vagabundieren, Kneipenbesuch und Betteln hervortreten, ist das Schulschwänzen dem Verlassen der Arbeit in Parallele zu stellen. Das Ausreißen bezeichnet die Form, in welcher die Loslösung aus dem sozialen Verbande vonstatten ging. Der Zahlenwert für Mädchenverkehr zeigt in diesem Zusammenhang natürlich nicht an, wie viele der verwahrlosten Jungen tatsächlich mit Mädchen sexuellen Umgang hatten. Die Menge müßte bei einer solchen Fragestellung wesentlich größer sein. Hier handelt es sich vielmehr darum, wie oft ein solches Verhalten bei der Verwahrlosung maßgebende Bedeutung hatte, und dies war bei dem Leipziger Materiale, ähnlich wie ich es später in Baden fand, nicht häufig der Fall.

In letzterer Hinsicht eröffnet sich ein ganz anderes Bild, wenn man zu den *schulentlassenen Mädchen* übergeht, welche in der gleichen Zeit in Kleinmeusdorf beobachtet wurden. Die wiedergegebene Tabelle 3 ist nach der Bearbeitung von 532 Fällen aus den Jahren 1913—1922 entworfen. Hier spielt der Männerverkehr mit 45,7% eine dominierende Rolle, so daß der Ausdruck *sexuelle Verwahrlosung* angemessen ist. Noch etwas höher ist der Zahlenwert für *Herumtreiben*, man könnte danach letzteres als das Primäre ansehen. Der Männerverkehr dürfte tatsächlich in der Mehrzahl der Fälle eine Folge dieses Verhaltens bilden. Eine weitere Vorstufe der sexuellen Verwahrlosung bilden andere Verhaltungsweisen, die in den Rubriken mit faul — arbeitsscheu 22%, in der Arbeit nicht ausgehalten mit 21,6% und Ausreißen 20,3% charakterisiert sind. Bemerkenswerterweise bleiben diese Zahlenwerte unter jenen für die sexuelle Verwahrlosung, woraus hervorgeht, daß Faulheit nur eine Quelle derselben

Tabelle 4.

	Schulentlassene Mädchen (532)		Schulpflichtige Mädchen (494)	
	absolut	prozentual	absolut	prozentual
Geschlechtsverkehr	320	60,2	34	6,9
Geschlechtskrank	265	49,8	6	1,2
Davon Syphilis	41	7,9	2	0,4
Schwanger	14	2,6	—	—
Erster Verkehr unter 14 Jahren	26	4,5	34	6,9
Erster Verkehr zw. 14 u. 16 Jahren	114	21,6	—	—
Gewerbsunzucht	64	12,1	2	0,4
Ungeordneter Verkehr	169	31,8	—	—
Verhältnis	65	12,2	—	—
Opfer eines Sittlichkeitsverbrechens	22	4,1	18	3,6
Sexuelle Verwahrlosung und Unehrlichkeit	137	25,7	—	—
Primäre sexuelle Verwahrlosung	105	19,7	—	—
Sekundäre sexuelle Verwahrlosung	74	13 9	—	—
Unzüchtige Handlungen	1	0,2	50	10,1

vorstellt. Die Qualifikation unsauber mit 13,1% betrifft in erster Linie die sexuell Verwahrlosten. Das für die sexuelle Verwahrlosung in Frage kommende Material von 532 Mädchen wurde noch unter weiteren Gesichtspunkten studiert und in Tabelle 4 im Hinblick auf die Art der sexuellen Verwahrlosung zusammengefaßt, wobei auch die früher besprochenen 494 Schulmädchen zum Vergleich herangezogen wurden. Wie bereits für die Jungen angedeutet, ist zwischen gelegentlichem oder in einem festeren Verhältnis gegebenen Verkehr und einem solchen zu unterscheiden, welcher den Tatbestand sexueller Verwahrlosung ausmacht. Eine Zwischenstufe bildet der sog. ungeordnete Verkehr mit 31,8%. Die 243 Fälle, d. h. 45,7% der früheren Tabelle, finden wir in den 265, d. i. 49,8%, der Geschlechtskranken in Tabelle 4 wieder. Es ergibt sich genau die gleiche Zahl, wenn wir die 22 Fälle, d. i. 4,1%, abziehen, welche Opfer eines Sittlichkeitsverbrechens geworden sind. Dieses Material entstammt einer Beobachtungsanstalt, in die naturgemäß auch Fälle leichter Verwahrlosung kamen. In Erziehungsanstalten mit vorwiegend schweren Fällen ist die Zahl der geschlechtskranken Mädchen nach eigener Erfahrung höher. Stelzner fand unter 1132 Fällen 60,7% geschlechtskranke. In 25,7% war die sexuelle Verwahrlosung mit Unehrlichkeit kombiniert. Wir kommen damit auf das Hauptkontingent, das in Tabelle 3 mit 63,7% unter *Eigentumsvergehen* verzeichnet ist. Allerdings handelt es sich dabei um den Ausdruck besonders schlecht gearteter wirtschaftlicher Verhältnisse, die in der späteren Kriegs- und in der ersten Nachkriegszeit gegeben waren. Das Jahr 1914 hatte nur 46%, das Jahr 1915 41,6% Mädchen ergeben, welche Eigentumsdelikte begangen hatten; die heute gültigen Werte sind zweifellos noch tiefer gelegen.

IV. Zur Charakterologie Verwahrloster.

Die Darstellung der Erscheinungsweise hat bereits erkennen lassen, daß in der Charakterstruktur von Verwahrlosten Schwächen, in ernsteren Fällen auch Anomalien gelegen sind. Es muß daher die nächste Aufgabe sein, diese Punkte im charakterlichen Aufriß besonders zu bezeichnen, damit umgekehrt bei der Feststellung von Verwahrlosung gerade diesen Seiten der Persönlichkeit entsprechende Beachtung geschenkt wird. Dabei ist gleich auf das erzieherische Problem hinzuweisen; denn stehen charakterliche Abweichungen tatsächlich mit der Verwahrlosung in kausalem Zusammenhang, dann wird ihr rechtzeitiger Nachweis durch entsprechende pädagogische Maßnahmen dem zu befürchtenden Übel vorbeugen können.

In erster Linie kommt der *Triebschicht* besondere Bedeutung zu. Ganz klar liegt der Fall bei den der Pubertät nahestehenden Mädchen und Knaben. Erstere verfallen leicht der Verwahrlosung, wenn ein ungewöhnlich starker Sexualtrieb ungehemmte Auswirkungen finden kann, d. h. wenn im gegebenen Moment innere Hemmungen und erzieherische Einflüsse versagen. Die Analysen von Gregor-Voigtländer (1) haben ergeben, daß nur ein Teil der sexuellen Verwahrlosung auf gesteigerte Triebhaftigkeit zurückgeht. Die Praxis der Anstaltserziehung zeigt aber deutlich, wie hochgespannt das Triebleben verwahrloster Mädchen ist. Darin liegt keineswegs ein Widerspruch, denn auch in jenen Fällen, in welchen der sexuellen Verwahrlosung gesteigertes Triebleben nicht primär zugrunde liegt, findet es durch ungehemmte sexuelle Betätigung eine derartige Entfaltung, daß der Endeffekt ein ähnlicher wird.

Bei Jungen liegt die Gefahr früh erwachter, gesteigerter sexueller Triebhaftigkeit im Begehen von Sittlichkeitsdelikten an kleinen Mädchen und in homosexuellen Akten. Im Gegensatz zu den Mädchen spielt wenigstens in normalen Fällen der Geschlechtstrieb bei der Verwahrlosung von Jungen keine dominierende Rolle. Mißbrauch von Tieren findet man fast nur auf Fälle von pathologischer Geistesschwäche beschränkt.

In der Verwahrlosung von Kindern gewinnt Triebhaftigkeit eine derartige Bedeutung, daß man geneigt sein könnte, sie ganz auf Entwicklungsstörungen normaler Triebhemmung zurückzuführen. Der Mangel altruistischer Regungen mit entsprechender Ichbetonung, der Drang, momentane Gelüste zu erfüllen, zu naschen und sich fremdes Gut anzueignen, auszureißen und mit Gleichgesinnten oder Verführten herumzustreifen und eine ungebundene Lebensweise zu führen, gelegentlich auch vorzeitige sexuelle Regungen verleihen derartigen Individuen einen primitiven, fast archaischen Zug. Auf gleiche Stufe ist auch die Unbeherrschtheit des Affektlebens, im besonderen die elementaren Zornausbrüche, zu setzen.

Der Stoff und die Materie des Charakters, d. h. die Gesamtheit der seelischen Anlagen, hat heute durch das Erbgesundheitsgesetz erneut an Interesse gewonnen, da pathologische Defekte den Ausdruck angeborener Geistesschwäche bilden können. Es ist für alle Kategorien Verwahrloster allgemein zu sagen, daß im Erscheinungsbild des seelischen Lebens höhere Funktionen erheblich reduziert sind. Bei einem Teil der Fälle handelt es sich dabei um die Wirkung jener Ursachen, die wir später als verwahrlosungserzeugend oder -fördernd kennenlernen werden, z. B. vernachlässigte Erziehung und schlechte soziale Verhältnisse. In einer weiteren Reihe hängt die Beeinträchtigung der geistigen Fähigkeiten von der Verwahrlosung ab, wie etwa vom mangelhaften Schulbesuch und ungebundenem Leben. Nicht zu übersehen sind auch die Folgen erhöhten Trieblebens, zumal in den Fällen sexueller Verwahrlosung.

Der Frage nach dem *geistigen Bestande* Verwahrloster ist Gregor durch ausgedehnte Untersuchungen mit der von ihm eingeführten Definitionsmethode (6) nachgegangen, womit natürlich auch nur ein Teil der Materie des Charakters zu erfassen war. Immerhin sind aber auf diese Weise tiefere Einblicke in das geistige Leben zu gewinnen als mit den üblichen Intelligenzprüfungen und Bestandsaufnahmen. Das Ergebnis der Untersuchung von 100 verwahrlosten Jungen aller Altersklassen war, daß annähernd die Hälfte aller Fälle eine normale Intelligenz besitzt (42 unter 100). $^1/_4$ war normal beschränkt, fast $^1/_3$ von Geburt aus geistesschwach, darunter machen schwerere Störungen des Intellektes den kleineren Teil aus. Gering ist auch die Zahl der Fälle später erworbenen Schwachsinnes, die Mehrzahl der angeboren Geistesschwachen ist debil.

Für die Mädchen fand GREGOR in 192 schulpflichtigen Fällen 20,8% debil, 9,9% imbezill. Unter 264 Schulentlassenen 21,2% debil und 12,1% imbezill. Bei Knaben und Mädchen ergab sich bei genauer Untersuchung auch für psychisch Intakte ein niedrigeres geistiges Niveau als bei Nichtverwahrlosten.

Den *affektiven Verhältnissen* Verwahrloster sind GREGOR und ELSE VOIGTLÄNDER (2) in der Studie über die Charakterstruktur nachgegangen, wobei insbesondere die Beziehungen dieser Qualitäten zu moralischen Kategorien untersucht wurden. Die Betrachtung der Stimmung von Verwahrlosten ergab eine größere Heiterkeit des weiblichen Geschlechtes, also eine Bestätigung der allgemeinen Auffassung. Dem entspricht auch, daß die Kinder die Schulentlassenen an Heiterkeit übertreffen; diese ist vorzugsweise eine weiblich-kindliche Eigenschaft. Dagegen findet sich Verstimmung und Mißmut mehr bei den Knaben, besonders bei den gehässigen Schulpflichtigen. Das weibliche Geschlecht hat, wie zu erwarten, wieder das Übergewicht bei der wechselnden Stimmung, während die indifferente Stimmung besonders bei den Jungen mehr vertreten ist als bei den Mädchen. Es ergab sich durchgehend ein deutlicher Zusammenhang von Heiterkeit und Indifferenz mit Gutartigkeit, während Verstimmung und Stimmungswechsel bei den Bösartigen stärker auftreten und gegenüber der heiteren Stimmung überwiegen.

Bei der affektiven Erregbarkeit zeigt sich, daß auf der männlichen Seite von Verwahrlosten ein kleines Übergewicht sowohl der geringen wie der gesteigerten Erregbarkeit vorhanden ist, während das weibliche Geschlecht in der mittleren Erregbarkeit dominiert. Die männlichen Verwahrlosten bieten also zwei Typen: die Ruhigen und die Erregbaren. Unter männlicher Erregbarkeit ist vorzugsweise Neigung zu Jähzorn und Wutausbrüche zu verstehen, während bei den Mädchen Neigung zum Weinen vorherrscht. Ein Vergleich mit moralischen Qualitäten ergab, daß die größere Erregbarkeit sich durchgehend auf der Seite der Bösartigen findet, während die Gutartigen durchweg ruhiger sind. Gehässigkeit und Zanksucht waren vorwiegend affektiv bestimmt, was aus allgemeinen psychologischen Erwägungen verständlich ist. Besonders deutlich zeigt sich der Zusammenhang von Erregbarkeit und Bosheit bei den erwachsenen Mädchen, während die Jungen einen höheren Anteil an ruhiger Gehässigkeit aufweisen, in der sie allerdings von den schulpflichtigen Mädchen etwas übertroffen werden. Gehässigkeit erscheint hier weniger als Charakter denn als Temperamentsache. Ein Ergebnis, das mit der Psychologie der Geschlechter nicht im Widerspruch steht.

Bei der Frage nach dem *Gefühlsleben* der Verwahrlosten gelangen wir an ein zentrales Problem, da von dieser Funktion die Wert- und Motivbildung abhängig ist und wir damit sowohl vor den Ursachen der Verwahrlosung als auch vor den maßgebenden Faktoren für die Prognose des Falles stehen. Die sichere Beurteilung der Gefühle von Verwahrlosten stößt aber auf große Schwierigkeiten, da die Ausgangssituation, in der man vielfach dem Zögling gegenüber steht, die Lösung der entscheidenden Frage fast zur Unmöglichkeit macht. Zunächst ist der Zustand der Verwahrlosung an sich dem Gefühlsleben im hohen Maße schädlich und es ist daher stets mit sekundärer Entstellung desselben zu rechnen. Ferner bringen die Verhältnisse der Untersuchung in amtlichen Beratungsstellen, Fürsorgeerziehungsanstalten, Untersuchungshaft usw. Hemmungen und Entstellungen im Gefühlsverlauf mit sich. Ein zutreffendes Urteil kann demnach erst auf Grund längerer Beobachtung unter Verhältnissen gewonnen werden, welche einer natürlichen Gefühlsentwickelung Raum lassen. Dies ist meist erst dann der Fall, wenn der Zögling sich ungezwungen in das Anstaltsleben eingefügt hat. Für den weniger erfahrenen Beobachter besteht dabei aber immer noch die Gefahr, den Fall als zu harmlos anzusehen, weil die doch primitiven Bedingungen des Anstaltslebens nur bescheidene Forderungen an das Fühlen und Handeln der Zöglinge stellen. Sofern auch hier ein glattes Versagen, das nicht etwa situationsbedingt ist, stattfindet, handelt es sich um einen höheren Grad von Gefühlsarmut. Das Extrem dieser Richtung, die absolute Gefühllosigkeit, bildet eine folgenschwere Anomalie, mit der man es wenigstens bei deutschen Kindern und Jugendlichen nur äußerst selten zu tun hat. Ungewöhnlich ist bei tatsächlich bestehender Verwahrlosung freilich auch der andere Fall eines dem gleichen Alter normaler Jugendlicher nach Qualität und Intensität entsprechenden Gefühlslebens. Im allgemeinen findet man bei verwahrlosten Kindern und Jugendlichen ein primitives, d. h. mangelhaft entwickeltes Gefühlsleben. Im Vordergrunde stehen Interessen für die eigene Vitalität und den nächsten Personenkreis. Darüber hinaus sind meist immerhin Gefühlsdispositionen nachweisbar, welche eine weitere Entwicklung ermöglichen und die Grundlage zu einer sozialen, moralischen und religiösen Wertbildung abgeben, die etwa dem normalen Durchschnitt entspricht.

Das bezeichnete primitive Gefühlsleben weisen Knaben und Mädchen mit verzögerter altruistischer Wertbildung auf. Sie neigen daher zu Naschhaftigkeit und Unehrlichkeit und zeigen ein nur rudimentär entwickeltes Pflichtgefühl, woraus sich ohne weiteres die Unfähigkeit zu regelmäßigem Schulbesuch erklärt. Ein tieferer Mangel der Gefühlsdispositionen hat fehlenden Sinn für Reinlichkeit und Ordnung zur Folge.

Das Flegel- bzw. Backfischalter, d. h. die Vorpubertät, gibt für die Gefühlsanalyse überhaupt einen unsicheren Boden. Im allgemeinen läßt aber hier die Loslösung von der Masse, in der allein das diesem Alter eigene Geltungsbedürfnis seine Blüten treibt, die innere Schwäche und Hilflosigkeit zutage treten. In der Pubertätszeit bedingt mangelhafte Gefühlsreife bei Mädchen das für die Mehrzahl der Verwahrlosten charakteristische leichtsinnige und oberflächliche Wesen und die Neigung zur Koketterie, worin zweifellos die Wurzeln sexueller Verirrungen zu erkennen sind. Bei verwahrlosten Jungen sind in der Regel mannigfache Ansätze zu Gefühls- und Wertbildung kenntlich, dabei dominiert aber die von der Pubertät herzuleitende Überbetonung der eigenen Persönlichkeit, so daß moralische Motive vielfach nur geringen Geltungswert besitzen. Die Folge sind Schwankungen der moralischen Haltung in kritischen Augenblicken und situationsbedingte Entgleisungen, welche meist am Anfang der Verwahrlosung stehen.

Wir kommen damit auf den Begriff der *Haltlosigkeit*, welche in der psychiatrischen und psychologischen Literatur als charakteristisches Merkmal der Psychopathie gilt. Einzelne Autoren sind heute geneigt, im „Halt" eine besondere psychische Funktion zu sehen. Dieser Anschauung können wir uns aus nachstehenden Überlegungen nicht anschließen. Dem Sprachgebrauch nach ist zwischen Haltung und Halt zu unterscheiden. Der erste Ausdruck bezeichnet, daß eine Persönlichkeit den an sie gestellten sittlichen Forderungen reibungslos entspricht. Dabei handelt es sich um keinen Dressureffekt, die Haltung beruht vielmehr auf der Stellungnahme und Entscheidung des eigentlichen Zentrums der Persönlichkeit, also der geistigen Person. Durch eine endlose Wiederholung der sich ergebenden Entscheidungen von gleichlautender moralischer Tendenz entwickelt sich in der Mehrzahl der Willensvollzüge ein förmlicher Automatismus, nach dem sich das Gute geradezu von selbst versteht. Nur bei komplizierter Sachlage und ungewöhnlichen Fällen wird auf die von der Persönlichkeit anerkannten Normen zurückgegriffen, welche für sie den sittlichen Halt vorstellen. Das Kind und der Jugendliche suchen diesen instinktiv bei ihren Eltern. Mit der Lösung der Persönlichkeit von ihrem natürlichen Zusammenhang in der Pubertät muß sich, durch sittliche Gefühle vermittelt, in den moralischen

Anschauungen der eigene Halt ergeben. Man sieht also ohne weiteres, daß es verschiedene Quellen mangelnder moralischer Haltung gibt, welche in extremen, daher abnorm erscheinenden Fällen zur Haltlosigkeit wird.

Die uns am meisten interessierende Mittelgruppe haltloser Fälle zeigt eine temporäre Störung in der moralischen Haltung, nämlich im Nachlassen der früher normal wirksamen sittlichen Kräfte, bedingt durch eine Pubertätskrisis oder äußere Einflüsse, welche das beim Jugendlichen noch nicht genügend stabile System sittlicher Werte ins Schwanken bringt. GREGOR hat diese prognostisch relativ günstige Gruppe unter dem Begriff der *moralischen Schwäche* bei einer Einteilung der Fälle von Verwahrlosung herausgehoben. Prinzipiell verschieden von dieser Gruppe sind jene Fälle, bei denen infolge konstitutioneller Faktoren der Aufbau eines moralischen Wertsystems nicht erfolgen kann. Hiefür ist in erster Linie ein Mangel in der Entwicklung höherer Gefühle verantwortlich zu machen, der sich schon in der Kindheit in Lieblosigkeit, Stumpfheit, Wutzuständen usw. ausspricht. In späteren Jahren tritt er uns als Gefühlskälte, Gefühlsarmut und als förmlicher Mangel sittlicher Gefühle entgegen und wird als *ethischer Defekt*, *anethischer Symptomenkomplex* oder *moralische Anästhesie* bezeichnet. Individuen dieser Art sind in GREGORS Einteilung von Verwahrlosten in die Gruppe der *moralisch Minderwertigen* einbezogen worden. Bemerkenswerterweise sind ähnliche Gedankengänge in der prognostischen Bewertung des Verbrechers in STUMPFLS Studien zu finden.

Nach der bisherigen Erörterung können wir uns in Kürze über die *Tektonik* der Verwahrlosten äußern. Mit diesem Terminus hat KLAGES eine Beobachtungsweise in der Charakterologie festgelegt, welche der Psychiatrie als solche bereits geläufig war, da sie disharmonische Persönlichkeiten mit dem Begriff der Psychopathie erfaßte und das Extrem gestörter Tektonik in der Zerfahrenheit von Schizophrenen studiert hatte. Hier interessiert die Tatsache, daß eine Störung der Tektonik geradezu zum Wesen der Verwahrlosung gehört. Wie an anderer Stelle (ANNA und ADALBERT GREGOR) bemerkt, bietet der verwahrloste Jugendliche vielfach ein förmliches charakterologisches Chaos. Damit hängt es zusammen, daß gerade der psychologisch interessierte Richter oder einsichtsvolle Eltern angesichts dieser seelischen Verfassung Verwahrloster immer wieder an die Möglichkeit einer Geistesstörung denken, während dieser Fall tatsächlich nur bei einer sehr geringen Zahl von Fürsorgezöglingen zutrifft. Man kann daher auch den Standpunkt erfahrener Anstaltspraktiker verstehen, welche die Beteiligung der Psychiatrie an der Fürsorgeerziehung so lange ablehnten, bis sie Fühlung mit der Heilpädagogik (TH. HELLER) bekamen und eines Besseren belehrt wurden.

Die folgende Betrachtung wird den Nachweis erbringen, daß nach dem Altersaufbau der Verwahrlosung Maxima ihrer Frequenz in ein Alter fallen, welches durch Mangel seelischer Harmonie infolge Lösung bereits vorhandener Einheitlichkeit charakterisiert ist, nämlich die Vorpubertät. Soweit bei einem Kinde von Charakter überhaupt die Rede sein kann, erscheint er relativ harmonisch; diese Harmonie fehlt aber bei verwahrlosten oder dazu disponierten Kindern. Man denke nur an die oben besprochenen Frühsymptome der Verwahrlosung, ferner an die elementaren Triebausbrüche bei Kindern im Schulalter und deren Rückwirkung auf das übrige seelische Leben. In der Vorpubertät bildet eine fast physiologische Störung der Tektonik ein kausales Moment für die Entstehung von Verwahrlosung; aber auch die Pubertät ist bekanntlich, wenn auch aus anderen Gründen, wie die ihr vorangehende Phase für die Herstellung eines Gleichgewichtes ungünstig, und man muß daher von einer besonderen Gefahr für die Entwicklung von Verwahrlosung reden, wenn die seelische Umschichtung in der Pubertät sich zu einer Minusvariante des

Charakters in der intellektuellen oder gemütlichen Sphäre gesellt. Es kann gleich hier bemerkt werden, daß die Pädagogik bei Verwahrlosten in erster Linie die Tektonik des Charakters ins Auge fassen muß.

Zum Schlusse sei noch auf ein komplexes Charaktermerkmal eingegangen, welches die oben bereits besprochenen Seiten des Charakters, nämlich Affekterregbarkeit und Gefühlsleben, berührt und das auf das bedeutsame Moment der Entäußerung innerer Erlebnisse, also das Naturell, zielt. Wir meinen die Beurteilung der Persönlichkeit nach dem *Gefüge oder der Struktur ihres Charakters*. Damit ist zunächst die Art der affektiven Erregbarkeit, d. h. das mehr oder weniger leichte Ansprechen auf Reize der Außenwelt zu verstehen; ferner gehört die Art der inneren Verarbeitung und die Ablaufsform der affektiven Bewegung hierher, wonach die Persönlichkeiten als tief veranlagte oder oberflächliche unterschieden werden. Endlich fällt aber auch das Naturell unter diesen Begriff, nämlich die Entäußerung affektiver Erlebnisse nach Geschwindigkeit, Kraft und Form. Bei der Bearbeitung [Gregor (19)] von Fürsorgezöglingen, die über Jahre hinaus verfolgt wurden, hat sich dieses Moment aus dem Charakterbild derart aufgedrängt, daß es als Einteilungsprinzip verwendet wurde. Von 60 erfolgreichen Fällen dieses Materiales an schulentlassenen Zöglingen erwiesen sich 23 als primitiv organisiert. Es fehlte ihnen fast durchaus an jugendlicher Frische und Lebendigkeit, die Grundstimmung war in der Mehrzahl mißmutig, das Gefühlsleben matt, das Naturell ebenfalls wenig belebt, plump und schwerfällig, zum Teil auch roh und brutal. Diesen standen 21 Fälle seelisch differenzierter Zöglinge gegenüber, bei denen man eine feinere seelische Struktur, ein leichtes Ansprechen auf affektive Reize, gemütliche Anregbarkeit, Wertempfänglichkeit und lebhaftes Naturell nachweisen konnte. Als dritte Gruppe, 16 Fälle, stellten sich kindlich geartete Zöglinge gleicher Alterskategorie dar, welche neben anderen körperlichen und seelischen Zügen der Kindlichkeit nach den hier in Frage kommenden Merkmalen des Charaktergefüges bloß das schillernde Wesen kindlicher Unreife erkennen ließen.

Eine gute Darstellung des Typus infantiler Charakterstruktur hat Berta Paulsen in ihrem Referate der III. Tagung über Psychopathenfürsorge gegeben. Sie findet für diese Mädchen körperliche und seelische Unreife charakteristisch, die in einem wahrhaft tragischen Gegensatz zu dem steht, was sie erlebt und getan haben. Erotisch sind sie unerweckt und sexuell kaum aufgewacht, trotzdem hat ein Teil derselben bereits schwerste sexuelle Erlebnisse hinter sich, und manche sind schon wirklich als Prostituierte anzusehen.

V. Altersaufbau der Verwahrlosung.

Die wichtige Frage nach dem zeitlichen Beginn der Verwahrlosung hat E. Voigtländer an einem großen Material von 2469 Jugendlichen studiert und ist dabei den Beziehungen von Beginn der Verwahrlosung und Einweisung der Jugendlichen in die Erziehungsanstalt nachgegangen. Da dieses Material noch aus der Zeit vor dem Inkrafttreten des Reichsjugendwohlfahrtsgesetzes stammt, muß bemerkt werden, daß die Rechtsgrundlage für die Anordnung der Fürsorgeerziehung dieses Materiales das sächsische Gesetz über Fürsorgeerziehung vom 1. Februar 1909 bildete. Dieses enthielt die Beschränkung, nach welcher ein Minderjähriger, welcher das 16. Lebensjahr vollendet hat, nur dann der Fürsorgeerziehung unterworfen werden sollte, wenn begründete Aussicht bestand, daß durch sie eine Besserung erzielt wird. Diese Frage war erst nach Einlieferung in das Beobachtungsheim, welche auch gewöhnlich der Anordnung der Fürsorgeerziehung vorausging, zu prüfen. Man war damals in Leipzig bestrebt, rasch zuzugreifen und die Frage, ob Verwahrlosung tatsächlich vorliegt und welche Maßnahmen zu ergreifen seien, vom Ergebnis der Beobachtung abhängig zu machen. Die gefundenen Werte sind in der folgenden Tabelle wiedergegeben:

Tabelle 5.

Alter in Jahren	Mädchen		Knaben	
	Einlieferung	Beginn der Verwahrlosung	Einlieferung	Beginn der Verwahrlosung
3—5	9	25	10	23
6	7	14	10	20
7	21	20	25	32
8	37	32	54	51
9	50	36	80	75
10	73	58	115	97
11	65	45	147	134
12	93	52	160	144
13	91	62	189	113
14	111	55	188	72
15	98	69	128	53
16	127	48	157	52
17	142	39	120	16
18	59	19	51	1
19	34	3	13	—
20	4	—	1	—

Die Summe der Einlieferung ist größer als die für den Beginn der Verwahrlosung. Es war nämlich nicht in allen Fällen möglich, in letzterer Hinsicht eine genaue Feststellung zu treffen.

Geht man zunächst auf die *Jungen* ein, so findet man in der Zahlenreihe für Beginn der Verwahrlosung mit dem 8. Lebensjahr einen starken Anstieg der Werte. Dieser hängt nach dem oben über die Erscheinungsweise der Verwahrlosung Gesagten mit dem Scheitern des Knaben an jenen Forderungen zusammen, welche Schule und Außenwelt nach einiger Nachsicht in der früheren Epoche endgültig an die sittliche Haltung stellen müssen. Es ist naheliegend, daß bis dahin Fehler vielfach leichter genommen und entschuldigt werden. Ein noch schärferer Anstieg ist im 11. Lebensjahr gegeben, der sich mit dem 12. zu einem Gipfel vereinigt, während das 13. Lebensjahr schon einen mäßigen Abfall bringt. Zweifellos fällt dieses scharfe Herausbrechen von Verwahrlosungserscheinungen an dieser Stelle mit der Vorpubertät bzw. mit den Flegeljahren des Jugendlichen zusammen. Dieses Alter ist für die Entwicklung von Verwahrlosung darum besonders disponiert, weil hier beim Kinde überschäumende Kräfte zutage treten, auf der anderen Seite moralische Werte mit tieferer Grundlage noch nicht gebildet werden können. Als weiteres gefährdendes Moment ist die Ablösung von der Familie, zumal den Eltern, hervorzuheben, mit der Neigung, sich gleichgesinnten Jugendlichen anzuschließen. Die Pubertät selbst tritt in unserer Reihe zahlenmäßig erheblich zurück. Hier ist das Individuum wieder mehr auf sich gestellt; seine Kräfte, durch die innere Entwicklung gebunden, streben weniger nach Entäußerung, und mit der Entwicklung des Gefühlslebens wachsen auch moralische Hemmungen empor. Die Werte für das Einlieferungsalter zeigen gegenüber jenen für den Beginn der Verwahrlosung eine deutliche Verschiebung. Man gewinnt ohne weiteres den Eindruck, daß mit der Einweisung in das Erziehungsheim erklärlicherweise zurückgehalten wird, bis mit dem 8. Lebensjahr ein entschiedener Zwang dazu sich ergibt. Dem oben erwähnten Gipfel im 11. und 12. Lebensjahr folgt für die Einlieferungszeit ein solcher im 13. und 14. Lebensjahr. Auch hier tritt deutlich zutage, daß mit der Pubertätszeit das Maximum in der Entwicklung der Verwahrlosung bereits überschritten ist. Das 15. Lebensjahr zeigt einen auffälligen Abfall, während das 16. wieder einen deutlichen Anstieg aufweist. Dieser ist wohl mit dem Scheitern der Versuche in Zusammenhang zu bringen, den Jugendlichen nach Schulabschluß einem Berufe zuzuführen.

Die Werte der *Mädchen* zeigen für den Beginn der Verwahrlosung einen analogen Anstieg wie die Knaben um das 8. Lebensjahr. Mit dem 10. Lebensjahr kommt ein breiter Kurvengipfel zur Entwickelung, welcher sich bis zum 15. Lebensjahr erstreckt und in diesem den Höhepunkt erreicht. Bemerkenswerterweise nimmt aber mit Erreichen der Pubertätszeit die Neigung zur Verwahrlosung ab. Man darf wohl schließen, daß bei den Mädchen die Hauptquelle der Verwahrlosung die moralische Unsicherheit bildet, welche für die Vorpubertät charakteristisch ist. Natürlich verwahrlosen auch zahlreiche Mädchen nach der Pubertät. Dann hat aber die Verwahrlosung schon ein anderes, bewußteres Gepräge. Die eigentliche und große Gefahr liegt, wie unsere Zahlen klar erkennen lassen und die Praxis immer wieder feststellen läßt, in der Halbheit seelischer Entwicklung, die mit dem Ausdruck Backfischalter bezeichnet wird. Diese Phase ist für die Einwirkung verderblicher Einflüsse am gefährlichsten, und tatsächlich stellt ja ein großer Teil verwahrloster Mädchen Opfer der Verführung dar. Auch bei dieser Gruppe folgt die Einlieferung in die Anstalt in einem jahrelangen und darum bedenklichen Abstande, so daß das Maximum der Einweisung erst im 17. Jahr erreicht wird, während die Kurve von Entwicklung der Verwahrlosung hier schon stark zurückgegangen ist. Auch STELZNER bezeichnet bei Mädchen das 17. Lebensjahr als das eigentliche fürsorgebedürftige Alter.

Das Reichsgesetz für Jugendwohlfahrt vom 9. Juli 1922, welches die analogen Gesetze und Verordnungen ablöste, hat den Forderungen, welche nach der Kenntnis der Jugendpsychologie und Jugendverwahrlosung zu stellen waren, weitgehend entsprochen. Es enthält auch die sinngemäße Beschränkung, Fürsorgeerziehung nicht anzuordnen, wenn sie offenbar keine Aussicht auf Erfolg bietet. Dies wurde leider nicht genügend und sehr zum Schaden der Fürsorgeerziehung beobachtet und diese mit Elementen, namentlich Schwachsinnigen höheren Grades, belastet, bei denen die Erziehungsarbeit scheitern mußte.

Das Jugendwohlfahrtsgesetz entwickelte eine anerkennenswerte Großzügigkeit, indem es die Fürsorgeerziehung mit der Volljährigkeit abschließen ließ. Als obere Grenze für die Verordnung wurde das vollendete 18. Lebensjahr angenommen, doch konnte sie bei Aussicht auf Erfolg auch noch bis zum vollendeten 19. Jahr geschehen.

Es ist klar, daß ein rasches und zielbewußtes Eingreifen möglichst bald nach Beginn der Verwahrlosung gefordert werden muß; doch ist es auch verständlich, daß aus Gründen, die im Widerstand der Eltern und im Sparsamkeitsstreben liegen, die Anordnung der Fürsorgeerziehung verzögert wird, so daß sich eine gewisse Häufung nahe ihrem Abschluß, also gegen das 18. Lebensjahr ergeben hat. Andererseits mußten sich mit zunehmenden Jahren und fortschreitender Verwahrlosung auch die Erziehungsaussichten verschlechtern: so wurden die Spätfälle in der Fürsorgeerziehung zu einem Problem. Man konnte mindestens fragen, ob der mit ihnen gegebene Kostenaufwand bei dem verringerten Erziehungserfolg sich noch lohnt. Aus dieser Deduktion tritt der Pharisäismus klar zutage, zunächst Zögern und Verschleppung und dann die bedauernde Feststellung, daß die Kosten unnütz sind.

Die Notverordnungen vom November 1932 haben die berührte Frage kurz entschieden, indem sie das Ende der Fürsorgeerziehung auf das vollendete 19. Lebensjahr ansetzten, aber die Möglichkeit offen ließen, bei Vorliegen besonderer Verhältnisse ihre Fortführung über das 19. Lebensjahr bis zur Volljährigkeit zu verlängern (§ 72a RJWG.). Von dieser

Möglichkeit wurde zunächst im ausgiebigen Maße Gebrauch gemacht. Es wäre ja sinnlos gewesen, späte, aber aussichtsreiche Fälle gleich wieder zu entlassen. Im übrigen durfte man hoffen, daß nach dieser Zwangsmaßnahme die Behörden zu dem erwünschten raschen Eingreifen veranlaßt würden. Ein weiterer Vorteil entsprang für die Erziehungsanstalten, indem sie von dem schwierigen Material der älteren Fälle befreit wurden, welche vielfach nicht mehr in den Rahmen der Anstalt paßten. Ehe wir zu der ganzen Frage kritisch Stellung nehmen, wollen wir die Auswirkungen der Notverordnungen auf die Menge und die Altersgruppen der Fürsorgezöglinge kennenlernen.

ANNALIESE OHLAND (1—3) hat in ihren Berichten über die Fürsorgeerziehung in Deutschland Menge und Struktur des Materiales über Jahre hinaus in genauer Weise verfolgt. Nach ihren Feststellungen betrug der Gesamtbestand der von der Fürsorgeerziehung betreuten Jugendlichen in aufeinander folgenden Jahren wie folgt:

Am 31. März 1928	97 571
„ 31. „ 1929	95 191
„ 31. „ 1930	89 593
„ 31. „ 1931	78 632
„ 31. „ 1932	77 846
„ 31. „ 1933	55 087
„ 31. „ 1934	53 438
„ 31. „ 1935	55 560

Man sieht zunächst eine ständige Abnahme der Zahlenwerte, wobei sich nach Inkrafttreten der Notverordnungen vom November 1932 ein scharfer Abstieg ergibt. Der Stand fällt von 1932 auf 1933 um fast ebensoviel wie von 1928—1932 zusammen. Von 1933 zu 1934 findet noch ein weiteres Absinken statt, während das Jahr 1935 erstmalig wieder eine Erhöhung der Frequenz aufweist. Der Rückgang an Fürsorgeerziehungsfällen war natürlich nicht durch Abnahme der Verwahrlosung, sondern durch die Zunahme von Sparmaßnahmen bedingt. Der Beweis liegt in dem jähen Abfalle der Zöglingsmenge in dem Momente, wo die Sparmaßnahmen ihre größte Stärke erreichten. Der 1935 einsetzende Anstieg ist ebensowenig durch eine Zunahme der Verwahrlosung begründet, sondern wird von OHLAND mit Recht durch nachstehende Momente erklärt: in erster Linie durch die größere Bereitschaft der antragstellenden und anordnenden Instanzen zu einer frühzeitigeren und vorbeugenden Anordnung. Durch die erfolgte Veränderung im Altersaufbau, d. h. mit sinkendem Überweisungsalter ergibt sich eine Verringerung der Abgänge, weil bei Kindern und Jugendlichen häufig die Umweltverhältnisse die Entlassung aus der Obhut der Fürsorgeerziehung verhindern.

Die Verteilung auf die verschiedenen Altersklassen stellt sich für 54715 Zöglinge des Jahres 1935 (von einzelnen Staaten war das Material nicht in dieser Weise gegliedert) in folgender Weise dar:

	absolut	prozentual
Vorschulpflichtig	2 259	4,12
Schulpflichtig	21 329	38,98
Schulentlassen (bis 19 Jahre)	26 017	47,55
„ (über 19 Jahre)	5 110	9,34

Während am 31. März 1932 in Deutschland 2,65% Vorschulpflichtigen und 28,13% Schulpflichtigen noch 69,21% Schulentlassene gegenüberstanden, machte der Anteil der Schulentlassenen am 31. März 1935 nur noch 55,95% aus. Im Gegensatz zur Verjüngung des Gesamtbestandes in dem auf die Reichsnotverordnung folgenden Jahr, die fast ausschließlich durch den verstärkten Abgang bei den ältesten Jahrgängen zu erklären war, beruht die Zunahme der Vorschulpflichtigen und der Schulpflichtigen des Jahres 1935 auf einer verstärkten Neuüberweisung dieser jüngeren Altersklassen. Diese Verjüngung des Zöglingsmateriales ist ein erfreuliches Zeichen für die Neigung, bei der Bekämpfung der Verwahrlosung heute früher zuzugreifen. Bemerkenswert ist aber dabei die Tatsache, daß die Gruppe der über 19jährigen sich standhaft erwiesen hat, indem sie durch die Notverordnungen nicht zum Verschwinden gebracht werden konnte.

Wie stark aber die Tendenz zum Abbau der älteren Jahrgänge ist, ergibt sich aus der Betrachtung der Zahlen für die im Jahre 1934/35 erfolgten Neuüberweisungen zur Fürsorgeerziehung in Deutschland:

1110 = 10,32% im vorschulpflichtigen Alter
4611 = 42,87% im schulpflichtigen Alter
4756 = 42,22% schulentlassen bis 18 Jahre
279 = 2,59% schulentlassen über 18 Jahre.

Ein Vergleich mit den Überweisungen aus den Jahren 1931/32 ergibt, daß die Zahl der neuüberwiesenen Schulentlassenen über 18 Jahre in den Jahren 1931—1934 um 75,93% gesunken ist. Die Zahl der Schulpflichtigen in Deutschland ist in dieser Zeit um 117,45%, die der Vorschulpflichtigen um 202,55% gestiegen. Aber auch im Berichtsjahr 1934/35 sind noch wesentliche Veränderungen zugunsten der jüngeren Jahrgänge eingetreten, indem die Zahl der Vorschulpflichtigen um 50,44%, die der Schulpflichtigen um 25,09% zunahm, während die Zahl der Schulentlassenen bis zum 18. Lebensjahr nur um 16,13% anstieg, die für über 18jährige sich weiter um 24,86% verminderte.

Bei der kritischen Prüfung der Sachlage wollen wir besonders auf die starke Abnahme in der Einweisung der älteren Jahrgänge eingehen. Es ist bedenklich, die Einweisung zur Fürsorgeerziehung mit dem 18. Lebensjahr zu beschließen, da die Forschung ergeben hat, daß bei Mädchen das Maximum für die Einlieferung nach der Anstalt im 17. Lebensjahr gelegen ist, und dies hängt nicht nur mit verspäteten Maßnahmen, sondern in erster Linie damit zusammen, daß die spezifisch weibliche Verwahrlosung relativ spät beginnt, nach 1—2 Jahren als solche erkannt wird und zur Fürsorgeerziehung Anlaß gibt. Derartige Mädchen gelangen vielfach erst zwischen dem 17. und 18. Lebensjahre nach der Anstalt. Ein großer Teil derselben, etwa die Hälfte, muß zunächst längere Zeit an Geschlechtskrankheiten ärztlich behandelt werden, worauf erst eine planmäßige Erziehung beginnen kann, deren Dauer auf etwa 2 Jahre zu bemessen ist, wenn ein wirklicher Erfolg erzielt werden soll. Damit verliert aber auch die Bestimmung des Endes der Fürsorgeerziehung mit dem 19. Jahr ihren Sinn.

Bei männlichen Verwahrlosten hat GREGOR (15) 1929 14 Fälle der Altersklasse 18—21 Jahre genauer studiert. Es ergab sich zunächst, daß die Mehrzahl, nämlich 8, sich in der Anstaltserziehung als erfolgreiche, 6 als zweifelhafte Fälle erwiesen. Die Erfolgreichen standen charakterlich in naher Verwandtschaft zu den jüngeren Zöglingen. Er fand bei ihnen die Frische und Unmittelbarkeit, welche der erzieherischen Tätigkeit die Wege ebnet. Erst ein genaueres Eingehen auf das Wesen ließ bei einzelnen eine festere Prägung erkennen; immerhin brachten die jungenhaften Züge es mit sich, daß diese Gruppe sich ohne weiteres dem jüngeren Zöglingsbestande eingliederte. In scharfem Gegensatze dazu standen die zweifelhaften Fälle. An Stelle von jugendlicher Frische fand sich in 3 Fällen Verlebtheit, Kraftlosigkeit und Mangel an Energie; 1 erschien noch seelisch mangelhaft differenziert, 2 trugen bereits Züge von Verkommenheit.

Wir sehen, daß auch für die verwahrlosten Jungen eine brüske Unterbrechung der Fürsorgeerziehung mit dem 18. Lebensjahre nicht am Platz ist; dies hat schon einer der ersten Psychiater, der sich mit Fürsorgeerziehung befaßte, SIEFERT, richtig erkannt und auf Grund seiner Studien bedauert, daß es in den meisten Ländern an Handhaben fehlt, Jugendliche nach dem 18. Lebensjahre in Fürsorgeerziehung zu bringen.

Zu den speziellen Erwägungen, welche die älteren Jahrgänge betreffen, sind hier noch einige allgemeine Ausführungen über das Wesen der Fürsorgeerziehung erforderlich. Einer der besten Kenner der Fürsorgeerziehung, Schatzrat HARTMANN, hat auf die Folgen unüberlegter behördlicher Sparmaßnahmen hingewiesen, welche zu keiner Entlastung des Gesamthaushaltes, sondern lediglich zu einer Verlagerung der Kosten von dem Etat des einen Kostenträgers auf den anderen führen.

Unsere Ausführungen über die 18—21 jährigen Fürsorgezöglinge dürfen nicht dahin mißverstanden werden, daß einer Zurücknahme der Notverordnungen das Wort geredet würde. Die statistischen Angaben von OHLAND (1) haben ja überzeugend erwiesen, daß die Notverordnungen, wie auch FRANCKE anerkennt, einen ausgesprochenen Fortschritt gebracht haben, indem der Zöglingsbestand sich erfreulicherweise verjüngte, überflüssiger Ballast aus der Fürsorgeerziehung entfernt wurde und die Überweisungen als vorbeugende Maßnahme entschieden zugenommen haben. Unsere Kritik führt aber zur Warnung, die Bestimmungen über Einweisung von Zöglingen zwischen 18.—19. Lebensjahr sowie über Verlängerung der Erziehungsdauer vom 19.—21. Lebensjahr bei einer Neuordnung aufzuheben.

Hier sei noch darauf hingewiesen, daß die Schuld, welche in dem Versäumnis gebotener Erziehungsmaßnahmen gelegen ist, sich an der Gesellschaft in der fortgesetzten Schädigung durch derartige Individuen und schließlich in dem großen Kostenaufwand der Sicherungsverwahrung rächt. Genauere Studien älterer Fälle, bei denen die Frage der Sicherungsverwahrung auftauchte, zeigten, daß sich bei ihnen vielfach deutlich eine versäumte Möglichkeit nachweisen läßt, welche an dem Wendepunkt ihres Schicksals gelegen war.

Das Jugendgerichtsgesetz vom 16. 2. 23 hat hier sicher weitgehende Abhilfe geschaffen, indem es den Richter veranlaßt, die Frage zu prüfen, ob im einzelnen Falle Erziehungsmaßregeln ausreichend sind und deren Anwendung eine Strafe entbehrlich macht. Es gibt ihm zudem eine Reihe von Erziehungsmaßregeln an die Hand, um der sich entwickelnden Kriminalität zu steuern. Vor dem Inkrafttreten des Jugendgerichtsgesetzes mußten in zu großer Jugend Gefängnisstrafen ausgesprochen werden.

Nachuntersuchung von Fällen, welche in der Erziehungsanstalt waren und vorzeitig entlassen wurden, oder bei denen die Fürsorgeerziehung aus einem Nebenumstande abgebrochen wurde, zeigte, daß die Aufgabe der Fürsorgeerziehung dieser weder durch das soziale Leben noch durch den Arbeits- und Militärdienst und schließlich auch nicht durch das Gefängnis abgenommen werden kann. GREGOR (22) hat bei Untersuchungsgefangenen, die vorzeitig aus einer Erziehungsanstalt entlassen wurden und nach Jahren ins Gefängnis kamen, das Problem der Sozialisierung genau an demselben Punkte wiedergefunden, an dem es bei der Beendigung der Fürsorgeerziehung stehen blieb. Die Gefangenenfürsorge konnte es sodann unter wesentlich ungünstigeren Bedingungen wieder aufnehmen.

Es ist damit wohl klar geworden, daß die Fürsorgeerziehung nicht nur der Beseitigung von Verwahrlosung dient, sondern auch einen Kampf gegen die Kriminalität führt. Wenn HUSSA bei Betrachtung der kriminellen Entwicklung von älteren Gefangenen zu dem Ergebnis kommt, daß mindestens die Hälfte der heutigen Rückfallverbrecher schon vor ihrem 20. Lebensjahr kriminell geworden ist, so dürfte jedem die Forderung einleuchten, diesen Kampf so früh als möglich aufzunehmen und mit jenen Mitteln zu führen, die sich in der Jugend als aussichtsreich erweisen, nämlich mit erzieherischen Maßnahmen. Damit erheben sich aber ohne weiteres zwei Fragen:

1. Sind die Erfolge der Fürsorgeerziehung tatsächlich derart, daß sie ihre ausgedehnte Verwendung rechtfertigen?

2. Wie weit kann beginnender Verwahrlosung auf dem Wege der offenen Fürsorge gesteuert und dadurch Fürsorgeerziehung vermindert werden?

Die Antwort auf die erstere Frage kann erst in einem späteren Kapitel erfolgen.

VI. Abnorme Persönlichkeiten.

Die in den letzten Jahrzehnten an verschiedenen Stellen und von verschiedenen Fachleuten vorgenommenen psychiatrischen Untersuchungen von Fürsorgezöglingen haben zu der Erkenntnis geführt, daß die Mehrzahl der Verwahrlosten abnorm veranlagt ist. VOGEL hat die Ergebnisse einer Reihe älterer und jüngerer Untersuchungen in der hier wiedergegebenen Tabelle 6 zusammengestellt. Die Unterschiede in den Zahlenwerten gehen weniger auf persönliche

Differenzen in den Auffassungen der Autoren zurück, welche zweifellos bei der Diagnose Psychopathie auch eine gewisse Rolle spielen. In erster Linie wird dieser Unterschied vielmehr durch die Verschiedenheit des Materials bedingt, welches den Untersuchungen zugrunde lag. Unsere folgenden Ausführungen werden zeigen, daß der Prozentsatz für Jungen und Mädchen, für ältere und jüngere Fälle variiert. Da in den Erziehungsanstalten verschiedenes Material beherbergt wird, muß auch der gleiche Autor zu verschiedenen Ergebnissen gelangen. Es fanden *abnorme* Zöglinge:

Tabelle 6.

MÖNKEMÖLLER	59%	REHM	50%
TIPPEL	70%	GREGOR	60%
KRAMER	63%	GREGOR	67%
KRAMER	49%	GREGOR	87%
RIZOR	70%	GREGOR (1932)	85%
GRUHLE	53%	VOIGTLÄNDER	83%
REHM	68%	LÜCKERATH (1924—25)	70%
KNECHT	63%	LÜCKERATH (1925—26)	80%
SCHMITZLER	66%	BERLIN (1929—30)	89%
KLEEFISCH	55%	GRABE	70%
KAISERSWERTH	69%	SIEFERT	70%
THOMA	52%	KAISERSWERTH	80%
Prov. Hannover	60%	FISCHER-Nürnberg	74%
LAZAR	59%	UMHAUER-Baden	83%
MAJOR	75%	Leipzig	77%
Brandenburg (1912)	56%	Neuherberge	56%
Brandenburg (1926)	66%	Birkeneck	69%
Brandenburg (1927)	81%	Glonn	50%
Berlin (1918)	60%	Jugend-Gef. Cottbus (F.Z.)	100%

Unter den Anomalien spielen *Geisteskrankheiten* eine relativ geringe Rolle. GREGOR (3) konnte in Leipzig unter 440 schulentlassenen Jungen 11, d. i. 2,5% Fälle geistiger Erkrankung feststellen (Tabelle 7). Von 264 schulentlassenen Mädchen waren 7, d. i. 2,7% geisteskrank. Für schulpflichtige Knaben (537 Fälle) beträgt der Wert 4 = 0,7% und für 192 schulpflichtige Mädchen 1 = 0,5%. Dabei handelte es sich um das Material einer Beobachtungsstation, in welche alle psychisch auffälligen Jugendlichen mit Zeichen von Verwahrlosung eingeliefert wurden.

Tabelle 7.

	Moralisch intakt		Moralisch schwach		Moralisch minderwertig		Antisozial		Indifferent		Summe	
	absol.	%	absol.	%	absol.	%	absol.	%	absol.	%	absol.	%
					Schulentlassene Jungen							
Psychopathisch	6	1,3	123	28,0	110	25,0	25	5,7	—	—	264	60,0
Debil	2	0,5	32	7,3	36	8,1	11	2,5	1	0,2	82	18,7
Imbezill	2	0,5	2	0,5	8	1,8	2	0,5	22	5,0	36	8,1
Geisteskrank .	—	—	—	—	2	0,5	1	0,2	8	1,8	11	2,5
Epileptisch . .	—	—	1	0,2	7	1,6	1	0,2	1	0,2	10	2,3
Psychisch intakt	2	0,5	22	5,0	12	2,7	1	0,2	—	—	37	8,4
Summe	12	2,8	180	41,0	175	39,7	41	9,3	32	7,2	440	100
					Schulentlassene Mädchen							
Psychopathisch	6	2,3	64	24,2	29	11,0	—	—	1	0,4	100	37,9
Debil	3	1,1	17	6,4	25	9,5	2	0,8	9	3,4	56	21,2
Imbezill	2	0,8	7	2,7	5	1,9	1	0,4	17	6,4	32	12,1
Geisteskrank .	—	—	2	0,8	2	0,8	—	—	3	1,1	7	2,7
Epileptisch . .	—	—	1	0,4	—	—	—	—	—	—	1	0,4
Psychisch intakt	5	1,9	55	20,8	8	3,0	—	—	—	—	68	25,7
Summe	16	6,1	146	55,3	69	26,2	3	1,2	30	11,3	264	100

Noch geringer ist die Zahl *epileptischer* Zöglinge. Das Maximum liegt für das in Rede stehende Material wieder bei den schulentlassenen Jungen 10 = 2,3%; für schulpflichtige Knaben 3 = 0,6%, für schulentlassene Mädchen 1 = 0,4%, während von den schulpflichtigen Mädchen sich keines epileptisch erwies.

Engere Beziehungen zur Verwahrlosung sind aus den Zahlenwerten für *angeborenen Schwachsinn* zu entnehmen. Hier wurde bei meinem Leipziger Materiale zwischen schweren und leichten Fällen, also Imbezillität und Debilität unterschieden. Es stellte sich heraus, daß unter den schulentlassenen Jungen 18,7% debil, 8,1% imbezill, von den schulentlassenen Mädchen 21,2% debil, 12,1% imbezill waren. Eine größere Annäherung zeigen die Werte für schulpflichtige Kinder, indem von den Knaben 21,6% debil, 8,2% imbezill, von den Mädchen 20,8% debil, 9,9% imbezill waren. Es kann keinem Zweifel unterliegen, daß man hier vor kausalen Beziehungen steht. Dies ergibt sich nicht nur aus der theoretischen Überlegung über die Entwicklung der moralischen Anschauung und des moralischen Urteiles, sondern auch durch die Verfolgung der Fälle im einzelnen. Endlich geben aber auch die auffälligen Unterschiede der Prozentsätze einen deutlichen Hinweis auf die erwähnte Beziehung. Der relativ große Wert für schulentlassene Mädchen gegenüber den Jungen beruht offenbar darauf, daß geistesschwache Mädchen im besonderen Maße Opfer sexueller Verführung werden, daneben aber auch wohl sexuell triebhafter als Mädchen anderer geistiger Konstitution sind. Der ebenfalls sehr beträchtliche Wert bei schulpflichtigen Kindern ist ein Ausdruck dafür, daß der Schulbesuch an der geistigen Schwäche scheitert und speziell die Debilen ausweichen und verwahrlosen.

Die Hauptmenge der Verwahrlosten liegt nach dem übereinstimmenden Urteil der Autoren bei der *Psychopathie*. Von dem bisher besprochenen Material waren 60% der schulentlassenen Jungen und 37,9% der schulentlassenen Mädchen psychopathisch. Von den schulpflichtigen Knaben (Tabelle 8) waren 44,9%, von den Mädchen 39,1% psychopathisch. Da diese Prozentverhältnisse jene der Durchschnittsbevölkerung weitaus übersteigen, ist an einen kausalen Zusammenhang dieser Anomalie mit der Verwahrlosung zu denken. Ein solcher

Tabelle 8.

	Moralisch intakt		Moralisch schwach		Moralisch minderwertig		Antisozial		Indifferent		Summe	
	absol.	%	absol.	%	absol.	%	absol.	%	absol.	%	absol.	%
	Schulpflichtige Knaben											
Psychopathisch	—	—	91	17,0	131	24,4	19	3,5	—	—	241	44,9
Debil	4	0,7	34	6,3	59	11,1	7	1,3	12	2,2	116	21,6
Imbezill	1	0,2	3	0,6	9	1,7	3	0,6	28	5,2	44	8,2
Geisteskrank .	—	—	—	—	—	—	—	—	4	0,7	4	0,7
Epileptisch . .	—	—	1	0,2	1	0,2	—	—	1	0,2	3	0,6
Psychisch intakt	29	5,4	63	11,7	36	6,7	1	0,2	—	—	129	24,0
Summe . .	34	6,3	192	35,8	236	44,1	30	5,6	45	8,3	537	100
	Schulpflichtige Mädchen											
Psychopathisch	1	0,5	27	14,1	46	24,0	—	—	1	0,5	75	39,1
Debil	8	4,2	16	8,3	15	7,8	1	0,5	—	—	40	20,8
Imbezill	3	1,6	1	0,5	1	0,5	—	—	14	7,3	19	9,9
Geisteskrank .	—	—	—	—	—	—	—	—	1	0,5	1	0,5
Epileptisch . .	—	—	—	—	—	—	—	—	—	—	—	—
Psychisch intakt	24	12,5	23	12,0	9	4,7	—	—	1	0,5	57	29,7
Summe . .	36	18,8	67	34,9	71	37,0	1	0,5	17	8,8	192	100

wird allerdings von einzelnen Autoren nicht ohne weiteres anerkannt, und noch in dem neuesten Lehrbuch der Psychiatrie [W. WEYGANDT (1)] wird diese Annahme in Zweifel gezogen mit dem Hinweis darauf, daß Psychopathie bei Verwahrlosten oft einen Nebenbefund bildet. Diese Möglichkeit ist zweifellos zuzugeben, tatsächlich liegt der Fall aber umgekehrt. Sorgfältige Analysen der Persönlichkeit und der Entwicklung ihrer Verwahrlosung zeigen, daß in weitaus der Mehrzahl der Fälle dies Verhalten sich aus der psychopathischen Anlage herleitet und Psychopathie nur selten einen Nebenbefund bei Verwahrlosten bildet. Der irrtümlichen Auffassung eines mangelnden Zusammenhanges leistet der Umstand Vorschub, daß die Psychopathie einen Sammelbegriff für zahlreiche Formen abnormer Charakterkonstitution vorstellt.

Eine Klärung der uns beschäftigenden Frage ergab eine von RUNGE vorgenommene Vergleichsuntersuchung einer annähernd gleich großen Zahl verwahrloster und sozialer Psychopathen. Die Ergebnisse werden in der Tabelle 9

Tabelle 9.

	Verwahrloste Psychopathen					Soziale Psychopathen				
	Knaben		Mädchen		Summe	Knaben		Mädchen		Summe
	unter 14 J.	über 14 J.	unter 14 J.	über 14 J.		unter 14 J.	über 14 J.	unter 14 J.	über 14 J.	
Willenlose . . .	20	6	8	6	40	1	1	1	—	3
Triebhafte. . . .	8	3	6	1	18	—	—	—	—	—
Gefühllose. . . .	11	1	8	1	21	1	—	—	—	1
Erregbare	5	2	3	2	12	1	1	3	1	6
Hyperthymische .	—	—	—	—	—	1	—	—	—	1
Depressive . . .	—	—	—	—	—	—	—	2	—	2
Pseudologische .	4	1	12	2	19	1	—	4	—	5
Asthenische . . .	—	—	—	—	—	50	2	35	3	90
Fragl. Asthenische	—	—	—	—	—	—	—	1	—	1
Zwangskranke . .	—	—	—	—	—	1	—	2	—	3
Schizoide	1	—	—	—	1	1	—	—	—	1
	49	13	37	12	111	57	4	48	4	113

wiedergegeben. Aus den Zahlenwerten ist ersichtlich, daß weitaus die Mehrzahl der sozialen Psychopathen der Kategorie der Astheniker angehören, also nervöse Erscheinungen aufweisen, die an sich nicht Verwahrlosung bedingen. Fälle dieser Art kommen im Material RUNGEs unter verwahrlosten Psychopathen nicht vor. Nach seinen Ausführungen zu schließen, konnten derartige Symptome zwar auch bei ihnen festgestellt werden, sie traten aber hinter den wesentlichen Charaktermerkmalen, welche die Zuordnung zu einer Gruppe bestimmten, zurück, so daß unter den Verwahrlosten keine Astheniker vorkommen. Nach GREGORs (12) Beobachtungen trifft dies nicht ganz zu, er konnte Fälle beschreiben, bei denen ein nervös empfindliches Wesen und damit herabgesetzte Widerstandsfähigkeit gegen schädliche äußere Einflüsse als disponierendes Moment für die Entwicklung von Verwahrlosung angesprochen werden mußte. Diese selbst wurde bei ihnen erst durch äußere Verhältnisse wesentlich verursacht.

Die Kategorie der Erregbaren, die bei RUNGE 18 Fälle umfaßt, zeigt $^2/_3$ derselben auf Seite der verwahrlosten, $^1/_3$ bei den sozialen Psychopathen. Auch hier haben wir es mit einer formalen Seite der Charakters zu tun, die der Entwicklung der Verwahrlosung erst in Verbindung mit mangelhafter moralischer Artung oder mit Einwirkung besonderer schädlicher Umweltseinflüsse förderlich, sein kann, so daß die Verteilung auf verwahrloste und soziale Psychopathen verständlich ist.

Die ersten 3 Reihen der Tabelle bringen Werte, die ganz entschieden nach Seite der Verwahrlosung ausschlagen. Unsere frühere Darstellung der Charakterstruktur von Verwahrlosten hat bereits Ausführungen über den Zusammenhang gebracht, welche zwischen den Merkmalen dieser 3 Gruppen und der Verwahrlosung besteht. Es ergibt sich also für die Frage nach Psychopathie und Verwahrlosung der Schluß, daß kausale Beziehungen nicht allgemein, sondern nur für bestimmte Formen von Psychopathie angenommen werden müssen.

Zu einer irrtümlichen Auffassung konnten die Werte Runges hinsichtlich der hyperthymischen Konstitution führen. Es kann sich lediglich um einen Zufall handeln, daß unter seinem Material Fälle dieser Art nicht vorkamen; daß aber eine solche Beziehung trotzdem besteht, beweisen die von Gregor beschriebenen Fälle. Die Gruppe der Hyperthymen darf keineswegs übersehen werden, weil sie sich pädagogisch als besonders schwierig erweist. Bei den von Gregor (16) studierten rückfälligen Fürsorgezöglingen sind es 7%.

Die Bedeutung der abnormen Konstitution für die Entwicklung der Verwahrlosung wird besonders augenfällig, wenn man als Ausgangsmaterial schwerere Formen von Verwahrlosung wählt, wie sie sich in der Praxis der Fürsorgeerziehung in den sog. *schwererziehbaren* Jugendlichen bieten.

Bei der Bearbeitung [Gregor (11)] eines solchen Materiales wurden unter 320 schulentlassenen Jugendlichen der Fürsorgeerziehungsanstalt Flehingen jene ausgewählt und einer genaueren Analyse unterzogen, welche nach dem Urteil der Erzieher in ihrem Verhalten in der Anstalt den durchschnittlich erreichten Erziehungserfolg nicht ergaben, und zwar Erfolg in dem Sinne einer Gestaltung des Individuums, die eine geordnete Lebensführung gewährleistet. Aus dem erwähnten Material von 320 Zöglingen erwiesen sich 36, also 11,25% als schwer erziehbar. Nach der psychiatrischen Diagnose stellten sich diese Fälle wie folgt dar:

Psychopathen	60%
Angeborener Schwachsinn	40%

Demgegenüber zeigte der Bestand von 160 Fällen der Anstalt Flehingen nachstehende Zusammensetzung:

Tabelle 10.

Psychisch normal	17,15%
Psychopathisch	55,0 %
Debil	22,15%
Imbezill	3,11%
Geisteskrank	1,12%
Epileptisch	0,7 %

Bei der Sichtung des Materiales haben sich uns eine Reihe von Merkmalen in der Charakterstruktur ergeben, welche wir mit der Verwahrlosung in Zusammenhang bringen mußten und welche auch die eigentliche Ursache für die Schwererziehbarkeit bildeten. Sinngemäß ist von hier auch die Bezeichnung der Gruppen vorgenommen worden, in welche sich die Fälle in folgender Weise aufteilten:

Moralische Stumpfheit	7
Moralische Anästhesie	3
Moralische Gleichgültigkeit	2
Haltlosigkeit	10
Hypomanische Skrupellosigkeit	3
Drang nach Ungebundenheit	4
Vagabundennaturen	5
Moralische Verkommenheit	2

Diese aus der Natur des Materials abgeleitete Gliederung enthält einen Hinweis auf die Unzulänglichkeit der geläufigen psychiatrischen Nomenklatur auf dem Gebiete der Psychopathie. Es wäre natürlich nicht schwer gefallen, die unterschiedenen Gruppen nach der üblichen Terminologie zu bezeichnen. Aber es ist wohl leichter aus den hier verwendeten Namen auf die psychische Struktur zu schließen als aus der geläufigen Terminologie ein Bild der speziellen Verwahrlosungsform zu gewinnen. Im übrigen ist zu bemerken, daß unter den Vagabundennaturen und der moralischen Verkommenheit ein Teil der Geistesschwachen dieses Materiales enthalten ist, während der andere den moralisch Stumpfen angehört. Stellt die Kategorie der moralisch Verkommenen ein sekundäres Produkt der Verwahrlosung vor, so muß man in den Merkmalen, welche zur Benennung der Gruppen geführt haben, ohne weiteres Triebfedern der Verwahrlosung und Kriminalität erkennen. Letztere ist bei dieser Art von Verwahrlosung Jugendlicher bereits eindeutig zum Ausdruck gekommen, sie betrug für dieses Material 65%, während der Durchschnitt der Kriminalität im allgemeinen für die Flehinger Zöglinge nur 12,5% ausmachte.

Damit ist der Übergang zu den Untersuchungen von STUMPFL über Erbanlage und Verbrechen gegeben, die auf eine ähnliche Fragestellung wie unsere Darstellung führten.

Für den Schwachsinn fand sich bei ihm ein unmittelbarer Zusammenhang mit Kriminalität, indem solche Charakterabnormitäten, die schwere Kriminalität bedingen, in der Regel bei wenig oder ausgesprochen schwach Begabten zu beobachten sind. In unserem Material war dieses Bindeglied in der moralischen Stumpfheit und Gleichgültigkeit gelegen. Es stimmt ferner zu unseren Ergebnissen bei schwer erziehbaren Fürsorgezöglingen, daß in STUMPFLs Material von 195 Rückfallverbrechern 140 zu den Hyperthymischen, willenlosen (nach meiner Terminologie haltlosen) und gemütlosen Psychopathen zählen. Bei der gleichartigen Charakterstruktur liegt die Annahme nahe, daß von den 35% Jugendlichen, welche zwar schon stark verwahrlost, aber noch nicht kriminell geworden sind, ein vielleicht kleiner Teil auf die kriminelle Laufbahn gerät, während bei dem anderen es der Fürsorgeerziehung doch gelingt, ihn für eine soziale Lebensführung brauchbar zu machen. Den endgültigen Beweis für die Richtigkeit der vertretenen Auffassung über die Beziehung von Psychopathie und Verwahrlosung ergab die von STUMPFL vorgenommene Sippenuntersuchung Krimineller, nach welcher unter den Verwandten von rückfälligen Verbrechern „angeborene Gefühlsarmut, abnorme Willensbestimmbarkeit und eine gesteigerte Triebhaftigkeit des Erlebens im Sinne der Hyperthymie“ überwiegen.

Im Gegensatz zu den besprochenen Formen stehen die asthenischen Psychopathen, welche unter den einmaligen Rechtsbrechern gehäuft vorkommen. Dieser Erfahrung ist aus der Beobachtung von Verwahrlosten die Tatsache in Parallele zu stellen, daß in der Fürsorgeerziehung asthenische Psychopathen eine Kategorie mit günstiger sozialer Prognose bilden.

VII. Einteilung: psychische und moralische Konstitution.

Da nahezu $^2/_3$ der Verwahrlosten psychisch abnorm sind, muß die psychiatrische Nomenklatur Anspruch auf die Gliederung des Materiales erheben. Zweifellos werden die Psychiater in ihrer wissenschaftlichen Diskussion sich ihrer Terminologie bedienen, aber erstens ist diese nicht einheitlich und psychologischen Irrtümern unterworfen, zweitens erweist sich eine fachliche Ausdrucksweise auf einem Gebiete nicht zweckdienlich, an dessen Bearbeitung auch ärztliche Laien wesentlich beteiligt sind. In ersterer Hinsicht ist namentlich an die unscharfe Unterscheidung von Haltlosigkeit und Willensschwäche zu erinnern. In der forensischen Psychiatrie kann man sich oft davon überzeugen, welch starken kriminellen Willen die vielfach als willensschwach bezeichneten Psychopathen aufzubringen vermögen. Ein solcher besteht hier eben nur bei egoistischen Motiven, und in Wirklichkeit liegt Haltlosigkeit vor. Die Begriffe sind durch LINDWORSKY und KRAMER ausreichend geklärt. HOMBURGER (2) hebt im Anschluß an WILMANNS die nicht nur dem Psychiater bekannte Tatsache hervor, daß die verschiedenen Formen der Psychopathie durch Übergänge verbunden sind. Ebenso bekannt ist, daß in gleichen Individuen Züge verschiedener Typen vorliegen. Die Abgrenzung bleibt darum immer bis zu einem gewissen Grad willkürlich. HOMBURGERs Ausführungen lassen besonders die Tatsache erkennen, daß die geläufigen Typenbezeichnungen verschiedenen Schichten der Persönlichkeit entstammen. Es bleibt daher dem einzelnen überlassen, ob er sich bei einer formalen Betrachtungsweise bescheidet oder auf die Auswirkungen einer Anomalie auf tiefere Schichten des Charakters eingeht. In letzter Zeit hat WEYGANDT (2) eine wesentliche Vereinfachung der Bezeichnung vorgeschlagen, indem er das Verhältnis von Psychopathen zu äußeren Reizen als Einteilungsgrund annimmt. Der Aufgabe unserer Forschungsrichtung ist aber damit nicht gedient.

Es lag nahe, im Hinblick auf praktische Zwecke ohne Rücksicht auf Vollständigkeit eine Gliederung des Materiales nach komplexen Merkmalen vorzunehmen, wie es LÜCKERATH versucht hat, welcher die psychologische Struktur und die Erscheinungsform der Verwahrlosung, zumal in krimineller Hinsicht, zur Typenabgrenzung wählt. In dieser Weise wurden von ihm nachstehende Typen unterschieden:

1. Der geistig normale (durch ungünstiges Milieu verwahrloste) Zögling (Eigentumsverbrecher, moralisch schwach, exogen verwahrlost).
2. Der moralisch minderwertige Verbrecher (debile und triebhafte Psychopathen).
3. Der moralisch schwache Bummler und Vagabund, meist debil oder psychopathisch.
4. Der asoziale, sehr schwer erziehbare oder unerziehbare Zögling, schwer psychopathisch oder imbezill.

Aus dem Streben, eine übersichtliche, logisch einwandfreie und den Bedürfnissen der Praxis entsprechende Einteilung zu geben, sind GREGOR-VOIGTLÄNDER (1) zu einer Kombination des psychiatrischen Gesichtspunktes nach den oben erwähnten abnormen Konstitutionsformen mit einer einheitlichen charakterologischen Gliederung gelangt. Letztere stellt die Projektion der für die Verwahrlosung bedeutsamen psychologischen Momente auf die moralische Haltung vor. In einem früheren Kapitel wurden schon die Inhalte der gewählten Termini *moralisch schwach* und *minderwertig* erläutert. Ergänzend ist nur hinzuzufügen, daß für moralisch Minderwertige mit kriminellen Neigungen der Ausdruck *antisozial* angezeigt ist, während die moralische Haltung für die im Sinne des Strafgesetzes Unzurechnungsfähigen als *moralisch indifferent* bezeichnet wurde. Für die Richtigkeit des eingeschlagenen Weges sprechen die Ausführungen von MICHEL über die Kriminalität von Jugendlichen. Auch er unterscheidet eine prognostisch günstigere Form des episodischen Verbrechertums von einer schwereren, welche den Nachwuchs der Gewohnheitsverbrecher liefert. Endlich liegt auch in der Feststellung von STUMPFL über den biologisch begründeten Gegensatz zwischen einmaligen und rückfälligen Verbrechern ein Beweis für die Richtigkeit der hier vertretenen Auffassung.

In den früher besprochenen Tabellen 7 und 8, welche das Leipziger Material nach psychiatrischen Gesichtspunkten darstellen, sind auch die unterschiedenen moralischen Qualitäten zum Ausdruck gebracht. Die moralisch indifferenten

Fälle bedürfen keiner weiteren Erörterung, da hier die moralische Beurteilung wesentlich von der psychiatrischen Diagnose abhängt.

Bei den moralisch Intakten handelt es sich vorwiegend um exogene Fälle, die infolge von Milieuschäden verwahrlost sind. Die Zahlenwerte für Schulpflichtige sind höher als für Schulentlassene, für Mädchen weitaus größer als für Jungen, ein Zeichen dafür, daß die Mädchen, zumal die schulpflichtigen, im besonderen Maße milieuempfindlich sind. Die Werte für schulentlassene Jungen sind am niedersten (2,8%), da, wie oben ausgeführt, bei ihnen meist Delikte Anlaß zur Einlieferung bildeten, mit denen moralische Intaktheit nicht vereinbar war.

Bei allen Kategorien zeigt die Mittelgruppe der moralisch Schwachen eine starke Häufung der Fälle. Die Werte für schulpflichtige Knaben und Mädchen stehen dicht nebeneinander (35,8 und 34,9%). Etwas höher (41%) ist der Prozentsatz für schulentlassene Jungen. Bezeichnenderweise war weitaus die Mehrzahl derselben psychopathisch. Es waren dies haltlose Jungen, die infolge äußerer Ursachen entgleisten. Am stärksten sind in dieser Gruppe die schulentlassenen Mädchen, nämlich mit 55,3% vertreten, wobei die Zahl der psychopathischen und psychisch intakten fast gleich hoch ist.

Unter den moralisch Minderwertigen stehen schulentlassene Mädchen stark zurück (26,2%). Weit höher ist die Zahl der schulentlassenen Jungen (39,7%); letztere werden durch jene Fälle gebildet, bei denen kriminelle Tendenzen zutage treten, während von den Mädchen Fälle mit Neigung zum Dirnentum vorwiegend hierher zählen. In beiden Kategorien wird weitaus die Mehrzahl der moralisch Minderwertigen durch Schwachsinn und Psychopathie gebildet. Letztere Beziehung trifft auch für Schulpflichtige zu. Es ist immerhin bemerkenswert, daß ein so erheblicher Teil dieser Fälle, nämlich 44,1% Knaben und 37% Mädchen, anlagemäßig moralische Defekte aufweisen. Angesichts der prognostischen Tragweite dieser charakterlichen Diagnose sind die Ergebnisse der eingehenden Untersuchungen von KRAMER und RUTH VON DER LEYEN zu beachten, wonach ein anethischer Symptomenkomplex, verbunden mit asozialem Verhalten, vorübergehend als Reaktion auf Umweltschäden auftreten kann. Fälle dieser Art sind natürlich der Gruppe der moralisch Schwachen zuzuzählen, deren Merkmal ein episodisch auftretendes asoziales Verhalten bildet.

Die Gruppe der Antisozialen ist naturgemäß bei allen Kategorien klein. Die Feststellung der maßgebenden moralischen Qualität läßt Durchführung der Fürsorgeerziehung als aussichtslos erscheinen, während bei den moralisch Schwachen ein Erfolg wahrscheinlich, bei den moralisch Minderwertigen immerhin noch möglich ist. Den Antisozialen gehören 9,3% der schulentlassenen männlichen Zöglinge an, ein immerhin beträchtliches Quantum; 5,6% stellen die schulpflichtigen Knaben, während die Anzahl der Mädchen verschwindend klein ist.

Im Anschlusse soll die Wiedergabe eines Falles, den ich 1923 in Flehingen als Fürsorgezögling beobachtete und 1937 im Gefängnis Karlsruhe begutachtete, dartun, wie elementar kriminelle Charakterzüge einem Individuum eingeprägt sind, so daß eine im früheren Lebensalter auf genaue psychologische Analyse gestellte Prognose ihre Geltung behält. Es ist deshalb die Forderung berechtigt, sozial ominöse Charaktermerkmale von Verwahrlosten in der Nomenklatur zu fixieren. Zweifellos ist es nicht immer leicht, eine so fundamentale Entscheidung zu treffen. Allein heute, da die in der Fürsorge tätigen Persönlichkeiten für die seelische Analyse des Einzelfalles durch die Jugendkunde vorgebildet sind, Anhaltspunkte über die Entwicklung der Verwahrlosung meist zur Verfügung stehen, endlich erbbiologische Feststellungen nicht mehr außer dem Bereich der Möglichkeit liegen, ist der Erfahrene wohl in der Lage, ein tiefer begründetes psychologisches Urteil abzugeben.

Anton D., geb. 3. 5. 05. Stammt aus trübem Milieu. Durch mangelhafte Erziehung stark verwahrlost, infolge Schulschwänzens mehrfach sitzen geblieben. Nach dem Tode der Mutter 1916 mit seinem Bruder in ein Waisenhaus gebracht, wo beide einen starken Hang zum Lügen und Stehlen entwickelten; dabei nahm sie der Vater in Schutz. Nach Wiederverheiratung des Vaters aus der Anstalt entlassen, wurde er bald kriminell, 1918 stahl er fortgesetzt, vagabundierte, trieb sich bettelnd herum. Beide Brüder wurden in Erziehungsanstalten gebracht. 1923 verbüßte Anton D. eine 8monatige Gefängnisstrafe wegen Diebstahls und kam dann ins Erziehungsheim Schloß Flehingen. Er führte sich dort äußerlich gut, war aber faul, bequem, interesselos und unzuverlässig, zeigte Mangel höherer Gefühle. Die Diagnose lautete Psychopathie, stumpfes Gefühlsleben, moralisch minderwertige Anlage. Nach 3 Monaten entwich er aus der Anstalt, wobei er einem Kameraden, der ihm nacheilte, mit einem Eisenstück Verletzungen beibrachte. In der Folge stets ungeordnete Lebensweise, arbeitete nur vorübergehend, trieb sich im In- und Ausland herum, unternahm Seereisen, zum Teil als Schiffsarbeiter, vielfach aber auch schwarz, und ist im Ausland mehrmals bestraft worden. Im Inland verbüßte er wegen Diebstahls im Rückfalle und Einbrüchen längere Gefängnis- und Zuchthausstrafen. September 1936 erschoß Anton D. einen Sicherheitsbeamten, der ihn beim Einbruchsversuch in eine Wirtschaft ertappt hatte. — In meinem gerichtsärztlichen Gutachten wurde er als ein brutales, gefühlloses Individuum mit stark ausgeprägtem antisozialen Wesen erklärt, bei dem die Bezeichnung geborener Verbrecher am Platze sei. Auf die Analogie seiner letzten Tat mit dem Verhalten bei der Entweichung aus Flehingen wurde hingewiesen. Es bestand kein Zweifel an seiner Zurechnungsfähigkeit, das Urteil lautete auf Todesstrafe, die auch, nachdem die Revision verworfen war, vollzogen wurde.

VIII. Ursachen der Verwahrlosung: Vererbung und Milieu.

Die wissenschaftliche Bearbeitung der Verwahrlosung hat sich frühzeitig dem Studium ihrer Ursachen zugewendet. Bezeichnend dafür ist die Tatsache, daß das erste große Werk darüber diese Frage in seinem Titel trägt. Gruhle hat damit 1912 eine prinzipielle Klärung der Sachlage geschaffen und die maßgebenden Ursachen der Verwahrlosung aufgezeigt und gegeneinander abgewogen. Wenn es danach noch einen Zweifel darüber geben konnte, ob neben dem Milieu auch Vererbung für die Entwicklung von Verwahrlosung bedeutungsvoll ist, so wurde der Nachweis für diese namentlich von der Psychiatrie vertretene Anschauung durch Lunds vergleichende Untersuchungen an verwahrlosten und nicht verwahrlosten Jugendlichen gebracht. Untenstehende Tabelle von Lund (Tabelle 11) stellt *die erbliche Belastung* durch Vater und Mutter bei

Tabelle 11.

		Kriminelle						Hall-		Nichtkriminelle					
		Knaben		Mädchen		Totalsumme	Total-%	Knaben		Knaben		Mädchen		Totalsumme	Total-%
		n	%	n	%			n	%	n	%	n	%		
Vater	Berechnet nach . .	564	—	77	—	641	—	149	—	624	—	94	—	718	—
	Geisteskrank . . .	12	2,1	—	—	12	1,9	5	3,4	5	0,8	2	2,1	7	1,0
	Psychisch auffällig hysterisch . . .	31	5,5	2	2,6	33	5,1	11	7,4	6	1,0	2	2,1	8	1,1
	Epileptisch	3	0,5	—	—	3	0,5	—	—	2	0,3	—	—	2	0,3
	Imbezill oder debil	28	5,0	3	3,9	31	4,8	13	8,7	10	1,6	1	1,1	11	1,5
	Idiot	—	—	—	—	—	—	—	—	—	—	—	—	—	—
	Insgesamt psychisch defekte Väter .	68	12,1	5	6,5	73	11,4	26	17,4	20	3,2	3	3,2	23	3,2
Mutter	Berechnet nach . .	645	—	85	—	730	—	170	—	653	—	102	—	755	—
	Geisteskrank . . .	23	3,6	3	3,5	26	3,6	10	5,9	9	1,4	—	—	9	1,2
	Psychisch auffällig hysterisch . . .	53	8,2	3	3,5	56	7,7	14	8,2	9	1,4	1	1,0	10	1,3
	Epileptisch	5	0,8	—	—	5	0,7	2	1,2	1	0,2	—	—	1	0,1
	Imbezill oder debil	42	6,5	5	5,9	47	6,4	10	5,9	15	2,3	2	2,0	17	2,3
	Idiot	1	0,2	—	—	1	0,1	—	—	—	—	—	—	—	—
	Insgesamt psychisch defekte Mütter .	113	17,5	9	10,6	122	16,7	34	20,0	32	4,9	2	2,0	34	4,5

kriminellen und nichtkriminellen Knaben und Mädchen nach den hiefür in Frage kommenden psychischen Anomalien der Aszendenten einander gegenüber. Die mittlere Gruppe verwertet das Material einer Erziehungsanstalt. Man sieht in allen Richtungen bei den kriminellen und verwahrlosten Fällen höhere Werte für die belastenden Momente als bei den nichtkriminellen.

GREGOR-VOIGTLÄNDER (1) hat nach seinem Leipziger Material die für die *erbliche Belastung in weiterem Umfange* als wirksam geltenden Faktoren bei Eltern und Geschwistern zusammengestellt und sehr hohe Werte gefunden, nach denen etwa $^3/_4$ der verwahrlosten Jugendlichen als erblich belastet gelten muß (vgl. Tabelle 12).

Tabelle 12.

	Erbliche Belastung							
	Knaben 230				Mädchen 121			
	schulpflichtig 131		schulentlassen 99		schulpflichtig 44		schulentlassen 77	
	absol.	%	absol.	%	absol.	%	absol.	%
Belastet	94	75,8	65	70,5	34	85,0	55	78,5
Unbelastet	30	24,1	27	29,3	6	15,0	15	21,5
Unbekannt	7	—	7	—	4	—	7	—
Direkt: Vater	58	46,7	44	47,8	18	45,0	40	51,9
Mutter	51	41,1	23	25,0	18	45,0	25	32,4
Doppelt: Vater und Mutter	29	23,3	14	15,2	10	25,0	10	14,3
Geschwister	16	12,9	14	15,2	14	35,0	12	17,1
Mehrfach	35	28,2	33	35,8	6	15,0	4	5,7
Geisteskrankheit	8	6,4	4	4,3	6	15,0	9	12,9
Nervenkrankheit	15	12,09	14	15,2	2	5,0	5	7,1
Selbstmord	2	1,6	5	5,4	1	2,5	1	1,4
Trunksucht	29	23,3	20	21,6	8	20,0	11	15,7
Verbrechen	20	16,1	12	13,0	10	25,0	6	8,6
Leichtsinniger Lebenswandel	15	12,09	4	4,3	4	10,0	8	11,4
Abnormer Charakter	4	3,2	6	6,5	3	7,5	12	17,1
Körperliche Krankheit	19	15,3	17	18,4	—	—	3	4,3

Oben wurde bereits auf die Bedeutung der psychopathischen Konstitution für die Entwicklung der Verwahrlosung hingewiesen. Hier sei noch die Tabelle von LUND wiedergegeben (Tabelle 13), welche die Beteiligung von Psychopathen

Tabelle 13.

	Anzahl der Jugendlichen	Nr. 1. Psychopathen		Anzahl der Jugendlichen	Nr. 2 Psychopathen	
		n	%		n	%
A	24	17	70,8	54	46	85,2
A + m	17	7	41,2	40	16	40,0
A + M	19	5	26,3	53	15	28,3
M + a	27	6	22,2	84	13	15,5
M	88	2	2,3	214	11	5,1
	175	38	21,7	445	101	22,7

an die nach GRUHLEs Vorgang unterschiedenen Gruppen von Anlage- und Milieufällen veranschaulicht. Es ist jedenfalls bezeichnend, daß reine Anlagefälle zu 70 und über 80% aus Psychopathen bestehen, während unter 302 Milieufällen Psychopathen bei der einen Gruppe in 2,3% der Fälle, bei der zweiten Gruppe in 5,1% nachweisbar waren.

Dementsprechend war unter den Fällen mit überwiegender Anlagebeteiligung (A + m) Psychopathie weitaus häufiger als bei jenen, in welchen die Verwahrlosung vorwiegend durch das Milieu bedingt erschien (M + a).

Zweifellos spielen bei der Zuteilung zu den einzelnen Gruppen auch subjektive Faktoren der Autoren eine Rolle. Doch gehen die Auffassungen weniger auseinander, als von einzelnen (BEEKING) vermutet wurde. Wie bei der psychiatrischen Diagnose sind zahlenmäßige Unterschiede in erster Linie durch die Art des Materials bedingt. Es war deshalb von Interesse die Werte zu vergleichen, welche zwei verschiedene Autoren an der gleichen Stelle (Anstalt Flehingen) in verschiedenen Jahren gefunden haben.

GRUHLE 1907 (105 Fälle)		GREGOR 1923 (216 Fälle)
9,52%	M	1,85%
8,57%	M + a	11,57%
40,95%	M + A	54,63%
20,00%	m + A	22,69%
20,95%	A	9,26%
99,99%		100,00

Der Vergleich ergibt das bemerkenswerte Resultat, daß bei GREGOR die reinen M- und A-Fälle gegenüber den Werten von GRUHLE zurücktreten, was offenbar damit zusammenhängt, daß letzterem nur eine beschränkte Beobachtungszeit zur Verfügung stand.

Der Ausbau der Individualpsychologie und das vertiefte Studium der Milieupsychologie hat eine neuerliche Prüfung der Anschauung über die Bedeutung von Anlage und Milieu veranlaßt. Einzelne Autoren vertreten einen ganz extremen Standpunkt, wie etwa KRONFELD, der eine psychologisch gleichartige Anlage der Menschen annimmt und die Verschiedenheit der Charakterentwicklung lediglich auf das äußere, insbesonders das kindliche Schicksal zurückführt. Zweifellos kommt dem Milieu bei der Mehrzahl von Verwahrlosten eine wichtige und im Einzelfall sogar entscheidende Rolle zu, und KRAMER konnte darauf hinweisen, wie tiefgreifende Schädigungen und Verbildungen durch sträfliche Vernachlässigung von Kindern im frühen Lebensalter entstehen können. Im vorstehenden sei eine Zusammenstellung der bei Verwahrlosten häufig nachweisbaren schädlichen Momente gegeben (Tabelle 14).

Tabelle 14.
Äußere Ursachen der Verwahrlosung.

	Schulpflichtige Zöglinge	entlassene Zöglinge
Unglückliche Ehe der Eltern	11	10
Moralische Minderwertigkeit von Eltern und Erziehern	11	11
Anstiftung durch Eltern oder Erzieher	2	2
Verständnislose Erziehung	7	6
Mangelnde Aufsicht	12	9
Zerrüttete Familienverhältnisse	8	6
Unehelichkeit	7	9
Armut	5	1
Schlechte Gesellschaft	5	8
Krankheitsprozeß	7	13
Krieg	10	5
Unbekannte Ursache	3	—
Keine nachweisbare	7	7

Im Hinblick auf die in der Literatur vielfach erfolgte Diskussion der in Frage kommenden Schädlichkeiten kann hier von ihrer Besprechung im einzelnen abgesehen werden. Besonders ist auf die Arbeit von SCHWEIZER zu verweisen, welcher für eine große Zahl von Verwahrlosten und Kriminellen die Entwicklung des Zustandes in seinen einzelnen Formen aus dem Milieu verfolgt. KULTZE hat die Familienverhältnisse gefährdeter oder verwahrloster Jugendlicher von Wuppertal in 2000 Fällen studiert, wobei auch die Wohnungsverhältnisse zur Geltung kamen, welche in obiger Tabelle nicht aufgeführt wurden.

Im folgenden sollen für ein geschlossenes Material von 58 *Mädchen*, bei denen die Entwicklung der Verwahrlosung und ihre Besserung durch Anstaltserziehung genau studiert wurde, die Einflüsse der maßgebenden exogenen Momente zur Anschauung gebracht werden. Bemerkenswerterweise war unter diesen 58 der Mehrzahl (52) nach sexuell verwahrlosten Mädchen in keinem Fall eine gute und verständnisvolle Erziehung in geordneten häuslichen Verhältnissen gegeben. Statt dessen waren 34mal positive schlechte Einflüsse durch minderwertige Großeltern, Eltern oder Geschwister, 24mal negative Schädlichkeiten in Form einer verständnislosen oder zu nachsichtigen Erziehung festzustellen. Die genaue Analyse hat ergeben, daß nirgends tiefere seelische Bindungen an die Erziehungsberechtigten vorlagen, daß moralische Einflüsse und planmäßige Erziehung den meisten infolge ihrer Anlage schwer erziehbaren Mädchen fehlte, statt dessen positive schlechte Wirkungen durch schlechtes Beispiel, sittenlosen Lebenswandel nachweisbar waren und in extremen Fällen eine unmißverständliche Vorbereitung der Kinder zur Prostitution vorlag (ANNA und ADALBERT GREGOR).

Zu einer gleichen Anklage der Zeitmoral und jener Instanzen, denen neben den Eltern die seelische Entwicklung und die Wohlfahrt von Kindern und Jugendlichen anvertraut ist, führte die Untersuchung über die Entwicklung der Verwahrlosung auf verschiedenen Altersstufen *männlicher* Fürsorgezöglinge der Anstalt Flehingen [GREGOR (15)].

Bei 19 schulpflichtigen Jungen stand einer Gruppe von 9 Fällen, bei denen das Hauptgewicht auf Anlagefehler zu setzen war, eine Gruppe von 10 Fällen gegenüber, wo die Verwahrlosung vorwiegend durch Erziehungsfehler bedingt war. Bei Jungen zwischen 14—16 Jahren (18 Fälle) hatte bei 9 für das Zustandekommen der Verwahrlosung die erwachende Pubertät eine wesentliche Bedeutung. Durch sie ergaben sich Erziehungsschwierigkeiten, denen die Umgebung meist nicht gewachsen war. In einigen Fällen entstand auf diese Weise ein förmlicher Konflikt mit den Angehörigen, welcher für die Verwahrlosung ausschlaggebend erschien. Diesen zum Teil bereits anlagebedingten Fällen standen 6 mit ursprünglicher pathologischer Anlage gegenüber, welche ausschließlich für die Verwahrlosung verantwortlich zu machen war.

Ein auffälliges Resultat ergab die Analyse der im Alter von 16—18 Jahren stehenden Fälle. Von diesen bildeten 10 reine Anlage- und 16 Milieufälle. Bei letzteren konnte dreimal festgestellt werden, wie sich Jugendliche aus einem natürlichen Instinkt den Einflüssen eines schlechten häuslichen Milieus zu entziehen suchten. In 3 weiteren Fällen lag ein Konflikt mit dem schlechten häuslichen Milieu vor, dem sich die Jugendlichen widersetzten. Die stärkste Gruppe (10) bildeten aber jene Fälle, welche widerstandslos ihren Untergang im schlechten Milieu fanden.

Aus meinem forensischen Material soll ein Fall veranschaulichen, wie ein willensschwacher, gewissenloser Vater seine 10jährige Tochter in die Verwahrlosung förmlich hineinzuzwingen suchte.

Es handelt sich um J., einen 42jährigen Mann, der früher Bäcker lernte, dann zum Militär kam, den Krieg mitmachte und 13 Jahre Soldat blieb. 1924 geheiratet, 1935 starb seine Frau. Er hatte ein 10jähriges Mädchen und einen jüngeren Knaben; die Kinder wurden ihm fortgenommen, weil er ungenügend für sie sorgte. Sie durften ihn aber öfters besuchen und auch bei ihm nächtigen, bis es der Pflegemutter auffiel, daß das Mädchen ungern zum Vater gehen mochte. Es gestand schließlich, daß der Vater sich immer wieder an ihr vergreifen wollte. Bei der Untersuchung erwies sich J. als ein weicher, willensschwacher Mann, der seinen Straftaten förmlich hilflos gegenüberstand. Als Erklärung wußte er nur die Eigenart seiner Lebensverhältnisse nach dem Tode seiner Frau, die mangelhafte Versorgung durch schlechte weibliche Hilfskräfte, die ihm vom Arbeitsamt zur Verfügung gestellt wurden, anzuführen. Seine beste Hilfe sei stets nur seine Tochter gewesen, die viele häusliche Verrichtungen besorgte und ihn an seine Frau erinnerte. (Er wurde zu 2 Jahren Zuchthaus und 5 Jahren Ehrverlust verurteilt.)

Ein anderer Fall, in dem ein 16jähriger Junge wegen Sittlichkeitsverbrechen und Blutschande angeklagt war, beweist, wie Eltern aus reiner Gedankenlosigkeit das Wohl ihrer Kinder aufs Spiel setzten, indem sie diesen Jungen mit seiner 12jährigen Schwester in nebeneinanderstehenden Betten schlafen ließen und diese lediglich auseinander rückten, als sie die Gefahr merkten. Aus der Vorgeschichte ist bemerkenswert, daß er 1934 und 1935 Diebstähle verübt und 1934 sich an 2 Mädchen vergriffen hatte. Die Schwere seines neuen Vergehens wird erhellt durch die ärztliche Untersuchung, welche Defloration seiner Schwester ergab. In der Untersuchungshaft war seine Stimmung gedrückt, das Wesen ablehnend. Bei Besprechung der Straftaten setzte er eine finstere, verdrossene Miene auf und antwortete nur in kurzen, abgerissenen Sätzen. Man konnte von ihm erfahren, daß er durch Gespräche von Altersgenossen auf den Umgang mit Mädchen gebracht wurde. Als die Eltern 1935 die Wohnung wechselten, habe er zusammen mit seiner Schwester ein Zimmer bekommen. Nach einer Sonnenwendfeier spät abends heimkommend, sei er zu ihr ins Bett. Die Annahme von § 3 JGG. wurde abgelehnt. Das Gutachten ließ es aber dahingestellt, ob er für die ersten Vergehen mit Mädchen verantwortlich zu machen ist, da es sich damals um Taten handelte, welche aus kindlichen Spielen hervorgingen. Anders lag der Fall beim Sittlichkeitsvergehen an seiner Schwester, für das er nach seiner ganzen seelischen Entwicklung als verantwortlich angesehen werden mußte. Ein Zweifel konnte nur darüber bestehen, ob er damals bereits die Einsicht dafür hatte, Blutschande zu begehen. Die Frage der Verwahrlosung wurde bejaht und die Notwendigkeit von Anstaltsfürsorgeerziehung als dringend bezeichnet. Im Hinblick darauf schien die Erteilung von Strafaufschub empfehlenswert.

Je eingehender die Analyse des Einzelfalles in seiner seelischen und moralischen Entwicklung durchgeführt wird, um so vielseitigere und intimere Beziehungen zwischen Persönlichkeit und Milieu werden offenbar. Die zumal von Busemann ausgebaute Milieukunde gewinnt durch ihre umfassenden theoretischen Voraussetzungen und ihre praktische Bedeutung geradezu den Rang einer Wissenschaft. Über Busemann hinaus hat kürzlich Vértes den bedeutsamen Entwurf einer Milieupsychologie entwickelt und dabei den beachtenswerten Gesichtspunkt der subjektiven Milieuprojektion eingeführt, worunter die individuelle Widerspiegelung des objektiven Milieus zu verstehen ist. In diesem Faktor stellt sich nach Vértes ein Katalysator für die Milieuwirkung dar. Von hier ist noch ein Schritt zu einer vergleichenden Milieupsychologie, deren Ausbau nach der objektiven Seite in der Würdigung äußerer Faktoren genügend vorbereitet erscheint, während der Mangel ausreichender Kenntnisse über Verwahrlosungserscheinungen in verschiedenen Ländern stark fühlbar ist.

Zweifellos hat die Individual- und Milieupsychologie das Problem der jugendlichen Verwahrlosung, zumal nach der psychologischen und pädagogischen Seite hin, außerordentlich gefördert. Begeisterte Vertreter dieser Richtung glaubten an eine restlose Erklärung durch exogene Faktoren, wobei ihnen das außerhalb der Erziehungsanstalten bearbeitete Material entgegenkam. Wendet man sich aber diesen Fällen, welche eine Auslese nach der negativen Seite, nämlich der Schwererziehbarkeit, erfahren haben, zu, dann werden einem die Grenzen bewußt, welche dieser Erklärungsmöglichkeit gezogen sind. Schaubert hat auf meine Veranlassung eine Anzahl von Jugendlichen an der Anstalt Flehingen unter individualpsychologischen Gesichtspunkten untersucht und ist zu dem Ergebnis gelangt, daß trotz aller Bemühungen, derartige Fälle zunächst allein durch die individualpsychologische Betrachtungsweise zu erklären, man doch fast immer zur Annahme von Anlagemomenten gezwungen wird. Mit dieser Einsicht in die Bedeutung der Vererbung für die Entwicklung von Verwahrlosung stehen die Ergebnisse der modernen Erbforschung in Einklang, welcher namentlich durch das Studium eineiiger Zwillinge der wissenschaftliche Nachweis einer Vererbung psychischer Dispositionen gelungen ist. So behält nach der in neuester Zeit gewonnenen Vertiefung unserer Kenntnisse über Anlage und Milieu das von Stern formulierte Konvergenzprinzip seine

Geltung, welches gleich zu Beginn der wissenschaftlichen Erforschung der Verwahrlosung in seiner Bedeutung erfaßt wurde.

Die hier diskutierte Frage über Wirkung von Anlage und Milieu hat noch einen anderen, nämlich pädagogischen Aspekt. Wer das Milieu als alleinige Ursache der Verwahrlosung ansieht, wird eher zu einem pädagogischen Optimismus neigen als derjenige, welcher die Bedeutung der Anlage erkannt hat. Zwar schließt letztere Anschauung den Glauben an den pädagogischen Erfolg bei Verwahrlosten keineswegs aus, aber sie zwingt, auch mit den Grenzen der Pädagogik zu rechnen.

IX. Bekämpfung der Verwahrlosung.

Entgegen der verbreiteten Anschauung, daß das Persönlichkeitsbild durch die Anlage bestimmt sei und diese ein unabänderliches Schicksal des Individuums bedeutet, ist die wissenschaftliche Erbforschung zur Erkenntnis gelangt, daß nicht komplexe Eigenschaften, sondern elementare Züge vererbt werden und daß für das Charakterbild die Art ihrer Entfaltung entscheidend ist. Für letztere ist aber ebensowohl das Zusammenwirken jener elementaren Züge wie der gestaltende Einfluß des Milieus von Bedeutung. Der Sachverhalt ist eindeutig von Just dahin formuliert, daß die Potentialität des Entwicklungsweges mit den Anlagen gegeben ist, seine Aktualität durch die Umweltbedingungen bestimmt wird, unter denen die Anlagen sich entfalten. Panse weist in diesem Handbuch darauf hin, daß die Anlagen sich nicht abgeschlossen vererben, sondern entwicklungsfähig sind und durch das Milieu gefördert oder unterdrückt werden können. Angesichts der relativen Diskordanz mußte die Zwillingsforschung bei eineiigen Zwillingen einen modifikatorischen Einfluß der Umwelt anerkennen. Man sieht daraus, daß zunächst theoretisch der Pädagogik weiter Spielraum zukommt. Daß dieser auf unserem Gebiete praktisch tatsächlich ausgefüllt wird, werden unsere späteren Ausführungen zeigen. Es liegt jedenfalls nahe, die erzieherische Beeinflussung da besonders zielbewußt auszubauen und planvoll zu gestalten, wo es sich um die Entwicklung von Anlagen handelt, die in ihrer Auswirkung sich als volksschädlich erweisen und im besonderen Fall den Charakter krimineller Tendenzen gewinnen können. Auf der anderen Seite hat die ärztlich, speziell psychiatrisch unterbaute Pädagogik deutlich die Grenzen erkannt, welche ihr durch abnorme Anlagen gegeben sind. Sie mußte daher die Möglichkeit, krankhaftes Erbgut auszumerzen, lebhaft begrüßen.

Die Sterilisierung ist somit als

1. allgemeine Prophylaxe

in den Vordergrund der Bekämpfung von Verwahrlosung zu stellen. Gregor (7) ist schon 1919 für die Sterilisierung asozialer Elemente eingetreten und hat darauf hingewiesen, daß durch die Fürsorgeerziehung gerade jene Individuen erfaßt werden, welche als besonders rasseschädigend angesehen werden müssen. Im Zusammenhang mit der festgestellten starken Belastung von Verwahrlosten durch Trunksucht und Verbrechen erschien ihm hier der Einsatz des Hebels besonders wichtig. Im Interesse der Bekämpfung des Verbrechertums hielt er die Sterilisation namentlich in jenen Fällen für erforderlich, wo die Kombination eines moralischen Defektes mit anderen psychischen Anomalien vorlag. Ebenso hat Gregor die Prüfung der Erblichkeitskonstellation vor einzugehender Ehe und die Verwahrung pathologisch angelegter Individuen mit antisozialen Tendenzen damals in Vorschlag gebracht.

Die oben gegebene tabellarische Zusammenstellung eines größeren Materiales von Fürsorgezöglingen hat mit Erscheinen des Sterilisierungsgesetzes die nächsten Anhaltspunkte geboten, um seine Auswirkungen auf unserem Gebiete zu beurteilen.

Auf Grund seiner Leipziger Untersuchungen schätzte GREGOR (5) die Zahl der für die Sterilisierung in Frage kommenden Fälle bei Jungen auf 18%, bei Mädchen auf 24%. Es war nun von Interesse [GREGOR (21)], damit die Zahl der Sterilisierungsanträge zu vergleichen, welche in Baden auf Grund seiner Untersuchung des Zöglingsmaterials in verschiedenen Anstalten erfolgt sind. Das Mittel von 4 Anstalten mit 345 schulentlassenen Jungen stellte sich auf 14,78%; diesem kam die Anstalt Flehingen, in der mittelschwere Fälle von Verwahrlosung untergebracht sind, mit 14,28% am nächsten. Auffälligerweise war dieses Mittel durch ein Erziehungsheim mit leichteren Fällen weitaus überschritten (27, 28%), was darauf zurückzuführen ist, daß die Aufnahme in dasselbe nicht durch gesetzliche Bestimmungen wie für die Fürsorgeerziehungsanstalten beschränkt wird. Im Gegensatz dazu war der Prozentsatz für eine Anstalt, in die nur schwere Fälle gelangen, wesentlich niedriger (10%), weil durch die Novemberverordnungen von 1932 zahlreiche Sterilisierungskandidaten zur Entlassung gekommen waren. Für 366 schulentlassene Mädchen stellte sich das Mittel auf 24,54%. Hier zeigte nur eine Anstalt eine erhebliche Überschreitung des Mittels mit 32,07%, weil hier zu den schulentlassenen auch noch schulpflichtige Mädchen hinzugezählt wurden, welche beim nächsten Termine das 14. Lebensjahr erreichten. Die gefundenen Prozentzahlen für das Badener Material sind deshalb niedriger, als zu erwarten war, weil bei der Beurteilung der Leipziger Fälle der moralisch minderwertigen bzw. antisozialen Disposition ausschlaggebende Bedeutung beigemessen wurde, während bei dem heutigen Verfahren vor den Erbgesundheitsgerichten noch das Hauptgewicht auf die Intelligenzleistung gelegt wird.

Die Ausführungen über *pädagogische Maßnahmen* zur Bekämpfung von Verwahrlosung können an dieser Stelle nur in knappstem Umriß erfolgen.

2. Heilpädagogische Erziehungsberatung.

Es ist gewiß eines der größten Verdienste des deutschen Vereins für jugendliche Psychopathen, Einrichtungen dieser Art gefördert zu haben. Im wesentlichen bestehen diese in einer fachärztlich geleiteten Stelle, die einerseits von Eltern unmittelbar aufgesucht werden kann und der andererseits von Schulen, Jugendämtern, Gerichten usw. Kinder überwiesen werden, um schwierige Erziehungsfragen zu klären. Diese Stelle sucht auf Grund der Vorerhebungen, Untersuchung der Kinder und Fühlungnahme mit den Eltern, ein Urteil über die Sachlage zu gewinnen, namentlich aber die Persönlichkeit des Kindes psychologisch zu erfassen. Vielfach ist es auch dem Erfahrenen nicht möglich, in einer Sprechstundenuntersuchung zu einem bestimmten Urteil zu gelangen. Es wurden daher weitere Einrichtungen getroffen, um den Kindern näher zu treten und sie in ungezwungener Weise beobachten zu können; so kam man zum heilpädagogischen Spielnachmittag, welcher das Kind in seiner natürlichen Haltung zur Anschauung bringt und die Diagnose sichert. Eine noch genauere Beobachtung ermöglicht der heilpädagogische Hort, welcher schon über die diagnostischen Zwecke hinaus eine Beeinflussung des Kindes anstrebt. Sobald auf die eine oder andere Weise die Klärung des Falles gelungen ist, wird ein Gutachten an die interessierten Stellen geleitet und den Eltern Anweisungen über die Behandlung des Kindes gegeben; im Hort selbst aber werden schon die erforderlichen Maßnahmen zur Korrektur der Erziehungsschwierigkeiten getroffen. Auf diese Weise ist ein wichtiges Mittel gegeben, um eine im Zug befindliche Verwahrlosung zu erkennen und ihre weitere Entwicklung zu verhüten.

Ein Ausbau dieses Systems erscheint über den nächsten Zweck im Interesse der Sippenforschung besonders erwünscht, weil auf diese Weise wesentliche Beobachtungen über familiäre Anlage und Konstitution gemacht werden können.

Das skizzierte System, für das auch unter anderen Thumm, Villinger, Keller, Koch eingetreten sind, ist natürlich nicht nur in Deutschland entwickelt worden. In Belgien wurde 1925 in Brüssel die erste medizinisch-psychiatrische Beratungsstelle begründet. 5 Ärzte arbeiten dort an dieser Aufgabe im Anschluß an andere medizinische Institute und deren Spezialisten; als solche dienen Neurologen, Psychiater, Psychologen, Erzieher und Sozialbeamte. Die Resultate der Einzelbeobachtungen werden in einen einheitlichen Untersuchungsbogen eingetragen und das Ergebnis von einem Arzt zusammengefaßt. Damit beginnt die eigentliche Betreuung, die Nachschau des Arztes, Elternberatung, Heimbesuche durch Sozialbeamte, Stellenvermittlung usw. Dem Beispiel von Brüssel sind bereits 11 weitere belgische Städte gefolgt (Vermeylen).

Man ersieht schon aus dieser Darstellung, daß auch in großzügigerer Weise vorgegangen werden kann, als es bei uns der Fall ist. Hier handelte es sich um ein Minimum, das mit dem bescheidenen Kostenaufwand arbeitet, welcher den Jugendämtern für vorbeugende Maßnahmen zur Verfügung steht. Ganz anders gestaltet sich die Situation, wenn eine derartige Einrichtung von der Rockefellerstiftung getragen wird, wie es bei dem Child-Guidance-Work in Amerika der Fall ist. Dort tritt an Stelle unserer bestenfalls ärztlich geleiteten Elternberatungsstunde die Child-Guidance-Clinic, welche eine Verfeinerung der sozialen Fürsorgearbeit, Jugendgerichtshilfe, Schutzaufsicht und Erholungsfürsorge unter psychiatrischer Führung anstrebt und der ein Stab von psychiatrisch gebildeten Sozialfürsorgern zur Verfügung steht. In Philadelphia arbeiten Psychiater, Psychologen, Sozialfürsorgerinnen und Statistiker und ziehen die örtlichen Internisten, Kinderärzte, Endokrinologen zur Mithilfe heran. Die Auswahl der Örtlichkeit wird planmäßig getroffen: Die Child-Guidance-Clinic bildet nach Frankwood E. Williams den Mittelpunkt eines Netzes, dessen Maschen in alle Teile der Gemeinde reichen und alle Arbeitsgebiete berühren, die mit dem Dasein des Kindes zu tun haben. Sie arbeitet mit allen Fürsorgeeinrichtungen, Schulen, Kirchen, Gerichten, Eltern- und Lehrervereinigungen und den konfessionellen Organisationen und strebt dreierlei Arten von Dienstleistungen an:

1. Einen beratenden Dienst, in dem eine Untersuchung vorgenommen wird, die zur Stellung einer Diagnose und der Indikation führt.
2. Eine Aufsichtsbehandlung, in der ein Behandlungsplan im Einvernehmen mit der um Rat fragenden Stelle gefaßt wird.
3. Die Vollbehandlung, welche nach ärztlichen Gesichtspunkten vorgenommen wird.

3. Fürsorgeerziehung.

Die Fürsorgeerziehung gliedert sich in eine *offene*, welche den Jugendlichen im sozialen Leben beläßt, und eine *geschlossene*, die die Unterbringung in eine Erziehungsanstalt bedeutet. Maßgebend für diese Entscheidung ist in erster Linie die Verfassung des Jugendlichen. Diese wird durch seine natürliche Konstitution sowie durch das Ausmaß und die Rückwirkung der Verwahrlosung auf sein Seelenleben bedingt. Wechsel des Ortes und der Arbeitsstelle, wie sie meist die offene Fürsorgeerziehung als nächste Maßnahme mit sich bringt, kann bei einem Jugendlichen, der lediglich das Opfer einer Verführung war und dabei noch eine gewisse moralische Haltung bewahrt, ausreichend sein, um eine sittliche Lebensführung anzubahnen. Wo es sich aber um aktive, mindestens im Zustand der Verwahrlosung auf das Schlechte gerichtete Elemente oder um Persönlichkeiten handelt, welche die Herrschaft über sich verloren haben und nicht mehr die Kraft besitzen, sich durch sich selbst emporzuarbeiten, kann nur ein neues System helfen, welches den Jugendlichen ganz in seinen Bann zieht und die in ihrem Gefüge erschütterte Persönlichkeit wieder aufbaut. Dieses Ziel sucht die Anstaltsfürsorgeerziehung zu erreichen.

Unsere Fürsorgeerziehungsanstalten gehen wie andere Wohlfahrtseinrichtungen auf ältere Gründungen christlicher Liebestätigkeit, wie Findel-, Waisen-, Rettungshäuser, zurück, und auch heute noch ist weitaus die Mehrzahl der Fürsorgezöglinge in karitativer

Obhut geblieben. Nach der Statistik von OHLAND (3) befanden sich am 1. März 1935 28 356, d. h. 52,20% in geschlossener Fürsorge, nämlich in Erziehungsheimen, halboffenen Heimen und Beobachtungsstationen; 24 221, d. h. 44,59% der Fürsorgezöglinge, standen in Familienpflege, Dienst und Lehre; der Rest befand sich damals in Krankenhäusern, Heil- und Pflegeanstalten, Gefängnissen oder auf der Flucht. Die 26 847 Anstaltszöglinge waren in Heimen nachstehender Art untergebracht:

	evang.	kath.	israel.	ohne Konfession	staatliche oder sonstige Heime
absol. . . .	11045	9901	42	408	5451
proz. . . .	41,14	36,88	0,16	1,52	20,30

Die Beteiligung von Psychiatern am Erziehungswerk hat dargetan, daß mit den überwiesenen Fällen eine größere Menge von Individuen einfließt, die als unerziehbar gar nicht in Erziehungsanstalten gehören und sich dort auch verderblich auswirken können. In diese Kategorie gehören auch Jugendliche mit schwerer krimineller Anlage, für welche der Aufenthalt in einem Erziehungsheim eine sehr fragwürdige Maßnahme bildet.

Die künftige Jugendgesetzgebung wird an dem Probleme der Unerziehbaren und ihrer zum Teil notwendigen Verwahrung nicht vorübergehen können; seine Lösung wird dadurch erleichtert, daß die fachmännischen Erörterungen dieser Frage in den letzten Jahren ausreichendes Material zur Kenntnis der psychischen Konstitution dieser Individuen zusammengetragen haben. In erster Linie drängen unsere kriminalbiologischen Erfahrungen auf die systematische Erfassung der zum Verbrechertum disponierten Personen.

Bei einer kürzlich veröffentlichten Behandlung dieses Themas hat GREGOR (23) den Standpunkt vertreten, daß die Bekämpfung der Kriminalität Jugendlicher eine Aufgabe des Staates bildet, welche dieser künftig in weiterem Umfang als bisher unmittelbar durchführen sollte. Im Hinblick auf die Tatsache, daß die antisoziale Anlage frühzeitig zu Konflikten mit dem Strafgesetz führt, sieht er in einer zielsicheren Arbeit der Jugendgerichte das beste Kampfmittel gegen die Entwicklung zum Gewohnheitsverbrecher. Um diesen Zweck zu erreichen, erscheint die Errichtung von Untersuchungsgefängnissen für Jugendliche und ihre Ausstattung mit fachärztlich geleiteten Beobachtungsabteilungen nach dem Vorgange von Italien dringend geboten. In diesen müßte unter Mitwirkung von Staatsanwalt und Jugendrichter die moralische Anlage jugendlicher Delinquenten unter kriminalbiologischen Gesichtspunkten festgestellt und die weiteren Maßnahmen erzieherischer bzw. strafrechtlicher Art nach dem Ergebnis der fachärztlichen Beobachtung getroffen werden.

Bei Jugendlichen bis zum 16. Lebensjahr wird, sofern kein schweres Verbrechen vorliegt, im allgemeinen Fürsorgeerziehung der Strafe vorzuziehen sein. Jenseits des 16. Jahres, und zwar auch bei Halberwachsenen, also bei Minderjährigen zwischen dem 18. und 21. Lebensjahre, muß bei krimineller Anlage das Jugendgefängnis vor der Anstaltserziehung den Vorzug verdienen. Dabei ist zu hoffen, daß das neue Jugendgerichtsgesetz für derartige Elemente eine zweckmäßige Straf- und Erziehungsform durch Einführung der unbestimmten Verurteilung bringt.

Natürlich kann auf diese Weise nicht die ganze Bekämpfung der Verwahrlosung erledigt werden. Sie wird unsere schwersten Fälle, die sexuell verwahrlosten Mädchen, welche mit dem Strafgesetz vielfach gar nicht in Berührung kommen, nicht erfassen. Die Anstaltsfürsorgeerziehung bei Jungen wird aber durch die vorgeschlagenen gerichtlichen Maßnahmen wesentlich erleichtert und im allgemeinen auf die erfolgreichen Fälle beschränkt.

Die Anstaltserziehung sollte in der Regel von einer psychiatrisch-pädagogischen Beobachtung des Zöglings ihren Ausgang nehmen. Diese Beobachtung müßte — soweit es sich nicht um Jugendgerichtsfälle handelt, für welche die Beobachtungsabteilungen an den Untersuchungsgefängnissen für Jugendliche in Frage kommen — im Verfahren des Vormundschaftsgerichtes oder nach dessen Abschluß vor Aufnahme in die Anstalt erfolgen. Es handelt sich dabei um die psychiatrisch-pädagogische Untersuchung und Beurteilung von Verwahrlosten zum Zweck ihrer Verteilung auf die für den Einzelfall geeignete Anstalt [Gregor (17), R. von der Leyen, Waetzoldt, Spieler]. Es ist längst erwiesen, daß die Differenzierung von Anstalten nach der psychischen Konstitution bzw. der Schwere des Falles ein notwendiges Erfordernis für eine rationelle Erziehungsarbeit bildet. Dazu treten heute noch die besonderen Aufgaben, welche durch das Erbgesundheitsgesetz auferlegt wurden. Man darf hoffen, daß die neue Jugendgesetzgebung in dieser Richtung zweckdienliche Formen der Anstaltsfürsorgeerziehung bringt.

Es kann hier nicht die Aufgabe sein, ein System der Anstaltserziehung zu entwickeln; ich möchte mich vielmehr darauf beschränken, nur kurz ihr Wesen zu skizzieren. Dieses besteht darin, daß der Zögling in eine neue Lebens- und Arbeitsgemeinschaft aufgenommen wird, in der zunächst schädliche äußere Einflüsse, die zur Verwahrlosung führten, entfallen und eine erzieherische Atmosphäre auf ihn zu wirken beginnt. Nach einer Phase innerer Besinnung und Klärung, die vielfach allerdings durch Auflehnung und Trotz als Reflex des inneren Kampfes getrübt werden kann, erweist sich der Zögling meist aufgeschlossen und erzieherischen Einflüssen zugänglich. Diese gehen darauf aus, einen moralischen Wiederaufbau der durch die Verwahrlosung geschädigten Persönlichkeit zu erzielen. Da nach unseren früheren Ausführungen die Mehrzahl der Verwahrlosten pathologische Züge aufweist, setzt eine wirksame Erziehungsarbeit neben pädagogischer Qualifikation auch tiefere Kenntnisse einer psychiatrisch orientierten Seelenkunde voraus. Insbesondere ist die Mitwirkung eines pädagogisch gebildeten Psychiaters in den Fürsorgeerziehungsanstalten notwendig [Gregor (10), Fischer]. Das Resultat hängt wesentlich von der erzieherischen Höhe der Anstalt, aber auch von der psychischen Konstitution des Zöglings ab, welche manchmal den erzieherischen Bemühungen unüberwindliche Schranken setzt.

In eigener praktischer Tätigkeit haben sich für die erzieherische Arbeit zwei Prinzipien als wesentlich erwiesen [Gregor (8, 14)]:

1. *Der pädagogische Bezug*, welcher eine zwischen Erzieher und Zögling über alle persönlichen Unterschiede hinaus sich entwickelnde seelische Bindung vorstellt und den besten Ausgangspunkt für den seelischen Wiederaufbau bietet.

2. Die *aktive Pädagogik*, worunter zweierlei zu verstehen ist: Die Einstellung des Zöglings in den Erziehungsplan als mitwirkendes Element. Diese erfolgt in dem Augenblick, wo ihm die Bemühung der Anstalt als in seinem Interesse gelegen, bewußt wird und er die Überzeugung gewinnt, durch die ihm auferlegten Leistungen sein eigenes Wohl zu fördern. Ferner ist damit die Richtung der früher meist in diffuser Weise zersplitterten Kräfte auf ein bestimmtes Ziel gegeben, das erzieherisch auszubauen ist.

X. Lebenserfolg der Fürsorgeerziehung.

Über den Wert der Fürsorgeerziehung werden selbst von gebildeten Laien vielfach ungewöhnlich schiefe und falsche Urteile geäußert. Der Grund liegt zunächst in dem logischen Fehler, aus Einzelfällen rückfälliger, speziell krimineller Zöglinge Schlüsse auf die ganze Einrichtung zu ziehen. Hierzu kommt ungenügende Kenntnis des Systems der Anstaltserziehung.

Nach den obigen Ausführungen über das Wesen der Verwahrlosung ist a priori zu sagen, daß Fürsorgeerziehungseinrichtungen irgendwelcher Art zum Schutze der Gesellschaft auch dann getroffen werden müßten, wenn die Fürsorgeerziehung für die weitere Lebensweise der verwahrlosten Zöglinge bedeutungslos wäre. Tatsächlich erscheint nicht das System der Anstaltserziehung, sondern dessen Ausgestaltung durch seinen Erfolg gerechtfertigt. Dementsprechend ist an einzelnen Anstalten auch der Weg von der Verwahrung über die Zwangserziehung zum Fürsorgeerziehungsheim in jahrzehntelanger Entwicklung zu verfolgen.

Mit der Umwandlung der karitativen Hilfeleistung in staatliche Aufgaben mußte auch eine behördliche Kontrolle der Ergebnisse einsetzen. So hat Preußen 1909 umfassende Erhebungen über die Erziehungserfolge bei den vom 1. April 1904 bis 31. März 1909 entlassenen 9931 Fürsorgezöglingen getroffen und 1913 und 1930 weitere derartige Untersuchungen vorgenommen. Die umfangreichste Erfolgsstatistik hat das Land Baden veröffentlicht, welche sich auf 18079 Fälle erstreckt (Erwin Umhauer). Es darf hier gleich bemerkt werden, daß, wie spätere Untersuchungen bestätigten, die badische Statistik festgelegt hat, daß ein Zeitraum von 5 Jahren zur Beurteilung der späteren Haltung von Fürsorgezöglingen im sozialen Leben ausreichend ist. Dagegen erscheinen die Meinungen darüber geteilt, ob Rückfälle häufiger unmittelbar bzw. kurz nach der Anstaltsentlassung oder erst in weiterem zeitlichen Abstande erfolgen. Zweifellos sind dabei entgegengesetzte Kräfte wirksam, entscheidend aber ist wohl die Individualität des Zöglings. Bei erzieherisch nicht mehr zu beeinflussenden Fällen mit starker krimineller Tendenz ist der Rückfall eine Frage der Zeit und fast nur von äußeren Verhältnissen abhängig. Für die meisten Fälle bedeutet die erste Zeit nach der Entlassung zweifellos eine Zone starker Gefährdung, da das Anstaltsleben unter allen Umständen eine gewisse Entfremdung der Außenwelt gegenüber mit sich bringt. Andererseits ist in dieser Zeit die Bindung an die Anstalt und deren moralischer Einfluß am stärksten.

Das wissenschaftliche Interesse, welches sich in den letzten beiden Jahrzehnten der Fürsorgeerziehung zugewendet hatte, brachte an die Statistik neue Fragestellungen heran und führte zur Aufstellung schärferer Kriterien für die Nachprüfung. Die oben erwähnten Statistiken behielten so mehr den Wert orientierender Feststellungen, während man unter Zuhilfenahme wissenschaftlicher Methoden in die Tiefe zu dringen und die Beziehungen zwischen konstitutionellen, eventuell auch pathologischen Momenten der seelischen Artung und dem Erfolg der Fürsorgeerziehung festzustellen suchte.

In methodischer Hinsicht ist die grundlegende Arbeit von Vogel bemerkenswert, welche nicht nur eine Übersicht der Erfolgsuntersuchungen bringt, sondern auch die Voraussetzungen für ihren weiteren wissenschaftlichen Ausbau entwickelt. Eine Verschmelzung dieser sozialpädagogischen Forschungsrichtung mit der Kriminalbiologie bleibt der nächsten Zeit vorbehalten.

So zweifellos auch heute festgestellt ist, daß die Fürsorgeerziehung zu bedeutenden Erfolgen führt, so ist der psychologische Vorgang der zugrunde liegenden seelischen Wandlung im einzelnen noch nicht restlos klargelegt. Eine von Gregor (19) 1932 veröffentlichte Arbeit hat auf den Mangel hingewiesen, daß es noch eine offene Frage bildet, wie der pädagogische Erfolg in der

Fürsorgeerziehung zu deuten ist. Es müsse einer speziellen heilpädagogischen Auseinandersetzung überlassen werden, zu entscheiden, ob neue Kräfte geweckt, gute, aber verschüttete Anlagen zur Entwicklung gebracht werden, wie Haltlosigkeit durch Wertbildung beseitigt und wie Willensschwäche geheilt wird. Die daraufhin folgende Untersuchung von ANNA und ADALBERT GREGOR über die moralische Entwicklung weiblicher Fürsorgezöglinge hat einen Vorstoß in dieser Richtung unternommen und den Effekt der Wertbildung studiert, doch steht hier weiteren psychologischen Untersuchungen noch ein großes Feld offen.

Gegenüber den eingangs erwähnten behördlichen Erhebungen hat eine von FISCHER veröffentlichte Statistik den Vorzug, daß die Bewertung des Erziehungserfolges von persönlichen Beziehungen mit den früheren Fürsorgezöglingen ausgeht. Die Erhebungen wurden von Abteilungsleitern des Jugendamtes, also sozialpädagogisch erfahrenen Beamten getroffen, welche selbst die Mehrzahl der Untersuchten kannten. FISCHER ließ sich bei seiner Arbeit von der Überlegung leiten, daß eine Entscheidung über den Lebenserfolg von erzieherischen Maßnahmen nur zu treffen ist, wenn die Beurteilten auch wirklich schon als selbstverantwortliche Menschen im Lebenskampf gestanden haben. Er schied daher für seine Untersuchung alle Zöglinge, die das 21. Lebensjahr noch nicht erreicht hatten, aus. Das Durchschnittsalter der bearbeiteten 212 Fälle war bei männlichen 23 Jahre 8 Monate, bei weiblichen 24 Jahre 6 Monate. Die Bewährungszeit betrug $4^1/_2$—$5^1/_2$ Jahre. Das Ergebnis der Untersuchung von FISCHER lautet:

voller Lebenserfolg	bei 90 Personen	= 42,4%	} 62,2%
befriedigender Lebenserfolg	„ 42 „	= 19,8%	
schwacher Lebenserfolg	„ 23 „	= 10,9%	
Mißerfolg	„ 57 „	= 26,9%	

Als voller Erfolg wurden jene Fälle bewertet, die sich zu sozial tüchtigen Menschen mit gerichtlicher Straffreiheit entwickelt hatten. Dabei wurden geringe, nicht ehrenrührige Übertretungen nicht mitgezählt. Ein befriedigender Erfolg wurde noch angenommen, wenn ganz leichte und nicht ehrenrührige Strafen vorlagen. Ebenso zählten zu dieser Gruppe Mädchen mit nur 1 unehelichen Kind, welche vor und nach der Niederkunft einwandfreie Lebensführung zeigten. Die Summe dieser beiden Gruppen ergibt 62,2% erfolgreiche Fälle. Dies Ergebnis steht in guter Übereinstimmung mit der preußischen Statistik für die Bewährungsfrist 1910—1913 mit 69% und jener von Brandenburg (1922—1924) mit 64% Erfolg, während eine spätere Statistik Preußens 1922—1927 zu einer Erfolgsziffer von 74% gelangt. Einen noch höheren Wert, 79%, konnte UMHAUER für Baden feststellen, wobei allerdings keine persönliche Nachschau stattfand, sondern lediglich die Straffälligkeit als Kriterium galt.

Für FISCHERS Nürnberger Material stellt sich der Lebenserfolg für beide Geschlechter in nachstehender Weise dar:

Lebenserfolg	männlich			weiblich		
	Zahl	%		Zahl	%	
Voller	63	39,1	} 58,4	27	52,9	} 74,5
Befriedigender . .	31	19,3		11	21,6	
Schwacher	22	13,6		1	2	
Mißerfolg	45	28		12	23,5	
	161			51		

Auf die einzelnen Altersgruppen verteilt sich das Ergebnis in nachstehender Weise:

Alter nach Jahren	Geschlecht	Zahl	Lebenserfolg							
			voller		befriedigender		schwacher		Mißerfolg	
			Zahl	%	Zahl	%	Zahl	%	Zahl	%
Gruppe I (0—14 J.)	m	98	46	47,0	23	23,5	10	10,2	19	19,3
	w	24	14	58,3	6	25,0	—	—	4	16,7
Gruppe II (15 und 16 J.)	m	49	15	30,7	6	12,3	10	20,4	18	36,6
	w	16	8	50,0	4	25,0	—	—	4	25,0
Gruppe III (17 und 18 J.)	m	14	2	14,3	2	14,3	2	14,3	8	57,1
	w	11	5	45,4	1	9,1	1	9,1	4	36,4

Damit ist statistisch der Erfahrungssatz erhärtet, daß der Erfolg der Fürsorgeerziehung um so größer ist, je früher sie einsetzt.

Fischer ist auch den Beziehungen von Enderfolg und Verwahrlosungsursachen nachgegangen, welche in nachstehender Tabelle einen klaren Ausdruck finden:

Ursachengruppe	Mit Erfolg				Insgesamt
	männlich		weiblich		
Gruppe I Veranlagung	10,4%		40%		16,7%
„ II Milieu a)	95,0%	90,5%	100%	100%	92,7%
b)	86,0%		100%		
„ III Mischung von beiden	54,4%		69%		57,9%

Es ist ohne weiteres kenntlich, daß den pädagogischen Bestrebungen in der Veranlagung Schranken gesetzt sind. Dementsprechend zeigen die Fälle von psychopathischer Konstitution und angeborenem Schwachsinn einen wesentlich ungünstigeren Erfolg als der Durchschnitt. Zur genaueren Erörterung dieser Momente ist das Material von Fischer nicht ausreichend psychiatrisch bearbeitet.

Die *Kriminalität* nach der Entlassung aus der Fürsorgeerziehung beträgt für die Nürnberger Fälle beim männlichen Geschlecht 56%, beim weiblichen 27,45%, und zwar stellt sich der Prozentsatz für leichtere Strafen, d. h. bis zu 3 Monaten, bei Jungen auf 29,1%, bei Mädchen auf 9,8%. Für mittelschwere Strafen, 3—9 Monate: für Jungen 11,7%, Mädchen 7,8%. Für schwere Strafen mit über 9 Monaten: Jungen 14,9%, Mädchen 9,8%.

Wesentlich höher liegt die Kriminalitätsziffer bei dem von Fuchs-Kamp studierten Flehinger Material aus dem Jahre 1910, in dem die Fürsorgeerziehung noch allgemein ziemlich primitiv und speziell in Flehingen sogar recht mangelhaft war; zudem wurden dieser Anstalt, die damals einen gefängnisartigen Charakter trug, die schwierigsten Fälle des Landes Baden überwiesen. Die genannte Studie hat den Vorzug einer gründlichen charakterologischen Bearbeitung des Materials nach persönlicher Untersuchung des einzelnen Falles. Bemerkenswert ist das Ergebnis, daß die im Endresultat *Nichtkriminellen* ein Übergewicht in der *späten*, die *Schwerkriminellen* in der *frühen* Verwahrlosung zeigen. Bei den Leichtkriminellen halten sich beide annähernd das Gleichgewicht; *Haltlose* und *Gemütsarme* erscheinen besonders benachteiligt, d. h. zur Kriminalität neigend.

Im Zusammenhang mit der obigen Bemerkung über die Zeit des Rückfalles nach Anstaltsentlassung ist die Feststellung von Fuchs-Kamp von Interesse, daß jene Fälle, welche sich zu Schwerkriminellen entwickeln, der Mehrzahl nach gleich nach der Anstaltsentlassung rückfällig werden, nur bei $^1/_3$ ist ein Augenblickserfolg nachzuweisen. Bei der Gruppe der Leichtkriminellen setzt in der Mehrzahl der Fälle nach ein- oder mehrmaligem Anstaltsaufenthalt die Kriminalität für längere Zeit aus, nur in knapp $^1/_3$ dieser Gruppe wurden die Zöglinge unmittelbar nach dem letzten Aufenthalte in der Anstalt wieder kriminell. Für die früher erörterten *Beziehungen von Psychopathie und Kriminalität* kommt FUCHS-KAMP auf Grund ihrer Persönlichkeitsanalysen zu dem Ergebnis, daß die Kriminalität zusammen mit der Unfähigkeit, sich in einen gesamt-sozialen Rahmen einzuordnen, mit der in einer Richtung sich steigernden oder der nach verschiedenen Richtungen sich verzweigenden abnormen Anlage wächst.

Zur Frage nach dem Erfolg der Anstaltserziehung konnte das kleine und einseitige Material keinen entscheidenden Beitrag bringen, zumal die Erziehung den Anforderungen, welche man an eine Fürsorgeerziehungsanstalt stellen mußte, damals, 1910, in Flehingen noch nicht entsprach. Die Arbeit wurde daher von GREGOR (19) durch eine weitere Untersuchung ergänzt, die sich auf eine spätere Zöglingsgeneration bezog, welche nach modernen Grundsätzen erzogen wurde. Es handelte sich um 100 Zöglinge, die im schulentlassenen Alter nach Flehingen gekommen waren und 1925 entlassen wurden. Die Bewährungsfrist betrug 5—7 Jahre. Gegenüber früheren Untersuchungen bestand der Vorzug, daß der Autor von einem Material ausgehen konnte, welches er beim Beginn der Anstaltserziehung selbst beobachtet hatte. Bei der vielfach auch persönlich vorgenommenen Nachuntersuchung der Fälle ergab sich die Überzeugung, daß es sinnlos wäre, einen tiefen und ausgiebigen Erfolg der Fürsorgeerziehung zu bestreiten. VOGEL hat vollkommen recht, wenn er die These vertritt, daß es in der Fürsorgeerziehung keinen vollen Mißerfolg gibt, denn auch im psychischen Leben gilt das Gesetz, daß keine Kraft verloren geht und damit auch nicht die erzieherischen Bemühungen, welche den Fürsorgezöglingen zuteil werden. Die Erfolgsuntersuchungen greifen lediglich einen Teil des Fragekomplexes auf, indem sie die spätere soziale Lebensführung der Zöglinge prüfen. Dieser Effekt ist bei einem Teil der Fürsorgezöglinge von vornherein durch die abnorme Charakterstruktur in Frage gestellt; so lautete in GREGORs Untersuchung die psychiatrische Diagnose in den 20 erfolglosen Fällen wie folgt:

Chronische Geistesstörung (manisch-depressiv)	1
Imbezillität	1
Debilität	5
Psychopathie	13
Summe	20

Noch deutlicher wird die Tatsache, daß die Fürsorgeerziehung vor geradezu unlösbare Aufgaben gestellt wird, wenn man die *erfolglosen Fälle* nach ihrer charakterologischen Konstellation überblickt. Die genannten (20) Fälle stellten sich unter Ausschluß des Zöglings mit manisch-depressivem Irresein charakterologisch in nachstehender Weise dar:

Phantastisch, erregt, zerfahren, aktiv	1
Mißmutig, gemütsarm, aktiv	1
Niedrig organisiert, gemütsarm, aufgeregt, zerfahren, brutal	6
Stimmungslabil, oberflächlich, scheinheilig, verschlagen, reizbar	4
Niedrig organisiert, gemütsarm, indolent, passiv	7
Summe	19

Dazu kommt noch die spezielle Komplikation, daß die Mehrzahl dieser Fälle schon in der Schule verwahrlost war, aber 8 von ihnen erst mit 17, 8 mit 18 Jahren nach der Anstalt kamen, also verschleppt wurden.

Die Gruppe der *zweifelhaften Fälle*, bei denen die Anstaltserziehung einen für eine einwandfreie Lebensführung nicht ausreichenden Erfolg erzielt hatte, ergab zum Teil gleich bei der Aufnahmeuntersuchung einen psychiatrischen Befund, der die Prognose für das weitere Leben zweifelhaft erscheinen ließ, insbesondere Charaktereigenschaften von asozialer Bedeutung, wie Passivität, Gleichgültigkeit, Schlaffheit, Unselbständigkeit, Reizbarkeit, Unbeherrschtheit, Brutalität. Tritt noch ein spätes Aufnahmealter, 19.—20. Lebensjahr, hinzu, dann wird die Unsicherheit des Lebenserfolges einer kurzfristigen Anstaltserziehung vollends verständlich. Immerhin konnte auch in derartigen Fällen nach Aufhören der Anstaltserziehung ein Abfall der Kriminalität und die Erscheinung beobachtet werden, daß die innerlich noch nicht genügend gefestigten Zöglinge ein einwandfreies Leben führten, solange sie in Arbeit standen, daß aber ihre Moral ins Schwanken geriet, wenn Not und Elend eintraten.

Die *erfolgreichen Fälle* unterscheiden sich von den erfolglosen und zweifelhaften nicht durch das Milieu, auch an Anomalien in der psychischen Konstitution fehlt es bei ihnen nicht, wenn auch psychisch intakte Persönlichkeiten stärker in den Vordergrund treten. Ein rechtzeitiger Beginn der Erziehung erweist sich natürlich für den Erfolg als förderlich; entscheidend blieb aber doch die charakterliche Konstitution, welche schon in der Klassifikation der Gruppen zum Ausdruck kam. Ihr gehörte eine große Anzahl noch kindlich gearteter und viele seelisch differenzierte Zöglinge an, während den niedrig organisierten Fällen der Erfolglosen die primitiv organisierten der Erfolgreichen gegenüberstehen.

Der Wert derartiger Nachuntersuchungen liegt, abgesehen von dem hier besonders interessierenden Nachweis des Erziehungserfolges, namentlich darin, daß auf diese Weise die wesentlichen Momente, auf welche es bei einer Anstaltsfürsorgeerziehung ankommt, mit völliger Klarheit zutage treten; sie seien deshalb hier noch besonders hervorgehoben:

1. Rechtzeitige Erfassung des Materiales in der offenen Fürsorge, zumal durch eine wohl organisierte, fachärztlich geleitete Elternberatung für schwererziehbare Kinder und Jugendliche.
2. Fachärztliche Beobachtung und Sichtung des Zöglingsmateriales bei Beginn der Fürsorgeerziehung.
3. Spezialisierung der Fürsorgeerziehungsanstalten im Hinblick auf besondere Erziehungsaufgaben.
4. Einstellung der Anstaltserziehung auf die Außenwelt und ihre Arbeitsverhältnisse.
5. Sorgsame Pflege der Nachfürsorge.

Quantitativ betrachtet stellt sich das Ergebnis des Lebenserfolges der Anstaltserziehung schulentlassener Jungen nach dieser Prüfung wie folgt dar:

	Absolut	Prozent
Erfolgreiche Fälle	60	66
Zweifelhafte Fälle	10	11
Erfolglose Fälle	21	23
Ungeklärte Fälle	9	—
	100	100

Im Zusammenhang mit der besprochenen Untersuchung hat die von LÜCKERATH vorgenommene Bearbeitung des Materiales einer gleichgearteten Anstalt besondere Bedeutung. Auch hier bildeten psychiatrisch einwandfrei studierte Fälle die Grundlage der Untersuchung. Von 166 schulentlassenen Jungen, welche in der Anstalt Euskirchen erzogen und über die Entlassung hinaus verfolgt wurden, war bei 126, d. h. 75% ein Erfolg gegeben. Von diesen 126 war dieser Erfolg in 43% ein guter oder sehr guter, noch gut (d. h. ordentliche Führung ohne Delikt) war er bei 26%. Man kommt also zu 69% guter Führung; als genügend stellte sie sich bei 31% der erfolgreichen Fälle dar.

Die besprochene Untersuchung von GREGOR (19) über den Lebenserfolg bei Jungen wurde von ANNA und ADALBERT GREGOR durch eine analoge Bearbeitung eines Mädchenmaterials ergänzt. Auch hier lag ein psychiatrisch gut beobachtetes Material zugrunde, das infolge des Erziehungssystems der Frauen vom Guten Hirten zu Rastatt der Aufgabe besonders entgegenkam. Dabei konnte auch der charakterologischen Entwicklung, welche den Erziehungserfolg begründete, nachgegangen werden. Die *Ausgangssituation* ist durch nachstehende Tabelle bezeichnet:

Tabelle 15.

Moralische Haltung:	moralisch tiefstehend 29, gleichgiltig 7, haltlos 22.
Triebleben:	triebhaft 49, nicht triebhaft 9.
Intellekt:	über Durchschnitt 4, Durchschnitt 29, beschränkt 18, reduziert 5, schwachsinnig 2.
Gefühl:	gefühlswarm 6, gefühlsfähig 34, gefühlsschwach 9, gefühlsarm 9.
Wille und Streben:	zielsicher 10, aktiv-unbestimmt 12, aktiv 3, passiv-unbestimmt 17, willensschwach 7, unbestimmt 9.
Tektonik:	einheitlich 2, ungefestigt 30, unbestimmt 15, zerfahren 11.
Struktur:	differenziert 18, mäßig differenziert 11, primitiv 26, niedrig 3.

Wie GREGOR an anderer Stelle ausgeführt hat (20), ergibt die zahlenmäßig besonders auffällige Abweichung des Trieblebens (84,5%) ohne weiteres die Anschauung, daß in diesem Faktor der Kern der weiblichen Verwahrlosung zu suchen sei. Es folgt daraus die pädagogische Aufgabe, in der Erziehung verwahrloster Mädchen die Triebkräfte des Individuums in sozial wertvolle Bahnen der Hingabe an die persönliche Umgebung und höhere soziale Zwecke zu lenken.

Die genauere Verfolgung des *Erziehungsprozesses* hat zur Feststellung nachstehender Epochen geführt:

Ein *gleichgültiges Fortvegetieren* bei Mädchen von niedriger oder stark primitiver seelischer Struktur, bei Schwachsinnigen mit affektiver Stumpfheit und gemütsarmen Zöglingen.

Die *Absperrung*, bei der erzieherische Einflüsse aktiv abgelehnt werden.

Die *oppositionelle Haltung*, in der diese Einflüsse zu durchkreuzen gesucht werden.

In letzteren beiden Fällen tritt der Erziehung ein Widerstand entgegen, welcher nicht einer momentanen Auflehnung, sondern einer durch längere Zeit eingenommenen Haltung entspringt. Es bietet eine wichtige pädagogische Aufgabe, diese Haltung in eine Phase der *Anerkennung und Aufnahme* erzieherischer Einflüsse hinüberzuleiten. Das Endglied dieses erzieherischen Prozesses bildet die *aktive Mitarbeit* an der eigenen Charakterbildung. Ihre Voraussetzungen sind in einer differenzierten Charakterstruktur, normaler Intelligenz, aktivem, zielsicheren Streben, Gefühlswärme oder mindestens Gefühlsfähigkeit gelegen. Man muß sich insbesondere bei der Erziehung psychopathischer Persönlichkeiten bemühen, im Sinne der aktiven Pädagogik [GREGOR (8)] bis zu dieser Stufe vorzudringen, um Kräfte zu mobilisieren, welche im entscheidenden Moment aus der Selbsterkenntnis eingesetzt werden, um die bei derartigen Mädchen anlagemäßig auftretenden Schwankungen des psychischen und moralischen Gleichgewichtes zu bekämpfen.

Der Effekt der Anstaltserziehung für das in Rede stehende Material ist aus nachstehender Übersicht zu entnehmen.

Tabelle 16. Effekt der Anstaltserziehung.

Charakter:	fest 31, unausgeglichen 16, haltlos 8, defekt 3.
Intellekt:	über Durchschnitt 12, Durchschnitt 29, beschränkt 15, schwachsinnig 2.
Moralische Werte:	über Durchschnitt 12, Durchschnitt 33, gering 11, minderwertig 2.
Beruf und Arbeit:	tüchtig 34, gut 10, Durchschnitt 5, mangelhaft 9.
Soziale Eingliederung	Heirat 17, Anstaltshilfe 8, kaufmännische Angestellte 4, Hausangestellte 18, Elternhilfe 2, Heimarbeit 1, Fabrikarbeit 4, Dirne 4.
Prognose:	sehr gut 12, gut 29, zweifelhaft 16, schlecht 1.
Erfolg:	sehr gut 17, gut 27, zweifelhaft 8, schlecht 6.

Die Prognose lautete auf Grund der charakterologischen Bewertung zur Zeit der Entlassung in 53,5% absolut günstig, während in 27,6% der Nachfürsorge noch besondere Aufgaben zu stellen waren, auf welche die Erziehungsanstalt in diesem Fall einen entscheidenden Einfluß nahm.

Der tatsächliche Erfolg ging erheblich über die Prognose hinaus, da die Nachuntersuchung in 75,8% eine soziale Bewährung festgestellt hat.

Man sieht, daß einwandfreie Erziehung im Zusammenhang mit sorgfältig gepflegter Nachfürsorge auch bei einem schwierigen Ausgangsmaterial bedeutende Erfolge erreichen kann. Vogels umfangreiche Studien der vorliegenden Literatur haben daher zu dem Resultat geführt, daß, wenn von den in den Nachuntersuchungen noch als zweifelhaft bezeichneten Fällen auch nur etwas weniger als die Hälfte zu den erfolgreichen übergeht, *die Fürsorgeerziehung in 75% aller Fälle einen Lebenserfolg erreicht.*

In der Bemessung der *Erziehungsdauer* hat die ältere Anstaltspädagogik kein besonderes Problem gesehen. Erst der von ärztlicher Seite herangebrachte Gesichtspunkt der Indikation führte zu einem schärferen Erfassen des Zeitmaßes. Nach den von Gregor in Flehingen gemachten Erfahrungen haben die vom Landesjugendamt Baden 1926 herausgegebenen Richtlinien für die Durchführung der Fürsorgeerziehung die Erziehungsdauer zu präzisieren versucht; dabei wird eine Vorstufe von 3 Monaten unterschieden, in welcher die Eingewöhnung des Zöglings ins Anstaltsleben erfolgt. Als nächste Stufe gilt die eigentliche Erziehung, deren Dauer von dem Charakter des Zöglings, von der Schwere seiner Verwahrlosung, aber auch vom Alter und Geschlecht abhängig ist. Für schulentlassene männliche Fürsorgezöglinge wurde die Dauer dieser Hauptperiode in nachstehender Weise angesetzt:

in leichteren Fällen	auf	3— 6	Monate
in mittleren	,,	,,	6— 9	,,
in schweren	,,	,,	9—18	,,

Als Abschluß ist eine Bewährungsstufe zu denken, in welcher das strenge Anstaltsleben aufgelockert und der Übergang ins soziale Leben vermittelt werden soll; hiefür war eine Frist von wenigstens 3 Monaten angesetzt.

In den Erfolgsuntersuchungen, die Gregor bei männlichen schulentlassenen Zöglingen vorgenommen hat, findet man für erfolgreiche Fälle, welche seelisch differenziert waren, das Maximum bei einer kurzen Erziehungsdauer von unter 10 Monaten; bei kindlich gearteten erfolgreichen Fällen lag es bei 10—20 Monaten. Für diese Gruppe findet man im Verhältnis zu den seelisch Differenzierten mehr Fälle mit überlanger Anstaltserziehung (bis zu 40 Monaten). Damit ist ein Hinweis auf die von Praktikern vertretene Ansicht gegeben, daß bei jüngeren, zumal schulpflichtigen Zöglingen mit einer relativ langen Erziehungsdauer zu rechnen sei. Unter den erfolglosen Fällen jener Untersuchung ergaben sich verhältnismäßig wenig Zöglinge von einer Erziehungsdauer unter 10 Monaten, das Maximum lag hier bei einer Erziehungsdauer von 10—15 Monaten. Die vor mehr als 10 Jahren entwickelten Anschauungen wurden in neuester Zeit durch SPAETH bestätigt, welcher für die gleiche Anstalt (Flehingen) nach weiteren Erfahrungen das Optimum der Erziehungsdauer mit 9—18 Monaten ermittelt hat.

Ein Urteil über die Dauer der Anstaltserziehung für schulentlassene Mädchen ergibt sich nach den oben besprochenen Erfolgsuntersuchungen des Materiales des Maria Viktoria-Stiftes der Frauen zum Guten Hirten in Rastatt (ANNA und ADALBERT GREGOR).

In der folgenden Übersicht sind die 58 zwischen 1923—1930 aus dem erwähnten Heim entlassenen Mädchen nach ihrer Erziehungsdauer geordnet.

Erziehungsdauer in Jahren	Zahl der Mädchen
1	2
1—2	10
2—3	22
3—4	17
4—5	5
5—6	2

Aus dieser Zusammenstellung folgt, daß das Maximum der Fälle im Zeitabschnitt 2—3 Jahre gelegen ist, aber auch die Zeitspanne 3—4 Jahre eine relativ hohe Zahl umfaßt, welcher erst im beträchtlichen Abstande die Zahl jener Mädchen folgt, bei welchen der erzieherische Erfolg schon in 1—2 Jahren zu erreichen war. Angesichts des sehr günstigen Erziehungserfolges, welchen diese Anstalt zu erzielen vermag, gewinnt die Dauer ihrer Erziehungsarbeit Beachtung. In einer langen Erziehungsdauer werden vielfach nachteilige Rückwirkungen für den Einzelfall oder den ganzen Zöglingsbestand gesehen, insbesondere kommen hier sekundäre Momente in Frage. Es erscheint von Wichtigkeit, darauf hinzuweisen, daß der Fall für Jungen und Mädchen sich entgegengesetzt gestaltet. Bei den Jungen ist bei zunehmender Dauer der Anstaltserziehung mit Vermehrung der sexuellen Spannung zu rechnen; für Mädchen liegt deren Höhepunkt im Beginn der Anstaltserziehung, von da erfolgt ein allmähliches Abflauen derselben. Natürlich hat dieser Vorgang eine genaue Beobachtung sowie den Einsatz geschulter und erfahrener erzieherischer Kräfte zur Voraussetzung.

Schrifttum.

Monographien.

Bibliographie: Familie und Fürsorge. Herausgeg. vom Zentralausschuß für Innere Mission usw. Berlin 1932. — Bibliographische Einführung in die Heilpädagogik. Herausgeg. i. A. des Zentral-Instituts für Erziehung und Unterricht von KLOPFER. Erfurt 1930.

ELSTER, CURT: Fürsorgeerziehung im ehemaligen Großherzogtum Sachsen-Weimar-Eisenach. Untermaßfeld-Meiningen: Selbstverlag.

FISCHER, IMMANUEL: Der Lebenserfolg der Fürsorgeerziehung. Festgabe KLUMKER. Berlin 1929. — FRANCKE, H.: Die Verwahrlosung und ihre Bekämpfung. Berlin 1926. — FUCHS-KAMP, A.: Lebensschicksal und Persönlichkeit ehemaliger Fürsorgezöglinge. Berlin 1929.

GREGOR, ADALBERT: (1) Einfluß des Krieges auf Entwicklung und Gestaltung der Verwahrlosung. Ber. Fürs.verb. Leipzig **1917**. — (2) Über Nahrungsmittelschwindel von Fürsorgezöglingen als Kriegsfolge. Ber. Fürs.verb. Leipzig **1918**. — (3) Leitfaden der Fürsorgeerziehung. Berlin 1924. — (4) Verwahrlosung. CLOSTERMANN, HELLER, STEPHANIS Enzyklopädisches Handbuch. Leipzig 1930. — (5) Über die Sterilisierung minderwertiger Fürsorgezöglinge. RÜDINS Erblehre usw. München 1934. — GREGOR-VOIGTLÄNDER: (1) Die Verwahrlosung. Berlin 1918. — (2) Charakterstruktur verwahrloster Kinder und Jugendlicher. 31. Beih. z. Z. angew. Psychol. Leipzig 1922. — GRUHLE, HANS: Die Ursachen der jugendlichen Verwahrlosung und Kriminalität. Berlin 1912.

HELLER, THEODOR: Grundriß der Heilpädagogik, 3. Aufl. Leipzig 1925. — HOMBURGER, A.: (1) Psychopathologie des Kindesalters. Berlin 1926. — (2) Über Typenbildung in der Psychopathie. 4. Ber. Sachverst.-Konf. dtsch. Ver. Fürs. jugendl. Psychopathen Hamburg. Berlin **1929**.

JUST, G.: Vererbung und Erziehung. Berlin 1930.

KRAMER, F.: Haltlose Psychopathen. Ber. 4. Tagg Psychopathenfürs. Düsseldorf. Berlin **1927**.

LINDWORSKY, J.: Der Wille, seine Erscheinung und seine Beherrschung, 3. Aufl. Leipzig 1923. — LÜCKERATH: Der Typ des männlichen verwahrlosten Jugendlichen. Der schulentlassene Fürsorgezögling. Donauwörth 1927. — LUND: Über die Ursachen der Jugendasozialität. Uppsala 1918.

PAULSEN, B.: Erziehungsarbeit an verwahrlosten weiblichen Jugendlichen. Ber. 3. Tagg Psychopathenfürs. Heidelberg 1924. Berlin **1925**.

REICHER: (1) Die Fürsorge für verwahrloste Jugend, Teil 1, Bd. 1. Wien 1904. — (2) Die Theorie der Verwahrlosung. Teil III, Bd. 1. Wien 1908. — RUNGE, W. u. O. REHM: Über die Verwahrlosung der Jugendlichen. Berlin 1926.

SCHELLER: Hundert Jahre Fürsorge an der katholischen weiblichen Jugend. München 1929. — SCHRÖDER, PAUL: Kindliche Charaktere und ihre Abartigkeiten. Breslau 1931. — SCHWEIZER, E.: Die Ursachen der Kriminalität und Verwahrlosung bei Kindern und Jugendlichen. Langensalza 1933. — SIEFERT: Psychiatrische Untersuchungen über Fürsorgezöglinge. Halle 1912. — STELZNER, HELENE FRIEDERIKE: Weibliche Fürsorgezöglinge. Berlin 1929. — STERN, W.: Psychologie der frühen Kindheit, 5. Aufl. Leipzig 1928. — STUMPFL, FRIEDRICH: Erbanlage und Verbrechen. Berlin 1935.

TÖBBEN, H.: (1) Die Jugendverwahrlosung und ihre Bekämpfung. Münster 1922.

UMHAUER, ERWIN: Die Fürsorgeerziehung in der badischen Praxis. Karlsruhe 1928.

VOGEL, TH.: Die Methoden der Bewährungsprüfung bei Fürsorgezöglingen. Langensalza 1933.

WEIL, JULIUS: Frühsymptome der Verwahrlosung. Langensalza 1933. — WEYGANDT, W.: (1) Lehrbuch der Nerven- und Geisteskrankheiten. Halle a. S. 1935. — (2) Der jugendliche Schwachsinn. Stuttgart 1936. — WEXBERG: Handbuch der Individualpsychologie. München 1928. — WIESE, H.: Der Fürsorgezögling. Halle a. S. 1928.

ZELLER, E.: Aus sieben Jahrhunderten der Geschichte Beuggens. Wernigerode 1920.

Zeitschriften.

BEHNKE, EGON: Jugendgefängnis und Erziehungsheim als Maßnahmen gegen Jugendkriminalität. Z. Strafrechtswiss. **56**, H. 4/5 (1936).

FISCHER, MAX: Psychiatrische Forderungen an das Erziehungswesen. Psychiatr.-neur. Wschr. **1933 I**. — FRANCKE, HERBERT: Die Neuordnung der Fürsorgeerziehung vom Nov. 1932 in rechtsgeschichtlicher Beleuchtung. Z. Kinderforsch. **41**, H. 1 (1933). — FRANKWOOD, E. WILLIAMS: Maßnahmen zur Verhütung der Straffälligkeit in Amerika. Ber. 4. Sachverst.-Konf. dtsch. Ver. Fürs. jugendl. Psychopathen Hamburg **1928**.

GREGOR, ADALBERT: (6) Intelligenzuntersuchungen mit der Definitionsmethode. Mschr. Psychiatr. **24** (1914). — (7) Rassenhygiene und Jugendfürsorge. Arch. Rassenbiol. **1918/19**, H. 1. — (8) Über aktive Pädagogik in der Fürsorgeerziehung. Zbl. Vormundsch.wes. **14**, H. 8 (1922). — (9) Organisation der Fürsorgeerziehung. Ber. 1. Kongr. Heilpädag. **1922**. — (10) Mitwirkung der Psychiatrie in der Fürsorgeerziehung. Z. Kinderforsch. **28**, H. 3/4 (1924). — (11) Psychologie und Sozialpädagogik schwererziehbarer Fürsorgezöglinge. Z. Kinderforsch. **30**, H. 4/5 (1925). — (12) Zur Pädagogik psychisch abnormer Fürsorgezöglinge. Jb. Erziehungswiss. u. Jugendkde **1** (1925). — (13) Zur weiteren Entwicklung der badischen Fürsorgeerziehung. Bad. Anst.bl. Flehingen **1927**, H. 5. — (14) Zur Pädagogik des Erziehungsheims Schloß Flehingen 1927. Z. Kinderforsch. **34**, H. 2 (1928). — (15) Die psychische Struktur Verwahrloster auf verschiedenen Altersstufen. Z. Kinderforsch. **35**, H. 1 (1929). — (16) Psychologie rückfälliger Fürsorgezöglinge. Z. Kinderforsch. **36**, H. 4 (1930). — (17) Aufgaben, Ziele und Organisationsformen der psychiatrischen Tätigkeit in der Fürsorgeerziehung. Z. psych. Hyg. **4**, H. 5 (1931). — (18) Verwahrlosung und Prostitution. Z. Kinderforsch. **40**, H. 1 (1932). — (19) Ergebnisse und zeitgemäße Aufgaben der Anstaltsfürsorgeerziehung. Z. Kinderforsch. **40**, H. 3 (1932). — (20) Psychische Hygiene in der weiblichen Fürsorgeerziehung. Z. psych. Hyg. **6**, H. 2 (1933). — (21) Ergebnisse der Untersuchung von Fürsorgezöglingen zwecks Sterilisierung. Z. psych. Hyg. **7**, H. 1 (1934). — (22) Drei Fälle zum Problem der Indikation im Urteil und Strafvollzug. Mschr. Kriminalpsychol. **27**, H. 5/6 (1936). — (23) Zur Bekämpfung der Kriminalität durch ein neues Jugendgerichtsgesetz. Mschr. Kriminalpsychol. **28**, H. 6 (1937). — GREGOR, ANNA und ADALBERT: Zur moralischen Entwicklung weiblicher Fürsorgezöglinge in der Anstaltserziehung. Z. Kinderforsch. **42**, H. 1/2 (1933).

HARTMANN: Das Notprogramm der Fürsorgeerziehung des allgemeinen Fürsorgeerziehungstages. Zbl. Jugendrecht **24** (1932). — HOPMANN, E.: Der Begriff der Verwahrlosung in der Rechtsprechung des Kammergerichts. Zbl. Jugendrecht **23**, No 3 (1931). — HUSSA, R.: 400 Jugendliche. (Kriminalstatistische Einzelheiten aus dem Jugendstrafvollzug.) Z. Jugendkde **4** (1934).

Kammergericht 1a Zivilsenat, Beschluß vom 11. 12. 36 — 1a Wx 1971/36. Dtsch Justiz **99**, Nr 6 (1937). — KELLER, ARTHUR: Aus der Praxis der Jugendfürsorge. Mschr Kinderheilk. **51**, H. 4 (1931). — KOHLRAUSCH, E.: Für das Jugendgericht. Gedanken über das künftige Jugendstrafrecht. Z. Strafrechtswiss. **56**, H. 4/5 (1936). — KRAMER, F. Die Bedeutung von Milieu und Anlage beim schwererziehbaren Kind. Z. Kinderforsch. **28**, H. 1 (1923). — KRAMER, F. u. RUTH V. D. LEYEN: Entwicklungsverläufe „anethischer, gemütloser" psychopathischer Kinder. Z. Kinderforsch. **43**, H. 4 (1934). — KULTZE, E.: Familienverhältnisse von gefährdeten und verwahrlosten Jugendlichen. Z. Kinderforsch. **42**, H. 1 (1933).

LÜCKERATH: Erfolge in der Fürsorgeerziehung. Z. Kinderforsch. **43**, H. 1 (1934).

MICHEL, R.: Die Kriminalität der Jugendlichen. Z. Jugendkde **4** (1934).

OHLAND, ANNALIESE: (1) Statistik über die Durchführung der Fürsorgeerziehung in Deutschland. Zbl. Jugendrecht **25** (1934). — (2) Die Fürsorgeerziehung in Deutschland. Zbl. Jugendrecht **26** (1935). — (3) Die Fürsorgeerziehung in Deutschland. Zbl. Jugendrecht **27** (1936). — OTT, FRIDA: Erziehungsberatungsstelle der Stadt Karlsruhe. Bad. Anst.bl. Flehingen **1930**, H. 8.

PEILECKE: Anmerkungen. Dtsch. Justiz **99**, Nr. 16 (1937).

SCHAUBERT, H.: Die Bedeutung der Individualpsychologie für Erklärung und Behandlung von Verwahrlosung. Bad. Anst.bl. Flehingen **1934**, H. 11. — SCHELL, OTTO: Das badische Fürsorgewesen in seiner geschichtlichen Entwicklung. Bad. Anstaltsbl. Flehingen **1928**, H. 6. — SPAETH, ALFRED: Wie lange soll die Anstaltserziehung für einen normalen Jugendlichen dauern? Zbl. Jugendrecht **28** (1936). — SPIELER, E.: Beobachtungsstationen? Z. Kinderforsch. **43**, H. 2 (1934).

THUMM, MAXIMILIAN: Zwei Jahre poliklinische Beratungsstelle beim Jugendamt Leipzig. Z. Kinderforsch. **29**, H. 2 (1924). — TÖBBEN, H.: (2) Zur Begriffsbestimmung der Verwahrlosung. Freie Wohlf.pfl. **5** (1930).

VERMEYLEN: L'hygiène mentale de l'enfance anormale en Belgique. Bull. mens. Off. internat. Hyg. Publ. **28**, No 8, Suppl. 1—13 (1936). — VÉRTES, J. O.: Entwurf einer Milieupsychologie. Z. Psychol. **139**, H. 1 (1936). — VILLINGER, WERNER: Aufgaben der praktischen Psychiatrie in der Jugendfürsorge. Klin. Wschr. **1925**. — VOIGTLÄNDER, ELSE: Familienverhältnisse und Alter der Fürsorgezöglinge. Zbl. Vormundsch.wes. **15**, No 6 (1923).

WAETZOLDT: Das Problem der Minderwertigen und der Fürsorgeerziehung. Dtsch. Z. öff. Gesdh.pfl. **1**, H. 1 (1931).

Kriminalität und Vererbung.

Von F. STUMPFL, Innsbruck.

Mit 5 Abbildungen.

I. Abgrenzung des Gebietes.

Es mag unmöglich scheinen, etwas Bestimmtes darüber auszusagen, ob schon der vorgeschichtliche Mensch Verbrechen und Verbrecher in dem Sinne kannte, in welchem wir diese Begriffe heute gebrauchen. Wir müssen zwar annehmen, daß Gewalttat und Mord, ja selbst List und Betrug bis in die fernsten erdenklichen Zeiten zurückreichen. Dennoch ist Verbrechen bzw. Kriminalität im heutigen Sinne eine Erscheinung, die ein recht differenziertes Gefüge verschiedener sozialer Schichten voraussetzt, wie sie in jenen Zeiten gewiß noch fehlten. Dazu kommt, daß in den Frühzeiten der Menschheit Feste und jegliches Brauchtum einschließlich des sogenannten Alltags erfüllt waren von kultischer Bedeutung, weil das ganze Sein noch unmittelbar getragen wurde von den Beziehungen zum Göttlichen. In diesem Stadium der Entwicklung bestand eine so feste Verbindung des Menschen mit seinem Lebensraum, daß noch gar nicht von *Person* gesprochen werden kann. Dieser Frühmensch wird in seinen Gefühlen durch das Gruppengefühl bestimmt und spiegelt seine Welt im Mythos (PRINZHORN). Er kennt noch kein Verbrechen, denn dieses setzt eine Verselbständigung voraus, die es ihrem Träger ermöglicht, sich aus der Schicksalsgemeinschaft der Gruppe bis zu einem gewissen Grad zu befreien. Wir müssen annehmen, daß Taten, die uns heute als Verbrechen erscheinen, damals ausschließlich dem Gruppengefühle, dem Bereich des Kultischen entspringen konnten und daß dementsprechend schon der Versuch, sie als Verbrechen in unserem Sinne zu werten, den richtigen Ansatz verfehlt.

Wenn man vom seßhaften Bauer und vom nomadischen Jäger der Vorzeit her die verschiedenen Stufen des Personseins verfolgt bis zum Menschen der Stadtgemeinschaft hin, der nicht mehr unmittelbar im Dienste des Naturgeschehens steht, sondern dauernd das Zusammenspiel zwischen verschiedenartigen Standes- und Berufsgruppen, Zünften und Verwaltungskörpern, Kriegern und Geistlichkeit zu regeln hat, dann wird deutlich, wie sich der Spielraum menschlicher Willkür mehr und mehr vergrößert. Dieses Streben nach völliger Unabhängigkeit von der Natur schafft auf der einen Seite kulturelle Werte mannigfacher Art, auf der anderen vermehrt es mit zunehmendem Erfolg die Möglichkeiten verbrecherischer Betätigung. Das Verbrechen ist ein Ausscheidungsprodukt der Zivilisation, wie KLAGES auf Grund seiner charakterologischen Forschungen formuliert hat. Neuere erbbiologische Forschungen (STUMPFL, CONRAD u. a.) haben diese Auffassung bestätigt und gezeigt, daß die Kriminalität auf weite Strecken hin einem Verschlackungsvorgang vergleichbar ist, der sich am Volkskörper selbst abspielt und darin besteht, daß in bestimmten Sippen und Bevölkerungsschichten gewisse Abnormitäten der Persönlichkeit vererbt und durch die natürliche Gattenwahl angehäuft und verstärkt werden. Hand in Hand damit geht eine Verschiebung der natürlichen Wertordnungen, die bewirkt, daß deren Schwerpunkt von der Familie und der Sippe mehr und mehr in den Bereich rein äußerer materieller Güter (Geld) verlagert wird. Diese Zivilisation hat, worauf neuerdings Heberle und Meyer hingewiesen haben, auch biologische Wirkungen auf den Volkskörper. Vor allem wirken bei der Land-Stadtwanderung Auslese, Siebung und Anpassung zu einem eindeutigen Ergebnis zusammen. Es sind die in ihrer heimischen Gemeinschaft „locker sitzenden" Menschen, Menschen, die sich durch eine gewisse sachliche Kühle zu ihren Mitmenschen auszeichnen, die dem „Zug" der großstädtischen Arbeitsmärkte am leichtesten folgen und sich im verschärften Konkurrenzkampf großstädtischen Lebens am erfolgreichsten durchsetzen. Diese zielstrebigen, berechnenden Menschen, nicht die gefühlsbetonten, impulsiveren und naiveren Naturen, haben wirtschaftlichen und sozialen Erfolg und werden zum Vorbild für die große Masse. „Wenn dieses Vorbild zum anerkannten sozialen Ideal wird und durch die Rückwanderung oder Gegenwanderung auf dem Lande Verbreitung findet, kann auf diese Weise die Zunahme der großstädtischen Bevölkerung tiefgreifende Wandlungen im Charakter eines Volkes hervorrufen, Wandlungen, die weder der Gemeinschaftsordnung des Zusammenlebens an sich günstig sind, noch eine Fortdauer schöpferischer Kultur gewährleisten und die durch eine neue Idee der Gemeinschaft wieder ausgeglichen werden müssen" (Heberle). Durch solchen Ausgleich wird auch die Rangordnung der Werte wieder zurechtgerückt und die Familie erhält die ihr gebührende Stelle zurück.

Entgegen einer heute noch weitverbreiteten Fortschrittslehre findet man, daß bei sogenannten primitiven Völkern oder Urvölkern Verstöße gegen das bei ihnen geltende Recht viel seltener sind bzw. nahezu überhaupt fehlen, daß somit das Recht nicht allmählich gleichsam aus dem Unrecht hervorgeht bzw. unter Kämpfen erst an seine Stelle gesetzt wird, daß vielmehr der schöpferische Vorgang selbst, die Rechtsschöpfung, immer am Anfang steht. Freilich darf man diesen Vorgang nicht mit der Aufzeichnung seiner Leistungen in umfangreichen Werken oder mit seiner Ausgestaltung durch mehr oder weniger nützliche Einzelheiten gleichsetzen und ebensowenig darf man Schlußfolgerungen ableiten aus Zuständen, die man heute bei jenen Primitiven antrifft, die durch die Berührung mit der Zivilisation zugrunde gegangen sind und nur noch ein kurzfristiges Scheindasein führen. Daran, daß der schöpferische Vorgang selbst immer am Anfang steht, ändert es nichts, daß man in der Entwicklung des Rechtes späterhin bei Kulturvölkern Einschnitte feststellen kann als Ausdruck dafür, daß das Althergekommene durch Neuschöpfung bereichert und befruchtet wird. Denn auch hier steht das Schöpferische immer am Anfang, es ist in den neugestaltenden Kräften des Volkes schon vor deren Machtergreifung lebendig und steht dann am Anfang der ganzen Epoche, die es auf lange Zeit hin prägt und im voraus bestimmt. Auch ändert es nichts daran, daß im Laufe der geschichtlichen Entwicklung eines Volkes eine Überfremdung des eigenständigen Rechtes durch ein fremdes Recht erfolgen kann. Entweder wird eben dann die geistige Eigenart dieses Volkes und seine wesentliche rassische Grundlage untergehen, oder es besinnt sich wieder auf die Wurzeln seiner Kraft und setzt wieder sein eigenständiges Recht an Stelle des fremden.

Das, was wir heute unter Verbrechen verstehen, ist eine Späterscheinung, die schon eine jahrhundertelange Kultur und Zivilisation des Volkes nach seinem Eintritt in die Geschichte voraussetzt. Sobald ein Volk in die Geschichte eintritt, tritt auch Kriminalität auf, und von da ab findet jede Veränderung seiner Lebensbetätigung, wie List gezeigt hat, unter anderem in der Bewegung der Kriminalität ihren Ausdruck. Die Kriminalität enthält viele Hinweise auf Wertsetzungen, Urteile, sittliche und religiöse Überzeugungen, und ist deshalb unmittelbar mit der rassischen Beschaffenheit eines Volkes verknüpft.

Es ist notwendig, zunächst einmal den Verbrechensbegriff etwas näher zu beleuchten, wozu gerade der Hinweis auf die Verbrechen aus Aberglauben besonders geeignet zu sein scheint. Wir unterscheiden ganz allgemein zwischen Verbrechen, die von einem seiner Sinne mächtigen und dessen, was man unter freier Willensbestimmung versteht, nicht beraubten Menschen begangen worden sind, und Handlungen eines Geisteskranken, die niemals Verbrechen sein können, auch wenn der Tatbestand äußerlich derselbe ist. Eine ähnliche, wenn auch praktisch mehr in den Hintergrund tretende Unterscheidung trennt von dem eigentlichen Verbrechen jene Taten ab, die zum religiösen Vorstellungsleben des Täters in unmittelbarer und entscheidender Beziehung stehen. Ihrem Wesen nach haben solche vom Glauben getragene Handlungen (auch wenn es sich um sogenannten Aberglauben handelt, Handlungen, die von BERINGER, HELLWIG u. a. beschrieben worden sind), nichts mit eigentlicher Kriminalität zu tun, im Gegenteil, sie erscheinen uns mit Recht als ihr Gegenpol, als Handlungen, die von einem hohen Ethos getragen sind, von einem Gefühl der Verpflichtung gegenüber den höchsten Werten, Handlungen also, denen man höchstens gewisse politische „Verbrechen" aus innerer Überzeugung an die Seite stellen könnte.

Wie die Entstehung dessen, was in unserem Sinne als Kriminalität zu gelten hat, gleichzeitig mit dem Eintritt eines Volkes in die Geschichte erfolgt, läßt sich gegenwärtig an gewissen Bergvölkern des Kaukasus beobachten (A. H. GÜNTHER). Bei diesen Bergvölkern sind in den entlegenen Gebirgen Blutrache und Frauenraub auch heute noch häufige Vorkommnisse, sie bedeuten ihnen ungeschriebenes Recht und heilige Pflicht[1]. Dagegen sind Unterschlagungen, Diebstähle, Sittlichkeitsverbrechen u. a. m. bei diesen Völkern nicht möglich, diese Begehungsformen sind bis auf den heutigen Tag unbekannt. Das alles wird sich ändern, sobald die Industrialisierung diese Gebiete erfaßt, wie jetzt schon an den weiter in die Ebene vorgeschobenen Stämmen gleicher Rassenzusammensetzung zu erkennen ist. Man muß demnach, um über Kriminalität und Rasse etwas Bestimmtes aussagen zu können, die Entwicklung der zu vergleichenden Völker und ihre Rassenzusammensetzung kennen, weil sich jeweils nur die einander entsprechenden Stadien der Entwicklung vergleichen lassen. Solche Vergleiche sind derzeit noch nicht spruchreif. Erste Ansätze und Hinweise findet man bei EXNER, HAGEMANN, SCHOTTKY, STUMPFL u. a., sowie in den Arbeiten von A. H. GÜNTHER, ROESNER, RASSOW, HARRASSER u. a. Über die Kriminalität der Juden liegen Hinweise vor bei DE ROOS, AMBRUNN und vor allem in den aktenmäßigen Aufzeichnungen von REBMANN, KEIL u. a. Die Kriminalität der Zigeuner ist von BLOCK, ROLLER und vor allem in neueren Arbeiten von FINGER, LUNDMANN und RITTER untersucht worden.

Über Aberglauben und Verbrechen unterrichtet neuerdings eine Darstellung von KNIGGE, die allerdings vorwiegend die Suggestion als Faktor berücksichtigt. Die heute noch bei uns lebendigen Formen des Aberglaubens, wie sie BERINGER dargestellt hat, lassen erkennen, daß hier noch immer Quellen verborgen sind, denen verbrechensähnliche Taten entspringen können, ohne daß es sich im strengen Sinn (genetisch) um eigentliche Verbrechen handelt.

Die Zusammenhänge zwischen Zivilisation und Wertordnung im Wandel der Zeiten finden nirgends deutlicheren Niederschlag als in der Kriminalität. Ähnlich. wie es eine persönliche Entwicklungskurve des einzelnen Menschen gibt, die seinen Charakter betrifft und gegebenenfalls an seiner Kriminalität deutlich abzulesen ist, läßt sich auch bei ganzen Völkern eine gesetzmäßig

[1] Sicherung der Gemeinschaft vor Angriffen auf die Unversehrtheit und Unantastbarkeit der Stammesgruppe durch Blutrache und der artgemäßen Auslese (natürliche Gattenwahl) durch Frauenraub.

verlaufende Kurve feststellen, die neben nie ganz fehlenden Einflüssen von seiten rassischer Änderungen auf die Entwicklung der Kultur und der Zivilisation in der Zeit als solcher hinweist. Von dieser Entwicklung ist auch die Kriminalität abhängig. So nehmen mit zunehmender Zivilisation bestimmte Deliktskategorien mehr und mehr überhand, während andere seltener werden oder verschwinden, und das auch unabhängig von der Verschiebung der rassischen Zusammensetzung. So ist die von intensiverer Strafverfolgung unabhängige Zunahme der (um den Wert des Geldes zentrierten) Betrugsdelikte ein Kennzeichen stark oder überzivilisierter Spätzeiten, wogegen bei demselben Volk (die um Sippe, Familienehre zentrierten) Gewalttätigkeitsdelikte in den Frühzeiten seiner Entwicklung überwiegen. Bemerkenswert ist die Tatsache, daß diese kriminalbiologische Entwicklungskurve beim Einzelnen und bei seinem Volk als einer Ganzheit gewisse Ähnlichkeiten aufweist, vergleichbar den somatologischen Ähnlichkeiten zwischen phylogenetischer und ontogenetischer Entwicklung. Diese gleichsam entwicklungsgeschichtlichen Momente lassen sich überhaupt nur als Zusammenhänge zwischen geschichtlichen und bevölkerungsbiologischen Vorgängen fassen. Im wesentlichen sind die hiermit nur eben angedeuteten Fragen noch gänzlich unerforscht. Daß die Kriminalität in Art, Ausprägung und Häufigkeit ein sehr feiner und empfindlicher Indicator ist für rassische, kulturelle und geschichtlich gewordene Unterschiede zwischen verschiedenen Bevölkerungen und verschiedenen Gruppen derselben Bevölkerung und auch ein Indicator für den geschichtlichen oder rassischen Wandel in diesen Gruppen selbst, kann immerhin schon nach den wenigen vorliegenden Untersuchungen als gesichert gelten (Stumpfl, Conrad, A. H. Günther, Roesner u. a.). Wo es sich um stark verschiedene Rassen handelt, finden sie schon in den Wertungen und Wertordnungen ihren erkennbaren Ausdruck. So bleiben beispielsweise Handlungen, die bei Arabern und bei Zigeunern als Verbrechen unmittelbar und unbarmherzig bestraft werden, wie etwa der Ehebruch, im heutigen Europa in der Regel überhaupt straffrei.

So wichtig die Kenntnis derartiger (biologisch-entwicklungsgeschichtlicher) Zusammenhänge für das tiefere Verständnis des gesamten hier zu behandelnden Gebietes ist, so betrifft sie doch nur eine der beiden Seiten der Problemlage, um die es hier geht. Diese ist auch biologisch nur unter Berücksichtigung der historischen Entwicklungen in den letzten Jahrhunderten ganz zu verstehen. Im mitteleuropäischen Raum hat sich im Lauf des 18. Jahrhunderts ein charakteristisches Räuberbanden- und Vagabundenwesen entwickelt. Seine genauere Beschreibung unter kriminalbiologischen Gesichtspunkten ist eine Aufgabe, die noch ihrer Lösung harrt. Immerhin sind uns aus jener Zeit zahlreiche zeitgenössische Darstellungen (Brill, v. Grolmann, Keil, Pfister, Pfeiffer, Rebmann) erhalten. Sie zeigen, daß gewisse Zweige des Verbrechens, besonders Diebstahl und Hehlerei, damals sehr stark von volks- und rassenfremden Elementen, an erster Stelle von solchen jüdischen Ursprungs (Rebmann, Keil) gespeist wurden, und lassen erkennen, wie die bevorzugten Begehungsformen im Lauf der Zeit auch bei einer und derselben Gruppe oder Rasse (bzw. Rassenmischung) bestimmten Wandlungen unterworfen waren, so daß für ein tieferes Verständnis die Kenntnis der geschichtlichen Entwicklungen unumgänglich ist. Andererseits gibt es auch Beispiele dafür, daß Ergebnisse neuerer erbbiologischer Forschungen durch Beschreibungen aus früheren Jahrhunderten gleichsam bestätigt werden. Hierher gehört eine Erkenntnis, die lange Zeit verschüttet war und erst durch Stumpfl (1933) wieder in den Mittelpunkt kriminalbiologischer Forschungen gerückt worden ist. Sie besagt, daß Gauner und Verbrecher so gut wie ausschließlich untereinander heiraten.

„Man erforsche die Genealogie und Verwandtschaft der Räuber und ihrer Beischläferinnen, fast alle diese Diebe heiraten untereinander, und wenn man die Mutter im Gefängnis gestorben, die Brüder guillotiniert, die Väter gehangen, die Schwäger steckbrieflich verfolgt findet, so wird man nicht fehlgreifen, wenn man das Handwerk der Verwandten bei den Inquisiten voraussetzt. Eine Judenfamilie in Holland war das Stammhaus einer Menge Diebe, und Krumborach in Lyon, angeblicher Parfumeur, hatte keinen Verwandten, der nicht in den Archiven eines peinlichen Gerichtshofes figurierte“ (Rebmann).

Untersucht man heute ausgesprochene Verbrecherfamilien, dann findet man, gemessen an der Schwierigkeit, die aufsteigende Linie derartiger Sippen zu erfassen, auffallend oft erbbiologische Zusammenhänge mit jenen Gaunersippen. Es kann demnach nicht bezweifelt werden, daß wenigstens eine der Hauptwurzeln, aus denen das moderne Verbrechertum Mitteleuropas hervorgegangen ist, auf diese Gaunerbanden des 18. Jahrhunderts zurückgeht.

Die Unterschiede der Wertordnungen bei den einzelnen Völkern und Rassen und ihr Wandel im Laufe der geschichtlichen Entwicklung müssen bei unserer Darstellung der Zusammenhänge zwischen Kriminalität und Vererbung im allgemeinen außer Betracht bleiben. Diese muß sich bewußt auf das beschränken, was für die abendländischen Völker und hier für die vergangenen Jahrzehnte, etwa seit 1900, Geltung beanspruchen darf. Vieles wird unmittelbar überhaupt nur für deutsche Verhältnisse Geltung beanspruchen dürfen, denn die Mehrzahl der erbbiologischen Untersuchungen an Verbrechern ist aus Deutschland hervorgegangen.

Immerhin wird man diese Ergebnisse, wenigstens soweit sie Grundsätzliches betreffen, unbedenklich auf die Verhältnisse in anderen Ländern übertragen dürfen, so die Ergebnisse über die Zusammenhänge zwischen Kriminalität und Geisteskrankheit, über die Bedeutung der Psychopathie, des Schwachsinns u. a. m.

Die bewußte Einschränkung auf eine erbbiologische Betrachtung des kriminalpsychologischen Tatsachenmaterials unter Verzicht auf eine geschichtswissenschaftliche Bearbeitung der einschlägigen Probleme ist im Hinblick auf die Einheitlichkeit der Methodik und aus räumlichen Gründen unvermeidlich, sie soll jedoch die Ansatzpunkte für eine ergänzende historische bzw. geisteswissenschaftliche Betrachtung deutlich hervortreten lassen.

Die Erbbiologie der Verbrecher geht von den Grundtatsachen der Kriminalpsychologie aus, erst durch die erbbiologische Betrachtungsweise wird diese zur Kriminal*biologie*. Die im wesentlichen durch die Werke von Gruhle und Wilmanns begründete Kriminalpsychologie aber umfaßt ein Grenzgebiet, das sich zwischen Naturwissenschaft und Geisteswissenschaft ausbreitet. Mayer hat neuerdings zu zeigen versucht, daß nicht einmal der über Zeiten und Völker hinweg einigermaßen vergleichbare Grundbestand sozial abwegiger Handlungen, das „natürliche Verbrechen“, Gegenstand soziologischer oder biologischer Forschung sein kann, denn alle diese Handlungen werden nur durch eine juristische Etikette zusammengehalten und bilden weder biologisch noch psychopathologisch noch soziologisch wirklich eine Einheit. An diesem Einwand ist zweifellos richtig, daß in der Kriminalbiologie, ähnlich wie in der Geschichtsschreibung, die geistige Wirklichkeit und nicht etwas Biologisches unmittelbar greifbar ist. So gewiß nun das Geistige niemals rein biologisch erklärt werden kann, so gewiß wird es doch irgendwie von einem biologischen Geschehen getragen. Und es ist nur eine Frage der Methodik, dieses biologische Geschehen der Erforschung zugänglich zu machen. Gegenüber dieser Aufgabe muß die Frage, wie es möglich sei, die geisteswissenschaftliche und die naturwissenschaftliche Betrachtungsweise gleichzeitig anzuwenden, zunächst zurückgestellt werden. Es genügt zu wissen, daß hier eine elementare Notwendigkeit vorliegt, daß dem Ganzen nur gedient werden kann, wenn Naturwissenschaft und Geisteswissenschaft zusammenwirken. Denn ihr Gegenstand, der sich entscheidende, handelnde

Mensch, ist ein geistverbundenes Lebewesen, das in seiner Totalität weder durch eine rein geisteswissenschaftliche noch durch eine ausschließlich naturwissenschaftliche Betrachtungsweise erfaßt werden kann.

Die enge Beziehung zur Geisteswissenschaft hat die Kriminalbiologie mit der Erbcharakterkunde gemein, und man kann sagen, daß das Problem der Vererbung von Charakterstrukturen im Mittelpunkt der kriminalbiologischen Erbforschung steht.

II. Voraussetzungen und Methoden.

Es würde den Rahmen einer handbuchmäßigen Darstellung sprengen, wollte man den Fortschritt kriminalbiologischer Erkenntnisse so darstellen, wie er im Verlaufe der letzten 100 Jahre, seit der Einführung des Begriffes vom moralischen Irresein und seit LOMBROSOS Lehre vom geborenen Verbrecher, seinen Gang genommen hat. Es wäre dazu erforderlich, mehrere, zum Teil nebeneinander herlaufende, zum Teil stark voneinander abweichende Wege zu verfolgen und dabei vieles zu erwähnen, was heute kaum noch Interesse beanspruchen kann. Dazu kommt, daß sich Hinweise auf politische, ethische, moralische und religiöse Einstellungen nicht würden vermeiden lassen, um die groben Unterschiede in den Auffassungen verständlich zu machen.

Wir gehen deshalb von einigen Grundauffassungen aus, die heute längst Allgemeingut geworden sind, obwohl sie ihrerseits ein Endergebnis jahrzehntelanger Untersuchungen und Denkarbeiten darstellen.

Über die Geschichte der Lehre von der „moral insanity" berichtet erschöpfend ein Referat von E. MÜLLER, über die Lehre vom geborenen Verbrecher findet man alle wesentlichen Gesichtspunkte bei BLEULER und bei GAUPP. Von neueren Zusammenfassungen unter dem Gesichtspunkt der modernen Erbbiologie ist auf die Darstellungen von LUXENBURGER und von STUMPFL zu verweisen. Von allgemeineren Gesichtspunkten sind die zusammenfassenden Darstellungen von ASCHAFFENBURG, von KINBERG und von EXNER getragen. In allen diesen Darstellungen und ganz besonders auch bei MEZGER stehen die biologischen Gesichtspunkte stark im Vordergrund. Grundlegend für kriminalbiologische Erbforschungen ist die Psychopathielehre von K. SCHNEIDER. Neben ihr wäre noch die von KAHN zu nennen und das Buch von WILMANNS über die verminderte Zurechnungsfähigkeit. Alle diese Darstellungen enthalten auch Entscheidendes über die Methoden der Kriminalbiologie, die von F. v. ROHDEN noch besonders zusammengefaßt wurden. Über die Einrichtungen des kriminalbiologischen Dienstes in Deutschland unterrichtet v. NEUREITER, über die ersten Anfänge der Kriminalbiologie in Bayern und damit in Deutschland ihr eigentlicher Begründer, VIERNSTEIN. Endlich wäre hier noch eine erfolgreiche von A. SEIDLER geleitete und von Innenminister Dr. FRICK geförderte Gemeinschaftsarbeit des Bayerischen Landesverbandes für Wander- und Heimatdienst zu nennen, die das gesamte Asozialenproblem von der Seite der Seßhaftigkeit her aufrollt (1938). Nach einer Auffassung, die heute allgemeine Geltung gewonnen hat, läßt sich jedes Verbrechen darauf zurückführen, daß eine Persönlichkeit von ganz bestimmter, nur ihr eigener Artung, in einer gleichfalls besonders gearteten, ihr jedoch mit anderen, auch nichtkriminellen Persönlichkeiten gemeinsamen Umwelt sich Handlungen zuschulden kommen läßt, die im Widerspruch stehen mit dem Rechtsempfinden des Volkes, dem diese Persönlichkeit angehört oder dessen Gastrecht sie genießt Das Hauptgewicht liegt somit auf der Persönlichkeit, das heißt, auf der Gesamtheit aller Anlagen, welche das Streben und Wollen, die Neigungen und die Reaktionen eines Menschen bestimmen, einschließlich aller auf dem Wege über die Körperkonstitution oder durch besondere Schicksale erworbenen Reaktionsbereitschaften. Nachdem die Persönlichkeit in ihrer Totalität durch eine Vielzahl von Anlagen und Entwicklungen bestimmt ist, scheidet die Möglichkeit, daß es eine unmittelbare „Anlage zum Verbrechen" gibt, von vorneherein aus. Der Begriff Verbrechen liegt auf einer ganz anderen Ebene als alle klinischen Krankheitsbegriffe, er unterscheidet sich von diesen durch eine viel größere Zusammengesetztheit und durch eine größere Zahl von Entstehungsmöglichkeiten. Die Anlagen der Persönlichkeit können jeweils nur einen mehr oder weniger günstigen Boden für kriminelle Entwicklungen abgeben, und von diesem „Mehr oder Weniger" hängt es dann ab, ob Umwelteinflüsse überhaupt eine entscheidende Rolle spielen.

Die bloße Tatsache, daß eine Persönlichkeit bestraft worden ist, besagt rein biologisch zunächst noch gar nichts. Es kann sich beispielsweise um eine derartige Verkettung verschiedener Umstände handeln, daß die Persönlichkeit des Täters nur einen ganz geringfügigen Anteil an dem Zustandekommen der kriminellen Handlung hat. Dennoch wäre es verfehlt, aus dieser Möglichkeit abzuleiten, daß es in der Regel so ist, und die Tatsache einer Bestrafung unter biologischen Gesichtspunkten für gleichgültig zu halten. Denn es könnte sehr wohl sein, daß die Verhältnisse ähnlich liegen wie bei irgendeinem allgemeineren körperlichen Zeichen, etwa beim Fieber, das uns ja auch keine bestimmte Krankheit, sondern nur ganz allgemein das Wirken biologischer Abwehrvorgänge im Körper anzeigt. Die Kriminalität würde dann, wenn diese Auffassung richtig ist, gleichsam biologische Abwehrvorgänge anzeigen, welche den Volkskörper in seiner Gesamtheit angehen. Wie das Fieber nichts Eindeutiges darüber aussagt, welcher Art diese Abwehrvorgänge sind und wo sie sich abspielen, so läßt auch die Kriminalität an sich noch nicht erkennen, welcher Art und welchen Ursprungs die sozialen Konflikte sind, um die es sich handelt.

Wenn es richtig ist, daß der Kriminalität im Bereich des Psychischen ein Symptomwert im obigen Sinn zugeschrieben werden darf, dann sind Beweise in erster Linie von der Statistik zu erwarten, und zwar von einer Individualstatistik an Bevölkerungsgruppen, deren Beschaffenheit soziologisch und psychiatrisch bekannt ist. Zu dieser Frage sind in den letzten Jahren mehrere Untersuchungen beigebracht worden (v. Baeyer, Conrad, Riedel, Stumpfl u. a.), die gezeigt haben, daß die Kriminalitätsziffer einer Bevölkerungsgruppe und die Art der ihr zugrunde liegenden Verstöße gegen die Rechtsordnung einem sehr feinen und empfindlichen Reagens verglichen werden kann auf die Charakterbeschaffenheit und den Persönlichkeitsaufbau der Personen, aus denen sie zusammengesetzt ist (Stumpfl).

Für das Verständnis der feineren Zusammenhänge, die sich bei diesen Arbeiten herausgestellt haben, bilden gewisse grundsätzliche Ergebnisse der Zwillingsforschung, wenn nicht eine Voraussetzung, so doch eine sehr wertvolle Vorbereitung.

Mit der Erkenntnis, daß das Persönlichkeitsganze für das Zustandekommen eines Verbrechens entscheidend ist, war noch nichts über die Bedeutung bestimmter Erbanlagen ausgesagt, vielmehr ließ diese Erkenntnis immer noch die Möglichkeit offen, daß die Dynamik der seelischen Entwicklung und damit bestimmte Erlebnisse und Schicksale oder auch Hirnschädigungen eine ausschlaggebende Wirkung entfalten. Es war bei dieser Sachlage ein gewaltiger Fortschritt, daß Lange die Zwillingsmethode erstmals auch auf dem Gebiet der Verbrechensforschung anwandte.

Die Zwillingsforschung.

Langes Untersuchungen an 30, darunter 13 eineiigen, kriminellen Zwillingspaaren hatten das bedeutsame Ergebnis, daß erbgleiche Zwillinge, selbst wenn sie getrennt leben, in ihrem sozialen bzw. antisozialen Verhalten weitgehend übereinstimmen. Diese Untersuchungen wurden von KRANZ an einem noch größeren Material fortgesetzt. Auch hier waren es die eingehenden Beschreibungen der Lebensläufe, welche eine überzeugende Sprache führten. Allein die rein statistischen Ergebnisse im Hinblick auf das Konkordanzverhältnis bei Eineiigen und bei Zweieiigen schienen zunächst den Eindruck von der großen Bedeutung der Erbanlage wieder abzuschwächen. Während nämlich LANGE bei seinen zweieiigen Fällen ein außerordentlich starkes Überwiegen von Diskordanz hatte feststellen können, zeigte sich an dem Material von KRANZ, daß die Diskordanz, also sozial verschiedenes Verhalten, bei zweieiigen Zwillingen nicht wesentlich häufiger vorkommt (46%) als bei eineiigen Zwillingen (34%). Übereinstimmung des sozialen Verhaltens (Konkordanz) fand KRANZ dementsprechend bei erbgleichen Zwillingen in 66%, bei erbungleichen in 54% der Fälle. Nachdem LANGE seine Schlußfolgerungen ganz wesentlich auf dem bei seinem Material so großen Unterschied des Konkordanzverhältnisses zwischen EZ und ZZ aufgebaut hat, wäre es naheliegend gewesen, aus diesem Ergebnis die Schlußfolgerung abzuleiten, daß die Erbanlage für das Zustandekommen von Kriminalität nur von geringer Bedeutung ist. Hier setzen die Untersuchungen von STUMPFL ein, die im wesentlichen zu dem Ergebnis führten, daß sich Schwerkriminelle so gut wie durchgehend konkordant verhalten. Eine Ausnahme hievon machen nur die Spätkriminellen, d. h. die nach dem 25. Lebensjahr erstmals Bestraften. STUMPFL hat dieses Ergebnis auch an dem Material von LANGE und KRANZ nachgeprüft und bestätigt gefunden. Dabei stellte sich heraus, daß ein unmittelbarer Vergleich der an kriminellen Zwillingen von verschiedenen Autoren angestellten Beobachtungen insofern auf gewisse Schwierigkeiten stößt, als der Konkordanzbegriff nicht einheitlich angewendet wurde und das untersuchte Material mancher Autoren nicht auslesefrei war, bzw. weil Einzeldarstellungen fehlen. In diesem Zusammenhang sind die Arbeiten von LEGRAS und ROSANOFF zu nennen. Die durchgehende Konkordanz bei erbgleichen Zwillingen mit Schwerkriminalität, die STUMPFL nachweisen konnte, kann nur so gedeutet werden, daß der Verbrecher mit nachhaltiger Rückfallsneigung durch Erbanlagen zum Verbrechen besonders disponiert ist. Besonders lehrreich ist ein scheinbarer Widerspruch, den man aus den Beobachtungen von KRANZ herauslesen könnte. Bei KRANZ entfallen auf 14 konkordante im Rückfall bestrafte EZ-Paare 7 diskordante Paare. Darunter befinden sich jedoch 3 Fälle von Spätkriminalität und 1 weiterer Fall, dessen Partner sich seit 9 Jahren in Übersee befand und somit einer exakten Kontrolle nicht zugänglich war. Es bleiben somit nur 3 diskordante gegenüber 14 konkordanten Paaren übrig. Bei den von LANGE und von STUMPFL beschriebenen EZ-Paaren läßt sich durchgehende Konkordanz der Rückfälligen mit Frühkriminalität feststellen (14 Paare).

Wenn unter den Fällen von KRANZ immerhin 3 Fälle von Diskordanz gefunden wurden, so hat STUMPFL darauf hingewiesen, daß derartiges an seinem Material zu erwarten war, weil es überwiegend aus Großstädten und weitgehend durchindustrialisierten Gebieten des Reiches stammt, das von LANGE und von STUMPFL dagegen aus stark oder vorwiegend agrarischen Ländern. Denn in Industriezentren und Großstädten sei die Spannweite zwischen extrem günstigen und extrem schlechten Umwelteinflüssen und damit die Fülle der Entwicklungsmöglichkeiten eine viel größere als in überwiegend landgebundenen Gebieten. Diese größere Spannweite der Umwelteinflüsse in der Großstadt ist aber nur die Kehrseite der anlagemäßig viel größeren Uneinheitlichkeit ihrer Bevölkerung, und diese erbbiologische Uneinheitlichkeit wieder hängt auf das engste zusammen mit dem bei der natürlichen Gattenwahl wirksamen Faktoren. Erbbiologische Uneinheitlichkeit und Durchmischtheit bedeutet natürlich auch Vermehrung der Entwicklungsmöglichkeiten beim Einzelnen und damit auch der Diskordanzmöglichkeiten bei EZ. Auch die bei der Binnenwanderung wirksamen Auslese- und Siebungsvorgänge, die neuerdings von HEBERLE und MEYER sehr eingehend auf ihre biologische Wirksamkeit hin untersucht worden sind, sind in diesem Zusammenhang zu erwähnen. HEBERLE und MEYER weisen darauf hin, daß der Bedarf und die Verwendungsmöglichkeit für menschliche Arbeitskräfte in

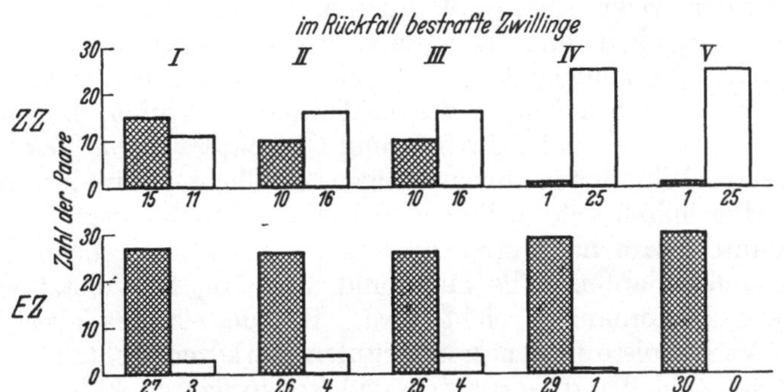

Abb. 1. Im Rückfall bestrafte Zwillinge. (Schraffiert: konkordant; weiß: diskordant.) ZZ zweieiige; EZ eineiige. In Abb. 1 und 2 sind alle gleichgeschlechtlichen kriminellen Zwillingspaare aus der Literatur zusammengestellt, die serienmäßig gewonnen und ausführlich beschrieben sind, also die eineiigen Paare von LANGE und sämtliche Paare von KRANZ und STUMPFL. Unter den Rückfälligen sind nur die Frühkriminellen berücksichtigt. — I überhaupt bestraft. II gleiche Schwere der Kriminalität. III gleiche Begehungsform. IV alltägliches soziales Verhalten. V Charakter.

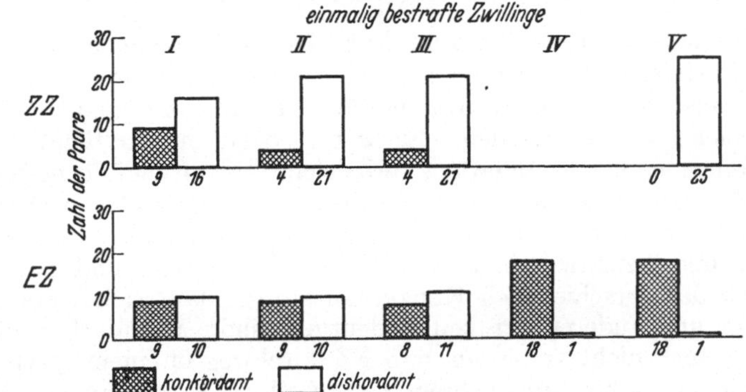

Abb. 2. Einmalig bestrafte Zwillinge. (Schraffiert: konkordant; weiß: diskordant.) (Erklärung wie Abb. 1.)

den großen Städten außerordentlich mannigfaltig ist, so daß sich nicht sagen läßt, zugunsten welcher Erbanlage (Typen) die durch Binnenwanderungen bedingte Siebung wirkt. Es dürfe deshalb angenommen werden, daß die großstädtische Bevölkerung, wenn starke Binnenwanderung besteht, eine größere Variationsbreite in der anlagemäßigen Zusammensetzung aufweisen wird als die Bevölkerung kleinerer Städte und Siedlungen. Zu der in diesem Zusammenhang von den beiden Autoren hervorgehobenen größeren Buntscheckigkeit der stammesmäßigen Zusammensetzung kommt noch hinzu, daß auch der Persönlichkeitsaufbau der einzelnen diesen Siebungen bereits unterworfenen Persönlichkeiten ein uneinheitlicherer und weniger geschlossener sein wird und dementsprechend durch eine größere Aufwühlbarkeit und Mannigfaltigkeit der Reaktionsmöglichkeiten gekennzeichnet ist.

Bisher war von Konkordanz immer nur in dem Sinne die Rede, daß der Zwillingspartner des kriminellen Ausgangsfalles laut Strafliste gleichfalls kriminell geworden ist. Wie die Lebensläufe zeigen, gehen jedoch die Übereinstimmungen viel tiefer. Um diesem Umstand einigermaßen gerecht zu werden, hat

Stumpfl fünf *Konkordanzstufen* unterschieden, nämlich allgemeine Strafgleichheit, das ist Konkordanz in dem bisher gebrauchten Sinn, Gleichheit der Schwere der Kriminalität, wodurch die grundsätzliche Unterscheidung zwischen *Schwerkriminalität (Rückfall)* und *Leichtkriminalität (Konfliktkriminalität)* ermöglicht wird, ferner Gleichheit der Begehungsform, des alltäglichen sozialen Verhaltens und der Charakterstruktur. Bei Berücksichtigung dieser Konkordanzstufen zeigt sich, daß bei im Rückfall bestraften erbgleichen Zwillingen die Gleichheit durch alle Stufen hindurch eine außerordentlich hohe ist und daß selbst die wenigen Ausnahmefälle, die noch in den ersten drei Stufen als diskordant zu gelten haben, in den beiden letzten Stufen, d. h. im Hinblick auf soziale alltägliche Verhaltensweisen und Charakteraufbau, gleich sind. Das entgegengesetzte Bild bieten die zweieiigen Zwillinge unter den im Rückfall Bestraften. Hier halten sich im Bereich der ersten Gleichheitsstufe konkordante und diskordante Paare noch etwa die Waage, in den folgenden Stufen aber nehmen die konkordanten Fälle mehr und mehr ab, bis zuletzt eine nahezu ausschließliche Diskordanz erreicht wird. Bei den Einmaligbestraften sind diese klaren Verhältnisse in den ersten Stufen stark verwischt, hier ist bei den erbgleichen die Zahl der diskordanten und konkordanten Fälle nahezu gleich groß, bei den erbverschiedenen ist die Zahl der konkordanten schon von Anfang an geringer und nimmt weiterhin mit steigender Stufe ab. Im Hinblick auf alltägliche soziale Verhaltensweisen und auf Charaktergrundstrukturen verhalten sich auch hier erbgleiche Zwillinge nahezu durchweg konkordant, erbverschiedene diskordant.

Diese Ergebnisse der Zwillingsforschung besagen, daß jene tief in der Persönlichkeit eingewurzelten kriminellen Neigungen, die schon in jugendlichen Jahren zu schwerer Rückfallskriminalität führen, vorwiegend auf Anlagen beruhen, welche vererbt werden. Es wäre jedoch mißverständlich, aus der nahezu durchgehenden Konkordanz erbgleicher im Rückfall bestrafter und frühkrimineller Zwillinge darauf zu schließen, daß diese Anlagen in jedem Fall unvermeidliches Schicksal sein müssen. Denn erstens gibt es zwischen Schwerkriminalität und Leichtkriminalität fließende Übergänge, und zweitens zeigt ein Vergleich der verschiedenen Konkordanzstufen, daß auch Umwelteinflüsse erzieherischer und anderer Art von Bedeutung sind. Man darf in diesem Zusammenhang auch nicht vergessen, daß EZ durchweg in einem spezialisierteren bzw. ähnlicheren Milieu aufwachsen als ZZ (Lunde, Stumpfl). Durch die hieraus sich ergebenden Einschränkungen der psychologischen Zwillingsforschung kann jedoch die Erblichkeit dieser seelischen Dispositionen und Anlagen selbst in keiner Weise in Frage gestellt werden, wie etwa Lunde meint, sie besagen nur, daß die Zwillingsmethode nichts über die absolute Reichweite der Umwelt bei ihrer Beeinflussung der Entfaltung von Charakterdispositionen auszusagen vermag. Letzten Endes bestätigt die Zwillingsforschung hier nur eine alte Erfahrung, wonach überall dort, wo Erziehungsarbeit zu leisten ist, allen Urteilen, auch dann, wenn sie sich auf lange Beobachtung stützen können, ein gewisser Charakter von Unabgeschlossenheit und Vorläufigkeit anhaften muß. Nachdem es vorwiegend auf die Nachhaltigkeit dauernder, tief in der Persönlichkeit eingewurzelter Neigungen ankommt, ist anzunehmen, daß bei Begehungsformen mit besonders großer Dunkelziffer[1] wenigen Strafen, ja vielleicht einer einzigen, dieselbe Bedeutung beizulegen ist wie einer ganzen Reihe von Strafen bei Begehungsformen mit kleiner Dunkelziffer. Obwohl diese Annahme zweifellos richtig ist, so weisen doch andererseits die einzelnen Begehungsformen nach

[1] Dunkelziffer bedeutet das Verhältnis der begangenen zu den bestraften Taten, sie ist somit groß, wenn die Zahl der nicht nachgewiesenen (bestraften) aber doch begangenen Taten groß ist.

ihren Entstehungsbedingungen so grundsätzliche Verschiedenheiten auf und sind jeweils in sich wieder uneinheitlich, so daß es nicht zu umgehen ist, jede Begehungsform einzeln zu besprechen.

Die Zwillingsforschung sagt bisher über diese Untergruppen nur wenig aus. Im allgemeinen ist das bisher bearbeitete Material für die hierzu notwendige Aufteilung noch zu gering. Dagegen steht schon jetzt ziemlich eindeutig fest, daß Spätkriminalität (erste Straftat nach dem 25. Lebensjahr), selbst wenn sie zu schwerem Rückfall führt, in erheblich geringerem Maße durch Erbfaktoren mitbedingt ist als Frühkriminalität von gleicher Begehungsform und Schwere. Man vergleiche hierzu die Untersuchungen von WARSTADT, M. RIEDL, dann die Familien- und Zwillingsforschungen von STUMPFL.

Auch über die Art der zu kriminellem Verhalten disponierenden Erbanlagen vermochte die Zwillingsforschung nur wenig auszusagen. Wohl überzeugten die ausführlichen Lebensläufe (KRANZ, LANGE, STUMPFL), daß es auf die Beschaffenheit der Persönlichkeit, also auf das Ganze des Fühlens und Strebens ankommt, allein es mußte zunächst offen bleiben, ob diese Anlagen mit den Erbanlagen zu konstitutionellen Geisteskrankheiten in Zusammenhang stehen oder nicht.

Dafür konnte eine andere, beinahe ebenso wichtige Frage durch die Zwillingsmethode sehr weitgehend gefördert werden. Hinsichtlich der Umwelteinflüsse, welche auf die Gestaltung der Anlagen entscheidenden Einfluß ausüben und gegebenenfalls kriminelles Verhalten bedingen, hatte LANGE auf Grund seiner Beobachtungen die Erwartung, als äußere Verbrechensursachen vorwiegend solche sozialer und seelischer Natur aufzufinden, in eindrucksvoller Weise widerlegt gefunden. In mindestens 2 von 3 Fällen waren bei eineiigen Zwillingen die kriminellen Partner, und nur diese, von ganz groben Hirnschädigungen betroffen worden, deren Folgeerscheinungen sich in eindeutige Beziehungen zu den fraglichen Verbrechen bringen ließ. Wenn auch die späteren Erfahrungen keine Bestätigung für eine große Bedeutung von Hirnschädigungen bei der Verbrechensentstehung gebracht haben, weder was ihren zahlenmäßigen Anteil unter den übrigen Verbrechensursachen betrifft noch im Hinblick auf die Eindeutigkeit ihrer Wirkungsweise (STUMPFL, KRANZ), so ist es doch sehr bedeutsam, daß LANGE — ganz ähnlich auch SANDERS — für die Wesensunterschiede diskordanter EZ regelmäßig körperliche Entsprechungen feststellen konnte. Es kann keinem Zweifel unterliegen, daß im Gefolge von Hirnschädigungen verschiedener Art schwere Charakterveränderungen eintreten können, die dann kriminelles Verhalten bedingen, sehr häufig sind jedoch derartige Beobachtungen, wie auch das reiche Zwillingsmaterial von KRANZ zeigt, nicht. Nach STUMPFL läßt sich in der Mehrzahl der Fälle nachweisen, daß schon vor dem erlittenen Schädeltrauma Abnormitäten der Persönlichkeit bestanden haben, die kriminelles Verhalten begünstigen, er lehnt deshalb allgemeine Zusammenhänge zwischen Hirnschädigung und Verbrechen ab. Es scheint doch wohl so zu sein, daß die Hirnschädigungen aus dem Rahmen der allgemeinen Beziehungen zwischen Kriminalität und Krankheit nicht herausfallen. Diese Beziehungen lassen sich dahin kennzeichnen, daß je nach der besonderen Lage des einzelnen Falles Anlagen, welche kriminellen Neigungen förderlich sind, bald gefördert und verstärkt, bald aber auch gedämpft werden können. Sehr oft schützt eine körperliche Erkrankung das von ihr befallene Individuum davor, kriminell zu werden, weil sich die Gemeinschaft seiner in fürsorgender Weise annimmt, in vielen Fällen hängt es von der sozialen Schicht ab, der es entstammt, ob eine kriminelle Laufbahn, etwa die eines Landstreichers, oder Unterbringung in einem Sanatorium oder in einer anderen Anstalt die Folge der Erkrankung ist. Auch KRANZ hat solche Fälle beobachtet, wo ein Schaden durch Krankheit, z. B. durch multiple Sklerose, die kriminelle Aktivität erheblich dämpft. Entsprechende Untersuchungen, die von Hirngeschädigten ausgehen, liegen bisher noch nicht vor. Daß sich negative Beziehungen, eine vor Kriminalität bewahrende Wirkung, in der Regel nicht nachweisen läßt, spricht natürlich nicht gegen ihr Vorkommen. Eindeutige positive Beziehungen bestehen vielleicht nur bei der Encephalitis lethargica, wenn sie in jugendlichem Alter auftritt und schwere Persönlichkeitsveränderungen zur Folge hat. STIEFLER hat diese Beziehungen und was bisher darüber gearbeitet wurde zusammengefaßt.

III. Familienforschungen an Schwerkriminellen und Leichtkriminellen.

Nachdem die Zwillingsforschung nichts über den besonderen Erbgang der zu sozialen Entgleisungen führenden Artungen der Persönlichkeiten aussagen konnte, forderte LANGE eingehende Familienuntersuchungen. Unter den bereits vorliegenden Familienerhebungen an Rechtsbrechern waren die von HARTMANN und die von REISS die einzigen, die an einem psychiatrisch weitgehend auslesefreien Material vorgenommen worden waren. Allein diese Untersuchungen entsprachen nicht den methodischen Anforderungen der modernen Erbbiologie. Ihrer ganzen Anlage nach ermöglichten sie keine exakten Auszählungen getrennt nach Verwandtschaftsgraden und Erscheinungsformen zugleich. Auch haftete ihnen, wie allen früheren Erbforschungen an Rechtsbrechern, eine gewisse Vorläufigkeit an, die darauf beruhte, daß keines der in Angriff genommenen Probleme zu einem endgültigen Abschluß gebracht werden konnte. Eine abschließende Würdigung dieser wertvollen Arbeiten wird deshalb erst von den Ergebnissen der neueren Familienforschungen her möglich sein.

Für die Richtung, welche diese Forschungen eingeschlagen haben, war die große Vielfältigkeit der Begehungsformen und der zum Verbrechen disponierten Persönlichkeitstypen maßgebend. Eine Möglichkeit bestand darin, von den einzelnen Typen und Begehungsformen auszugehen. Bei einem solchen Vorgehen wäre zunächst keine Verallgemeinerung der Ergebnisse erlaubt gewesen. Allein es ergab sich die Schwierigkeit, daß reine Formen dieser Sondertypen und Rückfall in ausschließlich dieselbe Begehungsform sich als Seltenheiten erwiesen gegenüber der bei Rechtsbrechern stark verbreiteten Neigung, gleichsam wahllos nach verschiedenen Richtungen hin zu entgleisen. Auch erwiesen sich die einzelnen Begehungsformen in sich wieder als uneinheitlich und von verschiedenen Persönlichkeitstypen getragen.

Es war deshalb naheliegend, einen Weg zu beschreiten, der seinen Ausgang von einer Gegenüberstellung von nachhaltiger Rückfallsneigung und bewährter Einmaligkeit der Bestrafung nimmt, weil auf ihm das Ziel, grundsätzliche Ergebnisse zu gewinnen, aller Voraussicht nach rascher und sicherer erreicht werden konnte. Die Untersuchungen von WARSTADT waren ein erster Schritt in dieser Richtung. Schon JOHN hatte darauf hingewiesen, daß die Zahlen der Reichskriminalstatistik zeigen, wie das Rückfallsdelikt und die schwere Begehungsform von Einflüssen weniger berührt werden, die auf das Erstfallsdelikt und die leichtere Begehungsart gestaltend einwirken. So wurden z. B. in der Zeit zwischen 1882 und 1913 jährlich von 100 wegen Diebstahl Verurteilten durchschnittlich ungefähr 15 wegen Rückfallsdiebstahl bestraft. Diese Anteilsziffer sinkt bei steigender und steigt bei sinkender Diebstahlskriminalität. Die Reichskriminalstatistik zog daraus den Schluß, daß sich unter den wegen Diebstahl Verurteilten eine Gruppe befindet, die aus Rückfallsdieben zusammengesetzt ist und die Schwankungen der übrigen Summen nicht mitmacht. JOHN hat gezeigt, daß sich schon im Jugendalter innerhalb der Rückfallsdiebe jene Gruppen ausbilden, die immer wieder rückfällig werden und dabei von den auf alle anderen Gruppen wirkenden Kräften (wirtschaftliche Not usw.) unbeeinflußt bleiben. Die Untersuchungen von WARSTADT betrafen 98 im Rückfall und 48 erstmals Bestrafte. Die an dieser Gegenüberstellung erarbeiteten Ergebnisse mußten mit zwei methodischen Einwänden rechnen. Erstens war zu erwarten, daß wenigstens ein Teil der Erstbestraften später noch in die Gruppe der Rückfälligen hinüberwandern würde. Zweitens waren die Erstbestraften zur Zeit der Untersuchung schwerer bestraft (bis zu 6 Jahren) als die Rückfälligen (1 Jahr 10 Monate). Diese Umstände sind geeignet, die Grenzen zwischen den beiden Vergleichsgruppen stark zu verwischen. So ergab sich zwar, daß in beinahe zwei Drittel der Rückfälligen, dagegen nur bei einem Sechstel aller Erstbestraften, bei Eltern, Großeltern, Geschwistern der Eltern, Geschwistern oder Kindern Kriminalität nachgewisen werden konnte und daß auch im ganzen genommen die Rückfälligen eine etwas größere Belastung aufweisen, dagegen wurde eine derartige Belastung von seiten beider Elternstämme zugleich bei Erstbestraften sogar häufiger (44%) als bei Rückfälligen (25%) gefunden.

Die Untersuchungen von STUMPFL haben dann diesen Weg der Gegenüberstellung von Rückfälligen und Einmaligen zu Ende geführt. Methodisch konnte schon der Ansatz wesentlich verbessert werden. Es handelt sich bei seinen Familienforschungen um eine Gegenüberstellung von Rückfälligen, die nach möglichst großer Vorstrafenzahl und Schwere der Bestrafung (Zuchthaus) ausgesucht worden waren, und einer ihnen im Altersaufbau und nach dem Land ihrer Herkunft nahezu vollkommen entsprechenden Gruppe von Menschen, die einmal in ihrem Leben eine erhebliche Gefängnisstrafe von wenigstens 3 Monaten erhalten haben. Diese Einmaligen hatten sich seither 15 Jahre oder länger vollkommen straffrei gehalten. Diese Vergleichsgruppe ersetzte vollkommen eine nach genau derselben Methode durchforschte Durchschnittsbevölkerung und hatte dieser gegenüber den erheblichen Vorteil, daß im Hinblick auf Begehungsform, Persönlichkeitsbild und Erbbild die in entsprechenden Verschiedenheiten der Typen ihren Ausdruck findenden Zusammenhänge zwischen Erbanlage und Verbrechen genau verfolgt werden konnten. Denn es ist offenbar so, daß die Frage nach der Erblichkeit bei Kriminellen erst dann Sinn und Berechtigung gewinnt, wenn immer wiederkehrende Handlungen vorliegen, die einer dauernden und tief in die Persönlichkeit eingewurzelten Neigung entspringen. Die Untersuchungen von STUMPFL (1935) stellen einen Versuch dar, durch beständiges Vergleichen, Messen und Abwägen an diesen beiden Gruppen gesicherte Ergebnisse über die zum Verbrechen disponierenden Persönlichkeitstypen und ihre erbbiologische Stellung zu gewinnen.

Die methodischen Voraussetzungen zur Lösung dieser Aufgabe versuchte STUMPFL in seinen Voruntersuchungen über Erbanlage und Verbrechen (1933) zu schaffen, welche die Kriminalität bei den Geschwistern und bei den Vettern und Basen der Ausgangsfälle zum Gegenstand haben. An den Geschwistern und an den Vettern und Basen wurden systematisch Erhebungen über kriminelles Verhalten gemacht, die an besonderen Standardgruppen durch lückenloses Einholen von Straflisten ergänzt und objektiven Vergleichen zugänglich gemacht wurden. Die gewonnenen Kriminalitätsziffern bezogen sich nicht wie die der Reichskriminalstatistik auf die Anzahl der Strafen, sondern auf die Zahl der bestraften Personen. Die Kriminalitätsziffern sind deshalb weder mit denen der Reichskriminalstatistik noch mit den lückenhaften, weil nicht durch Straflisten nachgeprüften Ergebnissen früherer Untersucher vergleichbar. Es ergab sich, daß die Kriminalitätsziffer bei den Geschwistern und bei den Vettern und Basen von Schwerkriminellen gegenüber den entsprechenden Verwandtschaftsgraden von Leichtkriminellen wesentlich erhöht ist. Bei den Geschwistern belief sich die Kriminalitätsziffer auf 35,0 gegenüber 10,8%, bei den Brüdern auf 17,5 gegenüber 4,9%. Auch die Schwere der Kriminalität wies gleichgerichtete Unterschiede auf. Der Anteil der im Rückfall Bestraften unter den Verwandten überhaupt betrug bei Brüdern 15,3 gegen 2,3%, auf die Kriminellen unter den Verwandten bezogen, 42,7 gegen 21,2%. Auch bei den Vettern ließen sich noch entsprechende Unterschiede nachweisen. Untersuchungen über die Begehungsform ergaben, daß im Verwandtenkreis der Schwerkriminellen schwere Begehungsformen wesentlich stärker vertreten waren als im Verwandtenkreis der Einmaligen. Zu grundsätzlich gleichen Ergebnissen führten die Erhebungen an den weiblichen Verwandten, nur waren die entsprechenden Ausschläge hier wesentlich geringer.

Diese Befunde zeigten, daß die Kriminalitätsziffer einen für soziologisch-psychiatrische Untersuchungen äußerst brauchbaren Maßstab darstellt, der über die Qualität der Persönlichkeitstypen näheres auszusagen vermag. Sie brachten außerdem eine Bestätigung des von der Zwillingsforschung geleisteten Nachweises, daß am Zustandekommen von Schwerkriminalität Erbanlagen entscheidend beteiligt sind.

Die Fortführung dieser Familienuntersuchungen (Stumpfl 1935) ergab, daß man in den Sippen von Einmaligen in der Regel ganz anderen Persönlichkeitstypen begegnet als in denen von Rückfälligen. Einerseits fällt auf, daß die Zahl der körperlich Schwachen und der zart Gebauten, mit noch erhaltener Widerstandskraft über die weniger Widerstandsfähigen, die leicht körperlich versagen, bis zu den körperlich mehr oder weniger Kranken verhältnismäßig groß ist. Dem entsprach eine auffallend geringe seelische Widerstandskraft und eine gleichsam gedämpfte Vitalität, die nicht selten in einer gewissen reizbaren Schwäche ihren Ausdruck fand. Es sind Menschen, die nicht viel wagen, denen jeder größere Einsatz Angst oder Bedenken hervorruft, die gern leise auftreten und durch Nachgiebigkeit und Beeinflußbarkeit gekennzeichnet sind. Diese Nachgiebigkeit entspringt einer gewissen inneren Unselbständigkeit und äußert sich nicht in Verführbarkeit, sondern in Lenkbarkeit, besonders durch solche Personen, die in einem dauernden geistigen Kontakt mit ihnen stehen. Anlehnungsbedürfnis und Einordnungsbereitschaft sowie eine verhältnismäßig große Seßhaftigkeit und Treue zur Scholle kennzeichnen diese Persönlichkeiten aus dem Verwandtenkreis Einmaliger. Doch bilden diese Typen, sofern sie aus dem Rahmen der Norm herausfallen, nur eine geringe Minderheit gegenüber den unauffälligen Persönlichkeiten oder solchen, bei denen die genannten Züge nur eben angedeutet sind.

In den Sippen von Rückfälligen dagegen fiel durchweg eine geringe Seßhaftigkeit auf, und zwar nicht nur bei jenen Verwandten, wo ein unmittelbarer Zusammenhang mit der Kriminalität bestand. Die dieser mangelnden Seßhaftigkeit zugrunde liegende Unstetigkeit ließ sich durch alle Lebensbereiche verfolgen. Psychologisch zeigten auch hier die Verwandten nichts Einheitliches, nur fiel auf, daß eine starke Vitalität, ein Gefühl körperlicher Vollkraft und eine dementsprechende, durch Willensakte und verstandesmäßige Überlegungen kaum gehemmte Triebhaftigkeit des Erlebens ungewöhnlich stark verbreitet waren. Anzeichen körperlicher Schwächen und funktioneller Störung sind im allgemeinen selten, und wenn sie doch da sind, so werden sie verdeckt durch Gefühlsstumpfheit oder durch heitere Grundstimmung. Stumpfl bezeichnet den Gegensatz zwischen den gesundheitsstrotzenden Naturen aus den Sippen der Rückfälligen und den körperbaulich unscheinbaren und schwächlichen Persönlichkeiten aus den Sippen der Einmaligen als einen der stärksten unmittelbaren Eindrücke. Der gesteigerten Triebhaftigkeit des Erlebens in den meisten Sippen der Rückfälligen und ihrem Mangel an Hemmtriebfedern und an willensmäßiger Bremsung der Triebe entspricht bei einem Teil der Einmaligen eine durch Selbstunsicherheit und Gefühle seelischer Unzulänglichkeit gekennzeichnete Passivität. In gewissem Sinn überwiegen unter den Rückfälligen und in ihren Sippen die mehr Aktiven, bei den Einmaligen die mehr passiven Naturen. Dementsprechend entspringt die Kriminalität bei den Einmaligen einem ungewöhnlichen Konflikt, bei den Rückfälligen der tieferen Wesensart selbst.

Die psychopathologische Analyse ergab an den Ausgangsfällen in Übereinstimmung mit der klinischen Erfahrung bei Rückfallsverbrechern ein starkes Überwiegen hyperthymischer, willenloser und gemütloser Psychopathen. Zu diesen drei Gruppen gehörten 72% aller Rückfallsverbrecher. Schwere Abnormitäten der Persönlichkeit ließen sich bei den Rückfälligen in nahezu allen Fällen nachweisen, bei den Einmaligen dagegen nur in 14,5% der Fälle. Diese abnormen Persönlichkeiten unter den Einmaligbestraften verteilten sich jedoch vorwiegend auf asthenische und depressive Psychopathen, und ihre Abnormität bestand in der Regel nur in einem einzigen gleichsam lokalisierbaren Charakterdefekt, während bei den Rückfälligen gleichzeitig verschiedenste Abnormitäten nebeneinander bestanden, so daß sich die Gruppen verschiedener Psychopathentypen hier stark überschneiden.

Die Familienuntersuchungen von STUMPFL haben ergeben, daß die entsprechenden Abnormitäten der Persönlichkeit im Verwandtenkreis der gemütlosen, willenlosen und gefühllosen Psychopathen gehäuft vorkommen, woraus zu schließen ist, daß diesen Merkmalen Anlagen zugrunde liegen, die erblich übertragen werden. Es fanden sich nicht nur die gleichen Psychopathentypen gehäuft, sondern es ließen sich auch bei sonst nicht grob auffälligen Persönlichkeiten der engeren Verwandtschaft gleiche Gefühlsabnormitäten nachweisen. Außerdem konnte gezeigt werden, daß die erhöhten Kriminalitätsziffern im Verwandtenkreis von Rückfallsverbrechern auf diese erblich übertragbaren Abnormitäten der Persönlichkeit und nicht auf Umwelteinflüsse zurückzuführen sind. Eine besondere Aufzählung schädlicher Umwelteinflüsse findet man bei BERNHARDT, doch lassen gerade derartige Zusammenstellungen erkennen, wie unmöglich es ist, Einflüsse von der Beeinflußbarkeit der jeweils verschiedenen Persönlichkeitsartung abzulösen.

Auffallend oft scheint sich bei gemütlosen Psychopathen eine besonders derbe und schlechtdurchblutete Haut bei athletisch-pyknischen Mischungen der Körperbauform zu finden. Es ist möglich, daß zwischen diesen Konstitutionstypen und der angeborenen Verarmung an Gefühlsqualitäten ein innerer Zusammenhang besteht. BONHOEFFER hat schon 1900 den Gedanken ausgesprochen, daß bei Fällen mit sogenanntem moralischem Schwachsinn genaue Untersuchungen über elementare Empfindungs- und Wahrnehmungsschärfe in differentiell-diagnostischer Beziehung vielleicht manches ergeben würden.

In den Sippen der hyperthymischen Psychopathen konnte STUMPFL feststellen, daß die heitere Grundstimmung und das sanguinische Temperament mit großer Durchschlagskraft vererbt werden. Im Verwandtenkreis der willenlosen Psychopathen ergab sich eine Häufung gleichsinnig psychopathischer Persönlichkeiten und darüber hinaus auch eine ungewöhnliche Willensbestimmbarkeit bei solchen Verwandten, die im allgemeinen als normal zu bezeichnen waren. Gemütlose, willenlose und hyperthymische Psychopathen bilden zusammengenommen eine große Gruppe, welche für die Schwerkriminellen kennzeichnend ist. LANGE hat deshalb hinter diesen Erscheinungsformen eine einheitliche Grundstörung vermutet. Dagegen sprechen die Beobachtungen von STUMPFL über die natürliche Gattenwahl bei Rechtsbrechern mehr dafür, daß die verschiedenen Abnormitäten unabhängig voneinander vererbt, dafür aber durch die natürliche Gattenwahl in bestimmten Sippen angehäuft und verstärkt werden. Nach diesen Befunden, und auch die Untersuchungen von

CONRAD sprechen in diesem Sinn, muß man sich vorstellen, daß sich in den untersten sozialen Schichten Persönlichkeiten ansammeln, die sich durch ihren Persönlichkeitsaufbau und ihre Körperkonstitution erbmäßig von der übrigen Bevölkerung unterscheiden. Ersteres findet in der Anhäufung bestimmter Psychopathentypen, letzteres in der Anhäufung verschiedenartigster Defekte seinen natürlichen Ausdruck. Dadurch, daß diese Persönlichkeitstypen nur untereinander heiraten, wird ihre Art auf dem Erbweg erhalten, und dadurch, daß ein biologischer Vorgang, einer Schlackenbildung vergleichbar, auch aus den mittleren und höheren sozialen Schichten immer wieder einzelne Individuen, die „aus der Art geschlagen" sind, in diese Schichten absinken läßt, werden die durch Ehelosigkeit und große Kindersterblichkeit bedingten Verluste immer von neuem ergänzt.

Die Kinderzahl von Schwerkriminellen ist nach den Untersuchungen von RIEDL (1931) und von STUMPFL (1935) wegen der häufigen Ehelosigkeit und der durch Gefängnis wesentlich herabgesetzten Fruchtbarkeitsjahre im ganzen verhältnismäßig gering. In dem Material von RIEDL waren 18,2%, in dem von STUMPFL 41,5% der Fälle dauernd ledig geblieben. Diese unterdurchschnittliche Fruchtbarkeit wird zum Teil allerdings wieder ausgeglichen durch eine überdurchschnittliche Kinderzahl der verheirateten Schwerkriminellen und dadurch, daß die Erhöhung der durchschnittlichen Kinderzahl gerade durch solche Sippen bedingt ist, in denen Kriminalität besonders stark gehäuft vorkommt. Es ist deshalb damit zu rechnen, daß die zum Verbrechen disponierenden Charakterstrukturen sogar eher mit überdurchschnittlicher Häufigkeit auf die nächste Generation übertragen werden.

Die Gegenüberstellung von Rechtsbrechern mit nachhaltiger Rückfallsneigung und von Einmaligbestraften hat somit zu dem eindeutigen Ergebnis geführt, daß erblich übertragene Abnormitäten der Persönlichkeit den Mutterboden für Entwicklungen im Sinne der Schwerkriminalität abgeben. Daß es auch Schwerkriminelle gibt, die als solche in ihrer Sippe vereinzelt dastehen, ist so zu erklären, daß diese Abnormitäten nicht mit absoluter Notwendigkeit zum Verbrechen führen müssen und andererseits das Ergebnis eines besonderen Zusammentreffens von Einzelzügen sein können, die sich zu einer einmaligen Gesamtstruktur vereinigen. Derartige vielfältig zusammengesetzte Gesamtstrukturen liegen den Typen der geltungssüchtigen Schwindler und Betrüger zugrunde (v. BAEYER, STUMPFL), und es hängt damit zusammen, daß in ihrem Verwandtenkreis die Erhöhung der Kriminalitätsziffer und das Vorkommen von Psychopathen vergleichsweise recht gering ist. Diese sind allerdings nach neueren Untersuchungen von H. RIEDEL bei geltungssüchtigen abnormen Persönlichkeiten und ihren hyperthymisch-gemütlosen Mischformen immer noch viel zahlreicher als im Verwandtenkreis von Somatopathen im Sinne von K. SCHNEIDER und von Persönlichkeiten, die den asthenischen Psychopathen nahestehen.

Die Gegenüberstellung von nachhaltiger Rückfallsneigung und bewährter Einmaligkeit der Bestrafung, die den Familienforschungen von STUMPFL zugrunde liegt, zeigte außerdem, daß die natürliche Gattenwahl bei Schwerkriminellen und in ihren Sippen dazu führt, daß diese Abnormitäten immer wieder angereichert und verstärkt werden. Wie jede Wesensart von den Gesetzen der natürlichen Gattenwahl als einem natürlichen Schutzwall umgeben ist, der sie unbewußt vor Entartung bewahrt, ähnlich ist auch die Wesensart des Verbrechers durch die engen Schranken seines Konnubialkreises gegen die übrigen Bevölkerungsschichten abgeschlossen wie durch einen Wall, der nur in selteneren Einzelfällen durchbrochen wird.

Dieses Ergebnis ermöglicht erst eine richtige Beurteilung der kasuistischen Darstellungen von DUGDALE, GODDARD, JÖRGER u. a., die gezeigt haben, daß sich antisoziale Neigungen über viele Geschlechterfolgen forterben können. Diese Einzeldarstellungen leiten von den aktenmäßigen Aufzeichnungen aus dem 18. und 19. Jahrhundert mit ihrer historischen Betrachtungsweise (Keil, Rebmann u. a.) zu den neueren erbbiologischen Arbeiten über, erlauben aber wegen der einseitigen Auswahl ihres Beobachtungsmateriales keine verallgemeinernden Schlußfolgerungen. Wo auslesefreie Reihenuntersuchungen bereits vorliegen, da bieten sie allerdings die Möglichkeit, in gewissen Einzelheiten noch wesentlich tiefer einzudringen, und, wofür die Untersuchungen von v. d. Leyen ein schönes Beispiel abgeben, sie vermitteln auf diese Weise Einblicke in das Leben krimineller Sippen, die anders nicht gewonnen werden könnten.

Die nächste Aufgabe bestand nun darin, über die biologische Stellung dieser zu sozialen Entgleisungen führenden Artungen der Persönlichkeit Klarheit zu gewinnen. Hier stand an erster Stelle die Frage nach erbbiologischen Zusammenhängen mit der Schizophrenie und den Erbkreisen der Epilepsie und des manisch-depressiven Irreseins.

IV. Verbrechen und Geisteskrankheit.

Es hatte sich seit der Einführung des Begriffes vom moralischen Irresein in die Psychiatrie (1835) und seit der Begründung der Lehre vom geborenen Verbrecher durch Lombroso allgemein eingebürgert, zwischen Kriminalität und Psychose mehr oder weniger enge Zusammenhänge als gegeben anzunehmen. Dabei lief die Entwicklung im allgemeinen so, daß man anfänglich die Begriffe mehr oder weniger gleichsetzte bzw. die Annahme vertrat, die unverbesserlichen Verbrecher seien selbst irgendwie Geisteskranke, sei es, daß eine bekannte Geisteskrankheit nur in einer besonderen Form zum Ausdruck kommt, sei es, daß man überhaupt eine besondere Form von Geisteskrankheit annahm. Von diesen Auffassungen ist man später mehr und mehr abgekommen, so auch Lombroso, der bekanntlich in seinen ersten Arbeiten den Verbrecher weitgehend dem Epileptiker gleichgesetzt hat.

Die späteren Untersucher bis in die neueste Zeit vertraten dann, wenn auch in verschiedener Form, die Auffassung, daß die zwischen Kriminalität und Psychose bestehenden Zusammenhänge vorwiegend erbbiologischer Natur sind. Hierbei legte man das Hauptgewicht auf das Bestehen von ganz unmerklichen Übergängen zwischen dem Geisteszustand von Geisteskranken und dem Geisteszustand gewisser Verbrechertypen. Sogar Gaupp, der selbst gegen die Überschätzung des Schwachsinns beim Zustandekommen von Verbrechen Stellung nahm, indem er betonte, daß der Psychiater immer nur die irgendwie besonders abwegigen Verbrecher zu Gesicht bekommt, hielt eine erhöhte erbliche Belastung von Verbrechern mit Geisteskrankheit und demgemäß eine überdurchschnittlich starke Disposition zu geistiger Erkrankung für eine unbezweifelbare Tatsache, obwohl hier der gleiche Einwand wie gegenüber dem Schwachsinn gewiß nahe lag. Bleuler ging so weit davon zu sprechen, daß der Anthropologe und Pathologe geradezu gezwungen seien, ,,unter sich“ den Verbrecher als Geisteskranken zu bezeichnen. Nach Bleuler sind allerdings in bezug auf den Willen die Geisteskranken ,,in genau gleicher Weise frei, wie die Gesunden“. Auch Hartmann, der sehr umfassende Erbforschungen an Verbrechern angestellt hat, vertrat entsprechend seiner Auffassung über eine sogenannte polymorphe Vererbung enge genetische Zusammenhänge zwischen Geisteskrankheit und Kriminalität, obwohl seine eigenen Befunde derartige Zusammenhänge, wie er selbst zugibt, nicht beweisen. Im Hinblick auf Epilepsie betont er sogar, daß sie bei Verbrechern nur unwesentlich häufiger sei (2%) als in der Durchschnittsbevölkerung. Auch Bonhoeffer, Kretschmer, Hoffmann, Lange,

LIEBOLD und andere haben die Auffassung vertreten, daß im engeren Verwandtenkreis von Psychopathen bzw. Schwerkriminellen Psychosen, vor allem Schizophrenie, häufiger vorkommen, als es der Durchschnittserwartung entspricht. Nach dieser Auffassung sind Psychopathen nicht nur mit Psychopathie, sondern auch mit endogenen Psychosen schwerer belastet als der Durchschnitt. Ihre Begründung findet diese Auffassung eigentlich nur in der Tatsache, daß erbbiologische Untersuchungen vielfach nur an geisteskranken Verbrechern bzw. nach Belastung mit Psychosen ausgelesenen Kriminellen vorgenommen worden waren (KAHLBAUM, RINDERKNECHT, MEGGENDORFER, WILMANNS). Besonders fällt auf, daß die umfassenden Untersuchungen von WILMANNS zur Psychopathologie des Landstreichers ausschließlich an schizophrenen Landstreichern vorgenommen worden sind. Späterhin war diese Auffassung vielfach eine natürliche Folge davon, daß in der Psychiatrie die Lehre von KRETSCHMER von den fließenden Übergängen und rein graduellen Unterschieden zwischen bestimmten abnormen Persönlichkeiten und schizophrenen Prozessen bzw. cyclothymen Psychosen allgemein Anerkennung gefunden hatte.

Um so überraschender ist es, daß, wie man leicht feststellen kann, keine der an einem auslesefreien, d. h. nicht nach Geisteskrankheit ausgelesenen Material vorgenommenen Untersuchungen das Bestehen derartiger Zusammenhänge erweisen konnte. So fand BONHOEFFER bei großstädtischen Bettlern und Vagabunden nicht mehr schizophrene und cyclothyme Psychosen, als es der Durchschnittserwartung entsprach. Auch REISS konnte in den Sippen von Zuchthausgefangenen kein vermehrtes Vorkommen von Geisteskrankheiten feststellen, und die Untersuchungen von BERLIT an den Sippen von Psychopathen ergaben, worauf STUMPFL (1935) eingehend hingewiesen hat, daß Psychopathen weder mit Schizophrenie noch mit anderen Psychosen nachweisbar stärker belastet sind, als es dem Durchschnitt entspricht.

Mit Ausnahme der Untersuchungen von BERLITT war allerdings keine dieser Arbeiten auf exakten Auszählungen der einzelnen Verwandtschaftsgrade aufgebaut. Erst die Familienforschungen von STUMPFL brachten exakte Auszählungen über das Vorkommen von Schizophrenie und anderen Geisteskrankheiten in den Sippen von Verbrechern. Sie ergaben, daß die Schizophrenieziffer und die Cyclothymieziffer in den Sippen von Schwerkriminellen ebensowenig erhöht ist wie in den Sippen von Einmaligbestraften, daß demnach zwischen den Psychopathieformen, die in der Regel den Mutterboden für schwere Kriminalität abgeben, und Geisteskrankheit keine erbbiologischen Zusammenhänge und dementsprechend auch keine Übergänge bestehen. Auch die gemütlosen Psychopathen unter den Schwerkriminellen zeigen nach STUMPFL keine stärkere Belastung mit Schizophrenie als die übrigen Ausgangsfälle. Andererseits ergaben Auszählungen in sämtlichen schizophreniebelasteten Sippen, daß Kriminalität gegenüber den anderen Sippen hier nicht häufiger vorkommt. Dieses an einem verhältnismäßig kleinen Material gewonnene Ergebnis ist von KALLMANN an den Geschwistern und Kindern von 1087 Schizophrenen nachgeprüft und bestätigt worden. Dabei ergab sich, daß die Kriminalitätsziffer nur bei den schizophrenen Ausgangsfällen selbst (Männer 28,4%) und bei den Kindern erhöht war. Die Erhöhung bei den Kindern war jedoch nur gering (bei den Söhnen 6,6 gegen 5,0%), und es ließ sich nachweisen, daß sie nur durch die Vermehrung der Psychosenziffer bei dieser Gruppe bedingt war. Die Gesamtkriminalität der Probandensöhne geht von 6,6 auf 3,9% zurück, wenn man der Berechnung nur die nichtschizophrenen Fälle zugrunde legt.

In den Sippen von Verbrechern läßt sich somit keine Erhöhung der Schizophrenieziffer nachweisen, und umgekehrt, die Kriminalitätsziffer in den Sippen von Schizophrenen ist nicht erhöht. Dasselbe hat sich auch hinsichtlich der Cyclothymie ergeben. Diese Befunde weisen darauf hin, daß die Erbanlagen, welche den Mutterboden für kriminelle Entwicklungen abgeben, in genetischer Beziehung unabhängig sind von Erbanlagen, die die Zugehörigkeit zum schizophrenen oder cyclothymen Kreis bestimmen. Dagegen konnte STUMPFL in Übereinstimmung mit Befunden, die BONHOEFFER an Bettlern und Landstreichern erhoben hat, eine *geringfügige Erhöhung der Epilepsieziffer bei Schwerkriminellen und in ihrem engeren Verwandtenkreis feststellen.*

Im großen und ganzen ist damit über alle Psychopathieformen Entscheidendes ausgesagt. Nachdem zwischen den zu kriminellem Verhalten disponierenden Psychopathieformen und solchen, die nur ein Leiden an der eigenen Abnormität zur Folge haben, durchweg fließende Übergänge bestehen, gilt für die Psychopathie überhaupt, daß sie im allgemeinen durch keine erbbiologischen Beziehungen mit der Schizophrenie und der Cyclothymie verbunden ist. Dadurch gewinnt die von K. SCHNEIDER vertretene klinische Auffassung, wonach es zwischen diesen Psychosen und Psychopathie erscheinungsbildlich, das ist klinisch, keine Übergänge gibt, eine wesentliche Stütze. Ungeklärt bleibt allerdings die Frage nach der Stellung und nach der Rolle jener Psychopathen, die man manchmal im Verwandtenkreis dieser Geisteskranken feststellen kann. Man wird annehmen dürfen, daß sie den übrigen, eigentlichen Psychopathen nur oberflächlich ähnlich sind, daß die Häufigkeit ihres Vorkommens vielfach überschätzt worden ist. Hier hätten neue Untersuchungen einzusetzen. Seitdem STUMPFL die erbbiologische Unabhängigkeit des Erbkreises der Psychopathie vom schizophrenen und cyclothymen Erbkreis wahrscheinlich gemacht hat, sind bereits mehrere Arbeiten zu dieser Frage erschienen.

v. BAEYER fand unter den Geschwistern der Betrüger für Schizophrenie eine korrigierte Prozentziffer von 2,01 (Bezugsziffer 149). Gegenüber einem Durchschnitt von 0,85 würde das eine Erhöhung bedeuten. Es handelt sich um drei Schizophreniefälle, in einem dieser Fälle um die Schwester eines Ausgangsfalles, bei dem es zweifelhaft schien, ob man ihn überhaupt als abnormen Schwindler gelten lassen kann. Würde man diesen querulatorischen, mit zwangsneurotischen Erscheinungen behafteten Rentenneurotiker und Hochstapler ausschalten, dann würde sich die Schizophrenieziffer auf 1,3% erniedrigen. Eine nachgewiesene Erhöhung der Ziffer liegt demnach bei der Kleinheit des Materials nicht vor. Bemerkenswert ist, daß in den Sippen der rein pseudologischen Schwindler (42 Fälle) überhaupt keine Schizophrenie gefunden wurde, sondern alle in den Sippen der „sonstig abnormen“ Schwindler (25 Fälle).

ERNST hat bei Kindern von Gewalttätigkeitsverbrechern für Schizophrenie eine korrigierte Prozentziffer von 1,09 gefunden, also keine Erhöhung gegenüber der Durchschnittserwartung (Bezugsziffer 184).

Im Gegensatz zu den bisher genannten Untersuchungen scheinen die Befunde von RIEDEL und von BERLIT doch für eine Erhöhung der Schizophrenieziffer im Verwandtenkreis von Psychopathen zu sprechen. BERLIT hat denn auch aus seinem Material diese Schlußfolgerung gezogen. RIEDEL fand an den Nachkommen von Psychopathen eine Schizophrenieziffer von 3,64% (5 Fälle, Bezugsziffer 256), hält es aber nicht für berechtigt, auf Grund dieser 5 Fälle „eine überdurchschnittliche Schizophreniehäufigkeit unter den Nachkommen von Psychopathen dieser Art schlechthin“ anzunehmen. Man wird dieser Auffassung zustimmen, wenn man bedenkt, daß das Ausgangsmaterial in den Jahren 1904—1922 diagnostiziert worden ist und nur die schweren Fälle enthält, im ganzen gesehen somit zweifellos eine gewisse psychiatrische Auslese darstellt, das heißt mit großer Wahrscheinlichkeit auch Ausgangsfälle enthält, die bei strenger Auslesefreiheit hätten ausgeschieden werden müssen.

BERLIT ist von demselben Urmaterial ausgegangen, nur daß die Ausgangsfälle nicht nach besonderer Schwere der Abnormität und nach dem Vorhandensein von Kindern, sondern danach ausgewählt wurden, ob Verwandte in München leben. In den Sippen dieser Fälle (225 Ausgangsfälle) ergaben sich folgende Schizophrenieziffern: Für die Geschwister 1,8, für die Stiefgeschwister 1,25%, für die Väter 0,46%, für die Mütter 2,3%, für die Onkeln und Tanten 0,72%. Bei manchen Verwandten war die Schizophrenieziffer demnach erhöht, bei manchen erniedrigt und bei anderen durchschnittlich (0,8%). Wenn man bedenkt, daß die Schizophrenieziffer auch sonst nicht starr ist, sondern je nach der Bevölkerung und Bevölkerungsgruppe gewisse Schwankungen aufweist, daß ferner die an der gleichen Bevölkerung gewonnenen Ziffern je nach den Autoren gewisse Schwankungen aufweisen, dann muß man sagen, daß die von BERLIT untersuchten Psychopathen mit Schizophrenie nicht *nachweisbar* stärker belastet sind, als es dem Durchschnitt entspricht. Die bisher errechneten Schizophrenieziffern an Durchschnittsbevölkerungen findet man bei SCHULZ mit großer Vollständigkeit zusammengestellt. Sie schwanken zwischen 0,4 und 2,9%.

KRAULIS fand in den Sippen von Persönlichkeiten mit (paroxysmalen) hysterischen Reaktionsweisen, die zu 70% kriminell geworden waren, bei den Geschwistern für Schizophrenie eine korrigierte Prozentzahl von 1,83, für manisch-depressives Irresein 0,46, für Epilepsie 1,53. Die Schizophrenie liegt zwar noch innerhalb der Schwankungsbreite der auch an Durchschnittsbevölkerungen errechneten Werte, ist jedoch gegenüber dem aus diesen Werten errechneten Mittel deutlich erhöht. KRAULIS nimmt jedoch an, daß die Erhöhung des Prozentsatzes der Schizophrenie ein Zufallsbefund sei. Zwei Schizophrenien wurden nämlich in der Gruppe der Kriegshysteriker gefunden, die in den Sippen von Episodikern und Sozialabnormen gefundenen Werte ohne Kriegshysteriker entsprechen dem Durchschnitt. Bei den Eltern fand KRAULIS überhaupt keinen Fall von Schizophrenie und einen Manisch-Depressiven (0,51%).

Die an einem über die Klinik gewonnenen Ausgangsmaterial von Psychopathen erhobenen Befunde von BERLIT, KRAULIS und RIEDEL und vor allem die kriminalbiologischen Untersuchungen an den Sippen von 1000 Schizophrenen von KALLMANN fügen sich dem Ganzen, wie man sieht, sehr gut ein und erlauben eine einheitliche Deutung der Ergebnisse in dem Sinn, daß die erbliche Belastung mit endogenen Psychosen nicht nachweisbar erhöht ist. POHLISCH hat bei 349 Geschwistern von Morphinisten 1,3%, bei 162 Eltern von Morphinisten 0,6% Schizophrene gefunden. Die Kinder waren in der überwiegenden Mehrzahl noch gar nicht in die Schizophreniegefährdungsperiode eingetreten. Cyclothymie wurde in entsprechender Reihenfolge bei 0,6, 1,8 und bei 0,4% festgestellt. Wenn man auf die Unterscheidung zwischen sozial störenden und an ihrer Abnormität leidenden Psychopathen großes Gewicht legt, dann wird man vielleicht enttäuscht sein, daß die Ergebnisse von KRAULIS und BERLIT in keiner Weise grundsätzlich von den Befunden abweichen, die STUMPFL an schwerkriminellen Psychopathen erheben konnte. Auch die Untersuchungen von RIEDEL an Nachkommen von Psychopathen haben, abgesehen von den rein erbprognostischen Befunden, den Ergebnissen STUMPFLs über Art und erbbiologische Stellung der Anlagen, welche den Mutterboden für psychopathische Entwicklungen abgeben, nichts grundsätzlich Neues hinzugefügt. Dazu ist zu sagen, daß die Ausgangsfälle von KRAULIS zu 70%, die von BERLIT zu 43% und die von RIEDEL zu 50% kriminell waren. Somit unterscheidet sich das Material dieser

Autoren von dem Material kriminalbiologischer Untersuchungen nur hinsichtlich der Schwere und der Häufigkeit des Vorkommens von Kriminalität unter den Ausgangsfällen, nicht aber grundsätzlich qualitativ. Auch über die Klinik gewonnene Psychopathen stellen eine Auslese nach kriminellen Fällen dar, nur ist diese nicht so rein wie bei Fällen, die über die Strafanstalt gewonnen wurden.

Darüber hinaus ist hervorzuheben, daß die Abgrenzung zwischen sozial störenden und an ihrer Abnormität leidenden Gruppen rein willkürlich ist und lediglich aus praktischen Gründen erfolgen kann. Wissenschaftlich gesehen existiert eine solche Grenze nicht und alle grundsätzlichen Ergebnisse, die an einer dieser beiden Gruppen gewonnen wurden, gelten auch für die andere.

Sehr bemerkenswert ist das Ergebnis, zu dem Reiss schon 1922, allerdings ohne exakte Auszählungen vorzunehmen, an Zuchthausgefangenen gekommen ist. Wer bei Schwerkriminellen eine weitgehende Belastung mit Geisteskrankheit erwartet hatte, sagt Reiss, für den war das Ergebnis eine schwere Enttäuschung. Von 104 Fällen zeigten nur 3 eine schizophrene Belastung, zweimal beim Vaterbrudersohn, einmal bei der Mutterschwester.

Die Vermutung, daß vielleicht zwischen kriminellen (störenden) Psychopathen und an ihrer Abnormität leidenden Psychopathen Unterschiede in dem Sinne bestehen, daß erstere überhaupt nicht, letztere immerhin etwas stärker mit Geisteskrankheit belastet sind als es der Durchschnittserwartung entspricht, wäre deshalb schon im Ansatz verfehlt. Man könnte höchstens sagen, daß gewisse Teilgruppen bzw. Psychopathieformen, die, wie z. B. die Sensitiven, einen verhältnismäßig größeren Anteil von Fällen enthalten, die genotypisch dem schizophrenen Kreis zugehören, in einem klinisch ausgelesenen Psychopathenmaterial relativ größer sind als in einem rein nach Kriminalität ausgelesenen Material.

Auch frühere Untersuchungen haben, wenn man sie genauer nachprüft, niemals gesicherte Zusammenhänge zwischen Kriminalität und Verbrechen ergeben, sondern immer nur zu diesbezüglichen Vermutungen geführt. So fand Hartmann, daß die erbliche Belastung bei Verbrechern diejenige von Gesunden am bedeutendsten beim Alkoholismus und ganz besonders bei der Kriminalität einschließlich abnormer Charaktere übertrifft. Hinsichtlich der Geisteskrankheiten ergaben sich keine Unterschiede.

Wenn man der Frage nachgeht, worauf sich die bis vor kurzem ziemlich allgemein geltende Auffassung von erbbiologischen Zusammenhängen zwischen Verbrechen und Geisteskrankheit stützen konnte, so stößt man auf die Tatsache, daß Wilmanns, Kahlbaum, Rinderknecht, Meggendorfer u. a. ihre Untersuchungen ausschließlich oder fast ausschließlich auf geisteskranke Verbrecher beschränkt haben. So ist die umfangreiche Studie von Wilmanns zur Psychopathologie des Landstreichers ausschließlich dem schizophrenen Landstreicher gewidmet. Man hat später ganz übersehen, daß die 120 von Wilmanns untersuchten Landstreicher aus einem Arbeitshaus, die mehr als zur Hälfte schizophren waren, wie Wilmanns selbst hervorgehoben hat kein Bild von der Zusammensetzung des Landstreichertums geben konnten, und es geriet in Vergessenheit, daß Bonhoeffer, dessen großstädtische Bettler und Vagabunden diese Zusammensetzung sehr schön erkennen lassen, weil sie auslesefrei gewonnen worden sind, keine Vermehrung der Schizophrenen und der Cyclothymen feststellen konnte. Wenn man mit Bezug auf die Untersuchungen von Kahlbaum, Rinderknecht, Meggendorfer u. a. die Verknüpfung der Verbrecheranlage mit bestimmten Formen klinisch fest umschriebener Krankheitstypen für so handgreiflich gehalten hat, daß man bei Schwerverbrechern in weitem Umfange eine Belastung mit Psychosen erwartete, so geschah dies offenbar zu Unrecht. Denn diese Untersucher sind von vorwiegend Geisteskranken oder auf Geisteskrankheit verdächtigen Persönlichkeiten mit kriminellen Neigungen ausgegangen und haben nur eine geringe Zahl von derartigen Fällen beschrieben, oder sie haben sich auf die kasuistische Darstellung einer einzigen Sippe beschränkt.

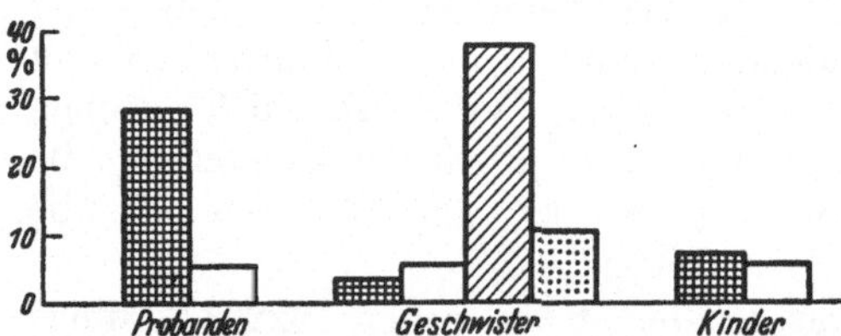

Abb. 3. Kriminalität in den Sippen von 1000 Schizophrenen (berechnet für männliche Personen). (Nach KALLMANN). Doppelt schraffiert: Die (Verwandten der) Schizophrenen. Einfach schraffiert: Die Verwandten von Rückfallsverbrechern. Punktiert: Die Verwandten von Erstmaligbestraften. Weiß: Durchschnitt. (Nach STUMPFL.)

Die praktisch und erbbiologisch so wichtige Frage nach (generellen) inneren Zusammenhängen zwischen Verbrechen und Geisteskrankheit oder, anders ausgedrückt, zwischen Psychopathie und endogenen Psychosen (Schizophrenie-Cyclothymie), der jahrzehntelang viel angestrengte Forscherarbeit gewidmet worden ist, wird man vorläufig dahin beantworten müssen, daß sie gewiß nicht so häufig sind, wie man unter dem ersten Eindruck der Lehre KRETSCHMERs angenommen hat. Die nach verschiedenen Richtungen entgleisenden (polytropen) Schwerkriminellen mit nachhaltiger Rückfallsneigung scheinen vom Bevölkerungsdurchschnitt kaum nennenswert abzuweichen.

Tabelle 1. (Nach J. HARTMANN.)
Geisteskrankheit (einschl. angeborener Blödsinn und Taubstummheit) fand sich bei

	Vater		Mutter		Eltern zus.		Groß-eltern		Ge-schwi-stern		Vaters Ge-schw.		Mutters Ge-schwist.		Ent-fernte-ren Ver-wandt.		Im ganzen be-lastet	
	Zahl	%	Zahl	%	Zahl	%	Zahl	%	Zahl	%	Zahl	%	Zahl	%	Zahl	%	Zahl	%
Von 199 Verbrechern überh. . .	5	2,5	8	4,0	12	6,0	5	2,5	14	7,0	10	5,0	11	5,5	17	8,5	50	25,1
„ 132 Gewohnheitsverbr. . .	3	2,3	6	4,5	8	6,1	4	3,0	9	6,8	8	6,1	7	5,3	11	8,3	33	25,0
„ 59 Gelegenheitsverbr. . .	2	3,4	—	—	2	3,4	1	1,7	4	6,8	2	3,4	3	5,1	5	8,5	14	23,7
„ 8 Affektverbrechern . .	—	—	2	25,0	2	25,0	—	—	1	12,5	—	—	1	12,5	1	12,5	3	37,5
„ 72 Zuchthaussträfling . .	3	4,2	4	5,5	6	8,3	2	2,8	8	11,1	2	2,8	5	6,9	4	5,5	21	29,2
„ 127 Arbeitshaussträfling .	2	1,6	4	3,1	6	4,7	3	2,4	6	4,7	8	6,3	6	4,7	13	10,2	29	22,8

Tabelle 2. Das Vorkommen von Abnormitäten bei verschiedenen Typen von Kriminellen. (Nach BONHOEFFER.)

	Gewohnheits-mäßige Bettler und Vagabunden	Prostituierte	Rückfällige Körper-verletzer	Sittlichkeits-delinquenten
Idiotie und verschiedene Abstufungen der Imbecillität	21	31	22	12
Epilepsie, Hysterie, pathol. Reizbarkeit .	10	13	26	16
Progressive Paralyse	3,4	1	—	2
Eigentliche Psychosen	3	1	—	8
Alkoholismus.	39	21	24	22
Arteriosklerose	—	—	—	10
Hirnlues	—	—	—	2
Neurasthenie	—	—	—	2
Ohne nachweisbare psychische Anomalie	**23**	**32**	**28**	**26**

Tabelle 3. Gegenüberstellung der reinen Tätlichkeitsverbrecher (T) und der restlichen Fälle (NT) der Rückfälligen (R). (Nach STUMPFL.)

	T (16 Fälle)			NT (179 Fälle)		
	absolut	in %	und zwar R	absolut	in %	und zwar R
Epilepsie . . .	1	6,3 ± 6,1	170	1	0,5 ± 0,5	48
Migräne	1	6,3 ± 6,1	72	3	1,7 ± 0,9	25, 44, 136
Cephalea . . .	1	6,3 ± 6,1	29	2	1,1 ± 0,8	68, 131
Bettnässen . .	2	12,5 ± 8,3	9, 193	5	2,8 ± 1,2	54, 58, 76, 130, 162
Sprachstörung .	2	12,5 ± 8,3	67, 99	4	2,2 ± 1,1	23, 58, 110, 191
Belastung durch Epilepsie bei d. Verwandten	3	18,8 ± 9,8	9, 114, 120	5	2,8 ± 1,2	58, 82, 82, 92, 187, 188
Im obigen Sinne abnorme oder belastete Ausgangsfälle überhaupt . .	9	56,3 ± 12,4		18	10,1 ± 2,3	

V. Schwere der Kriminalität und Begehungsform in ihren Zusammenhängen mit der Entwicklung der Erbanlagen in den einzelnen Lebensphasen.

Keine unter den vielen Begehungsformen kriminellen Verhaltens weist als solche mit jener Eindringlichkeit auf das Vorhandensein von Erbeinflüssen hin, wie der Nachweis einer nachhaltigen *Rückfallsneigung*, die tief in der Persönlichkeit eingewurzelt ist. Deshalb sind die entscheidenden Einblicke in das Erbgeschehen von der Gegenüberstellung Schwerkrimineller mit Leichtkriminellen zu erwarten (WARSTADT, STUMPFL). Gegenüber der nachhaltigen Rückfallsneigung ist die Begehungsform oft nicht viel mehr als eine Oberflächenerscheinung.

Als Beispiel für die große Zahl grundsätzlich gleichartig liegender Fälle wäre hier die Beobachtung an einem von STUMPFL beschriebenen Rechtsbrecher zu nennen, der 10 Jahre hindurch wegen Körperverletzungen und Raufereien vielfach bestraft wurde, seit seinem 28. Lebensjahr aber, dem Jahr seiner Verehelichung, ausschließlich Betrügereien beging. Es ließ sich nachweisen, daß es immer die gleiche abnorme Geltungssucht war, die den Burschen dazu trieb, in zahllosen Raufereien eine hervorragende Rolle zu spielen, und später den Mann veranlaßte, sich nur zweispännig zu zeigen und als reicher Bauer aufzutreten.

Auch die Ergebnisse der Zwillingsforschung haben gezeigt, daß es im allgemeinen weniger auf die Begehungsform als auf die Schwere der Kriminalität ankommt. So ist es zu verstehen, daß sich EZ nur dann so gut wie durchgehend konkordant verhalten, wenn Schwerkriminalität bei frühzeitigem Beginn der kriminellen Laufbahn vorliegt. Anhand seiner Zwillingsbeobachtungen hat STUMPFL auf diese Tatsachen erstmals aufmerksam gemacht und fand sie an den früheren Beobachtungen von LANGE bestätigt. Die beiden Untersuchungsreihen beziehen sich auf insgesamt 30 EZ, darunter 14 frühkriminelle Rückfallsverbrecher, die sich durchweg konkordant verhielten. KRANZ hat 18 im Rückfall bestrafte frühkriminelle EZ beobachtet. In 14 Fällen verhielten sich die Partner konkordant. Von den 4 Beobachtungen über Diskordanz war der Partner in einem Fall in Übersee und somit einer exakten Kontrolle nicht zugänglich. Es verbleiben somit 3 diskordante gegenüber 14 konkordanten Fällen von Schwerkriminalität mit frühzeitigem Beginn, wenn man die Beobachtungen von LANGE und STUMPFL mitheranzieht, 3 diskordante gegenüber 28 konkordanten.

Die Beobachtungen von KRANZ haben jedenfalls gelehrt, daß auch bei schwerkriminellen und frühkriminellen EZ Diskordanz hinsichtlich des kriminellen

Verhaltens vorkommen *kann*. In zwei von den beobachteten Fällen sind es äußere Umstände, welche die Diskordanz bedingen, ein Fall bleibt in seinem Wesen ungeklärt. Charakterologisch und pathopsychologisch lassen sich in keinem dieser Fälle tiefer verankerte Verschiedenheiten der Partner als Ursache nachweisen. Zu ihrem Verständnis wird man darauf zurückgreifen müssen, daß der viel größeren Uneinheitlichkeit im Erbgefüge, durch die eine Großstadtbevölkerung gegenüber ländlichen Bevölkerungsgruppen ausgezeichnet ist, auch eine viel größere Spannweite der Umwelteinflüsse in der Großstadt entspricht (Kinberg, Heberle, Stumpfl). Diese um ein Vielfaches vermehrte Variabilität der Umwelt in der Großstadt und ihr Einfluß auf das Konkordanzverhältnis eineiiger Zwillinge (besonders eindrucksvoll abzulesen an dem von Kranz beschriebenen Fall Korf) sind die Ursachen dafür, daß gerade in dem überwiegend Großstädten und Industriegebieten entstammenden Material von Kranz immerhin vereinzelte Fälle von Diskordanz nachweisbar sind, nicht aber unter den stark agrarischen Landesteilen entstammenden Fällen von Lange und Stumpfl.

Dieser Befund über konkordantes Verhalten bei EZ steht in Übereinstimmung mit den pathopsychologischen und charakterologischen Ergebnissen der kriminalbiologischen Familienforschung, die gezeigt haben, daß in den Sippen von Schwerkriminellen Abnormitäten von Gefühlsanlagen und Willensanlagen vererbt werden und, ohne in einem erbbiologischen Zusammenhang mit den Psychosenkreisen zu stehen, als innere Verbrechensursachen anzusehen sind. Die zugrunde liegenden schweren Abnormitäten der Persönlichkeit finden im dauernden Verhalten, also in der immer wiederkehrenden Aufeinanderfolge typischer Handlungen ihren deutlichen Ausdruck, nicht aber in vereinzelten sozialen Entgleisungen, die vielmehr einer besonderen Konfliktlage entspringen.

Die Zwillingsforschung zeigte zuerst, daß sich EZ ganz allgemein häufiger konkordant verhalten als ZZ (Lange), daß sich EZ auch im Hinblick auf die Schwere der Kriminalität (Rückfall) und die Deliktsarten stärker gleichen als ZZ (Kranz) und endlich daß sich nur frühkriminelle Rückfallsverbrecher, wenn es sich um EZ handelt, in der Regel gleich verhalten (Stumpfl).

Aus dem letzten Ergebnis folgt bereits, daß bei EZ Begehungsformen mit großer Dunkelziffer schon bei geringer Vorstrafenzahl bzw. schon bei Einmaligkeit der Bestrafung mit derselben oder sogar mit größerer Wahrscheinlichkeit Konkordanz erwarten lassen als solche mit geringer Dunkelziffer. Doch stehen Zwillingsuntersuchungen an derartigen Untergruppen, z. B. an Sittlichkeitsverbrechern, Betrügern, Tätlichkeitsverbrechern, bisher noch aus.

Die Schwere der Kriminalität hängt, wie man zusammenfassend sagen kann, weitgehend von der Schwere der Abnormität ab, mit der die Persönlichkeit des Täters behaftet ist. Dort wo anlagebedingte Schwere der Abnormität nachweisbar ist, handelt es sich in der Regel um Frühkriminalität, die Spätkriminalität steht dagegen erbbiologisch schon der Leichtkriminalität nahe, d. h. die Wirksamkeit der Erbanlage ist hier mehr fakultativer Natur.

Die Bedeutung der Erbanlagen kann nur in ihrem Zusammenhang mit den entwicklungsdynamischen Momenten richtig beurteilt werden. So ist beispielsweise bei der Kriminalität Jugendlicher grundsätzlich zu unterscheiden, ob es sich nur um ein Allgemeinsymptom der Verwahrlosung überhaupt handelt oder um die spezifische Äußerung einer schweren Abnormität der Persönlichkeit (Gruhle). Sogenannte Pubertätskrisen kommen als Ursachen der Kriminalität bei Jugendlichen in der Regel nur dann in Betracht, wenn ein mehr oder weniger starker Grad von Verwahrlosung besteht.

Natürliche Einschnitte des Entwicklungsablaufes liegen beim 7., beim 14. und beim 25. Lebensjahr. Bei schwerkriminellen Fällen aus Anlage lassen sich grobe Anzeichen in der Regel zwischen 14. und 24. Lebensjahr feststellen. In manchen Fällen lassen sie sich noch weiter zurückverfolgen. Nach dem Abschluß der seelischen Reifezeit (25. Jahr) lassen sich oft Veränderungen der Kriminalitätskurve feststellen, am häufigsten um das 30. Lebensjahr herum. Je nach dem Persönlichkeitstypus und je nach der Art der entwicklungsdynamischen Momente kann eine beginnende „Beruhigung" oder Steigerung der Abnormität eintreten. Es spricht vieles dafür, daß bestimmten Persönlichkeitstypen und Psychopathieformen entsprechende Verlaufsformen der Lebenskurve zugeordnet sind, doch sind, von vereinzelten Ansätzen abgesehen (K. F. SCHEID), bisher noch keine Untersuchungen darüber gemacht worden, welche Strukturen bzw. Merkmale sich in dieser Zeit verstärken oder abschwächen oder im späteren Leben weiterhin zuspitzen oder abstumpfen.

Während sich die Leichtkriminalität (Konfliktkriminalität) gleichmäßig durch alle Entwicklungsphasen bis ins höhere Alter hinzieht, zeigt die beginnende Schwerkriminalität einen Gipfel um das 20. Jahr herum. In den späteren Jahren lassen sich die Einschnitte des Entwicklungsablaufes nicht mehr genauer fixieren, weil die Vorgänge des Alterns und der Rückbildung rein zeitlich viel größeren Schwankungen unterworfen sind. In den unteren und untersten sozialen Schichten, denen die Mehrzahl der Verbrecher entstammt, beobachtet man schon an sich einen früheren Eintritt des Alterns.

In diesen Jahren der Rückbildung, die bei vielen Fällen schon beim 45., nicht selten schon beim 40. Jahr liegen, kommt zu der Konfliktkriminalität noch eine andere Form der Leichtkriminalität hinzu. Es sind das jene Fälle, bei denen der Rückgang seelischer oder körperlicher Fähigkeiten direkt oder indirekt dazu führt, daß Kriminalität auftritt. Die Sittlichkeitsverbrechen spielen in dieser Gruppe bekanntlich eine besondere Rolle. Rückfallsneigung besteht bei dieser Gruppe, wie bei den Spätkriminellen überhaupt, seltener als bei Frühkriminellen und ist, wenn vorhanden, in der Regel erheblich schwächer. Durch allgemeine körperliche und seelische Rückbildungsvorgänge sind die Erbeinflüsse oft stark verdeckt, obwohl sie auch hier keineswegs fehlen. Eine zusammenfassende Darstellung der Kriminalität des alternden Menschen verdanken wir OLBERMANN. Soviel wir sehen, fehlt bisher eine entwicklungspsychologische Untersuchung der Jugendkriminalität. Es ist hier auf den Abschnitt über Verwahrlosung in diesem Handbuch zu verweisen und auf die grundsätzlichen Forderungen zur strafrechtlichen Behandlung von Jugendlichen, die SIEVERTS aufgestellt hat.

Neben der nachhaltigen Rückfallsneigung kann das Entgleisen nach verschiedenen Richtungen (polytrop) als sicherstes Kennzeichen starker Anlagebedingtheit der Kriminalität gelten. Ausschließlicher Rückfall in das gleiche Delikt ist dagegen eher mehrdeutig. Denn gerade hier können gleiche Deliktsformen auf verschiedene Ursprünge zurückgehen, nicht nur bei Dieben, sondern auch bei den erbbiologisch noch unerforschten Abnormitäten der sexuellen und erotischen Triebe. Diese Beziehungen zwischen Anlagebedingtheit und Schwere der Kriminalität sowie die Zusammenhänge zwischen Anlagebedingtheit und Polytropie findet man bei allen Begehungsformen. Wenngleich diese Begehungsformen nur verhältnismäßig selten in reiner Form auftreten, so erfordern sie dennoch eine gesonderte Betrachtungsweise, weil es jeweils verschiedene Abnormitäten und Persönlichkeitstypen sind, aus denen sich die Gruppen vorwiegend zusammensetzen.

VI. Die verschiedenen Begehungsformen.

1. Tätlichkeitsverbrechen.

Den Kern der Gewalttätigkeitsverbrechen bilden die leichte und als eine der häufigsten Begehungsformen die gefährliche Körperverletzung, ferner Mord und Totschlag, zwei vergleichsweise sehr seltene Delikte. Dieser Kerngruppe ist eine sehr niedrige Dunkelziffer gemeinsam. Die wegen Körperverletzung bestraften Persönlichkeiten sind in ländlichen Gebieten und ländlichen Kleinstädten häufiger als in Großstädten. Abgesehen von der fahrlässigen Tötung gehören zu den Tätlichkeitsverbrechen auch Beleidigung, Hausfriedensbruch und Sachbeschädigung, deren verhältnismäßig große Dunkelziffer auf die geringere Anzeigefreudigkeit der Geschädigten zurückzuführen sind. Das Delikt der Notzucht ist zwar auch ein Gewalttätigkeitsverbrechen, wird aber in der Regel und mit Recht zu den Sittlichkeitsverbrechen gezählt. Endlich gehört hierher noch der Raub, der gleichsam an der Grenze zu den Eigentumsdelikten steht. Über die örtliche Verteilung dieser Delikte (Kriminalgeographie) findet man näheres bei Roesner[1].

Erbbiologische Untersuchungen liegen bisher nur an Persönlichkeiten vor, die wegen *Körperverletzung* bestraft worden sind. Wegen Mord und Totschlag Bestrafte finden sich zwar mehr oder weniger vereinzelt unter den so als „Tätlichkeitsverbrechen" erfaßten Fällen, waren aber bisher nicht Gegenstand einer eigenen Untersuchung. Die eingehendste erbbiologische Untersuchung an Gewalttätigkeitsverbrechern ist die von Ernst an 93 Fällen und ihren Nachkommen. Ein großer Teil der von ihm untersuchten Fälle gehört zu den polytropen, nach verschiedenen Richtungen entgleisenden Rechtsbrechern. Nahezu die Hälfte der Fälle sind gleichzeitig Sittlichkeitsverbrecher, und zwar handelt es sich vorwiegend um Notzuchtsdelikte. Ein weiteres Auslesemoment ist dadurch gegeben, daß die von Ernst untersuchten Fälle bereits über 20 Jahre alte Kinder haben mußten. Es handelt sich demnach vorwiegend um Persönlichkeiten, deren Kriminalität weit in die Jugendzeit zurückreicht, wobei regelmäßig noch in späteren Jahren eine Bestrafung wegen Gewalttätigkeitsverbrechen erfolgte. Die Tätlichkeitsverbrecher, die in späteren Jahren ruhiger werden oder sich einer anderen Begehungsform zuwenden, fehlen in seinem Material ganz. Entsprechend diesen Auslesemomenten unterscheiden sich die Ergebnisse zum Teil nicht unwesentlich von den Befunden, die Stumpfl in den Sippen von Schwerkriminellen erheben konnte. Dagegen stimmt die Kriminalitätsziffer bei den männlichen Nachkommen der Tätlichkeitsverbrecher (27,1%) mit der an den Söhnen von Schwerkriminellen errechneten Ziffer (25,9%) nahezu vollkommen überein. Eine Unterteilung nach Fällen, deren Kinder nicht kriminell wurden (Gruppe 1), und solchen mit kriminellen Kindern (Gruppe 2) ergab, daß bei den Ausgangsfällen von Gruppe 1 die Kriminalität erst auf dem Boden einer umgebildeten Persönlichkeit erwächst (Umbildungskriminalität), während sich bei der zweiten Gruppe die Taten im Bewußtsein des Täters von dem allgemeinen sozialen Verhalten nicht abheben. Diese Gruppe setzt sich überwiegend aus gemütsarmen und willenlosen Psychopathen zusammen, zum Teil aus Persönlichkeiten mit großer Primitivität und Formlosigkeit in der gesamten Lebensführung. Deutlich ist eine Häufung explosibler Psychopathen.

Nach den Ergebnissen von Ernst ist in der engeren biologischen Familie von Tätlichkeitsverbrechern eine Häufung von Schizophrenie und Cyclothymie ebensowenig nachweisbar wie bei Schwerkriminellen. Es ergab sich an den Nachkommen eine korrigierte Schizophrenieziffer von 1,09% (Bezugsziffer 184), Fälle von Cyclothymie fehlten überhaupt. Die Epilepsieziffer betrug bei den Nachkommen 0,7% (Bezugsziffer 284). Es bleibt dahingestellt, ob hierin gegenüber dem Wert für eine Durchschnittshäufigkeit von 0,39% in Anbetracht der kleinen Zahl der Nachweis einer gewissen Erhöhung erblickt werden darf. Stumpfl fand bei vorwiegend wegen Tätlichkeitsverbrechen bestraften Schwer-

[1] Statistisch und methodologisch ist das Problem der Körperverletzungsverbrechen mit großer Gründlichkeit von Verkko behandelt worden.

kriminellen eine Vermehrung der Epileptiker (2 unter 25 Fällen) und konnte unter 16 ausschließlich wegen Tätlichkeitsverbrechen bestraften Schwerkriminellen 9mal Epilepsie, andere Konstitutionsanomalien (Migräne, Cephalea, Bettnässen, Sprachstörung) oder Belastung mit Epilepsie in der Familie feststellen. Die Befunde von STUMPFL sprechen für eine Häufung von Epilepsie und den genannten Konstitutionsanomalien in den Sippen von vorwiegend bzw. ausschließlich wegen Tätlichkeitsverbrechen bestraften Rückfälligen. Hiernach würde schon jenes Auslesemoment, wonach ein großer Teil der von ERNST beobachteten Fälle zu den Polytropen gehört, genügen, um die auffallend niedrige Epilepsieziffer bei den Nachkommen zu erklären. Auch ist zu berücksichtigen, daß nahezu die Hälfte der Fälle, die ERNST untersuchte, gleichzeitig zu den Sittlichkeitsverbrechern gehört.

Die von STUMPFL gefundenen Zusammenhänge zwischen Epilepsie und Kriminalität sind ihrer Art nach grundsätzlich verschieden von denen, die seit LOMBROSO wiederholt angenommen worden sind. Neuere Untersuchungen von CONRAD haben unsere Kenntnis über diese Zusammenhänge wesentlich vertieft und bilden gleichsam ihre Bestätigung von seiten der Epilepsie her. CONRAD konnte zeigen, daß die Nachkommen von genuinen Epileptikern wesentlich höhere Kriminalitätsziffern (21,9%) aufweisen als die Nachkommen von symptomatischen Epileptikern (6,5%) und folgerte hieraus, „daß in der Tat in dem Umstande des Bestraftseins sich ein Faktor kundtut, der die genuinen von den symptomatischen Epileptikern unterscheidet“, also ein Anlagefaktor. Weiter konnte CONRAD bei einer differenzierten Auszählung nach Begehungsformen unter den Kindern von Epileptikern ein deutliches Überwiegen der Tätlichkeitsdelikte im Vergleich zu den Geschwistern von Rückfälligen aus dem Beobachtungsmaterial von STUMPFL feststellen (29,1% gegen 17,7%). Endlich ergab sich bei diesem Vergleich eine Verschiebung der Psychopathentypen nach der Richtung der Explosiblen und der Stimmungslabilen. Während diese beiden Gruppen unter den Geschwistern von Rückfallsverbrechern nur knapp 20% der abnormen Persönlichkeiten ausmachen (STUMPFL), nehmen sie unter den abnormen Persönlichkeiten bei den Kindern von genuinen Epileptikern einen großen Raum ein, nämlich über 40%.

Wie in Einklang mit diesen Befunden die Zusammenhänge zwischen Kriminalität und Epilepsie zu denken sind, zeigen soziologisch-psychiatrische Untersuchungen von CONRAD, wonach ganz allgemeine selektive Beziehungen zwischen der idiopathischen Epilepsie und der sozialen Unterschichte bestehen. Eine große Bedeutung kommt hierbei der natürlichen Gattenwahl zu, die sich, wie aus den Familienforschungen an Kriminellen von STUMPFL hervorgeht, nach bestimmten, zum Teil charakterologisch faßbaren Regeln vollzieht.

Ob die von BONHOEFFER an einer Gegenüberstellung von Tätlichkeitsverbrechern und Sittlichkeitsverbrechern gefundene Erhöhung der Epilepsieziffer bei Tätlichkeitsverbrechern auf eine gewisse psychiatrische Auslese des Materials, auf eine weite Fassung des Epilepsiebegriffs oder darauf zurückzuführen ist, daß seine Fälle überwiegend aus reinen Tätlichkeitsverbrechern zusammengesetzt sind, ist schwer zu entscheiden. BONHOEFFER fand zwei Drittel psychisch Defekte bei starkem Hervorteten der Alkoholiker.

Wie die Untersuchungen von ERNST und von STUMPFL gezeigt haben, ist in den Sippen von Tätlichkeitsverbrechern als erbbiologisches Moment vielfach nicht viel mehr als eine allgemein primitive Wesensart faßbar. ERNST spricht von primitiv-formlosen Persönlichkeiten, welche gleichsam die Kerngruppe bilden. Die Neigung zu Kurzschlußreaktionen und Primitivreaktionen ist in vielen hierher gehörigen Sippen deutlich gehäuft, und es kann keinem Zweifel unterliegen, daß dieser Wesensart des stimmungslabil-explosiblen Habitus mit

Primitivreaktionen, schweren Erregungszuständen und endogenen Verstimmungen erblich übertragbare Anlagen zugrunde liegen. Allerdings scheinen diese Anlagen nur durch ihr Zusammenvorkommen mit Willenlosigkeit und angeborener Gefühlsarmut in kriminologischer Hinsicht praktische Bedeutung zu gewinnen.

Die genetischen Zusammenhänge mit der Epilepsie führen zum Teil über die explosiblen und über die stimmungslabilen Psychopathen (CONRAD), zum Teil über biologische Umschichtungsvorgänge recht komplizierter Art, welche den Aufbau der untersten sozialen Schichten bestimmen (selektive Vorgänge, natürliche Gattenwahl). Dagegen ist die Existenz einer epileptoiden Psychopathie genealogisch nicht zu erbringen (CONRAD, STUMPFL). CONRAD findet in den Sippen von Epileptikern die explosiblen und stimmungslabilen Typen gehäuft, hingegen keine Hafttypen, STAUDER findet außer den Hafttypen „wenig wirklich Auffällige". Dieser Widerspruch ist bisher ungeklärt geblieben. Nähere Einzelheiten zu dieser Frage, auch über die enechetische Konstitution (KRETSCHMER, MAUZ) findet man in dem Handbuchbeitrag von CONRAD über die Epilepsie.

Gegenüber den schweren, im Rückfall bestraften Körperverletzern und Gewalttätigen stellen die Einmaligen eine Gruppe dar, die in fließenden Übergängen zur Norm hinüberleitet. STUMPFL fand an 72 wegen Tätlichkeitsverbrechen (unter Ausschluß von Notzucht) einmalig Bestraften, daß eine große Gruppe (47 Fälle) zwischen 18 und 27 Jahren bestraft ist. Bei diesen Fällen handelt es sich überwiegend um normale Persönlichkeiten, nur 8 Fälle zeigten psychopathische Züge. In vielen Fällen bestanden die engsten Zusammenhänge mit dem Brauchtum des Volkes (Raufsitten usw.). Aus der Reichskriminalstatistik ergibt sich ein unaufhaltsamer Rückgang der Körperverletzungen gleichlaufend dem Fortschreiten der Zivilisation und Technik (dagegen eine Zunahme von Betrugs- und Sittlichkeitsdelikten). Das Verbrechen der Körperverletzung ist andererseits noch das einzige in Mitteleuropa, das in jenen leichten Formen teilweise noch unmittelbar durch das Gruppengefühl bestimmt wird. Mit Bezugnahme auf die eingangs gemachten Ausführungen über die Frühzeiten der Menschheit kann man vielleicht sagen, daß in dieser Begehungsform noch die letzten (negativen) dahinschwindenden Spuren einer Haltung zu finden sind, die dem Menschen der vorgeschichtlichen Zeit ganz allgemein zukam. Gemeint ist die Haltung der absoluten Schicksalsgemeinschaft der Gruppe, in ihren positiven, heute noch lebendigen Formen hinreichend bekannt, als Gesamterscheinung im Leben der Völker durch die Verstädterung weitgehend zurückgedrängt und erst durch eine neue Idee der Gemeinschaft in anderer Form wiederhergestellt.

Gegen das 40. Jahr zu ließ sich ein zweiter, wenn auch erheblich geringerer Häufigkeitsgipfel nachweisen. Die Mehrzahl dieser erst spät straffällig gewordenen einmalig bestraften Tätlichkeitsverbrecher erwies sich als psychopathisch oder cerebral geschädigt (Lues cerebri, Epilepsie usw.).

Wenn eine explosible Wesensart mit den Merkmalen des asthenischen Psychopathen zusammentrifft, dann bleibt es, wenn überhaupt Gewalttaten zustande kommen, in der Regel bei der Einmaligkeit. In solchen Fällen erwächst der Konflikt (Konfliktkriminalität) dann weniger auf dem Boden ortsüblichen Brauchtums als auf der abnormen Wesensart des Täters.

Wegen *Mord, Totschlag und Raub* bestrafte Persönlichkeiten lassen zunächst nur dann auf schwere Anlagedefekte schließen, wenn es sich um Taten eines Rückfallsverbrechers handelt. Die Erbbiologie dieser Gruppen verfügt bisher nur über spärliche Einzeldarstellungen, die keine verallgemeinernden Schlüsse zulassen. Die entscheidenden Motive der Tat dürften bei keiner anderen Begehungsform so grundverschieden sein wie beim Mord (E. GENNAT). Nach DOSTOJEWSKI, LEHMANN u. a. sind Mörder in der Regel unvorbestrafte Menschen. Ein Teil der Fälle ist zweifellos vollkommen unpsychopathisch im Gegensatz zu den Schwerkriminellen. Erbbiologische Ergebnisse wären demnach nur von einer wohlbegründeten Gruppierung der Ausgangsfälle zu erwarten.

Beleidigung, Hausfriedensbruch und Sachbeschädigung bilden nur die Peripherie jenes Streuungskegels, der, sei es von den in diesem Abschnitt behandelten Kerndelikten, sei es von allgemeiner Polytropie, seinen Ausgang nimmt. Natürlich kommen diese Delikte auch vereinzelt vor, gehören aber dann nicht mehr oder nur zum Teil der Leichtkriminalität an, sondern überwiegend den Bagatellvergehen. Sie würden den Versuch einer erbbiologischen Analyse kaum rechtfertigen.

Eine im Hinblick auf die Typologie und Pathopsychologie der Täter sehr uneinheitliche Begehungsform ist die *Brandstiftung* (MICHEL, O. FISCHER, REISS). Sie steht zu den eigentlichen Tätlichkeitsverbrechen nur in entfernter Beziehung. Ein Großteil der Fälle gehört zu den Konfliktkriminellen und unter diesen vorwiegend zur Entwicklungskriminalität. Ein anderer Teil gehört zu den Polytropen mit Neigung zu Tätlichkeitsverbrechen. Eine eigentliche „Pyromanie" im Sinne von echten Dranghandlungen gehört zu den Seltenheiten. Im allgemeinen gehören die Täter zu den Leichtkriminellen (Einmalige). Wie uneinheitlich diese Gruppe ist, erhellt auch daraus, daß sowohl Rache an einem Dienstherrn als Eifersucht eines Homosexuellen, Selbstdurchsetzungsdrang eines Jugendlichen (Entwicklungskriminalität) und innere Konflikte eines Schwachsinnigen die entscheidenden Beweggründe für eine Brandstiftung abgeben können, ganz abgesehen von Versicherungsbetrug und ähnlichen Motiven. Auf die Bedeutung des Alkoholismus hat TÖBBEN aufmerksam gemacht. Unter anderem können auch besondere Zustände der Gemütsverfassung, z. B. Heimweh (ILBERG) oder Schlaftrunkenheit (STUMPFL), eine entscheidende Rolle spielen.

2. Diebstahl.

Unter allen Deliktsformen ist der Diebstahl für eine erbbiologische Sonderbetrachtung wohl am wenigsten geeignet. Er ist psychologisch uninteressant, wie GRUHLE hervorgehoben hat, man könnte vielleicht sagen farblos, weil die Tat kaum besondere, die Persönlichkeit des Täters charakterisierende Elemente enthält. „Er gewinnt erst seine Bedeutung für die Gesamtkriminalität eines großen Landes und ist in seinem Ablauf durch Jahrzehnte sogar von höchstem Interesse in sozialer und allgemein kultureller Hinsicht." Man kann sagen, daß es nur wenige Fälle gibt, die im Rückfall ausschließlich wegen Diebstahl bestraft sind. Die Rückfallsdiebe lassen sich demnach von der großen Gruppe der polytropen Rückfälligen kaum abgrenzen. Ja man kann sogar sagen, daß das Diebstahlsdelikt gleichsam der Kitt ist, der die Polytropen zusammenhält, sozusagen die nicht isolierbare Grundsubstanz, um die sich die Schwerkriminalität überhaupt krystallisiert. Für die große Masse der Rückfallsdiebe gilt deshalb erbbiologisch dasselbe wie für die Polytropen, denn je schwerer der Rückfall, desto vollkommener decken sich diese Fälle mit den Polytropen. Es ist deshalb für die erbbiologischen Befunde auf STUMPFLs an Schwerkriminellen überhaupt gewonnene Ergebnisse zu verweisen. Statistisch wurden die Rückfallsdiebe von JOHN und charakterologisch neuerdings von LANGFELDT einer gründlichen Bearbeitung unterzogen. In der Untersuchung von LANGFELDT kommen die charakterologischen Unterschiede zwischen Schwerkriminellen („charakterogenen Verbrechern") und Leichtkriminellen (Zufallsverbrecher) sehr deutlich heraus. Ein Versuch, geeignete Untergruppen im Hinblick auf die Begehungsform einander gegenüberzustellen, liegt bisher nicht vor.

Die ganz überwiegende Mehrzahl der Rückfallsdiebe setzt sich zusammen aus irgendwie im Sinne der Willenlosigkeit, der Gemütlosigkeit oder der Hyperthymie abnormen Persönlichkeiten der verschiedensten Schattierungen, ohne daß man bei ihnen von einem eigentlichen Stehltrieb sprechen könnte. Es treffen gerade hier fast alle biologischen und charakterologischen Quellen sozialer Minderwertigkeit (Psychopathie, körperliche und konstitutionelle Defekte u. a. m.) zusammen. Über den eigentlichen Stehltrieb, die Kleptomanie, eine außerordentlich seltene Erscheinung, unterrichtet die umfassende Darstellung von G. SCHMIDT. Unbegreiflich scheinende Diebstähle bei Hirnverletzten, Geisteskranken, Schwangeren usf., sind im Hinblick auf die erbbiologische Fragestellung naturgemäß noch farbloser.

3. Betrug.

Die Betrüger rein um des Zweckes willen bilden eine ebenso farblose Gruppe wie die der Rückfallsdiebe. Sie gehören im wesentlichen zu den Polytropen. Daneben gibt es aber auch noch geltungssüchtige Betrüger (Pseudologen) und hyperthymische Betrüger. Diese und noch einige kleinere Gruppen lassen sich psychopathologisch verhältnismäßig scharf umschreiben (L. I. A. KOCH, KRAEPELIN, JASPERS, K. SCHNEIDER) und sind ganz überwiegend durch ausschließlichen Rückfall in das gleiche Delikt ausgezeichnet. Der Typus des geltungssüchtigen Psychopathen ist gekennzeichnet durch das Streben, mehr zu scheinen als er ist, mehr zu erleben, als er erlebensfähig ist (JASPERS), er deckt sich mit dem, was KLAGES schon früher als hysterischen Charakter beschrieben hat. Für den reinen Typus ist zu fordern, daß dieser Zug alle anderen Charakterzüge überwuchert. Die wichtigsten Untersuchungen zur Erbbiologie dieses Psychopathentypus sind die von v. BAEYER an den Sippen von 67 Schwindlern und Lügnern. Seine Ausgangsfälle stellen eine Auslese nach pseudologischen Schwindlern dar (42 Fälle, Gruppe I), enthalten aber auch sonstig abnorme Schwindler (25 Fälle, Gruppe II), welche den Geltungssüchtigen sehr nahe stehen, nur nicht so rein ausgeprägt sind und nebenher auch querulatorische und andere Züge aufweisen. Nach STUMPFL machen die geltungssüchtigen Betrüger unter Rückfallsverbrechern etwa ein Viertel sämtlicher Betrüger aus, ein weiteres Viertel wird von hyperthymischen Schwindlern gebildet. Nachdem den meisten psychopathischen Betrügern und in der Regel auch den geltungssüchtigen Psychopathen hyperthymische Züge eigen sind, dürfte das Material BAEYERs etwa für die Hälfte sämtlicher Rückfallsbetrüger repräsentativ sein. Nähere, besonders statistische Angaben über rückfällige Betrüger findet man bei BEGER. Erbbiologisch zeigte sich, daß in den Sippen in der Regel eine gewisse formale Begabung bei durchschnittlicher oder sogar überdurchschnittlicher Intelligenz vererbt wird. Redebegabung und schauspielerische Begabung stehen im Vordergrund. Doch kann man in der überwiegenden Mehrzahl der Fälle bei den so gekennzeichneten Verwandten nicht von Geltungssucht oder gar von Psychopathie sprechen. Auch ein gewisser Antriebsüberschuß, eine gewisse Unruhe und Betriebsamkeit und eine Neigung zu Selbstüberschätzung, lauter Züge im Sinne der Hyperthymie, lassen sich bei den Verwandten häufig feststellen. Sehr charakteristisch sind die Befunde, die LUTZ an einer sehr gründlich durchforschten Sippe eines Falles von Pseudologia phantastica erheben konnte. Hiernach findet man folgende Einzelzüge im Verwandtenkreis: Periodische Stimmungsschwankungen, lebhafte Phantasie verbunden mit weitschweifigem, undifferenziertem Denken, starkes Geltungsbedürfnis mit dem Trieb, andere zu beglücken, Energieschwäche und Anlehnungs- und Liebesbedürfnis als Ausdruck einer vorwiegend asthenisch-passiven Lebenseinstellung, eine ausgesprochene Fähigkeit, die sich einmal zugelegte Rolle geschickt und konsequent zu spielen, stark ausgeprägten Egoismus bei Hemmungsarmut und moralischer Unbedenklichkeit Die Untersuchungen von v. BAEYER und von STUMPFL haben dieses Ergebnis in allen wesentlichen Punkten bestätigt. Der Genotypus des geltungssüchtigen Betrügers kommt in der Sippe in der Regel nur vereinzelt vor, offenbar weil er sich nur in einem ganz bestimmten Genmilieu zu entfalten vermag. Der psychopathische Schwindler erwächst demnach aus einem Anlagekomplex, der in seiner besonderen Zusammengesetztheit meist nur einmalig vertreten ist (v. BAEYER). STUMPFL hat diesen Anlagekomplex vereinzelten Hauptknotenpunkten in einem sehr engmaschigen Netz verglichen. Neben diesen von LUTZ, v. BAEYER, STUMPFL hervorgehobenen Einzelzügen lassen sich in den Sippen der pseudologischen Schwindler auch übergreifende Strukturzusammenhänge (v. BAEYER) nachweisen, d. h. Gruppen charakterologischer Einzelerscheinungen, die in einer inneren Beziehung zueinander stehen. v. BAEYER glaubte mit dem, was er als Ungebundenheit bezeichnet, diesen Strukturzusammenhang fassen zu können. Die nicht glücklich gewählte Bezeichnung, für die man ebenso gut Verantwortungslosigkeit setzen könnte, trifft aber doch zu sehr ins Allgemeine, Unbestimmte. Naheliegender ist es, im hysterischen Charakter selbst bzw. in seinen leichteren Formen, d. h. in einer Geltungssucht, die ihren Träger noch nicht zur psychopathischen Persönlichkeit stempeln muß, weil sie nicht in ein entsprechendes Genmilieu eingebettet ist, den von v. BAEYER postulierten Strukturzusammenhang zu erblicken. Diesen Strukturzusammenhang findet man in untergeordneter Stellung, ohne daß er je in eine ausgesprochene Betrügerlaufbahn ausmündet, im Verwandtenkreis pseudologischer Schwindler nicht so selten.

An 12 geltungssüchtigen Psychopathen und Schwindlern, die STUMPFL (1935) unter 47 im Rückfall bestraften Betrügern feststellen konnte, ließen sich familienbiologisch im wesentlichen Ergebnisse gewinnen, zu denen auch LUTZ (1929) und v. BAEYER (1935) gekommen waren. Es steht in einem gewissen Widerspruch zu diesen Ergebnissen, wenn RIEDEL an den Nachkommen von 45 geltungssüchtigen Psychopathen 38 Psychopathen unter 108 Fällen und darunter wiederum 20 geltungsbedürftige Psychopathen zählte und zu der Schlußfolgerung kam, „daß die spezifischen seelischen Qualitäten psychopathischer Erzeuger sich bei der Gruppe geltungsbedürftiger in auffallendem Maße bei den Kindern wiederfinden, nicht dagegen bei der Gruppe asthenischer Psychopathen“. Auch handelt es sich hier wohl nicht um spezifische seelische Qualitäten schlechthin — hinsichtlich solcher Qualitäten dürfte die Übereinstimmung zwischen Eltern und Kindern unabhängig vom jeweiligen Typus durchweg gleich stark sein —, sondern um die Frage nach der Häufigkeit ihres Zusammenschlusses zu einem ganz bestimmten Typus. Zu bedenken ist, daß das Ausgangsmaterial von RIEDEL nicht so, wie das von v. BAEYER und die 12 Fälle von STUMPFL eine reine Auslese nach Pseudologen darstellt, sondern eine ganz allgemeine Auslese nach besonders schwerer Psychopathie. Die von RIEDEL als geltungsbedürftig zusammengefaßte Gruppe besteht fast ausschließlich aus gemütlosen, hyperthymischen, asthenischen u. a. Mischtypen und deckt sich demnach nicht mit dem, was von den anderen Untersuchern unter dieser Bezeichnung zusammengefaßt wurde (STUMPFL 1939). Man wird deshalb RIEDELs Befunde mit der rein pathopsychologisch gesehen größeren Uneinheitlichkeit seines Ausgangsmaterials und den bei komplexen Psychopathentypen bestehenden Schwierigkeiten einer eindimensionalen Zuordnung in Zusammenhang bringen müssen. Nach v. BAEYER und nach STUMPFL sind im engeren Verwandtenkreis (Geschwister, Eltern) von geltungssüchtigen Betrügern rund 10% der Fälle gleichfalls geltungssüchtige Psychopathen. Mit weiterer Entfernung vom Ausgangsfall (Vettern und Basen usw.) nimmt die Häufigkeit des Typus viel rascher ab, als dies in den Sippen von willenlosen und gemütlosen Psychopathen hinsichtlich der gleichartigen Typen der Fall ist.

Unter den Geschwistern der pseudologischen Schwindler konnte v. BAEYER eine korrigierte Schizophrenieziffer von 1,3% [1], also keine Erhöhung gegenüber dem Durchschnitt feststellen. Bemerkenswert ist, daß sich unter den

[1] Bzw. 2,0%, wenn man die schizophrene Schwester eines atypischen Ausgangsfalles, der nicht als abnormer Schwindler gelten kann, mitzählt.

121 Geschwistern von Gruppe I, also bei den reinen Fällen, überhaupt keine Schizophrenie nachweisen ließ. Cyclothymien (manisch-depressives Irresein) fehlen bei den Geschwistern ganz. Es muß allerdings offen bleiben, ob nicht unter den Fällen, die v. Baeyer als cycloide Persönlichkeiten gezählt hat, die eine oder andere Cyclothymie verborgen ist, wenn man mit K. Schneider, wie das auch bei anderen Krankheiten üblich ist, zwischen leichteren und schwereren Erkrankungsformen keinen Trennungsstrich zieht. Genuine Epilepsie fand sich in einem Fall, entsprechend 0,5%. Schwachsinn fehlte bei den Geschwistern von Gruppe I ganz und entsprach bei Gruppe II einer Prozentziffer von 0,51 bzw. 1,0%. Epilepsie und Schwachsinn sind demnach gegenüber der Durchschnittserwartung nicht erhöht. Auch bei den Vettern und Basen und bei den Eltern zeigten die Psychosenziffern keine Erhöhung gegenüber der Durchschnittserwartung. Der reine Typus des geltungssüchtigen Psychopathen steht somit in keinerlei erbbiologischem Zusammenhang mit einem der großen Psychosekreise und mit dem Schwachsinn. Riedel errechnete für die Nachkommen seiner Psychopathen eine Schizophrenieziffer von 3,6%, ohne hieraus weitgehende Schlußfolgerungen abzuleiten. Nachdem es sich um ein rein psychiatrisch ausgelesenes Material besonders schwerer Psychopathieformen handelt und die Psychosenziffer schon durch einen einzigen Ausgangsfall atypischer Art wesentlich erhöht werden kann, wird man Riedel hierin voll zustimmen müssen.

Im Vergleich zu den willenlosen und zu den gemütlosen Psychopathen hebt Stumpfl die auffallende Seltenheit von Kriminalität und von psychopathischen Persönlichkeiten im Verwandtenkreis geltungssüchtiger Psychopathen hervor. „Voraussetzung ist allerdings, daß man von rein geltungssüchtigen Betrügern ausgeht, die nicht durch andersartige Abnormitäten, etwa durch Süchtigkeiten, durch extreme Willenlosigkeit ausgezeichnet sind.“ Er vermutet im Gegensatz zu v. Baeyer in den leichteren Charakterabnormitäten im Sinne der Geltungsbedürftigkeit jenen Strukturzusammenhang, der in den Sippen geltungssüchtiger Psychopathen auf dem Erbweg übertragen wird.

Zur begrifflichen Klärung ist noch nachzutragen, daß das Wort „hysterisch“ in sehr verschiedener und oft willkürlicher Weise angewandt wird, wodurch vielfach Verwirrung angestiftet worden ist. Es ist deshalb ratsam, mit K. Schneider für „hysterischer Charakter“ zu setzen „geltungssüchtiger Psychopath“, für hysterische Reaktion psychogene Reaktion und nur von den seelisch entstandenen und seelisch festgehaltenen Reaktionen im Körperlichen, die von K. Blum erschöpfend dargestellt worden sind, als von „hysterischen“ Reaktionen zu sprechen.

Zwischen geltungssüchtigen Psychopathen und diesen hysterischen Körperstörungen bestehen keine *wesensmäßigen* Zusammenhänge (K. Schneider), auch nicht solche erbbiologischer Natur (Stumpfl). Die von v. Baeyer betonten Zusammenhänge sind im Sinne einer reinen Häufigkeitsbeziehung aufzufassen. Dementsprechend zielen die Untersuchungen von Kraulis zur Vererbung der hysterischen Reaktionsweise, zum Teil ähnlich wie die Arbeit von Riedel, mehr auf eine Auslese schwerer Psychopathen überhaupt, zum Teil aber auf eine Auslese asthenischer Psychopathen (65%), und nicht auf den reinen Typus des geltungssüchtigen Psychopathen.

Zur Erbbiologie der hyperthymischen Psychopathen vergleiche man die Arbeit von Frischeisen-Köhler und die Untersuchungen von Stumpfl sowie die Handbuchabschnitte über Psychopathie (Panse) und Erbpsychologie des Charakters (Stumpfl).

4. Sittlichkeitsverbrechen.

Es entspricht einer alten Erfahrung, daß bei Sittlichkeitsverbrechen Defektzustände verschiedenster Art eine besonders große Rolle spielen. Aschaffenburg fand unter Sittlichkeitsverbrechern nur 22,5%, LEPPMANN 33,3% völlig Normale. Bei Ausschaltung der durchweg defekten Greise aus dem Material von ASCHAFFENBURG würde die Ziffer mit der von LEPPMANN völlig übereinstimmen. Bei den älteren Fällen fand ASCHAFFENBURG sehr häufig senile Demenz. Je nachdem, ob sittliche Verfehlungen, die an fremden Kindern begangen wurden, vorliegen oder Inzest, ob Exhibitionismus, Unzucht mit Personen des gleichen Geschlechts, Unzucht mit Tieren, ob Notzucht oder Lustmord, Prostitution, Zuhälterei oder Kuppelei, wird man mit besonderen Untergruppen von Tätertypen und Persönlichkeitstypen rechnen müssen. Bei manchen Begehungsformen, die auch hier behandelt werden sollen, wie z. B. bei der Zuhälterei, wird man überhaupt fragen müssen, ob sie noch dem Begriff Sittlichkeitsverbrechen zugezählt werden dürfen, andere wieder, wie Prostitution und vielfach auch Homosexualität, stehen zwar in mehr oder weniger enger Beziehung zur Kriminalität, ohne als solche ihrem Bereich anzugehören.

Von einer Erbanlage zu sprechen, kann stets nur im Hinblick auf einen enger umschriebenen Typus sinnvoll sein. Für den wissenschaftlichen Ansatz muß es dabei bei dem heutigen Stand der Forschung vielfach genügen, von einer mehr oder weniger apriorischen Klassifikation auszugehen oder von Gruppen, die sich auf Grund der Erfahrung rein erscheinungsbildlich ergeben.

Beobachtungen über Perversionen des Geschlechtstriebes lehren, daß durchaus nicht jede von ihnen auf eine besondere Abnormität der Veranlagung hinweisen muß. Oft liegt einer perversen Sexualbetätigung primär überhaupt keine Perversion zugrunde. So sind *die an Kindern begangenen Sittlichkeitsverbrechen,* wie schon BONHOEFFER hervorgehoben hat, oft weniger auf Abnormitäten der Triebe zurückzuführen als auf die Unfähigkeit, einen gesunden erwachsenen Geschlechtspartner zu finden. Auch wo sie vorhanden sind, beruhen die Abnormitäten nur selten auf einer schon ursprünglich gegebenen Andersartigkeit der Triebe, sondern in der Regel auf ihrer mangelhaften Entfaltung und Ausdifferenzierung oder ihrer Veränderung durch Alterserscheinungen. BONHOEFFER fand unter 29 Sittlichkeitsverbrechern dieser Gruppe in 14 Fällen körperliche Gebrechen, ferner 3 Hebephrene, 4 Schwachsinnige, 2 Epileptiker, 5 Arteriosklerotiker, je einen Fall von periodischer Trunksucht und von Alkoholtoleranz, 4 chronische Alkoholiker, 1 Zwangsneurotiker und demgegenüber nur 8 Fälle ohne pathologischen Befund in psychischer Hinsicht. FETSCHER zählte unter 818 Fällen 16% Schwachsinnige, 10% Psychopathen und 8% Trinker. Auch FETSCHER hebt den hohen Prozentsatz körperlicher Defekte besonders hervor. LEPPMANN fand unter 60 wegen Kinderschändung bestraften Fällen als häufigste seelische Abnormität den Schwachsinn und die senile Demenz. ASCHAFFENBURG fand unter 200 Sittlichkeitsverbrechern 75 Schwachsinnige.

Es ist somit für diese Begehungsform charakteristisch, daß ihr außer den Schwachsinnigen, den Alkoholikern sowie bestimmten Psychopathentypen und den körperlich Defekten vorzugsweise Jugendliche oder alternde Persönlichkeiten verfallen. Allen diesen Gruppen ist gemeinsam, daß das voll ausgereifte Weib aus äußeren oder inneren Gründen nur schwer oder überhaupt nicht zur sexuellen Befriedigung gewonnen werden kann.

Die Bedeutung spezifischer, auf die Perversität hin gerichteter Anlagen ist hier den genannten Abnormitäten gegenüber nur eine nebengeordnete. Die Neigung zu dem Verbrechen entspringt einem mehr oder weniger verwickelten Zusammenspiel verschiedenartiger Anlagekomplexe, deren keiner für sich allein genommen ihr Zustandekommen zu erklären vermag.

Die Uneinheitlichkeit dieser Gruppe von Sittlichkeitsverbrechen wird noch größer dadurch, daß diese Delikte oft ganz vorwiegend durch die sozialen Verhältnisse bedingt werden. Zu nennen sind hier an erster Stelle die Wohnverhältnisse und die besonders von E. STERN hervorgehobene Tatsache, daß in sehr vielen Fällen die Kinder, an denen Sittlichkeitsverbrechen verübt werden, selbst die Führenden und Treibenden waren, ferner die durch gewisse Berufe bedingten Gelegenheiten und Versuchungen, so bei Lehrern, Erziehern, Fürsorgern, Pflegevätern, Hausmeistern in Mädchenpensionaten und so fort. Dabei kann nicht bezweifelt werden, daß in manchen Fällen die besonders geartete Anlage im Sinne einer ursprünglichen Perversion der Triebe schon die Berufswahl mitbestimmen kann. Dies scheint im allgemeinen bei Friseuren, Masseuren und ähnlichen Berufen häufiger als bei den genannten zuzutreffen.

Zahlenmäßig und im Hinblick auf ihre Bedeutung für die Gemeinschaft steht die Gruppe der wegen Kinderschändung Bestraften gegenüber den anderen Gruppen von Sittlichkeitsverbrechern an erster Stelle.

Wegen der großen Gefahr, welche diese Verbrechergruppe für die heranwachsende Jugend bedeutet, versprechen erbbiologische Untersuchungen hier praktisch wichtige Aufschlüsse.

Über die abnorme Sexualkonstitution, die wenigstens bei einem Teil der Fälle zugrunde liegen dürfte, und über ihre erbbiologische Stellung ist bisher so gut wie nichts bekannt. KRONFELD fand am häufigsten psychosexuellen Infantilismus und betonte, daß fast immer konstitutionelle Momente oder abnorme Dispositionen vorliegen. LEPPMANN betrachtet eine angeborene oder vor der Geschlechtsreife erworbene Perversion, die sich in einer vorzugsweise auf Kinder gerichteten sexuellen Neigung kundtut, für nicht erwiesen, gibt aber die Möglichkeit ihres Bestehens zu. Neben spezifischen Triebanomalien, die aller Wahrscheinlichkeit nach nicht häufig sind, und neben sozialen Momenten, die gerade bei Leichtkriminellen (Konfliktkriminalität) zweifellos eine große Rolle spielen, scheinen allgemeine Dysharmonien des Seelenlebens und Charakterabnormitäten die häufigsten Ursachen abzugeben. Diese Abnormitäten sowie Trunksucht sind vor allem bei den schwerkriminellen Fällen von entscheidender Bedeutung. Dagegen spielt unmittelbare gelegentliche Alkoholwirkung eine verhältnismäßig geringe Rolle.

Bei Schwerkriminellen fand STUMPFL für die Gruppe der Sittlichkeitsverbrecher allgemein eine stärkere Belastung mit Schwachsinn und mit Trunksucht als bei den übrigen Fällen und bemerkenswerterweise auch ein häufigeres Vorkommen von Psychosen bei den Eltern. Eine Gruppierung der Rückfallsverbrecher in 55 Sittlichkeitsverbrecher und 140 Nichtsittlichkeitsverbrecher ergab bei 99 hinreichend erforschten Eltern der ersten Gruppe 8 Psychosen (8%), bei 250 Eltern der zweiten Gruppe 9 Psychosen (3,46%). Nachdem sich jedoch bei den einmaligbestraften Sittlichkeitsverbrechern keine entsprechende Erhöhung der Psychosenziffern nachweisen ließ, wird man diesen Befund so deuten müssen, daß nur die Überschneidung von Schwerkriminalität mit Sittlichkeitsverbrechen bei einer Reihe von Fällen durch eine Häufung verschiedenartigster Abnormitäten ausgezeichnet ist. Auch Schwachsinn und Trunksucht ist bei den Sittlichkeitsverbrechern, die zu den Schwerkriminellen gehören, noch häufiger zu beobachten als bei den übrigen Schwerkriminellen. Dazu kommen die für die Schwerkriminalität überhaupt charakteristischen Abnormitäten der Gefühlsveranlagung, der Willensveranlagung und die allgemein gesteigerte Triebhaftigkeit des Erlebens, die in derartigen Sippen auf dem Erbweg übertragen werden. Nicht selten findet man einen ausgesprochen schwachen Geschlechtstrieb. Zwillingsbeobachtungen liegen bisher nur vereinzelt vor (Fall Neuhof — beide Partner infantilistische Astheniker — von KRANZ und die Fälle Aulenhof, Gruber, Mungenauer und Ochsenknecht von STUMPFL beschrieben). Im Hinblick auf das dieser Begehungsform zugrunde liegende Allgemeinverhalten wird man nach diesen Beobachtungen bei EZ durchgehend Konkordanz erwarten dürfen.

Bei den Einmaligen, die wegen § 176/3 (Vergehen an Kindern unter 14 Jahren) bestraft worden sind, findet man neben ganz unauffälligen Persönlichkeiten in mehr als einem Drittel der Fälle die verschiedenartigsten Abweichungen von der Norm, ohne daß eine unter ihnen besonders gehäuft wäre. Zu nennen sind hier autistische Sonderlinge, asthenische Psychopathen, Gemütlose, Schwachsinnige, Trinker, körperlich Defekte, Persönlichkeiten mit Neigung zu Primitivreaktionen u. a. m. Menschen mit überdurchschnittlich starkem Sexualtrieb sind auch hier selten. Im Verwandtenkreis von manchen unter diesen Fällen ist die erbliche Belastung mit Psychopathien und Alkoholismus gegenüber dem Durchschnitt der Einmaligbestraften deutlich erhöht.

Nach den bisherigen noch sehr unvollständigen erbbiologischen Unterlagen wird man annehmen dürfen, daß das Entscheidende bei dieser Begehungsform von der Frage schwerkriminell oder leichtkriminell abhängt, wobei schwerkriminell polytrop bedeuten kann oder auch nachhaltige Rückfallsneigung ausschließlich zu der gleichen Deliktsform. Nachdem es sich hier um eine der größten und rassenhygienisch bedeutsamsten Gruppen unter den Sittlichkeitsverbrechern handelt, bedürfen die angedeuteten erbbiologischen Fragen dringend einer befriedigenden Lösung.

Während die übrigen Sittlichkeitsverbrechen eine sehr hohe Dunkelziffer aufweisen, ist diese bei der *Notzucht* verhältnismäßig klein, ähnlich wie bei den übrigen Gewalttätigkeitsverbrechen. Dazu kommt, daß es oft sehr schwer ist, festzustellen, ob der dem Täter entgegengesetzte Widerstand ernst gemeint war, das heißt, ob wirklich der Tatbestand der Notzucht gegeben ist. Endlich ist zu berücksichtigen, daß Falschbeschuldigungen keine Seltenheit sind. Hervorzuheben wäre in diesem Zusammenhang noch eine gewisse Willkür, die sich bei der Abgrenzung dieser Begehungsform gegenüber § 176/1 nicht vermeiden läßt, worauf schon ASCHAFFENBURG hingewiesen hat.

Wegen Notzucht bestrafte Persönlichkeiten scheinen unter Schwerkriminellen bzw. unter mehrfach Bestraften häufiger zu sein als unter Leichtkriminellen (Einmalige), allerdings lassen sich nicht bei allen bisher vorliegenden Untersuchungen die Einflüsse der Materialauslese mit Sicherheit ausschalten. ASCHAFFENBURG fand unter 22 Fällen 14 Vorbestrafte, doch dürfte sich ihre Zahl mit der Zeit noch erhöht haben. In dem Material von STUMPFL fanden sich unter 195 Rückfälligen 10 hierhergehörige Fälle bzw. 10 unter 55 Sittlichkeitsverbrechern, dagegen nur ein einziger Fall unter 166 Einmaligen, entsprechend 1 Fall unter 38 Sittlichkeitsverbrechern. Nachdem jedoch die Mindeststrafe bei der Auswahl der Einmaligen mit 3 Monaten Gefängnis festgesetzt war, bei Notzucht jedoch Gefängnisstrafe nicht unter 1 Jahr eintritt, kann dieses Verhältnis nicht als repräsentativ gelten. Dagegen führte eine Gegenüberstellung von 30 wegen Notzucht und 60 wegen Kinderschändung bestraften Sittlichkeitsverbrechern LEPPMANN zu dem hier wohl eindeutigen Ergebnis, daß unter den wegen Notzucht Bestraften die Erstbestraften wesentlich seltener sind.

Der Anteil der Schwachsinnigen ist größer als bei Schwerkriminellen im allgemeinen, er dürfte drei Viertel aller hierhergehörigen Fälle umfassen. Unter den Rückfälligen und Vorbestraften überwiegen gewalttätige Persönlichkeiten von explosibler, zu Primitivreaktionen neigender Wesensart. Die Mehrzahl gehört zu den triebhaften, unausgeglichenen Hyperthymikern und willenlosen Psychopathen, wobei die Gefühlsanlagen von der Stumpfheit derartiger flotthypomanischer Typen bis zur Gemütlosigkeit der autistisch Kalten hinüber spielen. Unter den Nichtvorbestraften findet man auch ausgeglichenere, beinahe syntone Typen. Explosible Astheniker sind im allgemeinen seltener. Die Mehrzahl aller Täter ist pathopsychologisch abnorm, normale Persönlichkeiten sind äußerst selten.

Etwa die Hälfte der Schwerkriminellen dieser Gruppe können als chronische Alkoholiker gelten. Bei den übrigen Fällen spielt der Alkohol oft eine auslösende Rolle. Dabei kann die Neigung zu der sexuellen Abnormität in der Mehrzahl der Fälle als eine auf dem Boden der Willenlosigkeit und der Gemütlosigkeit erwachsene gelten, ebenso wie der Alkoholismus, obwohl es zweifellos auch Fälle gibt, wo erst durch die alkoholische Persönlichkeitsveränderung die Voraussetzungen geschaffen werden.

Im Verwandtenkreis findet man Psychopathen gehäuft, und zwar besonders explosible Persönlichkeiten mit Neigung zu Primitivreaktionen, dann streitsüchtige und haltlose Hyperthymiker und Radaumacher, willenlose Psychopathen und Trinker sowie Schwachsinnige. Schwerkriminelle, die auch wegen Notzucht bestraft sind, weisen eine überdurchschnittliche Belastung mit diesen Abnormitäten im Vergleich zu den übrigen Schwerkriminellen auf.

Nicht nur erscheinungsbildlich, sondern auch erbbiologisch bestehen enge Beziehungen zu der Gruppe der polytropen Gewalttätigen, das heißt zu den mehrfach wegen Körperverletzung und daneben auch wegen Eigentumsdelikten Bestraften. Die vielen abnormen Persönlichkeiten, die man regelmäßig im Verwandtenkreis der wegen Notzucht Bestraften feststellen kann, gleichen in mehrfacher Beziehung den Typen, die Ernst im Verwandtenkreis von Tätlichkeitsverbrechern beobachtet hat. Deutlich sind ferner Beziehungen, die zu den Bettlern und Landstreichern hinüberführen, und mitunter auch Übergänge zum Exhibitionismus. Das unmittelbare Nachgeben gegenüber dem Drang nach sexueller Befriedigung unter Umgehung einer seelischen Fühlungnahme als Ausdruck mangelnder Ausdifferenzierung und Beherrschung des Trieblebens führt bei psychopathischen Persönlichkeiten je nach der Gesamtstruktur ihres Charakteraufbaus zur Onanie, zum Exhibitionismus (Zeigetrieb) oder zur Notzucht (Schmerzzufügetrieb), und wo die Tatbestände scharf abgrenzbar sind, zeigen die Persönlichkeiten unscharf gegeneinander abgehobene Übergänge. Auch führen hier überall fließende Übergänge zur Norm hinüber.

Neben dem Alkohol scheint nur sehr erschöpfende, schwere körperliche Arbeit eine Stimmung zu erzeugen, die unter gewissen Voraussetzungen das Zustandekommen von Notzuchtsakten begünstigt. Ähnliches gilt unter verschiedenen Einschränkungen von einem ländlichen Milieu und derb ländlichen Sitten. Dagegen zeigen Sittlichkeitsverbrechen an Kindern in der Stadt und auf dem Land eine ziemlich gleichmäßige Verteilung.

Biologisch gesehen wären im Anschluß an die Notzucht noch zu besprechen der Mord mit nachfolgender Leichenschändung und der Lustmord. Nach allen Beschreibungen derartiger Fälle (Rowe, Lange u. a.) darf man auf ungewöhnliche Gefühlsroheit und auf schwere Gefühlsabnormitäten der Täter schließen. Bei vielen derartigen Fällen scheint die sexuelle Entwicklung besonders verzögert zu sein. Über die Erbbiologie dieser Typen ist bisher so gut wie nichts bekannt.

Zahlenmäßig steht nach den Sittlichkeitsverbrechen an Kindern die *Kuppelei* an zweiter Stelle. Diese im übrigen nur schwer abgrenzbare Begehungsform (Beihilfe zur Unzucht) ist aufs engste verknüpft mit der Prostitution und mit der Zuhälterei, es sei deshalb auf jene Abschnitte verwiesen. Die einfache Kuppelei ist ein ausgesprochenes Frauendelikt. Die übrigen, zum Teil recht komplizierten, Formen dieser Deliktsart, die nur auf Grund eingehender soziologischer Studien richtig verstanden und gewertet werden können, sind bei Hagemann übersichtlich dargestellt. Erbbiologische Untersuchungen, die bisher fehlen, würden weitausholende Voruntersuchungen soziologischer und historischer Art notwendig machen. Eine Beobachtung an EZ hat Lange beschrieben (Fall Ostertag).

Wenn man mit Villinger unter geschlechtlich Harmonischen diejenigen versteht, bei denen die einzelnen lusterregenden Faktoren und Strebungen, so der Schau-, Zeige-, Tast-, wie auch der aktive und passive Schmerzfaktor zu einem harmonischen Ganzen zusammengefaßt sind, das funktionell in dem zu voller Befriedigung führenden Geschlechtsverkehr mit dem körperlich-seelisch gemäßesten Partner gipfelt, dann kann man die Vorherrschaft des Zeigetriebes über die anderen Komponenten als den Grundzug des auf narzistische und infantilistische Strukturen hinweisenden *Exhibitionismus* ansehen. Wie bei den übrigen Unterformen der Sittlichkeitsverbrechen gibt es auch hier unter den Tätern Typen, wo grobe seelische Abnormitäten, wie etwa Schwachsinn, Epilepsie, Geisteskrankheiten, vorliegen. Ihnen gegenüber sind die Fälle keineswegs selten, wo höchstens psychopathische Züge oder Pubertätserscheinungen zugrunde liegen. Bei dieser Begehungsform handelt es sich durchaus nicht um eine dem normalen Empfinden so völlig fernliegende Äußerung des Geschlechtstriebes (Villinger). Es kann auch kein Zweifel bestehen, daß eine sehr große, wenn nicht die größte Gruppe unter den Exhibitionisten durch geistige „Normalität" gekennzeichnet ist, obgleich bestimmte Wesenszüge ihr ein besonderes Gepräge geben. Dabei soll mit Normalität nicht gesagt sein, daß psychopathische Züge — solche finden sich bei näherer Untersuchung überall verhältnismäßig häufig — in der Regel fehlen, sondern daß schwerere Formen von Psychopathie nicht vorliegen.

Über die Erbbiologie der Exhibitionisten existieren bisher nur Einzelbeobachtungen. Hiernach scheint eine auffallend frühe und starke Sexualentwicklung, oft mit nachhaltigen Kindheitserlebnissen, typisch zu sein. Charakteristisch ist ferner die Unfähigkeit zu echtem seelischen Kontakt, zu wirklicher Aufgeschlossenheit bei mangelnder sexueller Ausreifung und charakterlicher Festigung. Nach Geill sind die meisten Exhibitionisten „Alkoholisten" — was nicht besagen soll: chronische Alkoholiker — oder Neurastheniker. Erbbiologische Untersuchungen an Exhibitionisten werden an entwicklungspsychologischen Fragen jedenfalls nicht vorbeigehen können. Kindlich weiche, bisweilen feminine Körperformen scheinen ebenso häufig zu sein wie ausgesprochen männliche, muskelkräftige Typen. Zwei von Villinger eingehend beschriebene und auch erbbiologisch untersuchte Fälle zeigen eine deutliche erbliche Belastung, in dem einen Fall mit Psychosen (Schizophrenie), in dem anderen mit haltlosen psychopathischen Persönlichkeiten. Außer dem nur bedingt hierher gehörigen Fall Ries, den Kranz beschrieben hat, liegen keine Zwillingsbeobachtungen vor. Eine sehr eingehende Untersuchung von Staehelin reicht erbbiologisch nicht tief genug.

Im Gegensatz zu der Abgrenzung nach § 173 liegt *Blutschande* streng genommen nur dann vor, wenn Beischlaf zwischen Blutsverwandten stattgefunden hat, die in auf- oder absteigender Linie miteinander verwandt oder verschwistert sind. Praktisch kommt in erster Linie der Verkehr zwischen Vater und Tochter und der Verkehr zwischen Geschwistern in Betracht.

Nach der Reichskriminalstatistik würde diese Begehungsform zu den selteneren unter den Sittlichkeitsverbrechen gehören, wobei allerdings zu berücksichtigen ist, daß die Zahl der nichtangezeigten und überhaupt nicht bestraften Fälle hier besonders groß ist.

Von Männern wird das Delikt am häufigsten zwischen 40 und 50 Jahren begangen, von weiblichen Personen zwischen 18 und 21 Jahren (Többen), doch ist in letzterem Fall diese Häufigkeitsverteilung nur dadurch bedingt, daß die jüngeren Mädchen straffrei bleiben. Am häufigsten sind 6- bis 14jährige Mädchen die Opfer des Inzestes (Sondén). In Schweden konnte Sondén zeigen, daß besonders dicht bevölkerte Sägewerksdistrikte durch eine Häufung dieser

Begehungsform gekennzeichnet sind, wo sich eine Auswahl psychisch und körperlich schlecht ausgerüsteter Persönlichkeiten ansammelt und Armut, schlechte Wohnungsverhältnisse sowie Alkoholismus besonders verbreitet sind.

Gegenüber dem zweifellos starken psychopathologischen Einschlag ist nicht zu übersehen, daß die Mehrzahl der Inzestverbrechen ihre Ursachen in bestimmten Milieuverhältnissen haben sowie in psychischen Faktoren, die noch in den Grenzen des psychisch Normalen liegen. Nur ganz selten liegt Geisteskrankheit vor. Auf Grund von Erfahrungen an 241 Inzestfamilien konnte SONDÉN feststellen, daß 3mal Cyclothymie, 1mal Epilepsie, 2mal Encephalitis und in 14 Fällen Psychopathie in einer die Zurechnungsfähigkeit stark vermindernden Art und Schwere der Ausprägung vorlag. Neben Abnormitäten der Persönlichkeit ist am häufigsten Schwachsinn, besonders häufig bei den Mädchen. Unter 10 über 21 Jahre alten Töchtern waren alle mit Ausnahme von einer geistesdefekt. Die männlichen Inzestverbrecher sind recht oft in körperlicher Beziehung defekt. In etwa 25% der Fälle liegt Alkoholmißbrauch vor, sehr oft akuter Rausch.

Die erbbiologisch wichtigste Feststellung ist die, daß die Inzestverbrecher nicht vorwiegend bestimmten Berufsgruppen angehören, sondern als Regel den niedrigsten sozialen Schichten, unabhängig von der Berufszugehörigkeit. Erbbiologisch gelten somit für diese Verbrecher die Befunde, die CONRAD an diesen Schichten, allerdings mit besonderem Hinblick auf die Epilepsie, erheben konnte, sowie die Ergebnisse, die STUMPFL an sozial tiefstehenden Persönlichkeiten sowie im Verwandtenkreis von Schwerkriminellen gewonnen hat, vor allem auch seine Beobachtungen zur Frage der natürlichen Gattenwahl.

Im Hinblick auf Einzelheiten ist auf die noch nicht abgeschlossene und bisher wohl umfassendste Untersuchung von SONDÉN an bisher 241 bzw. 391 Familien und auf die Untersuchungen von HENTIG und VIERNSTEIN an 24 Inzestverbrechern hinzuweisen.

Die wegen Blutschande Bestraften weisen eine recht hohe durchschnittliche Kinderzahl auf, nach RIEDL 6,7, hoch selbst wenn man bedenkt, daß es sich naturgemäß um eine Auslese von Personen mit Kindern handelt. Die einzigen Beobachtungen an EZ von KRANZ (Fall Kabusch) und STUMPFL (Fall Dillinger) betreffen diskordante Paare, in beiden Fällen war der Partner kinderlos. Im Fall Kabusch dürfte die Diskordanz auf eine erhebliche Hodenschädigung des einen Partners zurückzuführen sein, im Fall DILLINGER zeigte auch der Partner analoge sexuelle Perversitäten.

Strenggenommen gehört die *Prostitution* nicht zur Kriminalität, sie hat nur als eine bestimmte Form des außerehelichen Geschlechtsverkehrs mannigfaltige und teilweise recht enge Beziehungen zu ihr. Über das Wesen und das vielverzweigte Problem der Prostitution und über dessen Lösungsversuche unterrichtet am besten M. HAGEMANN im Handwörterbuch der Kriminologie. Hinsichtlich der Persönlichkeitstypen, denen man unter Prostituierten begegnet, ist auf die Studien über Persönlichkeit und Schicksal eingeschriebener Prostituierter von K. SCHNEIDER und auf die Nachuntersuchungen über deren späteres Schicksal von v. D. HEYDEN zu verweisen. Hervorzuheben ist hier, daß nur in ganz vereinzelten Fällen die erste gerichtliche Strafe in die Zeit nach der Unterstellung unter die Kontrolle fällt, die Mehrzahl aller gerichtlichen Strafen wird vielmehr in der Zeit zwischen Schule und Kontrolle verhängt. Verhältnismäßig häufig sind Diebstähle, doch handelt es sich in der Regel um recht geringe Vergehen.

Viel enger als die Beziehung zur Kriminalität ist die zum Schwachsinn. Ein verhältnismäßig recht großer Teil aller Prostituierten ist schwachsinnig. KEMP zählte in seinem Material (530 Fälle) 27% Schwachsinnige, 22,5% Psychopathen und 29,4% geistig Normale ohne Intelligenzdefekte. Seine erbbiologischen Erhebungen ergaben, daß in 65,5% der Fälle im Verwandtenkreis wenigstens eine der folgenden Abnormitäten gefunden wurde: Alkoholismus, Kriminalität, Selbstmord, Schwachsinn, Psychopathie, Geisteskrankheit. Diese mit einem ziemlich vollständigen Literaturverzeichnis ausgestattete Arbeit fügt klinisch-soziologisch den Ergebnissen von K. SCHNEIDER nichts Neues hinzu, bringt jedoch wertvolle Ansätze und erste Teilergebnisse auf dem Gebiet der Erbbiologie. Nach ASCHAFFENBURG entspricht die Dirne in ihrem passiven Parasitentum sowie in ihrer seelischen Eigenart im großen und ganzen den Bettlern und Vagabunden, vielleicht kann man jedoch im Dirnentum ganz allgemein gerade das weibliche Gegenstück zur aktiven und polytropen Schwerkriminalität des Mannes erblicken.

Die Gruppe der *Zuhälter* hat besonders enge Beziehungen zur Schwerkriminalität, auch solche erbbiologischer Art. Normale Persönlichkeiten findet man in dieser Gruppe nur selten. In der Mehrzahl der Fälle liegt angeborene Gemütlosigkeit und Gefühlsarmut von besonders schwerer Ausprägung vor. Unter den Schwerkriminellen grenzen sich zwei Untergruppen gegeneinander ab, eine mit engeren Beziehungen zu den Tätlichkeitsverbrechern, die andere gekennzeichnet durch Neigungen zu Eigentumsdelikten. Mit dem Umstand, daß die Betätigung des Zuhälters dem normalen Geschlechtscharakter fremd ist, hängt es zusammen, daß Psychopathen und Minderwertige verschiedener Art unter den Zuhältern überwiegen. Es scheint, daß innersekretorische Anomalien auffallend häufig sind. Die Zuhälterei ist wohl die widerlichste Form des Verbrechertums überhaupt und gleichzeitig die mit der größten Dunkelziffer. Auf 10 Fälle treffen 9 vorbestrafte, davon nahezu die Hälfte mit schweren Vorstrafen (R. BLOCK).

Der *Homosexualität* kommt insofern eine Sonderstellung zu, als sie in manchen Ländern den Tatbestand der Kriminalität überhaupt nicht erfüllt. Die Beziehungen zur eigentlichen Kriminalität sind zweifellos geringer als bei Prostituierten. Unter Ausschluß von Bagatellvergehen sind nach LANG etwa 20% der Fälle wegen andersartiger Delikte vorbestraft. Die Kriminalitätsziffer ist demnach, wenn auch nicht sehr erheblich, erhöht. Familiäres Auftreten besteht nach HIRSCHFELD, VAN RÖMER und W. WOLF in etwa 35% der Fälle. Blutsverwandtschaft scheint häufig vorzukommen. In dem Material von HIRSCHFELD fanden sich Familien, wo mehr als ein Drittel der Personen als intersexuell aufzufassen war.

Sehr bemerkenswert sind hier die Ergebnisse der Zwillingsuntersuchungen. HIRSCHFELD hat in seinem sehr umfangreichen Material 3 eineiige Zwillingspaare gesehen, wo beide Partner homosexuell waren. Nach SANDERS hat SPIRO 4 derartige Fälle von Konkordanz bei EZ gesehen. Diskordanz bei Eineiigen wurde von diesen Autoren nicht beobachtet. SANDERS hat 7 homosexuelle eineiige Zwillingspaare beschrieben, von denen 6 konkordant waren. Bei dem diskordanten Paar ließ sich nur bei dem homosexuellen Partner ein Hirnschaden nachweisen. Über ein konkordantes Paar hat LANGE berichtet. Eine Beobachtung an eineiigen Zwillingen, bei denen homosexuelle Neigungen in dem einen Fall erst mit dem Beginn einer Schizophrenie, in dem anderen schon früher aufgetreten sind, haben HARTMANN und STUMPFL mitgeteilt. Auf Grund dieser Zwillingsbefunde kann kein Zweifel daran bestehen, daß diese Perversion bzw. ihre Entstehungsmöglichkeiten schon durch die Erbanlagen festgelegt sind. Man vergleiche hierzu die Ausführungen über die Vererbung der Triebe in dem Abschnitt Erbpsychologie des Charakters.

Für die erbliche Bedingtheit der Homosexualität sprechen auch die interessanten Befunde von LANG, die zeigen, daß das Geschlechtsverhältnis in den

Geschwisterschaften von Homosexuellen zugunsten der männlichen Individuen verschoben ist.

Für das Bestehen von Erbfaktoren sprechen endlich auch die Befunde über den Körperbau bei Homosexuellen. Sie zeigen, daß bei einem großen Teil der Fälle feminine Züge nachweisbar sind und daß der Körperbau durchschnittlich größer und schlanker ist. Neben den Erbeinflüssen kommt jedoch dem Milieu, Erleben und Vorbild eine recht erhebliche Bedeutung zu. Allein ausschlaggebend dürfte die Anlage auch hier nur bei einer zahlenmäßig kleineren Kerngruppe sein. Die überwiegende Konkordanz bei EZ widerspricht dem nicht, weil diese ja (allerdings bei gleichartigen Erlebensbereitschaften) in der Regel in gleicher Umwelt und unter gleichem Vorbild aufwachsen. Unter erbbiologischen Gesichtspunkten hat neuerdings Deussen die gesamte Sexualpathologie behandelt, auf die hier zu verweisen ist.

Familienuntersuchungen an bestimmten auch körperlich abgrenzbaren Typen von Homosexuellen wären im Hinblick auf das Problem der Bisexualität und andere Fragen von großem erbtheoretischem Interesse und wohl auch geeignet, grundsätzliche Einblicke in die Zusammenhänge zu vermitteln, die ganz allgemein zwischen Erbanlage und Neigung zu bestimmten sozialen und antisozialen Verhaltensweisen anzunehmen sind. Erbbiologische Ergebnisse wird man hier erst erwarten dürfen, bis erhebliche Vorarbeiten zur Sichtung des Gesamtgebietes vorliegen. Die Probleme der Vererbung des Geschlechts und die der Intersexualität sind hier gleichermaßen von Bedeutung wie die vom Körperlichen oft weitgehend unabhängigen Richtungen der Sexualität und der erotischen Liebe (Baur, Goldschmidt, K. Schneider).

Ähnlich wie die Eigentumsdelikte und unter diesen am stärksten der Betrug, sind mit Ausnahme der Notzucht die eigentlichen Sittlichkeitsverbrechen im allgemeinen kennzeichnend für überhandnehmende Verstädterung und Überzivilisation. In Zusammenhang damit ist unter den Sittlichkeitsverbrechern, wie Kort hervorgehoben hat, der Anteil der Lehrer und der Akademiker auffallend hoch.

5. Betteln und Landstreichen.

Betteln und Landstreichen sind Formen des vorwiegend passiven antisozialen Parasitentums mit engen Beziehungen zur Schwerkriminalität. Keinesfalls sind sie den Bagatellvergehen zuzuzählen (Baumgärtner, Heindl, Stumpfl). Sehr häufig sind diese Begehungsformen bei den polytropen Schwerkriminellen. Die Täter weisen alle Übergänge auf vom einfachen Wanderer, der nur vorübergehend und aus Not bettelt, bis zu den rückfälligen Bettlern und Landstreichern, die, wie Bonhoeffer gezeigt hat, sich in der Mehrzahl aus definitiv aus dem sozialen Körper ausgeschiedenen Elementen zusammensetzen und gewissermaßen den letzten, sozial unbrauchbaren Rückstand darstellen. Diese eigentlichen Landstreicher und Bettler entstammen fast ausnahmslos den untersten sozialen Schichten (Bonhoeffer, Stumpfl). Defektzustände verschiedenster Art spielen bei ihnen eine große Rolle und sind wahrscheinlich auch in ihren Sippen gehäuft. Unter diesen Defektzuständen sind an erster Stelle zu nennen Schwachsinn und Psychopathie einerseits und die verschiedensten körperlichen Defekte andererseits. Bonhoeffer konnte unter 404 im Rückfall bestraften Bettlern und Landstreichern nur 15% als „psychisch normal" bezeichnen. 53% seiner Fälle erwiesen sich als schwachsinnig, 63% wiesen klinische Zeichen von chronischem Alkoholismus auf. Dabei gelang es Bonhoeffer, in mehr als 70% der Alkoholiker zu zeigen, daß der Alkoholismus auf der Basis vorher bestehender angeborener oder erworbener Defektzustände erwachsen ist. Nach Behr sind etwa 38% aller Bettler auch anderweitig kriminell. Neben allgemeiner Haltlosigkeit und Willenlosigkeit mit der Neigung, sich einfach treiben zu lassen, spielen vor allem jene Abnormitäten der Persönlichkeit eine große Rolle, die K. SCHNEIDER bei den unsteten Psychopathen und bei den Triebmenschen beschrieben hat. An dieser Stelle findet man auch die Hinweise auf die pathopsychologischen Arbeiten über Wanderzustände („Poriomanie"). Die Psychologie der Wanderzustände hat MAYER dargestellt.

Erbbiologische Erhebungen an Landstreichern stehen bisher noch aus, einen Ansatz dazu stellt eine Untersuchung von STUMPFL über geistige Störungen als Ursache der Entwurzelung von Wanderern dar. Wesensmäßige Beziehungen, auch solche erbbiologischer Art, zwischen Landstreichertum und Schizophrenie bzw. Cyclothymie bestehen nach diesen Untersuchungen an 100 Wanderern und nach den Untersuchungen von BONHOEFFER nicht. Jedenfalls sind diese Psychosen unter Wanderern und Landstreichern nicht häufiger, als es der Durchschnittserwartung entspricht. Die Untersuchungen von WILMANNS an schizophrenen Landstreichern und an den Insassen eines stark mit Schizophrenen überfüllten Arbeitshauses können natürlich, was in der späteren Literatur immer wieder übersehen wurde, kein Bild von der wirklichen Zusammensetzung des Landstreichertums geben. Dagegen sind erbbiologische Beziehungen des Landstreichertums, jedenfalls der schwereren Fälle, zur Epilepsie nach den Untersuchungen von BONHOEFFER sehr wahrscheinlich. Am naheliegendsten ist es, diese Zusammenhänge so zu denken, wie sie von CONRAD und STUMPFL für die untersten sozialen Schichten und für Schwerkriminelle nachgewiesen worden sind, das heißt als Folge von sozialbiologischen Vorgängen, die mit der natürlichen Gattenwahl in Zusammenhang stehen.

Über die Landfahrer, die im Gegensatz zu den einzelgängerischen Landstreichern ähnlich wie die Zigeuner im Familienverband wandern, unterrichtet eine Untersuchung von RITTER. Das Vagabundieren bei Jugendlichen ist behandelt in Arbeiten von GRUHLE, POLLIGKEIT, PETERSEN, MÖNKEMÖLLER, CRAMER, RIZOR, STELZNER u. a. Über die Entstehungsbedingungen findet man sehr eingehende Beobachtungen bei GRUHLE und bei GREGOR und VOIGTLÄNDER. Daß ein Teil der Fürsorgezöglinge und jugendlichen Vagabunden auch im späteren Leben ein unstetes Wanderleben führt, hat FUCHS-KAMP gezeigt. Im ganzen gesehen ist jedoch die Frage nach den Ursachen des jugendlichen Landstreichertums und das Problem der Landfahrer (Jenischen) erbbiologisch noch ungeklärt.

Der gesamte Problemkreis der Wanderer und des Landstreichertums hat eine umfassende Bearbeitung in dem Werk „Der nicht seßhafte Mensch" gefunden. Dort findet man auch das gesamte Schrifttum. Psychologisch findet man über den Wandertrieb eine grundlegende Darstellung bei L. MAYER, daselbst auch die gesamte Literatur.

VII. Kriminalität der Frau.

Der Kriminalität der Frau kommt gegenüber der des Mannes schon rein häufigkeitsmäßig eine Sonderstellung zu. Nach der Reichskriminalistik für das Jahr 1931 schwankt der Anteil der auf weibliche Personen entfallenden überhaupt verhängten Bestrafungen zwischen 9 und 13%. Nach STUMPFL liegt die Kriminalitätsziffer (Zahl der bestraften Personen auf 100) einer Durchschnittsbevölkerung für die Frau zwischen 1—2%, für den Mann bei 5%. Der Anteil der auf Frauen entfallenden Verurteilungen erhöht sich, wie EXNER zeigen konnte, im Krieg bis auf 36,5%. Diese Erhöhung der Kriminalität hängt mit ihrer Heranziehung zu allen den Berufen zusammen, die in normalen Zeiten der Frau verschlossen sind (EXNER, HACKER, v. KOPPENFELS). Die Besonderheiten der weiblichen Kriminalität sind somit zum Teil darin zu suchen, daß die Frau eine sozial geschütztere Stellung einnimmt. Dazu kommt, daß der weiblichen Wesensart ganz andere Entgleisungsmöglichkeiten offen stehen, vor allem die Prostitution.

Eine Begehungsform, die hier zu erwähnen ist, ist die *Kindstötung*. In der Regel handelt es sich dabei um Einmaligkeitsdelikte bei primitiven Persönlichkeiten. Schwachsinn leichteren Grades spielt oft eine große Rolle. Die Bedeutung der Generationsphasen kann von entscheidender Wirkung sein, spielt aber im ganzen keine große Rolle (Leppmann). Einzelheiten findet man bei Schemmel, G. Wagner u. a., über die Abtreibung bei E. Roesner. Die Verstädterung und die durch sie bedingte Lebensentfremdung haben hier einen großen Einfluß.

Anlagen, die beim Mann regelmäßig ihren Ausdruck in kriminellem Verhalten finden, können bei der Frau oft nur an der Unfähigkeit, einen Haushalt zu führen, oder an der Neigung, die Gesellschaft unsteter, zum Teil krimineller Männer zu suchen, erkannt werden (Stumpfl). Dementsprechend sind bei Zwillingsuntersuchungen an weiblichen Kriminellen, die bisher noch ausstehen, größere Diskordanzziffern bei EZ zu erwarten.

Über die *Kriminalität bei Kindern* unterrichten die Untersuchungen von Gruhle zur Verwahrlosung von Jugendlichen, ferner Gregor und Voigtländer und die Arbeit über Fürsorgezöglinge von Fuchs-Kamp. Auch eine neuere Arbeit von Grewel wäre hier zu nennen. Der Mangel an normal- und pathopsychologischen Kenntnissen über die Entwicklung des Seelenlebens macht sich auf diesem Gebiet besonders deutlich bemerkbar.

VIII. Die lebenswissenschaftliche Bedeutung der Kriminalitätsziffer.

Die bloße Tatsache, daß eine Persönlichkeit bestraft worden ist, besagt rein biologisch zunächst noch gar nichts. Doch wäre es verfehlt, hieraus den Schluß abzuleiten, daß die Tatsache einer Bestrafung in biologischer Hinsicht grundsätzlich gleichgültig ist. Es ist vielmehr notwendig, eine gewisse Einschränkung zu machen. Im Einzelfall besagt die Tatsache einer Bestrafung mit desto größerer Wahrscheinlichkeit etwas in biologischer Hinsicht, je schwerer die Begehungsform ist. Dabei ist zu berücksichtigen, daß es nicht nur schwerere (Bettel, Diebstahl, Betrug) und leichtere (Beleidigung, Körperverletzung) Begehungsformen gibt, daß vielmehr auch innerhalb derselben Deliktskategorie, z. B. beim Mord oder beim Bettel, zwischen schwerer und leichter Begehungsform zu unterscheiden ist, und daß letzten Endes in der Regel der Rückfall über die Schwere entscheidet. Im Einzelfall gibt demnach die Tatsache, daß Kriminalität vorliegt, wertvolle Hinweise, die nach einem Vorgang von Schiedt nach einem Punktsystem noch wesentlich verfeinert werden können, wenngleich die Persönlichkeitseigenart immer ausschlaggebend bleibt (Stumpfl, Villinger). Richtunggebend für den weiteren Ausbau eines derartigen Punktsystems und der sozialen Prognosen an Strafgefangenen sind die Untersuchungen von Trunk. Im folgenden soll nur die Bedeutung der *quantitativen Kriminalitätsziffer einer Bevölkerungsgruppe* besprochen werden. Unter quantitativer Kriminalitätsziffer ist dabei der Anteil der Bestraften zu verstehen, der auf 100 Fälle der Gesamtgruppe trifft, im Gegensatz zur Reichskriminalstatistik, welche nur die Strafen, nicht die Bestraften, zählt.

Die ersten systematischen Untersuchungen, die mit diesem allein erbbiologisch brauchbaren Begriff der Kriminalitätsziffer arbeiten, sind die von Stumpfl. Stumpfl konnte zeigen, daß unter Ausschluß von Bagatellvergehen auf 100 männliche strafmündige Personen 5 Vorbestrafte entfallen. Dieselbe erstmals an Vettern von Einmaligbestraften errechnete Ziffer bestätigte sich neuerdings bei einer Erhebung an normalen auslesefrei gewonnenen männlichen Zwillingen (STUMPFL). Auch an einer Münchener Durchschnittsbevölkerung, die seinerzeit von KLEMPERER untersucht worden war, sowie an den Vettern von Betrügern (v. BAEYER) ergab sich die Durchschnittsziffer von 5%. Dagegen ließ sich überall da, wo eine Auslese der Bevölkerung nach untersten sozialen Schichten oder nach Kriminalität im Verwandtenkreis vorlag, eine deutliche bzw. erhebliche Erhöhung der Kriminalitätsziffer nachweisen. STUMPFL leitete hieraus ab, daß der Kriminalitätsziffer analog dem Fieber, das ja auch keine bestimmte Krankheit, sondern nur ganz allgemein das Vorhandensein krankmachender Faktoren anzeigt, ein Symptomwert zukommt. Hiernach ist die Kriminalitätsziffer einem Indicator vergleichbar, der das Vorhandensein und Ausmaß qualitativer Minderwertigkeiten in einer Bevölkerung anzeigt.

So ist es zu verstehen, daß schon bei Personen, welche der öffentlichen Unterstützung zur Last fallen, die Kriminalitätsziffer deutlich erhöht ist (STUMPFL), daß sogar die Patienten einer chirurgischen Klinik eine erhöhte Kriminalitätsziffer aufweisen können (BOETERS).

In den Sippen von Kriminellen steigen die Kriminalitätsziffern gegen den kriminellen Ausgangsfall hin an, wie die Familienuntersuchungen von STUMPFL an Schwer- und Leichtkriminellen, von v. BAEYER an Schwindlern und Lügnern, von ERNST an Körperverletzern gezeigt haben.

Hier ist auch die Tatsache zu nennen, daß die Kriminalitätsziffer von erbgleichen Zwillingspartnern höher ist (63,1%) als die von gleichgeschlechtlichen, aber erbverschiedenen Partnern (46,4%). Sehr beachtenswert ist in diesem Zusammenhang endlich auch der von CONRAD erbrachte Nachweis, daß die Söhne von genuinen Epileptikern eine erheblich höhere Kriminalitätsziffer (21,9%) aufweisen als die Söhne der symptomatischen Fälle. Eine erhebliche Erhöhung der Kriminalitätsziffer (54,5%) zeigen nach RIEDEL auch Psychopathen, die allgemein nach Schwere der Psychopathie (Klinikfälle) ausgelesen sind, sowie deren Nachkommen (21,9%).

Alle diese Kriminalitätsziffern sind an verhältnismäßig kleinem Material errechnet. Ihr Wert beruht darin, daß sie Vergleichsmöglichkeiten bieten, besonders wenn sich erhebliche Ausschläge dabei zeigen. An einem größeren Material wurde die Kriminalitätsziffer in unserem Sinne erstmals von BAUMGÄRTNER errechnet. BAUMGÄRTNER fand an dem bisher erfaßten Gesamtmaterial des Bayerischen Wanderdienstes, das ist für 7609 Personen, eine Kriminalitätsziffer von 74%.

EISERHARDT errechnet an 1382 Zugängen bzw. 1374 Abgängen des Wanderhofes Herzogsägmühle im Jahre 1937 eine Kriminalitätsziffer von 78%. Die Größe des Fehlers der kleinen Zahl ergibt sich aus dem Vergleich dieser Ziffer mit der, die STUMPFL an 100 stichprobenmäßig herausgegriffenen Fällen errechnet hat. Sie belief sich auf 72%. Alle angeführten Ziffern gelten für männliche Personen und sind bei weiblichen erheblich niedriger. Nach diesen Ergebnissen müssen die Aufstellungen von FINKELNBURG, der die Kriminalität als eine Allgemeinerscheinung von solchem Umfang darzustellen versuchte, daß er zu dem Ergebnis kam, sie als einen Normalzustand zu bezeichnen, als überholt gelten. FINKELNBURG stützte sich auf die für seine Untersuchung völlig ungeeignete Reichskriminalstatistik.

Anders als die bisher angeführten Ergebnisse sind die Erhöhungen der Kriminalitätsziffern bei Geisteskranken zu deuten. Hier handelt es sich nicht um eigentliche Kriminalität, sondern um Folgen der Störung bzw. des Fortfalles der normalen Willensbildung. Unter 1000 Schizophrenen fand KALLMANN 28,4% Vorbestrafte, unter 147 genuinen Epileptikern stellte CONRAD eine Kriminalitätsziffer von 10,8% fest. Dagegen ist nach CONRAD die Kriminalitätsziffer bei den nicht genuinen Epileptikern nicht erhöht (2,5%), ein Befund, der in Übereinstimmung mit den Zwillingsbefunden und Familienforschungen von STUMPFL gegen die kriminogene Bedeutung von Hirnschäden spricht, die LANGE vermutet hat.

Wenn man daran festhält, daß die Kriminalitätsziffer im Bevölkerungsdurchschnitt in Deutschland im vergangenen Jahrzehnt bei etwa 5% für die Männer, bei 1—2% für die Frauen lag, dann ergibt sich die Feinheit dieses Indicators an den Ausschlägen, die sich überall zeigen, wo eine Bevölkerungsgruppe vorliegt, in der biologisch oder pathopsychologisch abnorme Persönlichkeiten überdurchschnittlich häufig sind. Voraussetzung ist allerdings eine lückenlose Erhebung der Straflisten.

So fand RIEDEL unter männlichen Psychopathen, die keineswegs nach Kriminalität als solcher ausgelesen waren, sondern nur nach besonderer Schwere der psychischen Abnormität, einen Anteil von 55% Kriminellen. Bei den Brüdern von vorwiegend polytropen Rückfallsverbrechern, bei ihren Halbbrüdern, Vettern und Halbvettern fand STUMPFL stark erhöhte Kriminalitätsziffern von 37% bzw. 28%, 15% und 24% (Abb. 4). Ebenso weisen die Brüder von Betrügern nach v. BAEYER eine stark erhöhte Kriminalitätsziffer auf (23%), die Söhne und Schwiegersöhne von Gewalttätigkeitsverbrechern (nach ERNST 27 bzw. 14%) usf. Wie fein die Kriminalitätsziffer als Indicator wirksam ist, erkennt man aber erst an folgenden Befunden. An einer Gruppe von über 100 schwangeren Frauen, die in einer Großstadt öffentliche Unterstützung beanspruchen, ließ sich eine Kriminalitätsziffer von 5,1% feststellen, also eine beträchtliche Erhöhung gegenüber dem Durchschnitt (1—2%). Auch die Brüder dieser Frauen (9,2%) und ihre Kindsväter (21,7%) zeigten starke Erhöhungen der Kriminalitätsziffer. Sogar die Insassen einer chirurgischen Abteilung eines städtischen Krankenhauses weisen, wie BOETERS zeigen konnte, unter Umständen eine Erhöhung der Kriminalitätsziffer auf (9%), wobei zu berücksichtigen ist, daß in diesem Fall Männer und Frauen nicht getrennt wurden, daß sonach die Kriminalitätsziffer der Männer wahrscheinlich noch höher liegt (Abb. 5).

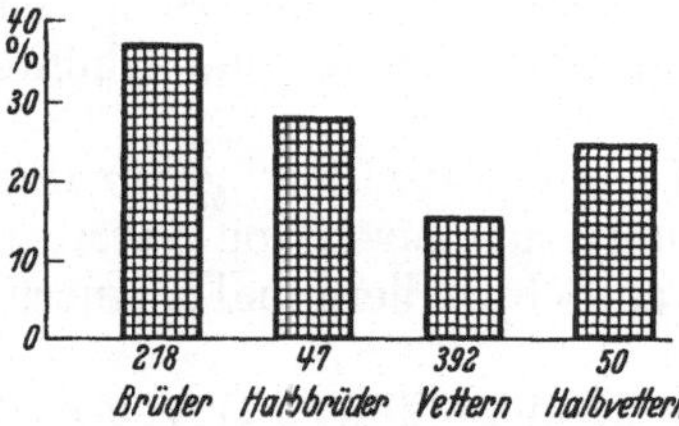

Abb. 4. Die Kriminalität in den Sippen von Rückfallsverbrechern. (Nach STUMPFL.)

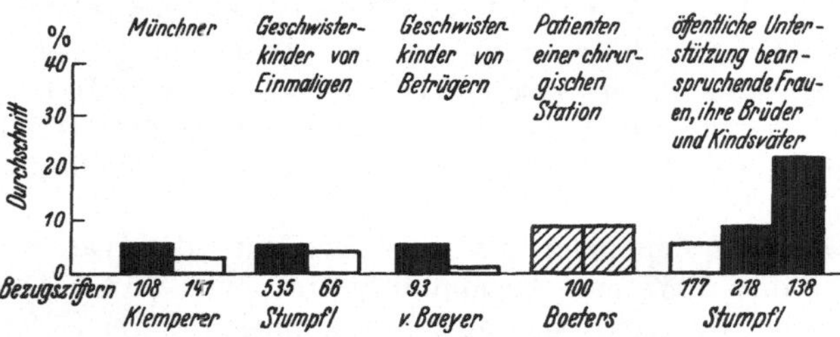

Abb. 5. Die Kriminalität in der Durchschnittsbevölkerung und bei bestimmten Auslesegruppen.
Schwarz: männlich. Schraffiert: männlich und weiblich. Weiß: weiblich.

Die Durchschnittsziffer von 5% Bestraften in einer männlichen Bevölkerung hat sich seither an einer Erhebung von Straflisten bei über 200 normalen Zwillingen aus München neuerdings bestätigt.

Man wird diese Befunde so deuten müssen, daß Frauen, die eine öffentliche Unterstützung beanspruchen, in der Stadt und unter den Umständen, die zu ihrer Beobachtung geführt haben, zu einem erheblichen Teil eine Auslese nach sozialer Minderwertigkeit darstellen. Die Beobachtung von BOETERS wird man so deuten müssen, daß sozial tiefere Schichten aus beruflichen und vielleicht auch aus konstitutionsbiologischen Momenten heraus leichter verunglücken, daß aber auch andere Faktoren mitspielen können, so etwa der Umstand, daß bei Alkoholikern die Wundheilung verlangsamt ist, oder daß manche chirurgische Stationen, im Gegensatz zu Sanatorien etwa, überhaupt eine Auslese von sozial tiefer stehenden Personen beherbergen u. a. m.

Es ist aus der klinischen Erfahrung bekannt, daß bestimmte Psychopathentypen, wie etwa Gemütlose, Willenlose, stark zu antisozialen Handlungen neigen, andere dagegen wenig oder gar nicht. So ist die Neigung von Anankasten kriminell zu entgleisen nahezu gleich null. Wenn hiernach manche der obenerwähnten gröberen Befunde vielleicht eine gewisse Selbstverständlichkeit beinhalten, so ist doch wesentlich, daß die Forschungen der vergangenen Jahre zeigen konnten, daß selbst anteilsmäßig verhältnismäßig geringe Verschiebungen in der Verteilung abnormer Persönlichkeitstypen in den Kriminalitätsziffern schon ihren deutlichen Ausdruck finden, und umgekehrt, daß die Erforschung dieser Abnormitäten und ihres Erbgangs durch die Erhebung der Kriminalitätsziffern erheblich gefördert werden kann. Als Beispiele hierfür sind folgende Beobachtungen anzuführen. Vergleicht man z. B. die Vettern von polytropen Rechtsbrechern, die nach den verschiedensten Richtungen sozial entgleisen (Kriminalitätsziffer 15%) mit den Vettern von reinen Betrügern (Kriminalitätsziffer 5%), so sind die Unterschiede der Kriminalitätsziffern ein Ausdruck dafür, daß in den Sippen von Betrügern die ausgeprägte Abnormität (Geltungssucht) nur vereinzelt wiederkehrt (v. BAEYER), in denen der Polytropen (Gemütlosigkeit, Willenlosigkeit) hingegen gehäuft (STUMPFL). Hierher gehört ferner, daß die Kriminalitätsziffer nicht nur bei den Ehepartnern derjenigen der Ausgangsfälle weitgehend entspricht, sondern auch in den Sippen der Ehepartner derjenigen in den Sippen der Ausgangsfälle, eine Beobachtung, in der die bei der natürlichen Gattenwahl (biologische Partnerregel) beobachteten Gesetzmäßigkeiten ihren sinnfälligen Ausdruck finden. STUMPFL konnte bei den Vettern von Rückfälligen gegenüber denen von Einmaligen noch qualitative Unterschiede der Begehungsformen feststellen (Tabelle 4, S. 1269), und zwar im Sinne einer Verschiebung nach den schweren Begehungsformen. Weiter ist hier hervorzuheben, daß CONRAD die Kriminalitätsziffer bei den Söhnen von genuinen Epileptikern etwa um das Vierfache erhöht fand (22%), bei den Söhnen der symptomatischen Fälle hingegen nicht (6,5%), entsprechend einer auffallend großen Zahl stimmungslabiler und explosibler abnormer Persönlichkeiten unter den Nachkommen genuiner Epileptiker im Gegensatz zu denen der Vergleichsgruppe. Entsprechend diesen Abnormitäten der Persönlichkeit sind auch die Begehungsformen bei den Nachkommen dieser Ausgangsgruppe im Vergleich zu dem Material von STUMPFL nach der Seite der Tätlichkeitsverbrecher und der Bettler verschoben (Tabelle 5). Endlich konnte KALLMANN zeigen, daß die Kriminalitätsziffer nicht nur bei Schizophrenen, wie überhaupt bei Geisteskranken, erhöht ist (Pseudokriminalität), sondern auch noch bei den Söhnen von Schizophrenen (Kriminalitätsziffer 6,6%) — der Ausschlag ist in diesem Fall trotz seiner Geringfügigkeit gegen den Fehler der kleinen Zahl gesichert —, wobei jedoch diese Erhöhung nur auf die Erhöhung der Schizophrenenziffer in dieser Gruppe zurückzuführen ist (Abb. 3). Die Tatsache, daß darüber hinaus in den Sippen von Schizophrenen auch nicht die geringste Erhöhung der Kriminalitätsziffer nachweisbar ist, spricht gegen das Bestehen von Übergängen zwischen Psychopathie und Schizophrenie im Sinne von KRETSCHMER und ist wohl nur so zu verstehen, daß das Vorkommen schizoider Psychopathen äußerst begrenzt ist und daß die erdrückende Mehrzahl aller gemütlosen Psychopathen nichts mit dem Formenkreis der Schizophrenie zu tun hat.

Man kann somit sagen, daß, abgesehen von den Pseudokriminalitätsziffern bei Geisteskranken, jede Erhöhung der Kriminalitätsziffer auf ein gehäuftes

Vorkommen abnormer oder irgendwie defekter Persönlichkeiten hinweist. Das gehäufte Vorkommen von Betrugsdelikten weist, sofern es sich nicht um eine in dieser Richtung besonders gefährdete Berufsgruppe handelt, darauf hin, daß geltungssüchtige und hyperthymische Psychopathen mit überdurchschnittlicher Häufigkeit zu erwarten sind, das gehäufte Vorkommen polytroper Kriminalität auf gemütlose, willenlose und hyperthyme Psychopathen, das gehäufte Vorkommen von Tätlichkeitsverbrechen auf Primitivtypen, explosible und stimmungslabile Psychopathen usf.

Aus diesen Tatsachen geht hervor, daß den quantitativen und qualitativen Kriminalitätsziffern für die Bevölkerungspolitik und für die Wissenschaft von den biologischen und psychologisch-geistigen Grundlagen der sozialen Gemeinschaft eine große Bedeutung zukommt. Bei der Bearbeitung soziologisch-psychiatrischer Probleme und bei Erbforschungen an abnormen Persönlichkeiten sind sie zur Kontrolle unerläßlich.

IX. Körperkonstitution.

LOMBROSO glaubte unmittelbar im Körperbau und in der Körperkonstitution zum Verbrechen disponierende Merkmale fassen zu können. Seine im Kerne wohl richtige geniale Konzeption führte zu Theorienbildungen, die dem wissenschaftlich Greifbaren weit vorauseilten. PENDE und mit ihm TULLIO, FERRI und andere erblickten in den innersekretorischen Vorgängen jene endogenen, auf die Erbanlage hinweisenden Momente, welche für das kriminelle Verhalten bestimmend sind. Das vielfältige Zusammenwirken äußerer, konstellativer, konstitutioneller und psychopathologischer Faktoren, wobei diese erblich bedingt oder selbst wieder komplexer Natur sein können, veranlaßte eine scharfe Ablehnung der Auffassung, daß es einen irgendwie einheitlichen Verbrechertypus geben könne (GRUHLE, KLAGES, KRETSCHMER).

Wir wissen heute, daß die Erforschung der Verbrechensursprünge so gut wie ausschließlich über die Charakterologie und die Pathopsychologie führt. Dennoch sprechen manche Anhaltspunkte dafür, daß in Hinkunft die Körperkonstitutionsforschung bei diesen Arbeiten, die nicht zuletzt auf eine wissenschaftliche Unterbauung einer brauchbaren sozialen Prognostik abzielen, als Hilfswissenschaft wird mehr und mehr herangezogen werden. Ein Weg führt hierbei über die Frage nach den Beziehungen zwischen Kriminalität und Rasse, der andere über speziellere Untersuchungen zum Problem Körperbau und Charakter. Besonders die noch ausstehenden Untersuchungen zur Erbbiologie abnormer Triebrichtungen im Bereiche der Sexualität und der erotischen Liebe werden weitgehend auf die Konstitutionsforschung zurückgreifen müssen.

BONHOEFFER hat schon 1902 darauf hingewiesen, daß genaue Untersuchungen über elementare Empfindungs- und Wahrnehmungsschärfe in differentiell-diagnostischer Beziehung manches ergeben könnten bei Kriminellen, die nicht als Schwachsinnige oder mit groben Entwicklungsanomalien behaftete Psychopathen aufgefaßt werden können. Ohne Kenntnis dieses Hinweises ist STUMPFL zu einem ähnlichen Ansatz gekommen, indem er bei Schwerkriminellen. und zwar bei der Kerngruppe der gemütlosen abnormen Persönlichkeiten. gedrungen-athletische Körperbautypen mit auffallend derber, lederartiger Hautbeschaffenheit in typischer Häufung feststellte und daran die Erwartung knüpfte, daß nicht nur die Gefühlsbegabung, sondern auch das Empfindungsvermögen in rein sinnesphysiologischer Hinsicht herabgesetzt und verarmt sei.

Diese Ansätze zeigen, daß die Psychopathenforschung in Hinkunft auch neue Wege über die Körperbauforschung wird einschlagen müssen. Das Arbeiten mit grobfaßbaren Körperbautypen (vgl. BLINKOV, BOVEN, KORGANOV, RIEDL,

ROHDEN) wird jedoch nicht genügen, wie eine Untersuchung von BÖHMER über den Körperbau von Verbrechern lehrte, die zu keinem tragfähigen Ergebnis geführt hat. Auch differenzierte Untersuchungen nach dem Vorbild von JAHN, GREVING u. a. in Verbindung mit Familienforschungen können hier nicht weiterführen. Der Weg, der hier vielleicht eine Verbindung zwischen Pathopsychologie und Konstitutionsforschung herstellen könnte, führt vielmehr über die Sinnesphysiologie. Auch eine Verbindung anthropologischer und pathopsychologischer Familienforschungen und die Verfolgung von Zusammenhängen zwischen sekundären Geschlechtsmerkmalen im weitesten Sinne und seelischen Wesenszügen (psychische Geschlechtsunterschiede) verspricht neue Aufschlüsse. Eine sehr umfassende anthropologische Bearbeitung von Verbrechern in Amerika durch A. HOOTON zeigt, daß mit dieser Methode, wenn man sich nicht mit Maßen und Indices begnügt, keine wesentlichen Einsichten zu gewinnen sind.

Tabelle 4. Die Einmaligbestraften unter den Sekundärfällen der Vettern. (Nach F. STUMPFL.)

Unter den Vettern	Überhaupt	Davon sind bestraft wegen					
		B. u. L.	S.	D.	Betrug	Kv.	Sonstige
der Rückfälligen (insgesamt 392)	28, davon 14 A., 14 E.	2	1	6	3	13	3
				12			
der Einmaligen (insgesamt 535)	27, davon 9 A., 16 E., 2?	1	0	4	0	19	3
				5			

Schwere Begehungsformen: Bettel und Landstreichen (B. u. L.), Sittlichkeitsverbrechen (S.), Diebstahl (D.). Leichte Begehungsformen: Körperverletzung (Kv.). — „Schwer“ und „leicht“ unter Berücksichtigung bayerischer Verhältnisse.

Tabelle 5. Die Sekundärfälle von Einmaligbestraften und von Rückfälligen (nach STUMPFL) und die Kinder von Epileptikern (nach CONRAD) in ihrer Verteilung auf die einzelnen Begehungsformen.

	Brüder und Vettern von Rückfälligen R		Kinder von genuinen Epileptikern		Brüder und Vettern von Einmaligen E	
	abs. Z.	%	abs. Z.	%	abs. Z.	%
Polytrope	48	30,4	14	19,7	7	13,7
Tätlichkeitsverbrecher	28	17,7	23	32,3	21	41,2
Betrüger	18	11,4	5	7,0	3	5,8
Diebe	29	18,3	10	14,0	10	19,6
Bettler	10	6,3	12	17,0	3	5,8
Sittlichkeitsverbrecher	6	3,8	3	4,2	2	3,9
Sonstige (einschl. Nichteinstufbare	19	12,0	4	5,6	5	9,8
	158		71		51	

X. Rassenhygienische Bestrebungen.

Der Nachweis, daß es unter den verschiedenen Begehungsformen Kerngruppen von Verbrechern gibt, die einer erzieherischen Beeinflussung nicht zugänglich sind, hat zu der Forderung nach dem Schutz der Volksgemeinschaft durch Unschädlichmachung derartiger Persönlichkeiten geführt. Diese Unschädlichmachung erfolgt durch Sicherungsverwahrung. Der Kreis der rassenhygienisch unerwünschten Schwerkriminellen reicht jedoch erheblich weiter als die verhältnismäßig engen Grenzen, die der Sicherungsverwahrung gezogen sind. Er umfaßt alle aktiven Schwerkriminellen, alle passiven (haltlosen) Schwerkriminellen (Zustandsverbrecher) und dazu noch alle asozialen Ballastexistenzen, die nicht für eine dauernde Eingliederung in das Leben der Gemeinschaft gewonnen werden können.

Wir haben wohl die beiden Endpunkte — Schwerkriminelle und Konfliktkriminelle — in Händen, allein die wichtige Grenzziehung gegenüber den breiten Mittelschichten von im Rückfall bestraften, aber doch vorwiegend umweltgeschädigten und dementsprechend erzieherisch beeinflußbaren Persönlichkeitstypen ist bisher noch nicht herausgearbeitet.

Man kann demnach nur in großen Umrissen die Aufgaben kennzeichnen. Diese liegen zu einem sehr wesentlichen Teil auf erzieherischem Gebiet. Das Zentralproblem ist die frühzeitige Erkennung der Entwicklungsmöglichkeiten schon beim Jugendlichen. Wenn das einmal möglich sein wird, dann wird man daran gehen können, alle jungen Gefangenen, die noch erziehbar sind, ihrem Volk wieder zuzuführen und auf der andern Seite die unverbesserlichen Elemente zu isolieren und unschädlich zu machen.

Das soll natürlich nicht heißen, daß man erst auf wissenschaftliche Ergebnisse warten soll, im Gegenteil, die Praxis wird hier durch Schaffung entsprechender Beobachtungsstationen und durch Sammlung von Erfahrungen vorangehen müssen. Eine aktenmäßig unterbaute Beobachtung in dem Zeitraum, der die Jahre 15—23 umspannt, wird in den meisten Fällen eine hinreichend verläßliche soziale Prognose möglich machen.

In Fällen, wo es sich eindeutig um Konfliktkriminalität oder um Entwicklungskriminalität handelt, wird neben der Strafe der erzieherische Gesichtspunkt führend sein. Auch bei den Rückfälligen unter den Jugendlichen, die noch sozial eingliederungsfähig sind, wird die Hauptaufgabe darin liegen, diese Menschen ihrem Volk wieder zuzuführen. Dagegen wird in allen Fällen, die so starke Anlagemängel erkennen lassen, daß eine soziale Eingliederung von vornherein unmöglich ist, der Schutz der Gemeinschaft bedingungslos zu wahren und ihm gegenüber jeder Versuch einer dauernden Befürsorgung und Betreuung, denen doch jede Dauerwirkung versagt bleibt, scharf abzulehnen sein. Es ist zu fordern, daß die Gesetze den Notwendigkeiten so angepaßt werden, daß eine Sterilisierung von Verbrechern möglich ist, ohne daß die Sachverständigen zu einer unsachgemäßen Auslegung gedrängt werden, etwa die abnormen Persönlichkeiten in den Schwachsinnsbegriff hineinzupressen. Vor allem sind abnorme Persönlichkeiten (Psychopathen) grundsätzlich genau so verantwortlich (zurechnungsfähig) wie „normale" (E. SCHÄFER, BERINGER, LENZ, K. SCHNEIDER).

Aus rassenhygienischen Gründen ist demnach zur Bekämpfung des Verbrechertums ein besonderes Sterilisierungsgesetz zu fordern oder eine gesetzliche Abänderung des Erbgesundheitsgesetzes § 1 Absatz 2 in dem Sinn, wie v. VERSCHUER es gefordert hat. Hiernach würden die einzelnen Erbkrankheiten nicht mit klinischen Diagnosen aufgezählt werden, sondern nur 3 große Gruppen: 1. Schwere erbliche geistige Störung. 2. Schwere erbliche Krankheit. 3. Schwere erbliche körperliche Mißbildung. Mit der ersten Gruppe wären auch alle abnormen Persönlichkeiten faßbar, die vermöge ihrer schweren Abnormität eine Gefahr für die soziale Gemeinschaft darstellen. Über die Notwendigkeit dieser Forderungen ist zu verweisen auf ASTEL (1938), KNORR (1939), KOPP (1939), STUMPFL (1936) und v. VERSCHUER (1938). Der Kernpunkt des Problems liegt beim Jugendstrafrecht, in dessen Neugestaltung R. FREISLER mit Recht eine im wesentlichen rassenbiologische Aufgabe erkannt hat. Für die weltanschaulichen und die biologischen Grundlagen der Verbrechensbekämpfung ist auf die umfassende Darstellung von FICKERT und auf STUMPFL (1938) zu verweisen, für die begrifflichen und pathopsychologischen Grundlagen auf K. SCHNEIDER und auf BERINGER. Die Ergebnisse der Zigeunerforschung hat RITTER zusammengefaßt. Im Gegensatz zu den reinen Stämmen ist die Mehrzahl der Mischlinge asozial.

Für alle diese Verbrecher und Asozialen aus tief in der Persönlichkeit eingewurzelter Neigung, gleichgültig ob es sich um Betrüger, Diebe, Landstreicher, Gewalttätige oder um Sittlichkeitsverbrecher, Bettler, Brandstifter handelt, ist Sterilisierung zu fordern.

Ihre Abgrenzung gegenüber der großen Menge von Mehrfachbestraften, die jedoch erzieherischen Einflüssen noch zugänglich sind, ist eine Frage der sozialen Prognose auf Grund der erbbiologischen Unterlagen der Persönlichkeit und ihrer Entwicklungsmöglichkeiten. Über die soziale Prognose unterrichten die Arbeiten von EXNER, SCHIEDT, TRUNK u. a. Es fehlt hier allerdings noch an hinreichenden Erfahrungen, die nur an Beobachtungsstationen gewonnen werden können und einer für diese Zwecke zu fordernden Entwicklungspsychologie zugrundezulegen wären. Eine derartige Entwicklungspsychologie als Lehre von den Gesetzmäßigkeiten der Entfaltung bestimmter Anlagen bei den verschiedenen Persönlichkeitstypen ist das Ziel, das den erbbiologischen Bestrebungen der kommenden Jahre und Jahrzehnte stets vorschweben muß.

Schrifttum.

I. Zusammenfassende Darstellungen.

ASCHAFFENBURG: Das Verbrechen und seine Bekämpfung. Heidelberg 1923.

Bayerischer Landesverband für Wander- und Heimatdienst. In Zusammenarbeit mit dem Bayerischen Staatsministerium des Innern. Der nichtseßhafte Mensch. München 1938.

EXNER, F.: Kriminalbiologie. Hamburg 1939.

KINBERG, O.: Basic Problems of Criminology. Copenhagen 1935.

NEUREITER, F. V.: Der kriminalbiologische Dienst in Bayern. Mschr. Kriminalbiol. **29** (1938).

ROHDEN, F. V.: Methoden der Kriminalbiologie. Handbuch der biologischen Arbeitsmethoden, Bd. IV. Berlin u. Wien 1933.

SCHNEIDER, K.: Die psychopathischen Persönlichkeiten. Leipzig u. Wien 1934. — Über Psychopathen und ihre kriminalbiologische Bedeutung. Mschr. Kriminalbiol. **29** (1938). — STUMPFL, F.: Erbanlage und Verbrechen. Berlin 1935. — Untersuchungen an kriminellen und psychopathischen Zwillingen. Öff. Gesdh.dienst **2** (1936). — Psychopathenforschung und Kriminalbiologie. Fortschr. Neur. **9** (1937). — Psychopathenforschung unter dem Gesichtspunkt der Erbbiologie. Fortschr. Neur. **11** (1939).

VIERNSTEIN, TH.: Über Kriminalbiologie. Allg. Z. Psychiatr. **98** (1932).

WILMANNS, K.: Über die verminderte Zurechnungsfähigkeit. Berlin 1927.

II. Einzelarbeiten.

ASCHAFFENBURG, G.: Zur Psychologie der Sittlichkeitsverbrecher. Mschr. Kriminalpsychol. **2** (1906). — ASTEL: Die Praxis der Rassenhygiene in Deutschland. Reichsgesdh.bl. **1938**, Nr 52, Beih. 4.

BAEYER, W. V.: Zur Genealogie psychopathischer Schwindler und Lügner. Leipzig 1935. — BAUMGÄRTNER, H.: Die Straffälligkeit der mittellosen Wanderer. Kriminalstatistische Untersuchung der in Bayern von 1935—1937 erfaßten Wanderer. In: Der nichtseßhafte Mensch. München 1938. — BEHR, V.: Interessiert der Bettler die Kriminalpolizei. Mschr. Kriminalpsychol. **22** (1931). — BERINGER, K.: Formen des Aberglaubens im Schwarzwald. Arch. Psychiatr. **108** (1938). — Zum Begriff des Psychopathen. Kriminalbiol. **30** (1939). — BERLIT, W.: Erblichkeitsuntersuchungen an Psychopathen. Z. Neur. **134** (1931). — BLEULER, E.: Der geborene Verbrecher. Eine kritische Studie. München 1896. — BLOCK, M.: Zigeuner. Ihr Leben und ihre Seele. Leipzig 1936. — BLOCK, R.: Die soziale Gefährlichkeit des Zuhältertums. Mschr. Kriminalpsychol. **11** (1914/18). — BLUM, K.: Hysterie. Die abnormen seelischen Reaktionen im Körperlichen. Leipzig u. Wien 1927. — BOETERS, H.: Familienuntersuchungen bei einer Durchschnittsbevölkerung. Z. Neur. **153** (1935). — BONHOEFFER, K.: Ein Beitrag zur Kenntnis des großstädtischen Bettel- und Vagabundentums. Berlin 1900. — Sittlichkeitsdelikt und Körperverletzung. Kriminalpsychol. 2 (1905/06). — BRILL, C. F.: Aktenmäßige Nachrichten von dem Raubgesindel in den Maingegenden, dem Odenwald und den angrenzenden Ländern. Darmstadt 1814.

CONRAD, K.: Psychiatrisch-soziologische Probleme im Erbkreis der Epilepsie. Arch. Rassenbiol. 31 (1937). — Erbanlage und Epilepsie. V. Z. Neur. 162 (1938). — CRAMER, A.: Bericht über die Ergebnisse der psychiatrisch-neurologischen Untersuchungen der Fürsorgezöglinge in dem Stephansstift bei Hannover usw. Klinisches Jahrbuch, Bd. 18. Jena 1907.

DEUSSEN, J.: Sexualpathologie. Fortschr. Erbpath. 3 (1939). — DOSTOJEWSKI: Tagebuch aus einem Totenhaus. Leipzig 1928. — DUGDALE: The Yukes, A. Study in Crime, Pauperisme, Disease and Heredity. New York 1877.

EISERHARDT, H.: Die brachliegende Arbeitskraft der Wanderer. Schwierigkeiten und Möglichkeiten ihrer Verwertung. Der nichtseßhafte Mensch. München 1938. — ERNST: Über Gewalttätigkeitsverbrecher und ihre Nachkommen. Berlin 1938. — ESTABROOK u. DAVENPORT: The Nam-Family. Eugenics Rev. 2 (1912). — EXNER, E.: Krieg und Kriminalität in Österreich. Leipzig 1926. — EXNER, F.: Kriminalistischer Bericht über eine Reise nach Amerika. Berlin u. Leipzig 1935.

FETSCHER, R.: Kriminalbiologische Erfahrungen an Sexualverbrechern. Statistische Analyse der Ausgangsfälle und ihrer Verwandtschaft. Mitt. kriminalbiol. Ges. 3, (1931). — FICKERT, H.: Rassenhygienische Verbrechensbekämpfung. Kriminal.-Abh. 37 (1938). — FINGER, O.: Studien an zwei asozialen Zigeunermischlings-Sippen. Gießen 1937. — FINKELNBURG, K.: Die Bestraften in Deutschland. Berlin 1912. — FISCHER, O.: Zur Psychopathologie des Brandstifters. Arch. f. Pychiatr. 97 (1932). — FREISLER, R.: Die rassebiologische Aufgabe bei der Neugestaltung des Jugendstrafrechts. Mschr. Kriminalpsychol. 30, H. 5 (1939). — FRISCHEISEN-KÖHLER, J.: Das persönliche Tempo. Eine erbbiologische Untersuchung. Leipzig 1933. — FUCHSKAMP, A.: Lebensschicksal und Persönlichkeit ehemaliger Fürsorgezöglinge. Berlin 1929.

GAUPP, R.: Über den heutigen Stand der Lehre vom „geborenen Verbrecher". Mschr. Kriminalpsychol. 1 (1904). — GEILL, CHR.: Einige Fälle von Exhibitionismus. Mschr. Kriminalpsychol. 4 (1907/08). — GENNAT, F.: Über den Mord. Handwörterbuch der Kriminologie. II. Leipzig 1936. — GILLIN, J.: Die Strafe bei den Cariben. Mschr. Kriminalpsychol. 24 (1933). — GODDARD, H. H.: The kallikak family. New York 1912. — GOLDSCHMIDT, R.: Mechanismus und Physiologie der Geschlechtsbestimmung. Berlin 1920. — GREGOR, A. u. E. VOIGTLÄNDER: Die Verwahrlosung. Berlin 1918. — GREWEL, F.: Kriminalität der Kinderen. Nederl. Vereenigg voor psych. Hyg. Amsterdam **1933**. — GROLMAN, F. L. A. v.: Aktenmäßige Geschichte der Vogelsberger und Wetterauer Räuberbanden. Gießen 1813. — GRUHLE, W.: Die Ursachen der jugendlichen Verwahrlosung und Kriminalität. Berlin 1912. — GRUHLE, H. W.: Der jugendliche Arbeitsscheue und Vagabund. Handbuch für Jugendpflege. Langensalza 1913. — Kriminalitätsgeographie. Z. Kriminalbiol. 29 (1938). — GÜNTHER, A. H.: Zusammenstöße zwischen Gesetz und Gewohnheitsrecht im nördlichen Kaukasus. Z. vergl. Rechtswiss. 46 (1931).

HACKER, E.: Soziale Kapillarität und Kriminalität. Z. Kriminalbiol. 28 (1937). — HAGEMANN, M.: Kuppelei. Handwörterbuch der Kriminologie. Berlin u. Leipzig 1933. — Prostitution. Wesen, Problem und Lösungsversuche. Handwörterbuch der Kriminologie. Berlin u. Leipzig 1934. — Rasse. Handwörterbuch der Kriminologie, S. 454. Berlin u. Leipzig 1934. — HARRASSER, A.: Die Rechtsverletzung bei den australischen Eingeborenen. Stuttgart 1936. — HARTMANN: Über die hereditären Verhältnisse bei Verbrechern. Mschr. Kriminalpsychol. 1 (1904/05). — HARTMANN, A.: Staat und Strafrechtspflege in Amerika. Z. Kriminalpsychol. 3 (1906/07). — HARTMANN, H. u. F. STUMPFL: Psychosen bei eineiigen Zwillingen. Z. Neur. 123 (1930). — HEBERLE, R.: Die Bedeutung der Wanderungen im sozialen Leben der Völker. Festschrift für F. TÖNNIES. Leipzig 1936. — HEBERLE, R. u. F. MEYER: Die Großstädte im Strome der Binnenwanderung. Leipzig 1937. — HEINDL, A.: Der Berufsverbrecher. Jb. Charakterol. **1926**. — HELLWIG, A.: Zwei Fälle von Kriminellen Hexenglauben. Arch. f. Psychiatr. 87 (1929). — HENTIG, H. v. u. TH. VIERNSTEIN: Untersuchungen über den Inzest. Heidelberg 1925. — HEYDEN, v. D.: Siehe K. SCHNEIDER: Studien über Persönlichkeit und Schicksal eingeschriebener Prostituierter. Berlin 1926. — HEYMANN, IRMA: Schicksal und Anlage bei 40 geistig abnormen Prostituierten. München 1914. — HIRSCHFELD, M.: Ein Beitrag zur Frage der Homosexualität. Kriminalpsychol. 5 (1908/09). — Die Homosexualität des Mannes und des Weibes. Berlin 1914. — HOFFMANN, H. F.: Siehe in E. RÜDIN: Erblehre und Rassenhygiene im völkischen Staat. München 1934. — HOOTON, A.: The American Criminal. An Anthropological Study. Cambridge, Massachuets 1939.

JASPERS, K.: Allgemeine Psychopathologie. Berlin 1923. — JÖRGER, J.: Die Familie Zero. Arch. Rassenbiol. 2 (1905). — JOHN, A.: Die Rückfallsdiebe. Kriminal. Abh. **1929**, H. 9.

KAHLBAUM: Über Heboidophrenie. Allg. Z. Psychiatr. **46** (1890). — KALLMANN, F. J.: The Genetics of Schizophrenia. New York 1938. — KANT, J.: Anthropologie in pragmatischer Hinsicht. Königsberg 1820. — KEIL: Aktenmäßige Geschichte der Räuberbanden an den beiden Ufern des Rheins. Köln 1804. — KEMP, T.: Prostitution. Eine Untersuchung über ihre Ursachen unter besonderer Berücksichtigung erblicher Faktoren. Kopenhagen u. London 1936. — KINBERG, O.: Die Verbrechensverhütung. 2. internat. Kongr. psych. Hyg. (Paris) 1937. — KLAGES, L.: Charakterologie des Verbrechers. Österr. Rdsch. **1912**. — KLEMPERER, J.: Zur Belastungsstatistik der Durchschnittsbevölkerung. Psychosenhäufigkeit unter 1000 stichprobenmäßig aus den Geburtsregistern der Stadt München (Jhrg. 1881 bis 1890) ausgelesenen Probanden. Z. Neur. **146** (1933). — KNORR: Vergleichende erbbiologische Untersuchungen an drei asozialen Großfamilien. Berlin 1939. — KOCH, L. J. A.: Die psychopathischen Minderwertigkeiten. Ravensburg 1891/93. — KOPP, W.: Die Unfruchtbarmachung der Asozialen. Erbarzt **6**, Nr 6 (1939). — KOPPENFELS, S. v.: Die Kriminalität der Frau im Kriege. Leipzig 1926. — KORT, G.: 242 Sittlichkeitsverbrecher. Mschr. Kriminalpsychol. **25** (1934). — KRANZ, H.: Diskordantes soziales Verhalten eineiiger Zwillinge. Mschr. Kriminalpsychol. **26** (1935). — Lebensschicksale krimineller Zwillinge. Berlin 1936. — KRAULIS, W.: Zur Vererbung der hysterischen Reaktionsweise. Z. Neur. **136** (1931). — KRONFELD, A.: Sexualpsychopathologie. Handbuch der Psychiatrie. Leipzig u. Wien 1923.

LANG, TH.: Beitrag zur Frage nach der genetischen Bedingtheit der Homosexualität. Z. Neur. **155** (1936); **157** (1937); **160** (1938). — LANGE, J.: Verbrechen als Schicksal. Leipzig 1929. — Psychopathie und Erbpflege. Berlin 1934. — LANGFELDT, G.: Der Dieb und der Einbrecher. Oslo 1936. — LEGRAS, A. M.: Psychose en Criminalität bij Tweelingen. Utrecht 1932. — LEHMANN: Begnadigte Mörder. Bl. Gefängniskde **68** (1937). — LENZ: Die krankhaften Erbanlagen. In BAUR-FISCHER-LENZ. München 1936. — LEPPMANN: Die Sittlichkeitsverbrecher. Vjschr. gerichtl. Med. **29/30** (1905). — LEYEN, R. v. DER: Darstellung einer „Verbrecherfamilie". Zur Sachverständigenkonferenz der deutschen Vereinigung für Jugendgerichte, Dreden, Juni 1930. — LIEBOLD, F.: Erblichkeit und Psychopathie. Mschr. Psychiatr. **86** (1932). — LISZT, v.: Das Problem der Kriminalität der Juden. Gießen 1907. — LOMBROSO, C.: Der Verbrecher in anthropologischer, ärztlicher und juristischer Beziehung. Hamburg 1887. — Die Lehre vom geborenen Verbrecher. — LUNDE, H.: Zwillingsuntersuchung als psychologische und psychiatrische Forschungsmethode. Nord. med. Tidsskr. **1937**. — LUNDMAN, B.: Zigeunernachkommen in Dalarna. Volk u. Rasse **13** (1938). — LUTZ, M.: Über einen Fall von Pseudologia phantastica und seine Heredität. Inaug.-Diss. Zürich 1929. — LUXENBURGER, H.: Anlage und Umwelt beim Verbrecher. Allg. Z. Psychiatr. **92** (1930).

MAUZ, F.: Die Veranlagung zu Krampfanfällen. Leipzig 1937. — MAYER, H.: Kriminalpolitik als Geisteswissenschaft. Z. Strafrechtswiss. **57**, H. 1/2. — MAYER, L.: Der Wandertrieb. Diss. Würzburg 1934. — MEGGENDORFER, F.: Klinische und genealogische Untersuchungen über „Moral insanity". Z. Neur. **66** (1921). — MEZGER, E.: Kriminalpolitik auf kriminologischer Grundlage. Stuttgart 1934. — MICHEL, R.: Psychologie und Psychopathologie des Brandlegers. Mschr. Kriminalpsychol. **25** (1934). — Brandstiftung aus sexuellen Motiven. Dtsch. Z. gerichtl. Med. **25** (1935). — MÖNKEMÖLLER: Psychiatrisches aus der Zwangserziehungsanstalt. Allg. Z. Psychiatr. **56** (1899). — MÜLLER, E.: Über moral insanity. Arch. f. Psychiatr. **31** (1899).

NEUREITER, F. v.: Der kriminalbiologische Dienst in Bayern. Mschr. Kriminalbiol. **19** (1938).

OLBERMANN, A.: Kriminalität des alternden Menschen. Diss. Bonn 1936.

PENDE, N.: Konstitution und innere Sekretion. Nebst einen Versuch der Endokrinologie in der Kriminalpsychologie. Budapest-Leipzig 1924. (Abh. Grenzgeb. inn. Sekretion.) — PETERSEN, J.: Die Erfahrungen mit der Zwangserziehung in Hamburg im Jahre 1908. Zbl. Vormundsch.wes. usw. **1** (1910). — PFEIFFER, G. W.: Aktenmäßige Nachrichten über das Gaunergesindel am Main und Rhein. Frankfurt 1828. — PFISTER: Aktenmäßige Geschichten der Räuberbanden an den beiden Ufern des Main, im Spessart und Odenwald. Heidelberg 1812. — POHLISCH, K.: Die Kinder männlicher und weiblicher Morphinisten. Leipzig 1934. — POLLIGKEIT, W.: Die Behandlung der jugendlichen Bettler und Landstreicher. Z. Jugendwohlfahrt **1** (1910). — PRINZHORN, H.: Persönlichkeitspsychologie. Leipzig 1932.

RASSOW, L.: Bevölkerungsstruktur und Kriminalität in den sächsischen Amtshauptmannschaften. Mschr. Kriminalbiol. 18 (1937). — RATH, C.: Über die Vererbung von Dispositionen zum Verbrechen. Stuttgart 1940. (KÜLPE, BÜHLER: Münchener Studien zur Psychologie und Philosophie, H. 2.) — REBMANN: Damian Hessel und seine Raubgenossen. Aktenmäßige Nachrichten. Mainz 1811. — REISS: Zur Psychopathologie der Brandstifter. Allg. Z. Psychiatr. **199**. — REISS, E.: Über erbliche Belastung bei Schwerverbrechern. Klin. Wschr. **1922 II**. — RIEDEL, H.: Zur empirischen Erbprognose der Psychopathie. (Untersuchungen an Kindern von Psychopathen.) Z. Neur. **159**, H. 4/5 (1937). — RIEDL, M.: Ein Beitrag zur Frage der Fortpflanzung von Verbrechern. Arch. Rassenbiol. **25**, H. 3 (1931). — Studien über Verbrecherstämmlinge, Spätkriminelle und Frühkriminelle und über deren sozialprognostische und rassenhygienische Bedeutung. Arch. Kriminol. **93** (1933). — RINDERKNECHT, G.: Über kriminelle Heboide. Z. Neur. **120** (1920). — RITTER, R.: Ein Menschenschlag. Leipzig 1937. — Zigeunerfrage und das Zigeunerbastardproblem. Fortschr. Erbpath. u. Rassenhyg. **3** (1939). — RIZOR: Ergebnisse der psychiatrisch-neurologischen Untersuchung der in den Anstalten befindlichen über 14 Jahre alten Fürsorgezöglinge. Z. jugendl. Schwachsinns **3** (1910). — ROESNER, E.: Die kriminalpolitische und demographische Bedeutung der Abtreibung im Spiegel der Statistik. Kriminalist. Mh. **1936**, Beil.-H. 7—10. — Die örtliche Verteilung der Kriminalität im deutschen Reich. Mschr. Kriminalbiol. **28** (1937). — DE ROOS, J. R. B.: Über die Kriminalität der Juden. Z. Kriminalpsychol. **6** (1910/11). — ROSANOFF, A. J., L. M. HANDY and J. A. ROSANOFF: Criminality and Delinquency in Twins. J. Criminal Law a. Criminol. **24** (1934). — ROWE: A case of educational futility. J. abnorm. a. soc. Psychol. **30** (1935).

SANDERS, J.: Homosexuelle Zwillinge. Genetica ('s-Gravenhage) **16** (1934). — SCHEID, K. F.: Über senile Charakterveränderung. Z. Neur. **148** (1933). — SCHEMMEL, L.: Herkunft und Persönlichkeit von 400 Insassinnen des Arbeitshauses Aichach. Mschr. Kriminalpsychol. **27** (1936). — SCHIEDT, R.: Ein Beitrag zum Problem der Rückfallprognose. München 1936. — SCHMIDT, G.: Über den Stehltrieb oder die Kleptomanie. Zbl. Neur. **92**, 1 (1939). — SCHNEIDER, K.: Bemerkungen zu einer phänomenologischen Psychologie der invertierten Sexualität und erotischen Liebe. Z. Neur. **71** (1921). — Studien über Persönlichkeit und Schicksal eingeschriebener Prostituierter. Berlin 1926. — Psychiatrische Vorlesungen für Ärzte. Leipzig 1936. — SCHULZ, B.: Übersicht über auslesefreie Untersuchungen in der Verwandtschaft Schizophrener und über die entsprechenden Vergleichsuntersuchungen. Z. psych. Hyg. **9** (1936). — SEIDLER, A.: Aufgaben und Einrichtungen des bayerischen Landesverbandes für Wanderdienst. In: Der nichtseßhafte Mensch. München 1938. — SIEVERTS, R.: Die strafrechtliche Behandlung der Frühkriminellen. In: Der nichtseßhafte Mensch. München 1938. — SIEVERTS, R. und L. QUENTIN: Die Behandlung der jungen Rechtsbrecher von 17 bis 23 Jahren in England (Borstalsystem). Bl. Gefängniskde **68** (1937). — SKRAMLIK, E. v.: Psychopathologie der Tastsinne. Leipzig 1937. — SONDÉN, T.: Die Inzestverbrechen in Schweden und ihre Ursachen. Rep. 6. langr. Scand. Psychiatr. Stockholm 1935. — SPIRO: Zit. nach SANDERS. — STAEHELIN, J. E.: Untersuchungen an 70 Exhibitionisten. Z. Neur. **102** (1926). — STAUDER, K.: Konstitution und Wesensänderung der Epileptiker. Leipzig 1938. — STELZNER, H. F.: Die psychopathischen Konstitutionen und ihre soziologische Bedeutung. Berlin 1911. — STERN, E.: Mehr Psychologie im Vorverfahren von Sittlichkeitsprozessen. Mschr. Kriminalpsychol. **19** (1928). — STIEFLER, G.: Über die forensische Bedeutung der Encephalitis lethargica. Dtsch. Z. gerichtl. Med. **16** (1931). — STUMPFL, F.: Die kriminelle Familie. Volk u. Rasse **1933**. — Erbanlage und Verbrechen (Voruntersuchungen). Z. Neur. **145** (1933). — Kriminalität und Rasse. Deutsches Recht **1935**. — Erbanlage und Verbrechen. Berlin 1935. — Die Ursprünge des Verbrechens, dargestellt am Lebenslauf von Zwillingen. Leipzig 1936. — Untersuchungen an kriminellen und psychopathischen Zwillingen. Öff. Gesdh.-dienst **2** (1936). — Verbrechen und Vererbung. Mschr. Kriminalbiol. **29** (1938). — Über kriminalbiologische Erbforschung. Eine Übersicht über die Problemlage und ihre bevölkerungspolitische Tragweite. Allg. Z. Psychiatr. **107** (1938). — Geistige Störungen als Ursache der Entwurzelung von Wanderern. Der nichtseßhafte Mensch. 1938.

TRUNK, H.: Soziale Prognosen an Strafgefangenen. Mschr. Kriminalbiol. **28** (1937).

VERKKO, V.: Verbrechen wider das Leben und Körperverletzungsverbrechen. Helsinki 1937. — VERSCHUER, O. v.: Die Unfruchtbarmachung bei schwerer erblicher geistiger Störung. Erbarzt **1938**, Nr 10, 125. — VIERNSTEIN, TH.: Siehe v. HENTIG. — VILLINGER: Zur Psychologie, Biologie und Begutachtung der Exhibitionisten. Mschr. Kriminalbiol. **28** (1937). — Welche Merkmale lassen am jugendlichen Rechtsbrecher den Gewohnheitsverbrecher voraussehen. Der nichtseßhafte Mensch. 1938.

WAGNER, G.: Kriminalität und Prostitution ehemaliger weiblicher Fürsorgezöglinge. Ein Beitrag zum Problem „Erfolg der Fürsorgeerziehung". Mschr. Kriminalbiol. **28**, H. 10 (1938). — WARSTADT, A.: Vergleichende kriminalbiologische Studien an Gefangenen. Z. Neur. **120** (1929). — WEIL, J.: Zit. nach SANDERS. — WILMANNS, K.: Die Psychosen des Landstreichers. Zbl. Nervenheilk. **25** (1902). — Zur Psychopathologie des Landstreichers. Leipzig 1906. — WINCKELMANN, W.: Beobachtungen an 50 Mörderinnen in der Strafanstalt zu Jauer. Veröff. Med.verw. **42**, H. 2 (1934). — WOLF, W.: Erblichkeitsuntersuchungen zum Problem der Homosexualität. Arch. f. Psychiatr. **73** (1925).

Namenverzeichnis.

Die in *Schrägschrift* gedruckten Zahlen verweisen auf die Schrifttumsverzeichnisse.

Sachverzeichnis.

Druck der Universitätsdruckerei H. Stürtz A.G., Würzburg.